国家出版基金项目
NATIONAL PUBLICATION FOUNDATION

“十二五”国家重点图书

中华临床医学影像学

儿科分册

CHINESE CLINICAL MEDICAL IMAGING

PEDIATRIC

国家出版基金项目
NATIONAL PUBLICATION FOUNDATION

"十二五"国家重点图书

中华临床医学影像学

儿科分册

CHINESE CLINICAL MEDICAL IMAGING

PEDIATRIC

丛书主编　郭启勇
分册主编　朱　铭

北京大学医学出版社

ZHONGHUA LINCHUANG YIXUE YINGXIANGXUE ERKE FENCE

图书在版编目（CIP）数据

中华临床医学影像学．儿科分册 / 朱铭主编．
—北京：北京大学医学出版社，2016. 1
国家出版基金项目 “十二五”国家重点图书
ISBN 978-7-5659-0966-5

Ⅰ．①中… Ⅱ．①朱… Ⅲ．①小儿疾病 - 影像诊断
Ⅳ．① R445 ② R720. 4

中国版本图书馆 CIP 数据核字（2014）第 236664 号

中华临床医学影像学 儿科分册

主 编：朱 铭
出版发行：北京大学医学出版社
地 址：（100191）北京市海淀区学院路38号 北京大学医学部院内
电 话：发行部 010-82802230；图书邮购 010-82802495
网 址：http://www.pumpress.com.cn
E-mail：booksale@bjmu.edu.cn
印 刷：北京强华印刷厂
经 销：新华书店
责任编辑：李小云 **责任校对**：金彤文 **责任印制**：李 啸
开 本：889mm × 1194mm 1/16 **印张**：47.5 **字数**：1460千字
版 次：2016年1月第1版 2016年1月第1次印刷
书 号：ISBN 978-7-5659-0966-5
定 价：425.00元

儿科分册编委会

分 册 主 编　朱　铭

分册副主编　曾津津　袁新宇

编　委　（按姓名汉语拼音排序）

段晓岷　北京儿童医院
李玉华　上海新华医院
刘　明　上海新华医院
王　谦　上海儿童医学中心
吴朔春　首都儿科研究所
杨　洋　首都儿科研究所
袁新宇　首都儿科研究所
曾津津　北京儿童医院
朱　铭　上海儿童医学中心

分册主编简介

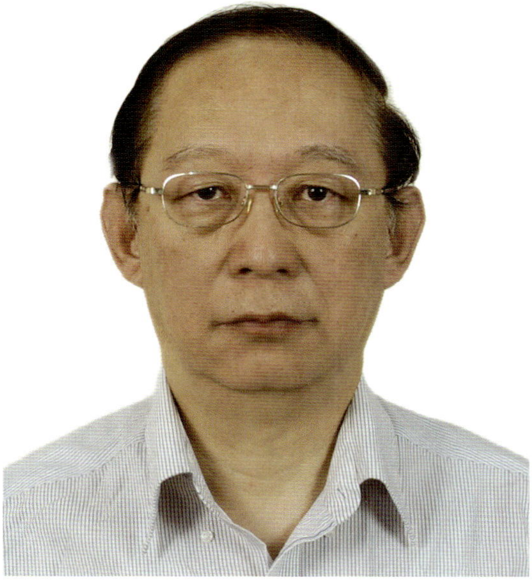

朱铭，上海交通大学医学院教授，上海交通大学医学院附属上海儿童医学中心影像诊断中心主任医师，博士生导师，中华医学会放射学分会儿科放射学组组长，世界心脏磁共振学会中国分会副主任委员。1982 年毕业于上海第二医科大学医学系，曾到美国费城儿童医院学习，专长为儿科放射学、心血管放射学和胎儿 MRI。作为第一负责人的科研课题包括国家自然科学基金面上项目，国家“十五”攻关项目，上海市科委重点课题等；5 年来在 *Circulation*、*JCMR* 等期刊上发表第一作者论文 15 篇，作为第一负责人近年来获上海市科技进步奖、上海市医学科技奖（2 次）等多项奖励。

序 1

近年来，医学影像学发展迅速，作为现代临床医学体系的重要组成部分，在传统成像技术基础上新技术、新方法的应用不断涌现，使现代医学影像学内涵不断刷新、扩展。迄今，国内医学影像学著作出版颇多，多属有关专著，尚缺少系统性丛书。欣闻“中华临床医学影像学”丛书问世，倍感欣慰。

“中华临床医学影像学”丛书由新闻出版总署立项，国家出版基金资助，并获批国家“十二五”重点图书。保证了本丛书具有高起点和权威性。丛书总主编、各分册主编、副主编及编著者均为我国当前在医学影像学领域第一线工作的有影响力的专家、学者，通过他们的努力，保证了丛书的专业性和时代性。

这套丛书共十二分册，涵盖传统影像学各系统、各专业领域的内容，同时将全身综合性疾病、分子影像学、医学影像信息学及质量控制等重要内容进行专门编著，对于医学影像学知识体系的阐述更为全面，内容更为充实、完整。另外，丛书的编辑特点可以概括为结合临床、病种齐全、纲领清晰、文图并重、检索方便，做到继承传统和开拓创新的适当结合，具有明显的时代性。

祝愿并相信“中华临床医学影像学”丛书的出版，对我国医学影像学进而临床医学和医学科学的发展将起到积极推进作用，谨此对总主编郭启勇教授、各分册主编、副主编及参与编写的各位专家和同道们的辛勤努力表示衷心敬意和感谢！

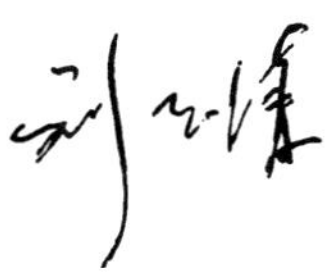

中国工程院院士

中国医学科学院阜外心血管病医院放射科　教授　主任医师

序 2

医学影像学诞生已百余年，各种影像学新技术、新方法、新应用日新月异、层出不穷。近年来，影像学已从主要依靠形态学诊断发展为集形态、功能、代谢等信息为一体的综合诊断体系，介入诊疗技术、计算机信息技术、分子影像技术等使影像学的范畴不断发展延伸，医学影像学新知识的更新速度已经到了让人应接不暇的程度，医学影像工作者和相关临床医生对系统、全面、实用的医学影像学工具书的需求已经达到渴望的地步，“中华临床医学影像学”丛书的出版恰逢其时！

“中华临床医学影像学”是由国家出版基金资助，由中华医学会放射学分会主任委员、国内影像学知名专家、中华医学会放射学分会专业学组组长组成的专家团队主持撰写的专业影像学丛书。丛书共包括十二分册，内容涵盖神经、头颈、心血管、胸部、乳腺、消化、泌尿生殖、骨关节与软组织、儿科等诸多系统及专业领域，同时涉及全身综合疾病影像学、PET 与分子影像学、医学影像信息学与质量控制等诸多新角度、新内容。在继承传统经典影像学内容的基础上，丛书更体现了影像学的进展和现状，从而保证本丛书的实用性和时代性。

本丛书的特点是传统现代并重，临床影像兼顾，纲领脉络清晰，文字简明扼要，内容充分详实，典型图像丰富。各分册收录的疾病种类齐全，分类清晰。各疾病相关临床内容全面，包括发病率、病因、临床诊断要点、疾病的演变治疗和随诊等，为读者呈现出立体化的临床诊断思路。影像学表现按检查方法分别阐述，诊断与鉴别诊断要点突出。每节配有大量示范病例图像，以加深理解，方便参考。书后配专业索引，便于根据各种关键词检索到需要的内容。这些特点体现了丛书的系统性、实用性、易读性、方便性。

“中华临床医学影像学”是一套兼顾影像学和临床医学的系统性丛书，以各专业影像学科医生及临床各科室医生为主要读者对象而量身定制的，它同时着眼于目前广大读者临床工作和拓展学习的实际需求，相信大家会发现这是一部内容丰富、精练易读、高效实用的影像学丛书，相信它会成为大家爱不释手的重要参考书。

丛书主编

中国医科大学　副校长

中国医科大学附属盛京医院　院长

前　　言

儿童是祖国的未来，儿童健康则中国健康。为实现中国梦，医务工作者要尽一切努力保证儿童的健康成长。影像学诊断是达到这个目标的重要手段。由于儿童年龄小，往往不能正确表达其疾病的症状，故影像学诊断对儿童更加重要。

儿童在发育过程中，不同年龄有不同的正常解剖特征、不同的好发病种，以及相同病种的不同表现。只有熟悉这些特征才能作出正确的诊断。许多儿童疾病的形态病与成人完全不同，影像学表现特殊性非常明显。

儿科放射诊断学是放射诊断学的一个重要分支。在中华医学会放射学分会的专业学组中，就有一个是儿科放射学组。在国外也是如此。儿童患者无论病种分布、检查技术、注意事项还是诊断要点均与成人有相当程度的不同，从事儿科放射诊断学的医生的知识结构与从事成人放射诊断学的医生的知识结构有相当的不同。但在国内儿科放射诊断的专著却比较少，虽然近年来情况有所改善，但与成人放射诊断学专著相比，数量仍然很少，不能完全满足广大儿科放射诊断工作者的需要。故本分册的出版可为国内广大儿科放射诊断工作者提供学习资料。

本书的大部分作者是从事儿科放射诊断专业多年的医生，他们都有着非常丰富的临床经验。全书内容涵盖了儿科放射诊断学的各个方面，图文并茂，通俗易懂，内容详细，重点突出。不仅对儿科放射诊断专业的医师非常实用，对从事儿科专业的其他人员也有很大的参考价值。本书尽可能做到条理清晰，深入浅出，便于快速查询，以使工作繁忙的儿科放射诊断医生可更好地利用本书。

近年来，医学影像学设备及技术的飞速发展，给临床儿童疾病的诊断提供了强有力的武器。用于儿童疾病的放射学检查方法主要有X线平片、各类X线造影检查、计算机断层扫描（CT）、磁共振成像（MRI）等。各种检查方法都有其固有的优缺点，近年来又都有许多新进展，怎样在诊断过程中扬长避短，充分利用各种检查所提供的信息，有选择性地综合应用各种影像学检查新技术，需要临床医生和放射科医生不断地在实际工作中加以摸索、创新和提高。

X线平片是最基本的影像学检查手段，尽管当今影像学发展日新月异，但普通X线平片诊断仍未被淘汰，在很多方面继续起着重要作用，这是由于它具有价格相对低廉、检查方法快捷简便、X线辐射量小、易于复查和对照以及患儿不需要用镇静剂和麻醉剂等优点。但由于X线平片对不同的组织的对比分辨率较低，就要求所检查的部位及病变组织的自然对比度好，如肺与纵隔、骨骼与软组织等。呼吸系统、循环系统和骨骼系统是X线平片得以广泛应用的系统。

近年来，一些新的数字化的X线摄片方式，如计算机X线成像（computed radiography，CR）、直接数字化X线成像（direct digital radiography，DR）等开始进入临床。CR和DR这些数字化的摄片比传统的X线摄片有更好的对比分辨率，较少有废片，图像还可网络传输，便于远程会诊，数字化的图像在保存和提取方面也更方便，不必再建片库。数字化技术将取代传统的X线摄片成为X线摄片的主要方式已是大势所趋。CR和DR对比分辨率高，且对比度可调，对于传统X线胸片较难显示的心后结构如左向右分流先天性心脏病常见的心影后的左下肺肺不张等，CR和DR显示率均明显高于普通X线胸片。对于儿童气管支气管形态、主动脉弓位置、少量气胸、椎体畸形等，CR和DR显示率也均明显优于普通X线胸片，对临床有较大的帮助。在四肢摄片时CR和DR对比度可调，可分别观察骨骼和软组织，得到更多信息。

CT的出现是放射诊断学发展史上一个划时代的进步，CT所显示的是身体横断面解剖图像，其密度分辨力明显优于传统的X线图像，显著提高了诊断效果，CT的出现还使放射诊断学开始进入数字化放射学时代。直至20世纪90年代末，4层面螺旋CT扫描系统出现，引起放射界轰动，公认多层螺旋CT为CT发展史上又一划时代的进步。2004年，球管旋转一圈可出64层图像的多层螺旋CT进入市场。以后又出现了在一个机架上装2个球管的双源CT，双源CT扫描时间缩短，速度更快，比较适合小儿先天性心脏病的诊断。2008年，256层和320排螺旋CT开始临床应用。2009年，宝石能谱CT开始临床应用，均反映了多层螺旋CT的某种发展方向。目前的后64排螺旋CT正向着快速、宽覆盖和能谱的方向迅速发展。

CT的软件功能随着各项硬件技术的发展日益强大。现在的三维重建有多种彩色显示，有助于复杂人体解剖结构的显示；CT血管造影（CTA）在临床已广泛应用，可获得纯动脉期、纯静脉期、结合期等均显示清晰的大范围血管造影图像，并可结合造影剂跟踪技术。仿真内镜技术越来越细腻光滑，仿真内镜包括结肠内镜、气管内镜、血管内镜等。成年患者有心脏钙化分数分析软件，心电门控也逐步发展，目前可采用前瞻性和回顾性心电门控。可进一步改进心脏病多层螺旋CT扫描的效果。CT已广泛用于儿童颅脑、五官、肺、纵隔、腹部实质脏器和骨骼病变的检查中。多层螺旋CT的出现，使儿童CT检查的范围扩大到心脏大血管。儿童CT检查的射线剂量也是人们关注的问题，一般认为多层螺旋CT检查的剂量并不低于过去的常规CT，注意放射防护，尽可能减少患儿所接受的剂量，也是儿童CT扫描中需要注意的问题。所庆幸的是，最近出现的高端CT通过新的迭代重建技术，使其检查的剂量已有大幅降低，这对射线损伤特别敏感的儿童而言，至关重要。

MRI是利用原子核在磁场内共振所产生的信号成像的新兴影像技术，在目前常用的医学影像学技术中，MRI图像的软组织对比分辨率最佳。MRI已越来越广泛地应用于儿童疾病的形态与功能诊断，已成为重要的儿童疾病无射线的非创伤影像学诊断手段。磁共振已有许多扫描序列，随着硬件和软件的发展，每年又有不少新的扫描序列问世。MR通过人体内所含H质子在磁场中共振成像。从根本上摆脱了X线辐射对人体的损伤。MR任意方位成像的优势提供了丰富的信息量，有助于病灶的定位和部分定性诊断。MR的无创伤性血管造影技术、各种水成像技术也越来越成熟，如磁共振动脉造影（MRA）、磁共振静脉造影（MRV）、磁共振胰胆管造影（MRCP）、磁共振尿路造影（MRU）、磁共振椎管造影（MRM）等都有很高的诊断价值。在神经系统、循环系统、消化系统、骨关节系统和泌尿生殖系统疾病的诊断中，MRI都起到了重要的作用。新的3T MRI也越来越广泛地应用于儿童。

儿童由于其生理与解剖特点，在影像学检查时必须采用一系列特殊的检查技术，才能确保影像检查安全、准确，并能得到高质量的图像。婴幼儿、特别是新生儿体温调节能力差，行影像学检查时检查室的温度最好不要低于24℃。在温度较低的环境下做检查时应多加衣被，注意保暖，并应尽可能缩短检查时间。

儿童各方面发育尚未成熟，对X线相当敏感，故在X线检查时，应特别注意缩小射线照射范围，使用铅橡皮遮挡生殖腺。使用感光速度快的感绿X线片也可使儿童接受的射线量降低。

儿童各脏器体积均小于成人，在CT和MR检查时应缩小扫描孔径，对不同的设备，不同的脏器，选择最佳的扫描层厚。

总而言之，在儿童疾病的诊断中，要充分了解各种医学影像学技术的特点，充分利用医学影像学的最新发展，由简而繁，由非创伤而创伤，使患儿花最少的费用得到最准确的诊断。

朱铭

目录

1

2

心血管系统………………………… 103

3

消化系统与腹盆腔……………………… 235

5

神经系统……………………………… 497

6 五　官 …………………………………… 585

7

骨骼与肌肉系统……………………… 638

呼吸系统与纵隔

1

第 1 节　肺缺如，肺不发育和肺发育不全

【概念与概述】

- 肺缺如（pulmonary agenesis），肺不发育（pulmonary aplasia）和肺发育不全（pulmonary hypoplasia）为肺组织、支气管、肺血管先天性发育异常
- 同义词：本组疾病可共同称为肺不发育 - 发育不良综合征（pulmonary agenesis-hypoplasia complex）。有时也称支气管不发育 - 发育不良综合征
- 分类

本组疾病根据 Schneider 分类可分为三类

  - 肺缺如（pulmonary agenesis），缺少一侧肺，支气管完全缺如，也没有血管供应或肺实质迹象
  - 肺不发育（pulmonary aplasia），缺少一侧肺，只残留盲端支气管，没有血管和肺实质
  - 肺发育不全（pulmonary hypoplasia），气道、血管和肺泡的大小和数量减少，肺叶不同程度的体积变小，可仅略小，患侧支气管和（或）肺血管不同程度的发育不良，管径变小或分支变少

【病因与病理】

- 一般特征
  - 肺缺如和肺不发育为胚胎时肺发育过程中发生障碍所致的肺部先天畸形，发生在胚胎第 4 周或第 5 周，其病因目前尚不清楚，肺缺如及肺不发育通常为单侧，无明显左右侧及性别优势，超过 50% 的患儿合并先天性心血管畸形，胃肠道畸形，骨骼、胸壁及面部畸形或生殖泌尿系统畸形
  - 肺发育不全的发生机制与肺缺如和肺不发育不同，畸形相对较轻，通常为单侧发生，无明显左右侧及性别优势。肺发育不全可伴同侧异常肺静脉引流，并常伴随多种可导致肺发育不全的先天畸形，如胸廓内占位、胸廓畸形、横膈发育不全、肾或泌尿道异常所致羊水过少等
- 病理
  - 肺缺如和肺不发育都缺少一侧肺，没有肺动脉，没有肺实质。但肺缺如支气管完全缺如，没有盲端支气管，肺不发育可见残留的盲端支气管。有无支气管残端是两者最明显的区别
  - 肺发育不全患者肺叶不同程度的缩小，支气管和肺动脉存在，但有不同程度的管径变小，其发育不全的严重程度差别可很大，可轻到难以发现，也可非常严重

【临床表现】

表现

- 症状
  - 肺不发育 - 发育不良综合征患者可有或无临床症状
  - 最常见的临床表现为生后早期发生的呼吸窘迫、发绀、气促、缺 氧、呼吸过度和酸中毒等
  - 气胸和肺气肿为常见的并发症

- 体征
  - 可无临床体征为体检偶然发现
  - 患侧可有呼吸音改变

【影像表现】

概述

最佳诊断依据

- 缺少一侧肺或一侧肺叶缩小
- 没有一侧肺动脉或一侧肺动脉细小
- 没有一侧主支气管、一侧有盲端支气管或一侧支气管细小

根据上述特点可区别肺缺如，肺不发育和肺发育不全

X 线表现

- X 线摄片　肺缺如和肺不发育胸片均表现为一侧胸腔致密，无肺纹理，心脏向患侧移位，健侧肺组织代偿性气肿，健侧肺组织通过纵隔疝入患侧胸腔，患侧横膈抬高（图 1-1-1）。肺发育不全胸部平片表现可为患侧肺体积变化不大，也可表现为患侧胸腔内大片致密影，但仍可见部分肺纹理影，健侧肺组织可有代偿性肺气肿，纵隔、心影可移向患侧
- 支气管造影　可非常清楚地显示有无支气管残端，血管造影可非常清楚地显示有无肺动脉，但由于是创伤性检查，目前已很少再用

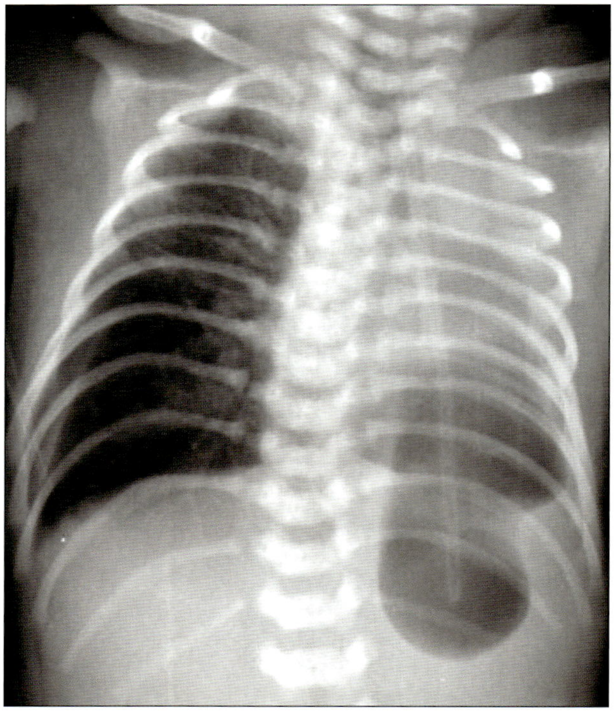

图 1-1-1　新生儿肺不发育胸部平片

左侧胸腔致密，心脏向左侧移位，右侧肺代偿性气肿，左侧膈疝

CT 表现

- 胸部 CT 对肺不发育 - 发育不良综合征诊断效果最好
- 一侧肺缺如和肺不发育表现为患侧胸廓变小，其内可见致密的纵隔和血管影
- 肺缺如者最小密度投影重组显示患侧支气管缺如（图 1-1-2），见不到患侧主支气管的盲端而肺不发育可见到患侧主支气管的盲端（图 1-1-3）

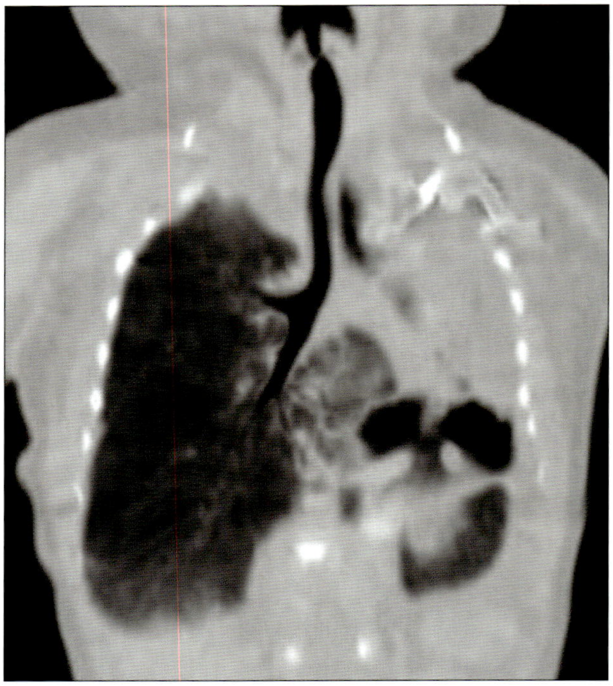

图 1-1-2　新生儿肺缺如

多层螺旋 CT 气道三维重组显示左侧支气管缺如，左侧膈疝

- 肺缺如和肺不发育健侧肺体积增大，并越过中线疝入患侧胸腔，透亮度增高呈代偿性肺气肿，增强后最大密度投影重组均可显示患侧肺动脉缺如，健侧肺血管增粗（图 1-1-4）
- 肺发育不全表现为患肺体积缩小，肺血少，患侧支气管分支变少或管径变细（图 1-1-5），患侧肺血管狭窄，健侧肺血管增粗（图 1-1-6）
- 多层螺旋 CT 还可清晰显示伴随心脏大血管畸形，如动脉导管未闭、肺静脉异位引流等

MR 表现

- MR 扫描也可显示肺缺如和肺不发育的胸廓变小，心脏向患侧移位，患侧肺动脉缺如，健侧肺血管增粗等改变。但由于 MR 扫描气管与

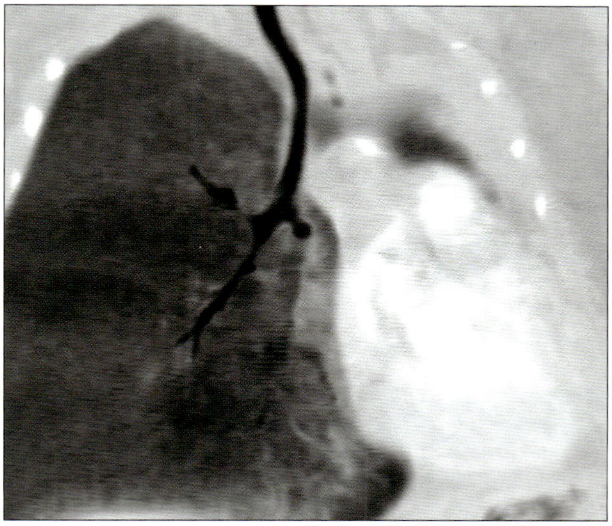

图 1-1-3 肺不发育
多层螺旋 CT 气道三维重组可见到左侧主支气管的盲端

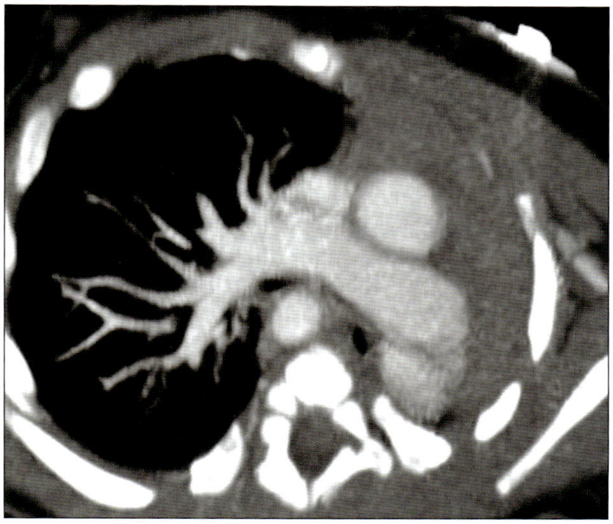

图 1-1-5 肺不发育
多层螺旋 CT 血管三维重组可见左侧肺动脉缺如，右侧肺动脉增粗

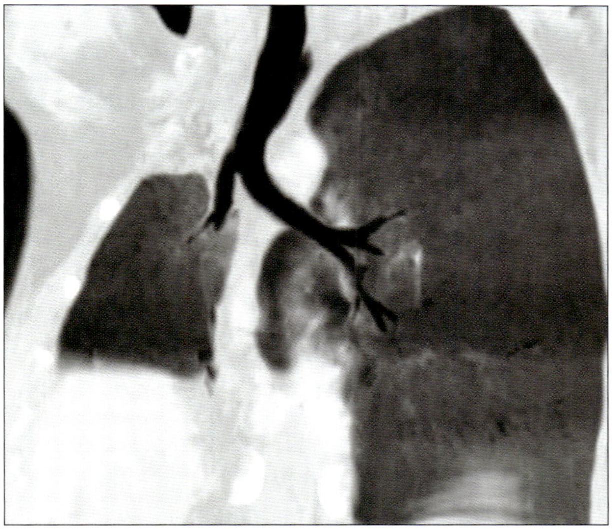

图 1-1-4 肺发育不全
多层螺旋 CT 气道三维重组可见到右侧主支气管管径变细，右肺体积缩小

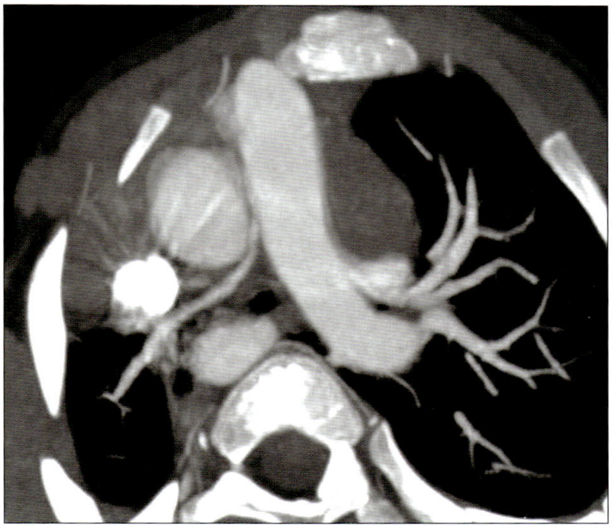

图 1-1-6 肺发育不全
多层螺旋 CT 血管三维重组可见右侧肺动脉细小，左侧肺动脉增粗

周围组织差别相对小，最小密度投影重组后图像不如 CT 清晰，故相对少用

超声表现
- 一般不用于本病的诊断

核医学表现
- 一般不用于本病的诊断

推荐影像学检查
- 最佳检查法：多层螺旋 CT

【鉴别诊断】
- 肺不发育 - 发育不良综合征诊断并不难，进行胸部多层螺旋 CT 气道三维重组检查可以很快明确诊断。肺缺如支气管完全缺如，肺不发育有残留盲端支气管，肺发育不全支气管管径变小是诊断要点
- 本病主要需与痰栓堵塞引起的肺不张相鉴别，结合病史和既往胸片可鉴别，多层螺旋 CT 气道三维重组显示血管、气管发育情况也可鉴别，肺不张患者肺动脉大小正常，主支气管可有堵塞，但远端气管发育正常

诊断与鉴别诊断精要

- 平片发现缺少一侧肺或一侧肺叶明显缩小
- 多层螺旋 CT 显示没有一侧肺动脉或一侧肺动脉细小
- 多层螺旋 CT 气道三维重组显示没有一侧主支气管、一侧有盲端支气管或一侧支气管细小，根据上述特点可区别肺缺如，肺不发育和肺发育不全

重点推荐文献

[1] Berrocal T，Madrid C，Novo S，et al. Congenital anomalies of the tracheobronchial tree，lung，and mediastinum：embryology，radiology，and pathology[J]. Radiographics，2004，24：e17.

[2] Minnich DJ，Mathisen DJ. Anatomy of the trachea，carina，and bronchi. Thorac Surg Clin，2007，17：571-585.

[3] Papaioannou G，Young C，Owens CM. Multidetector row CT for imaging the paediatric tracheobronchial tree. Pediatr Radiol，2007，37：515-529.

第 2 节 气管性支气管

【概念与概述】

- 气管性支气管（tracheal bronchus，TB）的概念由 Sandifort 在 1785 年提出，它被认为是起源于气管的右上叶支气管。以后气管性支气管这个名词也被用来描述一系列起源于气管或主支气管并直接进入上叶区域的支气管异常
- 同义词：气管性支气管在人体上是少见的，却常常在猪的支气管中发现，所以国外一些文献常称之为猪支气管
- 分类：本病的定义有狭义和广义两种
  - 狭义的气管性支气管是指是起源于气管右侧壁的右上叶支气管
  - 广义的气管性支气管是起源于气管侧壁、起源于气管隆嵴和起源于上叶支气管近侧的支气管

【病因与病理】

- 病理
  - 在临床上更加重要的狭义气管性支气管中，气管性支气管通常发自于气管右侧壁，在气管隆嵴上方 2cm 以内，可供应右肺上叶尖段或整个上叶。根据气管性支气管是否分布到肺叶/段组织可分为额外型和异位型两种
  - 在正常情况下，右上叶支气管有三支段支气管分别进入尖前后段。如果右上叶或上叶段/亚段的一支支气管来自于气管性支气管而正常的解剖结构缺失，则此气管性支气管被认为是异位型
  - 如果存在正常的右肺上叶支气管及其分支，则认为是额外型，此时它可以是盲端
  - 文献报道异位型气管性支气管较额外型多见
- 病因学

目前关于异常支气管发生的发病机制尚存在争议。现有三种假设性理论：

  - 复位学说（reduction）
  - 迁移学说（migration）
  - 选择学说（selection）
- 一般特征
  - 很多先天性异常，特别是伴有先天性心脏病的患者易发生气管性支气管，Down 综合征和肋骨及椎体发育异常的儿童发生气管性支气管的概率也增加
  - 气管性支气管多为单侧性，一般起自气管右侧壁，还有一种较少见的双侧性气管性支气管，为自气管壁向左右两侧发出，多见于无脾综合征
  - 先天性气管狭窄常与气管性支气管伴存

【临床表现】

表现

- 症状
  - 气管性支气管患者通常无症状。少数患者

可因反复性右上叶肺炎或支气管扩张而偶然发现

- 体征
  - 气管性支气管患者通常无体征
- 人口统计学
  - 气管性支气管在人体上是少见的，发生率为 0.1% ~ 2%
- 自然病程与预后
  - 气管性支气管患者通常无症状，无体征。但此类患者在行气管插管术时要特别注意，若插管过深有可能而使气管性支气管堵塞，造成右上叶相应肺叶 / 段不张，而引起相应的临床症状
- 治疗
  - 一般无需治疗

【影像表现】

概述

- 最佳诊断依据是多层螺旋 CT 最小密度投影气道三维重组显示起源于气管右侧的气管性支气管

X 线表现

- X 线摄片　高质量的胸部平片或高千伏平片有时能看清气管性支气管，但显示率并不高
- 支气管造影　支气管造影可非常清楚地显示气管性支气管，但由于是创伤性检查，目前已很少再用于气管性支气管的诊断

CT 表现

- 胸部 CT 对气管性支气管诊断效果最好。多层螺旋 CT 最小密度投影气道三维重组以及容积重组能清晰显示气管及各主支气管的形态，仿真支气管内镜重建也是一个重要补充
- 最小密度投影重建气道，要根据气管倾斜的方向，顺气管长径用斜冠状面重建，要选择较厚的层面，尽可能包入全部气道，可使气道显示更清楚
- 多层螺旋 CT 扫描横断面也能显示出病变，但较易漏诊，气管性支气管 CT 横断面表现为气管隆嵴上方主支气管侧壁发出由内向外走行于肺野的含气管道（图 1-2-1）
- 而经最小密度投影气道三维重组后，气管性支气管的直接征象可很清晰地得到显示，见到起源于气管的右上叶支气管（图 1-2-2），同时可显示气管、支气管树的形态，并可看到肺野的情况，可从多个方位观察及测量气管性支气管的粗细（图 1-2-3），可显示气管性支气管与气管隆嵴的距离，可显示有无双侧气管性支气管（图 1-2-4），并可显示有无先天性气管狭窄及气道受压（图 1-2-5）

MR 表现

- MR 三维扫描后最小密度投影重组也可显示气管性支气管，但由于气管与周围组织差别相对小，最小密度投影重组后图像不如 CT。斜冠状面直接 MR 扫描也可显示气管性支气管，但不是很容易正好切到气管性支气管

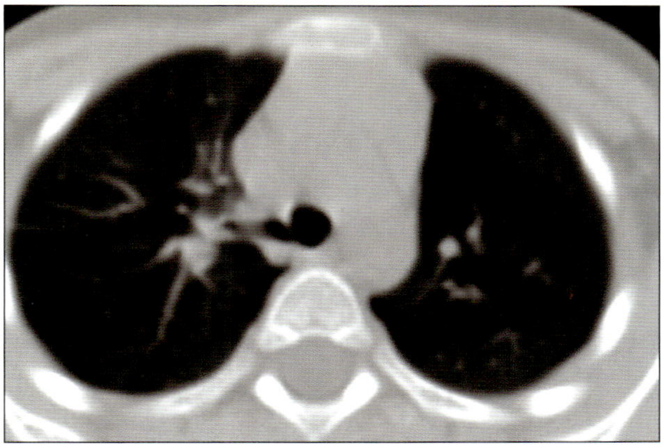

图 1-2-1　**气管性支气管**

CT 横断面见于主动脉弓水平主支气管右侧壁发出一气管性支气管

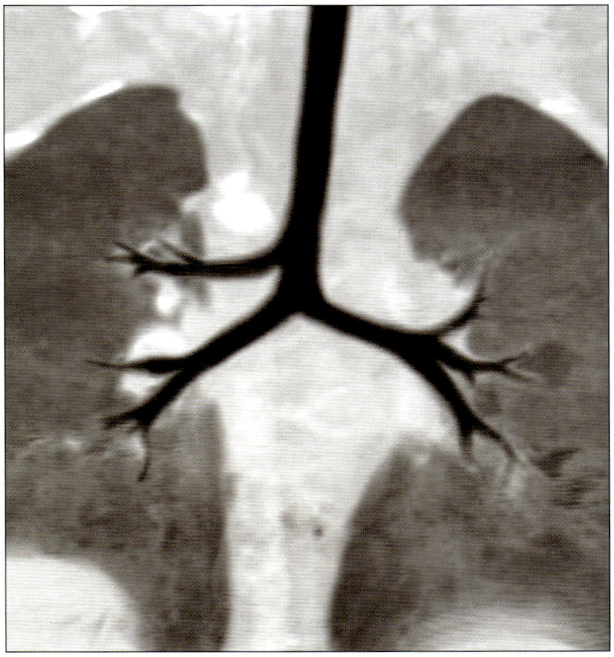

图 1-2-2　**气管性支气管**

多层螺旋 CT 最小密度投影气道三维重组清晰显示右侧气管性支气管的形态

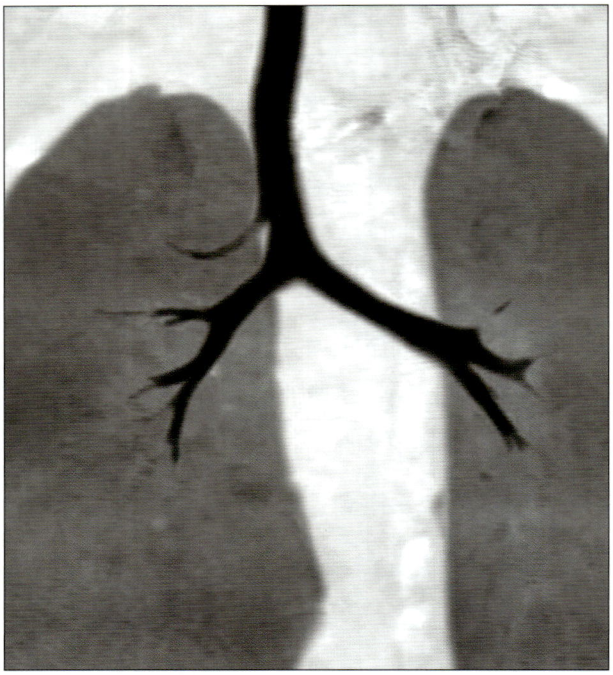

图 1-2-3 **气管性支气管**
多层螺旋 CT 最小密度投影气道三维重组显示气管性支气管较细小

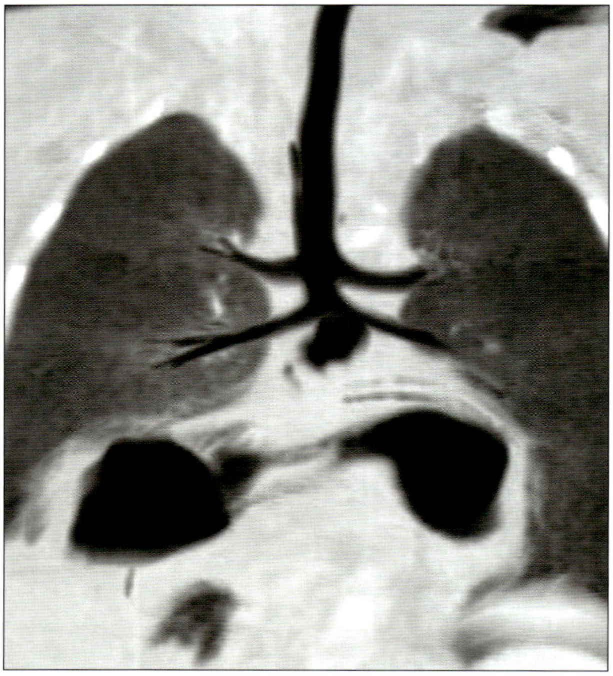

图 1-2-4 **无脾综合征**
多层螺旋 CT 最小密度投影气道三维重组显示双侧气管性支气管和膈疝

超声表现

- 一般不用于本病的诊断

核医学表现

- 一般不用于本病的诊断

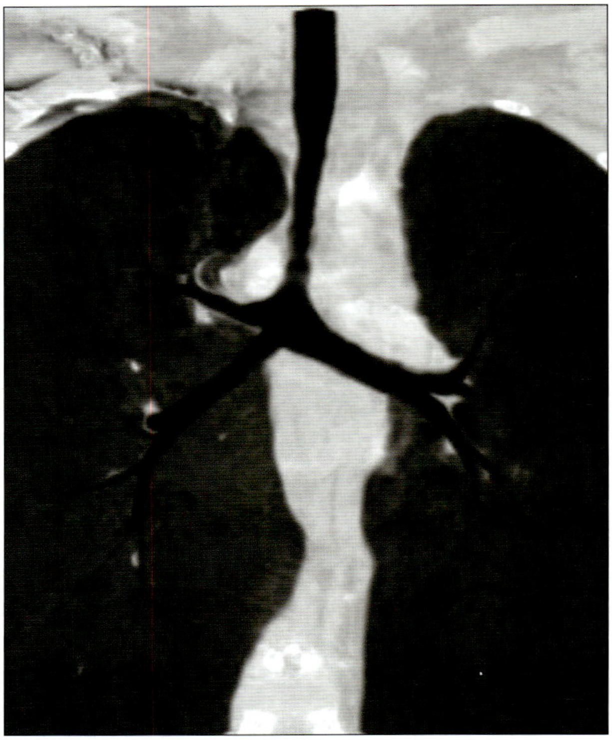

图 1-2-5 **气管性支气管伴气管狭窄**
多层螺旋 CT 最小密度投影气道三维重组显示气管性支气管上方气管较细小

推荐影像学检查

- 最佳检查法：多层螺旋 CT

【鉴别诊断】

- 气管性支气管诊断并不难，对于反复发作的右上叶肺炎患者，对于在行气管插管术后，持续右上肺不张的患者，特别是伴先天性心脏病者，应想到可能存在气管性支气管，及早进行胸部螺旋 CT 气道三维重组检查以明确诊断
- 本病需与支气管桥相鉴别，支气管桥是起源于气管隆凸以下 T5 或 T6 椎体水平由左主支气管中段发出一个支气管跨过纵隔向右侧延伸，供应右肺中叶和下叶，这样仅供右肺上叶的右主支气管常被认为是一个右侧气管性支气管，而桥支气管与左主支气管形成的气管分叉常被误认为气管隆嵴，可从桥支气管自左主支气管发出形成分叉位置较正常气管隆嵴位置低，T5 或 T6 水平；左主支气管至桥支气管分出前距离较长，一般超过 2cm，且这段支气管向左倾斜，并易伴先天性均一的气道狭窄。这两点与气管性支气管加以鉴别诊断

诊断与鉴别诊断精要

- 平片很难发现气管性支气管
- 多层螺旋 CT 对气管性支气管的直接征象可很清晰地显示，见到起源于气管的右上叶支气管
- 本病需与支气管桥相鉴别，气管隆嵴位置是鉴别要点

重点推荐文献

[1] Minnich DJ，Mathisen DJ. Anatomy of the trachea，carina，and bronchi. Thorac Surg Clin，2007，17：571-585.

[2] Ming Z，Lin Z. Evaluation of tracheal bronchus in Chinese children using multidetector CT. Pediatr Radiol，2007，37：1230-1234.

[3] Lee KS，Boiselle PM. Update on multidetector computed tomography imaging of the airways. J Thorac Imaging，2010，25：112-124.

第 3 节　支气管桥

【概念与概述】

- 支气管桥（bridging bronchus）的概念是由 Gonzales-Crussi 在 1976 年提出的，是一种罕见的支气管分支异常。支气管桥患者一侧肺中叶和下叶由起源于对侧主支气管中段跨过纵隔向患侧延伸的一个支气管供应

【病因与病理】

- 病理类型
  - 支气管桥通常是右肺中叶和下叶由起源于左主支气管中段跨过纵隔向右侧延伸的一个支气管供应
  - 也有支气管桥起源于右主支气管中段跨过纵隔向左侧延伸的个例报告
- 病理特点
  - 在支气管桥中，起于左主支气管中段跨过纵隔向右侧延伸供应右肺中叶和下叶的支气管称为桥支气管
  - 桥支气管通常从一个低于正常气管隆突的位置的较低的水平（T5 ~ T6 水平）从左主支气管发出，向右侧延伸，分布到右肺中叶和下叶
- 伴随畸形
  - 支气管桥易伴发先天性心脏病，也可伴发肛门闭锁或胆道缺如，先天性心脏病中最易发生支气管桥的是左肺动脉吊带畸形，这些患者常有完全性气管软骨环和气管狭窄

【临床表现】

表现

- 症状
  - 支气管桥本身并不引起症状，其呼吸困难等症状往往是其伴发的气管支气管狭窄和左肺动脉吊带等先天性心脏病所引起的
  - 支气管桥患者在行气管插管术时更要特别注意，若插管过深有可能使整个左肺和右肺中下叶支气管堵塞，而引起严重后果
- 治疗
  - 先天性心脏病手术中行气管插管术时，若发生血氧饱和度下降，整个左肺和右肺中下叶呼吸音降低，应想到可能存在插管误入支气管桥患者的右上支气管，必须迅速将气管插管退回

【影像表现】

概述

- 最佳诊断依据是多层螺旋 CT 最小密度投影气道三维重组显示起源于起于左主支气管中段跨过纵隔向右侧延伸供应右肺中叶和下叶的桥支气管

X 线表现

- 高质量的胸部平片或高千伏平片有时能看清支气管桥，但显示率并不高

- 支气管造影可非常清楚地显示支气管桥，但由于是创伤性检查，目前已很少再用于支气管桥的诊断

CT 表现

- 胸部 CT 对支气管桥诊断效果最好。多层螺旋 CT 最小密度投影气道三维重组以及容积重组能清晰显示气管及各主支气管的形态（图 1-3-1），仿真支气管内镜重建也是一个重要补充。最小密度投影重建气道，要根据气管倾斜的方向，顺气管长径用斜冠状面重建，要选择较厚的层面，尽可能包入全部气道，可使气道显示更清楚（图 1-3-2）
- 多层螺旋 CT 扫描横断面也能显示出病变，但较易漏诊，支气管桥 CT 横断面主要表现为左主支气管狭窄和左肺动脉吊带走行于气道后方、食管前方的血管影
- 多层螺旋 CT 最小密度投影气道三维重组后，支气管桥的直接征象可很清晰地得到显示，见到起源于左主支气管中段跨过纵隔向右侧延伸的桥支气管
- 多层螺旋 CT 最小密度投影气道三维重组后可见到桥支气管与左主支气管形成的气管分叉，该分叉常被误认为气管隆突，有时也称其为假隆突，假隆突位置较正常气管隆突位置低，在 T5 或 T6 水平（图 1-3-3），且夹角往往很大
- 支气管桥的左主支气管至桥支气管分出前距离较长，一般超过 2cm，这段支气管一般向左倾斜，并易伴均一的气道狭窄，有时狭窄很严重（图 1-3-4）

MR 表现

- MR 三维扫描后最小密度投影重组也可显示支气管桥，但由于气管与周围组织差别相对小，最小密度投影重组后图像不如 CT 清晰。斜冠状面直接 MR 扫描也可显示支气管桥，但不是很容易正好切到支气管桥

超声表现

- 一般不用于本病的诊断

核医学表现

- 一般不用于本病的诊断

推荐影像学检查

- 最佳检查法：多层螺旋 CT

【鉴别诊断】

- 支气管桥诊断并不难，进行胸部螺旋 CT 气道三维重组检查可以很快明确诊断。诊断时要注意观察有无左肺动脉吊带，有无完全性气管软骨环和气管支气管的狭窄
- 本病需与气管性支气管相鉴别
- 支气管桥的假隆突位置较正常气管隆突位置

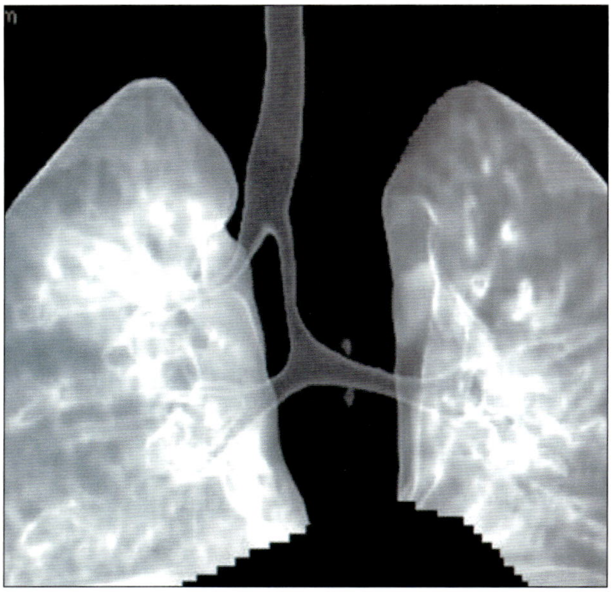

图 1-3-1 支气管桥
多层螺旋 CT 容积重组清晰显示气管、各主支气管和支气管桥的形态

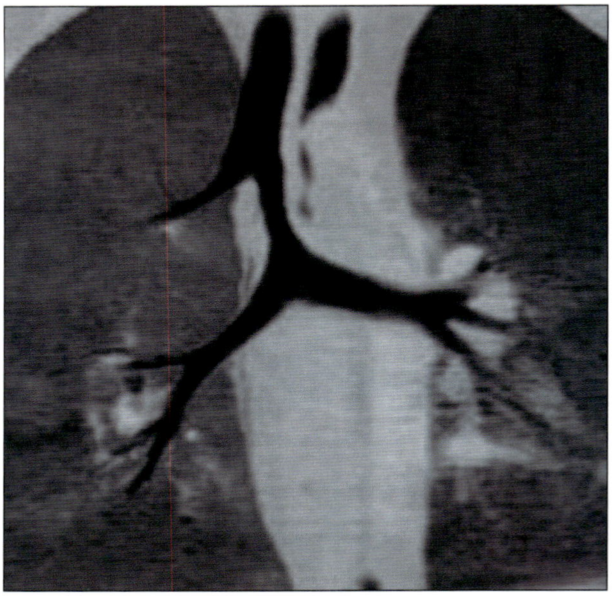

图 1-3-2 支气管桥
多层螺旋 CT 最小密度投影气道重组清晰显示气管、各主支气管和支气管桥的形态

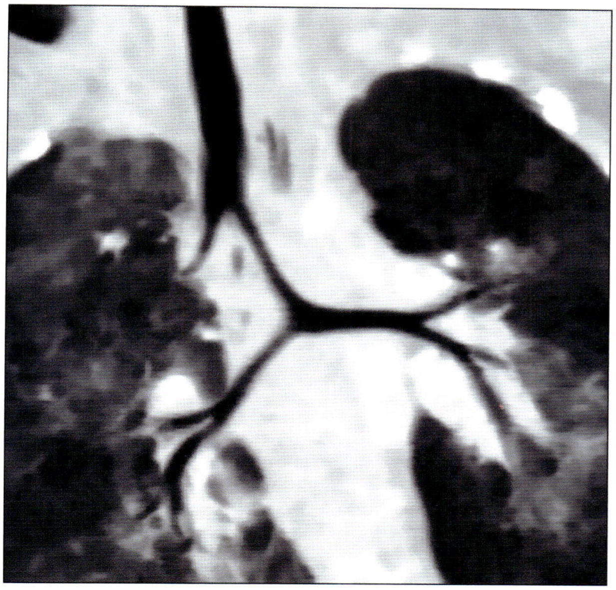

图 1-3-3 **支气管桥**
多层螺旋 CT 最小密度投影气道重组显示桥支气管和见假隆突，假隆突位置较正常气管隆突位置低，且夹角往往很大

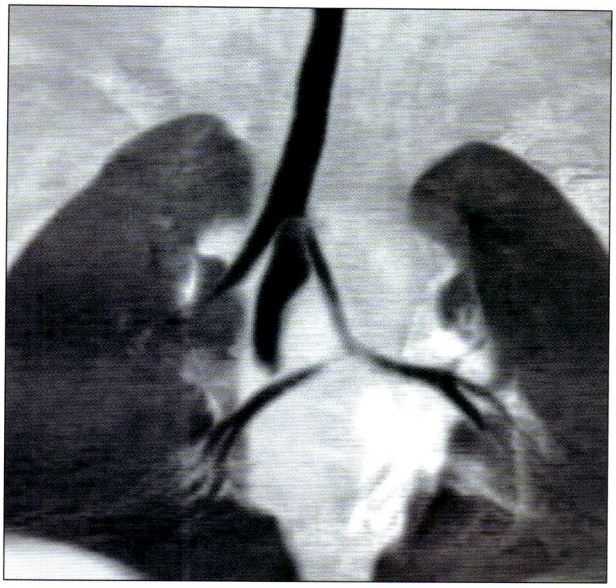

图 1-3-4 **支气管桥**
多层螺旋 CT 最小密度投影气道重组显示左主支气管向左倾斜，伴均一的气道狭窄，狭窄严重

低，在 T5 或 T6 水平。气管性支气管隆突位置约在 T4 水平

- 支气管桥的假隆突夹角往往很大。气管性支气管隆突夹角不会很大
- 支气管桥的左主支气管至桥支气管分出前距离较长，一般超过 2cm。气管性支气管与隆突的距离一般不超过 2cm
- 支气管桥的左主支气管一般向左倾斜，并易伴先天性均一的气道狭窄与气管性支气管不同。气管性支气管在发出气管性支气管后气管一般仍垂直下行

诊断与鉴别诊断精要

- 平片很难发现支气管桥
- 多层螺旋 CT 对支气管桥的直接征象可很清晰地显示
- 本病需与气管性支气管相鉴别，气管隆嵴位置是鉴别要点

重点推荐文献

[1] Lee KS，Boiselle PM. Update on multidetector computed tomography imaging of the airways. J Thorac Imaging，2010，25：112-124.

[2] MDCT of the airways：technique and normal results. Radiol Clin North Am，2009，47，185-201.

[3] Papaioannou G，Young C，Owens CM. Multidetector row CT for imaging the paediatric tracheobronchial tree. Pediatr Radiol，2007，37：515-529.

第 4 节 先天性气管狭窄

【概念与概述】

- 先天性气管狭窄（congenital tracheal stenosis）为气管的一个或多个部位的局限性或弥漫性狭窄的先天性畸形

【病因与病理】

- 病理类型

先天性气管狭窄按发生原因可分为两类

- 其一为气管软骨环发育过度而形成完整性气管软骨环即“O”形软骨环，此类占大多数
- 另一类为胚胎发育过程中纤维组织发育异常而引起，为气管纤维性狭窄，可伴有气管内隔膜，也称气管蹼

先天性气管狭窄按气管狭窄长度可分为两类

- 占气管全长 50% 以上者为长段性狭窄
- 占气管全长 50% 以下者为局限性狭窄

但也有作者以狭窄是否超过气管全长 1/3 来区分是否为长段性狭窄

先天性气管狭窄段形态可呈

- 均匀性狭窄
- 漏斗形狭窄
- 倒漏斗形狭窄
- 不规则形狭窄

气管局限性狭窄也可由邻近的心脏大血管畸形如血管环压迫引起，将在其他章节中介绍

- 病因

胎儿支气管发育分为三期

- 胚胎期（26 ～ 52 天），气管从原肠分出并伸长进入间质分出左右主支气管
- 假腺泡期（52 天～ 16 周），此期气管支气管继续伸长，间质分化出软骨、平滑肌、结缔组织绕以上皮细胞之管腔，至胚胎 16 周气管及其各分支包括终末支气管均已形成
- 16 周后气道的发育主要是体积的增加和结构的完善

在气道发育过程中任何障碍和停顿均可造成气道的畸形

先天性气管狭窄若气管软骨环发育不全时，气管壁支撑力不足，造成呼气期气管变形或完全萎缩，亦称为先天性气管软化症，分为Ⅰ型（原发性），Ⅱ型（因外来压迫时的继发性）

气管狭窄的分期

气管狭窄的分期方法有三种

1．Grundfast 法，分四期

- Ⅰ期 狭窄长度＜ 5mm，直径＞ 6mm，质地软
- Ⅱ期 狭窄长度 5 ～ 10mm，直径 6 ～ 4mm，质地硬
- Ⅲ期 狭窄长度 10 ～ 15mm，直径 4 ～ 2mm，质地软
- Ⅳ期 狭窄长度＞ 15mm，直径＜ 2mm，质地为混合性

2．Cotton 法，分四期

- Ⅰ期 管腔阻塞＜ 70%
- Ⅱ期 管腔阻塞介于 70% ～ 90%
- Ⅲ期 管腔阻塞＞ 90%，但仍有可辨别的管腔存在，或对声门下狭窄者而言管腔完全闭塞
- Ⅳ期 无管腔，声带不可辨认

3．McCaffrey 法

- 狭窄位于声门下或气管，长度＜ 10mm
- 限于声门下、环状软骨以上，长度＞10mm，声门及气管不受累
- 位于声门下且累及气管上，声门不受累
- 累及声门且有一侧声带固定

- 伴随畸形
  - 先天性气管狭窄常常与其他先天性异常并存，如气管性支气管、肺发育不良、气管食管瘘，骨骼及心血管异常也很常见，特别是肺动脉吊带等先天性心脏病。在某些综合征患者中，气管狭窄也常常可见到，如黏多糖综合征、Keitel 综合征和华法林胚胎病等。以前对先天性心脏病伴气管狭窄认识不够，术前常未明确诊断，经常在治疗心血管畸形的同时发现此症，造成手术疗效不满意，死亡率增加

【临床表现】

表现

- 症状
  - 先天性气管狭窄临床表现为生后呼吸困难、哮鸣、持续喘憋、呼吸窘迫、反复支气管

肺炎、呛咳、哭声弱等
- 在其他手术中气管插管困难，术后拔管失败，不能脱离呼吸机等情况也较常见

人口统计学
- 先天性气管狭窄较罕见，发生率约为1/4000

【影像表现】

概述
- 最佳诊断依据是多层螺旋CT最小密度投影气道三维重组显示先天性气管狭窄的严重程度

X线表现
- 高质量的胸部平片或高千伏平片有时能看清气管狭窄（图1-4-1），可显示气管直径较正常段狭窄，但显示率并不很高。在前后位胸片上，儿童气管通常位于中线稍偏右侧，在侧位胸片上气管可显示为从前至后呈20度夹角，其直径持续不变直至T5水平分叉。近年来Shy-Jye Chen等的研究表明，年龄和性别与气管直径的大小并无明显相关，气管直径的大小与身高密切相关，如见到局部气管直径较上方或下方的正常气管小，即要怀疑气管狭窄
- 支气管造影可非常清楚地显示有无气管狭窄，血管造影可非常清楚地显示有无大血管压迫气管，但由于是创伤性检查，目前已很少再用。但对于一些病情危重无法进行CT检查的患儿，床边气管造影仍不失为一种手段

CT表现
- CT横断面图像可观察到病变段气管呈内径变小的圆形而非扁圆形管腔，病变段气管后壁饱满，有时调整窗宽后可直接显示完全性气管软骨环，薄层图像有时也可发现气管内隔膜的存在
- 多层螺旋CT检查MinIP、VR或MPR重组图像可清晰显示气管狭窄的程度、范围及与邻近组织结构的关系（图1-4-2，图1-4-3）
- 怀疑心脏大血管畸形的患儿应行CT血管造影，观察气道狭窄与大血管畸形的关系
- 胸部螺旋CT还可以直观地发现气管的其他发育异常，如右上气管性支气管等

MR表现
- MRI最小密度投影也可显示气道形态，显示气道与周围血管关系，但由于气管与周围组织差别相对小，最小密度投影重建后图像不如CT，故气管狭窄的诊断一般不依靠MRI

超声表现
- 一般不用于本病的诊断

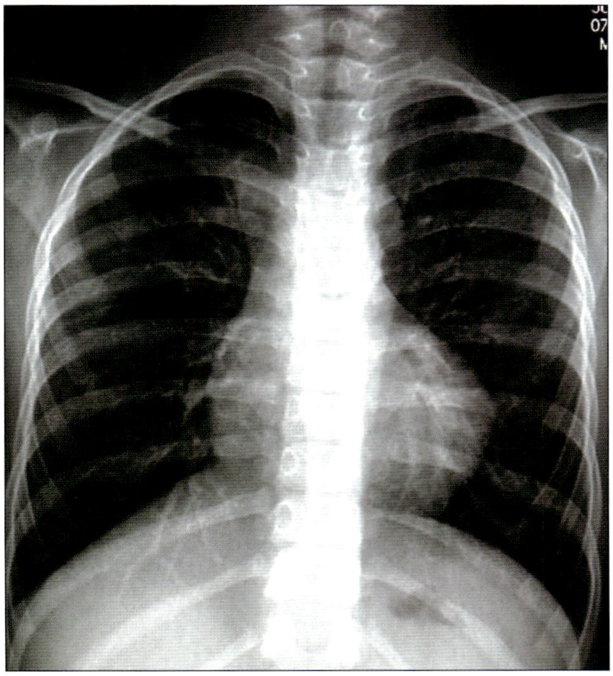

图1-4-1 **先天性气管狭窄胸部平片**
到上胸段气管直径较上方气管狭窄

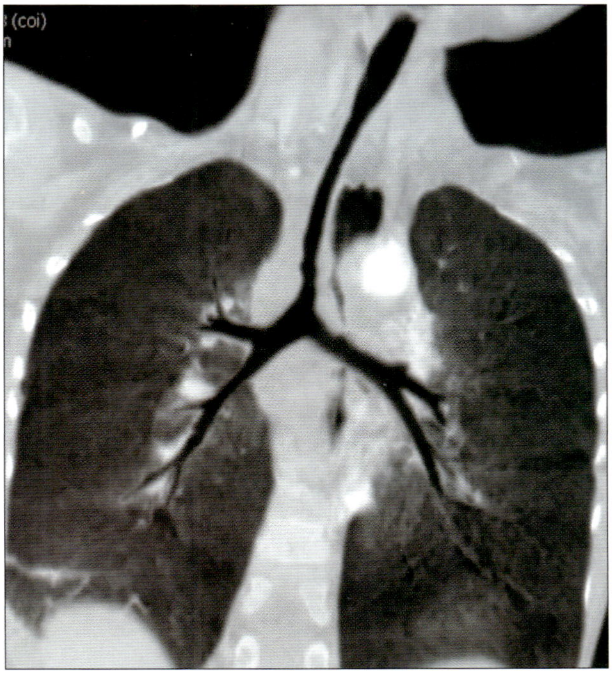

图1-4-2 **先天性气管狭窄**
多层螺旋CT检查MinIP重组图像清晰显示气管狭窄范围很长

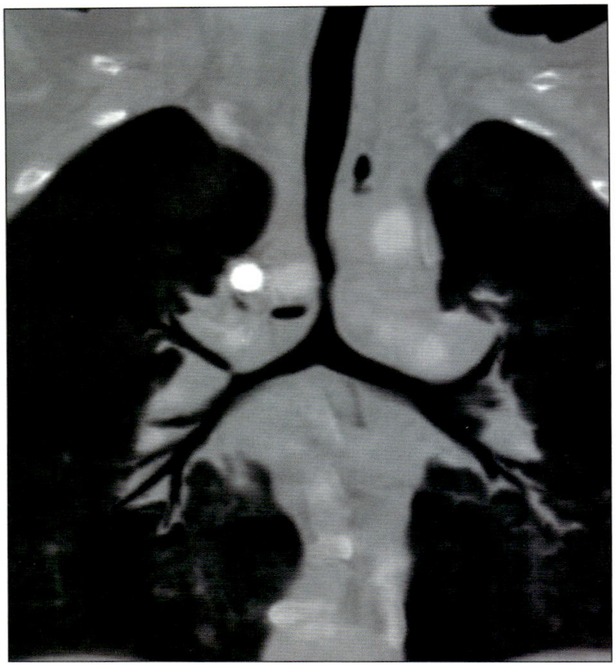

图 1-4-3 **先天性气管狭窄**
多层螺旋 CT 检查 MinIP 重组图像清晰显示气管狭窄段位于隆突上方

核医学表现
- 一般不用于本病的诊断

推荐影像学检查
- 最佳检查法：多层螺旋 CT

【鉴别诊断】
- 先天性气管狭窄胸部平片诊断有一定的难度，进行胸部多层螺旋 CT 气道三维重组检查可以很快明确诊断，见到局部气管直径较上方或下方的正常气管小，为诊断要点
- 先天性气管狭窄主要需与痰栓堵塞和气道异物引起的气管狭窄相鉴别，结合病史可鉴别，多层螺旋 CT 气道三维重组可明确诊断

诊断与鉴别诊断精要
- 平片很难发现先天性气管狭窄
- 多层螺旋 CT 对先天性气管狭窄的直接征象可很清晰地显示
- 见到局部气管直径较上方或下方的正常气管小，是诊断要点

重点推荐文献

[1] Munro HM，Sorbello AM，Nykanen DG..Severe stenosis of a long tracheal segment，with agenesis of the right lung and left pulmonary arterial sling. Cardiol Young，2006，16：89-91.

[2] Loukanov T，Sebening C，Springer W，et al. Simultaneous management of congenital tracheal stenosis and cardiac anomalies in infants. J Thorac Cardiovasc Surg，2005，130：1537-1541.

[3] Lee KS，Boiselle PM. Update on multidetector computed tomography imaging of the airways. J Thorac Imaging，2010，25：112–124.

第 5 节 气管受压狭窄

【概念与概述】
- 气管受压狭窄（compression tracheal stenosis）为气管由于外在的压迫而形成狭窄的畸形。气管受压狭窄比先天性气管狭窄稍多见

【病因与病理】
- 病因

气管受压狭窄可有多种外在压迫原因，如先天性大血管畸形（包括主动脉血管环，肺动脉吊带等），获得性肺动脉扩大和心脏扩大，纵隔肿瘤等外在压迫可引起局限性或弥漫性气管受压，变细狭窄。气管受压狭窄在先天性心脏病患儿中最常见

- ○ 先天性心脏病引起气道外在压迫，包括血管环或肺动脉吊带环绕气管，气管受压狭

窄。也包括心脏扩大，左心房增大，肺动脉扩张等使气管受压狭窄。血管环是一种先天性主动脉弓发育畸形，由持续存在的主动脉弓成分组成环状结构，包绕气管和食管，引起气管和食管梗阻，其中最常见的血管环是右位主动脉弓伴迷走左锁骨下动脉及左侧动脉导管或韧带，其次为双主动脉弓，但双主动脉弓更容易引起气管受压。肺动脉吊带也是引起气管压迫的重要血管畸形，肺动脉吊带为左肺动脉自右肺动脉发出，向后走行于气管、食管之间，压迫远段气管的后壁及食管前方。肺动脉吊带虽不能算是完全性血管环，但也是引起气管压迫的常见的重要血管畸形。其他先天性心脏病引起气道外在压迫包括升主动脉扩大，无名动脉走向异常，左位主动脉弓右位降主动脉，右位主动脉弓左位降主动脉，中位降主动脉等。左向右分流的先天性心脏病室间隔缺损和动脉导管未闭，法洛四联症伴肺动脉瓣缺如等先天性心脏病患者，由于肺动脉扩大可压迫气管和支气管，但以左主支气管受压最为常见

- 纵隔肿瘤等可引起的气管压迫，纵隔肿物包括支气管源性或食管源性囊肿、淋巴瘤、胸腺瘤。另外，结核性淋巴结炎、慢性食管异物、胸廓前后径狭窄也可引起气管压迫。其中淋巴瘤引起的气管压迫最常见也最严重

- 伴随畸形

气管受压狭窄可与先天性气管狭窄并存，如气管性支气管等，特别是肺动脉吊带等先天性心脏病，既有气管受压狭窄同时也有先天性完整气管软骨环引起的狭窄，两者并存

【临床表现】

- 气管受压狭窄临床表现为生后反复呼吸困难、哮鸣、持续喘憋、呼吸窘迫和吞咽困难等。儿童无确切原因的呼吸急促、喘鸣、喘息、吞咽困难和窒息时，应高度怀疑心血管异常所致的气管受机械性压迫

【影像表现】

概述

- CT 血管造影可清晰显示心外大血管异常，轴位图像及最大密度投影重组图像可清晰显示大血管异常，而最小密度投影重组图像可清晰显示气管异常和狭窄，可很好地诊断气管受压狭窄。每个患者都做最大密度投影重组和最小密度投影重组应当成为常规

X 线表现

- 高质量的胸部平片或高千伏平片有时能看清气管狭窄，可显示气管直径较正常段狭窄，但显示率并不很高。在前后位胸片上，儿童气管通常位于中线稍偏右侧，如见到局部气管直径较上方或下方的正常气管小，即要怀疑气管狭窄。如果发现气管居中或偏至左侧，则提示右位主动脉弓，双主动脉弓在胸片上气管两侧均可见主动脉结影。脉吊带在走行过程中可以压迫远段气管的后壁及食管前方，侧位胸片可见气管下段前移，其后方有血管影
- 由于血管环或肺动脉吊带常同时压迫食管，食道吞钡摄片可清楚显示食管受压改变，对诊断很有帮助。双主动脉弓在食道吞钡摄片上食管两侧均可见主动脉结压迹（图 1-5-1），右位主动脉弓伴迷走左锁骨下动脉在食管吞钡摄片上食管两侧也均可见压迹。脉吊带在走行过程中可以压迫远段气管的后壁及食管前方，侧位食管吞钡摄片可见气管下段前移，其后方有血管影，食管前方可见压迹
- 支气管造影可非常清楚地显示有无气管狭窄，血管造影可非常清楚地显示有无大血管压迫气

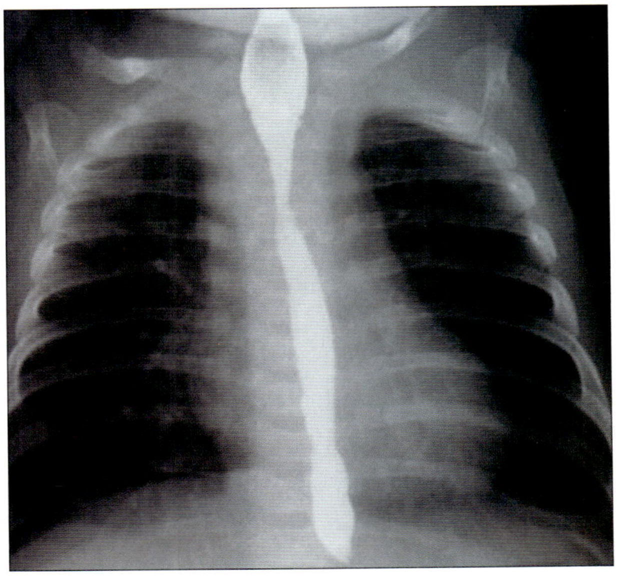

图 1-5-1　**双主动脉弓，食管吞钡摄片**
食管两侧均可见主动脉结压迹

管，但由于是创伤性检查，目前已很少再用。但对于一些病情危重无法进行 CT 检查的患儿，床边气管造影仍不失为一种手段

CT 表现

增强 CT 或 CT 血管造影均可清晰显示心外大血管异常，甚至 CT 平扫也往往可以显示双主动脉弓等改变（图 1-5-2）。CT 最大密度投影重组图像可清晰显示大血管异常，而最小密度投影重组图像可清晰显示气管异常和狭窄，可很好地诊断气管受压狭窄（图 1-5-3）。多平面重组图像 MPR 可兼顾大血管异常和气管受压狭窄。VR 重组图像则富有立体感

- 双主动脉弓一般从两侧对气管形成压迫，但其压迫程度不一，视血管环是否紧密而定（图 1-5-4）。右位主动脉弓伴迷走左锁骨下动脉和左侧动脉导管或韧带可在气管右侧壁及后壁形成压迫。肺动脉吊带为左肺动脉自右肺动脉发出，向后走行于气管、食管之间（图 1-5-5），肺动脉吊带压迫远段气管的后壁及食管前方（图 1-5-6），并压迫右主支气管，偶尔可致左主支气管受压变窄，对肺动脉吊带需注意是否存在气管本身的狭窄或其他气道畸形如气管性

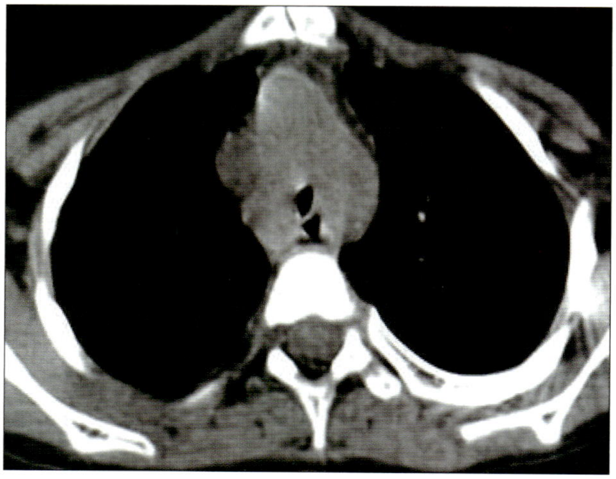

图 1-5-2 双主动脉弓
CT 平扫，可显示双主动脉弓等改变

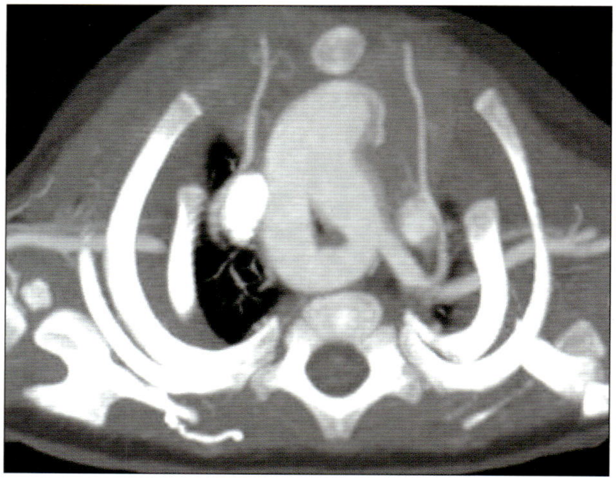

图 1-5-4 双主动脉弓
CT 增强扫描，血管环紧密

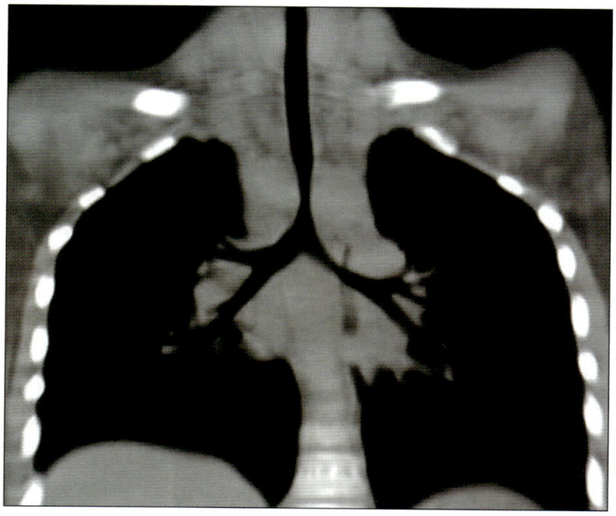

图 1-5-3 双主动脉弓
CT 平扫，最小密度投影重组图像清晰显示气管受压狭窄

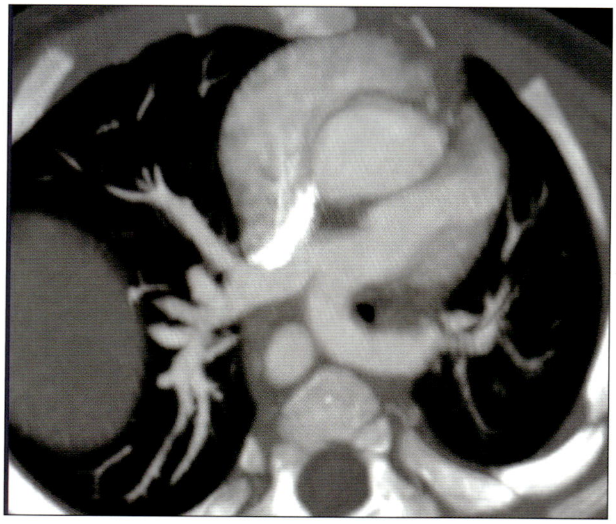

图 1-5-5 肺动脉吊带
CT 增强扫描，左肺动脉自右肺动脉发出，向后走行于气管、食管之间

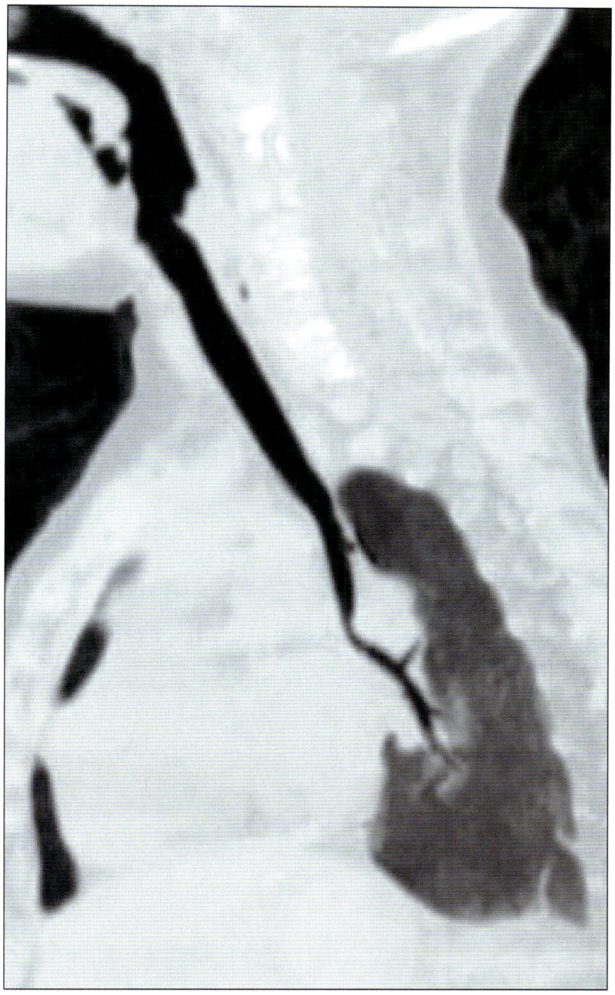

图 1–5–6 肺动脉吊带
CT 平扫，最小密度投影重组图像清晰显示，肺动脉吊带压迫远段气管的后壁

支气管和支气管桥等

- CT 平扫及增强检查可明确纵隔肿物如淋巴瘤的大小及与气道的关系，最小密度投影重组图像可显示气管受压狭窄的部位和程度。淋巴瘤可进展迅速，使气管受压狭窄迅速加重

MRI 表现

- MRI 对气管受压狭窄显示较差，但各种磁共振扫描序列对血管环的诊断都很有价值，其中造影增强磁共振血管成像是各种序列中对血管环类畸形诊断最佳序列，图像最容易理解，可清楚显示主动脉弓及其分支的形态，同时进行最小密度投影重组可大致显示大血管对气管的压迫

心血管造影表现

- 心血管造影可非常清楚地显示有无血管环，但由于是创伤性检查，目前已很少再用心血管造影来诊断血管环。但对于先天性主动脉弓畸形或肺动脉吊带往往是复杂先天性心脏病的一部分，故有时还做血管造影来诊断血管环

超声表现

- 一般不用于本病的诊断。但在检查其他先天性心脏病时，超声发现先天性主动脉弓畸形或肺动脉吊带相当常见

核医学表现

- 一般不用于本病的诊断

推荐影像学检查

- 最佳检查法：多层螺旋 CT

【鉴别诊断】

- CT 最大密度投影重组图像可清晰显示大血管异常，而最小密度投影重组图像可清晰显示气管异常和狭窄，可很好地诊断气管受压狭窄。气管受压狭窄主要需与先天性气管狭窄相鉴别，多层螺旋 CT 气道三维重组可明确大血管有无异常，但必须记得气管受压狭窄可与先天性气管狭窄并存，如肺动脉吊带可同时也有先天性完整气管软骨环引起的狭窄，两者并存。而先天性气管狭窄往往是长段的

诊断与鉴别诊断精要

- 平片很难发现气管受压狭窄，食管吞钡摄片可显示食管受压改变，对诊断很有帮助
- 多层螺旋 CT 对气管受压狭窄的直接征象可很清晰地显示
- CT 最大密度投影重组图像可清晰显示大血管异常，而最小密度投影重组图像可清晰显示气管异常和狭窄

重点推荐文献

[1] Singh C，Gupta M，Sharma S. Compression of trachea due to double aortic arch：demonstration by multi-slice CT scan（MSCT）. Heart Lung Circ，2006，15：332-333.

[2] Munro HM，Sorbello AM，Nykanen DG. Severe stenosis of a long tracheal segment，with agenesis of the right lung and left pulmonary arterial sling. Cardiol Young，2006，16：89-91.

[3] Loukanov T，Sebening C，Springer W，et al. Simultaneous management of congenital tracheal stenosis and cardiac anomalies in infants. J Thorac Cardiovasc Surg，2005，130，1537-1541.

第 6 节　先天性气管瘘

【概念与概述】

- 先天性气管瘘（congenital tracheal fistula），为气道与体内其他管腔之间存在瘘口，气道通过瘘口与其他管腔相通
- 分类：先天性气管瘘主要包括
  - 气管食管瘘（tracheoesophageal fistula）
  - 支气管胆管瘘（bronchobiliary fistula）

【病因与病理】

- 病因
  - 气管食管瘘较少见，一般与食管闭锁合并发生，系胚胎 3 ~ 6 周食管发育空泡期发生障碍，因食管气管间分隔不全而形成气管食管瘘，瘘口多位于气管隆嵴部位，气管隆嵴稍上方以及右主支气管和左主支气管的近段
  - 支气管胆管瘘罕见，是由于胚胎时期发育异常的支气管芽与发育异常的胆管之间沟通而形成，瘘口常位于右主支气管近段，大多瘘向左肝管
- 病理

  气管食管瘘 Gross 分型
  - Ⅰ型：食管闭锁无气管食管瘘，通常闭锁两盲端相距较远（> 2 个椎体）
  - Ⅱ型：食管闭锁伴近端气管食管瘘
  - Ⅲ型：食管闭锁伴远端气管食管瘘
  - Ⅳ型：食管闭锁同时伴近端和远端气管食管瘘
  - Ⅴ型：无食管闭锁但伴气管食管瘘，又称“H”型气管食管瘘
  - 气管食管瘘以Ⅲ型最多见，占 90% 以上

【临床表现】

- 食管闭锁伴气管食管瘘的临床表现有流涎过多、吞咽困难、喂养时出现窒息、呛咳、发绀、进行性呼吸困难等

【影像表现】

概述

- 对于气管食管瘘，平片和食管造影对于测量上下盲端之间的距离及寻找瘘口有一定局限性，多层螺旋 CT 最小密度投影重组有望可提供术前准确的上下盲端之间距离及瘘口位置的信息。对治疗帮助很大

X 线表现

- 常见的Ⅲ型气管食管瘘经鼻（或口）插入鼻饲管后拍摄胸腹立位片，可见腹部胃肠道内充气、胸腔入口部有含气盲袋，鼻饲管于胸腔入口处反折（图 1-6-1）

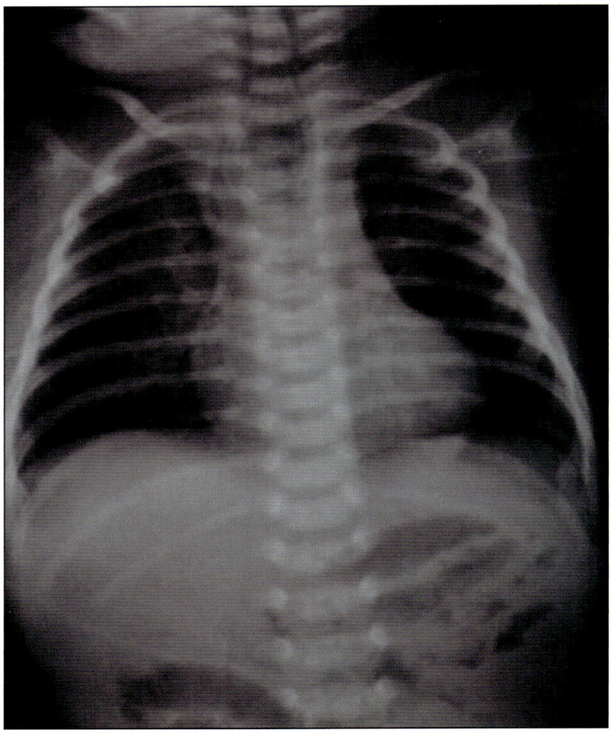

图 1-6-1　**Ⅲ型气管食管瘘**
插入鼻饲管后拍摄胸腹立位片，腹部胃肠道内充气、胸腔入口部有含气盲袋，鼻饲管于胸腔入口处反折

- 食道吞钡摄片对比剂可用碘油、碘水或稀钡剂，Ⅲ型气管食管瘘可观察到上段盲袋（图1-6-2）。下段食管及气管食管瘘无法显示

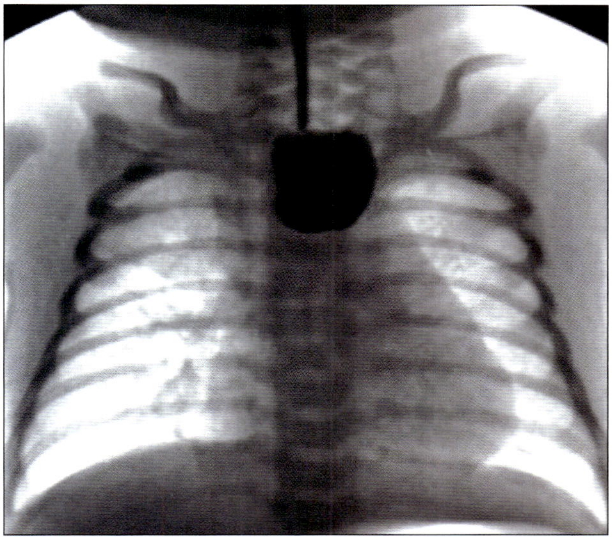

图 1-6-2　**Ⅲ型气管食管瘘**
食道吞钡摄片，可观察到上段盲袋

CT 表现

- 多层螺旋 CT 最小密度投影重组对于显示食管闭锁、气管食管瘘、测量食管闭锁上下盲端之间的距离及寻找气管食管瘘瘘口有较大的帮助，可在不使用对比剂情况下对患儿进行扫描，以含气空腔为对比显示此病的解剖特点，其检查技术要点为必须在扫描前把患儿竖直抱 5 分钟，以确保胃内的气体进入食管闭锁下盲端的上部。然后扫描，并做最小密度投影重组，不仅能清晰显示上段食管盲囊也常可显示下段含气食管及其闭锁的上下盲端之间的距离（图 1-6-3，图 1-6-4）。气管食管瘘口位置在薄层扫描和最小密度投影重组下，一般可以显示，通常在气管隆嵴水平向后与食管相通（图 1-6-5）
- 支气管胆管瘘多层螺旋 CT 最小密度投影重组可看到自支气管通向胆管系统的异常窦道，胆囊内可出现气体

MRI 表现

- MRI 对食管闭锁、气管食管瘘显示较差，行

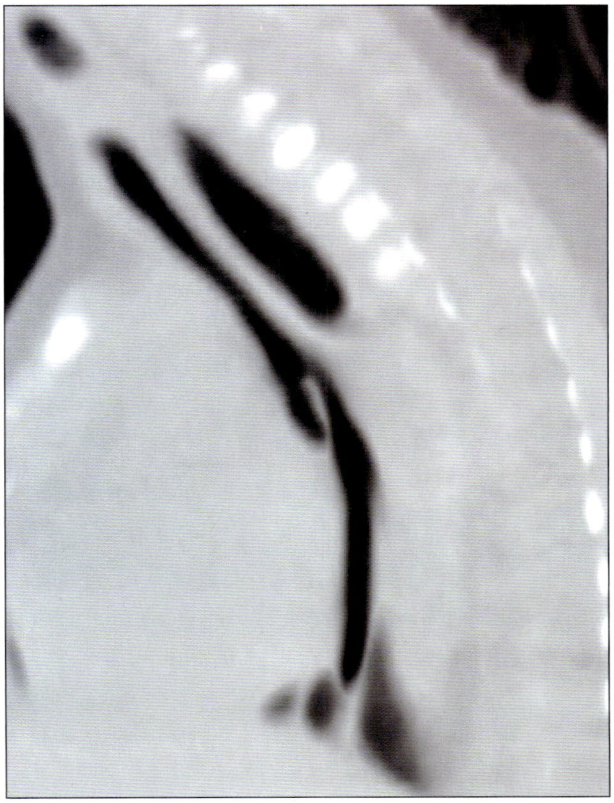

图 1-6-3　**Ⅲ型食管闭锁气管食管瘘**
多层螺旋 CT 最小密度投影重组显示其闭锁的上下盲端之间的距离

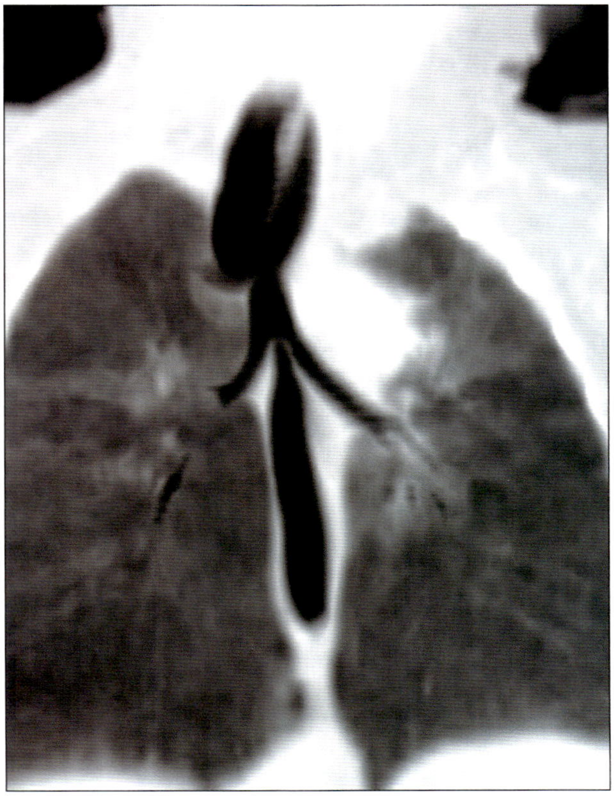

图 1-6-4　**Ⅲ型食管闭锁气管食管瘘**
多层螺旋 CT 最小密度投影重组显示上段食管盲囊

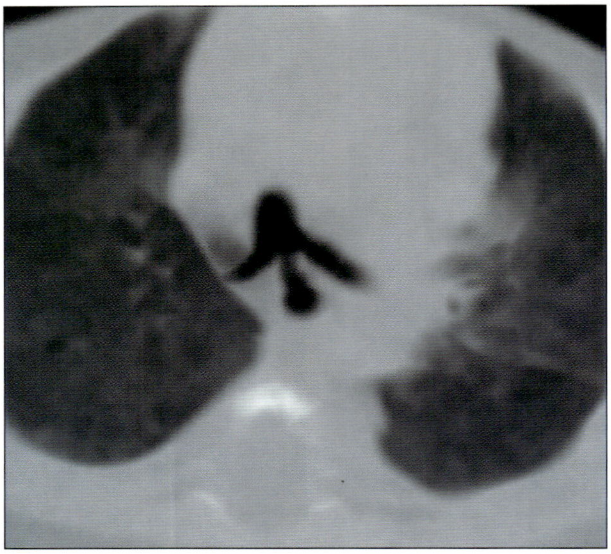

图 1-6-5 Ⅲ型食管闭锁气管食管瘘
多层螺旋 CT 最小密度投影重组显示瘘口位置在气管隆嵴水平向后与食管相通

最小密度投影重组可大致显示食管闭锁和气管食管瘘

超声表现

- 一般不用于本病的诊断

核医学表现

- 一般不用于本病的诊断

推荐影像学检查

- 最佳检查法：多层螺旋 CT

【鉴别诊断】

Ⅲ型食管闭锁伴气管食管瘘比较容易诊断，H 型的气管食管瘘（Ⅴ型）的诊断比较困难，瘘管从食管前壁发出，向前通向气管，诊断常由内镜检查确诊

诊断与鉴别诊断精要

- 食管闭锁伴气管食管瘘，食道吞钡摄片对诊断很有帮助
- 多层螺旋 CT 最小密度投影重组有望可提供术前准确的上下盲端之间距离及瘘口位置的信息。对治疗帮助很大

重点推荐文献

[1] Yang CF，Soong WJ，Jeng MJ，et al. Esophageal atresia with tracheoesophageal fistula：ten years of experience in an institute. J Chin Med Assoc，2006，69：317-321.
[2] 张琳，李欣，王春祥，等. MSCT 在新生儿食管闭锁合并气管食管瘘疾病诊断中的应用. 中国临床医学影像杂志，2009，20：32-35.
[3] Chawla SC，Jha P，Breiman R，et al. Congenital tracheobiliary fistula diagnosed with contrast-enhanced CT and 3-D reformation. Pediatr Radiol，2008，38：999-1002.

第 7 节　先天性支气管闭锁

【概念与概述】

- 先天性支气管闭锁（congenital bronchial atresia），是一种以段或亚段支气管先天性闭锁为主的畸形，于 1953 年首次被报道

【病因与病理】

- 病理特点
  - 支气管闭锁受累的支气管近段管腔闭塞
  - 受累的支气管远段发育正常的支气管常扩张且被黏液充填，形成肺门区或外周的小块状结节影
  - 左上叶尖后段支气管最易受累，可能由于左肺上叶在胚胎时期不稳定所致，发生在其他肺段的支气管闭锁亦不少见
  - 在患儿出生时，由于闭锁支气管所在的肺段液体清除延缓，其典型表现为受累支气管所在的肺段密度增高
  - 随着 Kohn's 孔的侧支通气形成，密度增高影逐渐被过度充气所替代，故在年龄稍大

的儿童或成人可观察到受累支气管所在的肺段局部肺透亮度增高
- 受累支气管的远端可扩张并有积液和假肿块或黏液嵌入支气管样改变

- 病因

人胚胎发育至第三周末，原始消化管前肠的头端膨大形成原始咽，至胚胎第四周时，原始咽的尾端底壁正中形成一个长形盲袋，称喉气管憩室。憩室的末端膨大并分成左右两支称为肺芽，肺芽迅速生长形成分支状的支气管。因支气管上皮细胞过度增生，支气管呈实心索条状，以后过度增生的上皮发生退变吸收，使支气管腔恢复通畅。如果过度增生的上皮不退化吸收，就会导致管腔闭锁，闭锁远侧支气管腔内为黏液充填。这种发育异常通常累及一个段或亚段支气管，累及多个段或亚段支气管者少见。支气管闭锁也可因胚胎后期支气管动脉供血中断引起

- 伴随畸形
  - 支气管闭锁常见的伴随畸形有肺囊性腺瘤样畸形、支气管囊肿、肺隔离症等

【临床表现】

- 支气管闭锁患者常无症状或仅有轻微咳嗽、咳痰等。多数在体检时偶然发现。部分患者表现为呼吸困难、肺炎和支气管哮喘，个别可表现为咯血
- 本病虽为先天性，但多在青年时期才发现

【影像表现】

概述

- 最佳诊断依据是CT显示受累支气管所在的肺段局部肺透亮度增高，受累支气管的远端有黏液嵌入支气管样改变

X线表现

- 胸部平片 正位胸片可显示肺门区或肺野外带支气管黏液栓影，呈结节状、条状、分支状，其内可有气液平面，周边肺组织透亮度增高，出现“空气潴留”现象
- 支气管造影可显示先天性支气管闭锁，但目前很少用

CT表现

- CT是显示支气管闭锁的一种敏感检查方法。支气管闭锁以上叶肺的尖段和尖后段支气管为最常见的部位
- CT表现与扫描平面有关，当闭锁的支气管与扫描平面垂直时表现为圆形或类圆形密度增高灶，当与扫描平面平行时则表现为增粗的充满黏液的管状或条状密度增高灶
- 增强后无强化是其典型表现，也是本病不同于肺部可呈结节样表现病变如血管畸形之处
- 闭锁支气管的周围肺由于通过肺泡间孔的侧支通气，出现局部肺气肿现象（图1-7-1），尤以呼气时CT扫描显示的更为典型。结合胸片病变表现自肺门向外伸展的分支状或条状阴影可作出诊断

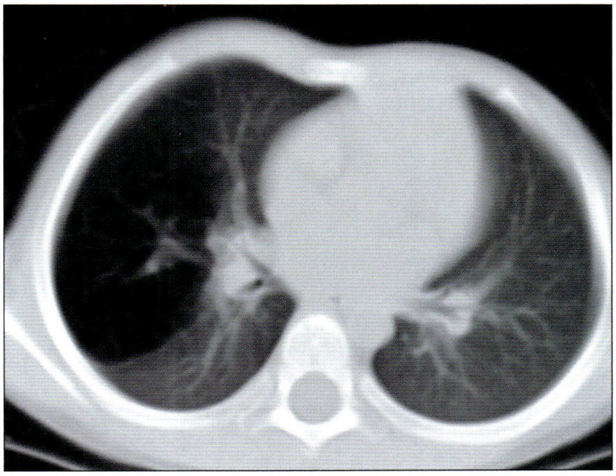

图1-7-1 **先天性支气管闭锁**
CT检查可显示支气管黏液栓和局部肺气肿

MR表现

- MRI也可以显示黏液栓的特征性信号，在T2WI为高信号，T1WI上通常也为高信号，反映黏液含有较高的蛋白质成分。但由于MRI对气体显示较差，故对先天性支气管闭锁的闭锁支气管远端肺气肿显示较差

超声表现

- 一般不用于本病的诊断

核医学表现

- 一般不用于本病的诊断

推荐影像学检查

- 最佳检查法：多层螺旋CT

【鉴别诊断】

- 先天性支气管闭锁与支气管内肿瘤可根据增强后有无强化来鉴别
- 先天性支气管闭锁与支气管囊肿等可依靠有无支气管黏液栓来鉴别

诊断与鉴别诊断精要

- 先天性支气管闭锁胸部平片可有所提示
- 多层螺旋 CT 检查可显示支气管黏液栓，明确诊断
- 先天性支气管闭锁与支气管内肿瘤可根据增强后有无强化来鉴别

重点推荐文献

[1] Lee KS，Boiselle PM. Update on multidetector computed tomography imaging of the airways. J Thorac Imaging，2010，25：112–124.

[2] Ghaye B，Szapiro D，Fanchmps JM，et al. Congenital bronchial abnormalities revisited. Radiographics，2001，21：105-119.

[3] Papaioannou G，Young C，Owens CM. Multidetector row CT for imaging the paediatric tracheobronchial tree. Pediatr Radiol，2007，37：515-529.

第 8 节 先天性气管闭锁

【概念与概述】

- 先天性气管闭锁（congenital tracheal atresia）非常罕见，患者的气管闭锁或缺如，但左右支气管通常存在，并与食管相通
- 同义词：先天性气管闭锁也称先天性气管缺如（congenital tracheal agenesis）

【病因与病理】

- 病理特点
  - 先天性气管闭锁患者的气管闭锁或缺如，但左右支气管通常存在，并与食管相通
- 类型

根据先天性气管闭锁患者左右支气管如何是与食管相通的，可分三类

  - 左右支气管分别直接与食管相通
  - 左右支气管是汇合后与食管相通
  - 左右支气管是汇合后形成一小段气管然后再与食管相通
- 病因
  - 先天性气管闭锁为胚胎发育过程中气管食管之间的分隔发生障碍所致的先天畸形，呼吸系统来源于前肠的腹面中线的憩室，在胚胎形成的第 21 天至第 24 天，纵行的喉气管沟形成，第 24 天至第 27 天，气管食管之间的隔膜形成，呼吸系统与消化系统在第 32 天至第 34 天基本完全分开。在这段时间里其隔膜的发育异常可引起气管闭锁

【临床表现】

表现

- 症状：先天性气管闭锁患者临床表现为生后呼吸窘迫，气管插管困难等，存活时间很短

人口统计学

- 从 1900 年到 1997 年，全世界共有 88 例先天性气管闭锁报道

自然病程与预后

- 手术后患者存活时间最长时间为 6 周

【影像表现】

概述

- 最佳诊断依据是多层螺旋 CT 检查显示先天性气管闭锁或缺如，但左右支气管通常存在，并与食管相通

X 线表现

- 胸部平片很难显示先天性气管闭锁，由于先天性气管闭锁患者气管插管会进入食管，故有时可看到气管插管位置很深
- 支气管造影可非常清楚地显示先天性气管闭锁，但风险很大，很少用。但对于一些病情危重无法进行 CT 检查的患儿，床边气管造影仍不失为一种手段

CT 表现

- CT 横断面图像可观察到没有气管，只有扩张的食管。多层螺旋 CT 检查 MinIP 重组图像可清晰显示先天性气管闭锁，显示左右支气管存在，并是如何与食管相通，根据左右支气管是如何与食管相通，可将先天性气管闭锁分为不同的病理类型。(图 1-8-1)

MR 表现

- MRI 最小密度投影也可显示气道形态，但由于气管与周围组织差别相对小，最小密度投影重建后图像不如 CT，故先天性气管闭锁诊断一般不依靠 MRI

超声表现

- 一般不用于本病的诊断

核医学表现

- 一般不用于本病的诊断

推荐影像学检查

- 最佳检查法：多层螺旋 CT

【鉴别诊断】

- 先天性气管闭锁胸部平片诊断有一定的难度，进行胸部多层螺旋 CT 气道三维重组检查可以很快明确诊断，显示没有气管，但左右支气管存在，并是如何与食管相通，是诊断要点
- 先天性气管闭锁主要需与气管狭窄相鉴别，多层螺旋 CT 气道三维重组可明确诊断

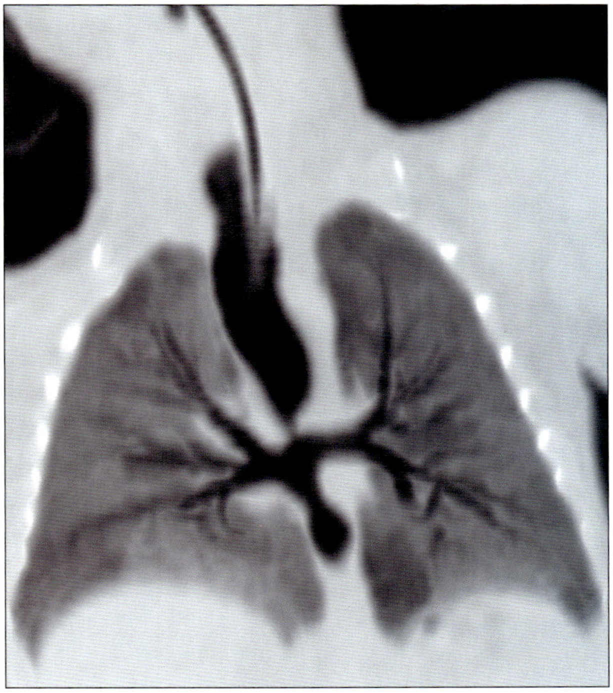

图 1-8-1 **先天性气管闭锁**
多层螺旋 CT MinIP 重组图像显示左右支气管存在，汇合后与食管相通

诊断与鉴别诊断精要

- 先天性气管闭锁胸部平片难有提示
- 多层螺旋 CT 检查显示没有气管，但左右支气管存在，并与食管相通是关键

重点推荐文献

[1] Lander TA，Schauer G，Bendel-Stenzel E，Sidman JD：Tracheal agenesis in newborns. Laryngoscope，2004，114：1633-1636.
[2] Merei JM，Hutson JM：Embryogenesis of tracheoesophageal anomalies：a review. Pediatr Surg Int，2002，18：319-326.
[3] Javidan-Nejad C. MDCT of trachea and main bronchi. Radiol Clin North Am，2010，48：157-176.

第9节 马蹄肺

【概念与概述】

- 马蹄肺（horseshoe lung）系指右肺与左肺下叶的后基底段在心脏后方和脊柱、食管前方相互融合的先天性肺发育异常，马蹄肺罕见

【病因与病理】

- 马蹄肺右肺与左肺下叶的后基底段在心脏的后方融合，其左右肺间没有胸膜分隔，左右侧胸膜腔通过心脏后方和脊柱、食管前方的肺峡部沟通
- 马蹄肺的肺峡部通常由发育不良一侧的肺组织发出，峡部的动脉和支气管通常来自发育不良侧的肺动脉和支气管，但也有作者认为峡部的动脉和支气管也可以来自健侧的肺动脉和支气管
- 马蹄肺通常与右肺发育不良、弯刀综合征、左肺发育不良、肺隔离症、各种先天性心脏病合并发生

【临床表现】

- 马蹄肺通常临床表现为生后呼吸困难、反复肺炎、低氧血症等
- 马蹄肺也可无症状或仅有轻微咳嗽、咳痰等，在CT检查时偶然发现

【影像表现】

概述

- 支气管造影、肺血管造影、CT和MRI发现左右肺在心脏后方相通，其动脉和支气管来自发育不良侧的肺动脉和支气管，可明确诊断

X线表现

- 胸部平片常可见一侧肺发育不良，心脏可向患侧胸腔移位等
- 支气管造影曾广泛用于马蹄肺的诊断，可非常清楚地显示马蹄肺的肺峡部支气管通常来自发育不良侧肺的支气管。但由于是创伤性检查，目前已很少再用
- 肺血管造影可非常清楚地显示马蹄肺的肺峡部的动脉血是来自发育不良侧肺的肺动脉。但由于是创伤性检查，目前已很少再用

CT表现

- 马蹄肺CT平扫可发现左右侧肺组织在心脏后方与脊柱前方沟通，形成一峡部结构，其内可见正常的肺纹理影（图1-9-1），通常一侧肺体积明显缩小，一般为右肺
- CT血管造影可发现发育不良侧的肺动脉发出一分支越过中线走行至峡部，如伴随弯刀综合征可显示右下肺静脉异位引流至下腔静脉或肝静脉
- 多层螺旋CT的MinIP气道三维重组可显示发育不良侧的支气管发出一分支向下走行至峡部

MR表现

- 马蹄肺MRI平扫也可发现左右侧肺组织在心脏后方与脊柱前方沟通，其内可见正常的肺纹理影（图1-9-2）

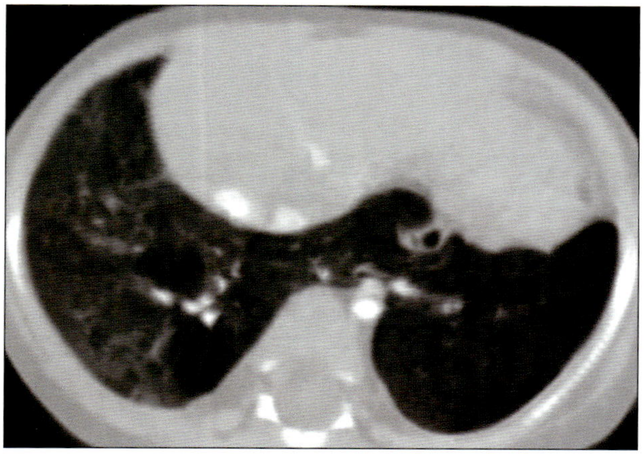

图1-9-1 马蹄肺
CT扫描，显示左右侧肺组织在心脏后方与脊柱前方沟通，形成一峡部结构，其内可见正常的肺纹理影

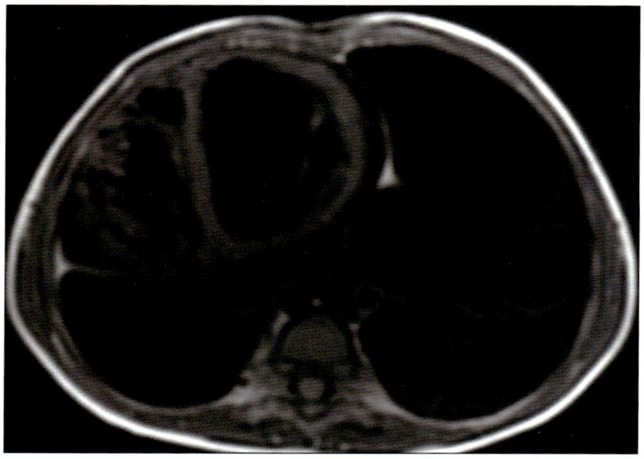

图1-9-2 马蹄肺
MRI T1W平扫，显示左右侧肺组织在心脏后方与脊柱前方沟通，形成一峡部结构，其内可见正常的肺纹理影，右侧肺体积明显缩小，心脏右移

- 由于 MRI 图像支气管与周围组织差别相对小，最小密度投影重建后图像不如 CT，且显示肺组织较差，故难以显示发育不良侧的支气管发出分支到峡部的特征
- MRI 血管成像可显示马蹄肺肺动脉和肺静脉的特点，可发现发育不良侧的肺动脉发出一分支越过中线走行至峡部（图 1-9-3）

超声表现

- 一般不用于本病的诊断

核医学表现

- 一般不用于本病的诊断

推荐影像学检查

- 最佳检查法：多层螺旋 CT

【鉴别诊断】

- 马蹄肺胸部平片只可见一侧肺发育不良，CT 显示两侧肺组织在心后沟通，提示马蹄肺，多层螺旋 CT 或 MRI 血管成像发现发育不良侧肺的肺动脉发出分支越过中线走行至峡部可诊断本病，多层螺旋 CT 气道三维重组显示发育不良侧的支气管发出分支至峡部也可诊断本病
- 与马蹄肺需要鉴别的有左肺动脉吊带、支气管桥和纵隔疝
- 左肺动脉吊带是左肺动脉自右肺动脉发出并向后绕过气管向左走行，没有肺发育不良及双侧肺组织融合
- 支气管桥是左主支气管发出一分支向右走行越过纵隔供应右肺中叶及下叶，也不伴随肺发育不良及双侧肺组织融合
- 纵隔疝由健侧肺疝入发育不良侧，且双侧肺组织不融合，有胸膜将其分开。马蹄肺的肺峡部通常由发育不良一侧的肺组织发出，双侧肺组织融合

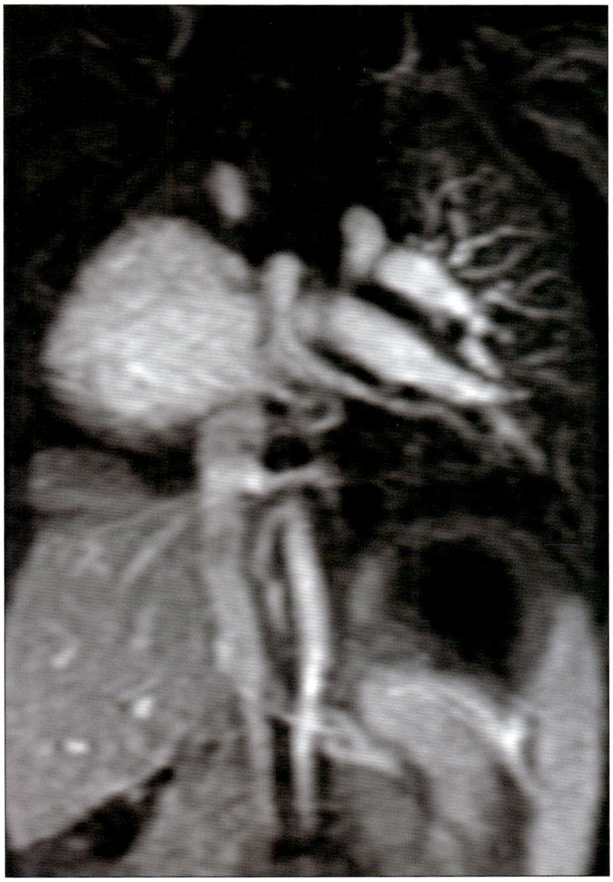

图 1-9-3 马蹄肺
MRI 血管成像扫描，显示右侧肺体积明显缩小，心脏右移，右侧的肺动脉发出一分支越过中线进入峡部，见一支肺静脉异位引流至下腔静脉

诊断与鉴别诊断精要

- 胸部平片见一侧肺发育不良
- CT 显示两侧肺组织在心后沟通，提示马蹄肺
- CT 或 MRI 血管成像发现发育不良侧肺的肺动脉发出分支越过中线至峡部可诊断本病
- 多层螺旋 CT 气道重组显示发育不良侧肺的支气管发出分支至峡部，可诊断本病

重点推荐文献

[1] Oguz B, Alan S, Ozcelik U, Haliloglu M. Horseshoe lung associated with left-lung hypoplasia, left pulmonary artery sling and bilateral agenesis of upper lobe bronchi. Pediatr Radiol, 2009, 39 (9): 1002-1005.

[2] Akay HO, Kervancioglu M, Nazaroglu H, Katar S, Ozmen CA, Kilinc I, Senturk S. Horseshoe lung associated with rare bilateral variant of scimitar syndrome: demonstration by 64-slice MDCT angiography. Pediatr Radiol, 2008, 38 (5): 563-566.

[3] Goo HW, Kim YH, Ko JK, Park IS, Yoon CH. Horseshoe lung: useful angiographic and bronchographic images using multidetector-row spiral CT in two infants. Pediatr Radiol, 2002, 32 (7): 529-532.

第 10 节 先天性大叶性肺气肿

【概念与概述】

- 先天性大叶性肺气肿（congenital lobar emphysema, CLE），也可称先天性叶性肺气肿，为血管结构正常的先天性呼吸系统畸形
- 先天性大叶性肺气肿是指肺叶过度充气扩张而基本不伴有肺泡间隔破坏的先天性畸形

【病因与病理】

- 病理分类

  先天性大叶性肺气肿可分为四种类型
  - 肺泡过度充气型，肺泡数量正常，叶内肺泡过度充气
  - 肺泡数量增多型，又称为多泡性肺叶，叶内肺泡数量增多
  - 肺泡发育不全型
  - 肺泡结构不良型
- 病因
  - 支气管不完全阻塞是导致先天性大叶性肺气肿的最常见原因，推测引起支气管不完全阻塞的原因包括支气管软骨原发性发育不良或缺如，支气管管腔内黏液阻塞或支气管管外压迫等。少数病例系肺泡发育异常，肺泡数量增多所致
- 病理特点
  - 先天性大叶性肺气肿以单叶性肺气肿最为常见，占 95% 以上，其中左上叶约占 45%，右中叶约占 30%，右上叶约占 20%；两叶及以上的叶性肺气肿约占 5%。大多数患儿于出生后 6 个月以内发病

【临床表现】

- 先天性大叶性肺气肿的大多数患者在新生儿期有呼吸窘迫。小婴儿呼吸困难为临床最常见表现。但也有无症状者
- 先天性大叶性肺气肿少见。男性多见，男：女为 3 ：1

【影像表现】

概述

- 小婴儿叶性肺气肿，肺叶进行性的变得透亮度增高和膨胀，血管结构正常是诊断关键

X 线表现

- 先天性大叶性肺气肿胸部 X 线平片表现以单叶性肺气肿最为常见
- X 线平片可见某肺叶过度膨胀，体积增大，透亮度增加，内可见稀少纤细肺纹理
- X 线平片可见相邻的肺叶受压致体积缩小和密度增深，为压迫性肺不张。纵隔心脏向健侧推移，可有纵隔疝形成（图 1-10-1）

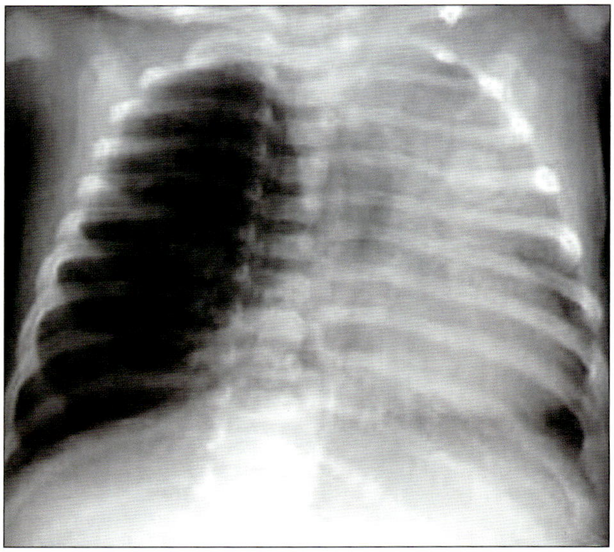

图 1-10-1 先天性大叶性肺气肿
胸部 X 线平片，可见右上肺体积增大，透亮度增加，纵隔心脏向左侧推移，有纵隔疝形成

CT 表现

- 先天性大叶性肺气肿 CT 表现可见患侧胸腔扩大，气肿的肺叶 CT 值减小，肺纹理稀疏
- 邻近的肺叶受压表现为膨胀不全、纹理聚集，纵隔向对侧移位（图 1-10-2，图 1-10-3）
- 虽然测量肺的 CT 值可从定量角度评价肺气肿，但一般通过视觉观察即可判断出有无肺气肿
- 个别大叶性肺气肿新生儿由于肺泡内的液体尚未完全吸收，其 CT 值可能高于正常肺叶的密度，甚至接近软组织密度，随着液体的逐渐吸收，患侧肺叶的密度才逐渐减低

MR 表现

- 一般不用 MR 来诊断先天性大叶性肺气肿。但 MR 对排除血管结构异常很有帮助

超声表现

- 一般不用于本病的诊断

核医学表现

- 一般不用于本病的诊断

推荐影像学检查

- 胸部 X 线平片可提示先天性大叶性肺气肿存在，CT 是最佳诊断手段

【鉴别诊断】

- 先天性大叶性肺气肿要与张力性气胸鉴别，张力性气胸以肺野透亮度明显增加，透亮区内无肺纹理且全肺向肺门区压缩为鉴别要点
- 先天性大叶性肺气肿要与先天性肺囊肿鉴别，肺囊肿表现为肺内薄壁囊腔，边缘可欠规则。一定时间随访其大小、形态变化不明显
- 先天性大叶性肺气肿要与肺大泡鉴别，肺大泡由肺泡因压力高，破裂融合而成，随访变化快是其特征

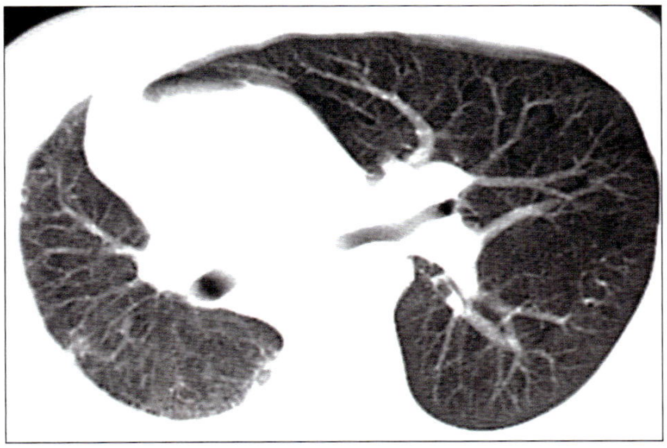

图 1-10-2 **先天性大叶性肺气肿**
CT 平扫肺窗显示左上肺过度充气，纵隔向对侧移位

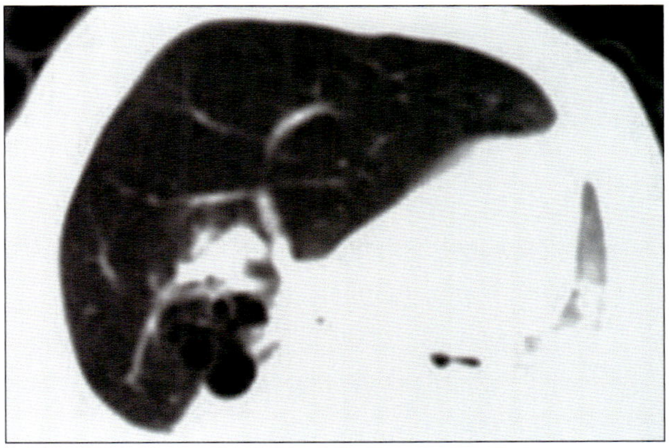

图 1-10-3 **先天性大叶性肺气肿**
CT 平扫肺窗显示右上肺过度充气，纵隔向对侧移位

诊断与鉴别诊断精要

- 胸部 X 线平片表现以单叶性肺气肿最为常见
- CT 显示患侧胸腔扩大，气肿的肺叶肺纹理稀疏是其特征

重点推荐文献

[1] Berrocal T，Madrid C，Novo S，et al. Congenital anomalies of the tracheobronchial tree，lung，andmediastinum：embryology，radiology，and pathology. Radiographics，2004，24：e1.

[2] Ghaye B，Szapiro D，Fanchmps JM，et al. Congenital bronchial abnormalities revisited Radiographics，2001，21：105-119.

[3] Papaioannou G，Young C，Owens CM. Multidetector row CT for imaging the paediatric tracheobronchial tree. Pediatr Radiol，2007，37：515-529.

第 11 节 先天性肺囊腺瘤样畸形

【概念与概述】

- 先天性肺囊腺瘤样畸形（congenital cystic adenomatoid malformation，CCAM），是由一团杂乱无序的肺组织构成，与正常的支气管树相通连，有正常的供血动脉和引流静脉

【病因与病理】

- 病理分类

根据影像和病理上看到的囊泡大小，先天性肺囊腺瘤样畸形可分为 3 型

  - CCAM 1 型：约占 75%，畸形由大小不等的囊构成，其中至少有一个囊的直径超过 20 mm。囊内被覆假复层纤毛柱状上皮，部分病例可见黏液上皮和软骨板
  - CCAM 2 型：占 10% ～ 15%，由大小不等的囊构成，囊的直径为 1 ～ 20mm。囊内被覆纤毛立方和柱状上皮
  - CCAM 3 型：少见，在肉眼和影像上看起来像实变，但是有小囊泡，显微镜下可见由直径不超过 2mm 小囊构成

- 病因
  - CCAM 发生于胚胎 7 ～ 10 周，由于细支气管的过度增生，几乎完全抑制了肺泡的生长，支气管结构紊乱，肺泡发育不良，与正常的支气管相交通，绝大部分为肺循环供血，少数由体循环供血

- 特点
  - 先天性肺囊腺瘤样畸形局限于单一肺叶者最为常见，约占 95 %。累及双侧性者不超过 2%。Ⅱ型和Ⅲ型患者可合并有先天性心血管、肾、小肠和骨骼系统畸形。有文献认为 CCAM 有自发性消退的可能性

【临床表现】

- 大多数患儿于生后 6 个月内出现症状，常见为呼吸窘迫，以后可表现为咳嗽、发热和反复肺部感染
- 先天性肺囊腺瘤样畸形并不少见，常在产前超声中查出
- CCAM 有自发性消退的可能性

【影像表现】

概述

- 先天性肺囊腺瘤样畸形典型的影像表现为充气的多发囊性团块，可在产前超声就检查出。不像其他的先天性肺团块，CCAM 常在出生后就有气体迅速进入囊泡（几小时或几天）

X 线表现

- 先天性肺囊腺瘤样畸形胸部 X 线平片上大多数病变累及单叶，肺叶体积增大，内含大小不等含气多房囊肿，可伴液平，囊壁厚薄不均
- 邻近正常肺组织受压，纵隔心脏被推移（图 1-11-1）

CT 表现

- CT 扫描先天性肺囊腺瘤样畸形表现为聚集在

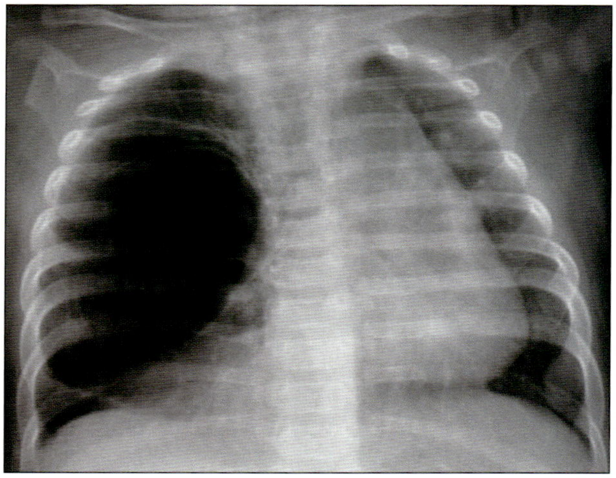

图 1-11-1 先天性肺囊腺瘤样畸形
胸部 X 线平片，可见右肺体积增大，内含大小不等含气多房囊肿。邻近正常肺组织受压，纵隔心脏被推移

一起的一团多发薄壁含气的囊状结构，囊泡可能大小一致或大小不等，部分病灶内可见气液平面。病灶可导致纵隔向对侧移位（图 1-11-2，图 1-11-3）
- 不像先天性肺叶气肿，CCAM 没有肺叶的倾向性
- 当继发感染或囊内发生出血时，CT 值可增高。在伴继发感染时，病灶旁可见渗出性改变

MR 表现
- 一般不用 MR 来诊断先天性肺囊腺瘤样畸形。但 MR 对排除血管结构异常很有帮助

超声表现
- 一般不用于本病的诊断

核医学表现
- 一般不用于本病的诊断

推荐影像学检查
- 胸部 X 线平片可提示先天性肺囊腺瘤样畸形存在，CT 是最佳诊断手段

【鉴别诊断】
- 先天性大叶性肺气肿，肺叶呈均匀性密度减低，肺纹理稀疏，不呈多发囊样以及无气液平面等不同于先天性肺囊状腺瘤样畸形
- 肺大泡：呈单发囊状含气灶，内无液气平面和不呈多发囊状而异于先天性肺囊状腺瘤样畸形

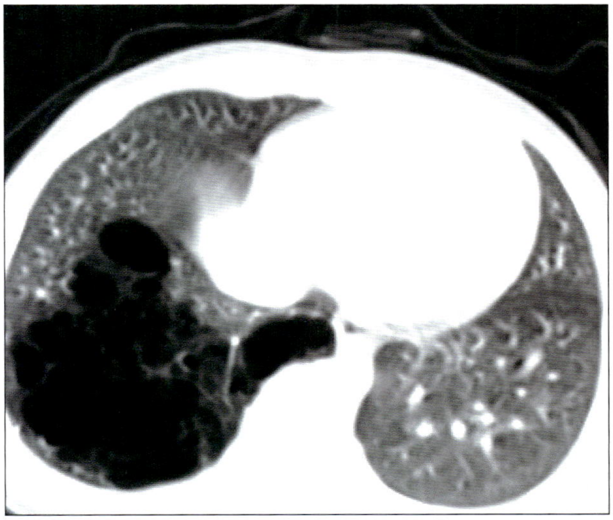

图 1-11-2　先天性肺囊腺瘤样畸形
CT 扫描见多发薄壁含气的囊状结构，囊泡大小不等

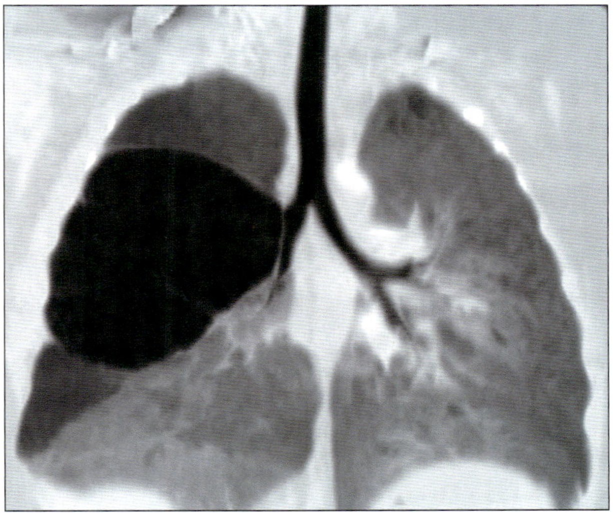

图 1-11-3　先天性肺囊腺瘤样畸形
CT 扫描冠状位重组图像见多发薄壁含气的囊状结构，囊泡大小不等

诊断与鉴别诊断精要
- 胸部 X 线平片可提示先天性肺囊腺瘤样畸形存在
- CT 显示一团多发薄壁含气的囊状结构，纵隔向对侧移位是诊断关键

重点推荐文献

[1] Tran H，Fink MA，Crameri J，et al. Congenital cystic adenomatoid malformation：monitoring the antenatal and short-term neonatal outcome.Aust N Z J Obstet Gynaecol，2008，48：462-466.
[2] Wilson RD，Hedrick HL，Liechty KW，et al.Cystic adenomatoid malformation of the lung：review of genetics，prenatal diagnosis，and in utero treatment. Am J Med Genet A，2006，140：151-155.
[3] Azizkhan RG，Crombleholme TM.Congenital cystic lung disease：contemporary antenatal and postnatal management.Pediatr Surg Int，2008 Jun，24：643-657.
[4] Zeidan S，Gorincour G，Potier A，Congenital lung malformation：evaluation of prenatal and postnatal radiological findings. Respirology，2009，14：1005-1011.

第 12 节 肺隔离症

【概念与概述】

- 肺隔离症（pulmonary sequestration）是较常见的先天性肺发育畸形之一，为发育不全无呼吸功能肺组织，与正常支气管及其分支间无正常交通，接受体循环异常动脉供血，经体静脉或肺静脉引流。根据与正常肺有无共同脏层胸膜覆盖分为叶内型及叶外型

【病因与病理】

- 病理分类

肺隔离症病理可分为两型

  - 叶内型，隔离的肺组织包绕在脏层胸膜内，供血动脉多来自主动脉或其分支，回流至肺静脉。叶内型者相对多见
  - 叶外型，隔离的肺组织位于脏层胸膜外，有自己独立的胸膜包绕，典型者位于肺的下叶区，以左下肺为最常见，供血动脉来自降主动脉或其分支，引流至体静脉系统。叶外型肺隔离症可伴有膈肌发育异常，如膈膨升和膈疝、隔离肺与胃肠道瘘、骨骼系统和心脏发育异常

- 病理特点
  - 肺隔离症为先天性的不正常肺区，和支气管树不相连，和肺动脉不相连，没有通气的肺容易肺部感染，感染可使塌陷的组织和支气管树相连，导致气体进入损伤处

- 病因
  - 肺隔离症其胚胎发生尚不甚清楚，有的认为支气管肺隔离症可能是气管支气管分支的异常，它由具有独立血供之分离的肺芽局部发育而来

【临床表现】

- 叶内型肺隔离症多见于较大儿童，表现自幼反复呼吸道感染，少数咳脓痰，咯血者少见
- 叶外型者男性多见，可于新生儿期因呼吸道症状就诊或无症状偶然发现，易合并其他系统畸形，尤其是膈发育异常

【影像表现】

概述

- 肺隔离症最具有诊断价值的线索是反复胸片显示持续性的下肺不透亮影，最常见的部位是在左下肺叶，接下来是右下肺叶。证明从主动脉起源的体动脉滋养隔离的肺是特征性的表现

X 线表现

胸部平片表现

- 肺叶内型 X 线表现以囊腔样多见，可能与感染、瘘管或经侧支通道充气而呈现囊性病变，多囊较单个囊腔多见，囊腔较小时似蜂窝状。囊壁薄不甚规则，不具张力。60% 发生在左下叶后基底段，常位于下叶内脊柱旁沟水平。继发感染时含有多个气液平面，或仅部分囊内含气。肺叶内型肺隔离症也可表现为实性肿块样，为囊腔完全充满液体所致。囊腔由于继发感染可有大小变化，囊腔性质也可由实性变为囊性，但长期不消。不少病例周围肺有慢性或急性感染征象，表现为肺间质炎，支气管扩张。也有囊壁继发结核感染者。纵隔可向对侧移位
- 肺叶外型 X 线表现为病变部位多与膈关系密切，可紧贴膈的上下面或位于膈肌内，少见报道位于纵隔内或腹膜后。X 线形态以肿块样多见。病变常表现为脊柱旁沟或下肺野肿物样阴影，可为圆形，椭圆形或分叶状，少数不规则，罕见三角形。有时仅表现为膈外形及连续性发生改变。较大之块影常压迫正常肺组织，

并使纵隔和食管向健侧移位，与后纵隔肿物易混淆

CT 表现

- 肺隔离症的 CT 表现取决于其内是否含气，当隔离的肺组织与邻近的肺组织相通气或发生感染后，多呈囊性改变，尤以多囊性改变为常见
- 当隔离的肺组织未与支气管和邻近的肺通气时，表现为一个密度基本均匀的软组织密度块，以下叶肺的后部，尤以左下肺后部为最好发部位（图 1-12-1）
- 增强 CT 结合重组技术可显示异常体循环供血动脉起源、数目、走行，异常体循环供血动脉多起自降主动脉及其分支（图 1-12-2），也有起自肋间动脉、冠状动脉的个例报道
- 叶内型异常体动脉多为单支，叶外型可发现多支且较细异常动脉。同时可显示回流静脉，叶内型多为肺静脉回流，而叶外型则通过体循环静脉。而且增强后可见异常血管的时间—密度曲线与主动脉相一致

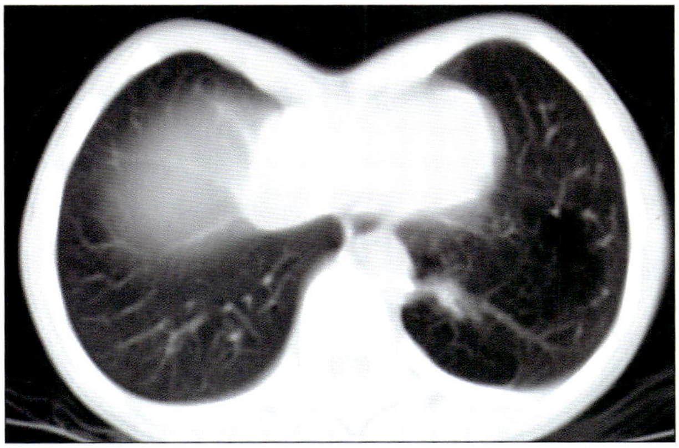

图 1-12-1 肺隔离症
CT 平扫，左下肺后部见含气多囊性改变，无张力

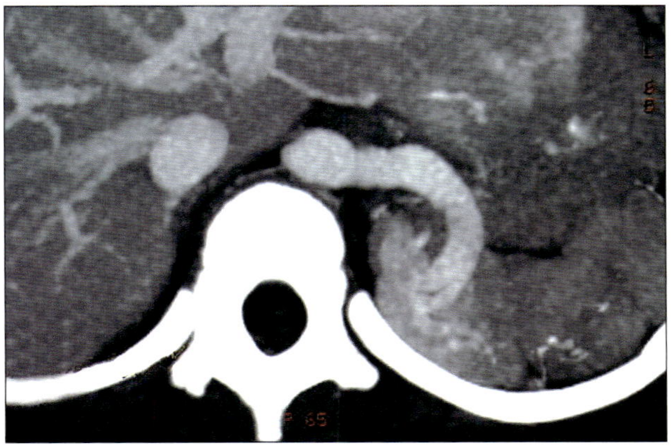

图 1-12-2 肺隔离症
增强 CT 扫描显示左下肺后部异常的起自降主动脉的体循环供血动脉

MR 表现

- MR 在诊断肺隔离症时对肺的改变显示不十分令人满意。但 MR 对排除或明确血管结构异常很有帮助，造影增强 MRA 结合重组技术可显示异常体循环供血动脉起源、数目、走行，同时可显示回流静脉
- 叶内型肺隔离症多为肺静脉回流（图 1-12-3，图 1-12-4），而叶外型肺隔离症则通过体循环静脉，造影增强 MRA 对肺静脉回流的显示甚至优于 CT 血管造影
- 由于肺隔离症检查需要显示来源于膈下的异常体循环供血动脉，因此扫描范围大，CT 检查射线量会较大，没有射线的 MR 更为安全

超声表现

- 一般不用于本病的诊断。但彩色多普勒超声在新生儿期对排除或明确血管结构异常有帮助

主动脉造影表现

- 以往常用主动脉造影来显示或排除体循环异常动脉供血，目前一般用 CT 或 MR 来诊断或排除体循环异常动脉，很少再使用主动脉造影

核医学表现

- 一般不用于本病的诊断

推荐影像学检查

- 胸部 X 线平片可提示先天性肺隔离症的存在，CT 是最佳诊断手段。CT 肺部扫描可观察肺内病灶的液性或含气性病变，周围肺炎症情况，以及具有诊断意义的血供情况，为目前本病首选检查方法，但肺隔离症检查需要显示来源于膈下的异常体循环供血动脉，因此扫描范围大，CT 检查射线量会较大，故也有人主张使用 MR 来观察血管

【鉴别诊断】

- 肺囊肿：肺囊肿多呈单囊性，而支气管肺隔离症呈单房性者相对少见。与异常强化的血管相连是隔离肺的典型特征，而肺囊肿缺乏该表现
- 膈疝：通过膈肌的薄弱或缺损处向胸腔内疝入的胃肠道表现可与肺隔离症相似，但气体衬托出胃肠道的黏膜及钡餐检查可资两者的区别
- 节细胞神经瘤：与支气管肺隔离症相似，好发于肺下叶后部，但节细胞神经瘤常合并脊柱畸形，无异常供血和引流血管可资两者的鉴别

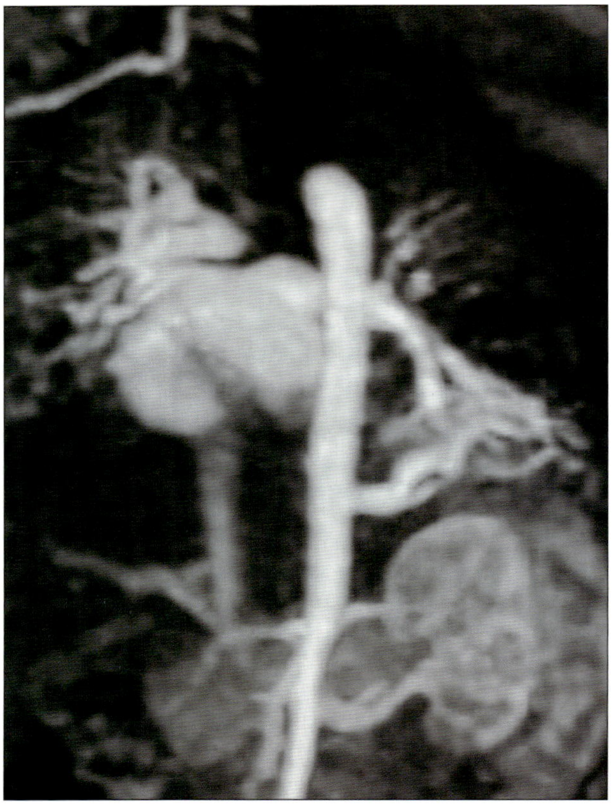

图 1-12-3 叶内型肺隔离症
造影增强 MRA 显示左下肺后部异常的起自降主动脉的体循环供血动脉，同时可显示回流静脉，为肺静脉回流

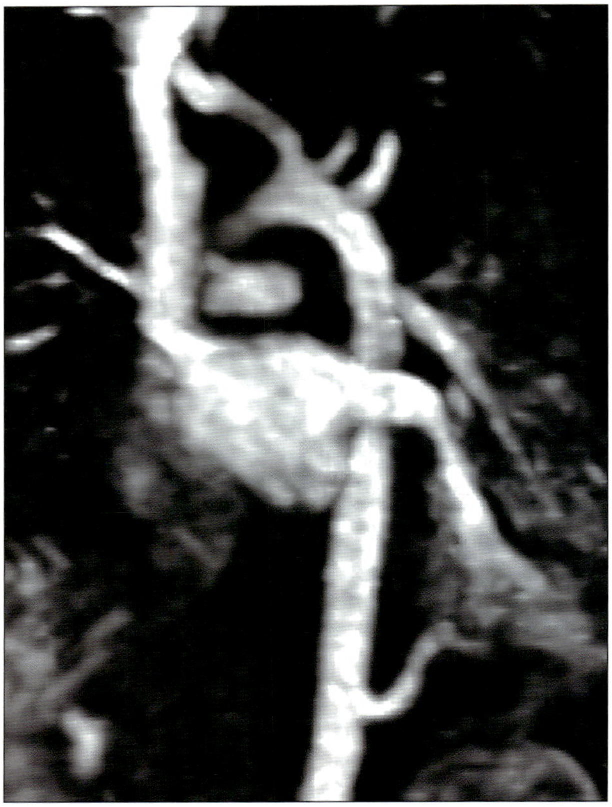

图 1-12-4 叶内型肺隔离症
造影增强 MRA 显示左下肺后部异常的起自降主动脉的体循环供血动脉，同时可显示回流静脉，为肺静脉回流

诊断与鉴别诊断精要

- 胸部 X 线平片可提示先天性肺隔离症的存在
- CT 是最佳诊断手段。CT 扫描可观察肺内病灶的液性或含气性病变，以及具有诊断意义的血供情况
- CT 或 MR 检查显示异常体循环供血动脉，是诊断关键

重点推荐文献

[1] Yucel O，Gurkok S，Gozubuyuk A，et al. Diagnosis and surgical treatment of pulmonary sequestration. Thorac Cardiovasc Surg，2008，56，154-157.

[2] Takayoshi T，Kazuhiro M，Tomonori ITomoki Kosho，et al.Bronchopulmonary foregut malformation diagnosed by three-dimensional CT. Pediatr Radiol，2003，33（12）：887-889.

[3] Edward Y.Lee，Marilyn J. Siegel，Lina M. Sierra，et al. Evaluation of Angioarchitecture of Pulmonary Sequestration in Pediatric Patients Using 3D MDCT Angiography. AJR，2004，183：183-188.

[4] Osaki T，Kodate M，Takagishi T，et al. Unique extralobar sequestration with atypical location and aberrant vessels. Ann Thorac Surg，2010，90：1711-1712.

第 13 节　支气管囊肿

【概念与概述】

- 支气管囊肿（bronchogenic cyst）也称支气管源性囊肿，为肺芽分支的发育异常，可发生在气管支气管树的任何部位，是较为常见的先天性肺囊性病变
- 支气管囊肿可位于肺内或纵隔内。肺内型支气管囊肿又称为先天性肺囊肿（congenital lung cyst）
- 支气管囊肿是前肠重复性囊肿大类中的一类，前肠重复性囊肿包括支气管囊肿，前肠囊肿和神经肠源性囊肿

【病因与病理】

- 分类

  支气管囊肿病理可分为两型
  - 纵隔型支气管囊肿，位于纵隔内，相对更多见。多数发生在中纵隔，主要位于气管旁、隆突下或肺门
  - 肺内型支气管囊肿，相对较少见，在肺下叶比肺上叶多。肺内型支气管囊肿以单发薄壁多房者多见
- 特点
  - 支气管囊肿大小不等，可为圆形或椭圆形，边界清晰
  - 支气管囊肿除非是在有感染的时候，否则不和支气管树相连或含有气体。发生感染时可相通。此时囊内可含气或脓液
  - 囊壁内衬纤毛柱状上皮或立方上皮，含软骨和肌肉组织，囊内含黏液。囊壁可继发横纹肌肉瘤、肺胚瘤等肿瘤，近 40% 合并肺发育不良
- 病因
  - 支气管囊肿为肺芽发育期形成的畸形，索状的支气管一段或多段与肺芽分离，分离的中空支气管形成囊袋，囊内细胞分泌的黏液积聚而形成囊肿
  - 如分离的支气管已分支形成多发囊肿，尚未分支则成为单发囊肿
  - 支气管囊肿为一发育性疾病，发生在发育早期产生纵隔型支气管囊肿
  - 支气管囊肿发育异常发生在发育晚期产生肺内型支气管囊肿

【临床表现】

- 支气管囊肿临床表现多与囊肿的大小和位置有关，约 2/3 患者出现症状，表现为咳嗽、喘鸣、呼吸困难、反复肺炎等。纵隔型支气管囊肿的肿物靠近气道，常致不同程度喘憋，咳嗽等呼吸道症状。偶然可以在没有症状的儿童中，通过影像检查发现支气管囊肿

【影像表现】

概述

- 支气管囊肿最具有诊断价值的影像表现是边缘光滑的软组织低密度影，在中纵隔或肺中央

X 线表现

胸部平片表现

- 含液囊肿表现为边缘锐利的圆形或椭圆形阴影，呈水样密度（图 1-13-1）
- 含气的囊肿则呈大小不等环状阴影，囊腔内可见细条状分隔，多数病例含单一或多个气液面。囊肿壁薄而光滑，周围一般无浸润
- 继发感染囊肿表现为囊壁增厚，边缘毛糙不光

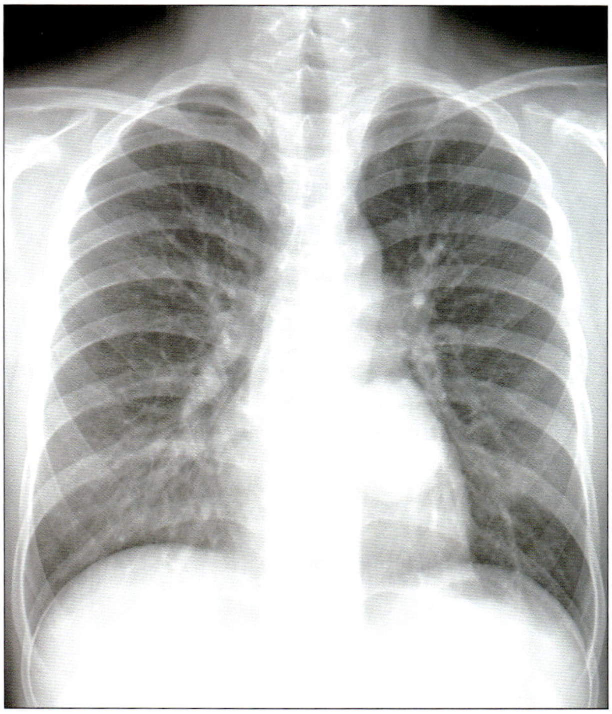

图 1–13–1　左下支气管囊肿
胸部平片，含液囊肿表现为心后边缘锐利的圆形阴影

滑。随感染消退囊腔持续存在，囊壁再度变薄，位置形态不变

以往诊断本病常做支气管造影，现已很少再用

CT 表现

- 支气管囊肿 CT 平扫多表现为边缘光滑、境界清晰的囊性或软组织密度影，病灶长轴与支气管走行方向较一致，大多是单一的囊肿，不是多发的囊泡（图 1-13-2）
- 支气管囊肿 CT 值可因含蛋白质的量不同而不同，黏液浓稠，蛋白质含量高时 CT 值可达 50Hu
- 支气管囊肿增强时囊壁无强化或轻度强化（图 1-13-3），囊内积气或囊壁强化时提示合并感染可能。没有中央增强
- 气管支气管旁囊肿可导致气管、支气管受压移位变窄，引起肺通气障碍

MR 表现

- 支气管囊肿 MRI 可见与气管关系密切的边界清晰肿物。无继发感染时信号均匀，T1WI 上信号取决于囊内容物成分，可为低、等或高信号，T2WI 上囊肿为高信号。增强扫描囊肿薄壁无强化或轻度强化，囊肿内部无强化，囊壁增厚并强化提示继发感染

超声表现

- 一般不用于本病的诊断。但超声在心脏检查是可偶然发现支气管囊肿

主动脉造影表现

- 以往常用主动脉造影来显示或排除体循环异常动脉供血，目前一般用 CT 或 MR 来诊断或排除体循环异常动脉，很少再使用主动脉造影

核医学表现

- ○ 一般不用于本病的诊断

推荐影像学检查

- 胸部 X 线平片可提示支气管囊肿的存在，CT 是最佳诊断手段。CT 肺部扫描可观察支气管囊肿直接症像，为目前本病首选检查方法

【鉴别诊断】

- 肺脓肿：肺脓肿壁一般较厚，周围浸润明显
- 肺大泡：肺大泡与肺囊肿均表现为薄壁囊腔，一般肺大泡透过度较高，囊腔具一定内压性张力，周围肺常有肺气肿，短期内可有明显大小变化和消失
- 先天性囊性腺瘤样畸形，更多的是多囊，不像支气管源囊肿一样为单一的囊，大多出生后短时间内就含气
- 大叶性肺气肿鉴别要点在于病变按肺叶分布，肺透亮但无壁，其内依稀可见稀少纤细的肺纹理

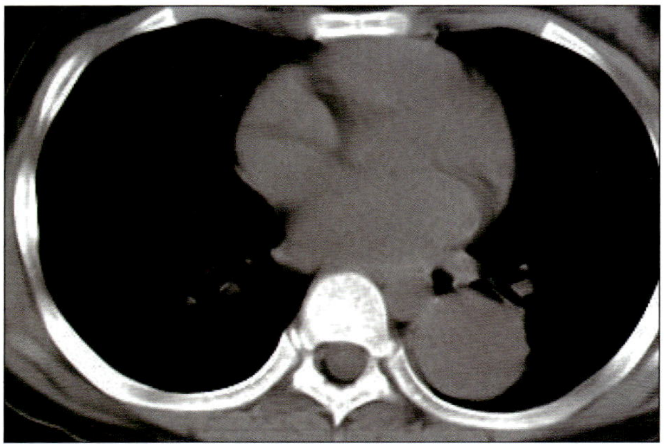

图 1-13-2 左下支气管囊肿
CT 平扫，见边缘光滑、境界清晰的囊性密度圆形阴影

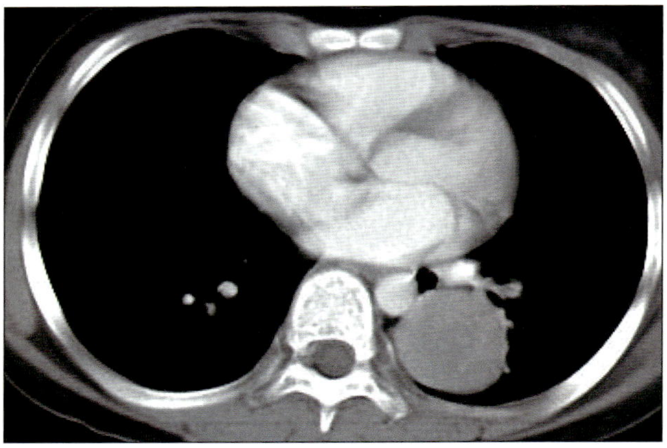

图 1-13-3 左下支气管囊肿
CT 增强扫描，囊壁轻度强化

诊断与鉴别诊断精要

- 胸部 X 线平片可提示支气管囊肿的存在
- CT 是最佳诊断手段。CT 扫描可观察肺内病灶的液性或含气性病变
- CT 显示边缘清晰的单一的囊肿，不是多发的囊泡是诊断关键

重点推荐文献

[1] Singal AK，Kumar VR，Rao M. Bilateral communicating bronchopulmonary foregut malformations in a child.Ann Thorac Surg，2006，82：330-332.
[2] Tsuchiya T，Mori K，Ichikawa T，et al. A Bronchopulmonary foregut malformation diagnosed by three-dimensional CT. Pediatr Radiol，2003，33：887-889.
[3] Mc-Adams HP，Kirejezyk WM，Rosado-de-Christenson ML，et al. Bronchogenic cyst：imaging features with clinical and histopathologic correlation . Radiology，2000，217：441-446.
[4] Barnes NA，Pilling DW .Bron-chopulmonary foregut malformations：embryology，radiology and quandary.Eur Radiol，2003，13：2659-2673.

第 14 节　肺透明膜病

【概念与概述】

- 肺透明膜病（hyaline membrane disease，HMD）又称为特发性呼吸困难综合征（idiopathic respiratory distress syndrome，IRDS），是指新生儿生后不久即出现进行性呼吸困难，最终导致呼吸衰竭的危重疾病，是新生儿最常见的死因

【病因与病理】

- 病因
  - 肺透明膜病发病机制主要为肺泡表面活性物质缺乏
  - 肺泡表面活性物质由肺泡Ⅱ型上皮细胞分泌，表面活性物质覆盖在肺泡，降低肺泡的张力，让肺泡保持开放
  - 由于早产等原因导致Ⅱ型肺泡细胞发育不成熟，从而使表面活性物质产生不足进而导致肺泡膨胀不全
- 特点
  - 肺透明膜病由于肺泡表面活性物质产生不足，使肺顺应性下降，造成新生儿生后呼吸窘迫，呼气期不能保持肺泡内残气，产生进行性的呼气性肺泡萎陷。缺氧引起血浆蛋白质渗出进入肺泡腔和末梢气管，形成典型的纤维素性透明膜。病理以肺泡壁上附有嗜伊红透明膜和肺不张为特征
- 流行病学
  - 肺透明膜病主要发生在 36 周以下，出生体重低于 2500 克的早产儿
  - 肺透明膜病偶也可发生于孕周超过 38 周、糖尿病孕妇及剖宫产或产前、产后缺氧窒息的新生儿，肺透明膜病仅约 5% 见于足月产儿
  - 肺透明膜病总发生率为 0.5% ～ 1.0%
  - 早产儿肺透明膜病发生率高达 10% ～ 16%
  - 肺透明膜病占全部新生儿死亡原因的 30%
  - 肺透明膜病占早产儿死亡原因的 50% ～ 70%

【临床表现】

- 肺透明膜病症状在出生后很短就发生，通常出现于生后 2 ～ 3 小时，也可延迟至 8 ～ 12 小时，临床表现为进行性加重的呼吸困难、呼气性呻吟、吸气时出现三凹征、青紫，肺部湿啰音及胸廓塌陷等，常并发各系统疾患，病程发展快，早期病死率高

【影像表现】

概述

- 早产低体重儿
- 生后不久进行性加重的呼吸困难

- 毛玻璃状肺野透亮度普遍降低，低肺容量，弥散性的不透光颗粒，充气支气管影，白肺等X线平片表现

上述改变有助于明确诊断。X线平片为诊断本病的首选检查方法

X线表现

- 肺透明膜病X线平片表现为肺野透亮度普遍降低（图1-14-1）
- 最具诊断价值的表现是低肺容量和弥散性的不透光颗粒，低肺容量是继发于小肺泡的塌陷
- 由于肺泡性肺不张，两肺呈广泛性纤细的网状颗粒影，其密度较淡，边缘清晰，并逐渐融合，肺的透亮度均匀性降低似毛玻璃状
- 广泛的肺泡萎陷，肺含气量减少，使正常充气的各级支气管在周围萎陷的肺泡衬托下显示为自肺门向外围伸展成放射状充气的支气管影
- 随病情进展，颗粒斑点融合成大片实变，称为白肺（图1-14-2）。心脏及横膈界限消失，支气管充气相清楚或消失
- 根据其病变演变过程和X线表现可分为四期
  - Ⅰ期：肺泡充气多于肺泡萎陷，充气肺泡与毛细支气管形成网格状影，萎陷肺泡形成小颗粒状影，病变早期X线缺乏特征性
  - Ⅱ期：萎陷肺泡数量增加，小颗粒影融合呈小斑片状模糊影。肺野透过度开始降低，出现支气管充气征
  - Ⅲ期：萎陷肺泡多于充气肺泡，肺内呈大片状融合及肺不张，肺野透过度明显降低，实变影内支气管充气征更广泛
  - Ⅳ期：肺泡广泛萎陷，血浆渗出，纤维蛋白沉积，同时合并肺水肿，肺出血，双肺透亮度普遍减低，肺野内呈一片致密增白影，仅显示段或叶以上支气管，心影及横膈边缘完全消失
- Ⅳ期是病变发展晚期，肺透明膜病为早产儿疾病，患儿病死率高。生后六小时的正常胸片可以排除肺透明膜病，胸膜积液在肺透明膜病中是罕见的。肺透明膜病并发症包括肺间质气肿，纵隔肺疝，气胸，肺双重感染，肺出血，支气管肺发育不良
- 近年来，表面活性剂开始用在肺透明膜病的治疗，用表面活性剂以后的X线表现为不透光颗粒清除，肺容量增加，但可能发生两肺不对称或部分有反应（图1-14-3），如胸片没有反应预示预后不良

CT表现

- CT肺透明膜病一般不需要CT检查，但如有并发症包括纵隔气肿、气胸和支气管肺发育不良等时，可考虑CT检查

超声表现

- 以往肺透明膜病一般不用超声诊断，近年来也出现超声用于本病的诊断的报道

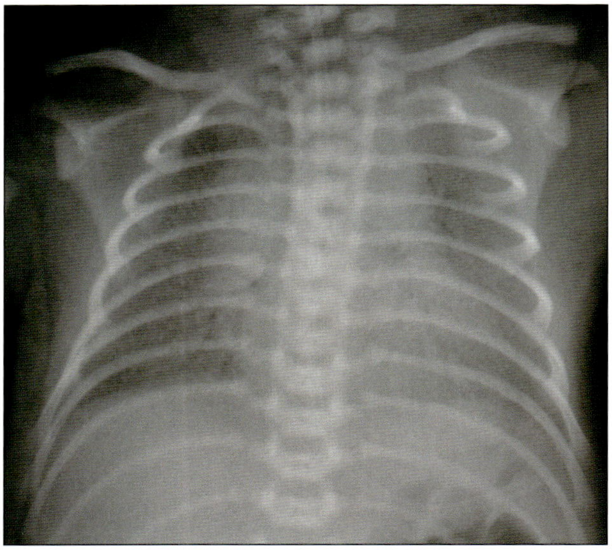

图1-14-1 肺透明膜病
X线平片见肺野透亮度普遍降低和弥散性的不透光颗粒

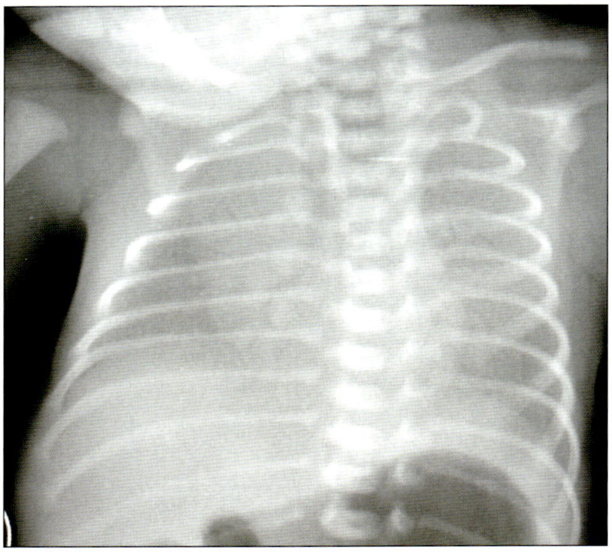

图1-14-2 肺透明膜病
X线平片见双肺透亮度普遍减低，肺野内呈一片致密增白影，心影及横膈边缘欠清晰

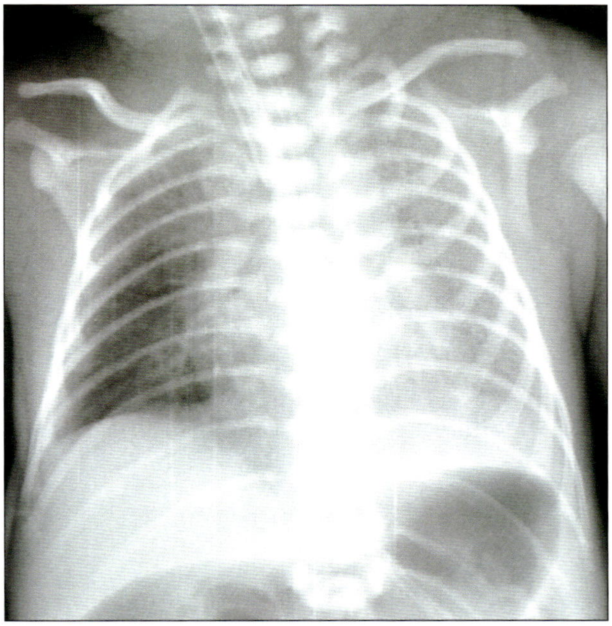

图 1-14-3 肺透明膜病
用表面活性剂以后，X 线平片见两肺透亮度不对称

MR 表现

- 一般不用于本病的诊断

核医学表现

- 一般不用于本病的诊断

推荐影像学检查

- X 线平片为诊断本病的首选检查方法。早产低体重儿，生后不久进行性加重的呼吸困难的病史也非常重要

【鉴别诊断】

- 肺透明膜病需与早产儿肺、新生儿湿肺、吸入性肺炎、B 型链球菌肺炎等病鉴别，X 线胸片的主要鉴别点为本病具有支气管充气征而一般没有胸膜渗出，另外还需密切结合临床病史来做出鉴别诊断

诊断与鉴别诊断精要

- 早产低体重儿，生后不久呼吸困难
- 毛玻璃状肺野透亮度普遍降低，低肺容量，弥散性的不透光颗粒，充气支气管影，白肺等 X 线平片表现为诊断本病依据

重点推荐文献

[1] 王俊平，刘向军，钱如奎．肺透明膜病的 X 线诊断．临床放射学杂志，2007，10：1055-1056.

[2] Schreiber MD，Gin-Mestan K，Marks JD，et al. Inhaled Nitric Oxide in Premature Infants with the Respiratory Distress Syndrome. N Engl J Med，2003，349：2099-2107.

[3] Pieper CH，Smith J，Brand EJ.The value of ultrasound examination of the lungs in predicting bronchopulmonary dysplasia. Pediatr Radiol，2004，34：227-231.

第 15 节 胎粪吸入综合征

【概念与概述】

- 胎粪吸入综合征（meconium aspiration syndrome，MAS）也称胎粪吸入性肺炎。系指新生儿呼吸困难继发于分娩过程或宫内吸入胎粪。本病常发生于围生期胎儿宫内窘迫的患儿

【病因与病理】

- 病因

  胎粪吸入综合征是由于在分娩过程中产程过长，胎盘早剥或脐带原因影响胎儿血液循环，导致胎儿宫内缺氧，刺激胎儿呼吸中枢，出现喘息样呼吸，致使胎粪吸入，从而产生一系列症状

- 病理特点
  - 胎粪吸入综合征好发于足月儿或过期产儿
  - 胎儿发生宫内窘迫或产时窒息排出胎粪，污染羊水并被吸入
  - 吸入胎粪引起细支气管完全性或不完全性

的顽固性的阻塞
- 吸入胎粪抑制肺表面活性物质
- 胎粪引起肺泡内化学性局限性肺炎，破坏肺泡表面毛细血管屏障
- 胎粪吸入综合征导致肺内不对称的过度充气和实变区域
- 气道梗阻能引起梗阻并发症，如气胸等

【临床表现】
- 相比早产儿，胎粪吸入综合征更多的发生在足月儿或过期产儿
- 临床表现以呼吸道症状为主，包括气促、呼吸困难、发绀
- 肺部干、湿啰音等

【影像表现】

概述
- 胎粪吸入综合征最具诊断价值的表现是高肺容量，沿肺门周围条索样高密度影

X 线表现

胎粪吸入综合征胸部平片
- 轻症者显示肺野纹理增粗，轻微肺不张、肺气肿
- 中度胎粪吸入综合征显示肺野透过度减低，出现粗颗粒样或小片状阴影，边缘清楚，为胎粪阻塞支气管和肺泡腔所致。可伴节段性肺不张或肺气肿（图 1-15-1）
- 重度胎粪吸入综合征显示双肺野广泛斑片状阴影，可伴明显肺气肿。肺气肿常较严重，使胸廓饱满，肺容积增大，肺野透过度增强，膈顶低斜，肋间肺膨出，侧位胸骨后间隙常增宽，膈后部呈斜坡状，后肋膈窦深。重度胎粪吸入综合征过度充气与肺不张相交替，沿肺门周围有条索样高密度影（图 1-15-2）。可有胸膜渗出和气胸

CT 表现
- 胎粪吸入综合征一般不需要 CT 检查，但如有并发症包括纵隔气肿，气胸和胸膜渗出等时，可考虑 CT 检查

超声表现
- 胎粪吸入综合征一般不用超声诊断

MR 表现
- 一般不用于本病的诊断

核医学表现
- 一般不用于本病的诊断

推荐影像学检查
- X 线平片为诊断本病的首选检查方法。肺容积增大，不对称的肺过度充气和有些地方伴条索状高密度的肺实变是主要表现

【鉴别诊断】
- 胎粪吸入综合征主要应与羊水吸入、新生儿感染性肺炎及湿肺综合征相鉴别。典型的条索状高密度的肺实变表现并密切结合临床病史可资鉴别

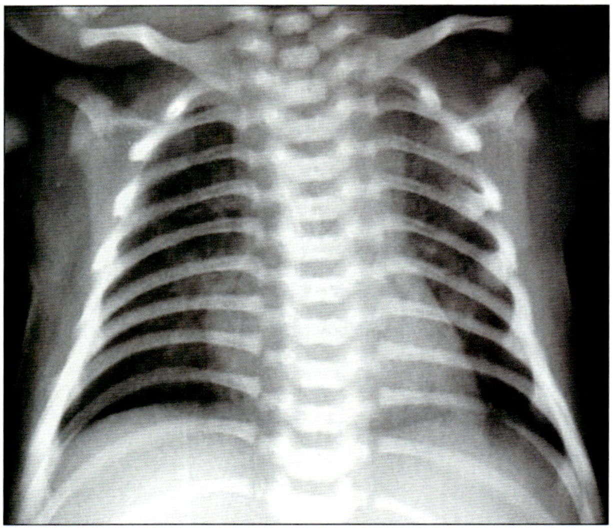

图 1-15-1 胎粪吸入综合征
胸部平片显示粗颗粒样、小片状阴影和肺门周围条索样高密度影

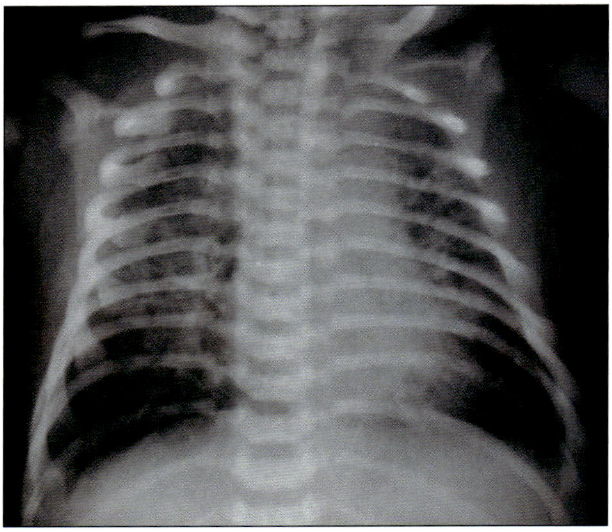

图 1-15-2 胎粪吸入综合征
胸部平片显示肺门周围条索样高密度影，双肺野广泛斑片状阴影，伴有肺气肿

诊断与鉴别诊断精要

- 足月儿或过期产儿发生宫内窘迫，污染羊水
- 不对称的肺过度充气伴条索状高密度的肺实变是主要表现

重点推荐文献

[1] Wirbelauer, J.; Speer, C. The role of surfactant treatment in preterm infants and term newborns with acute respiratory distress syndrome. Journal of perinatology, 2009, 29 Suppl 2: S18-S22.

[2] Klingner, MC; Kruse, J. Meconium aspiration syndrome: pathophysiology and prevention. The Journal of the American Board of Family Practice, 1999, 12 (6): 450-466.

[3] Gao Y, Raj JU. Regulation of the pulmonary circulation in the fetus and newborn. Physiol Rev, 2010, 90: 1291-1350.

第16节 湿肺病

【概念与概述】

- 湿肺病（wet lung disease）也称新生儿暂时性气急，是新生儿早期呼吸困难的常见病因之一
- 湿肺病为一过性生理功能紊乱，预后良好
- 湿肺病多见于足月儿或足月剖宫产儿，亦可见于早产儿

【病因与病理】

- 病因
  - 正常胎儿出生前肺泡内液体分布于肺泡内、肺间质和肺血管内。分娩时由于产道的挤压，有 20 ~ 40ml 肺泡液经支气管、气管由口鼻排出，剩余的液体移至间质组织，再由肺内淋巴管及静脉转运。正常情况下这种吸收和转运在出生后数分钟或数小时内即可完成
  - 如剖宫产或分娩异常，经呼吸道肺泡液排出不畅，致肺泡内液体过多潴留，或肺毛细血管及淋巴管吸收转运障碍，肺泡液不能及时吸收转运，导致肺液潴留于上述三个部位，形成湿肺病
- 病理特点
  - 湿肺病肺内液体积聚、清除延迟，肺泡内液体过多，肺的顺应性下降，造成气体交换受阻，引起呼吸困难

【临床表现】

- 湿肺病多见于足月儿或足月剖宫产儿
- 湿肺病症状出现于生后数小时内，通常为 6 小时内
- 湿肺病症状于生后 10 小时左右为高峰，经治疗后 24 ~ 36 小时逐渐减退，2 ~ 3 天内症状消失
- 湿肺病主要临床表现为出生后短期内出现呼吸急促和发绀

【影像表现】

概述

- 足月儿或足月剖宫产儿于生后数小时内出现呼吸急促，X 线平片见双肺透过度降低，可见斑片状密度增高影，有时可见叶间胸膜增厚和胸腔积液，可做出湿肺病诊断。

X 线表现

湿肺病 X 线平片征象为

- 双肺透过度降低，呈毛玻璃样，双肺野内可见斑片状、颗粒状密度增高影，广泛或局限分布于双肺，大小不等、密度不均匀，由于体位和肺泡内液体重力的原因以下肺野及右肺较多见（图 1-16-1）
- 由于肺液积聚于肺间质和淋巴管内，表现为双肺野内广泛均匀分布的线状、网状密度增高影，边缘模糊，有时可见叶间胸膜增厚、叶间积液和胸腔积液，叶间胸膜增厚以右侧水平裂最为常见（图 1-16-2）
- 胸腔积液则于肺野外带沿侧胸壁呈带状密度增高影，一侧肋膈角变钝

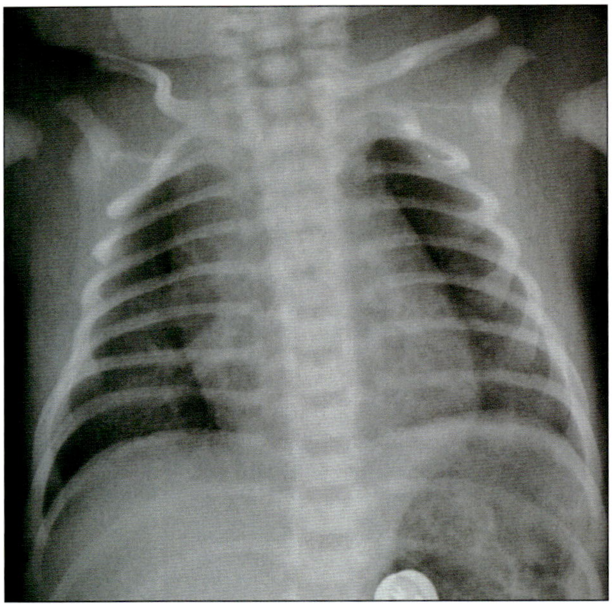

图 1-16-1 湿肺病
X 线平片双肺野内可见斑片状密度增高影，右肺较明显

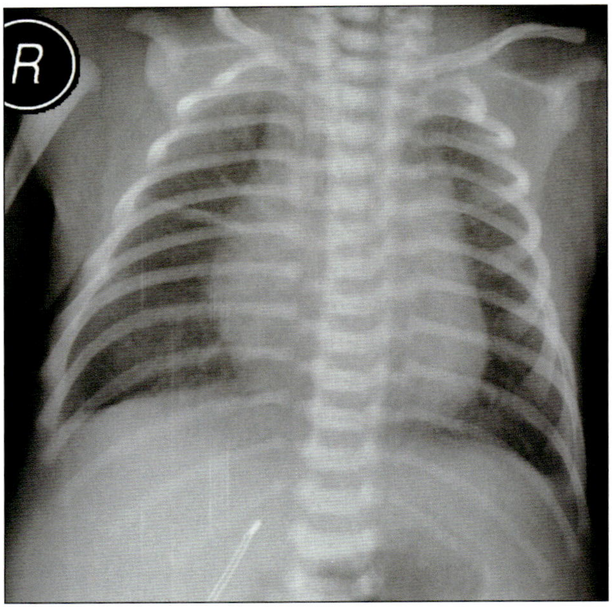

图 1-16-2 湿肺病
X 线平片双肺野内可见斑片状密度增高影，右肺较明显，右侧水平裂叶间胸膜增厚

- 湿肺病的肺血管充血 表现为两肺纹理增粗，边缘锐利，自肺门呈放射状向周围肺野伸展，常为对称性
- 由于部分肺泡代偿性充气过度可造成肺气肿，表现为整个或局部肺野透亮度增加，膈顶变平

CT 表现

- 湿肺病一般不需要 CT 检查，但如有并发症包括纵隔气肿，气胸等时，可考虑 CT 检查

超声表现

- 湿肺病一般不用超声诊断

MR 表现

- 一般不用于湿肺病的诊断

核医学表现

- 一般不用于湿肺病的诊断

推荐影像学检查

- 足月儿或足月剖宫产儿于生后数小时内出现呼吸急促，胸部平片为最佳诊断方法，随访复查有助于评估疗效

【鉴别诊断】

湿肺病 X 线表现较为典型，容易做出诊断，但需与肺透明膜病、新生儿吸入性肺炎等鉴别，见到叶间胸膜增厚并密切结合临床病史及随访治疗后的变化可资鉴别

诊断与鉴别诊断精要

- 足月儿或足月剖宫产儿于生后数小时内出现呼吸急促
- 胸部平片可见叶间胸膜增厚和胸腔积液最重要

重点推荐文献

[1] Kasap B，Duman N，Ozer E，et al. Transient tachypnea of the newborn：predictive factor for prolonged tachypnea. Pediatr Int，2008，50：81-84.

[2] Kuhn JP，Fletcher BD，DeLemos RA. Roentgen findings in transient tachypnea of the newborn. Radiology，1969，92（4）：751-757.

[3] 郭永宽，刘彩云. 新生儿湿肺综合征的临床 X 线诊断. 吉林医学，2008，21：1940-1941.

第 17 节　新生儿肺炎

【概念与概述】

- 新生儿肺炎（neonatal pneumonia）是指生后28天内的新生儿由感染引起的肺炎
- 新生儿肺炎是新生儿时期最常见的一种严重呼吸道疾病
- 由于新生儿呼吸器官不成熟，如不及时治疗，容易引起呼吸衰竭、心力衰竭、败血症乃至死亡

【病因与病理】

- 病因
  - 新生儿肺炎可分为产前感染和出生后感染两种，感染可来自孕妇，经胎盘传染给胎儿，或因孕妇羊膜早破，阴道中微生物上行感染所致
  - 病原。新生儿肺炎病原体多数为细菌，如金黄色葡萄球菌、B族溶血性链球菌、大肠埃希菌等，其中B族溶血性链球菌肺炎是最常见的新生儿肺炎
  - 产前感染的病原中病毒以巨细胞病毒、风疹病毒较多；细菌以B组溶血性链球菌、肠道杆菌较多
  - 出生后感染的病原体以金黄色葡萄球菌、大肠埃希菌、合胞病毒、流感病毒多见
- 病理
  - 新生儿产前肺炎在组织切片上能见到广泛的肺泡内炎症变化，有时还可见到羊水的沉渣
  - 出生后感染的细菌性肺炎与小儿支气管肺炎相仿，而病毒性肺炎则为间质性改变
  - 新生儿肺炎可合并其他器官的感染，如新生儿脑膜炎等

【临床表现】

- 新生儿肺炎临床表现与儿童肺炎不完全一样，多不典型，为非特征性，体温可不升高
- 有拒食、嗜睡或激惹，面色差、体重不增等，也可出现呼吸窘迫，鼻翼搧动
- 呼吸大于45次/分，症状多数在生后48小时内出现，早产儿、免疫力低下患儿和先天性心脏病患儿为高危儿

【影像表现】

概述

- 新生儿病毒性肺炎以间质改变炎主，细菌性肺炎以支气管肺炎为主，有时似肺透明膜病。新生儿肺炎时肺气肿较明显。局部肺不张的发生率也较其他年龄为高

X 线表现

- 新生儿B族溶血性链球菌肺炎可表现为肺体积减小，弥漫性网织结节状阴影（图1-17-1），与透明膜肺很相似，但无支气管充气征。少数病例可出现胸腔积液

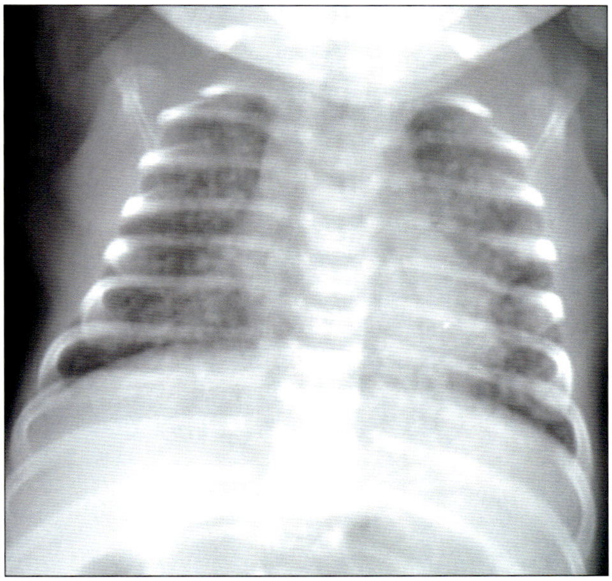

图 1-17-1　新生儿肺炎
胸部平片表现为两肺弥漫性网织结节状阴影

- 其他类型的肺炎X线表现主要为不对称的肺门周围渗出或条索影伴肺过度充气，可以单侧也可双侧受累（图1-17-2），胸腔积液不常见。并发症有气胸、纵隔积气等

CT 表现

- 新生儿肺炎一般不需要CT检查，但如有并发症包括纵隔气肿、气胸等时，可考虑CT检查

超声表现

- 新生儿肺炎一般不用超声诊断

MR 表现

- MR一般不用于新生儿肺炎的诊断

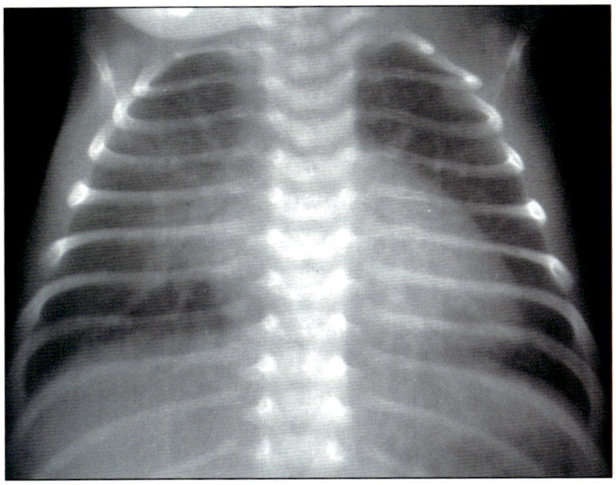

图 1-17-2 新生儿肺炎
胸部平片表现为右肺门周围渗出阴影

核医学表现

- 一般不用于新生儿肺炎的诊断

推荐影像学检查

- 胸部平片为新生儿肺炎最佳诊断方法，随访复查有助于评估疗效。如果出现合并症时应行 CT 检查

【鉴别诊断】

- 本病需与肺透明膜病、胎粪吸入综合征以及湿肺病鉴别，根据 X 线表现并结合病史方可鉴别

诊断与鉴别诊断精要

- 新生儿肺炎临床表现不典型
- 新生儿病毒性肺炎以间质改变为主
- 细菌性肺炎以支气管肺炎为主
- 新生儿肺炎时肺气肿、肺不张的发生率较高

重点推荐文献

[1] Lau YL, Hey E. Sensitivity and specificity of daily tracheal aspirate cultures in predicting organisms causing bacteremia in ventilated neonates. Pediatr Infect Dis J, 1991, 10: 290.

[2] Booth GR, Al-Hosni M, Ali A, et al. The utility of tracheal aspirate cultures in the immediate neonatal period. J Perinatol, 2009, 29: 493.

[3] Bramson RT, Criscom NT, Cleveland RH, et al. Interpretation of Chest Radiographs in Infants with Cough and Fever. Radiology, 2005, 236: 22-29.

第 18 节 新生儿肺出血

【概念与概述】

- 新生儿肺出血（neonatal pulmonary hemorrhage）是指两肺叶以上融合性出血，是新生儿死亡重要原因之一
- 新生儿肺出血常发生在一些严重疾病的晚期
- 早产儿肺出血病死率较高

【病因与病理】

- 病因

新生儿肺出血常在以下疾病时出现：早产、充血性心力衰竭、缺氧、感染、新生儿高黏滞血症、低体温、动脉导管开放及表面活性物质治疗过程中，常与多种因素有关，可能是以下几个因素共同作用的结果

- 缺氧：患儿多为早产儿和极低出生体重儿，有宫内或出生时缺氧病史
- 感染：多见于败血症和细菌性肺炎，足月儿常见
- 低体温：多见于早产儿，低体温终末期常出现肺出血
- 心力衰竭：先天性心脏病导致左向右分流，

肺循环严重充血，主要见于足月儿

- 发病机制
  - 新生儿肺出血发病机制多认为同时存在多种原因。常与新生儿肺组织结构特殊性及肺局部血液凝固异常有关
  - 缺氧时肺微血管损伤，渗透性增强，破裂出血。缺氧还可抑制肝合成凝血因子
  - 感染时，细菌毒素直接损伤肺组织，引起血管渗透性增强，发生肺出血
  - 寒冷损伤导致毛细血管壁受损，毛细血管通透性增加。肺动脉压增高时其压力增高程度与肺出血的预后显著相关
- 病理特点
- 新生儿肺出血是一种肺泡壁毛细血管的出血性疾病，肺外观呈深红色，以肺泡出血为主，可伴有肺间质出血，肺毛细血管内皮细胞连续中断，肺泡壁和毛细血管壁上有免疫复合物沉积，提示免疫反应亦参与肺出血的发生

【临床表现】

- 新生儿肺出血临床表现可为突然呼吸困难，口唇樱红、青紫，两肺啰音增多，40% 患者自口鼻流出血性液体
- 新生儿肺出血病死率可高达 90% 左右，生后 1 ～ 2 周内发病占 80%，最早可在 12 小时内

【影像表现】

概述

- 新生儿突然出现青紫、进行性呼吸困难、肺啰音增多，根据气管内涌出新鲜血性泡沫状痰液即可诊断。胸部 X 线表现多无特征性

X 线表现

- 胸部 X 线平片表现为两肺纹理增多、毛糙、模糊或呈弥漫性网结影，肺充气正常且无支气管充气征（图 1-18-1）
- 肺泡出血多见，胸部 X 线平片表现为一侧斑片或大片状病灶（图 1-18-2），或两肺弥漫性片絮状阴影（图 1-18-3），呈不同程度、不规则融合。也可表现为局限性或普遍性磨玻璃状改变
- 出血一旦停止，肺内阴影于 2 ～ 3 天左右大部吸收。但肺野完全清晰有时需 10 ～ 12 天

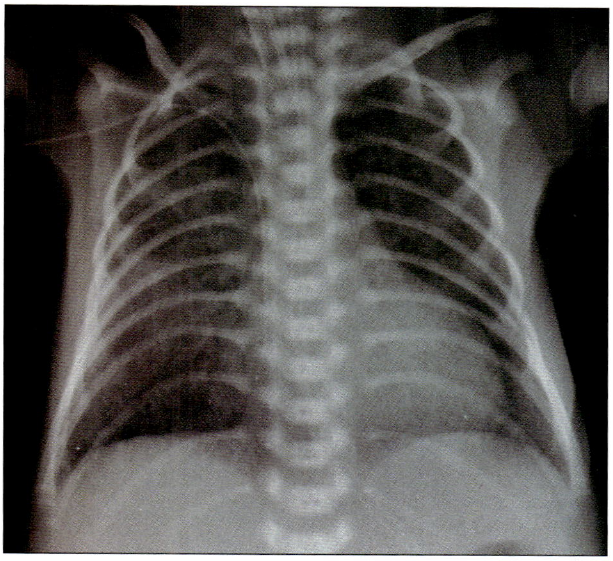

图 1-18-1　**新生儿肺出血**
胸部 X 线平片表现为两肺纹理增多、毛糙、模糊或呈弥漫性网结影，肺充气正常且无支气管充气征

- 如突然出现大片致密影、病灶分散，不按肺段分布、肺内均匀之磨玻璃状改变或原肺内病灶突然扩大，则高度提示一或两肺出血
- 新生儿肺出血如见两肺白肺，表示广泛肺出血，常为终末期表现

CT 表现

- 新生儿肺出血一般不需要 CT 检查，但如有并发症包括纵隔气肿，气胸等时，可考虑 CT 检查

超声表现

- 新生儿肺出血一般不用超声诊断

MR 表现

- MR 一般不用于新生儿肺出血的诊断

核医学表现

- 一般不用于新生儿肺出血的诊断

推荐影像学检查

- 胸部平片为新生儿肺出血最佳诊断方法，随访复查有助于评估疗效。如果出现合并症时应行 CT 检查

【鉴别诊断】

- 本病需与肺透明膜病、胎粪吸入综合征以及湿肺病鉴别，根据 X 线表现并结合有特征性的口鼻腔内涌出新鲜血性液体可鉴别

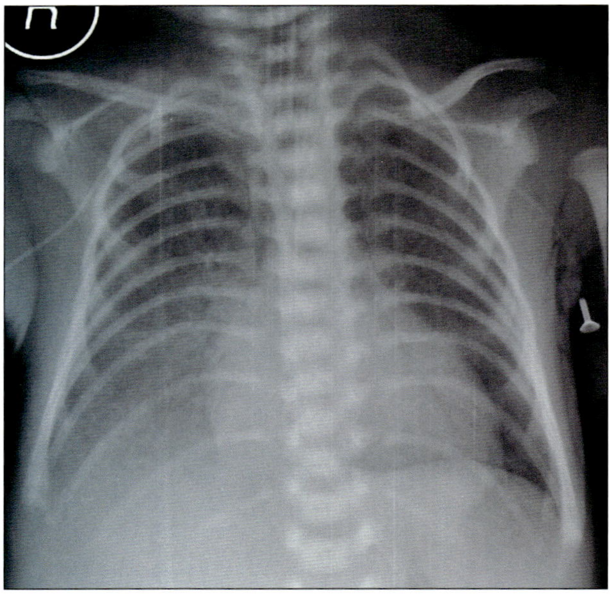

图 1-18-2 新生儿肺出血
胸部 X 线平片表现为两肺纹理增多、模糊，右下肺大片状病灶，肺充气正常且无支气管充气征

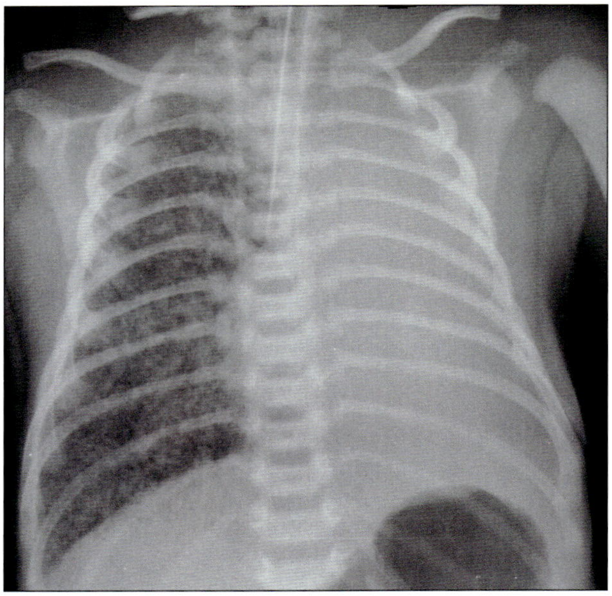

图 1-18-3 新生儿肺出血
胸部 X 线平片表现为右肺弥漫性片絮状阴影，左肺不张

诊断与鉴别诊断精要

- 胸部 X 线表现多无特征性。表现为一侧斑片或大片状病灶。或两肺片絮状阴影，呈不同程度融合
- 结合有特征性的口鼻腔内涌出新鲜血性液体可鉴别

重点推荐文献

[1] AgronsGA, Harty MP. Lung disease in premature neonates: impact of new treatments and technologies. Semin Roentgenol, 1998, 33, 101-116.

[2] Gao Y, Raj JU. Regulation of the pulmonary circulation in the fetus and newborn. Physiol Rev. 2010; 90 1291-135.

[3] Wood BP. The newborn chest. Radiol Clin North Am , 1993, 31: 667-676.

第 19 节 支气管肺发育不良

【概念与概述】

- 支气管肺发育不良（bronchopulmonary dysplasia, BPD）是一种与早产、低体重、持续高浓度氧疗、机械正压通气高度相关的慢性呼吸系统疾病
- 本病由 Northway 等首先描述，是新生儿也是婴儿期慢性呼吸系统疾病的常见病因

【病因与病理】

- 病因
  - 目前支气管肺发育不良的病因与发病机制不完全清楚，但在各种因素中早产儿肺发育不成熟和支气管肺发育不良发生的相关性最大。现认为本病发生是在遗传易感的基础上，氧中毒、气压伤以及感染等因素对发育不成熟的肺造成损伤的结果

- 病理
  - 支气管肺发育不良的病理改变主要表现为肺不断损伤和修复的过程，气道损伤和间质纤维化，肺泡数目减少和体积增大。肺内大、小支气管黏膜有鳞状上皮化生和阻塞性纤维增生性细支气管炎，支气管有明显的平滑肌增生和支气管周围纤维化，肺泡间隔有纤维化和并有阻塞性肺气肿

【临床表现】

- 支气管肺发育不良多见于出生体重低下的早产儿，出生后有吸氧史，50% 以上发生于出生体重 < 1000g 的婴儿
- 临床表现氧依赖、青紫、呼吸急促
- 有三凹征和肺部啰音等

【影像表现】

概述

- 支气管肺发育不良多见于出生体重低下的早产儿，出生后有吸氧史，X 线检查与 CT 表现虽然缺乏特征性，但双肺野呈散在条状或斑片影，胸膜下三角形密度增高和肺大泡形成具有诊断价值，可了解病灶形态及分布，以及为临床疗效提供重要诊断依据

X 线表现

- X 线平片表现　文献认为可分为四期
- Ⅰ期（1 ~ 3 天）：两肺野呈磨玻璃状改变，与肺透明膜病的 X 线改变相同
- Ⅱ期（4 ~ 10 天）：两肺完全不透明
- Ⅲ期（11 ~ 30 天）：进入慢性期，两肺野密度不均，可见线条状或斑片状阴影间伴充气的透亮小囊腔
- Ⅳ期（1 个月后）：双肺野透亮区扩大呈囊泡状，伴两肺结构紊乱、有散在条状或斑片影以及充气过度和肺不张（图 1-19-1）。但实际上支气管肺发育不良的诊断主要是在晚期，早期改变只是回顾性的判断

CT 表现

支气管肺发育不良 CT 改变如下

- 早期表现为双肺透亮度下降，呈磨玻璃样实变
- 中后期病灶多发，呈蜂窝状，以双侧分布为特征，多系小或细支管壁增厚、狭窄或阻塞所致
- 晚期表现为线状及网格状影，双肺呈间质性纤维化改变，有阻塞性肺气肿和肺灌注减低，气肿区不均匀的分布于全肺，气肿区内肺血管稀疏和肺体积增大，支气管壁增厚是支气管肺发育不良的常见 CT 表现，支气管壁的增厚可为弥漫性或局限性，以两下肺明显，而且支气管与伴行的肺动脉直径比率明显减小，甚至支气管的直径仅为动脉的 1/2
- 其他 CT 表现还包括从肺的外围向肺门辐射的线条状或网状影、胸膜下三角形密度增高和胸膜增厚、支气管扩张和肺大泡形成，肺大泡一般可见于两上肺或两下肺（图 1-19-2）

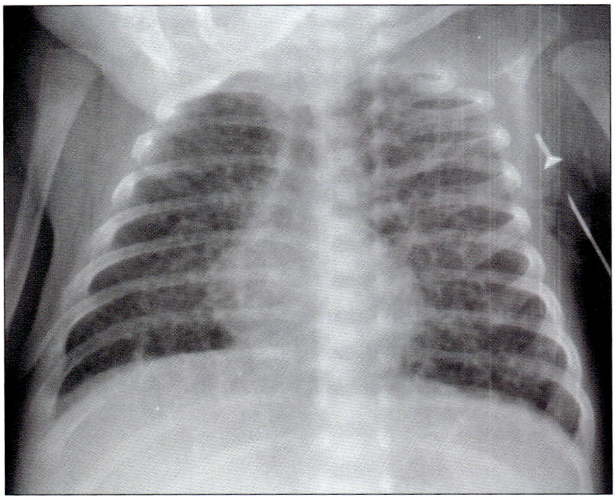

图 1-19-1　**支气管肺发育不良**

X 线平片见双肺囊泡状改变伴两肺结构紊乱、有散在条状影

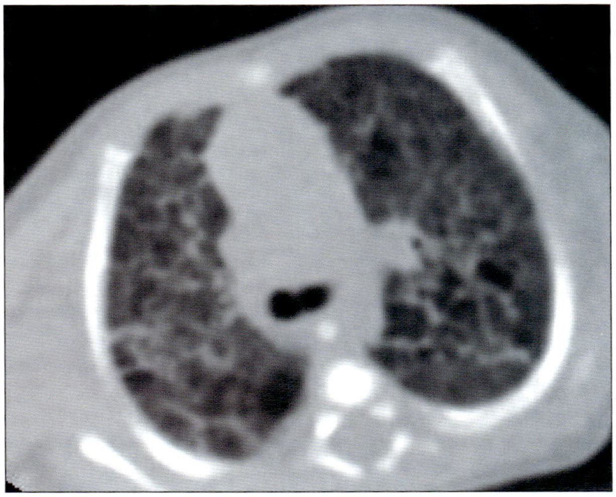

图 1-19-2　**支气管肺发育不良**

CT 见两肺结构紊乱，有网状影、胸膜下三角形密度增高和肺大泡形成

超声表现

- 支气管肺发育不良一般不用超声诊断

MR 表现

- MR 一般不用于支气管肺发育不良的诊断

核医学表现

- 一般不用于支气管肺发育不良的诊断

推荐影像学检查

- 胸部平片为支气管肺发育不良首选诊断方法，随访复查有助于评估疗效。CT 检查也很有必要，胸膜下三角形密度增高和肺大泡形成具有诊断价值

【鉴别诊断】

- 慢性期本病 X 线征象与 Wilson Mikity 综合征很相似。但后者初期肺部正常或仅有湿肺等表现，且无机械通气吸氧史，病史对鉴别价值很高

诊断与鉴别诊断精要

- 支气管肺发育不良多见于出生体重低下的早产儿，出生后有吸氧史
- X 线与 CT 表现有双肺野呈散在条状或斑片影，胸膜下三角形密度增高和肺大泡形成等具有诊断价值

重点推荐文献

[1] Klusmann M，Owens C. HRCT in paediatric diffuse interstitial lung disease-a review for 2009 .Pediatric Radiology，2009，39：471-481.

[2] Nievas FF，Chernick V. Bronchopulmonary dysplasia (chronic lung disease of infancy)：an update for the pediatrician. Clin Pediatr，2002，41，77-85.

[3] Abman SH，Groothius JR. Pathophysiology and treatment of bronchopulmonary dysplasia：current issues. Pediatr Clin North Am，1994，41，277-315.

第 20 节 先天性膈疝

【概念与概述】

- 腹腔脏器通过膈肌的先天性缺损或者薄弱处进入胸腔称为先天性横膈疝（congenital diaphragmatic hernia）。通常包括
  - 食管裂孔疝（hiatus hernia）
  - 胸腹膜裂孔疝（pleuroperitoneal hernia）
  - 胸骨后疝（retrosternal hernia）

【病因与病理】

- 食管裂孔疝在先天性横膈疝中的发生率最高。腹部脏器（通常是胃）通过食管裂孔进入胸腔称为食管裂孔疝。食管裂孔疝可分为
  - 滑动型食管裂孔疝：经食管裂孔疝入膈上的胃可随腹压的变化在膈上下滑动
  - 非滑动型食管裂孔疝，即不可回复型食管裂孔疝
- 食管裂孔疝还可分为
  - 短食管型食管裂孔疝，食管长度短，贲门、胃底均位于膈上
  - 食管旁型食管裂孔疝，部分胃底从食管左前方疝入胸腔，贲门仍位于膈下
  - 联合型食管裂孔疝，兼有短食管型与食管旁型的部分特点
  - 巨型食管裂孔疝，通常指全部或大部分胃，甚至大、小肠和网膜也疝入膈上
- 食管裂孔疝的发病机制可能为
  - 食管裂孔偏大
  - 膈食管膜松弛
  - 腹内压力过高
- 胸腹膜裂孔疝又称 Bochdalek 氏疝或后外侧膈疝
  - 胸腹膜裂孔疝新生儿发病率约为 1‰，发生率低于食管裂孔疝，占小儿先天性膈疝的

第 2 位，男性较女性多见

- 胸腹膜裂孔疝是为横膈发育过程中，脊柱两侧的膈肋部与膈脚交界处融合不佳所致，遗留下胸腹裂孔（Bochdalek' s foramen），腹腔脏器经此孔疝入胸腔。胸腹膜裂孔疝大多发生于左侧，占 85% ~ 90%
- 胸腹膜裂孔疝多较大，结肠、小肠、胃，甚至脾、肾等经此疝入胸腔，发生于右侧时肝也可疝入胸腔，胸腹膜裂孔疝多无疝囊，也可有疝囊
- 胸腹膜裂孔疝常伴肺发育不良、肠旋转不良和先天性心脏病等。死亡率和肺发育不全的程度有关

- 胸骨后疝又称为 Morgagni 疝，也称胸骨旁疝（parasternal hernia）
  - 胸骨后疝远较食管裂孔疝和胸腹膜裂孔疝少见
  - 胸骨后疝的病因是由于膈肌在发育过程中出现障碍导致胸骨剑突两侧存在间隙，此间隙又称胸骨肋骨三角，正常情况下此间隙为结缔组织填充，只容乳内动脉、淋巴管通过，在发生疝时，腹腔结构通过此间隙进入胸腔，该孔称为胸骨旁裂孔或 Morgagni 孔
  - 胸骨后疝一般较小，具有疝囊，最常疝入疝囊的为网膜、横结肠，偶尔可有胃窦、小肠和肝

【临床表现】

- 先天性膈疝在婴幼儿中多见，临床表现有进食后呕吐，吞咽困难
- 严重时会出现呼吸困难、缺氧发绀、心率加快等，哭闹时加重
- 对于新生儿，症状出现愈早，预后愈差
- 听诊心音移向健侧，患侧呼吸音减低，可闻及肠鸣音
- 幼儿和儿童期，可无临床症状或仅表现为咳嗽、呕吐等

【影像表现】

概述

- 先天性膈疝典型影像表现是在胸腔中见到肠腔一般的泡状透亮影，纵隔移位，肺部压迫。先天性膈疝左侧较右侧更多见（图 1-20-1）

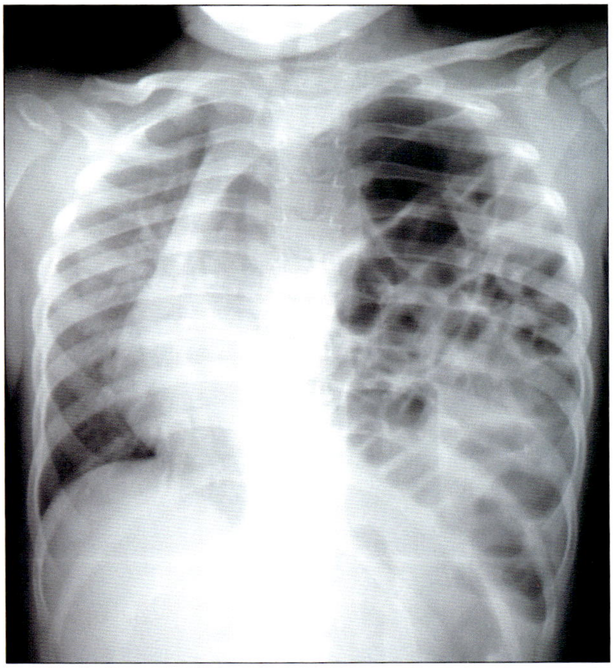

图 1-20-1 **先天性膈疝**
胸部平片。在左侧胸腔中见到肠腔一般的泡状透亮影，纵隔向右侧移位

X 线表现

先天性膈疝 X 线胸腹部平片可见患侧胸部有泡状透亮影，纵隔移位，肺部受压

- 食管裂孔疝 X 线胸腹部平片表现为膈下胃泡影消失，含气或含气液平面的胃泡位于膈上（图 1-20-2）。钡餐检查是发现和确诊各型食管裂孔疝的可靠方法，钡餐检查可见全胃、大部分胃或一小部分胃疝入膈上，可伴有不同程度、不同类型的胃扭转（图 1-20-3）
- 胸腹膜裂孔疝胸腹部平片可见多角形或不规则形充气肠袢，与腹腔充气肠袢相连（图 1-20-4）。典型病例，于侧位片可见含气的肠管由腹腔背侧进入胸腔。充气的胃泡亦可疝入胸腔。肝、脾、肾疝入胸腔则形成致密影。患侧肺往往发育不全。口服稀钡，可见肠管疝入胸腔
- 胸骨后疝当疝囊内容物仅为网膜时，胸部正位片上见心膈角旁阴影，边缘光滑锐利，侧位片上阴影紧贴前胸壁，钡灌肠检查可见横结肠的局部被牵拉向上。若疝入含气肠管，平片可见心膈角区出现含气肠管影像
- 先天性膈疝 X 线胸腹部平片依赖于疝入肠腔

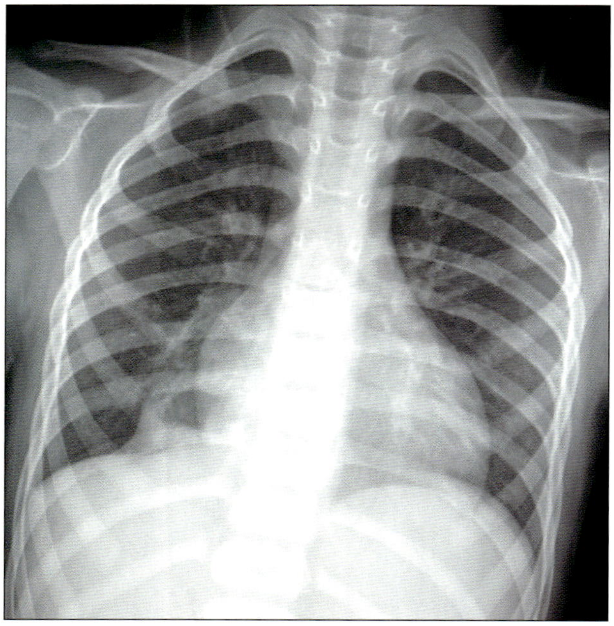

图 1-20-2 食管裂孔疝
X 线胸腹部平片表现为膈下胃泡影消失，含气液平面的胃泡位于膈上，右心膈角处

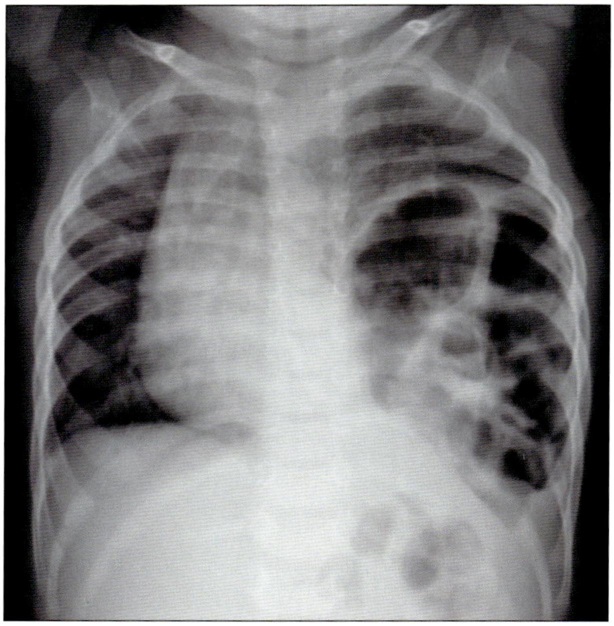

图 1-20-4 胸腹膜裂孔疝
胸腹部平片，在左侧胸腔中可见多角形或不规则形充气肠袢，与腹腔充气肠袢相连

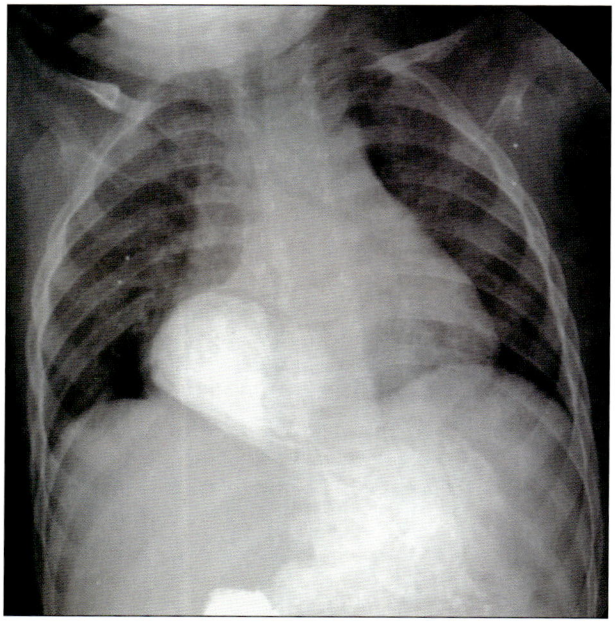

图 1-20-3 食管裂孔疝
钡餐检查可见大部分胃疝入膈上，位于右心膈角处

的内容物是否有气体，刚出生后，平片可能显示疝为高密度（在气体进入胃肠道以前），等气体进入胃肠道后：表现为有聚集的充气囊团的肠腔，而腹部的肠腔气体减少，右侧膈疝常含有肝而没有肠道（软组织影），生命支持设备的位置异常也可为诊断提供线索，如胃中的胃管在横膈上方，胃管在胸腔中下降的位置异常等

CT 表现

- 大多数情况下，先天性膈疝并不采用 CT 来诊断。然而，当胸部 X 线检查和超声诊断不明确时，CT 很容易显示疝的存在和组成
- CT 扫描可显示经膈肌疝入胸腔的疝内容物成分（图 1-20-5）。如为脂肪密度，应想到网膜疝入，如疝入物为肝、脾、肾等实质脏器，增强扫描很容易确定其性质，如疝入物为胃肠道等空腔脏器，扫描前口服阳性造影剂很重要，CT 扫描若见到造影剂进入，就能明确该疝内容为胃肠道，并能与其他脏器区别开来
- CT 扫描还可显示见食管裂孔扩大，含对比剂或液体的胃底通过裂孔疝至膈上（图 1-20-6），多平面重组图像可更好显示上述解剖关系，结肠、小肠和肝、脾等也可疝入胸腔。较大病变表现为一侧横膈消失，胸腔内集聚着肠管影，伴液平面，心脏、纵隔偏向健侧。胸骨后疝典型者，可于胸骨右后方见局限性的软组织肿块（图 1-20-7），边缘光整，呈脂肪密度及信号

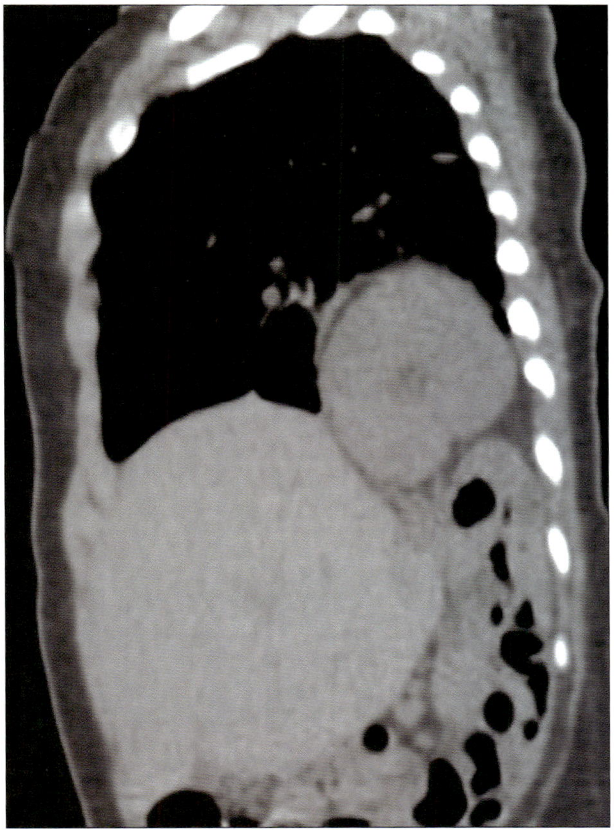

图 1-20-5　胸腹膜裂孔疝
CT 扫描显示经膈肌后方疝入胸腔的肾

MR 表现

- 近年来，MRI 已开始用于胎儿先天性膈疝的诊断。在儿童，MR 也可清楚显示先天性膈疝突向膈上的含气、液的胃肠道信号

超声表现

- 胎儿先天性膈疝一般用超声诊断。儿童先天性膈疝一般不用超声诊断

核医学表现

- 一般不用于先天性膈疝的诊断

推荐影像学检查

- 胸部平片为先天性膈疝首选诊断方法
- 胃肠道造影检查可以确诊
- 年长儿、小的胸腹膜裂孔疝，采用 CT 检查也很有必要

【鉴别诊断】

- 大的胸腹膜裂孔疝须与严重膈膨升相鉴别。膈膨升有普遍性和局限性两种，普遍性膈膨升又一侧横膈抬高；局限性者由于局部膈肌薄弱之处腹内容物向上隆起
  - 膈膨升的上缘连续、上凸、圆滑，而胸腹膜裂孔疝的上缘由肠袢构成，往往无此特点
  - 深呼吸时，较典型的单侧膈膨升在透视下可见矛盾运动，而胸腹膜裂孔疝无此现象
  - 胸腹膜裂孔疝与严重膈膨升的鉴别主要要观察有否疝颈的存在，轴位 CT 扫描往往难以明确，CT 冠、矢状面重建有助于鉴别
- 胸骨后疝和食管裂孔疝有时需与肺隔离症、先天性囊腺瘤样畸形、心包脂肪垫和心包囊肿鉴别。通过钡餐显示胃和食管的位置，食管裂孔的形态不难鉴别。CT、MR 检查则容易鉴别胸骨后疝

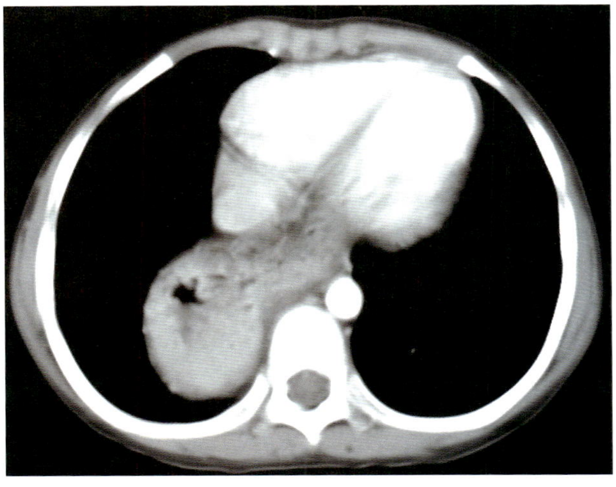

图 1-20-6　食管裂孔疝
CT 扫描显示食管裂孔扩大，胃底通过裂孔疝至膈上

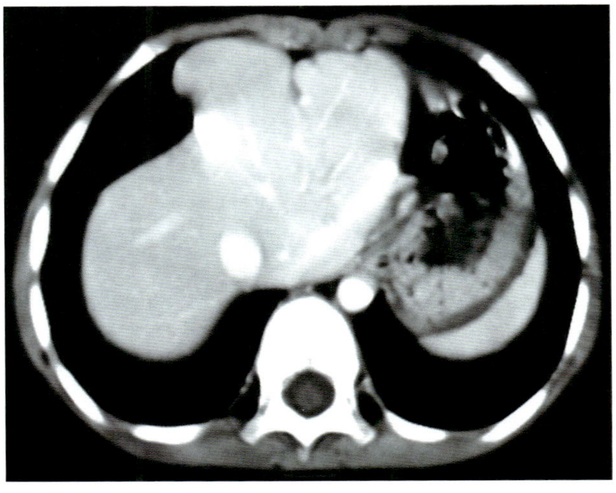

图 1-20-7　胸骨后疝
CT 扫描显示于胸骨右后方见肝组织

诊断与鉴别诊断精要

- 胸部平片为先天性膈疝首选诊断方法，胃肠道造影检查可以确诊
- 先天性膈疝典型影像表现是在胸腔中见到肠腔的泡状透亮影

重点推荐文献

[1] Kumcuoglu Z，Sener RN. Bochdalek's hernia：CT findings. Am J Roentgenol，1992，158：1168-1169.

[2] Roberts HC. Imaging the diaphragm. Thorac Surg Clin，2009，19：431-450.

[3] Kamiyoshihara M，Ibe T，Takeyoshi I. Chilaiditi's sign mimicking a traumatic diaphragmatic hernia. Ann Thorac Surg，2009，87：959-961.

第 21 节 膈膨升与膈麻痹

【概念与概述】

- 横膈位于胸腹腔之间，为胸腔的底和腹腔的顶，起到分隔和保护胸、腹腔器官的作用。横膈是一穹窿形的向上膨隆的扁而薄的肌性为主的结构，膈肌为主要的呼吸肌，膈肌收缩，膈穹窿下降，胸腔容积扩大，以助吸气；膈肌松弛时膈穹窿上升，胸腔容积减少，以助呼气
  - 膈膨升（diaphragmatic eventration）是由于膈肌的先天性发育异常，形成一层纤维薄膜，横膈虽受累但仍完整，且膈神经也完整和功能良好
  - 膈麻痹（diaphragmatic paralysis）系由于膈神经受损，神经冲动被阻断而产生的一侧或两侧的膈肌麻痹上升，运动障碍

【病因与病理】

- 膈膨升的横膈为一层纤维薄膜，但仍完整，没有缺损，受累膈面向胸部升高膨突。若膈中间完全无肌肉生长，则称为完全性膈膨升；若一部分膈中间有肌肉生长，则称为部分性膈膨升。新生儿、小婴儿多属完全性膈膨升，多发生于左侧。部分性膈膨升常累及左侧或右侧前内方。双侧膈膨升罕见
- 儿童膈麻痹多因产伤所致，也可因导致膈神经退行性变的疾病引起，后者称其为继发性膈膨升。近年来，小儿心胸手术，尤其是先天性心脏病手术所致膈神经损伤亦越来越受重视。长期膈肌麻痹可产生膈肌萎缩形成一层薄膜。膈麻痹患儿临床表现与膈膨升相似

【临床表现】

- 由于膈膨升在病因、结构、范围方面差别较大，其临床表现也轻重不等。本病临床症状包括肺炎、肺不张、呼吸困难、胃食管反流、胃肠道梗阻，年长儿童可为偶然发现
- 膈肌麻痹肺活量可减低，有时由于代偿作用，患者无症状，仅于卧位时有气短，这是由于在卧位时，健膈活动受限制。膈麻痹可能有嗳气，腹胀、腹痛等消化道症状。严重膈肌麻痹可出现呼吸困难、端坐呼吸和低氧血症

【影像表现】

概述

- 膈膨升与膈麻痹主要靠 X 线检查诊断，其 X 线摄片表现相似，横膈都很薄，往往不易区别

X 线表现

- 完全性膈膨升在正侧位 X 线片上见患侧腹部脏器上移，其上界呈边缘锐利的圆拱形向上凸出。如病变位于左侧，可见充气较多的胃和结肠脾曲位于升高的膈面之下（图 1-21-1，图 1-21-2）。有时可见整个胃沿肠系膜轴旋转上翻，大弯可贴靠于全部或绝大部分膈面之下。部分性膈膨升如见于左膈背侧，后半膈与胃底明显膨升（图 1-21-3），于侧位片可清楚显示。部分性膈膨升多见于右膈内前方，见右膈局部呈轻度浅弧形膨升，其基底部宽

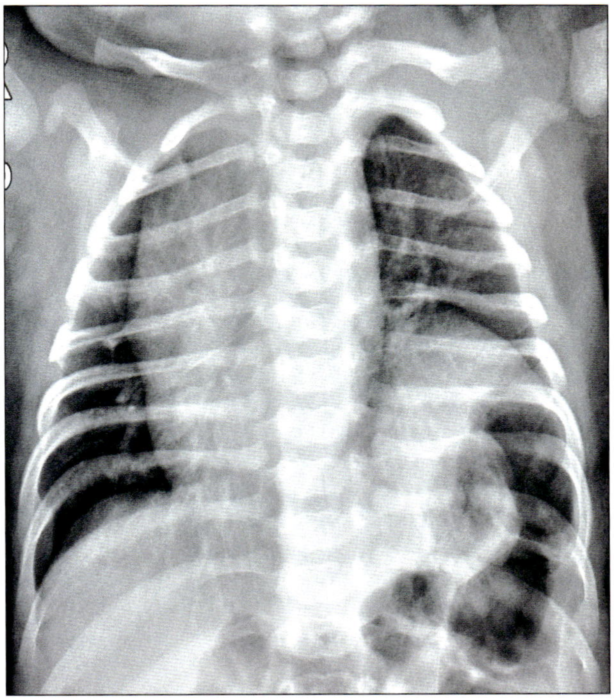

图 1-21-1 **完全性膈膨升**
正位 X 线片，见上界呈边缘锐利的圆拱形向上凸出。充气较多的结肠脾曲位于升高的膈面之下

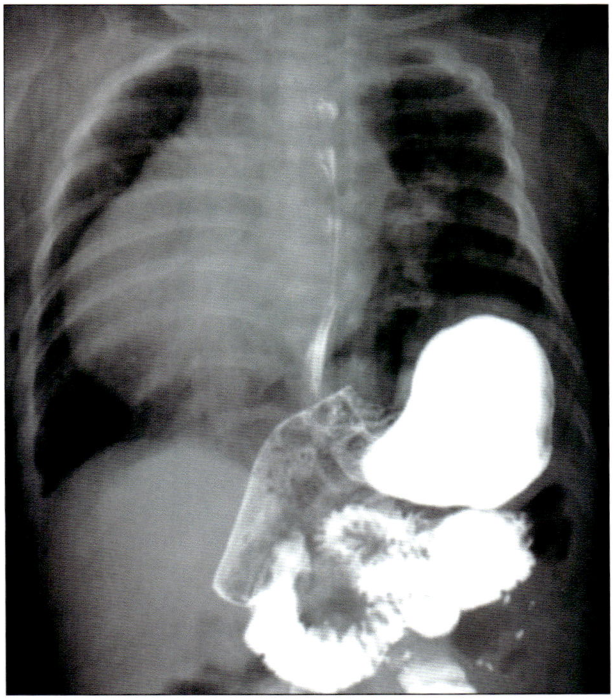

图 1-21-3 **部分性膈膨升**
正位 X 线胃肠钡餐，见左膈与胃底明显膨升

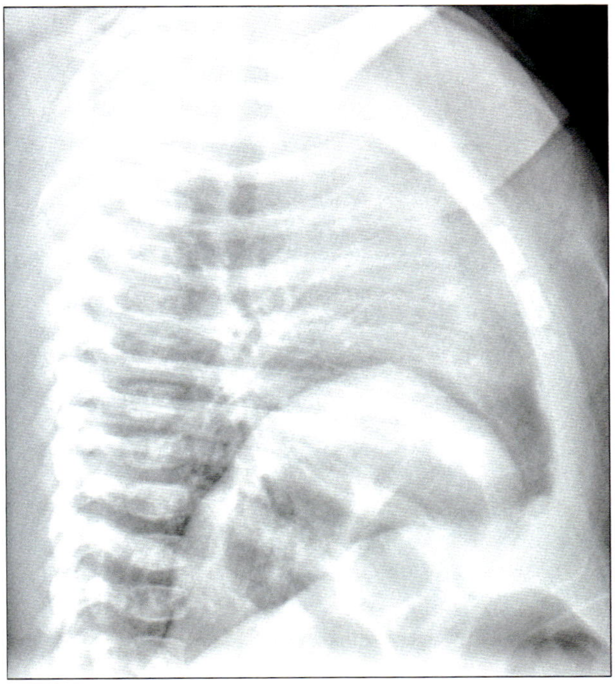

图 1-21-2 **完全性膈膨升**
侧位 X 线片，见上界呈边缘锐利的圆拱形向上凸出。充气较多的结肠脾曲位于升高的膈面之下

- 膈麻痹 X 线透视常表现为单侧膈肌升高，活动减弱或消失，并且出现在吸气时健侧膈肌下降而患侧膈肌上升的矛盾运动（图 1-21-4，图 1-21-5），此种现象于急促吸气时更为明显。呼吸时可有纵隔摆动，吸气时心脏、纵隔移向健侧，呼气时移向患侧。膈神经受损后，开始几天横膈的呼吸运动显著减弱，经两周左右，横膈运动完全消失或呈矛盾运动，横膈肌肉逐渐萎缩，位置上升

CT 表现

- 大多数情况下，膈膨升与膈麻痹并不采用 CT 来诊断。但多层螺旋 CT 的多种后处理技术可从多角度观察膈肌的抬高和完整性，帮助鉴别。CT 扫描可显示膈肌下方上升的腹部内容物的成分（图 1-21-6，图 1-21-7）

MR 表现

- 大多数情况下，膈膨升与膈麻痹并不采用 MR 来诊断。近年来已开始用动态 MR 显示膈肌运动情况

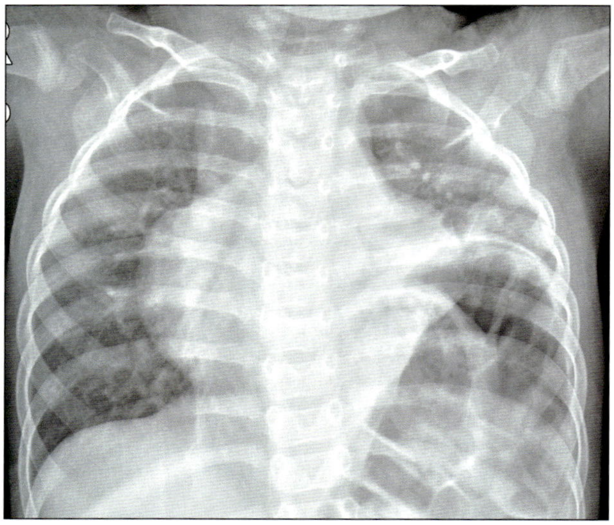

图 1-21-4 **膈麻痹**
正位 X 线片，左侧膈肌升高，吸气时右侧膈肌下降而左侧膈肌上升

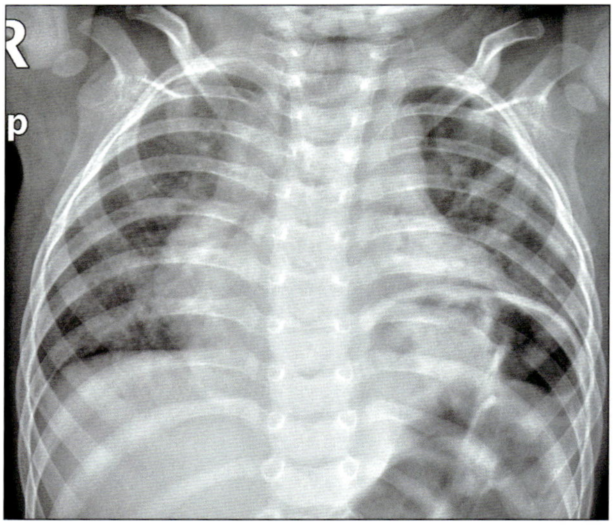

图 1-21-5 **膈麻痹**
与图 1-21-4 为同一患者，正位 X 线片，左侧膈肌升高，呼气时右侧膈肌上升而左侧膈肌下降

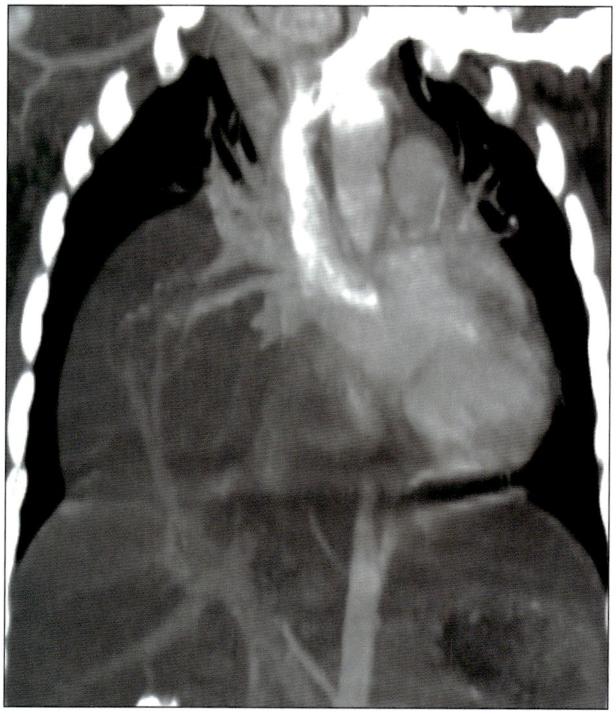

图 1-21-6 **部分性膈膨升**
CT 扫描显示右膈肌内下方上升的腹部内容物为肝

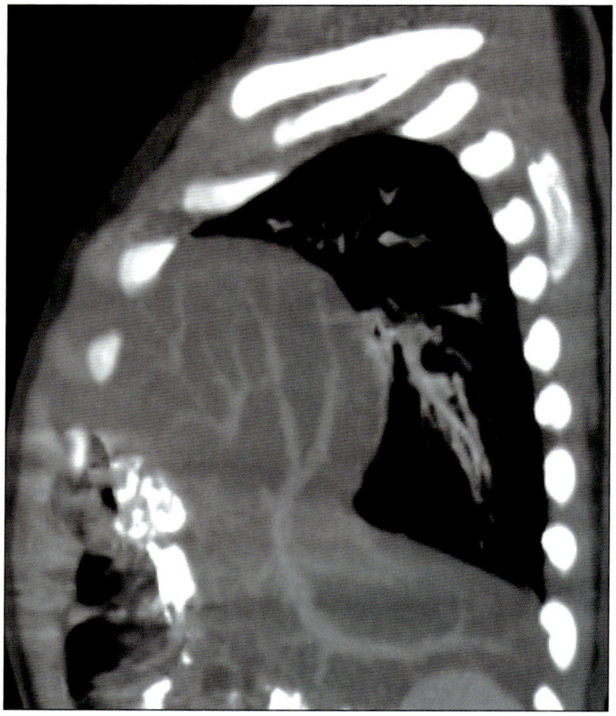

图 1-21-7 **部分性膈膨升**
CT 扫描显示右膈肌前下方上升的腹部内容物为肝

超声表现

- 儿童膈膨升与膈麻痹一般不用超声诊断

核医学表现

- 一般不用于膈膨升与膈麻痹的诊断

推荐影像学检查

- 膈膨升与膈麻痹主要靠 X 线检查诊断，以往有做气腹造影来确诊并与膈疝鉴别。但由于是创伤性检查，现已少做。虽然透视射线较多，

近年来已少做，但其对儿童先天性膈疝、膈膨升和膈麻痹的鉴别有一定的帮助，目前还不能取消

【鉴别诊断】

- 儿童先天性膈疝、膈膨升、膈麻痹需要相互鉴别。且鉴别有一定的难度
- 膈膨升与膈麻痹的膈肌连续、上凸、圆滑，而胸腹膜裂孔疝的上缘由肠袢构成，往往不圆滑，有时可见疝囊颈的存在
- 深呼吸时，透视下可见健侧膈肌下降而患侧膈肌上升的矛盾运动，膈麻痹最明显，膈膨升较轻，而胸腹膜裂孔疝无此现象
- 临床有无膈神经损伤史，以及在胸部检查时有无发现可引起膈神经压迫的纵隔病变等情况，可对膈麻痹的鉴别起重要作用（图 1-21-8）
- 膈疝应有一部分正常的横膈存在，见到一部分正常的横膈，可对膈疝的鉴别起重要作用
- 胃和结肠与全部膈面接触见于膈麻痹或膈膨升，而非膈疝

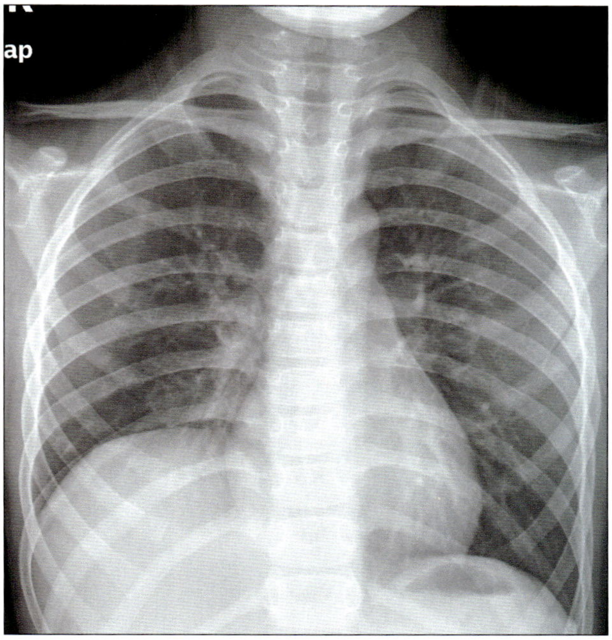

图 1-21-8 膈麻痹
正位 X 线片，右侧膈肌升高，临床有心脏手术膈神经损伤史

诊断与鉴别诊断精要

- 膈膨升与膈麻痹主要靠 X 线检查诊断
- 胃和结肠与全部膈面接触见于膈麻痹或膈膨升，膈膨升与膈麻痹的膈肌连续、上凸、光滑
- 膈麻痹透视下可见膈肌的矛盾运动

重点推荐文献

[1] Valdez GD，Smalligan RD. Medical image. Unilateral diaphragmatic paralysis. N Z Med J，2009，23；122：105-106.

[2] Ben-Dov I，Kaminski N，Reichert N，et al. Diaphragmatic paralysis：a clinical imitator of cardiorespiratory diseases. Isr Med Assoc J，2008，10：579-583.

[3] Groth SS，Andrade RS. Diaphragm plication for eventration or paralysis：a review of the literature. Ann Thorac Surg，2010，89：S2146-2150.

第 22 节 儿童肺炎

【概念与概述】

- 肺炎（pneumonia）是指远端肺部包括终末气道、肺泡腔和间质的炎症
- 儿童肺炎以病变所涉及的部位可分成二种病理类型：实质性肺炎和间质性肺炎
- 实质性肺炎根据炎症发生的部位、累及的范围又可分成二种病理类型：大叶性和小叶性肺炎
- 儿童肺炎以病原病因则可分成细菌性肺炎，病毒性肺炎，支原体肺炎，真菌性肺炎，寄生虫性肺炎和过敏性肺炎等

- 儿童肺炎以炎症病变的特点可分为普通肺炎和肺脓肿

【病因与病理】

- 大叶性肺炎（lobar pneumonia）是指病变范围累及肺段、一个肺叶或多个肺叶的炎症。大多由肺炎双球菌引起，其他如肺炎链球菌、肺炎球菌、腺病毒也可引起大叶肺炎。病理以肺泡炎性变为主，肺泡内充满炎性渗出物，由孔氏孔扩散至邻近肺泡，病变分布可为大叶性也可为节段性。侵犯部分或一个肺叶，偶尔同时发生在几个肺叶，右上叶及左下叶最多见。空洞样坏死或坏死性肺炎是大叶性肺炎的严重并发症。肺炎双球菌肺炎按病变进展情况，病理改变分4期：充血期、红色肝变期，灰色肝变期，最后进入消散期
- 支气管肺炎（bronchial pneumonia）又称小叶性肺炎（bronchoalveolitis），多由细菌引起，常见致病菌为肺炎双球菌、金黄色葡萄球菌、链球菌、流感嗜血杆菌或真菌，也可由病毒（腺病毒、流感病毒）或由支原体感染引起。病原体从上呼吸道侵入，支气管肺炎是由支气管炎、细支气管炎发展而来，炎症向下蔓延引起腺泡性肺泡炎或小叶性实变。肺泡腔内渗出物可为浆液性、化脓性或血性。感染以细支气管为中心向周围肺泡散布，由于婴幼儿支气管分支管腔狭小、黏膜血供丰富、易造成分泌物阻塞，使所属肺泡产生起阻塞性肺不张或气肿
- 间质性肺炎（interstitial pneumonia）以病变主要累及肺间质，肺泡很少受影响为其特征。间质性肺炎病原体为细菌、支原体、各种病毒或真菌等，急性间质性肺炎的致病原常为病毒，如呼吸道合胞病毒、巨细胞病毒、麻疹病毒、腺病毒等。间质性肺炎的致病因子虽然多种多样，但所致的肺部病理改变基本相似，以支气管壁、支气管血管周围组织、小叶间隔、肺泡间隔和肺泡壁炎症为主，可见单核细胞、淋巴细胞和少量白细胞浸润，炎症可沿间质蔓延引起引流区的淋巴管炎和淋巴结炎、间质水肿。病变区细支气管炎症可导致支气管上皮细胞脱落、变性和坏死，引起支气管部分或完全性阻塞，炎症波及支气管周围小叶时可致小叶性炎症。病变累及细支气管时可导致肺不张或肺气肿，炎症易经间质蔓延而形成肺门淋巴结肿大。慢性间质性肺炎易导致肺间质纤维化或支气管扩张等
- 金黄色葡萄球菌肺炎（staphylococcal aureus pneumonia）简称金黄色葡萄菌肺炎或葡萄球菌性肺炎，是由革兰氏染色阳性，凝固酶阳性的金黄色葡萄球菌引起。细菌所产生的凝固酶及毒素具有很强的组织破坏力，并引起炎症的迅速发展。金黄色葡萄球菌肺炎可为支气管源性或血源性，前者主要见于1岁以下的婴儿和新生儿，炎症开始于支气管及细支气管，在其周围形成小的出血坏死灶，向下蔓延到毛细支气管周围的肺泡继而扩展为按肺段分布的实变并可发展成局灶性肺出血坏死，肺组织破坏而形成肺内空洞性改变。由于小支气管内有炎性渗出或脓液，可形成活瓣性阻塞，导致局限性肺气肿或囊样空腔，后者成为肺气囊，囊壁的内层为渗出物及肉芽组织，外层为不张的肺组织。金黄色葡萄球菌性肺炎易合并脓胸、脓气胸和支气管胸膜瘘等并发症。血源性金黄色葡萄球菌肺炎为继发性金葡菌肺炎主要位于肺外围部，开始为大小不一，直径很少超过1cm的结节，此后病灶增多，部分融合，治疗及时可完全吸收。但绝大多数病例，于发病4～10天病情进展，表现为多发圆形结节样的脓肿形成。可形成空洞或含小液面
- 肺脓肿（pulmonary abscess）是肺部化脓性炎症，由肺组织炎变、坏死和液化发展而来。按病因可分为吸入性肺脓肿和血源性肺脓肿，血源性感染多为败血症或带有致病菌的栓子随血流至肺，引起肺小血管栓塞，在该处形成化脓灶；支气管源性则为带有化脓性细菌的物质，吸入支气管后停留在肺段支气管或其分支内，引起肺组织化脓性炎症，肺组织坏死、液化形成脓肿。炎症可完全吸收或残留为纤维组织。如果引流空洞的支气管形成活瓣性阻塞，则可形成张力性空洞，空洞破裂后可致病灶扩散。如果脓肿引流不畅或治疗不彻底，则急性肺脓肿可迁延不愈，脓肿壁发展为纤维组织，则演变为慢性肺脓肿。肺脓肿根据病程长短又可分为急性和慢性肺脓肿。形成肺部实质性肿块的主要是急性肺脓肿。病原菌以金黄色葡萄球菌最多见，其次为嗜血流感杆菌、链球菌、大肠埃希菌等。病理主要是细支气管感染物阻塞、

小血管炎性栓塞、肺组织广泛化脓性炎变、坏死形成肺脓肿，坏死组织液化并破溃到支气管形成脓腔。肺脓肿可见于任何年龄，但以学龄儿童多见

- 肺炎支原体肺炎（mycoplasma pneumonia）是学龄期儿童肺炎主要病因之一，多见于冬末春初。病原体是肺炎支原体，肺炎支原体所引起的呼吸道感染，有咽炎、支气管炎和肺炎。肺炎支原体是能在无细胞培养基上生长的最小微生物之一，支原体经口、鼻的分泌物在空气中传播，引起散发的呼吸道感染或者小流行。肺炎支原体侵入肺内引起支气管、细支气管黏膜及其周围间质充血、水肿、多形核白细胞浸润，造成小叶、肺泡间隔间质浸润，进一步发展侵入肺泡时可引起肺泡浆液性渗出性炎症。3 ~ 5 岁以上儿童发病率最高。近年来，小儿支原体肺炎发病率在逐年增加。据统计，支原体肺炎占小儿肺炎的比率由 2006 年的 10% ~ 20% 升至目前 30% 以上
- 病毒性肺炎（viral pneumonia）是由上呼吸道病毒感染，向下蔓延所致的肺部炎症。病毒性肺炎是婴幼儿肺部感染的主要原因之一。病毒种类繁多，常见病毒有呼吸道合胞病毒、流感病毒、副流感病毒和腺病毒等。病毒感染累及气道，小气道炎症导致周围支气管水肿，狭窄的水肿小气道内腔与坏死的碎片和黏液堵在气道内腔内，导致小气道闭塞，气道闭塞导致肺膨胀和节段性肺不张，解剖上考虑小龄儿童更易发生残气集聚和肺泡塌陷，因其有很小的气道管腔直径，且侧枝气道循环发育不全，黏液分泌多。故病毒性肺炎是儿童最常见的疾病，特别在学龄前儿童。单纯病毒性肺炎多为间质性肺炎，肺泡间隔有大量单核细胞浸润。肺泡水肿，被覆含蛋白及纤维蛋白的透明膜，使肺泡弥散距离加宽。肺炎多为局灶性或弥漫性，偶呈实变。肺泡细胞及巨噬细胞内可见病毒包涵体。炎性介质释出，直接作用于支气管平滑肌，致使支气管痉挛，临床上表现为气道反应性增高。病变吸收后可留有肺纤维化

传染性非典型肺炎是由 SARS 冠状病毒（SARS-CoV）引起的一种具有明显传染性、可累及多个脏器系统的特殊肺炎，世界卫生组织（WHO）将其命名为严重急性呼吸综合征（severe acute respiratory syndrome，SARS）。多见于青壮年，儿童感染率较低。SARS 病毒通过短距离飞沫、气溶胶或接触污染的物品传播。发病机制未明，推测 SARS 病毒通过其表面蛋白与肺泡上皮等细胞上的相应受体结合，导致肺炎的发生。病理改变主要显示弥漫性肺泡损伤和炎症细胞浸润，早期的特征是肺水肿、纤维素渗出、透明膜形成、脱屑性肺炎及灶性肺出血等病变；机化期可见到肺泡内含细胞性的纤维黏液样机化渗出物及肺泡间隔的成纤维细胞增生，仅部分病例出现明显的纤维增生，导致肺纤维化甚至硬化

【临床表现】

- 大叶性肺炎多见于儿童期，多突发高热、寒战、呼吸急促、铁锈痰、胸痛、少数伴腹痛。大叶性肺炎多见于年长儿童及青少年
- 支气管肺炎临床表现为高热、咳嗽，甚至呼吸困难、发绀。体检闻干、湿啰音。小叶性肺炎多见于婴幼儿
- 间质性肺炎主要症状为发热、咳嗽、气急、呼吸困难，可伴有精神萎靡、嗜睡、哭闹不安等
- 金黄色葡萄球菌肺炎临床多有不规则高热或弛张热（新生儿可无发热）、咳嗽、喘憋、猩红热样皮疹。中毒症状重，甚至出现休克或其他败血症症状。白细胞计数增高
- 肺脓肿可见于任何年龄，但以学龄儿童多见。以高热、咳嗽、咯黄痰、胸痛为主要临床表现。血源性感染者首先表现为败血症。白细胞计数明显升高，全身中毒症状明显如多汗、虚弱等
- 支原体肺炎临床潜伏期 1 ~ 2 周，以发热（38 ~ 40℃）、干咳、肺部体征少为特点。白细胞总数可以正常或少增高。病期 2 ~ 3 周，恢复期 1 ~ 2 周。冷凝试验、支原体抗体阳性有助诊断
- 病毒性肺炎起病缓慢，初期多有咽干、咽痛、喷嚏、流涕、发热、头痛、食欲缺乏以及全身酸痛等上呼吸道症状，病变累及肺实质可有咳嗽（多为阵发性干咳），胸痛、气短等症状，体征多不明显，有时可在肺下部闻及小水泡声。白细胞计数一般正常
- SARS 临床表现　潜伏期 2 ~ 10 天。起病急骤，多以发热为首发症状，体温常大于 38℃，可有寒战，咳嗽、少痰，偶有血丝痰，心悸、气促，甚或呼吸窘迫。可伴有肌肉酸痛、头痛、关节痛、乏力和腹泻。患者多无上呼吸道

卡他症状。肺部体征不明显，部分患者可闻及少许湿啰音，或有肺实变体征。外周血白细胞计数一般不升高，或降低，常有淋巴细胞减少，可有血小板降低。部分患者血清转氨酶、乳酸脱氢酶等升高

【影像表现】

概述

- X线是诊断或除外肺部感染的首选检查方式，CT主要用于对重度肺炎、肺炎并发症或治疗效果差的肺炎的评估检查。B超对于肺部感染的评估具有局限性，主要用于胸腔积液或胸膜增厚的病例，评估是否进行胸腔积液穿刺引流

X线表现

- 大叶性肺炎　X线平片表现与其病理变化及受累肺范围的分期有关，一般来讲，影像学表现较临床症状出现为晚。充血期：X线平片阳性征象不多，早期X线胸片可见局部肺纹理增多和肺野透亮度降低，在实变期（相当于红色肝变期和灰色肝变期）可见肺叶或肺段呈大片密度增高影，阴影密度均匀一致，在达到叶间裂处边界清楚（图1-22-1），在不达到叶间裂处边界模糊，阴影内可见透亮的空气支气管征。常见的右肺上叶大叶性肺炎在正位X线胸片上可见水平叶间裂处边界清楚的大片密度增高影，水平叶间裂位置无改变，这是和右肺上叶肺不张的区别要点（图1-22-2）。正位X线胸片上右肺中叶大叶性肺炎和左肺舌叶大叶性肺炎可见心脏边缘轮廓线模糊，如为两肺下叶大叶性肺炎可见心脏边缘轮廓线清晰，以此可用正位X线胸片区别大叶性肺炎是位于中叶还是下叶。消散期：大叶病灶密度逐渐减低，范围缩小，以致呈现密度不匀的斑片阴影，一般1～2周以内可完全吸收
- 支气管肺炎X线平片表现为由于支气管炎和周围炎引起肺纹理增多、模糊，有时见双轨征。小支气管不同程度阻塞致小片不张和泡性气肿。沿支气管分布边缘模糊的斑片状病灶，以中下肺野、中内带多见（图1-22-3），由于病灶相互重叠，可融合构成大片密度不均阴影。支气管肺炎可有淋巴结增大，胸腔积液表现。支气管肺炎X线胸片可见两肺内中带和左心后区散在多发小斑片状密度增深影，边缘模糊，病变可相互融合成片状，但密度深浅不匀，肺纹理增粗、边缘模糊。可有局限性或弥漫性肺气肿，婴儿期肺气肿可致肋间肺膨出。支气管管腔完全阻塞则导致肺节段不张。支气

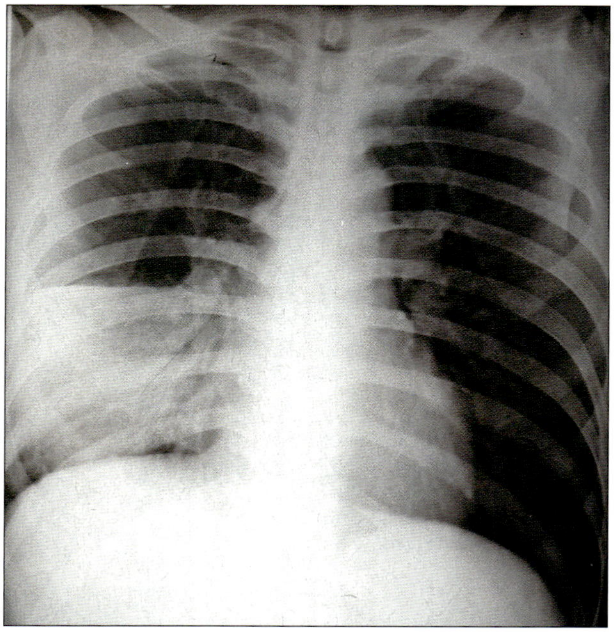

图1-22-1　右肺中叶大叶性肺炎

正位X线胸片可见心脏边缘轮廓线模糊，见水平叶间裂处边界清楚的大片密度增高影，水平叶间裂位置无改变

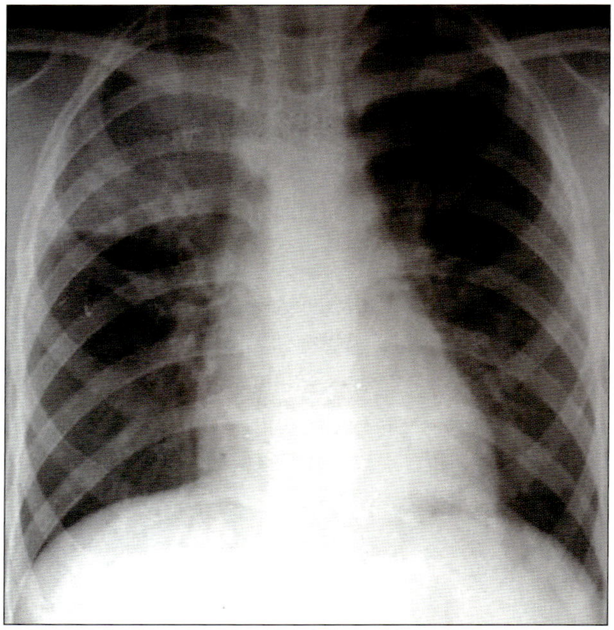

图1-22-2　右肺上叶大叶性肺炎

正位X线胸片可见水平叶间裂处边界清楚的大片密度增高影，水平叶间裂位置无改变

管肺炎吸收期病变密度逐渐变淡，缩小，最后消失。临床症状 - 体征改善先于 X 线改变

- 间质性肺炎 X 线胸片可见病变广泛累及两肺各叶，呈双侧性，好发于两肺内带和下肺野。支气管周围间质增厚表现为线条状密度增深影，沿气道分布，较僵直，肺纹理增多，紊乱（图 1-22-4）。肺泡壁及小叶间隔的间质水肿和增厚则呈短线条状影，且交织成网状或呈弥漫性磨玻璃状肺透亮度减低，磨玻璃样改变系间质病变将正常的肺纹理掩盖所致。位于腺泡的病变则显示小结节状密度增深影。肺门影常增大，边缘结构模糊。弥漫性肺气肿或间质性肺气肿形成小泡状透亮区。支气管周围间质增厚表现为线条状密度增深影，沿气道分布，较僵直，肺纹理增多，紊乱
- 支气管源性金黄色葡萄球菌肺炎胸部 X 线平片可见两肺内中带多发小斑片状密度增深影，边缘模糊，伴有代表局限性阻塞性肺气肿的透亮区，动态观察肺部病变的演变，病灶可于几个小时至 1 天内由斑片状实变发展成大片或节段性分布的广泛性病灶，发病 1 ～ 2 天后就能形成圆形或卵圆形的低密度的肺气囊（图 1-22-5），气囊的影像变化很快为本病的一个特征，有时可见含有气 - 液平面的肺囊腔。金黄色葡萄球菌肺炎胸片易见合并胸腔积液、脓胸和脓气胸的征象。继发的血源性金黄色葡萄球菌肺炎胸片可见两肺中下野多发斑片状或球形密度增深影。胸部 X 线检查对本病具有诊断价值，并可动态观察肺部病变的演变，病灶可迅速发展，有气 - 液平面的肺囊腔，这是本病的特征之一。且气囊的影像变化很快为本病的另一个特征
- 肺脓肿 X 线表现可为单发或多发圆形软组织肿块影，吸入性肺脓肿 X 线胸片表现为在上叶后段或下叶背段等邻近胸膜处有大片密度增高影，边缘模糊，空洞形成后在大片阴影中可见密度减低区及气液平面，空洞壁厚（图 1-22-6）。血源性肺脓肿多分布于肺的外围部，脓肿边界模糊，脓液咳出后形成气液平面，内壁常不整齐或不规则，外壁模糊，周围肺有炎性浸润，壁一般较厚。病变中央密度较低，胸膜可以增厚并有积液表现
- 支原体肺炎 X 线胸片早期表现为肺间质炎症。显示病变区见线条状影及网结节状影，通常局限于一个肺叶内，以右肺多见（图 1-22-7，图 1-22-8）。以后形成肺泡炎症，局限于一个或两个肺段，多数见于下肺野，为节段或大片病变，密度均匀但密度较淡的阴影，与大叶性肺炎的改变相似。支原体肺炎常伴肺门影增大，有时可见胸腔或叶间积液，支原体肺炎 2 ～ 4 周吸收消散。支原体肺炎 X 线表现多种多样，缺乏特征性，以下几点常提示本病之可能：3

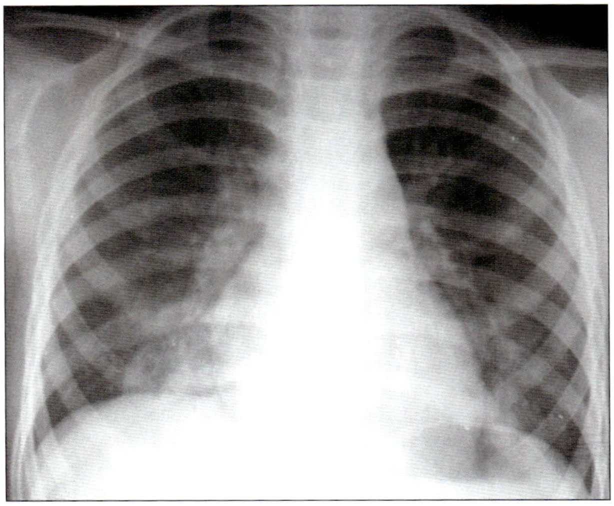

图 1-22-3　支气管肺炎
X 线平片表现为肺纹理增多、模糊，两肺内中带散在多发小斑片状密度增深影，边缘模糊

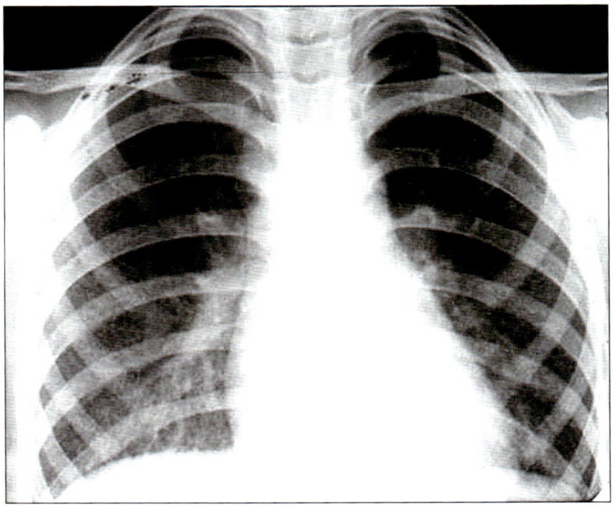

图 1-22-4　间质性肺炎
X 线胸片可见右肺内带和下肺野

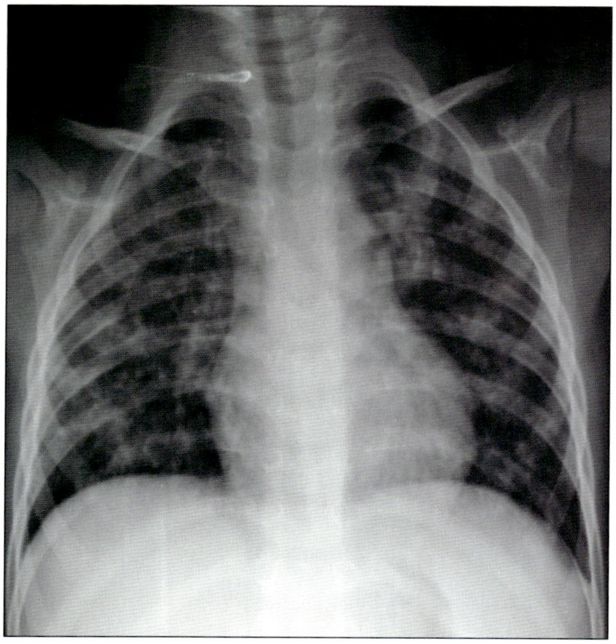

图 1-22-5 **金黄色葡萄球菌肺炎**
胸部 X 线平片可见两肺多发小斑片状密度增深影，有透亮区和低密度的肺气囊

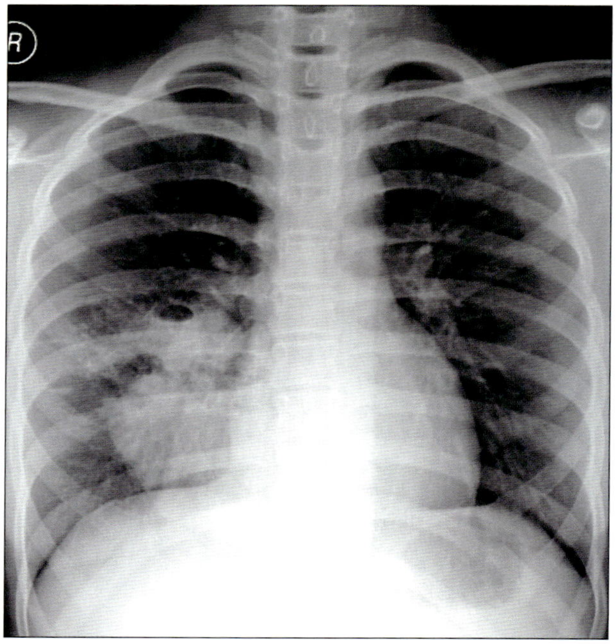

图 1-22-6 **肺脓肿**
胸部 X 线平片可见右下叶大片密度增高影，阴影中可见密度减低区及气液平面

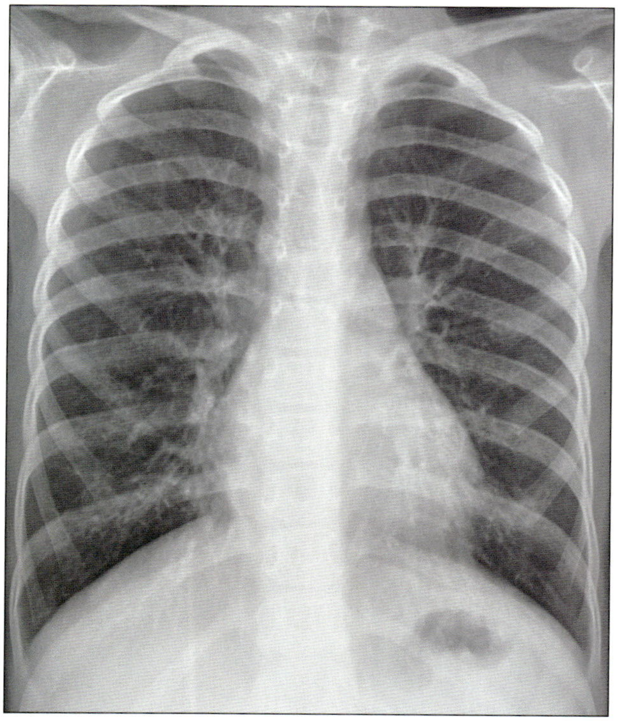

图 1-22-7 **支原体肺炎**
正位 X 线胸片，表现为右肺线条状影及网结节状影，右中肺节段性实变，密度较淡

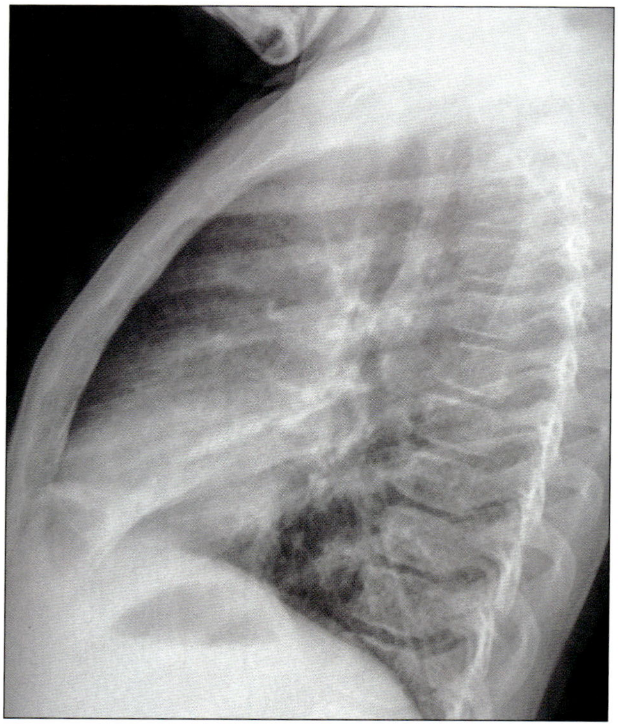

图 1-22-8 **支原体肺炎**
侧位 X 线胸片，表现为右中肺节段性实变，密度较淡

岁以上小儿患间质肺炎，伴肺门淋巴结肿大。临床以干咳较重，病灶超过 1 周，肺内呈现大片状致密之节段病灶，邻肺或余肺可见间质病变，肺门病变重，但病程相对短

- 病毒性肺炎在 X 线胸片上可呈两肺肺纹理增粗、模糊，两肺内中带多发小斑片状密度增深影等小叶性肺炎表现。病毒性肺炎在 X 线胸片上也可呈双侧性肺纹理紊乱，见网状小结节状密度增深影，肺门影增大，弥漫性肺气肿等间质性肺炎改变（图 1-22-9）。呼吸道合胞病毒肺炎肺气肿可相当明显，肺野透亮度增高，横膈压低变平显著。腺病毒肺炎病变可迅速融合成大片渗出性炎症，病变吸收较慢。病毒性肺炎的最具有诊断价值的表现是周围支气管纹理增加、肺膨胀，透亮度增高，压迫横膈超过到第十后肋。但缺少集中实变的肺组织（细菌性感染的特点）

CT 表现

- 大叶性肺炎 CT 表现与其病理变化及受累肺范围的分期有关，一般来讲，影像学表现较临床症状出现为晚。充血期：CT 表现肺纹理多，透过度降低和边缘模糊的云絮影。实变期：表现为大叶性或占据大叶部分区域的密度均匀的实变阴影，其形态和肺段（亚段）或肺叶解剖形态一致，不同的部位大叶病灶影像形状不同。实变内有时可见支气管充气征（图 1-22-10）。CT 检查对空气支气管征可比 X 线胸片显示更好。消散期：大叶病灶密度逐渐减低，范围缩小，以致呈现密度不匀的斑片阴影，一般 1 ～ 2 周以内可完全吸收。偶可发生机化，成为机化性肺炎或肺不张
- 支气管肺炎 CT 表现：支气管炎和周围炎引起肺纹理增多、模糊，有时见双轨征。小支气管不同程度阻塞致小片不张和泡性气肿。沿支气管分布边缘模糊的斑片状病灶，以中下肺野、中内带多见，病变好发于两下肺近心缘区域，病灶直径多为 1cm 左右的斑片状实变，通常病灶的中心密度高于周边，病灶的边缘模糊（图 1-22-11）。部分患者病灶可融合成大片状

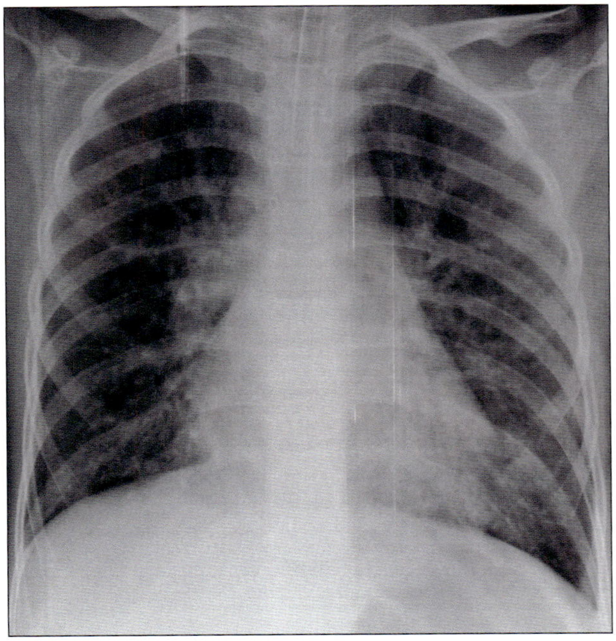

图 1-22-9　**病毒性肺炎**
X 线胸片，两肺肺纹理增粗、模糊，两肺内中带多发小斑片状密度增深影，肺门影增大，横膈压低变平

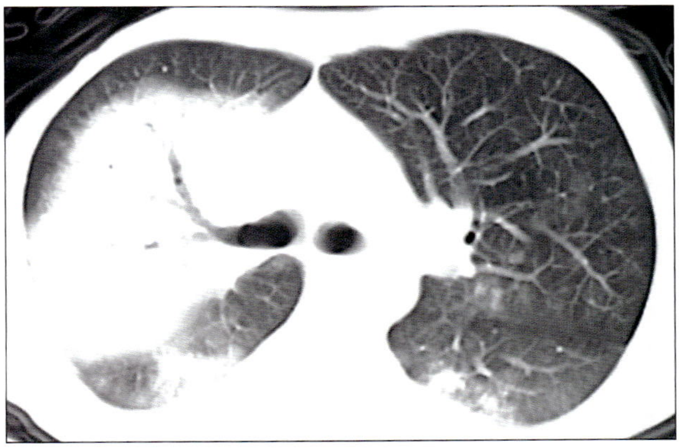

图 1-22-10　**大叶性肺炎**
CT 平扫表现为密度均匀的实变阴影，可见支气管充气征

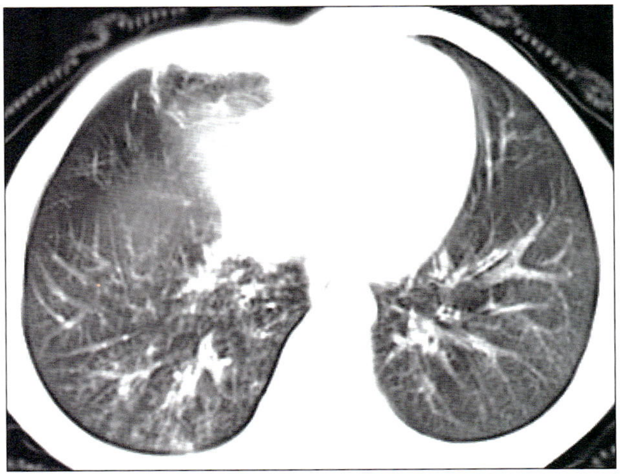

图 1-22-11　**支气管肺炎**
CT 平扫，肺纹理增多、模糊，见双轨征和小片边缘模糊的斑片状病灶

实变，而似大叶性肺炎样表现，但其密度不如大叶性肺炎实变期那么均匀。可有淋巴结增大和胸腔积液。婴儿期肺气肿可致肋间肺膨出。支气管管腔完全阻塞则导致肺节段不张。小叶性肺炎吸收期病变密度逐渐变淡，缩小，最后消失。临床症状 - 体征改善先于 X 线改变

- 间质性肺炎做 CT 特别是高分辨率 CT 能清晰显示间质性肺炎的各种病变，包括小叶间隔增厚及网状结节状改变，累及肺小叶时可呈小片状磨玻璃样实变。病变严重迁延不愈的患者可伴有间质纤维化改变。CT 可见病变广泛累及两肺各叶，呈双侧性，好发于两肺内带和下肺野。支气管周围间质增厚表现为线条状密度增深影，沿气道分布，较僵直，肺纹理增多，紊乱。肺泡壁及小叶间隔的间质水肿和增厚则呈短线条状影（图 1-22-12），且交织成网状或呈弥漫性磨玻璃状肺透亮度减低，磨玻璃样改变系间质病变将正常的肺纹理掩盖所致。位于腺泡的病变则显示小结节状密度增深影。肺门影常增大，边缘结构模糊。弥漫性肺气肿或间质性肺气肿形成小泡状透亮区
- 金黄色葡萄球菌肺炎 CT 开始表现为肺纹理增多，一或双侧肺野沿支气管分布的淡薄片絮影。病灶迅速发展，甚至于几个小时内融合成高密度的大片或节段性病变，占一或多叶。发病 3 ～ 4 天左右，原实变区出现圆形病灶，呈大小不等，境界清楚的脓肿，囊腔壁较厚，内壁常凹凸不平，可出现气液面。病程 5 ～ 10 天，出现单或多个肺大泡，囊腔内出现液平面。早期儿童常见胸膜病变也为金葡肺炎特点之一。胸腔积液发展迅速，有早期分房，包裹或发展为脓气胸的倾向。继发性金黄色葡萄菌肺炎 CT 表现肺野内稀疏分布的小斑片影或小结节，主要位于肺外围部，大小不一，直径很少超过 1cm。境界模糊。此后病灶增多，部分融合，边缘变清楚。于发病 4 ～ 10 天病情进展，表现为多发圆形结节样的脓肿形成。可形成空洞或含小液面（图 1-22-13）。治疗后脓肿随炎症消退，演变为薄壁空洞，大多于数周后吸收或遗留少量纤维条索
- 肺脓肿 CT 表现为单发或多发圆形软组织肿块影，血源性肺脓肿多分布于肺的外围部，脓肿边界模糊，脓液咳出后形成气液平面，内壁常不整齐或不规则，外壁模糊，周围肺有炎性浸润，壁一般较厚（3 ～ 5mm）。病变中央密度较低并无明显强化，较大脓肿周边可见强化。病变周围可见斑片影，胸膜可以增厚并有积液或积脓表现。吸入性肺脓肿或称支气管源性肺脓肿早期即脓肿尚未形成时，表现为在上叶后段或下叶背段等邻近胸膜处有大片密度增高影，边缘模糊，空洞形成后在大片阴影中可见密度减低区及气液平面，空洞壁厚。CT 尤

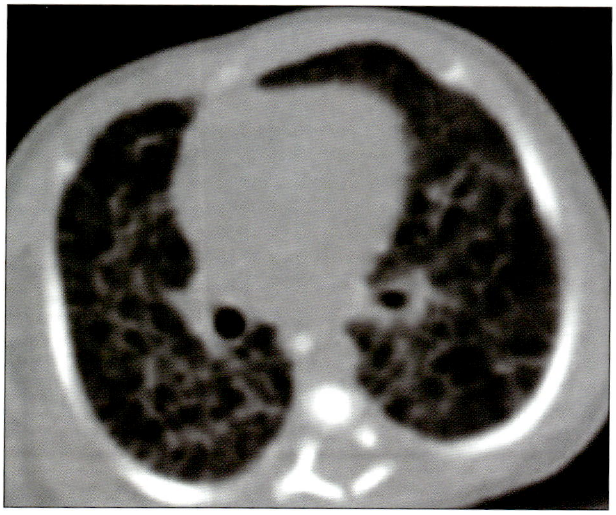

图 1-22-12 间质性肺炎
CT 扫描，显示双侧肺间质增厚表现为线条状密度增深影，肺纹理增多、紊乱。肺泡壁及小叶间隔的间质水肿和增厚则呈短线条状影

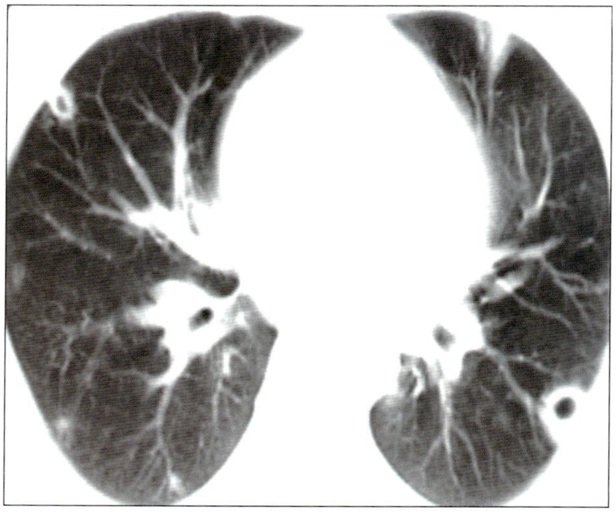

图 1-22-13 金黄色葡萄球菌肺炎
CT 平扫见肺野内小结节，主要位于肺外围，大小不一，直径很少超过 1cm。境界模糊，可形成空洞

其是增强 CT 对肺脓肿诊断很有帮助，支气管源性肺脓肿病灶的中心区发生坏死、液化，密度减低，在增强扫描上坏死区无强化，显示更为清晰。因此在坏死物质尚未经支气管咳出时，在增强 CT 上就可能作出肺脓肿的诊断（图 1-22-14），坏死物质经支气管咳出后形成含有气 - 液平面的空洞，空洞的周围仍有较大的炎性实变区，有时在病灶内形成多个小的坏死区，形成多房性空洞或由多房性空洞再融合成一个大的空洞。个别患儿肺脓肿治疗不彻底可形成内外壁均比较清楚的厚壁空洞，其周可见纤维索条状病灶的慢性肺脓肿表现。部分患儿肺脓肿同侧的肺门和纵隔淋巴结可见炎性肿大，而且随脓肿的吸收而好转消退

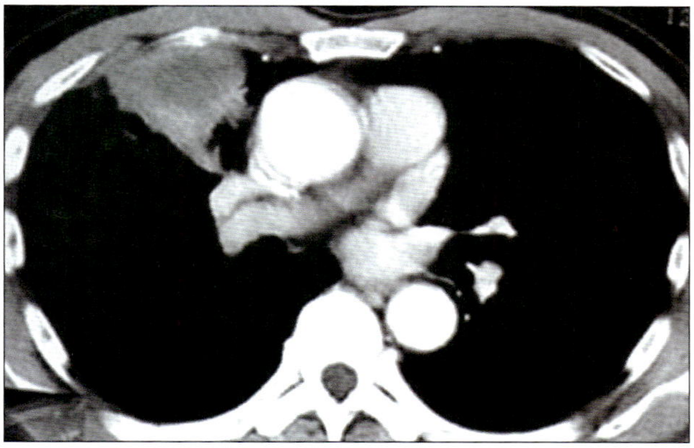

图 1-22-14　肺脓肿
增强 CT 见肺脓肿病灶的中心区发生坏死、液化，密度减低，在增强扫描上坏死区无强化

- 支原体肺炎 CT 在病变早期表现为肺纹理增多、模糊，见线条状影及网结节状影，通常局限于一个肺叶内。以后形成肺泡炎症，局限于一个或两个肺段，多数见于下肺野，为节段或大片病变，密度均匀但密度较淡的阴影。常伴肺门周围浸润或淋巴结肿大，30% 合并胸膜反应（图 1-22-15）。支原体肺炎表现缺乏特征性，以下几点常提示本病之可能：3 岁以上小儿患支气管间质肺炎，伴肺门淋巴结肿大。肺内呈现大片状致密之节段病灶，邻肺或余肺见间质病变，多种形态之混合性病变，肺门病变重，但病程相对短，动态变化快
- 病毒性肺炎 CT 表现为两肺肺纹理增粗、模糊，两肺内中带多发小斑片状密度增深影等小叶性肺炎表现（图 1-22-16），也可见网状小结节状密度增深影，肺门影增大，弥漫性肺气肿等间质性肺炎改变。呼吸道合胞病毒肺炎肺气肿可相当明显，肺野透亮度增高，横膈压低变平显著。腺病毒肺炎病变可迅速融合成大片渗出性炎症，病变吸收较慢。病毒性肺炎的最具有诊断价值的表现是周围支气管纹理增加、肺膨胀，透亮度增高，压迫横膈超过到第十后肋。但缺少集中实变的肺组织（细菌性感染的特点）
- SARS 胸部 CT 检查一般 1 周内逐渐出现肺纹理粗乱的间质性改变、斑片状或片状渗出影，典型的改变为磨玻璃影及肺实变影。可在

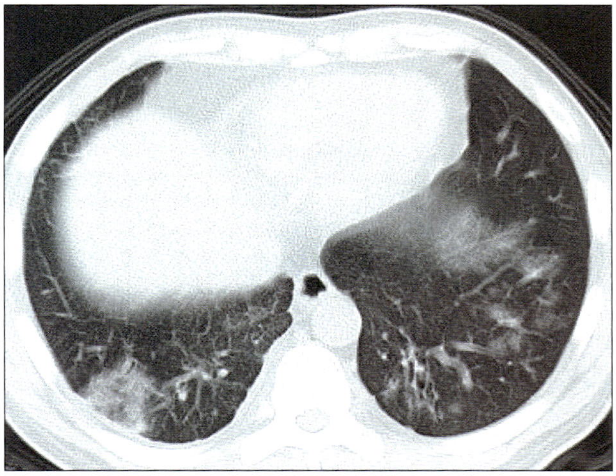

图 1-22-15　支原体肺炎
CT 平扫，肺纹理增多，右下肺野为节段密度较淡的阴影。合并胸膜反应

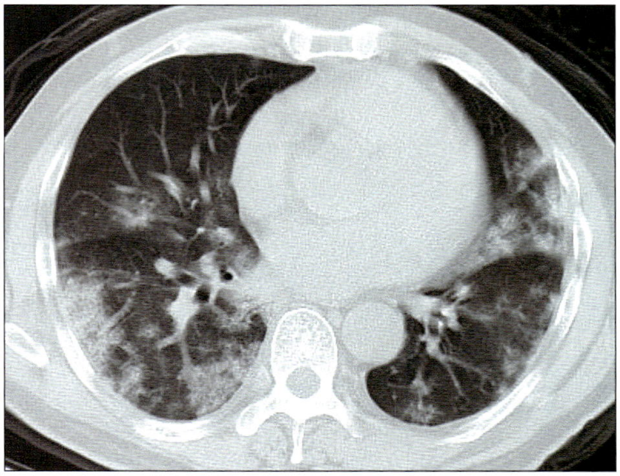

图 1-22-16　病毒性肺炎
CT 平扫，肺纹理增多，两肺内中带多发小斑片状密度增深影等

2～3天内波及一侧肺野或两肺，约半数波及双肺。病灶多在中下叶并呈外周分布。少数出现气胸和纵隔气肿。CT还可见小叶内间隔和小叶间隔增厚（碎石路样改变），细支气管扩张和少量胸腔积液。病变后期部分患者肺部有纤维化改变

MR表现

- 大多数情况下，儿童肺炎并不采用MR来诊断。近年来已开始有用超短TE技术来显示儿童肺部情况

超声表现

- 儿童肺炎一般不用超声诊断，但超声对胸腔积液的诊断非常有效

核医学表现

- 一般不用于儿童肺炎的诊断

推荐影像学检查

- 儿童肺炎主要靠X线检查诊断，胸部正侧位X线片是首选的检查方法，可以明确肺炎的诊断或提出有针对性的其他影像学检查方法，胸部CT检查可作为胸片常用的补充诊断方法，可以为发现病变、确定病变部位和范围、观察病变动态变化和进一步的鉴别诊断提供依据

【鉴别诊断】

- 不同的肺炎各有特点，又有很多相同的表现，鉴别诊断并不容易。大叶性肺炎、小叶性肺炎和间质性肺炎以病变所涉及的部位而分。鉴别比较简单
- 对于病原体的鉴别并不可靠，一般而言，有集中的肺实变和胸膜渗出，没有周围支气管纹理的增加在细菌性感染中更常见。形成肺气囊，且气囊的影像变化很快，为金黄色葡萄球菌肺炎的特征。病毒性肺炎支气管纹理增加、肺膨胀，但缺少集中实变的肺组织。支原体肺炎早期肺间质炎症，以后形成肺泡炎症，病变局限于一个或两个肺段，为节段或大片病变，密度均匀但密度较淡
- 肺脓肿要和空洞坏死性肺炎鉴别，空洞坏死性肺炎是肺炎导致小动脉血栓形成，最终实变的肺缺血坏死。组织塌陷导致空洞形成，空洞最初由液体填充，当组织和充气肺相连时，空洞充气，大多是肺炎链球菌感染，大多数不需要外科手术就能康复。空洞坏死性肺炎没有强化，囊的边缘不规则。而肺脓肿有边缘光滑明显强化的壁

诊断与鉴别诊断精要

- 儿童肺炎主要靠X线检查诊断
- 诊断大叶性肺炎、小叶性肺炎和间质性肺炎比较可靠
- 除金黄色葡萄球菌肺炎等特征明显的病变外。X线检查对于病原体的鉴别并不可靠

重点推荐文献

[1] Klusmann M，Owens C. HRCT in paediatric diffuse interstitial lung disease-a review for 2009 .Pediatric Radiology，2009，39：471-481.

[2] Copley SJ，Coren M，Nicholson AJ，et al . Diagnostic accuracy of thin-section computed tomography and chest radiograph in paediatric interstitial lung disease. AJR，2000，174：549-554.

[3] Nambu A，Saito A，Araki T，et al. Chlamydia Pneumonia：Comparison with Findings of Mycoplasma Pneumonia and Streptococcus Pneumonia at Thin-Section CT. Radiology，2005，238：330-338.

[4] Chang Min Park，Jin Mo Goo，Hyun Ju Lee，et al. Nodular Ground-Glass Opacity at Thin-Section CT：Histologic Correlation and Evaluation of Change at Follow-up，RadioGraphics，2007，27：391-408.

第 23 节 儿童肺结核

【概念与概述】

- 肺结核（tuberculosis）是由结核分枝杆菌引起的慢性传染病。其发病率曾逐年下降，但近年来又有上升趋势
- 结核病分为
  - 原发型肺结核
  - 血行播散型肺结核
  - 继发型肺结核
  - 结核性胸膜炎
  - 肺外结核
  - 结核分枝杆菌阴性肺结核
- 儿童结核病以肺结核多见，肺外结核较少。而儿童肺结核又以原发性肺结核、血行播散型肺结核多见

【病因与病理】

原发性肺结核（primary pulmonary tuber-culosis）包括原发综合征及胸内支气管淋巴结结核。初次感染结核分枝杆菌所引起的肺结核称为原发性肺结核。结核分枝杆菌被吸入肺后所引起的病灶称为原发灶，通常原发灶只有一个，偶可为两个或两个以上。由于初次感染，机体对其无免疫力，结核分枝杆菌可沿引流淋巴管蔓延至所属的肺门淋巴结，导致淋巴管和肺门淋巴结炎。肺原发灶、淋巴管炎和肺门淋巴结炎合称原发综合征。绝大多数原发性肺结核患儿随着机体免疫力的增强和及时的抗结核治疗，病灶可完全吸收或纤维化而痊愈。仅少数患儿的病变发生恶化导致淋巴道播散、血源播散和支气管播散而引起肺内、肺外器官结核和全身粟粒性结核病

- 原发综合征（primary complex），由四个部分组成：即肺部原发灶、支气管淋巴结结核、淋巴管炎及初染灶邻近之胸膜炎
- 胸内支气管淋巴结结核（intathymic bronchial lymphnode tuberculosis），其演变较原发灶缓慢，病变再活动者多见。支气管淋巴结核远较原发综合征常见，在原发性肺结核中占有重要地位。结核性淋巴结炎有渗出、增殖、干酪坏死，液化成脓肿和钙化等改变，不少病例伴淋巴结周围炎

血行播散型肺结核又称肺粟粒性结核病。依据结核分枝杆菌侵入血循环的途径、数量、毒力和机体的免疫力，可分为急性粟粒性肺结核和慢性血行播散性肺结核。急性粟粒性肺结核常是全身性粟粒性结核病的一部分，多由支气管周围、肺门或纵隔淋巴结发生干酪样坏死、液化破入邻近的静脉，其内的大量结核分枝杆菌一次性进入血液循环，经右心和肺动脉播散至双肺所致。肺切面多表现为广泛均匀的直径 1 ~ 2mm 的灰白色或灰黄色粟粒大小的结节。结核结节由类上皮细胞、Langerhans 巨细胞和聚集在外周的淋巴细胞和少量反应性增生的成纤维细胞构成。慢性血行播散性肺结核儿童少见

- 急性血行播散型肺结核（acute hematogenous disseminated pulmonary tuberculosis），又称急性粟粒型肺结核，为结核分枝杆菌一次大量或多次于短期内进入血液，大多发生在原发肺结核起病后 3 ~ 6 个月。多为全身播散的一部分
- 亚急性及慢性血行播散性肺结核（chronic hematogenous disseminated pulmonary tuber-culosis）为细菌少量多次进入血液所致，病程较迁延。年长儿多见
- 浸润性肺结核是继发型肺结核的主要类型。干酪肺炎、结核球和纤维空洞性肺结核也属本病型
- 浸润性肺结核（infiltrative pulmonary tuber-culosis），多见于 12 岁以上的年长儿及少年，为原发结核痊愈后再次感染新结核，或旧病灶复燃的结果。肺部有渗出、浸润及不同程度的干酪样病变，可有空洞形成
- 结核球（tuberculoma）在儿童不多见，为一种干酪性病变被纤维组织包绕形成的球形病灶，一般把直径 > 2cm 的圆形纤维干酪灶称为结核球，把直径 < 2cm 的病灶称为结核结节
- 干酪性肺炎（caseous pneumonia）是肺门淋巴结或肺内结核病灶干酪坏死破溃于支气管腔内引起的急性吸入性肺炎，大量结核分枝杆菌突然侵入一个叶段，引起大块渗出性结核病变，继发干酪坏死和空洞形成，称为干酪性肺炎。临床起病急，有高热，有明显结核中毒症状。干酪肺炎分大叶性干酪性肺炎和小叶性干酪性肺炎
- 慢性纤维空洞性肺结核（chronic fibro cavitative

pulmonary tuberculosis）包括纤维空洞性肺结核和肺硬变。慢性纤维空洞性肺结核可由原发或继发型结核长期发展演变而来，是一种晚期结核病变，也可是各种类型的肺结核恶化、好转与稳定交替出现的结果。儿童少见。绝大多数空洞壁由空洞外的胶原蛋白和空洞内的干酪样物质组成，空洞内外壁间为肉芽组织。空洞周围可见肺不张

- 结核性胸膜炎（tuberculous pleurisy）是由于结核分枝杆菌及其代谢产物进入过敏的胸膜腔中引起的疾病。因结核原发灶多位于胸膜下方，所以 1/3 病儿伴胸膜反应。临床上可分为干性胸膜炎和渗出性胸膜炎两种。多见于儿童和青少年

【临床表现】

- 不同类型的肺结核临床表现差别很大。临床轻者可无症状，一般多有轻度结核中毒症状
- 较重者表现高热，2 ～ 3 周后转低热、盗汗、食欲缺乏、体重下降、咳嗽以及气管、喉返神经和上腔静脉压迫等症状
- 浸润性肺结核可有咯血等。时好时坏是浸润型肺结核的临床特点
- 急性血行播散型肺结核起病急，伴高热、昏睡，呼吸道症状轻。婴幼儿则可出现气促、呼吸困难或并发结脑脑膜炎症状
- 肺结核患者结核分枝杆菌素试验阳性

【影像表现】

概述

- 不同类型的肺结核影像改变差别很大

X 线表现

- 原发综合征的原发灶可发生在肺的任何部位，右侧多于左侧，上叶较下叶多见。好发于胸膜下。原发灶周围有炎性渗出，病灶边缘模糊，呈较大的片絮影，与肿大的肺门淋巴结构成哑铃状阴影。原发综合征的淋巴管炎表现为原发灶与淋巴结之间的一或数条粗糙且模糊的条索阴影。原发综合征的淋巴结炎的部位与原发灶位置有关，一般首先侵犯同侧肺门，上、下肺野病灶引流至相应的肺门上、下组淋巴结。右侧气管旁淋巴结出现率较高。原发综合征的胸膜炎：由于原发灶紧邻肺膜，易致胸膜炎改变。大多表现为局限性胸膜增厚和少量积液。在原发综合征四个组成部分中，淋巴管炎和胸膜改变的显示率较低。只要发现原发灶和淋巴结肿大，诊断即可成立
- 胸内淋巴结结核的 X 线平片可见结节型淋巴结肿大，淋巴结位于气管、支气管旁或肺门区，向肺野突出。多数为孤立的结节，数个相邻肿大淋巴结融合构成分叶状阴影，为淋巴结肿大的直接征象。胸内淋巴结结核的 X 线平片还可见浸润型淋巴结肿大，肺门影增宽、增长，密度增浓，其内血管和支气管结构不清，边缘模糊
- 急性粟粒型肺结核一般在临床出现症状后几周才出现 X 线异常。早期见两肺纹理普遍增多，进而出现网状结构和无数细小的粟粒状阴影，病灶大小一致，密度相等，分布均匀为其特点
- 亚急性及慢性血行播散性肺结核 X 线表现为两肺大小不一、密度不等、分布欠均匀的颗粒状病灶，以两肺上中野较下肺野多，呈新旧病灶混杂，同时存在渗出、增殖、钙化等病变
- 结核性干性胸膜炎 X 线胸片可无异常发现。渗出性胸膜炎在右侧较多见，多数为中等量以上积液，表现为中、下肺野大片暗影，上缘呈外高内低凹弧形，纵隔移向健侧

CT 表现

- 原发综合征 CT 扫描可显示肺部原发病灶和淋巴结肿大。增强扫描有助于对增大淋巴结与肺门、纵隔血管等结构的鉴别。肺原发灶、淋巴管炎和肺门淋巴结炎是原发性肺结核的典型表现，肺原发灶表现为直径约 1cm 大小斑块状实变灶，一般病灶的中央密度高于周边，周边为病灶周围炎。淋巴管炎表现从病灶引向肺门的线条状影。CT 比 X 线胸片更清晰显示肺门淋巴结结核，增大的肺门和纵隔淋巴结中央常发生干酪样坏死，增强 CT 显示的更清楚，坏死区无强化呈低密度，非坏死区因强化而密度增高。肿大的肺门淋巴结可压迫邻近的支气管导致肺不张。由于原发病灶多邻近胸膜，可致局限性胸膜渗出和增厚改变。原发病灶可吸收留下钙化影（图 1-23-1，图 1-23-2），在活动期原发病灶可很大，淋巴管炎比较难显示（图 1-23-3，图 1-23-4）

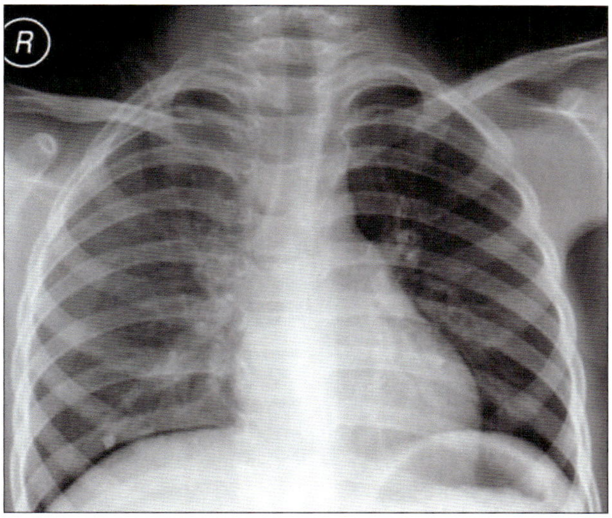

图 1-23-1 **原发综合征**
X 线平片可见原发灶在肺右下叶胸膜下。原发病灶吸收留下钙化影，似可见淋巴管炎的条索阴影。可见肿大的右肺门淋巴结

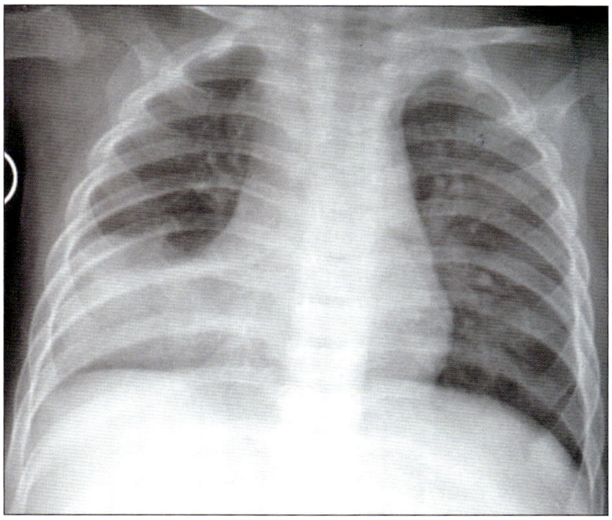

图 1-23-3 **原发综合征**
X 线平片可见右肺原发灶周围有炎性渗出，病灶边缘模糊，呈较大的片絮影

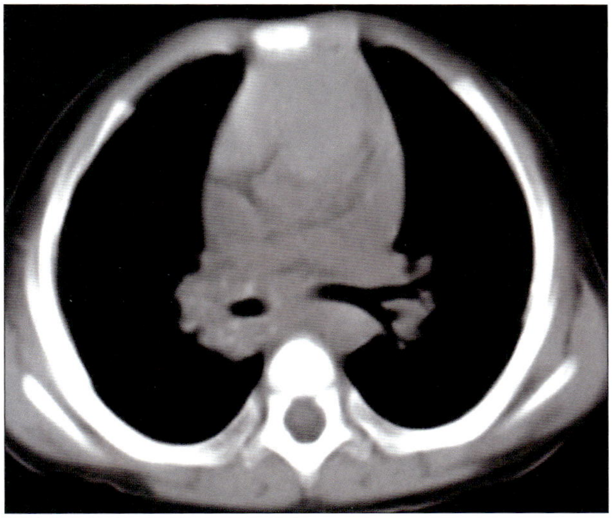

图 1-23-2 **原发综合征**
与图 1-23-1 为同一患者，CT 扫描可显示肿大的右肺门淋巴结和钙化影

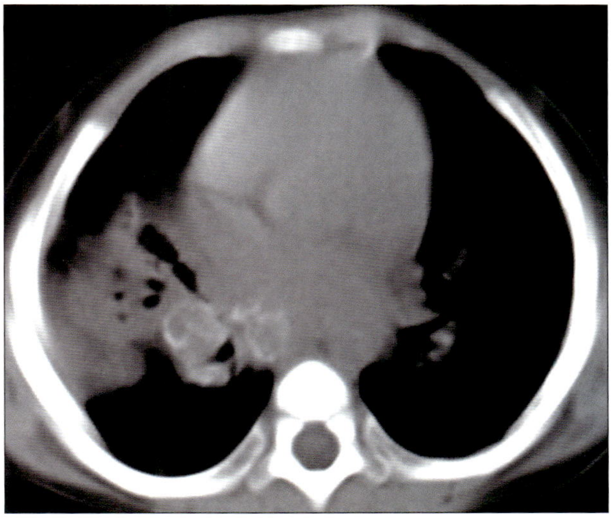

图 1-23-4 **原发综合征**
与图 1-23-3 为同一患者，CT 扫描可显示右肺原发灶周围有炎性渗出，肿大的右肺门淋巴结和钙化影

- 胸内支气管淋巴结结核 CT 扫描对显示纵隔淋巴结有帮助。淋巴结核较多侵犯中纵隔气管支气管旁、肺门区和隆突下淋巴结（图 1-23-5），偶尔侵犯后纵隔或其他组淋巴结。淋巴结坏死液化时可见中心性低密度区和环形强化，存在钙化时更能明确诊断，淋巴结结核压迫和侵犯支气管时可造成管腔狭窄，管壁不规则和腔内肉芽肿，肺不张等。原发性肺结核患儿由于症状轻或无明显的体征，CT 上可见患儿的原发肺内病灶可以很小、纤维化或已吸收，仅见支

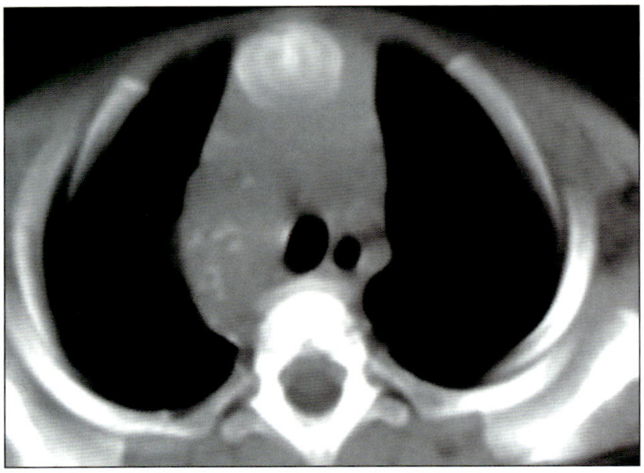

图 1-23-5 **胸内支气管淋巴结结核**
CT 扫描显示纵隔淋巴结，淋巴结存在钙化

气管、肺门和纵隔淋巴结肿大。肿大的肺门淋巴结周围可伴或不伴有渗出性改变；前者即胸片所说的炎症型，后者即结节型淋巴结结核

- 急性粟粒性肺结核胸部 CT 表现一般晚于临床症状，CT 扫描可见双肺弥漫分布的粟粒状结节影，以高分辨 CT 扫描显示较佳。急性粟粒性肺结核结节无特定好发区域倾向，与肺小叶无特定的位置关系，结节大小一致，多为 1 ~ 4mm，密度均匀一致（图 1-23-6），高分辨 CT 上还可以看到结节状小叶间隔增厚，血管壁不规则，胸膜和叶间胸膜呈结节状、弥漫性或局限性网状影、磨玻璃影等（图 1-23-7）

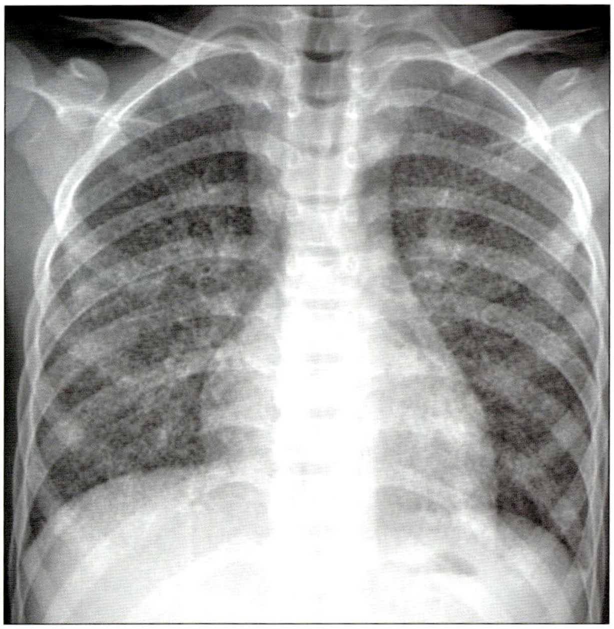

图 1-23-6 **急性粟粒性肺结核**
X 线平片见两肺无数细小的粟粒状阴影，病灶大小一致，密度相等，分布均匀为其特点

- 亚急性及慢性血行播散性肺结核 CT 表现为两肺大小不一、密度不等、分布欠均匀的颗粒状病灶，慢性血行播散性肺结核病灶多位于两上肺，常表现为渗出性、增生性和钙化性等新旧病灶同时存在，渗出性病灶可发生融合。病灶可从粟粒到 1cm 大小不等
- 浸润性肺结核 CT 典型表现是小斑片状、云絮状密度很不均匀的病灶，好发于上叶尖后段和下叶背段，可单发或多发。病灶内有密度降低区，在同侧或两侧中下肺野内可见支气管播散病灶
- 结核球 CT 表现为直径 > 2cm 的圆形单发或多发高密度病变，可呈轻度分叶状，大多边界清晰，密度多不均匀，可见钙化。周围可出现卫星灶或少量播散。增强动态扫描显示结核瘤无强化或包膜环形强化
- 干酪性肺炎 CT 表现为肺段或肺叶致密实变，肺容积增大，叶间裂弧形膨出，有时可见不规则形空洞，可在对侧或同侧肺内有播散性小叶病灶
- 慢性纤维空洞性肺结核 CT 表现为空洞存在，以上叶尖后段或下叶背段多见，空洞大小从数毫米到数厘米不等，可为厚壁空洞，可见壁结节，也可为薄壁空洞。合并感染时可见气液平面。空洞外壁可清晰或模糊，有时在空洞和肺门之间可见管壁增厚的引流支气管，具有一定

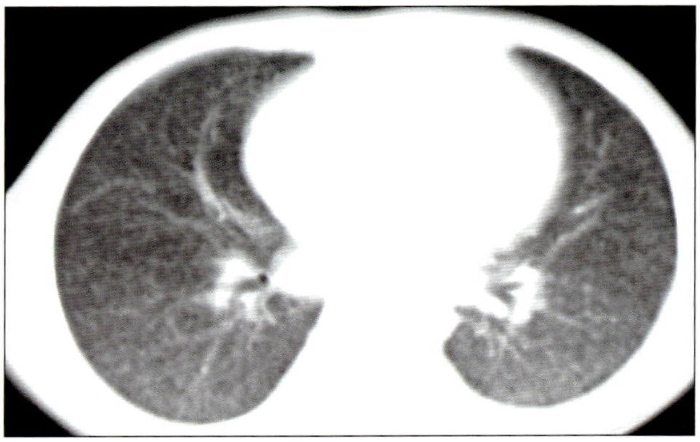

图 1-23-7 **急性粟粒性肺结核**
胸部 CT 见两肺无数细小的粟粒状阴影，病灶大小一致，密度相等，分布均匀为其特点

特征性。周围肺实质内可见支气管播散等征象
- 干性胸膜炎 CT 检查早期可无异常发现，当有纤维渗出或胸膜增厚时，可在胸壁下见弧形密度增高影。渗出性胸膜炎在患侧胸廓内缘见新月形液性密度区，在大量纤维素沉着时可引起胸膜肥厚、粘连或钙化，也可引起包裹性胸腔积液

MR 表现
- 大多数情况下，儿童肺结核并不采用 MR 来诊断。近年来已开始有用超短 TE 技术来显示儿童肺部情况

超声表现
- 儿童肺炎一般不用超声诊断，但超声对胸腔积液的诊断非常有效

核医学表现
- 一般不用于儿童肺结核的诊断

推荐影像学检查
- 儿童肺结核主要靠 X 线检查诊断，胸部正侧位 X 线片是首选的检查方法，可以明确肺结核的诊断或提出有针对性的其他影像学检查方法，胸部 CT 检查可作为胸片常用的补充诊断方法，可以为发现病变、确定病变部位和范围、观察病变动态变化和进一步的鉴别诊断提供依据

【鉴别诊断】
- 胸内支气管淋巴结结核需与恶性淋巴瘤鉴别，恶性淋巴瘤最常侵犯前纵隔淋巴结和胸腺，但其肿大淋巴结常有融合趋势且很少发生钙化
- 粟粒性肺结核需要和郎格汉斯细胞组织细胞增生症、特发性肺含铁血黄素沉着症、转移瘤等鉴别。病史和 HRCT 检查可明确诊断

诊断与鉴别诊断精要
- 儿童肺结核主要靠 X 线检查诊断，胸部 CT 检查可作为补充诊断方法，不同类型的肺结核影像改变差别很大，儿童肺结核又以原发性肺结核多见，发现肺门和纵隔淋巴结，淋巴结存在钙化对诊断意义很大

重点推荐文献

[1] Stansberry SD. Tuberculosis in infants and children. J Thorac Imaging 1990，5，17-27.
[2] Ussery XT，Valway SE，McKenna M，et al. Epidemiology of tuberculosis among children in the United States. Pediatr Infect Dis J，1996，15，697-704.
[3] Reichler MR，Reves R，Bur S，et al. Evaluation of investigations conducted to detect and prevent transmission of tuberculosis，JAMA 2002，287：991-995.

第 24 节　闭塞性毛细支气管炎

【概念与概述】
- 闭塞性毛细支气管炎（bronchiolitis obliterans，BO）于 1901 年由德国病理学家 Lange 首先报道
- BO 是由黏膜下肉芽组织或纤维化组织造成的部分或完全的小于 3mm 以下的细支气管或肺泡小管的狭窄或闭塞，通常合并大气道扩张或炎性管腔狭窄
- 目前有关闭塞性毛细支气管炎的发病机制、治疗及预后等方面仍有许多不确定性。但随着骨髓移植的广泛开展，闭塞性毛细支气管炎作为其严重的并发症越来越引起人们的重视

【病因与病理】
- 闭塞性毛细支气管炎的病因是由多种原因引起的小气道上皮的损伤，包括感染、异体骨髓移植、吸入有毒气体、自身免疫和药物反应等

- 儿童闭塞性毛细支气管炎通常继发于下呼吸道感染，以病毒感染最多见。小儿最常见的病原是腺病毒。其他病毒也有报道与闭塞性毛细支气管炎的发生相关
- 异常的自身免疫和炎症反应在病毒性肺炎患儿发展成闭塞性毛细支气管炎过程中起重要作用
- 儿童闭塞性毛细支气管炎的肺部特征性病理改变包括大气道的支气管扩张，小气道的炎细胞、肉芽和纤维组织阻塞和闭塞，细支气管旁炎症和纤维化，肺不张和血管容积数量的减少。其支气管损伤的具体表现为狭窄性毛细支气管炎或增殖性毛细支气管炎

【临床表现】

- 儿童闭塞性毛细支气管炎起病多为急性或亚急性，但病程进展较缓。临床轻重不一，主要表现为急性感染或肺损伤后持续出现慢性咳嗽、喘息、呼吸困难，可达数月或数年，且对支气管扩张剂无反应
- 喘鸣音和爆裂音是最常见的体征。动脉血气可显示低氧血症，肺功能特异性地表现为不可逆的阻塞性肺疾病，即呼气流量的明显降低
- 第一秒用力呼气容积及呼气中期的用力呼气流速被认为是诊断闭塞性毛细支气管炎的敏感指标

【影像表现】

概述

- 儿童闭塞性毛细支气管炎的诊断主要依赖于临床表现、肺功能和高分辨率 CT 改变，确诊依靠病理，但由于病变呈斑片样分布，肺活检不但有创且不一定取到病变部位，临床应用特别在儿科受到限制。故高分辨率 CT 在儿童闭塞性毛细支气管炎的诊断中至关重要

X 线表现

- 儿童闭塞性毛细支气管炎 X 线胸片可无明显特异性改变
- 儿童闭塞性毛细支气管炎可表现为两肺过度充气，肺透过度轻度增高，外周血管纹理略减少和中央性气道扩张
- 支气管充气和管壁增厚，斑片状肺泡浸润影，间质浸润，肺不张等

CT 表现

- 普通 CT 对诊断儿童闭塞性毛细支气管炎的诊断有一定的价值（图 1-24-1）
- 高分辨率 CT（HRCT）对诊断儿童闭塞性毛细支气管炎的诊断价值很高。儿童闭塞性毛细支气管炎的高分辨率 CT 可显示马赛克样灌注、支气管扩张、支气管壁增厚、黏液栓和气体潴留等特异性征象（图 1-24-2）。马赛克样灌注又称马赛克样衰减，病理基础为区域性肺灌注存在差异所致。CT 表现为低灌注缺血区的肺血管比正常灌注区细小
- 儿童闭塞性毛细支气管炎马赛克灌注征的出现是由于呈斑片样分布的狭窄性毛细支气管炎和增殖性毛细支气管炎的病理改变，及由此产生的局部缺氧，血管痉挛造成局部血流灌注减少共同形成的气体潴留征象

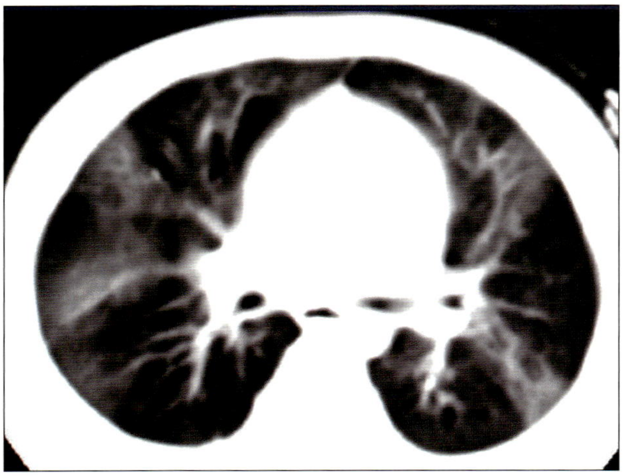

图 1-24-1 闭塞性毛细支气管炎
普通 CT 显示马赛克样灌注

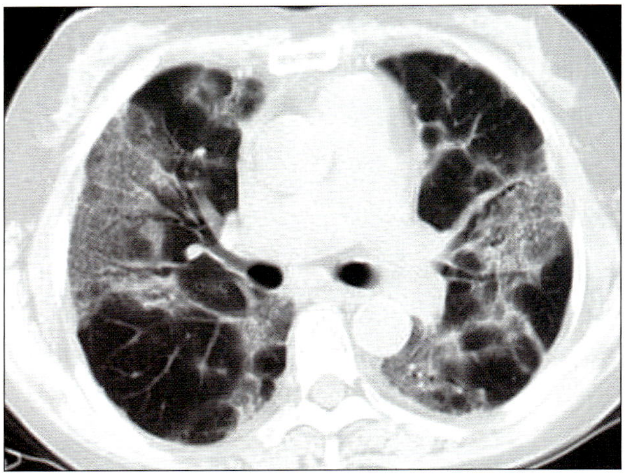

图 1-24-2 闭塞性毛细支气管炎
高分辨率 CT 显示马赛克样灌注、支气管壁增厚等特异性征象

- 闭塞性毛细支气管炎最主要的征象是呼气相气体潴留。呼气相 CT 气道阻塞和气体潴留征象较吸气相更加清楚，对诊断小气道阻塞的更可靠。所以儿童闭塞性毛细支气管炎患者最好行呼气相高分辨率 CT 检查。但在临床表现出现之前和早期阶段，呼气相气体潴留并不总能见到，故不能早期诊断

MR 表现

- MR 一般不用于儿童闭塞性毛细支气管炎的诊断

超声表现

- 超声一般不用于儿童闭塞性毛细支气管炎的诊断

核医学表现

- 核医学一般不用于儿童闭塞性毛细支气管炎的诊断

推荐影像学检查

- 儿童闭塞性毛细支气管炎影像学诊断主要依赖高分辨率 CT 检查。最好行呼气相高分辨率 CT 检查

【鉴别诊断】

- 儿童闭塞性毛细支气管炎常需与急性下呼吸道感染以及哮喘鉴别，特异性的高分辨率 CT 表现，如薄层 CT 显示单侧透明肺或合并地图样的透亮区，血管变细少，支气管壁增厚和小支气管柱状扩张，马赛克征和持续数月的喘息，支气管扩张剂吸入不能缓解，可帮助鉴别

诊断与鉴别诊断精要

- 儿童闭塞性毛细支气管炎的诊断主要依赖于临床表现、肺功能和高分辨率 CT 改变，高分辨率 CT 在儿童闭塞性毛细支气管炎的诊断中至关重要。薄层 CT 显示血管变细少，支气管壁增厚和小支气管柱状扩张，马赛克征可帮助诊断

重点推荐文献

[1] Kurland G，Michelson P. Bronchiolitis obliterans in children. Pediatr Pulmonol，2005，39：193-208.

[2] Fischer GB，Sarria EE，mattiello R，et al.Post infectious bronchiolitis obliterans in children.Paediatr Respir Rev，2010，11：233-239.

[3] Jensen SP，Lynch DA，Brown KK，et al. High resolution CT features of severe asthma and bronchiolitis obliterans. Clin Radiol，2002，57：1078-1085.

[4] De Baets F. Bronchiolitis obliterans in children：a ghostly journey to the origin. Allergol Immunopathol，2011，39：251-252.

第 25 节　朗格汉斯细胞组织细胞增生症——在呼吸系统的表现

【概念与概述】

- 朗格汉斯细胞组织细胞增生症（Langerhans cell histiocytosis，LCH）病因不明，多认为是一种免疫性疾病，又称组织细胞增生症 X，后者由 Lichtenstein 于 1953 年命名
- Lichtenstein 并把它分为三型：①嗜酸性肉芽肿（eosinophilic granuloma，EG），②急性、亚急性弥漫性组织细胞增生症，勒雪病（Letterer-Siwe disease，LS）和③慢性弥漫性组织细胞增生症，韩 - 雪 - 柯病（Hand-Schuller-Christian disease，HSC）
- 目前主要按照单器官或多器官侵犯来分类。肺部浸润可以孤立发生在肺部（原发）或多器官受侵累及肺部。在儿童，原发在肺部的 LCH 更为常见。肺部病变仍为主要死因之一

【病因与病理】

朗格汉斯细胞组织细胞增生症为一种原因不明的累及多系统的肉芽肿性病变

- 朗格汉斯细胞来源于骨髓，由单核细胞转化而来，增生的朗格汉斯细胞在肺内早期形成具有丰富血供的、广泛的颗粒状或结节状浸润灶，病灶的直径多为数毫米，病灶主要分布于支气管血管束的周围、肺泡壁、小叶间隔和胸膜下
- 以后随着病程的进展，肉芽肿逐渐为纤维组织代替，引起肺纤维化和肺气肿
- 近年来免疫和电镜证实在组织细胞增生症X中，增生的组织细胞是S-100蛋白和CD1α阳性的朗格汉斯组织细胞，2002年WHO将本病命名为朗格汉斯细胞组织细胞增生症。LCH是朗格汉斯组织细胞在全身网状内皮系统广泛或局限性的异常增殖和浸润，引起孤立性或多发性骨质破坏，也可累及其他脏器

【临床表现】

- 莱特勒-西韦病多发生于婴儿和幼儿，其中婴儿型患者发病年龄几乎均在1岁内，本病进展快，病程短，多在6个月内死亡
- 汉-许-克病通常发病于儿童或青少年期，其中3～4岁为常见发病年龄，症状有眼球突出、尿崩和颅骨溶骨性破坏三联症中的其中之一或全部表现
- 嗜酸性肉芽肿可发病于婴儿、儿童，其中多见于4～7岁以上的小儿，侵犯肺、骨可致发热、咳嗽、骨骼局部肿痛甚至发生病理性骨折，侵犯脊柱可导致神经症状和脊柱畸形

【影像表现】

概述

- 朗格汉斯细胞组织细胞增生症的影像表现与一些其他疾病的肺部表现相似，较易误诊，在儿童肺部弥漫性病变的诊断中要经常想到朗格汉斯细胞组织细胞增生症

X线表现

- 朗格汉斯细胞组织细胞增生症有胸部异常时为间质肺泡浸润性病变，胸片可见两肺广泛分布的网状、小结节状病灶，半数以上病例伴两肺过度充气和小囊泡状透亮影或蜂窝样肺，可并发胸膜下肺大泡或肺气瘤，易致纵隔气肿和反复自发性气胸

CT表现

- 朗格汉斯细胞组织细胞增生症CT扫描肺部表现为广泛分布的小结节状病灶，其直径一般不超过5mm，结节灶密度通常淡而模糊
- 小结节早期密度均匀，以后结节中央可出现空腔，最后发展为薄壁囊肿（图1-25-1，图1-25-2），囊壁破裂可致气胸。结节灶可自行或通过治疗后吸收，不吸收则最终导致肺间质性纤维化，呈网织结节状表现
- 肺内薄壁囊性表现和广泛的小泡性肺气肿亦是本病常见的表现，典型者呈蜂窝肺。病灶以上肺野分布为主，肺底常不受累
- 其他征象还有小叶间隔增厚、磨玻璃影和纵隔淋巴结肿大。肿大的淋巴结可单独存在或与肺部病变并存。胸腺可见钙化和囊性变
- 朗格汉斯组织细胞在全身网状内皮系统广泛浸润，引起孤立性或多发性骨质破坏，也可累及胸部骨骼（图1-25-3）

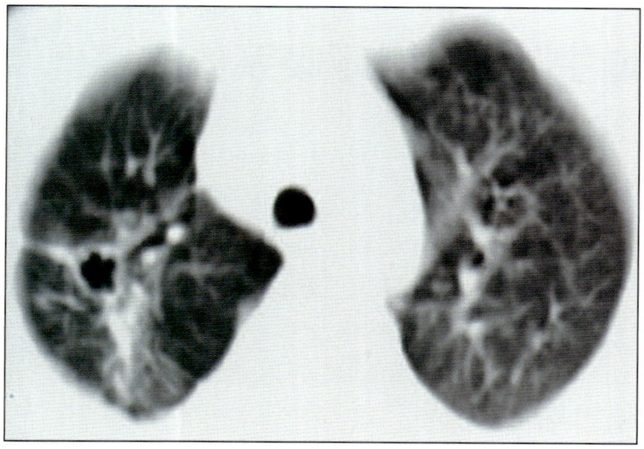

图1-25-1 朗格汉斯细胞组织细胞增生症
CT扫描显示肺部呈网织结节状表现，有薄壁囊肿

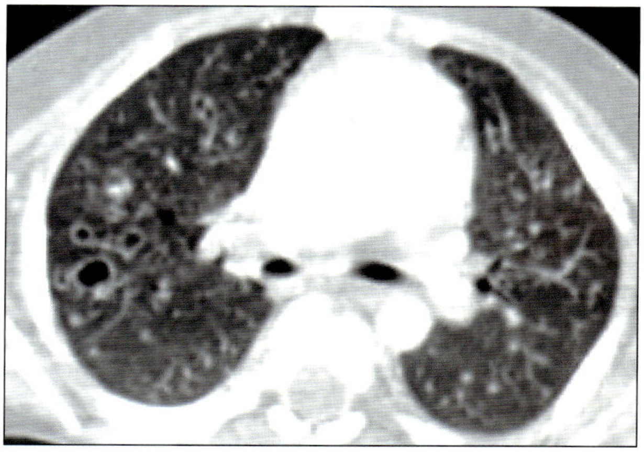

图1-25-2 朗格汉斯细胞组织细胞增生症
CT扫描显示肺部呈网织结节状表现，有多个薄壁囊肿

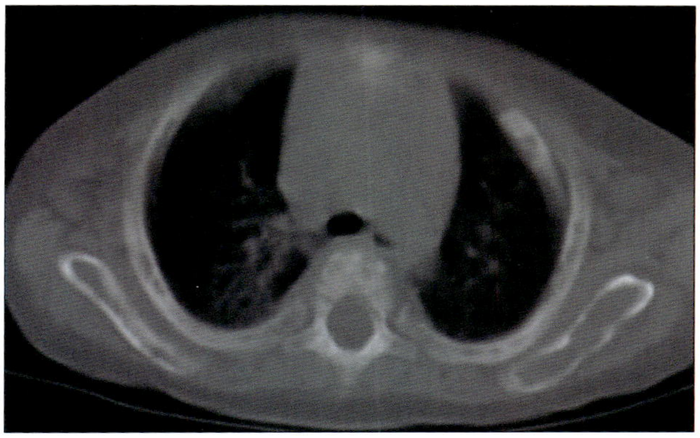

图 1-25-3 **朗格汉斯细胞组织细胞增生症**
CT 扫描显示肺部呈网织结节状表现，肩胛骨等骨破坏

MR 表现

- MR 一般不用于儿童肺朗格汉斯细胞组织细胞增生症的诊断，但广泛用于骨骼朗格汉斯细胞组织细胞增生症的诊断

超声表现

- 超声一般不用于儿童肺朗格汉斯细胞组织细胞增生症的诊断

核医学表现

- 核医学可用于儿童肺朗格汉斯细胞组织细胞增生症的诊断，主要观察骨骼改变

推荐影像学检查

- 儿童肺朗格汉斯细胞组织细胞增生症影像学诊断主要依赖 CT 检查。最好行高分辨率 CT 检查
- HRCT 对本病的诊断具有重要意义，而且对准确估计病变范围、程度、疗效观察及帮助确定活检部位均有重要作用
- 用 HRCT 作随访观察，可发现结节影是一种可逆性改变，经过一段时间后可以消失，也可以出现空洞甚至被囊状影所替代，当病变发展到囊状影时，病变呈不可逆改变

【鉴别诊断】

本病的表现与一些疾病的肺部表现相似，需同以下疾病鉴别

- 肺结核：血行播散性肺结核所致的两肺粟粒灶虽与本病相似，但结核病肺内多无网织样或囊肿改变不同于本病
- 特发性含铁血黄素沉着症：本病肺内小结节灶密度一般比较高，而且边界比较清楚，无网织样或囊肿改变及骨骼病变可资鉴别

诊断与鉴别诊断精要

- 两肺广泛分布的网状、小结节状病灶，两肺过度充气和小囊泡状透亮影或蜂窝样肺，胸膜下肺大泡等改变有助于诊断，如发现骨骼病变对诊断更有帮助

重点推荐文献

[1] Owens C. Radiology of diffuse interstitial pulmonary disease in children. Eur Radiol Suppl 4，2004，L2-L12.

[2] Howarth DM，Glichrist GS，Mullan BP，et al Langerhans' cell histiocytosis. Diagnosis，natural history，management，and outcome. Cancer，1999，85：2278-2290.

[3] Meyer JS，Harty MP，Mahboubi S，et al. Langerhans' cell histiocytosis：presentation and evolution of radiologic findings with clinical correlation. Radiographics，1995，15：1135-1146.

第 26 节 儿童淋巴瘤

【概念与概述】

- 淋巴瘤（lymphoma）为免疫系统的恶性肿瘤，在儿童中是最常见的肿瘤之一，原发于淋巴结或结外淋巴组织，几乎可侵及全身所有脏器
- 淋巴瘤可分为霍奇金病（Hodgkin's disease，HD）和非霍奇金淋巴瘤（Non Hodgkin's lymphoma，NHL）两大类
- 我国儿童淋巴瘤占儿童恶性肿瘤的 15% ～ 20%，HD 与 NHL 的比例约为 1∶1.5 ～ 3
- 恶性淋巴瘤主要累及淋巴结，结外淋巴瘤只占所有 HD 的 5% 和所有 NHL 的 33%
- 在我国恶性淋巴瘤新发病例逐年上升，在欧洲、美洲和澳大利亚等西方国家的发病率可高达 11/10 万～ 18/10 万
- 胸腔内任何类型的淋巴瘤，均可发生于前、中或后纵隔，但前纵隔是胸内淋巴瘤最常好发部位，其次肺实质和胸膜也可发生淋巴瘤
- 淋巴瘤是 4 岁以上儿童最常见的恶性肿瘤。淋巴瘤是最常见的儿童纵隔肿瘤，占所有前纵隔肿瘤的 75% 以上

【病因与病理】

淋巴瘤分为霍奇金淋巴瘤和非霍奇金淋巴瘤。在病理上，两者最根本的区别在于：霍奇金淋巴瘤中可发现 Reed-Sternberg（R-S）细胞（一种巨网状细胞，其含有大的深染色核），而在非霍奇金淋巴瘤中不存在

- 淋巴瘤的病因迄今尚不清楚，一般以病毒说及免疫缺陷说最为流行，但尚无定论。有证据表明 EB 病毒可能是 Burkitt 淋巴瘤的原因
- 霍奇金淋巴瘤病多见于青年，儿童少见，非霍奇金淋巴瘤可见于各种年龄组，男较女为多。NHL 一般发展迅速，易发生远处扩散。NHL 更有结外侵犯倾向
- 淋巴瘤的典型淋巴结病理学特征有正常滤泡性结构为大量异常淋巴细胞或组织细胞所破坏，被膜周围组织同样有上述大量细胞侵浸润，被膜及被膜下窦也被破坏
- 霍奇金病是一种独立的类型，病理上分为四型，其中以结节硬化型最常见，其余依次为混合细胞型、淋巴细胞优势型、淋巴细胞消减型。淋巴细胞优势型预后最好，而淋巴细胞消减型预后最差，且四型可以相互转化。在儿童中，以结节硬化型及淋巴细胞优势型最多见，此两型预后较好，故患儿的病程也较长。NHL 的分类方法及病理类型较多。常见的病理类型有小细胞型，无裂细胞型及淋巴母细胞亚型；较少见的有大细胞型，免疫母细胞型。也可根据组织病理、细胞成分及分化程度分为低度、中度和高度恶性三类。NHL 相对恶性程度较高
- 非霍奇金淋巴瘤再按肿瘤细胞类型分为几种亚型。常见的病理类型有 T 细胞型、组织细胞型、混合细胞型和 B 细胞型（包括 Burkitt 型），B 细胞型预后较好
- 恶性淋巴瘤的分期：
  - 第一期：恶性淋巴瘤局限在一个淋巴结或淋巴区域。这叫做早期癌病
  - 第二期：恶性淋巴瘤已入侵两个或两个以上的淋巴结或淋巴区域，但仍在横膈膜的上或下侧。这叫做局部扩散
  - 第三期：癌细胞分散在横膈膜的两侧（上侧和下侧）。这叫做“广泛”扩散期
  - 第四期：恶性淋巴瘤已转移到一个或多个身体器官，包括骨头、骨髓、皮肤、肝及肺。这叫做广泛转移癌
- 胸腔内淋巴瘤主要为两侧气管旁、纵隔和肺门淋巴结肿大。通常以气管旁淋巴结肿大为主，并且多为两侧对称性。多数明显肿大的淋巴结均已融合成块。纵隔的淋巴瘤也可侵犯膈神经、喉返神经。也可侵犯心包产生心包积液。淋巴瘤可经肺门沿支气管周围的间质浸润，形成自肺门向肺野呈放射状的浸润性条状影及细小结节影。淋巴瘤常侵及胸膜产生胸腔积液。胸腔积液也可因纵隔的淋巴瘤阻塞了淋巴液的引流造成

【临床表现】

- HD 在 5 岁以前很少发病，5 岁以后逐渐增多，青春期明显增多，男女之比约 2 ∶ 1
- 小儿 HD 最常见的症状为颈部或锁骨上窝无痛性淋巴结肿大，其他部位淋巴结肿大及肝脾大不多见。2/3 的 HD 初诊时表现为纵隔肿块，绝大多数前纵隔巨大肿块为胸腺浸润，常累及

气管旁、气管支气管、支气管肺（肺门）、血管前以及内乳多组淋巴结

- NHL 见于任何年龄，5 岁以下儿童多见，男女之比约为 3 ： 1。约 1/3 的患儿表现为纵隔肿块，多伴呼吸系统症状，包括气道梗阻和上腔静脉综合征等。儿童大多数表现为高度恶性，瘤体生长迅速，扩散快速而广泛，近 2/3 的患儿在诊断时已广泛播散，首发症状和体征最常见的是淋巴结肿大，骨髓、中枢神经系统或骨受累，1/3 有肝脾肿大
- NHL 与 HD 鉴别较为困难，需组织细胞学检查。以下几点有助于 NHL 的诊断：①发病年龄小。多数以喘憋、面部肿胀来诊，病程短（3 ～ 4 周）。②病变多侵犯前纵隔淋巴结和胸腺，大块融合多见，常呈双侧对称或不对称性分布。气管受压明显。常致肺内淋巴回流淤滞及胸腔积液。③ NHL 易侵犯多个系统，淋巴结外病变常见，包括骨骼、胃肠道、中枢神经系统，部分病例侵犯骨髓，发展为淋巴细胞性白血病。④病变进展快，治疗反应迅速
- 淋巴瘤起病隐匿，早期常无症状，仅累及周围淋巴结，中晚期常出现发热、贫血、消瘦及肝脾肿大等全身症状。若纵隔内肿大淋巴结压迫邻近气管、食管、上腔静脉等，则出现相应症状，如咳嗽、吞咽困难及上腔静脉阻塞综合征等。而腹腔淋巴结同时受累常伴有腹痛、腹水、腹泻、腹块等症状

【影像表现】

概述

- 胸片可显示淋巴结肿大但与胸腺很难区分，CT 能显示纵隔内淋巴结的侵犯范围，与血管和支气管的关系，因此 CT 检查不论在治疗前或治疗后随访均为必不可少的方法

X 线表现

- 胸片显示淋巴结肿大，在年幼儿与正常胸腺很难区分，年长儿表现为纵隔增宽。单侧或双侧纵隔呈弧形波浪状或分叶状突出，不对称者多见（图 1-26-1），未经治疗的淋巴瘤罕见钙化。20% ～ 40% 淋巴瘤可引起胸膜病变，NHL 较 HD 多见

CT 表现

- CT 用于判断淋巴瘤的范围、分期、放疗前后疗效评价

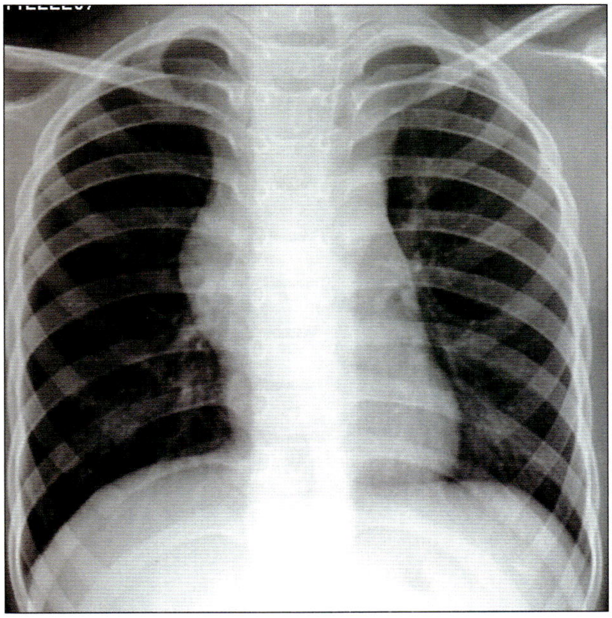

图 1–26–1　**淋巴瘤**
胸片显示纵隔增宽。呈分叶状突出，两侧不对称

- HD 患者大约 70% 表现为胸内淋巴结增大，95% 患者上纵隔淋巴结受侵犯。此外，可有胸腺、肺实质、胸膜受侵犯
- NHL 结外脏器较 HD 更易受侵犯，常见于扁桃体、胃肠道等。淋巴瘤纵隔侵犯主要表现为结节状淋巴结增大和胸腺弥漫性浸润
- 儿童淋巴瘤多侵犯前纵隔（图 1-26-2），广泛侵犯时前、中和后纵隔淋巴结均可受累增大，包括隆突下、心膈角区、肺门等区域的淋巴结。受淋巴瘤浸润的胸腺呈四边形，边缘凸起或呈分叶状，两叶弥漫性增大，偶尔呈非对称性浸润，以一叶显著增大为主，其密度与正常

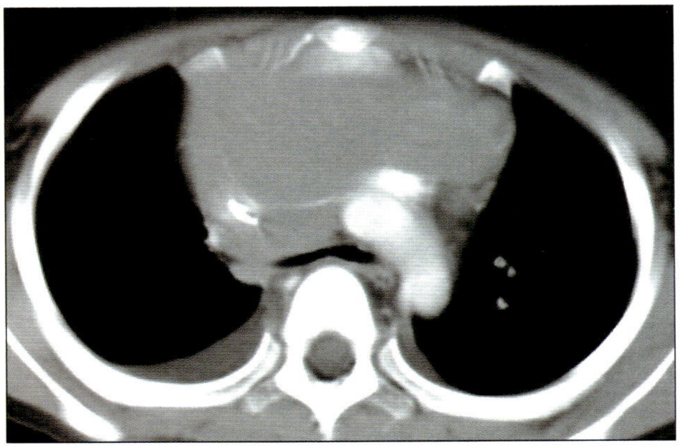

图 1–26–2　**淋巴瘤**
CT 增强扫描，淋巴结增大，胸腺弥漫性浸润。中纵隔淋巴结也增大

胸腺相仿，但不均匀，增强后轻中度强化。可压迫血管和气道（图 1-26-3）

- 淋巴瘤侵犯胸膜或心包时，可出现胸腔积液、心包积液、胸膜或心包膜结节状不规则增厚（图 1-26-4）
- 病变侵犯肺间质和支气管黏膜下组织，形态表现多种多样，可呈片状实变，也可呈多发结节，侵犯间质则表现为自肺门向外的细或粗网状影。肺部病变可在化疗后消失。在未经治疗的淋巴瘤中偶可见胸腺和淋巴结钙化，但钙化更常见于治疗后
- 未经治疗的淋巴瘤中，其受累胸腺内含有巨大囊变成分者，非常罕见，往往由于肿瘤迅速生长而产生的缺血坏死所致。而在放疗后，坏死或囊变所致的低密度区较多见。囊变的淋巴瘤很少见，需与胸腺囊肿相鉴别。前者表现为厚壁或含有软组织成分，而真正的胸腺囊肿的壁是薄的

MR 表现

- 受累淋巴结在 T1WI 呈中等信号，T2WI 为高信号，MR 冠状面图像更能清晰显示纵隔肿块上下范围，可更直观显示血管、支气管和心脏包绕、移位等现象，对支气管狭窄程度的判断不如 CT，不适合判断淋巴瘤肺部侵犯

超声表现

- 超声一般不用于儿童纵隔淋巴瘤的诊断，但广泛用于其他部位淋巴瘤的诊断

核医学表现

- 核医学对纵隔淋巴瘤的诊断有其独特的价值

推荐影像学检查

- CT 有较高的分辨力，能显示纵隔内淋巴结的侵犯范围，与血管和支气管的关系显示较清楚，对肺浸润、胸膜转移、胸壁、心包病变检出率高，均优于平片。因此 CT 检查不论在治疗前或治疗后随访均为必不可少的方法。治疗反应包括胸腺反跳性增生、纤维化，肿瘤复发及残余肿物

【鉴别诊断】

- 淋巴瘤和急性淋巴细胞性白血病纵隔浸润影像学很难鉴别，需临床及病理诊断。淋巴瘤需要与结核和转移性淋巴结肿大相鉴别。结核通常以单侧肺门及纵隔淋巴结肿大为主，增强后淋巴结中央有不同程度的液化坏死，淋巴结出现钙化或肺内大片浸润有利于鉴别。转移性淋巴结肿大常为非对称性肺门及纵隔淋巴结肿大，发现原发肿瘤可资鉴别

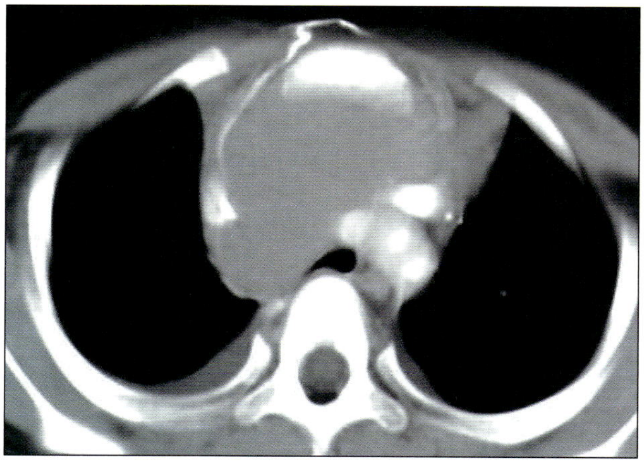

图 1-26-3 **淋巴瘤**
CT 增强扫描，淋巴结增大，胸腺弥漫性浸润。压迫血管可见侧支循环

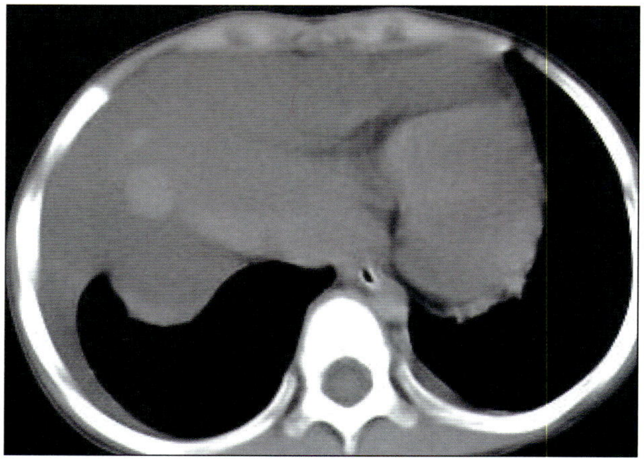

图 1-26-4 **淋巴瘤**
CT 扫描，淋巴结增大，出现胸腔积液

诊断与鉴别诊断精要

- 儿童淋巴瘤多侵犯前纵隔
- 未经治疗的淋巴瘤罕见钙化

重点推荐文献

[1] Lange B，O' Neill JA，Goldwein W，et al. Oncologic Emergencies .Principles and Practice of Pediatric Oncology. third edition.edited by philip A.Pizzo and David G.Poplack Lippincott-Raven.Publishers Philadelphia，1997，1025：1031-1033.

[2] Kelly KM，Lange B. Oncologic emergencies. Pediar Clin North Am，1997，11：809-811.

[3] Ingram L，Rivera GK，Shapiro DN. Superior vena cava syndrome associated with childhood malignancy：analysis of 24 cases.Med Pediatr Onco.

第 27 节　儿童胸部神经母细胞瘤

【概念与概述】

- 神经母细胞瘤（neuroblastoma，NB）是神经细胞起源的恶性胸腔肿瘤，表现为婴儿期后纵隔肿块
- 神经源性肿瘤约占全部儿童纵隔肿瘤的 30% ～ 40%，占后纵隔肿瘤的 90%
- 在小年龄儿童中是最常见的后纵隔肿块，神经母细胞瘤是儿童最常见的颅外实体恶性肿瘤，腹部最常见，儿童胸部神经母细胞瘤预后要比腹部起源的好

【病因与病理】

神经母细胞瘤大多数是发自肾上腺，但也可沿交感链来自其他地方，包括后纵隔。神经细胞瘤同一系列也有较良性的肿瘤，如神经节细胞瘤，神经节神经母细胞瘤。神经母细胞瘤和神经节母细胞瘤常发生于 10 岁以内，均为恶性肿瘤，其中以神经母细胞瘤恶性程度更高。神经节细胞瘤发生于年长儿童及青少年，为良性的神经节肿瘤

神经母细胞瘤常用 Evans 分级（预后 - 存活率）

- 1：局限在脏器内（90%）
- 2：侵犯到脏器外但没有超过中线（75%）
- 3：越过中线（30%）
- 4：远处转移（10%）

另外有特殊的 4S 期，患者小于一岁，早期转移到皮肤、肝、骨髓，但其存活率接近 100%。

【临床表现】

- 临床表现与肿瘤的大小及恶性程度有关。局部症状有背部疼痛，气管受压引起的呼吸道症状
- 胸腔入口的肿瘤可引起霍纳综合征或上腔静脉综合征。恶性程度高的肿瘤还可有发热和贫血等全身症状
- 95% 左右的神经母细胞瘤患儿在尿液中有儿茶酚胺类的增高（香草扁桃体酸 VMA）
- 尽管临床表现多样化，但仍有一半左右患儿无症状，为偶然发现

【影像表现】

概述

神经母细胞瘤在小年龄儿童中是最常见的后纵隔肿块，最具诊断价值的表现是后纵隔肿块伴有钙化。儿童后纵隔实体肿瘤绝大部分为神经源性肿瘤，其中以 NB 发生钙化几率最高，以良性的神经节细胞瘤发生钙化几率最低。在年龄分布上，NB 年龄偏小，多见于学龄前，良性神经节细胞瘤年龄较大，多为学龄儿童和青少年

X 线表现

- 平片表现为后纵隔没有特异性的软组织肿块，肿块几乎均在后纵隔或脊柱旁沟，以后上纵隔居多，正位胸片显示形态各异，边缘多较清晰、锐利，少数肿物内可见斑点状或沙砾样钙化，对肿瘤的定性有一定的帮助。NB 引起骨质改变多见，表现为肋骨上缘呈弧形压迹，肋间隙不均匀增宽，或受侵蚀呈虫蚀状。肿瘤沿椎间孔生长时，可侵入椎管表现为椎间孔扩大，侵犯椎体可表现为椎体骨质破坏

CT 表现

- CT 上大多数肿瘤为边缘锐利的，在脊柱旁沿交感神经链方向垂直分布的梭形肿块（图 1-27-1）
- 最常见的是来源于后上和后下纵隔，但也可来源于胸腔的任何地方（图 1-27-2）。可有肋骨侵犯，如肋间隙增宽，肋骨破坏等，约 40% 神经母细胞瘤和 20% 神经节母细胞瘤含有钙化
- 椎旁肿块可侵入神经孔使其扩大并扩展至椎管内（图 1-27-3）。邻近椎体及肋骨可有光滑的压迫性侵蚀。肿块可经主动脉或食管裂孔或直接侵犯而扩展至腹部或伸展到颈部（图 1-27-4）
- 增强扫描上，神经节细胞瘤边缘光滑，钙化

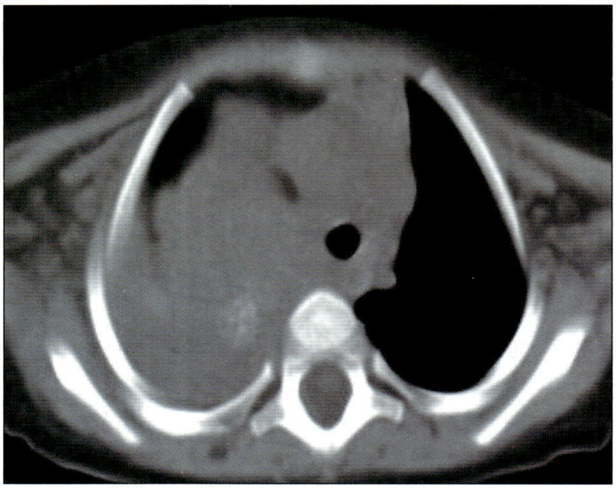

图 1-27-1 **神经母细胞瘤**
CT 平扫，见右后上纵隔肿块，少许钙化

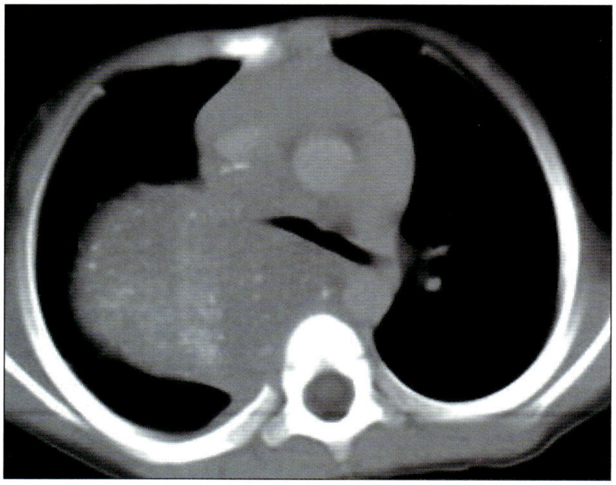

图 1-27-2 **神经母细胞瘤**
CT 扫描，见右后中纵隔肿块，钙化稍多

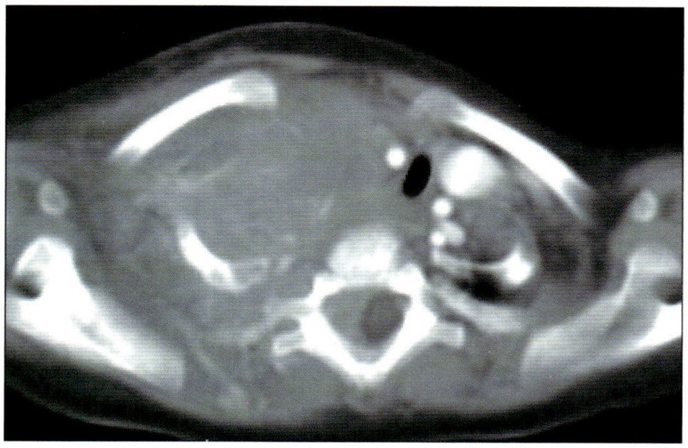

图 1-27-3 **神经母细胞瘤**
CT 增强扫描，见右后上纵隔肿块，肋骨破坏，椎旁肿块侵入椎管内

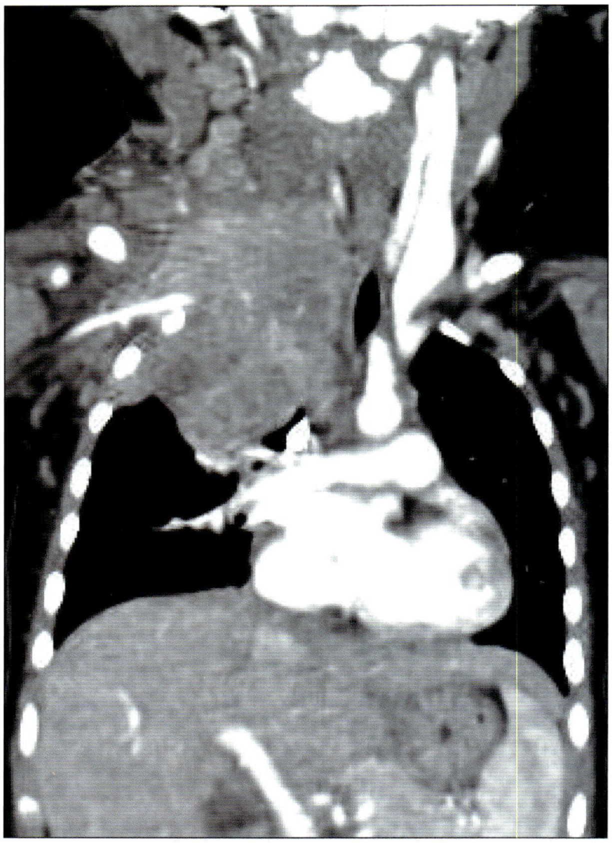

图 1-27-4 **神经母细胞瘤**
CT 增强扫描，见右后上纵隔肿块，肋骨破坏，椎旁肿块侵入椎管内并伸展到颈部

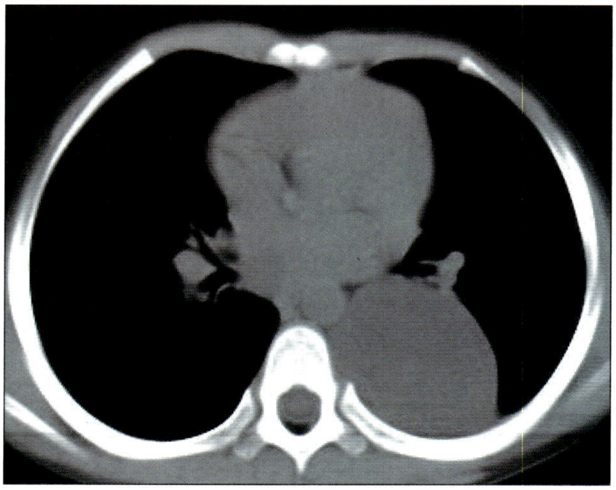

图 1-27-5 **神经节细胞瘤**
CT 平扫，见左后下纵隔肿块，边缘光滑无钙化

较少，很少或几乎没有强化（图 1-27-5，图 1-27-6）。肿瘤椎管内扩展在 CT 增强扫描上显示更加清楚

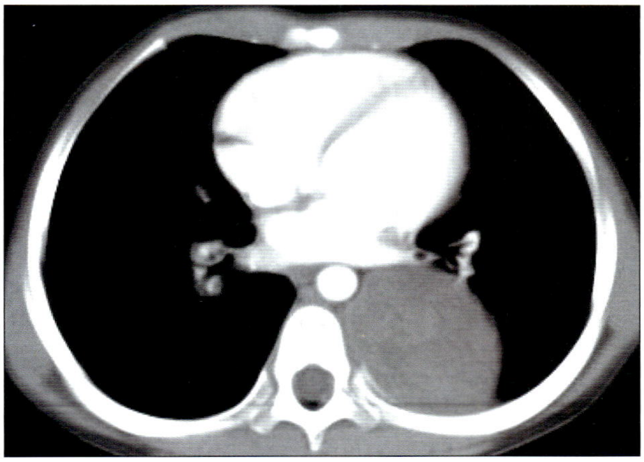

图 1-27-6 **神经节细胞瘤**
CT 增强扫描，见左后下纵隔肿块，边缘光滑无钙化，很少强化

MR 表现

- MR 表现为后纵隔的软组织肿块，肿瘤在 T1WI 上信号高于肌肉，在 T2WI 上呈高信号，其内可见更长 T1 和长 T2 信号，代表肿瘤内坏死囊变，短 T1 信号代表肿瘤内出血
- MR 检查特别重要是在于发现肿瘤是否播散到脊髓。虽然肿瘤椎管内扩展虽在 CT 增强扫描上显示很清楚，但在 MRI 上能更好地估计椎管内扩展的程度，冠状位可清晰显示肿块通过椎间孔进入椎管

超声表现

- 超声一般不用于儿童纵隔神经母细胞瘤的诊断，但广泛用于其他部位神经母细胞瘤的诊断

核医学表现

- 核医学对神经母细胞瘤的诊断有其独特的价值，MIBG 显像有浓聚，骨扫描在骨转移时有浓聚

推荐影像学检查

- 儿童纵隔神经母细胞瘤影像学诊断 X 线胸片检查可有提示，确诊主要依赖 CT 检查。肿块是否通过神经孔侵犯脊髓，这是术前评估必须要确认的

【鉴别诊断】

- 儿童纵隔神经母细胞瘤要与其他椎旁下方软组织增宽如胸椎间盘炎鉴别，CT 检查在排除其他疾病以后可证明是神经母细胞瘤。有时要与神经纤维瘤鉴别，神经纤维瘤起源于肋间神经者，通常为良性的。典型的情况下神经纤维瘤为边缘光滑的软组织密度肿块，但其中可含有低密度区，由囊变、含脂肪的黄瘤性成分或少细胞性区域所致。邻近肋骨有压迫性侵蚀表现。儿童纵隔神经母细胞瘤还应与后纵隔肠源性囊肿相鉴别。肠源性囊肿多无钙化

诊断与鉴别诊断精要

- 儿童纵隔神经母细胞瘤 X 线胸片检查可有提示，确诊主要依赖 CT 检查
- CT 上大多数肿瘤为边缘锐利的，在脊柱旁的肿块，可有钙化
- 椎旁肿块可侵入椎管内

重点推荐文献

[1] King RM，Telander RL，Smithson WA et al Primary mediastinal tumors in children. J Pediatr Surg，1982，17：512-520.

[2] Cohen MD，Weber TR，Sequeira FW et al. The diagnostic dilemma of the posterior mediastinal thymus：CT manifestations. Radiology，1983，146：691-692.

[3] Williams HJ，Alton HM. Imaging of paediatric mediastinal abnormalities. Paediatr Respir Rev，2003，4：55-66.

[4] 张大伟，金眉 . 后纵隔神经母细胞瘤 35 例 . 实用儿科临床杂志，2012，6（27）.

第 28 节 畸胎瘤及生殖细胞肿瘤

【概念与概述】

- 儿童纵隔生殖细胞瘤（germ cell tumors）发生于性腺，也可原发于纵隔。包括畸胎瘤（teratoma）、精原细胞瘤、胚胎瘤、绒毛膜上皮癌和内胚窦瘤，90% 以上为畸胎瘤。生殖细胞性肿瘤占儿童纵隔肿块的 10% 左右。大多起源于胸腺内或接近于胸腺处。畸胎瘤虽在胎儿和婴儿期形成，但起病隐匿，发展缓慢，早期常无症状，常于 10 岁以后发病

【病因与病理】

- 纵隔生殖细胞瘤是由于胚胎发育中原始生殖细胞沿尿生殖嵴向下移行至性腺位置的过程中迷走于纵隔内所致
- 畸胎瘤（teratoma）约占纵隔生殖细胞瘤的 90% 以上，可以进一步分为成熟畸胎瘤（包括皮样囊肿）、未成熟畸胎瘤及混合型恶性畸胎瘤
- 未成熟畸胎瘤，包含未成熟的神经外胚层和间充质组织，与成熟畸胎瘤的临床和影像特征相似，婴儿期发现的未成熟畸胎瘤大多为良性，大龄儿童中发现的未成熟畸胎瘤常包含恶性成分
- 畸胎瘤含有来自三个胚层的组织，包括液体、脂肪、钙化以及畸形的骨骼和牙齿，其软组织成分可以是成熟或不成熟的
- 在生殖细胞瘤中约 10% 为恶性的，其中包括畸胎癌。除了畸胎瘤以外，其他类型的生殖细胞瘤均为恶性肿瘤。畸胎癌（未成熟畸胎瘤）常合并有其他类型的生殖细胞性肿瘤。恶性生殖细胞性肿瘤如绒毛膜上皮癌可分泌人绒毛膜促性腺素（HCG）、内胚窦瘤可分泌甲胎蛋白（AFP）等

【临床表现】

- 畸胎瘤早期常无症状，当肿瘤增大产生压迫症状、继发感染或恶变时，可引起相应症状，如胸痛、胸闷、咳嗽、发热等。若穿破心包、胸膜腔或支气管时，可伴有心包炎、心包积液、胸腔积液，甚至咳出毛发皮脂等

【影像表现】

概述

- 畸胎瘤在儿童中是常见的纵隔肿块，最具诊断价值的表现是肿块伴有骨化和钙化

X 线表现

- 畸胎瘤平片表现为纵隔软组织肿块，有时可见钙化，有确诊的价值。绝大多数位于前纵隔中下部，偶见后纵隔或中上纵隔。肿物呈圆形、椭圆形或大分叶状，边缘清楚，凸向一侧，右侧多见。肿物内可见弧形钙化，少数可见牙或骨影，具有定性意义。恶性畸胎瘤常为软组织密度实性肿块，侵犯周围结构

CT 表现

- 畸胎瘤在典型情况下表现为厚壁，以囊性为主，边界清楚的前纵隔肿块（图 1-28-1）。囊肿中可以显示脂 - 液平面。其中 80% 的肿块内液体为主要部分，76% 成熟畸胎瘤内见脂肪成分，10% 病例中出现特征性的脂肪 - 液体平面，约 50% 病例出现局灶状钙化或骨化（图 1-28-2），约 15% 畸胎瘤为纯囊性肿物（图 1-28-3）
- 大多数畸胎瘤见于胸腺内或在胸腺附近，少数可起自于后纵隔（图 1-28-4），在 CT 检查中，纵隔肿块内发现钙化和脂肪成分时，可以作出畸胎瘤的特异性诊断。未成熟的组织常存在于肿瘤的实质性部分中，因此根据软组织成分的多少可能判断生殖细胞性肿瘤良恶性的程度。如发现肿瘤以软组织成分为主、边界模糊不规则、并侵犯邻近脏器时应考虑为恶性肿瘤。

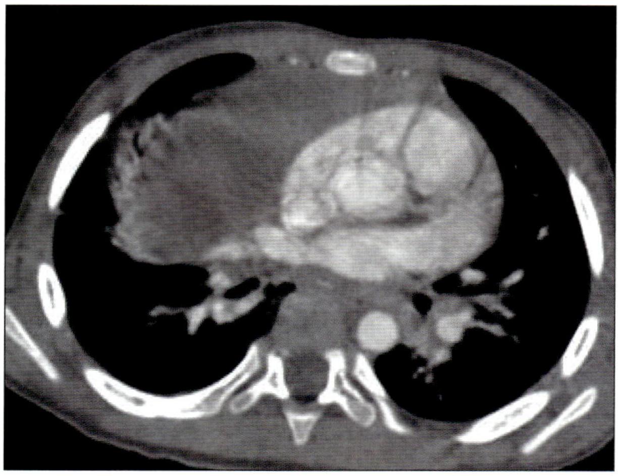

图 1-28-1 畸胎瘤
CT 增强扫描，表现囊性、边界清楚的右前纵隔肿块

CT 检查中，还需观察肿块与血管、气管的关系（图 1-28-5）

- 单纯根据 CT 对恶性生殖细胞性肿瘤作出特异性诊断有一定困难。不过大多数精原细胞瘤表现为均质的软组织密度肿块，而大多数非精原细胞性的生殖细胞性肿瘤是坏死性肿块。其进一步定性需密切结合实验室检查，如 AFP 升高提示内胚窦瘤，而 HCG 的升高考虑绒毛膜上皮癌

MR 表现

- MR 表现为纵隔的软组织肿块，MR 对钙化显示差，对脂肪显示也很好。MR 检查特别重要是在于发现肿瘤与心脏大血管的关系

超声表现

- 超声一般不用于儿童纵隔畸胎瘤的诊断，但广泛用于其他部位畸胎瘤的诊断

核医学表现

- 核医学骨扫描在恶性生殖细胞性肿瘤骨转移时有浓聚

推荐影像学检查

- 儿童纵隔生殖细胞性肿瘤影像学诊断 X 线胸片检查可有提示，确诊主要依赖 CT 检查

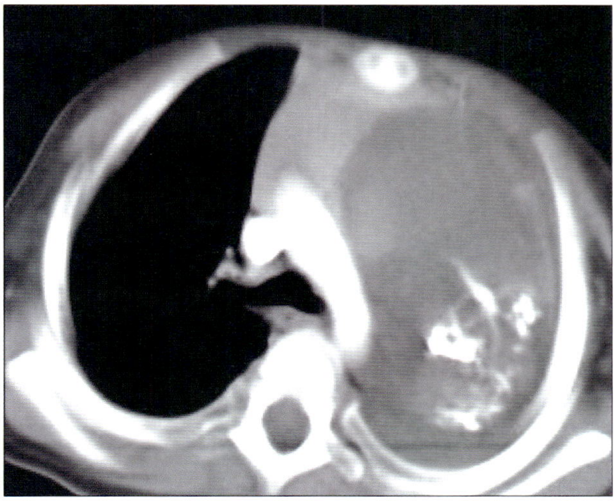

图 1-28-2　畸胎瘤
CT 增强扫描，表现囊性、边界清楚的左纵隔肿块，见局灶状钙化或骨化

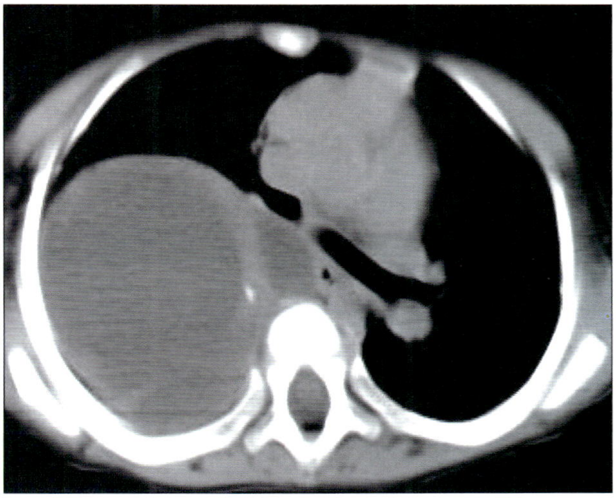

图 1-28-4　畸胎瘤
CT 增强扫描，见主要为囊性的肿块。起自于后纵隔，见局灶状小钙化

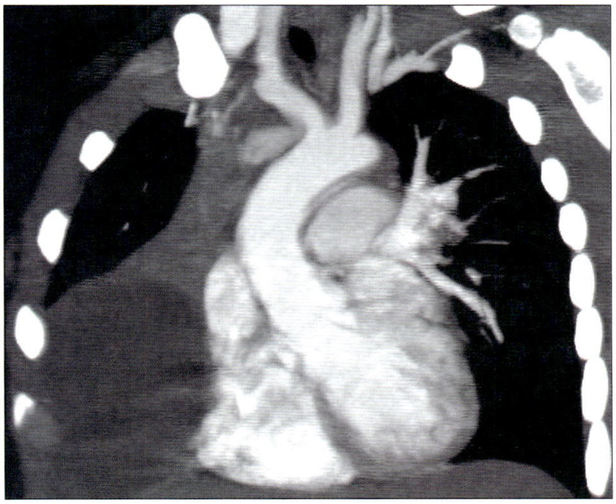

图 1-28-3　畸胎瘤
CT 增强扫描，见纯囊性肿物，位置较低

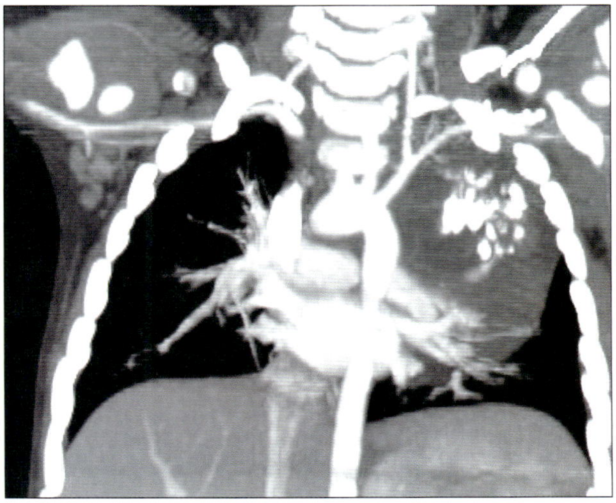

图 1-28-5　畸胎瘤
CT 增强扫描，表现囊性、边界清楚的左纵隔肿块，见局灶状钙化，重组图像显示肿块与血管的关系

【鉴别诊断】

- 纵隔生殖细胞性肿瘤应与纵隔内其他囊性病变鉴别。其他前纵隔囊性肿块如胸腺囊肿、心包囊肿、淋巴管瘤等，囊壁均菲薄，易与厚壁的囊性生殖细胞性肿瘤区别；但伴有中央坏死的胸腺瘤容易与之混淆。若肿瘤为实质性病变时，需与恶性胸腺瘤和淋巴瘤胸腺侵犯相鉴别，常需密切结合临床甚至活检才能明确诊断
- 其他需鉴别的肿瘤有：胸腺脂肪瘤，为纵隔内极少见的良性肿瘤。在组织学上，由成熟的脂肪组织伴散在分布的胸腺组织组成。多发生于青少年及青年，一般无临床症状。在CT上，表现为脂肪密度肿块伴残余的胸腺软组织密度影，质软，不侵犯或压迫邻近组织。肿瘤常很大，可从胸腺的头侧达心膈角区。胸腺脂肪瘤有时需与良性的畸胎瘤相鉴别，后者肿块内包含液体、脂肪、钙化等，常为圆形，与邻近的纵隔结构形态不一致，可资鉴别
- 纵隔淋巴管瘤，是由异常增殖扩张的淋巴管所构成的肿瘤样病变，系良性的先天性淋巴系统畸形。本病大约有75%起自颈部。5%～10%颈部囊样水瘤可延伸至纵隔内，常在前纵隔或上纵隔中。仅有不足1%的淋巴管瘤为孤立性的纵隔病变。在CT上，表现为薄壁，多房状，水样密度肿块，依纵隔内结构而塑形。一般不强化。有时需与良性的畸胎瘤相鉴别，后者肿块内包含脂肪、钙化等，可资鉴别
- 脂肪瘤、脂肪母细胞瘤包含成熟的脂肪小叶或不成熟脂肪小叶，CT表现为脂肪密度的肿块，有时需与良性的畸胎瘤相鉴别，后者肿块内包含液体和钙化等，可资鉴别

诊断与鉴别诊断精要

- 儿童畸胎瘤一般为前纵隔软组织肿块
- 可见钙化和脂肪，有确诊的价值

重点推荐文献

[1] King RM，Telander RL，Smithson WA et al Primary mediastinal tumors in children. J Pediatr Surg，1982，17：512-520.

[2] Williams HJ，Alton HM. Imaging of paediatric mediastinal abnormalities. Paediatr Respir Rev 2003，4：55-66.

[3] Whitten CR，Khan S，Munneke GJ，Grubnic S. A diagnostic approach to mediastinal abnormalities. Radiographics，2007，27：657-671.

第29节 胸腺囊肿

【概念与概述】

- 胸腺囊肿（thymic cyst）在起源上可为先天性、炎症性、创伤性或退化性的，甚为少见。先天性胸腺囊肿多见于儿童，一般无症状。先天性胸腺囊肿可以发生在自颈部至前纵隔胸腺下降途径的任何部位，纵隔胸腺囊肿常与颈部胸腺囊肿合并发生，患者常由发现颈部肿块来就诊

【病因与病理】

先天性胸腺囊肿被认为是起源于胸腺咽管的残留物，因此可发现于颈部及纵隔内。炎症性囊肿可与HIV感染有关；退化性囊肿与肿瘤有关，特别是淋巴瘤、朗格汉斯细胞组织细胞增生症及胸腺瘤，常在肿瘤放疗或化疗后形成；创伤性囊肿由纵隔挫伤或胸部手术所致

- 病理特征方面先天性胸腺囊肿多为单房，囊壁

薄，覆以上皮细胞并含有正常胸腺组织，此为诊断胸腺囊肿的必要证据，囊肿内无炎性改变，囊内常有淡黄色的清澈液体，大小不等，大者直径可达 18cm

- 获得性胸腺囊肿多来自炎症，常为多房性，故也称为多房性胸腺囊肿，壁较厚，有炎症及纤维化，囊肿内含混浊液体或凝胶样物

【临床表现】

- 临床症状与囊肿的不同起因有关。先天性胸腺囊肿多见于儿童，一般无症状

【影像表现】

概述

- 先天性胸腺囊肿是罕见的纵隔肿块，最具诊断价值的表现是囊肿薄壁，边缘光滑的肿块，水样密度

X 线表现

- 病变较小时胸片很难发现，病变较大且向纵隔边缘突出时，平片表现为纵隔软组织肿块

CT 表现

- 先天性囊肿在 CT 上表现为薄壁（有时无法察觉）、边缘光滑的肿块，水样密度。有些病例，由于蛋白成分或出血而使密度增高，类似软组织密度。与坏死、炎症、创伤有关的囊肿常为厚壁或含软组织成分的肿块。大多数先天性胸腺囊肿为单房性，增强后无强化。而炎性囊肿往往为多房性

MR 表现

- MR 表现为纵隔的囊性软组织肿块，囊肿呈长 T1、长 T2 信号，若囊内出血或含黏液样物质时呈短 T1 信号，多房囊性胸腺瘤可以观察到囊肿内的分隔影。MR 检查特别重要是在于发现胸腺囊肿与心脏大血管的关系

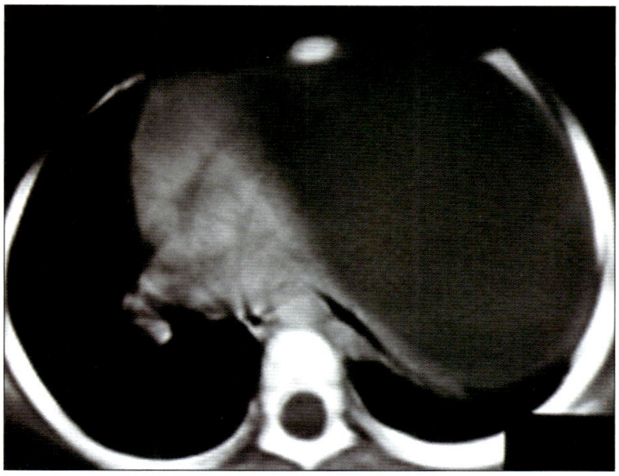

图 1-29-1 **先天性胸腺囊肿**
CT 增强扫描，表现囊性，薄壁肿块，水样密度。增强后无强化

超声表现

- 超声一般不用于儿童胸腺囊肿的诊断

核医学表现

- 核医学一般不用于儿童胸腺囊肿的诊断

推荐影像学检查

- 胸部正侧位片是最基本的筛查方法。CT 与 MRI 可确定病变的大小、范围、与周围组织的关系、囊腔大小、单房或多房、囊内密度等，对病变鉴别有帮助，应作为术前常规检查

【鉴别诊断】

- 儿童胸腺囊肿应与纵隔内其他囊性病变鉴别。如囊性畸胎瘤，皮样囊肿壁一般较厚并可见钙化，囊内常含有脂肪成分，增强扫描时可见囊壁强化。肿块内包含脂肪、钙化等，也可资鉴别

诊断与鉴别诊断精要

- 先天性胸腺囊肿罕见
- 囊肿薄壁，水样密度是特征

重点推荐文献

[1] Meza MP，Benson M，Slovis TL. Imaging of mediastinal masses in children. Radiol Clin North Am，1993，31：583-604.
[2] Laurent F，Latrabe V，Lecesne R et al. Mediastinal masses：diagnostic approach. Eur Radiol，1998，8：1148-1159.
[3] Erasmus JJ，McAdams HP，Donnelly LF，Spritzer CE. MR imaging of mediastinal masses. Magn Reson Imaging Clin N Am，2000，8：59-89.

第30节 胸腺增生

【概念与概述】

- 在儿童影像诊断中把正常的胸腺误认为是潜在的纵隔肿瘤，这是常有的事。由于把突出的胸腺认为是异常的，而导致了很多的儿童做了不必要的胸部放射性检查。直到5岁，正常的胸腺可以在摄片中显得很突出

【病因与病理】

- 胸腺起源于第三对咽囊，随心包下降进入胸腔。通常位于前上纵隔，胸骨后方。婴幼儿的胸腺常从左侧头臂静脉头侧延伸至大血管根部。胸腺上缘可接近甲状腺水平，下缘通常覆盖心脏上半部。偶尔，在婴幼儿中可达横膈水平。随年龄的增加，胸腺逐渐萎缩，儿童年龄直到5岁，可以相当大。到10岁末，突出可以缩小。到了20岁，就不应该有突出的块了，胸腺突出大多数是男孩（80%）
- 胸腺分两叶，多不对称。其大小和形状随年龄而变化。5岁以下的儿童胸腺多呈四边形，侧边凸起，底边呈轻微波浪状。随年龄增长，前上纵隔间隙相对增大，胸腺逐渐呈三角形或箭头状，边缘平直或内凹。分叶形的边缘常提示异常。从出生到青春期，胸腺为均质的。青春期后，约30%个体由于脂肪的浸润，而使胸腺呈非均质表现。儿童期胸腺形态表现各异，故形态变化不能作为判断胸腺异常的主要依据
- 胸腺的厚度、前后径、横径及上下径的平均值和标准差随年龄而变化。上下径随年龄而增加，前后径、横径变化不明显，厚度则随年龄增加而减小。平均厚度10岁以内为1.50±0.46cm，10～20岁为1.05±0.36cm。厚度是判断浸润性病变最好的指标，儿童期胸腺厚度小于2.2cm，超过此值应考虑异常。胸腺的相对厚度（胸腺厚度与同层主动脉弓直径比值T/D)，能较好的反映胸腺和年龄之间的关系（1岁以内小于1.8，1～6岁小于1.2，6～14岁小于0.9)，对于判断胸腺的异常有一定参考价值。大多数胸腺异常能通过形状和边缘的改变而发现。偶尔，胸腺可达头臂静脉以上水平及后纵隔。这种异常位置的胸腺可通过与正常胸腺组织的连续性、相同的密度和强化类型，以及邻近纵隔内血管和气管支气管无受压表现而明确诊断
- 胸腺增生定义为胸腺体积超过基准值50%以上。真正的胸腺增生包括皮质和髓质，胸腺的大小和重量都增加。在组织学上，胸腺增生表现为胸腺髓质内生发中心及淋巴滤泡增生

【临床表现】

- 胸腺增生常伴有纯红细胞再生障碍性贫血、Grave's病、阿狄森病及与化疗有关。胸腺增生可以是化疗的一种效果，特别是在治疗计划中加入激素后。肾上腺糖皮质激素水平的增加（应激而产生的内源性的或外源性的激素）可引起腺体皮质部分的淋巴细胞衰竭。而当激素水平回到正常时，胸腺再次生长，皮质重新被淋巴细胞占据。几乎所有患者在化疗开始后都有胸腺退化。在化疗过程中或化疗停止后，大多数胸腺可回复至正常大小，但大约有25%的患者会出现胸腺反弹

【影像表现】

概述

- 在儿童影像诊断中把正常的胸腺误认为是胸腺增生是经常发生的事。直到5岁，正常的胸腺可以在摄片中显得很突出。诊断胸腺增生需要慎重

X线表现

- 胸腺形态多样，一般在呼气时增宽，吸气时伸长变窄，胸腺大小和形态随儿童年龄与健康状况而变化。典型X线表现在3岁前为前上纵

隔明显的软组织密度团块影，在3岁以后一般也可观察到，正常胸腺不会压迫气管和血管而使其移位

- 在正位片上，胸腺左叶一般表现为上纵隔增宽，并覆盖左肺动脉；在侧位片上，胸腺为位于前纵隔的软组织密度致密影，与心影上缘相连。在胸腺下缘和心影之间可观察到小切迹
- 婴儿时，胸腺可反映患儿的健康和营养状态，新生儿期的各种围产因素是导致胸腺缩小的常见原因，特别是早产儿
- 应急性胸腺缩小于生后24小时至48小时后出现，随着应急期的恢复而迅速回复，故胸片随访观察胸腺可以作为疾病痊愈和营养好转的标志。平片表现为纵隔增宽，通常较大。可为不同的形状，可以向左向右三角形样的突出，称为“帆征”，当纵隔积气抬起胸腺覆盖在心缘，就可以看到大三角帆征。但不能根据“帆征”来诊断胸腺增生

CT 表现

- 正常胸腺表现为密度均匀的前上纵隔软组织结构，密度高于血管，与肌肉密度接近（图1-30-1），据报道婴儿平均胸腺密度为80.8Hu，学龄期儿童胸腺密度可降至56Hu，可能与早期的脂肪浸润有关
- 胸腺位于胸骨后方，贴近心缘，一般位于大血管前方，胸腺左叶有时可延伸至主动脉弓后方和侧方。横断面上，5岁以下的儿童胸腺多呈四边形，两侧外缘光滑（图1-30-2），或呈轻微波浪状。随后变为三角形，外缘平直或内凹。从出生至青春期，胸腺密度均匀，如果在此期间胸腺密度出现不均匀，应考虑可能存在病变。青春期以后，胸腺滤泡逐渐萎缩而被脂肪所替代，密度可以不均匀
- 在CT上，胸腺增生表现为腺体的弥漫性增大，通常保持三角形，比较柔软，不会压迫临近组织，如气道和上腔静脉。胸腺增生常需与胸腺瘤相鉴别。通过CT随访，有助于它们之间的鉴别。胸腺大小逐渐缩小支持良性胸腺增生的诊断。激素治疗试验也是一种鉴别方法。一般不需要活检来明确。如果胸片显示突出的胸腺，又是在一个可疑的年龄，可选择六周以后复查胸片，也可选择胸部CT增强

MR 表现

- 在MRI上，可清晰区分胸腺和纵隔血管结构。在T1WI上，胸腺信号较肌肉信号略高，较脂肪信号低。在T2WI上，胸腺信号较周围脂肪和肌肉信号均增高
- 在MRI上，约有5%的儿童可在上腔静脉后方可见类似正常胸腺组织信号的小结节影，在矢状位MRI上提示小结节与胸腺组织相延续，而非腔静脉后淋巴结
- MR胸腺增生表现为腺体的弥漫性增大，MR

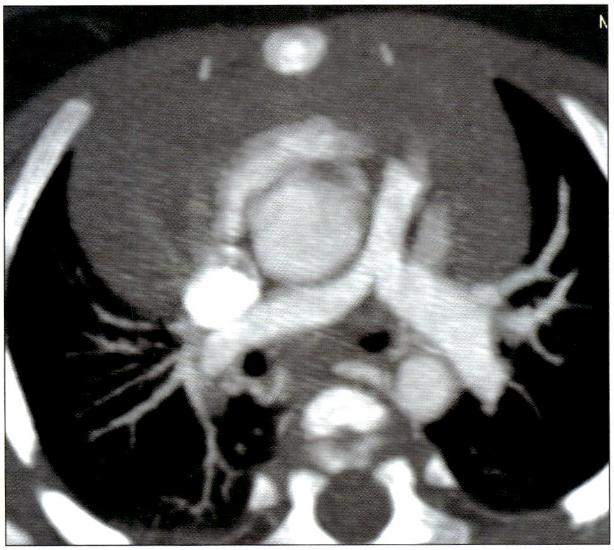

图 1-30-1 **正常胸腺**
CT增强扫描，6个月儿童

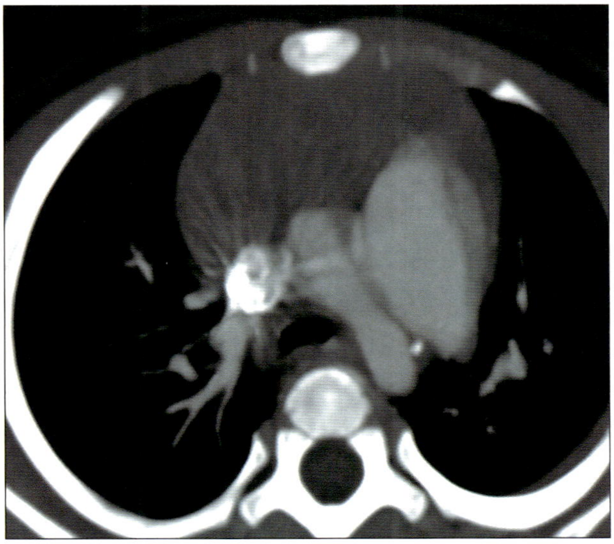

图 1-30-2 **正常胸腺**
CT增强扫描，18个月儿童

检查特别重要是在于发现胸腺信号是否均匀及其与心脏大血管的关系等

超声表现

- 超声一般不用于儿童胸腺是否增大的诊断，但会用来观察胸腺内信号是否均匀

核医学表现

- 核医学一般不用于儿童胸腺是否增大的诊断

推荐影像学检查

- 儿童胸腺增生影像学诊断 X 线胸片检查可有提示，确诊主要依赖 CT 检查

【鉴别诊断】

- 儿童胸腺增生应与纵隔内其他占位病变鉴别。如淋巴瘤、生殖细胞肿瘤（畸胎瘤）、胸腺囊肿和朗格汉斯细胞组织增生症等，密度是否均匀是鉴别要点。胸腺瘤、淋巴瘤导致的胸腺增大一般形态不规则，密度和信号与正常胸腺有差别。淋巴瘤常伴纵隔淋巴结增大。朗格汉斯细胞组织细胞增生症浸润胸腺常合并肺内弥漫性病变

诊断与鉴别诊断精要

- 儿童正常胸腺较大，诊断胸腺增生需要慎重。诊断儿童胸腺瘤更要小心

重点推荐文献

[1] Merten DF. Diagnostic imaging of mediastinal masses in children. AJR，1992，158：825-832.

[2] Williams HJ，Alton HM. Imaging of paediatric mediastinal abnormalities. Paediatr Respir Rev，2003，4：55-66.

[3] Webb WR. The normal mediastinum. In：Webb WR，Higgins CB（eds）Thoracic imaging. 1st edn. Lippincott Williams & Wilkins，Philadelphia，PA，pp 2005，175-270.

第 31 节 儿童气管支气管异物

【概念与概述】

- 气管支气管异物（foreign body of trachea and bronchus）是儿童期危重的胸部病变
- 好发于学龄前幼儿，高发年龄 8 个月～3 岁，偶发于成人
- 其中又以支气管异物较气管异物为多，发生于左右侧之比约 2 ∶ 3。儿童吞咽功能尚未健全，进食时易误吸至气道形成气管支气管异物

【病因与病理】

- 右下支气管为异物最常见部位，其原因为右主支气管走向较直且向下、气管隆嵴位置偏左，异物易吸入右侧下叶支气管
- 儿童异物吸入气道，引起气管支气管堵塞，刺激局部黏膜充血、水肿、肉芽组织及纤维组织增生，加重气道阻塞和损伤。异物引起的病理改变不仅取决于异物的形态、大小及所在气道的管径，而且与气道黏膜的炎性反应有关。可能造成“球阀”作用导致膨胀过度，也可完全性的阻塞导致萎陷

【临床表现】

- 儿童气管支气管异物吸入的症状视异物的大小和部位而不同。异物居留于气管者，可引起剧烈的阵发性咳嗽，呼吸困难多为吸气性，但若异物较大而嵌在气管隆嵴之上，则表现为混合性呼吸困难，即吸气、呼气均困难，同时呼气有喘鸣音。异物停于一侧支气管，可仅有轻度咳嗽及喘鸣，以后因异物堵塞和并发炎症，产生肺气肿或肺不张等支气管阻塞症状。异物时间较长者常并发支气管肺炎，并引起全身症状如高热等

【影像表现】

概述

- 透视检查由于射线剂量较高，目前在许多疾病的诊断中已经不用，但对于儿童气管支气管异

物，胸部透视检查仍有必要。最具诊断价值的影像学表现是肺充气不对称，在呼吸周期不同时期的肺静态容量变化小

X 线表现

- X 线透视或摄片可直接显示 X 线不透光异物大小、形状及部位（图 1-31-1）。透光性 X 线异物则应根据肺气肿、肺不张的位置与范围以及纵隔在不同呼吸时相对移动情况，间接推断异物的位置
- 支气管异物时，一侧支气管发生部分性阻塞，可使纵隔发生摆动。如为呼气性活瓣阻塞，则呼气时纵隔向健侧移动，吸气时纵隔向患侧移动。阻塞性肺气肿常与纵隔摆动同时存在，表现为相应部位肺透光度增高，呼气时表现明显
- 肺气肿范围对异物定位具有重要价值。一侧性肺气肿说明异物位于患侧主支气管或其分叉处，肺叶支气管异物引起肺叶肺气肿，异物完全阻塞支气管腔可致肺不张，表现为一侧肺或肺叶密度增高及体积缩小

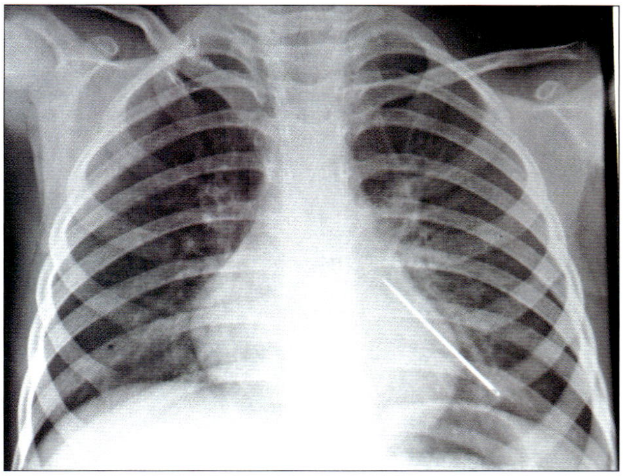

图 1-31-1　不透光金属异物
X 线摄片可直接显示异物形状及部位

CT 表现

- 当传统检查方法不明确时，做薄层 CT 扫描，往往易发现异常。CT 可准确显示异物部位（图 1-31-2），可看见支气管的充盈缺损
- 异物的性质对显示程度一般无明显影响，X 线透视或摄片中的透光性 X 线异物在 CT 检查中仍可准确显示异物。多层螺旋 CT 的最小密度投影重组可帮助进一步显示支气管异物的位置（图 1-31-3）
- 支气管异物引起的肺叶肺气肿，肺不张等在 CT 检查中也可更好显示（图 1-31-4，图 1-31-5）。但必须注意受影响的肺段容量可以正常、增加或减少，有异物的一侧肺容量并不永远是增大的
- 少数情况可发生纵隔气肿、气胸等。支气管异物所引起的长期阻塞性改变，可导致继发性支气管扩张

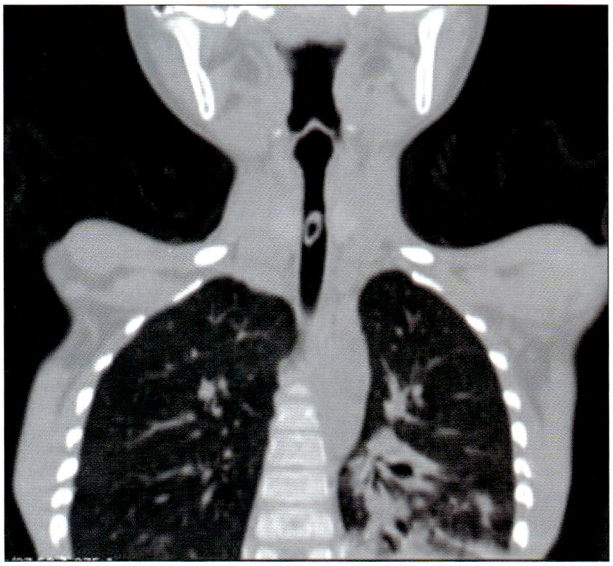

图 1-31-2　气管不透光异物
CT 可准确显示异物形状及部位

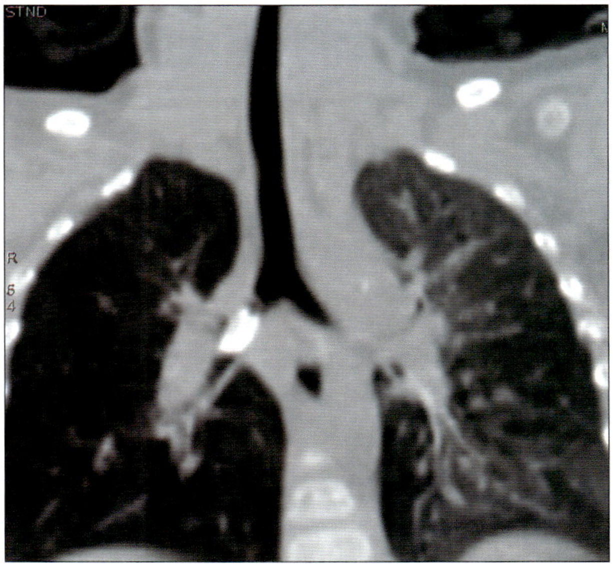

图 1-31-3　支气管不透光异物
CT 可准确显示异物形状及部位，支气管异物引起的肺叶肺气肿在 CT 检查中也可更好显示

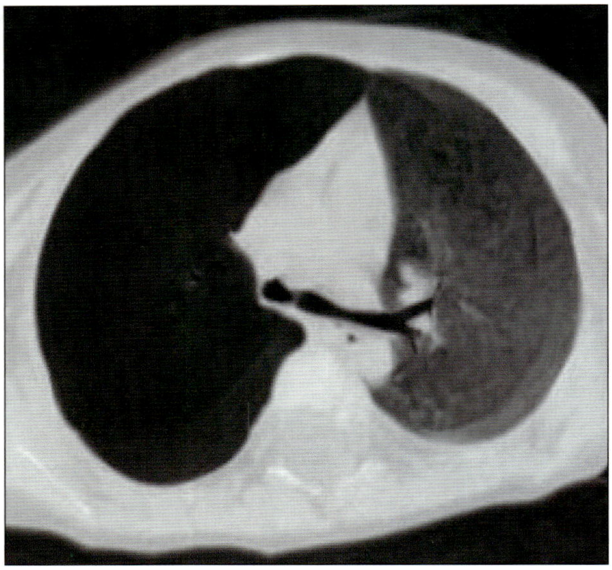

图 1-31-4 支气管透光异物
支气管异物引起的肺叶肺气肿在 CT 检查中也可更好显示

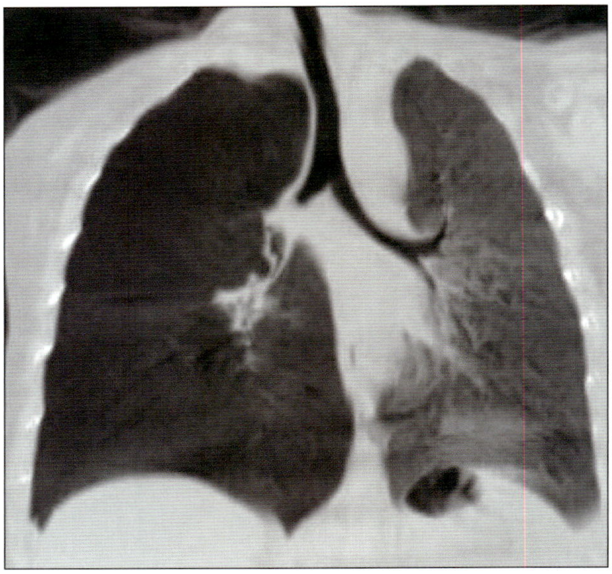

图 1-31-5 支气管透光异物
CT 可准确显示异物形状及部位，支气管异物引起的肺叶肺气肿在 CT 检查中也可更好显示

MR 表现

- MR 一般不用于儿童气管支气管异物的诊断

超声表现

- 超声一般不用于儿童气管支气管异物的诊断

核医学表现

- 核医学一般不用于儿童气管支气管异物的诊断

推荐影像学检查

- 儿童气管支气管异物影像学诊断主要依靠胸片加透视动态观察，必要时 CT 扫描是诊断气管支气管异物的重要方法，CT 支气管树重建有利于鉴别诊断

【鉴别诊断】

- 气管支气管异物主要应与支气管哮喘和支气管炎鉴别，想到气管支气管异物并及时胸片和透视，必要时做 CT 扫描，可以明确诊断

诊断与鉴别诊断精要

- 想到有儿童气管支气管异物的可能性，及时做胸片加透视动态观察，必要时 CT 扫描是诊断气管支气管异物的重要方法，CT 支气管树重建有利于鉴别诊断

重点推荐文献

[1] Applegate KE，Dardinger JT，Lieber ML et al. Spiral CT scanning technique in the detection of aspiration of LEGO foreign bodies. Pediatr Radiol，2001，31：836-840.

[2] Siegel MJ. Multiplanar and three-dimensional multidetector row CT of thoracic vessels and airways in the pediatric population. Radiology，2003，229：641-650.

[3] Salvolini L，Bichi SE，Costarelli L et al. Clinical applications of 2D and 3D CT imaging of the airways-a review. Eur J Radiol，2003，34：9-25.

第 32 节 肺母细胞瘤

【概念与概述】

- 肺母细胞瘤（pulmonary blastoma）又称肺胚瘤、肺间充质肉瘤、支气管源性癌，它是肺部罕见的高度恶性肿瘤。至今国内外报道的例数不多
- 肺母细胞瘤患者发病年龄小，一般小于 16 岁，常见发病年龄多为 1 ～ 4 岁，男性发病率高于女性

【病因与病理】

- 肺母细胞瘤可能来源于原始多能性间质，即肺母细胞。肺母细胞瘤由上皮和恶性间叶细胞成分构成，其镜下见在细胞性的间质中出现分化好的腺管，间质细胞为未分化的小卵圆形或梭形细胞，总体表现似胚胎期 60 ～ 90 天的肺组织
- 肺母细胞瘤具有发生于原先存在有肺囊性病变区域中的倾向。肺母细胞瘤一般发生于肺的周围部，大多数呈实体性或囊实性，肿瘤的囊性部分可为单囊或多囊。肿瘤内含有间质和上皮组织成分，呈间质性肉瘤样或胚胎性结构

【临床表现】

- 肺母细胞瘤可表现有发热、咳嗽、咯血、呼吸困难和胸痛症状

【影像表现】

概述

- 影像学技术是诊断肺母细胞瘤的最重要手段，其中胸部平片和 CT 是无可替代的检查技术。典型肺母细胞瘤表现为密度不均匀性软组织肿块，常较大

X 线表现

- 肺母细胞瘤胸部平片可见软组织肿块影。形态不规则，有分叶，无毛刺，可有空洞；无钙化，可有胸水，甚至气胸。囊性肺母细胞瘤 X 线形态与先天肺囊肿或肺气瘤很相似。囊实性者，实性肿物位于囊壁内或突出于囊腔内。实性者多表现为占据一侧胸腔的巨大肿物，少数表现为单个结节或小肿块迅速增大。肿瘤多位于肺周边部或纵隔，侵犯胸膜时可出现胸腔积液征，有些患儿则以气胸为首现征象

CT 表现

- 肺母细胞瘤 CT 扫描可见肿瘤好发于肺的周围部分，两肺的发病率大致相等，以右上肺更常见。肿瘤大小的变化范围从数厘米大至几乎占据一侧胸腔。肿瘤生长迅速是其特征。CT 扫描表现为非均匀性软组织密度肿块（图 1-32-1），肿瘤内可有坏死囊变，囊变区常分散，形态极不规则。肿瘤很少发生钙化；增强扫描肿瘤实质部分强化而囊变区不强化，密度增高极不均匀。肿瘤的边缘不规则，常侵犯邻近结构，侵犯胸膜导致胸水，部分患者可并发气胸。肝和中枢神经系统为肺母细胞瘤的最常见转移部位

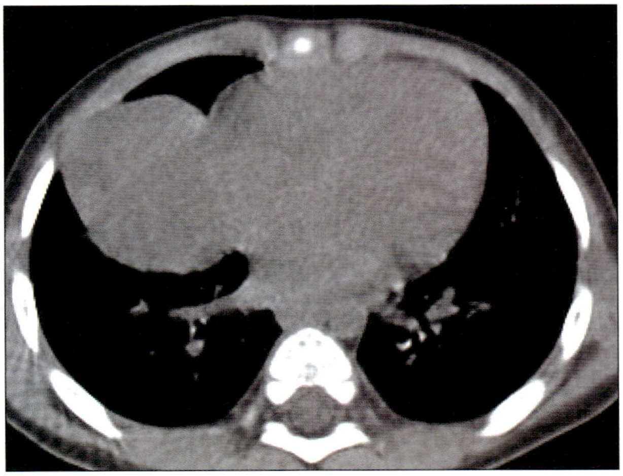

图 1-32-1 肺母细胞瘤
CT 扫描可见右肺肿瘤，软组织密度无钙化

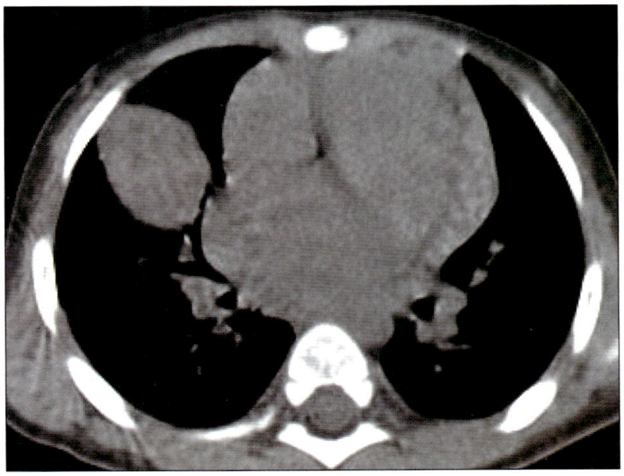

图 1-32-2 肺母细胞瘤
CT 扫描可见右肺肿瘤，软组织密度无钙化

- 肺母细胞瘤也可为囊性，囊性的肺母细胞瘤与先天性肺囊肿、囊腺瘤样畸形表现相似，易误诊。肿瘤可以表现为肺内巨大单囊或多囊性肿物，壁稍厚，也有一些表现为囊实混合性肿物，大多呈球形，实质性成分可以位于囊壁上或突出于囊腔内，肿瘤边界清楚，可以有假包膜。瘤体一般不与支气管相通。CT 增强扫描使得囊性肺母细胞瘤呈现壁结节样改变，对诊断有重要价值

MR 表现

- MRI 一般不用于儿童肺母细胞瘤的诊断，肺母细胞瘤在 T1WI 上表现为稍低信号，T2WI 表现为较高信号，增强后不均匀强化

超声表现

- 超声一般不用于儿童肺母细胞瘤的诊断，但广泛用于其他部位转移瘤的诊断

核医学表现

- 肺母细胞瘤核医学骨扫描在骨转移时有浓聚

推荐影像学检查

- 儿童肺母细胞瘤影像学诊断 X 线胸片检查往往可发现疾病，进一步检查主要是 CT 检查

【鉴别诊断】

- 肺母细胞瘤与肺部大多数恶性肿瘤如横纹肌肉瘤、平滑肌肉瘤、恶性畸胎瘤及其他间充质源性恶性肿瘤等一样，CT 表现无特异性，好发于肺的周围部分，肿瘤生长迅速，密度不均匀，肿瘤内可有坏死囊变，很少发生钙化，增强扫描肿瘤实质部分强化而囊变区不强化，肿瘤的边缘不规则，常侵犯胸膜导致胸水，部分患者可并发气胸等特点对鉴别有一定价值。要明确肿瘤的具体性质需做肿瘤组织取样病理检查

诊断与鉴别诊断精要

- 肺母细胞瘤罕见，好发于肺的周围部分，很少钙化，可并发气胸对鉴别有一定价值

重点推荐文献

[1] Dishop MK，Kuruvilla S. Primary and metastatic lung tumors in the pediatric population：a review and 25-year experience at a large children' s hospital". Arch. Pathol. Lab. Med，2008，132：1079-1103.

[2] Indolfi P，Casale F，Carli M，et al. Pleuropulmonary blastoma：management and prognosis of 11 cases. Cancer，2000，89：1396-1401.

[3] Hill DA，Jarzembowski JA，Priest JR，et.al. Type I pleuropulmonary blastoma：pathology and biology study of 51 cases from the international pleuropulmonary blastoma registry. Am J Surg Pathol，2008，32：282-295.

第 33 节 儿童肺转移瘤

【概念与概述】

- 肺转移瘤（metastasis）是指来自肺外组织器官的、或来自肺内原发肿瘤而与原发肿瘤不连续的新的瘤灶，也称作肺继发性肿瘤。绝大多数肺转移瘤是恶性的。肺转移性肿瘤是儿童期肺最常见的恶性肿瘤，远较肺原发性肿瘤更多见

【病因与病理】

- 肺是接受全部血液和淋巴液的器官，具有致密的毛细血管网，故几乎所有的恶性肿瘤都常见肺转移
- 最常见的转移途径为血源性、淋巴道转移，其次为通过支气管、胸膜或直接侵犯等转移至肺。儿童期最易发生肺转移的肿瘤有肾母细胞瘤、尤文肉瘤、骨肉瘤、淋巴瘤、横纹肌肉瘤、肝母细胞瘤、生殖细胞性肿瘤如卵黄囊瘤（内胚窦瘤）、精原细胞瘤和绒毛膜癌，以及白血病和神经母细胞瘤等
- 典型肺转移瘤为多发结节型，与原发肿瘤细胞特征相同，但也可有其他形态

【临床表现】

- 大多数肺转移患者没有肺部症状，大量的肺转移瘤可出现气急、呼吸困难，胸膜腔侵犯时可有胸痛

【影像表现】

概述

- 影像学技术是诊断肺转移的最重要手段，其中胸部平片和CT是无可替代的检查技术。典型肺转移瘤表现为两肺弥漫性随机分布大小不等结节。下肺野和肺外围较多，胸膜下更多，转移结节两肺机会均等，多呈大小不一轮廓清楚的圆形结节，大小不同是由于瘤灶生长时间不同所致

X线表现

- X线摄片可直接显示肺转移瘤的大小、形状及部位。结节通常圆形、光滑，大小不等（图1-33-1）。下肺野和肺外围较多

CT表现

- CT扫描可清晰显示肺转移瘤的数目、大小、形状及部位。结节通常圆形、光滑，大小不等，血源转移性肿瘤通常位于肺的周围部位或胸膜下，CT扫描通常表现为圆形或椭圆形边界锐利、清楚的软组织密度结节灶（图1-33-2），少部分转移瘤边界可以不规则甚至呈浸润性
- 转移瘤可为单发或多发，以多发者常见。转移瘤的大小可相差悬殊，小者仅为数毫米，大者可达数十厘米；CT可检出直径小至2～3mm的结节，可以发现胸部X线片未能发现的隐性转移灶
- 转移性结节较大时其CT表现可以类同于其原发肿瘤的表现，视原发肿瘤是否易发生坏死、囊变或钙化，在转移性结节中也可有相应变化。对于有原发肿瘤病史的患者发现肺部结节的增多和增大，对确定转移有肯定的价值
- 转移瘤的增强表现多样，可以与原发性肿瘤相似或明显不同。孤立性肺转移罕见，无恶性肿瘤病史的患者发现孤立肺结节极少是转移瘤，但不能绝对排除转移瘤
- 空洞性肺转移罕见，与肿瘤血供不足引起坏死、化疗等有关
- 转移瘤钙化罕见，主要见于骨肉瘤等。肺转移瘤粟粒播散型两侧肺野可见无数细小结节，呈粟粒样，尤以中下肺为著，偶可见个别较大结节
- 淋巴管炎型为淋巴管转移，常伴有肺门淋巴结肿大，造成肺门区浓密的团块状或片状阴影，并可见从肺门向肺野外做放射状分布的树枝状或索条状影。薄层CT可见网状结节影沿支气管及分支分布。在儿童中淋巴性转移所引起的间质性改变较少见，部分肺转移的患儿可同时有胸椎和肋骨的转移

MR表现

- MRI一般不用于儿童肺转移瘤的诊断，肺转

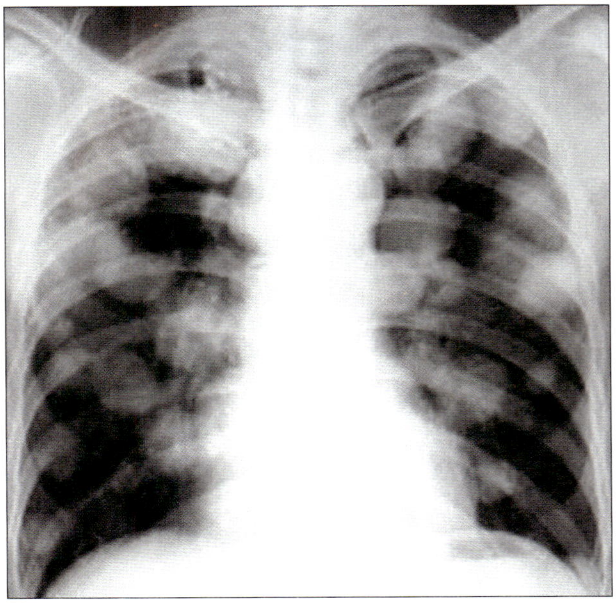

图1-33-1　肺转移瘤
X线摄片显示肺转移瘤的大小、形状及部位

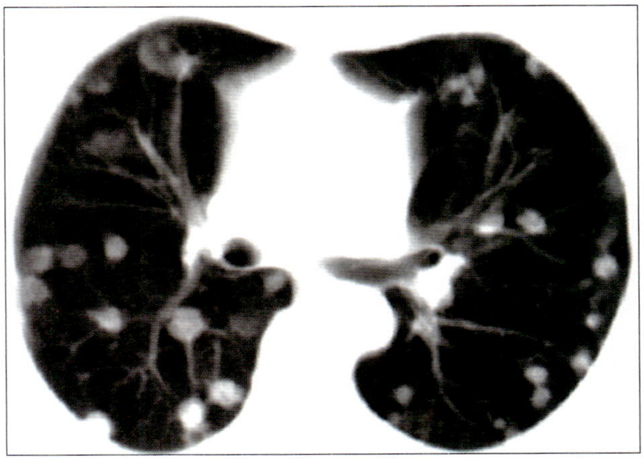

图1-33-2　肺转移瘤
CT扫描显示肺转移瘤的大小、形状及部位

移瘤在 T1WI 上表现为均匀灰色信号，T2WI 表现为较高信号，增强后均匀强化

超声表现

- 超声一般不用于儿童肺转移瘤的诊断，但广泛用于其他部位转移瘤的诊断

核医学表现

- 核医学骨扫描在骨转移时有浓聚

推荐影像学检查

- 儿童肺转移瘤影像学诊断 X 线胸片检查往往可确诊，进一步检查主要是 CT 检查

【鉴别诊断】

- 结合其他部位原发恶性肿瘤病史，典型肺转移瘤诊断一般较容易，但在检查时需要充分显示多发、随机分布等特点，关键之处不在于诊断，而在于检出
- 典型转移瘤诊断不难，通常无需做鉴别诊断。偶尔表现为粟粒样时需要与粟粒性结核区分。孤立性肺转移需要与原发性肺肿瘤或其他结节性病变鉴别。结合其他部位原发恶性肿瘤病史，一般可以明确诊断
- 转移性肿瘤较小时须同肺血管断面鉴别，如果转移结节大小与肺血管断面相似时，则两者鉴别有一定困难，但一般而言血管断面可连续见于多个 CT 层面，而转移性肿瘤则无此表现，两者鉴别困难时，采用增强薄层 CT 扫描可见血管有明显强化，时间密度曲线与肺大血管一致，而肺转移瘤的强化程度低于肺血管可资鉴别
- 肺部结节也可以是肿瘤治愈后改变，如肿瘤在化疗和放疗后形成的疤痕组织，须数月的随访复查，观察病灶有无逐渐增大，才能将疤痕与肿瘤结节区别开来

诊断与鉴别诊断精要

- 儿童肺转移瘤影像学 X 线胸片检查往往可确诊，进一步检查主要是 CT。结合其他部位原发恶性肿瘤病史和多发结节，肺转移瘤诊断一般较容易

重点推荐文献

[1] Lange B，O' Neill JA，Goldwein W，et al. Oncologic Emergencies .Principles and Practice of Pediatric Oncology. third edition.edited by philip A.Pizzo and David G.Poplack Lippincott-Raven.Publishers Philadelphia，1997，1025：1031-1033.

[2] Travis WD，Muller-Hermelink H-K，Harris CC，Brambilla E. Pathology and Genetics of Tumours of the Lung，Pleura，Thymus and Heart. Lyon，France：IARC Press；2004. World Health Organization Classification of Tumours.

[3] Dishop MK，Kuruvilla S. Primary and metastatic lung tumors in the pediatric population：a review and 25-year experience at a large children's hospital". Arch. Pathol. Lab. Med，2008，132：1079-1030.

第 34 节 儿童气胸

【概念与概述】

- 气胸（pneumothorax）是胸膜腔内气体存在。液气胸（hydropneumothorax）是指胸膜腔内液体与气体同时存在。通常因脏层或壁层胸膜破裂，而致空气进入胸膜腔内。

【病因与病理】

气胸的脏层胸膜破裂多在肺部病变的基础上发生，自发性气胸绝大多数是由肺尖部的肺大泡破裂所致，继发于肺部疾病的气胸也是非常常见的，如哮喘等。壁层胸膜破裂致使体外空气进入胸腔，如胸壁穿通伤、胸部手术及胸腔穿刺等。根据胸膜破裂情况及胸腔内压力的变化，气胸分为三种类型：闭合性气胸、开放性气胸和张力性气胸

【临床表现】

- 自发性气胸右侧胸腔的发病率稍高一些，气胸多为急骤发病，典型症状呈突发性的一侧胸痛、呼吸困难和刺激性干咳，可不能平卧。患侧胸廓膨隆，呼吸运动减弱，叩诊呈鼓音，呼吸音消失

【影像表现】

概述

- 想到气胸并及时拍胸片，必要时做CT扫描，可以明确气胸诊断。气胸的X线与CT诊断依据是肺组织与胸膜腔之间出现脏层胸膜线，其外侧为没有肺组织的透亮区

X线表现

- 气胸的X线诊断依据是肺组织与胸膜腔之间出现胸膜线。直立位平片，游离气体积聚于肺尖，50ml的气体即可被显示
- 儿童气胸大多为仰卧位床边平片，气体常位于纵隔心影旁（图1-34-1）。气胸区无肺纹理，为气体密度。少量气胸时，气胸区呈线状或带状，可见胸膜线，呼气时显示较清楚
- 大量气胸时，气胸区可占据肺野的中外带，内带为压缩的肺组织呈密度均匀软组织影（图1-34-2）；同侧肋间隙增宽，横膈下降，纵隔向健侧移位
- 液气胸时立位片可见气液平面。如脏、壁层胸膜粘连，可形成局限性或多房局限性气胸或液气胸
- 张力性气胸是指胸膜腔内压力大于大气压，其X线征象是横膈倒置。有时可见皮下积气（图1-34-3）

CT表现

- 气胸CT扫描表现为肺外侧新月形的、无肺纹理的空气密度影，其内侧可见弧形的脏层胸膜呈细线状软组织密度影。肺组织有不同程度的受压萎陷，严重时整个肺被压缩至肺门成球状，伴纵隔向对侧移位，横膈下降。液气胸时可见明确的气液平面。儿童气胸大多为仰卧位CT扫描，气体常位于纵隔心影旁（图1-34-4）

MR表现

- MR一般不用于儿童气胸的诊断，MR能显示液气胸的液体信号

超声表现

- 超声一般不用于气胸的诊断，但超声能显示液气胸的液体信号

核医学表现

- 核医学一般不用于儿童气胸的诊断

推荐影像学检查

- 儿童气胸影像学诊断主要依靠胸片，必要时CT扫描是诊断儿童气胸的重要方法

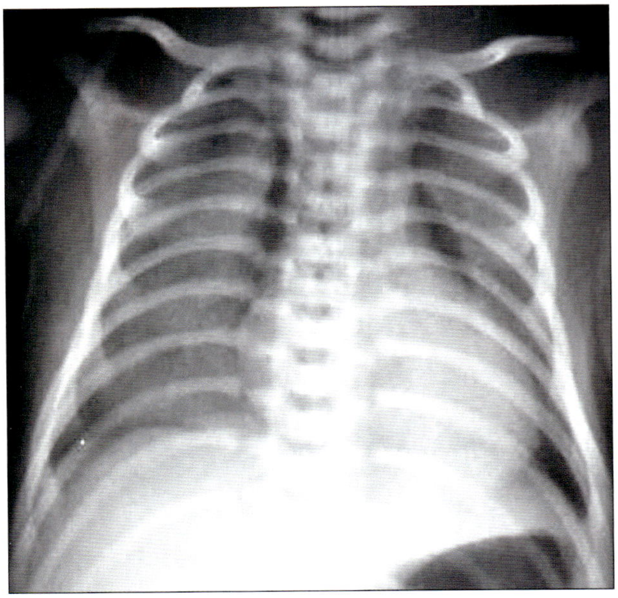

图1-34-1 儿童气胸
仰卧位床边平片，气体常位于纵隔心影旁

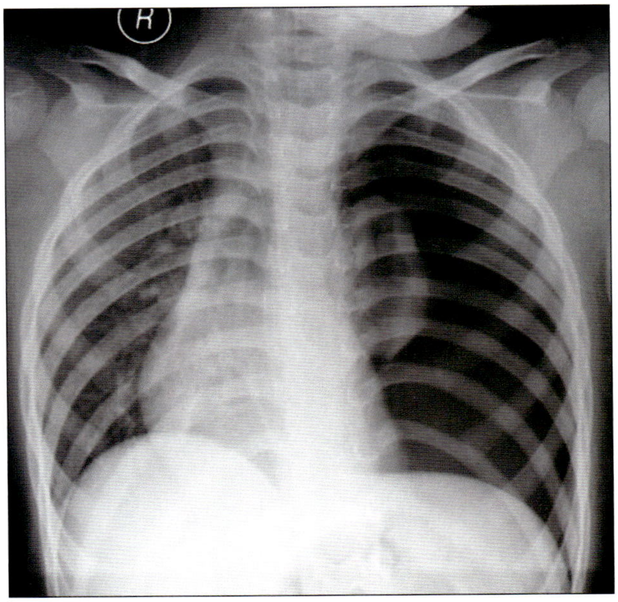

图1-34-2 儿童气胸
大量气胸时，气胸区可占据肺野的中外带，内带为压缩的肺组织呈密度均匀软组织影

【鉴别诊断】

- 气胸主要与重度肺气肿相鉴别。重度肺气肿时肺组织虽然高度透亮，但其内可见肺纹理结构，没有胸膜线

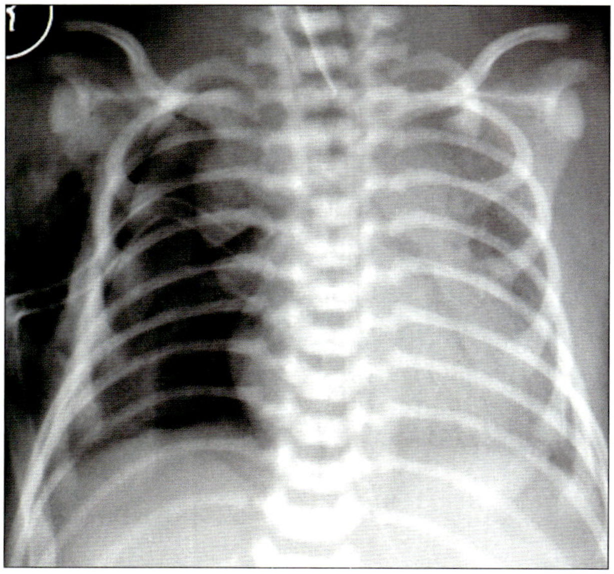

图 1-34-3 儿童气胸
仰卧位床边平片，可见皮下积气

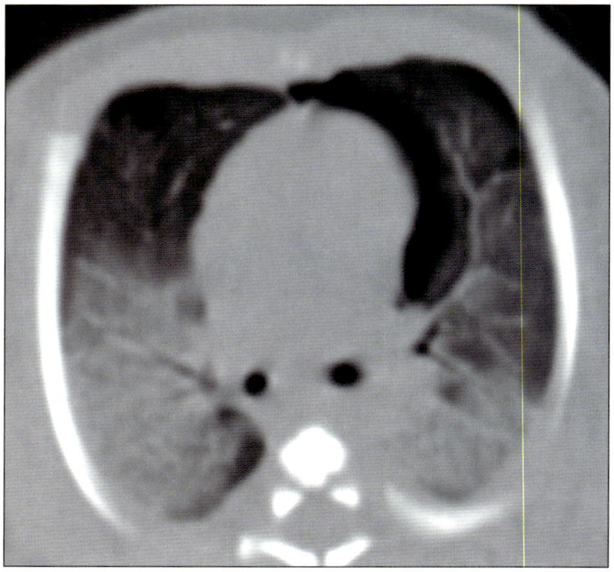

图 1-34-4 气胸 CT
仰卧位 CT 扫描，气体位于纵隔心影旁

诊断与鉴别诊断精要

- 气胸的 X 线与 CT 诊断依据是肺组织与胸膜腔之间出现脏层胸膜线，其外侧为没有肺组织的透亮区。一般不难诊断

重点推荐文献

[1] Gallardo X，Castan˜er E，Mata JM. Benign pleural diseases. Euro J Radiol，2000，87-97.
[2] Qureshi NR，Gleeson FV. Imaging of Pleural Disease. Clinics in Chest Medicine，2006，27：193-213.
[3] McLoud TC. CT and MR in pleural disease. Clinics in Chest Medicine，1998，19：261-276.

第 35 节 儿童胸腔积液

【概念与概述】

- 胸腔积液（pleural effusion）是指胸膜腔内液体增多。出现胸膜腔内液体积聚在儿童时期并不少见，病因很多，常见有胸部外伤，感染因素，心、肾源性疾病，肿瘤等。根据积液在胸膜腔内是否自由流动，分为游离性和包裹性两种。游离胸腔积液根据重力存在于胸膜腔。包裹性胸腔积液发生于脏层和壁层胸膜粘连时

【病因与病理】

许多疾病累及胸膜可产生胸腔积液，可以是感染性、肿瘤性、免疫性和外伤等。胸腔积液可由于胸膜渗透性增加，微循环胶体渗透压降低，胸膜静脉压增加，腹腔液体进入胸膜腔等

- 从积液性质上有渗出液、漏出液、血性液或乳糜液之分。渗出液发生于胸膜表面受损导致毛细血管漏和渗透性增加。漏出液通常是循环改

变所致，见于左心室衰竭和肝硬化等

【临床表现】

- 胸腔积液积液量少时症状多不明显，超过一定量时，患者可出现胸闷、胸痛、呼吸困难

【影像表现】

概述

- 胸腔积液诊断并不困难，但胸腔积液病因很多，明确病因单靠影像表现还是比较困难的

X 线表现

- 直立位的患者，少量游离性积液最先积聚在位置最低的后肋膈角，站立后前位检查多难以发现；稍多胸腔积液使肋膈角变钝
- 随积液量增加外侧肋膈角变钝，掩盖膈顶，呈外高内低的弧形凹面（图 1-35-1）
- 中量积液中下肺野呈均匀致密影
- 大量积液患侧肺野呈均匀致密阴影；肋间隙增宽，横膈下降，纵隔向健侧移位
- 包裹性积液多见于下胸部侧后胸壁，切线位片上表现为自胸壁向肺野突出之半圆形或丘状影，与胸壁呈钝角，密度均匀，边缘清楚
- 叶间积液为局限于叶间裂的积液，典型表现是叶间裂的梭形影，密度均匀，边缘清楚（图 1-35-2）。游离性积液进入叶间裂时多局限于斜裂下部，表现为尖端向上的三角形密度增高影
- 肺底积液为位于肺底与横膈之间的胸腔积液，右侧较多见；被肺底积液向上推挤的肺下缘呈圆顶形，易误诊为横膈升高。肺底积液所致的“横膈升高”圆顶最高点位于偏外 1/3，且肋膈角深而锐利
- 侧卧位检测胸腔积液比直立位更敏感。仰卧位时由于胸腔积液位于后背侧，即使大量的胸腔积液也有可能被漏诊。当一侧胸腔密度增高而不掩盖肺血管纹理；肋膈角变钝或出现肺尖帽时应怀疑胸腔积液

CT 表现

- CT 对少量胸腔积液的检测较为敏感。少量、中等量游离性胸腔积液 CT 表现为在胸腔重力依赖性区域新月形的液体密度影，边缘光滑整齐；大量积液则整个胸腔为液体样密度影占据，肺被压缩于肺门呈软组织影，纵隔向对侧移位
- 胸膜腔内能自由流动液体，最初多积聚于肺的后部内侧和底部，因在患者仰卧 CT 扫描时，此部分处于最低位置。随着积液量的增加，可能向叶间裂及肺门区延伸。当有中等量或大量积液时，可出现邻近肺组织体积的缩小（压迫性肺不张）。萎陷的肺叶聚向肺门，并引起肺下韧带绷紧和牵拉。包裹性胸腔积液表现为为自胸壁向肺野突出的凸透镜形或圆形的液体密度影，基底宽而紧贴胸壁，与胸壁的夹角多呈钝角，边缘光整，邻近胸膜多有增厚，形成胸

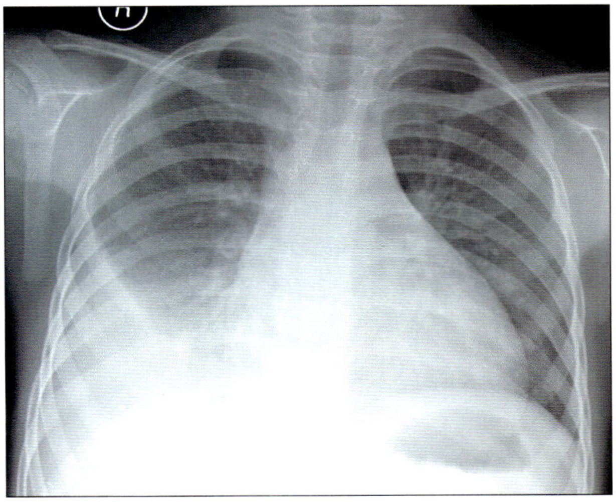

图 1-35-1　胸腔积液

X 线摄片显示肋膈角变钝。积液掩盖膈顶，呈外高内低的弧形凹面

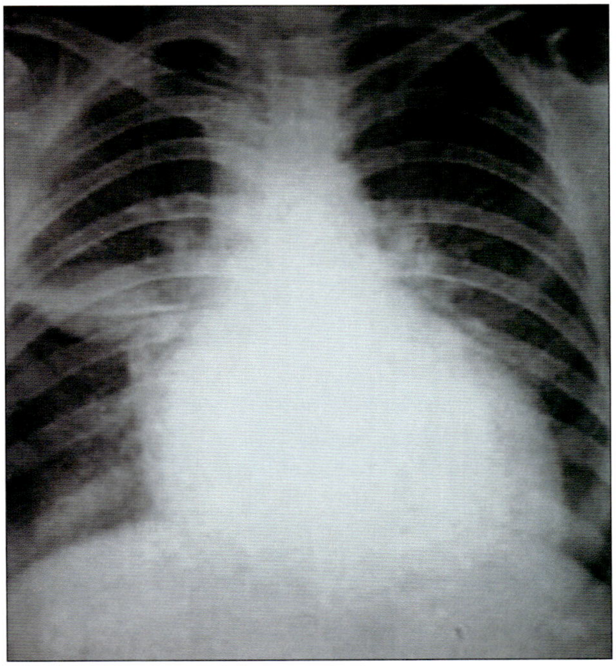

图 1-35-2　胸腔积液

X 线摄片显示叶间积液，为局限于叶间裂的梭形影，密度均匀，边缘清楚

膜尾征，邻近的肺实质受压移位

- 叶间积液表现为叶间裂片状或带状的液体密度影，有时呈梭形或圆形，积液量多时可形似肿瘤，易误诊为肺内实质性肿块。CT 对包裹性胸腔积液的诊断及引流前的准确定位是非常有价值的
- 但 CT 在渗出液或漏出液的鉴别及乳糜胸水的诊断方面有一定局限性。急性出血可通过胸腔积液密度增加或出现液 - 液平面来诊断

MR 表现

- MR 在胸腔积液的检测及定性方面略优于 CT。一般非出血性积液典型的 MR 表现为 T1WI 低信号，T2WI 高信号影。但当积液内含较高蛋白质和细胞成分时在 T1WI 上可呈中 - 高信号，乳糜胸有特征性的 MR 表现，即乳糜积液的信号与皮下脂肪信号相似

超声表现

- 大多数胸腔积液的 B 超表现为无回声或低回声区。多房性积液通常是渗出液

核医学表现

- 核医学一般不用于儿童胸腔积液的诊断

推荐影像学检查

- 后前位胸片上若出现肋膈角变钝且伴有外高内低的弧形致密度可明确诊断胸腔积液。CT 表现为胸膜腔内新月形的水样密度影，可诊断少量胸腔积液。MRI 在胸腔积液的检测及定性方面略优于 CT。但胸腔积液的具体性质还需要结合实验室检查进一步明确

【鉴别诊断】

- 单纯依据影像学鉴别胸腔积液的性质是比较困难的，需要结合临床及实验室检查来区分炎性与恶性积液。在 CT 图像上，新鲜出血的 CT 值较高。亚急性期或慢性期血肿，MR 表现为典型的同心环样的信号模式，外周为低信号的含铁血黄素，中央为高信号顺磁性的正铁血红蛋白
- 胸腔积液与腹水的鉴别：需根据积聚的液体与膈肌之间的关系对它们作出鉴别。在 CT 图像上，胸腔积液位于膈的外围，膈肌脚的后方，它向内延伸到脊柱旁。而腹腔内积液则位于膈的内面侧，膈肌脚的前方，并不向内延伸。在越是向足侧的扫描图像上，胸水量渐少，而腹水量则渐增多。腹水聚于肝脾的侧面，但不能进入其后方的裸区，而胸水可以扩展至脾后方或后深沟内

诊断与鉴别诊断精要

- 胸腔积液诊断并不困难，CT 对少量胸腔积液的检测较为敏感。但明确病因单靠影像表现还是比较困难的

重点推荐文献

[1] Gallardo X，Castan˜er E，Mata JM. Benign pleural diseases. Euro J Radiol，2000，34：87-97.

[2] Mocelin HT，Fischer GB. Epidemiology，presentation and treatment of pleural effusion. Paediatr respir rev，2002，3：292-297.

[3] McLoud TC. CT and MR in pleural disease. Clinics in Chest Medicine，1998，19：261-276.

第 36 节　特发性肺含铁血黄素沉着症

【概念与概述】

- 特发性含铁血黄素沉着症（idiopathic pulmonary hemosiderosis，IPH），是一种较少见的铁代谢异常疾病，特点为广泛的肺毛细血管出血，肺泡中有大量的含铁血黄素沉着，并伴有缺铁性贫血。IPH 是一种原发性的疾病，不同于因二尖瓣病变和肺静脉高压所致的继发生性肺含铁血黄素沉着症

【病因与病理】

特发性含铁血黄素沉着症又称弥漫性肺出血，病因不明，主要有两方面的推测

- 发育缺陷，由于原发性肺泡上皮发育与功能异常，使血管的机械稳定性发生障碍，或肺的弹性纤维发育缺陷，但不能被组织学检查所证实
- 由免疫反应所致。患者肺内可有肥大细胞积聚；网状内皮系统中浆细胞增多；有人发现某些已经证实或可能为肺含铁血黄素沉着症的婴儿以牛奶做皮试呈阳性反应，且血清牛奶沉淀素阳性，戒断牛奶后症状消失

总之本病的基础是肺毛细血管障碍，可能为器官特异性自身免疫反应导致的肺毛细血管出血性疾病，少部分 IPH 见于肺出血肾炎综合征（good pasture syndrome）和韦格肉芽肿（Wegener's granulomatosis）

病理特征是肺反复发生出血，而其余器官不受累。在急性出血期，出血主要发生在肺泡内，出血范围可以很广泛和严重，亚急性或慢性期出血，红细胞被巨噬细胞吞噬后，血红蛋白被巨噬细胞溶酶体分解转化成含铁血黄素沉积在小叶间隔、细支气管和动脉壁内，部分患者可发展为肺间质纤维化

【临床表现】

- 特发性含铁血黄素沉着症较少见，通常见于 10 岁以下的儿童，以 3 岁以前发病最多见，男女发病率无差异。反复咯血或痰中带血、咳嗽、发热为常见症状，痰中找到含铁血黄素细胞对本病有诊断价值。由于肺反复出血，患儿常有缺铁性贫血，杵状指和肝脾肿大等

【影像表现】

概述

- 特发性含铁血黄素沉着症影像诊断发现有异常并不困难，但特发性肺含铁血黄素沉着症的 X 线和 CT 表现多种多样，不具有特征性，根据临床表现儿童反复咯血，不明原因缺铁性贫血，胸片上出现弥散性小结节状或片状、网状阴影，应疑为本病。如找到典型的含铁血黄素巨噬细胞可明确诊断

X 线表现

- 特发性含铁血黄素沉着症胸片检查急性期、亚急性和慢性期有所不同，可为两肺广泛分布的斑片状边缘模糊的磨玻璃影，也可为两肺弥散性小结节状或片状、网状阴影（图 1-36-1）

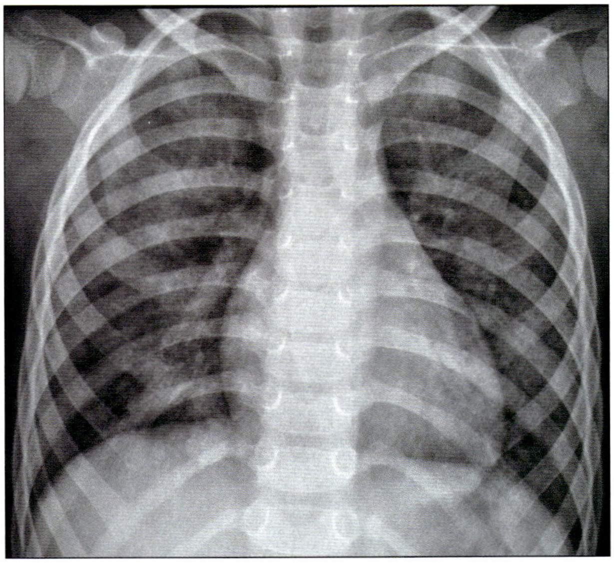

图 1-36-1　特发性含铁血黄素沉着症
胸片检查两肺广泛分布的斑片状边缘模糊的磨玻璃影和网状阴影

CT 表现

特发性含铁血黄素沉着症因急性、亚急性和慢性期肺出血表现存在不同，急性期以实变为主，慢性期以间质性改变为主，而亚急性期可有急、慢性期的表现。特发性含铁血黄素沉着症可表现以下五型

- 第一型：两肺呈斑片状磨玻璃样改变，表现为两肺广泛分布的斑片状边缘模糊的密度增高灶（图 1-36-2），该型为特发性含铁血黄素沉着症最常见表现，约占 50%，临床为急性出血期，病理显示肺泡和支气管腔内有出血和含有吞噬血红蛋白的巨噬细胞，肺间质水肿。多数磨玻璃样病灶呈双侧分布，肺尖和肺的肋膈角区一般不受累及（图 1-36-3），但病灶也可

为一侧或局限性分布，一般比较少见。病灶的形态犹如支气管肺炎或肺水肿（图 1-36-4）。短期 CT 复查，可见病灶形态、大小变化快，2 ~ 3 天病灶可有明显吸收，是该期的特点

- 第二型：仅见小叶间质网状影，肺纹理增多模糊，见于早期肺出血缓解期或少量肺出血的患者，病理特征是肺泡内出血已被巨噬细胞吞噬并引起肺间质和淋巴管反应，在数日内由间质反应所形成的网织影可吸收恢复正常
- 第三型：即网织型，由小叶间隔及肺泡壁增厚，肺泡壁毛细血管扩张、扭曲所致，小叶间隔内含铁血黄素沉着
- 第四型：即网织结节型，该型的病理特征是第三型病理特征的加重，肺间质含有含铁血黄素结节。表现为两肺弥漫分布的、大小均匀一致的粟粒状小结节和网状影（图 1-36-5）
- 第五型：即复合型，为以上几型 CT 表现的复合。以上几型 CT 表现并非能够截然分开，急性期肺出血以肺泡性实变表现为主，而亚急性和慢性期则以间质表现为主。极少数患儿可发生广泛的肺纤维化，引起肺动脉高压和肺心病致心影增大，肺门淋巴结增大，个别患儿甚至有胸腔积液

MR 表现

- MR 一般不用于儿童特发性含铁血黄素沉着症的诊断

超声表现

- 超声一般不用于儿童特发性含铁血黄素沉着症的诊断

核医学表现

- 核医学一般不用于儿童特发性含铁血黄素沉着症的诊断

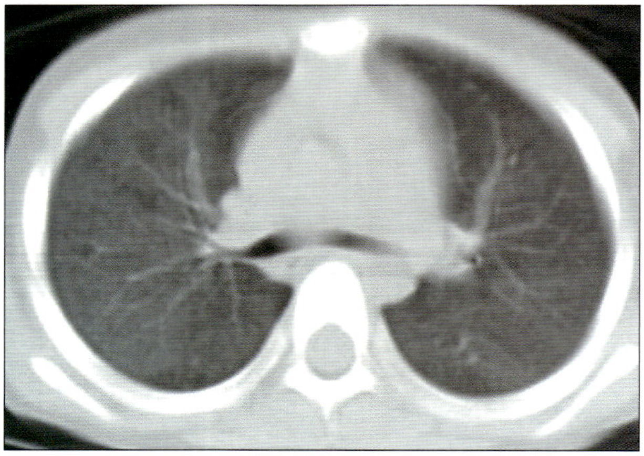

图 1-36-2 特发性含铁血黄素沉着症
CT 检查两肺广泛分布的斑片状淡薄边缘模糊的磨玻璃影

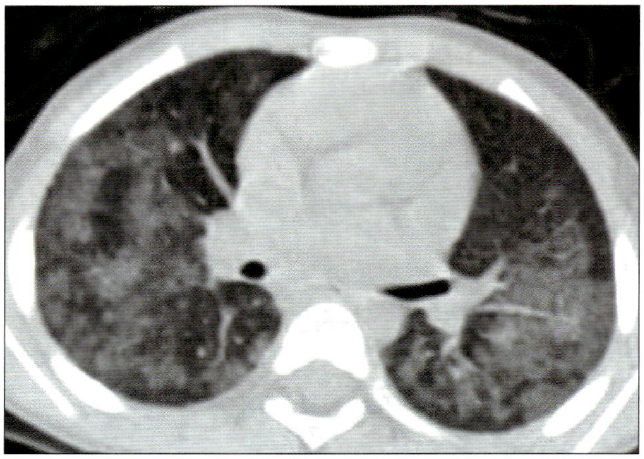

图 1-36-4 特发性含铁血黄素沉着症
CT 检查两肺对称分布的斑片状边缘稍清晰影

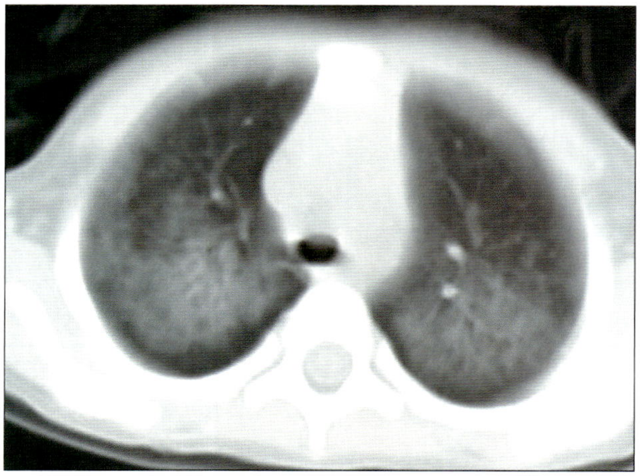

图 1-36-3 特发性含铁血黄素沉着症
CT 检查两肺对称分布的斑片状边缘模糊影

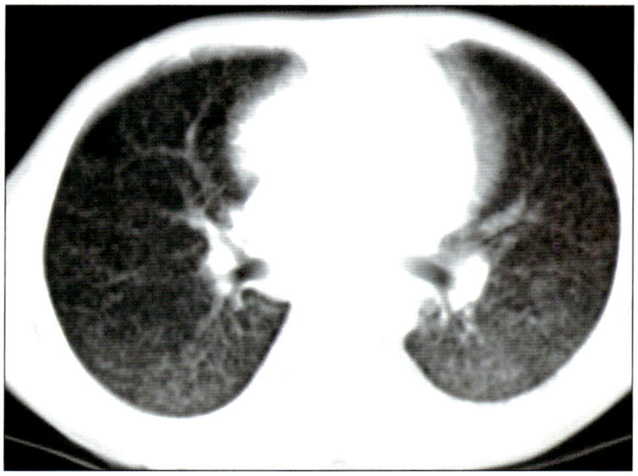

图 1-36-5 特发性含铁血黄素沉着症
CT 检查两肺对称分布的大小均匀一致的粟粒状小结节和网状影

推荐影像学检查

- 儿童特发性含铁血黄素沉着症的诊断主要依靠胸片和 CT 扫描

【鉴别诊断】

IPH 在急性、亚急性和慢性期的 CT 表现与肺部一些疾病表现相似，需同以下疾病鉴别

- 肺炎：IPH 急性期与支气管肺炎在临床症状和 CT 表现上相似，前者可有咯血症状和心影增大、肺门淋巴结肿大；后者一般无咯血症状和心影增大、肺门淋巴结肿大可资鉴别
- 风湿性心脏病二尖瓣狭窄所致的肺含铁血黄素沉着：前者的肺含铁血黄素沉着是继发性的，与 IPH 不同，两者的鉴别点是有无风湿性心脏病二尖瓣狭窄病史
- 过敏性肺炎：患者常无缺铁性贫血，嗜酸性粒细胞增高，可资与 IPH 鉴别

诊断与鉴别诊断精要

- 儿童反复咯血，不明原因缺铁性贫血，胸片上出现弥散性小结节状或片状、网状阴影，CT 表现为两肺广泛分布的斑片状边缘模糊的密度增高灶为特发性含铁血黄素沉着症最常见表现。如找到典型的含铁血黄素巨噬细胞可明确诊断

重点推荐文献

[1] Ioachimescu OC, Sieber S, Kotch A. Idiopathic pulmonary haemosiderosis revisited. Eur Respir J, 2004, 24：162.

[2] Kocakoc E, Kiris A, Sen Y, Bozgeyik Z. Pediatric idiopathic pulmonary hemosiderosis diagnosed by sputum analysis：plain radiography and computed tomography findings. Med Princ Pract, 2003, 12:129.

[3] Kabra SK, Bhargava S, Lodha R, et al. Idiopathic pulmonary hemosiderosis：clinical profile and follow up of 26 children. Indian Pediatr, 2007, 44：333.

第 37 节　肺动静脉畸形

【概念与概述】

- 肺动静脉畸形（pulmonary arteriovenous malformation，PAVM）多为先天性，是指肺动脉与肺静脉（95%）或体循环动脉与肺静脉（5%）间的异常血管交通，也称肺动静脉瘘。PAVM 特点是血管性病变，有供血的动脉和引流的静脉。多发 PAVM 中 1/3 伴 Rendu-Osler-Weber 综合征或称遗传性毛细血管扩张症

【病因与病理】

肺动静脉畸形由胚胎共同血管复合体中肺动、静脉发育异常所致；为单一或多发性的结节或弥漫性血管影。基本病变为肺动脉分支未经肺毛细血管系统直接与肺静脉系统交通，可为单支或多支、单肺或双肺受累。病理上分为两型

- 肺动脉和肺静脉直接交通。此型较多见，小型肺动静脉瘘常为双肺弥漫性病变，大型肺动静脉瘘常为单支，位于下叶胸膜脏层下方
- 体循环与肺循环之间的直接交通。此型较少见，可为主动脉的分支如支气管动脉、肋间动脉等与肺静脉之间交通

肺动静脉瘘为囊状血管结构，直接与肺动静脉分支交通，受累肺动静脉常扩张、扭曲，动脉壁变薄，静脉壁变厚。瘘瘤呈圆形，内部可有血栓，为海绵样血管瘤，瘘瘤内可被分割成多个囊腔，瘘瘤壁可为菲薄的内皮层，有退行性变甚至钙化

PAVM 扩大的动脉经过只有菲薄囊壁的动脉瘤囊直接通入扩大的静脉，包括 3 种主要类型

- 单纯型动静脉瘘（79%）。单个扩张的动脉瘤囊连接伴行的一条动脉和一条静脉
- 复杂型动静脉瘘（21%）。少见，扩张的动脉瘤和两根以上的动脉和（或）两根以上的肺静脉相连
- 肺毛细血管扩张型。少见，以两肺散在多发的微小动静脉瘘为特征，该畸形常单独列为一

类，为弥漫性肺动静脉畸形。随年龄增长而逐渐增大，并可有钙化

由于肺动脉血绕过毛细血管网直接进入肺静脉，肺静脉血氧减少，导致体循环动脉血氧饱和度下降。分流量可为 18% ～ 89% 不等，动脉血氧饱和度常在 50% ～ 85% 之间，并可继发红细胞增多症。无通气异常情况下，动脉 CO_2 分压正常。与体动静脉瘘不同，肺血流量、肺动脉压力、心输出量仍属正常范围。由于肺动静脉瘘的血流未经肺毛细血管网滤过，细菌进入体循环可发生脑脓肿

【临床表现】

- 肺动静脉畸形较小时常无症状（< 2cm）。咯血是相对常见的症状，量多少不等。严重者可能出现右向左分流症状：缺氧，发绀，杵状指

【影像表现】

概述

- 自 1939 年 Smith 和 Horton 首次应用心血管造影术诊断肺动静脉瘘以来，该方法长期是确诊肺动静脉畸形的主要手段。CT 和 MRI 发展后，心血管造影的重要性下降，但近年来肺动静脉畸形经导管介入性治疗逐步完善，心血管造影术又重新变得重要

X 线表现

- 肺动静脉畸形 X 线平片可见边界清楚、分叶状的圆形或类圆形团块（图 1-37-1），1 厘米至数厘米不等。可有索状结构自病灶向肺门延伸（供血动脉和引流静脉）。部分可见钙化

CT 表现

- CT 可以清楚显示肺动静脉畸形的瘤体、扭曲扩张的供血动脉和引流静脉，瘤体形状不仅取决于自身的形态，而且和扫描层面的方向有关，可呈圆形、椭圆形和脐凹形等，血管则表现为结节状、条状或椭圆形。增强后瘤体和连接血管迅速强化，强化过程中瘤体峰值出现的时间与右心室和肺动脉相一致（图 1-37-2），或与主动脉接近，三维重建可显示肺动静脉畸形的完整形态学特征

MR 表现

- MR 也可以清楚显示肺动静脉畸形的瘤体、扭曲扩张的供血动脉和引流静脉。MR 增强后瘤体和连接血管迅速强化

心血管造影表现

- 血管造影显示肺动静脉畸形为纯血管性病变，有明确供血血管和引流血管。通常做肺动脉主干及选择性左、右肺动脉造影，造影可显示肺静脉较正常肺静脉系统显影早，左房早期显影，受累肺动静脉扩张、延长、扭曲，可见瘘瘤。有时做降主动脉造影，用以排除可能存在的体 - 肺动脉侧支供血

超声表现

- 超声检查可显示异常血流，但对肺动静脉畸形的瘤体显示较差

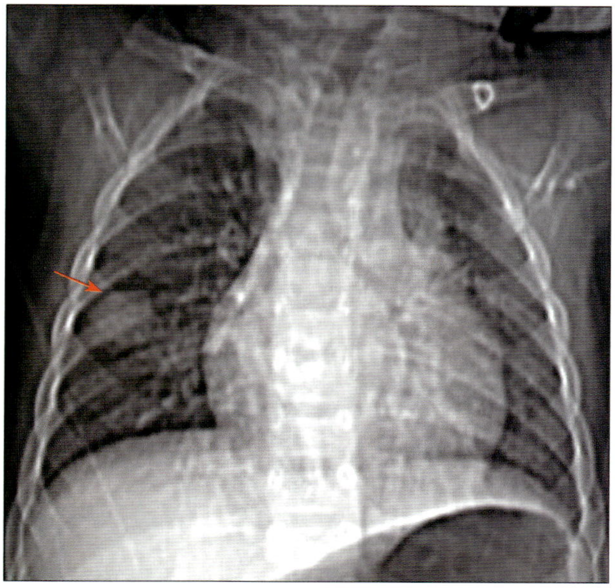

图 1-37-1　肺动静脉畸形
X 线平片可见右肺边界清楚，分叶状的类圆形团块

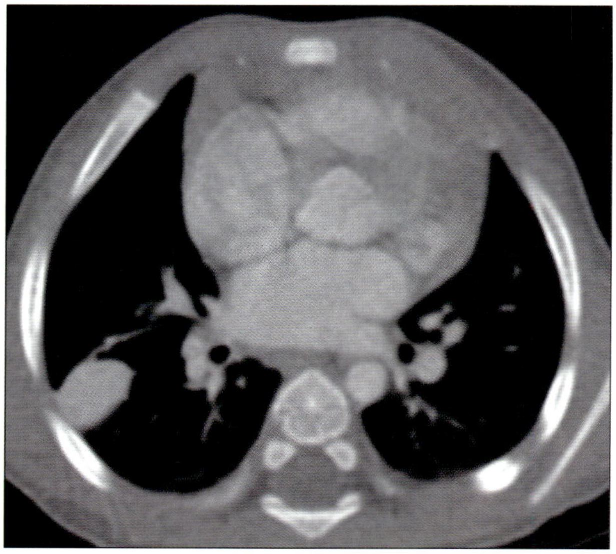

图 1-37-2　肺动静脉畸形
与图 1-37-1 同一患者。增强 CT 显示肺动静脉畸形的瘤体，供血动脉，增强后瘤体强化明显

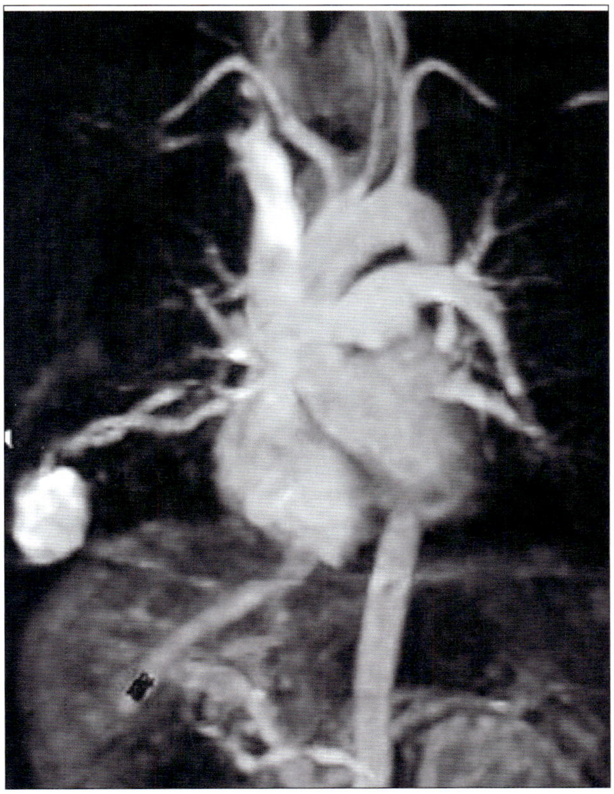

图 1-37-3 肺动静脉畸形
增强 MR 显示肺动静脉畸形的瘤体、供血动脉，增强后瘤体强化明显

核医学表现

- 核医学检查可显示异常血流和异常灌注

推荐影像学检查

- 肺动静脉畸形诊断平片是首选筛查手段，但不能确定诊断；传统血管造影是确定诊断的金标准，但属于创伤性检查，有一定的危险性，除非进行经血管的介入治疗，单就诊断目的，目前已经逐步为 CTA 和 MRA 所代替
- CT 和 MRI 成像可以确定诊断，增强的三维容积 CT 扫描结合三维重建，充分显示供血动脉和引流静脉，即可以明确诊断及其类型，而与血管密度一致的增强后强化则进一步肯定诊断。CTA 和 MRA 是完整评价肺动静脉畸形的最佳影像技术，可以从空间角度完整评价瘤体及其相关连接血管

【鉴别诊断】

- AVM 表现为肺内结节灶，首先需要与肺实质结节病灶鉴别：动静脉瘘强化呈血管样，且有与之相连的增粗的动脉、静脉；肺实质结节病灶的边缘形态和内部结构常有一定的特征性可资鉴别。其次需要与其他血管性病变区别：肺静脉曲张为肺静脉的局限性扩张，很罕见，多认为是肺静脉壁的先天性缺陷引起，也有人认为和肺静脉压升高有关；CT 扫描显示两下肺内带圆形、椭圆形和管状影，有明显的强化，与左心房 CT 值接近，但无动静脉瘘的特征性的伴行动脉和静脉。肺动脉瘤为单纯动脉性疾病，没有引流静脉

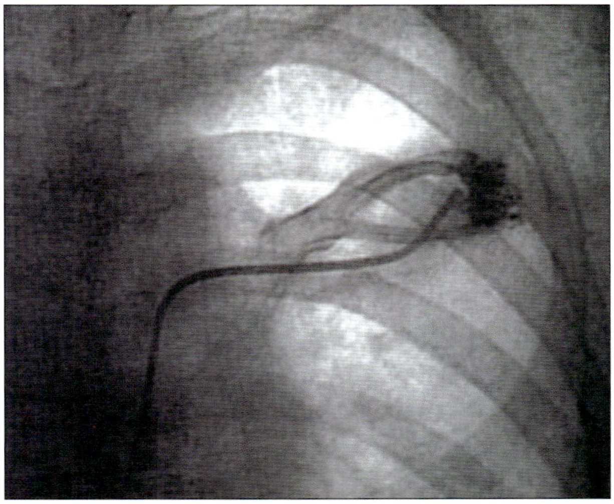

图 1-37-4 选择性左肺小动脉造影
显示肺静脉较正常肺静脉系统显影早，左房早期显影

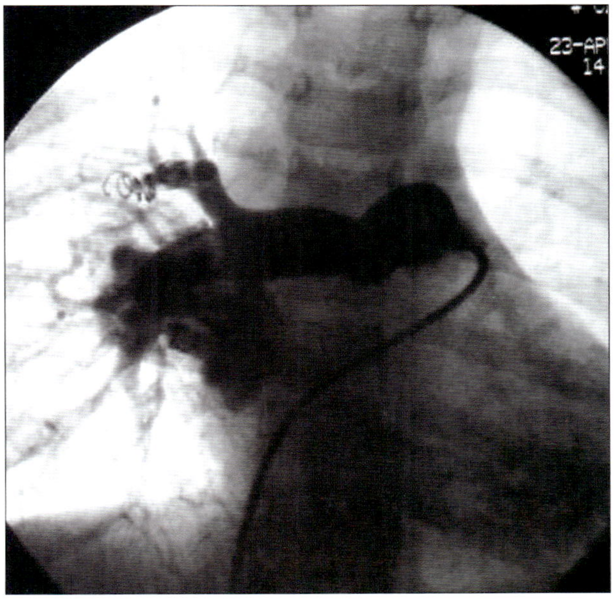

图 1-37-5 肺动静脉瘘
正位右肺动脉造影，右下肺动脉见肺动静脉瘘，肺静脉显影早，肺动静脉扩张、延长、扭曲，右上肺肺动静脉瘘已用弹簧圈行动静脉瘘堵塞术

诊断与鉴别诊断精要

- 肺动静脉畸形诊断平片是筛查手段，但不能确定诊断。CT 可以清楚显示肺动静脉畸形的瘤体、扭曲扩张的供血动脉和引流静脉，增强后瘤体和连接血管迅速强化，可明确诊断

重点推荐文献

[1] Schertler T，Wildermuth S，Teodorovic N.et al. Visualization of congenital thoracic vascular anomalies using multi-detector row computed tomography and two-and three-dimensional post-processing.Eur J Radiol，2007，61：97-119.

[2] Jaskolka J，Wu L，Chan RP，Faughnan ME. Imaging of hereditary hemorrhagic telangiectasia. AJR Am J Roentgenol，2004，183：307-314.

[3] White RI Jr，Pollak JS. Pulmonary arteriovenous malformations：diagnosis with three-dimensional helical CT-a breakthrough without contrast media. Radiology. Jun 1994，191：613-614.

第 38 节　肺淋巴管扩张症

【概念与概述】

- 肺淋巴管扩张症（pulmonary lymphangiectasis，PL）是一种罕见的先天畸形，预后极差，半数为死胎，其余多在生后数周或数分钟内因呼吸窘迫而死亡

【病因与病理】

- 肺淋巴管扩张症为肺淋巴管先天性发育异常，病理上以淋巴管扩张为特征。以肺间质淋巴管数目增多、淋巴管呈囊状扩大为主要病理特征。扩张的淋巴管在小叶间隔内沿支气管血管束分布，直径可达 2mm 左右，也可极度扩张成囊状。胸膜内淋巴管扩张可致胸膜增厚，在胸膜下形成含液囊腔。大体见肺的表面呈网状及微小囊泡状。切面呈蜂窝状，由胸膜下至肺实质可见到多数的小囊腔。个别患儿伴有先天性心脏病和静脉回流受阻
- 正常肺内淋巴管具有很多瓣膜，控制着淋巴液的引流只向肺门，不引向肺组织。肺组织内淋巴管又有支气管周围、肺动脉周围和静脉周围之分，它们互相交通，都流向肺门。深浅两组之间，依靠小叶间隔内和有瓣膜的淋巴管互相沟通，和通过肺门淋巴结的输出管，最后吻合成右淋巴导管入静脉系统
- 关于肺淋巴管扩张发生机制和病理类型，目前主要存在 2 种观点
  - 原发性肺淋巴管扩张，是由于胚胎 14 ～ 16 周所具有的、大的、扩张的淋巴管没有退化的结果，可以是全身淋巴管扩张的一部分
  - 继发于肺静脉梗阻或先天性心血管畸形，由于肺静脉回流障碍而至淋巴引流增加最终导致淋巴管扩张

【临床表现】

- 肺淋巴管扩张症可分为早发型和晚发型
- 前者于出生后几分钟即发生呼吸困难、青紫，多在 1 ～ 2 天或数天夭折。与新生儿肺炎、肺透明膜病不易鉴别
- 后者多发病于儿童或成年，可表现有呼吸困难或因胸水、胸部囊性病变等

【影像表现】

概述

- 肺淋巴管扩张症影像诊断发现有异常并不困难，但肺淋巴管扩张症 X 线和 CT 表现不具有特征性，明确诊断相当困难

X 线表现

- 肺部呈磨玻璃样改变，双肺小点状、细网格或条状影，可见代偿性肺气肿。可出现胸膜增厚和胸腔积液征象（图 1-38-1）

CT 表现

- 高分辨率 CT 表现如下：①小叶间隔、斜裂和水平裂表面以及肺门血管、支气管周围间质增厚，呈网状、结节状改变。②磨玻璃样改变，代表炎性渗出。③肺内囊肿样病变，代表囊

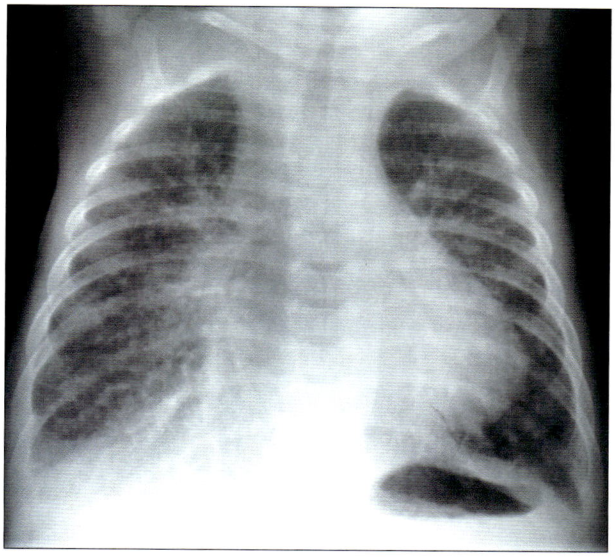

图 1-38-1 肺淋巴管扩张症
可分为早发型 X 线平片可见双肺小点状、细网格或条状影，可见代偿性肺气肿。可出现胸膜增厚和胸腔积液征象

肿样扩张的淋巴管。④胸腔积液。伴有先天性心脏病的患者除上述改变外还有先天性心脏病的表现

MR 表现

- MR 一般不用于肺淋巴管扩张症的诊断

超声表现

- 超声一般不用于儿童肺淋巴管扩张症的诊断

核医学表现

- 核医学一般不用于儿童肺淋巴管扩张症的诊断

推荐影像学检查

- 儿童肺淋巴管扩张症的诊断主要依靠胸片和 CT 扫描，特别是高分辨率 CT

【鉴别诊断】

- 儿童肺淋巴管扩张症病变范围和影像学特征具有多样性，与新生儿肺透明膜病不易鉴别。出生史和有无肺气肿对鉴别有帮助

诊断与鉴别诊断精要

- 肺淋巴管扩张症影像诊断发现有异常并不困难，但肺淋巴管扩张症 X 线和 CT 表现不具有特征性，明确诊断相当困难。肺部呈磨玻璃样改变，有细网格或条状影，可见代偿性肺气肿

重点推荐文献

[1] S Yamada, M Hisaoka, T Hamada, et al. Congenital pulmonary lymphangiectaris: Report of an autopsy case masquerading as pulmonary interstital emphysema. Pathology-Research and Practice, 2010, 206: 522-526.

[2] Y Okumura, SI Takeda, N Sawabata, et al. Pulmonary lymphangiectaris in an Asymptomatic Adult. Respiration, 2006, 73: 114-116.

[3] 肖作源，陶瑜，唐新意，等. 先天性肺淋巴管扩张征 1 例. 中国循证儿科杂志，2006，1：70-71.

第 39 节 支气管扩张

【概念与概述】

- 支气管扩张（bronchiectasis）是指一支或多支中等大小支气管管壁组织破坏造成不可逆性扩张。它是呼吸系统常见的化脓性炎症

【病因与病理】

- 支气管扩张主要致病因素为支气管的感染阻塞和牵拉，部分有先天遗传因素。支气管壁的慢性炎性损害导致管壁的弹性减弱和机械性牵引等因素的共同作用是其发病基础
- 支气管扩张病理改变因病程而异。一般可见黏膜水肿、上皮脱落和溃疡形成，支气管壁有炎性细胞浸润及肉芽形成，平滑肌、弹力纤维和软骨减少，严重时可完全消失。病程较长时，其周围肺组织纤维化
- 扩张的支气管按其形态可分为柱状、囊状和梭形扩张。扩张的支气管内常含有黄或黄绿色的脓液和带血的脓性物。支气管扩张合并细菌感染时，常见的病原菌为流感嗜血杆菌、肺炎链

球菌、厌氧菌等；在病程长、重症支气管扩张患者中，肺炎克雷白菌等肠杆菌科细菌多见

- 支气管扩张可分为先天性与继发性两种。先天性少见，是由于先天性支气管发育不良，如 Williams-Camplen 综合征。有些患者支气管扩张在生后发生，但有先天异常因素，如 Kartagener 综合征，患者除支气管扩张外可伴有内脏异位和胰腺囊性纤维化，实际上属于纤毛无运动综合征
- 继发性支气管扩张的主要发病因素是支气管和肺的反复感染、支气管阻塞以及支气管受到牵连。儿童时期麻疹、百日咳或严重的肺部感染，使支气管各层组织遭到破坏，黏液纤毛清除功能降低，削弱了管壁的支撑作用，吸气、咳嗽时管腔内压力增加，管腔扩张，而呼气时不能回缩，发展为支气管扩张；支气管狭窄也可使远端引流不畅发生感染而引起支气管扩张

【临床表现】

- 患者多在儿童或青少年期起病。临床主要表现为咳嗽、大量脓痰、反复咯血、杵状指和胸痛等，个别可无明显症状。先天性支气管扩张合并右位心和鼻旁窦炎时，称 Kartagener 综合征

【影像表现】

概述

- 支气管造影以往是诊断的金标准，造影剂长期来用 40% 的碘化油，用以显示柱状、囊状支气管扩张。目前由于高分辨 CT 对支气管扩张诊断的总体准确率非常高，支气管造影已逐步少做，造影剂也有改用水溶性造影剂

X 线表现

- 支气管扩张轻症平片多无异常发现，重症病变区肺纹理增多、增粗、排列紊乱，有时可见支气管呈柱状增粗或“轨道征”，典型呈蜂窝状或卷发状阴影（图 1-39-1），其间夹有液平面的囊区

支气管造影

- 支气管造影以往是诊断的金标准，用以显示柱状、囊状支气管扩张。左下叶是支气管扩张好发部位，两侧支气管造影可明确诊断，不仅了解扩张的形态，而且明确病变部位及范围。可发现囊状、柱状或囊柱状改变，目前仅在外科手术前采用

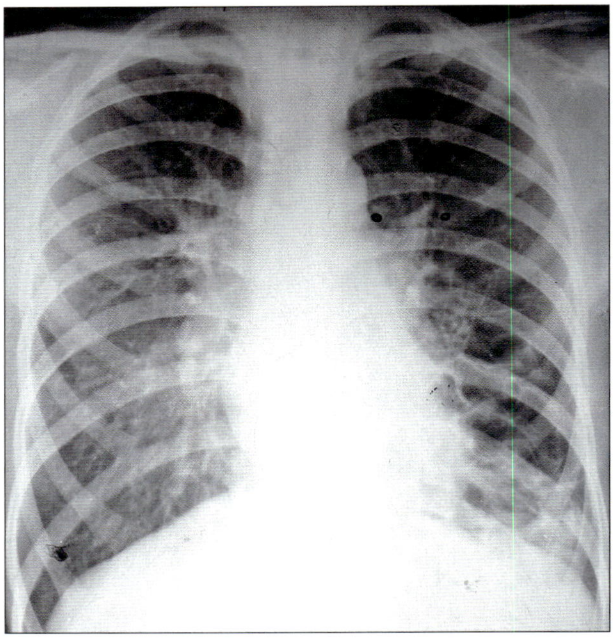

图 1-39-1 **支气管扩张轻症**

平片见肺纹理增多、增粗、排列紊乱，呈蜂窝状或卷发状阴影

CT 表现

- CT 尤其是多层螺旋 CT 是目前显示支气管扩张最敏感的影像学方法，对确定支气管扩张的部位和程度也优于胸部 X 线平片
- 高分辨 CT 对支气管扩张诊断的准确率很高（图 1-39-2）。诊断支气管扩张主要依据支气管与邻近的伴行的肺动脉的比率，当支气管的直径与邻近的伴行的肺动直径脉的比率大于 1.2 时可认为有支气管扩张改变（图 1-39-3）
- 如果在距肺表面 5mm 以内的区域发现支气管

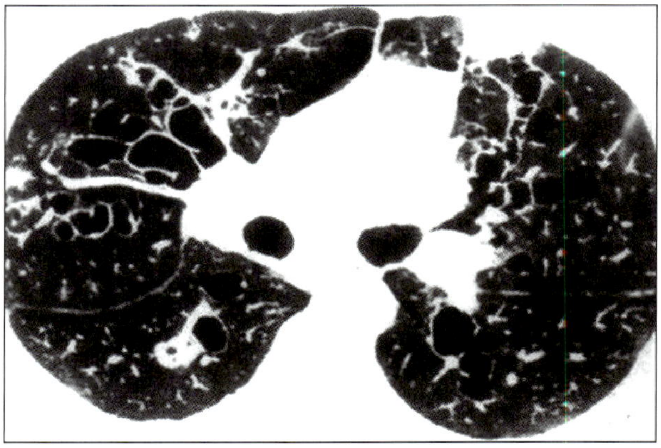

图 1-39-2 **支气管扩张**

高分辨 CT 对支气管扩张显示清晰

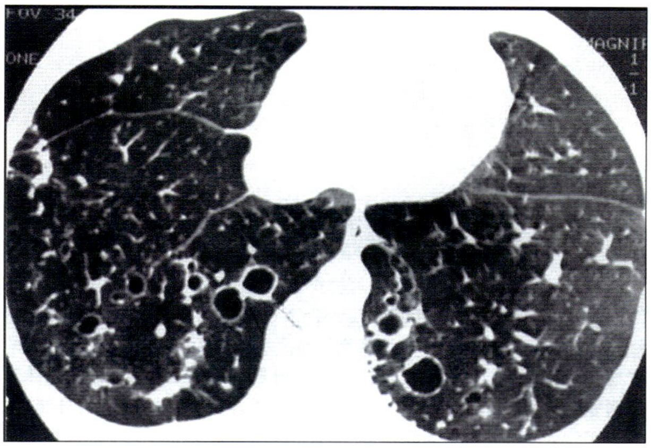

图 1-39-3 支气管扩张
高分辨 CT 对支气管扩张显示清晰

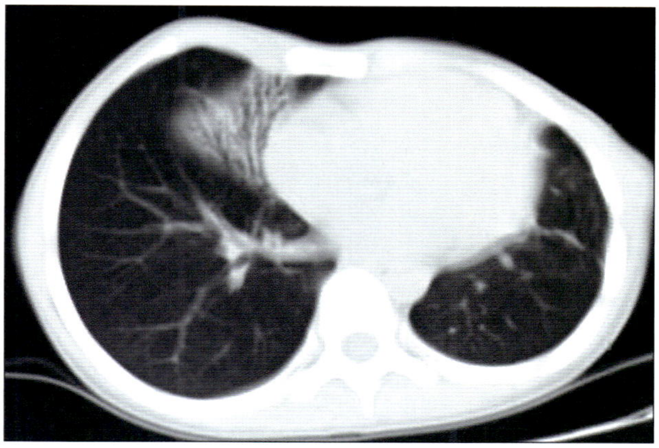

图 1-39-4 支气管扩张
CT 对支气管扩张显示清晰，受累的右中肺叶有不张和肺膨胀不全、支气管可有聚拢改变

影，应考虑有支气管扩张（图 1-39-4）。梭形扩张的支气管与扫描平面或重建平面平行时呈串珠样表现。囊状扩张的支气管则呈成串的葡萄状表现，囊内可有气液平面

- 受累的肺叶可有不张和肺膨胀不全、支气管可有聚拢改变

MR 表现

- MR 一般不用于支气管扩张的诊断

超声表现

- 超声一般不用于支气管扩张的诊断

核医学表现

- 核医学一般不用于儿童支气管扩张的诊断。有时核素扫描检查用于了解双侧肺血流灌注情况，对切除方式的决定及预测术后情况有帮助

推荐影像学检查

- 儿童支气管扩张的诊断主要依靠胸片和 CT 扫描，特别是高分辨率 CT

【鉴别诊断】

- 肺囊肿、小的肺气肿大泡：肺囊肿和小的肺气肿大泡壁薄，无伴行血管不同于支气管扩张
- 急性肺炎时伴随的支气管扩张：该种支气管扩张为可逆性，经抗生素治疗后随肺炎的吸收而恢复正常管径，随访复查可与支气管扩张区别

诊断与鉴别诊断精要

- 儿童支气管扩张的诊断主要依靠胸片和 CT 扫描，特别是高分辨率 CT。梭形扩张的支气管呈串珠样表现。囊状扩张的支气管则呈成串的葡萄状表现

（朱 铭 张 琳 董素贞）

重点推荐文献

[1] McGuinness G，Naidich DP. CT of airways disease and bronchiectasis. Radiol Clin North Am，2002，40：1-19.

[2] Pifferi M，Caramella D，Bulleri A，et al. Pediatric bronchiectasis：correlation of HRCT，ventilation and perfusion scintigraphy，and pulmonary function testing. Pediatr Pulmonol，2004，38：298-303.

[3] van der Bruggen-Bogaarts BA，van der Bruggen HM，van Waes PF，Lammers JW. Screening for bronchiectasis. A comparative study between chest radiography and high-resolution CT. Chest，1996，109：608-611.

[4] Brody AS. Computed Tomography of Pediatric Small Airway Disease. Contemporary medical imaging：CT of the airways. Humana Press，2008，381-404.

主要参考文献

[1] 潘恩源，陈丽英 . 儿科影像诊断学 . 北京：人民卫生出版社，2007.

[2] 徐赛英 . 实用儿科放射诊断学 . 北京：北京出版社，1998.

[3] 朱杰明 . 儿童 CT 诊断学 . 上海：上海科技出版社，2003.

[4] 李欣，邵剑波 . 儿科影像诊断必读 . 北京：人民军医出版社，2007.

[5] 胡亚美，江载芳 . 诸福棠实用儿科学 . 7 版 . 北京人民卫生出版社，2002.

[6] 李欣，邵剑波 . 中华影像医学儿科影像卷 . 北京：人民卫生出版社，2010.

[7] 叶滨宾 . 儿科影像诊断与临床 . 北京：人民军医出版社，2009.

[8] 孙国强 . 实用儿科放射诊断学 . 2 版 . 北京：人民军医出版社，2011.

[9] Berrocal T，Madrid C，Novo S，et al. Congenital anomalies of the tracheobronchial tree，lung，and mediastinum：embryology，radiology，and pathology [J]. Radiographics，2004，24 (1)：e17.

[10] Papaioannou G，Young C，Owens CM. Multidetector row CT for imaging the paediatric tracheobronchial tree. Pediatr Radiol，2007，37：515-529.

[11] Ghaye B，Szapiro D，Fanchmps JM，et al. Congenital bronchial abnormalities revisited Radiographics，2001，21：105-119.

[12] Gallardo X，Castan˜er E，Mata JM. Benign pleural diseases. Euro J Radiol，2000，34：87-97.

[13] McLoud TC. CT and MR in pleural disease. Clinics in Chest Medicine，1998，19 (2)：261-276.

[14] 潘纪戌，张国桢，蔡祖龙 . 胸部 CT 鉴别诊断学 . 北京：科学技术文献出版社，2004，227-232.

心血管系统 2

第 1 节　室间隔缺损

【概念与概述】

- 室间隔缺损（ventricular septal defect，VSD）系指在心室间隔上存在一个或数个缺损
- VSD 可为单纯性，也可合并有其他先天性心血管畸形
- 目前已知 VSD 患者的后代有较高的先天性心脏病发病率，但不一定是 VSD。早产儿有较高的 VSD 发生率。本章内容仅限于单纯 VSD 的诊断
- 单纯性 VSD 是最普遍被认识的先天性心脏病（最常见的先天性心脏病是主动脉瓣两瓣畸形，但其常不被发现），发生率约占所有先天性心脏病的 20%
- 如包括合并其他畸形的 VSD 在内，将超过所有先天性心脏病的 40% ～ 50%
- 常见合并室间隔缺损的先天性心脏病有法洛四联症、心室双出口、永存动脉干、完全性大动脉转位，肺动脉闭锁、三尖瓣闭锁等，也可合并房间隔缺损、动脉导管未闭、主动脉弓畸形、主动脉狭窄、右室双腔等

【病因与病理】

- 病因
  - 心室间隔各部分的胚胎来源不同，分隔左、右心室流入道的部分来源于心内膜垫及原始室间隔组织；分隔心室流出道部分的组织则来源于圆锥嵴和心内膜垫；分隔二侧心室小梁部的间隔来自原始室间隔。最后形成的室间孔也由房室管心内膜垫、圆锥间隔及原始室间隔相互融合、延伸，于胎龄 56 天左右闭合，该部分室间隔为纤维组织即膜部室间隔
  - 在心室分隔发育过程中，任何因素影响细胞移行、分化均可能使形成室间隔的组织发育不良，导致缺损。另外在肌部小梁室间隔形成过程吸收过多也可导致缺损
- 分类

室间隔缺损的病理分类有多种，通常将 VSD 分为

  - 膜周型 VSD，该型最为常见，缺损位于膜部室间隔及其周围，膜部室间隔较小，缺损常超过膜部室间隔范围累及邻近部分的室间隔，故称为膜周型（perimembranous）VSD，占所有 VSD 的 79% ～ 80%。根据缺损延伸的部位，又可分为
    - 膜周流入道型。膜部间隔缺损，并向流入道部室间隔延伸
    - 膜周小梁部型。膜部室间隔缺损，并向心尖方向（小梁部室间隔）延伸
    - 膜周流出道型。膜部室间隔缺损，并向流出道部室间隔延伸。大型缺损可累及 2 个或 3 个部分室间隔时称为膜周融合型
  - 漏斗部 VSD，缺损位于流出道，缺损的上缘为主动脉瓣环与肺动脉瓣环连接部，圆锥部室间隔往往发育差或缺如。该型 VSD 在东方人群中的发生率较高，可达 19% ～ 20%

- 肌部 VSD，缺损的边缘均为室间隔的肌肉，膜部室间隔完整，该型 VSD 在东方人群中的发生率不高，占 VSD 的 1% ～ 2%
- 室间隔缺损的其他分类还可按室间隔缺损形成机制分为两类
  - 非连接不良型室间隔缺损，大多数室间隔缺损均为非连接不良型室间隔缺损
  - 连接不良型室间隔缺损，连接不良型室间隔缺损是室间隔各部分对位不良，没有互相连接而形成的室间隔缺损，如法洛四联症的漏斗部室间隔前移所导致的连接不良型室间隔缺损，连接不良型室间隔缺损常是复杂先天性心脏病的一部分
- 室间隔缺损的其他分类还可按室间隔缺损的大小分为两类
  - 限制性室间隔缺损
  - 非限制性室间隔缺损

- 血流动力学

室间隔缺损的大小变化很大，小者直径仅 1 毫米，大者直径可超过 25 毫米，缺损大小直接影响血流动力学改变，限制性室间隔缺损较小，限制左向右分流。非限制性室间隔缺损的缺损常 > 75% 主动脉直径，对左向右分流无限制，分流量取决于肺血管阻力

- 室间隔缺损男女发生率没有明显差别，但在东方人群中漏斗部室间隔缺损的发生率较高。主动脉瓣脱垂和主动脉瓣关闭不全是漏斗部室间隔缺损最主要的并发症，其中男性明显多于女性，年龄越大，主动脉瓣脱垂和主动脉瓣关闭不全发生率越高。一般先发生主动脉瓣脱垂，然后发生主动脉瓣关闭不全
- 室间隔缺损有可能自然闭合，VSD 自然闭合的发生率约为 30%，膜部及小梁部 VSD 发生自然闭合的较多，而流出道部，靠近肺动脉瓣及对位不良的 VSD 很少发生自然闭合。小型 VSD 自然闭合的机会多，其中大多在出生第一年内闭合。通常在 3 岁以内自然闭合发生较多，年长小儿或成人 VSD 发生闭合的不多。VSD 自然闭合的机制可能是
  - 三尖瓣叶组织粘附于缺损边缘，或形成假性膜部室隔瘤，多见于膜部的 VSD
  - 纤维组织块堵塞缺损，多见于肌部小型 VSD
  - 室间膈肌小梁出现肥厚闭合缺损，多见于小梁部 VSD

主动脉瓣叶脱垂嵌入缺损可致 VSD 缩小，但不会闭合，且会导致主动脉瓣关闭不全，病情恶化。故在漏斗部室间隔缺损患者，VSD 缩小完全不代表疾病向好的方向发展

【临床表现】

- 室间隔缺损患儿主要临床表现为
  - 易呼吸道感染，生长发育差
  - 胸骨左缘第 3、4 肋间可闻及粗糙的全收缩期杂音，伴有震颤，缺损小者杂音更响，产生肺动脉高压后，肺动脉第 2 音亢进
  - 心电图左室或双室肥厚
- 血流动力学
  - 室间隔缺损患儿刚出生时由于肺血管阻力较高，限制左向右分流量，会掩盖一些症状。数周后，肺血管阻力逐渐下降，分流量加大，杂音也随之明显，非限制性室间隔缺损可出现充血性心力衰竭。肺小动脉壁增厚一般在 2 ～ 3 岁时加剧，晚期肺血管阻力会超过体血管阻力，导致右向左分流、发绀和死亡
- 治疗
  - 室间隔缺损内科治疗主要目的主要是要控制左向右分流、肺充血、预防心内膜炎。地高辛、利尿剂、后负荷减轻等措施对充血性心力衰竭患者有效，抗生素可治疗反复肺部感染。以上治疗可延缓手术，有助于限制型室间隔缺损的自发闭合
  - 如果内科治疗无效，须做手术。术前需要检查有无合并主动脉瓣下狭窄、主动脉缩窄、动脉导管未闭等。已并发肺动脉高压和肺血管阻力升高的患者需要心导管检查，以确定肺高压的程度和肺动脉对纯氧吸入和血管扩张剂的反应性。如果出现左向右分流增加或肺动脉压力下降，说明室间隔缺损是可以关闭的。如以右向左分流为主，对肺血管扩张剂等无反应，就不具有手术指征。表现为严重难治性充血性心力衰竭的大型室间隔缺损婴儿应在生后 12 个月内手术。因为在这以后自发闭合的可能性几乎不存在，而肺血管阻塞性病变会进行性加重。较小的膜部室间隔缺损和肌部室间

隔缺损患者很少需要内科治疗，这类患者应随访观察缺损有无变小或闭合。如无并发症可在学龄前手术。如出现主动脉脱垂，或有心内膜炎史，应及时手术。肺动脉瓣下室间隔缺损在5岁以后有很高的主动脉瓣脱垂和关闭不全的危险。早期手术干预可控制或预防主动脉瓣关闭不全进行性加重，不论左向右分流量大小如何，所有肺动脉瓣下室间隔缺损患者应较早手术关闭缺损

- 室间隔缺损现在可以做介入封堵治疗，介入治疗的时机选择与手术相同，对膜部室间隔缺损和肌部室间隔缺损介入治疗效果也很好。肺动脉瓣下室间隔缺损目前大多数专家仍主张手术治疗。对于某些手术也很困难的特殊室间隔缺损，如“瑞士干酪”型室间隔缺损，有时可采用手术与介入治疗相结合的镶嵌治疗方式来处理
- 室间隔缺损外科手术时，VSD的类型决定心脏切口，可经右房、经肺动脉、经主动脉、经心室修补VSD。其中经右心房径路最常用

【影像表现】

概述

- X线平片和超声心动图检查是每个室间隔缺损患者必做的影像学检查。X线平片主要观察心脏大小和肺血多少，可以根据X线平片来推测哪个房室增大，但对哪个房室增大，X线平片的诊断还是有一定限度的。心脏超声可显示室间隔缺损的大小、部位。大多数的单纯VSD可仅凭借超声心动图检查的结果而直接接受手术。对于VSD伴心外结构异常者，如主动脉缩窄等，可加做多层螺旋CT或磁共振。在一般情况下多层螺旋CT和磁共振这两种检查方法只需要做一种，而不需要都做。对于部分可通过介入治疗而得以根治的室间隔缺损或已并发肺动脉高压而需要心导管检查评估肺动脉高压严重程度的患者，心血管造影检查也是不可缺少的一环

X线表现

- 室间隔缺损患者的X线平片表现和缺损的大小有关
- 小型室间隔缺损表现为心影正常，肺动脉段及肺血正常，左心房、左心室无明显扩大或左心室略增大
- 中等大小的室间隔缺损心影常轻度增大，肺动脉段稍凸出及肺血稍增加，为肺充血改变，左心室增大，左心房、右心室可轻度增大也可无明显增大（图2-1-1）

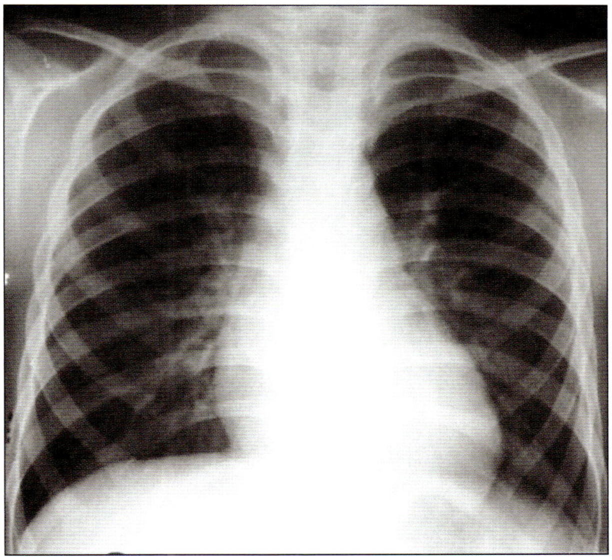

图 2-1-1 室间隔缺损
后前位X线平片示心影稍增大，肺血稍增加，左心室增大

- 大的室间隔缺损但肺血管阻力不增加或轻度增加时，心影明显增大；肺动脉段突出，肺血明显增加，左心房、左心室增大，右心室轻度增大，可伴有肺部病变如肺炎，左下肺不张等
- 大的室间隔缺损伴严重的肺动脉高压（Eisenmenger综合征）时，心影不大或轻度增大，以右心室增大为主，肺动脉段明显凸出，肺门血管扩张但外周肺动脉变细

超声心动图表现

- 在二维超声切面中见到室间隔各部连续中断为诊断缺损的依据。室间隔中断，断端粗钝而声影浓密，并能在多种切面中见到的则诊断缺损比较可靠。二维超声心动图对VSD诊断敏感性很高，但小型VSD（$<$ 2mm），近心尖部的VSD或多发性VSD易被遗漏，如同时应用彩色血流显像有助发现上述类型的VSD

CT表现

单纯的室间隔缺损一般不需要做CT检查，如做了CT检查，则可通过观察室间隔连续性是否中断来判断有无室间隔缺损。室间隔缺损患者CT检

查必须注射造影剂，以多层螺旋CT效果较好，目前主要用多层螺旋CT诊断室间隔缺损。为避免假阳性，通常以在两个不同的扫描角度观察到室间隔连续性中断为CT诊断室间隔缺损的依据。不同部位的室间隔缺损多层螺旋CT检查有不同的表现

- 漏斗部的室间隔缺损在横断位时常在见到肺动脉瓣的下一个层面见到，此时室间隔呈冠状位的左右走向，漏斗部的室间隔缺损可伴主动脉瓣脱垂和关闭不全，多层螺旋CT可用来观察有无伴随的主动脉瓣脱垂
- 膜部室间隔缺损在横断位时常在更下一个层面见到，此时室间隔呈斜行的左前向右后走向，并略呈凸面向右室的弧形，缺损紧靠房室瓣和主动脉瓣，多层螺旋CT可用来观察有无假性膜部室隔瘤的形成（图2-1-2，图2-1-3）
- 肌部室间隔缺损在横断位时可在与膜部室间隔缺损的相同层面见到，也可在更低层面见到，此时左心室和右心室均见到较多，室间隔呈斜行的左前向右后走向，缺损周边为肌肉，与房室瓣或主动脉瓣不直接连接，膜部室间隔完整
- 多层螺旋CT可用来观察有无多发性室间隔缺损，如在膜部和肌部均见到室间隔缺损改变，可诊断为多发性室间隔缺损，多发性室间隔缺损在中国人中较少见
- 除了室间隔连续性中断这一直接征象外，CT检查还可清楚地显示左心房增大，左心室增大，右心室增大，肺动脉扩张等对室间隔缺损诊断有帮助的间接征象

MRI 表现

单纯的室间隔缺损不一定需要做MRI检查，如做MRI检查，则以心电门控的自旋回波T1W或其他黑血技术序列以及梯度回波电影序列为主要扫描序列

MRI检查可通过观察横断位或四腔位上室间隔连续性是否中断来判断有无室间隔缺损，通常以连续两个层面观察到室间隔连续性中断或在两个不同的扫描角度，如同时还在矢状位或短轴位上观察到室间隔连续性中断，为MRI诊断室间隔缺损的依据。梯度回波电影序列为白血技术，室间隔缺损的异常血流表现为在缺损处或缺损边缘处出现异常的黑色血流影。在膜部由于室间隔较薄，易出现室间隔连续性中断的假阳性征象，故要注意多层面，多角度观察，如在室间隔连续性中断的两端见室间隔断端比较圆钝也对避免假阳性有一定的帮助。不同部位的室间隔缺损MR检查有不同的表现

- 漏斗部的室间隔缺损在横断位时常在见到肺动脉瓣的下一个层面见到，漏斗部的室间隔缺损常伴主动脉瓣脱垂和关闭不全，梯度回波电影序列可用来观察有无伴随的主动脉瓣关闭不全的异常血流
- 膜部室间隔缺损在横断位时常在更下一个层面见到，缺损紧靠房室瓣和主动脉瓣（图

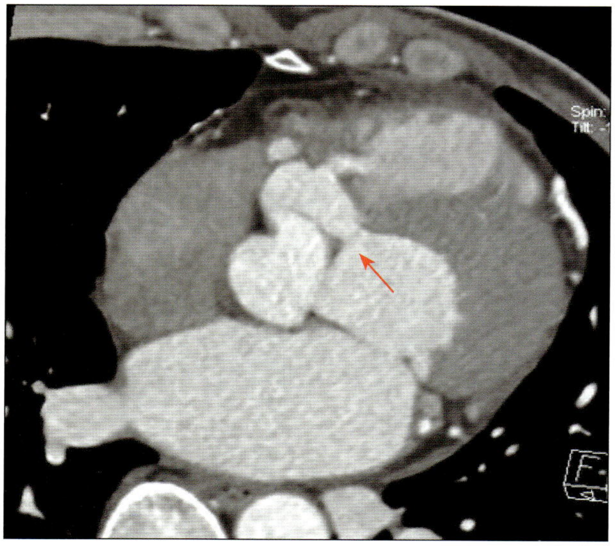

图2-1-2 膜部室间隔缺损

多层螺旋CT横断位见室间隔连续性中断（红箭），有假性膜部室隔瘤的形成

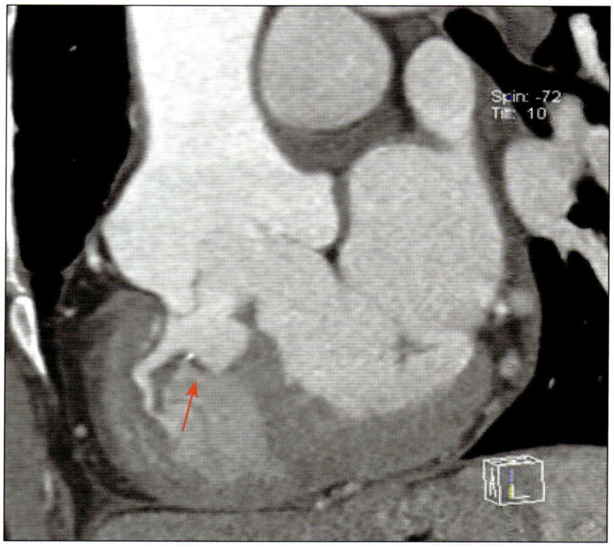

图2-1-3 膜部室间隔缺损

多层螺旋CT左斜位重建图见室间隔连续性中断，有假性膜部室隔瘤的形成（红箭）

2-1-4），室间隔呈斜行的左前向右后走向，可有假性膜部室隔瘤的形成

- 肌部室间隔缺损在横断位时可在与膜部室间隔缺损的相同层面见到，也可在更低层面见到，此时左心室和右心室均见到较多，室间隔呈斜行的左前向右后走向，缺损周边为肌肉，与房室瓣或主动脉瓣不直接连接，膜部室间隔完整。MRI 检查对于发现肌部的小室缺还是比较敏感的

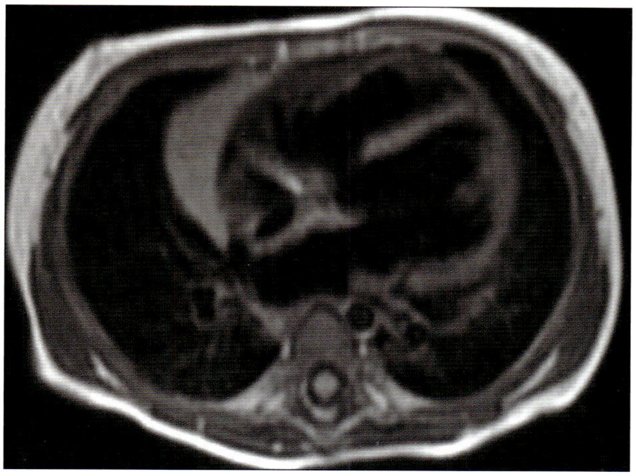

图 2-1-4　膜部室间隔缺损
自旋回波 T1W 横断位见室间隔连续性中断

- 除了室间隔连续性中断这一直接征象外，MRI 检查还可清楚地显示左心房增大，左心室增大，右心室增大，肺动脉扩张等对室间隔缺损诊断有帮助的间接征象

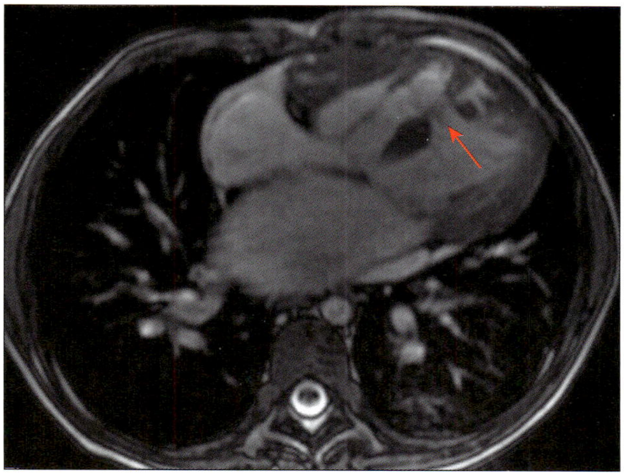

图 2-1-5　肌部室间隔缺损
梯度回波电影序列横断位见室间隔连续性中断，缺损周边为肌肉（红箭）

- 造影增强磁共振血管成像序列对室间隔缺损诊断帮助不大，但其可做多角度回顾性 MIP 重建，对判断有无伴随的主动脉缩窄等的存在很有帮助

心血管造影表现

- 室间隔缺损的心血管造影常用长轴斜位（左前斜 70 度复合向头成角 20 度）左室造影，此时 X 线与室间隔相切，对室间隔膜周部缺损及肌部缺损可显示造影剂由左室经缺损进入右室的直接征象。造影可见膜部室间隔缺损上缘近主动脉瓣，要注意观察膜部室隔瘤，所谓膜部室隔瘤在大多数情况下是三尖瓣叶组织、附件组织或其他纤维组织黏附于室间隔缺损边缘，覆盖、包裹膜部室间隔缺损，形成一凸向右心室的囊袋样结构，也称为假性膜部室隔瘤。膜部室隔瘤使左向右分流减少，甚至完全闭合室间隔缺损，左室造影时可见一凸向右心室的囊袋样结构，可为分叶状。囊袋样结构内造影剂比右心室内造影剂密度高，囊袋样结构上有一个或多个小孔，造影剂由此向右心室分流（图 2-1-6）。肌部室间隔缺损在中国人中发生率远低于欧美人，造影可见肌部室间隔缺损上缘离主动脉瓣远。位于心尖小梁区的肌部室间隔缺损，如从右室面观察，为多个小孔，从左室面观察，缺损单个，很大，被称为“瑞士干酪”型室间隔缺损。造影可见肌部室间隔缺损处多束造影剂向右心室分流（图 2-1-7）。该型室间隔缺损手术比较困难，有时可采用与介入治疗相结合的镶嵌治疗方式来处理
- 室间隔缺损的心血管造影也常用右前斜位 30 度左室造影，此时 X 线与漏斗部室间隔相切，可显示漏斗部缺损的直接征象，可见造影剂由主动脉瓣下向右心室肺动脉瓣下区分流（图 2-1-8）。右前斜位左室造影不仅能显示漏斗部缺损的直接征象，还能显示伴随的主动脉瓣脱垂及主动脉瓣脱垂的程度。右前斜位投照时主动脉右冠瓣位于前方而无冠瓣位于后方，于心室收缩期，随着造影剂从左室向右室喷射，主动脉右冠瓣向前向下移位，突入室间隔缺损内，并形成一乳头状的突起，较轻的主动脉瓣脱垂，于心室舒张期，脱垂的瓣叶可基本复原，严重的主动脉瓣脱垂在心室舒张期，瓣叶仍有脱垂、变形，不能复原。室间隔缺损的心

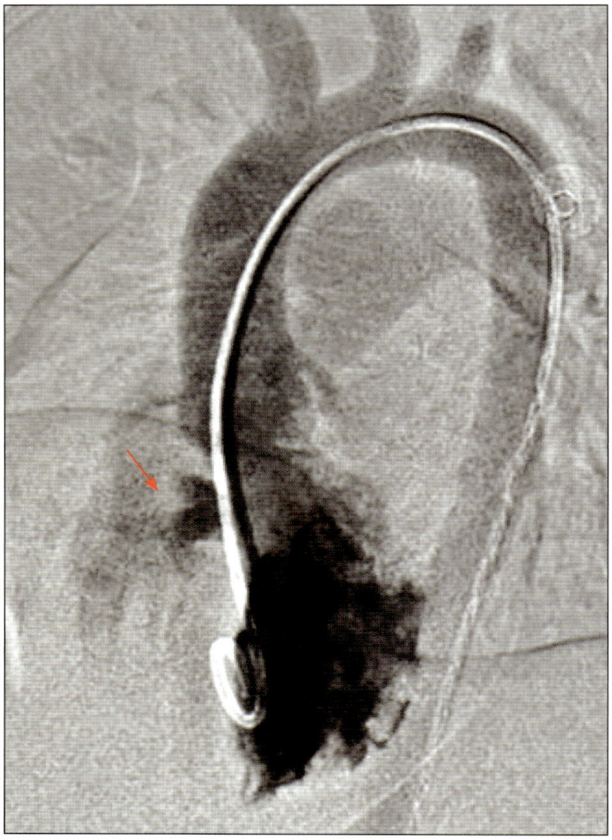

图 2-1-6 **膜部室间隔缺损**
长轴斜位左室造影，显示造影剂由左室经缺损进入右室的直接征象和膜部室隔瘤形成（红箭）

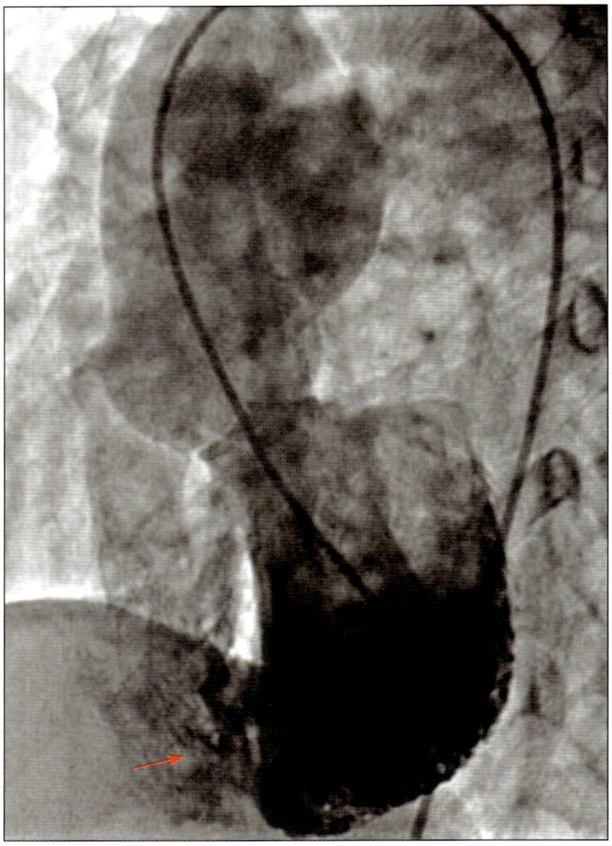

图 2-1-7 **肌部室间隔缺损**
长轴斜位左室造影，见肌部室间隔缺损处多束造影剂向右心室分流（红箭）

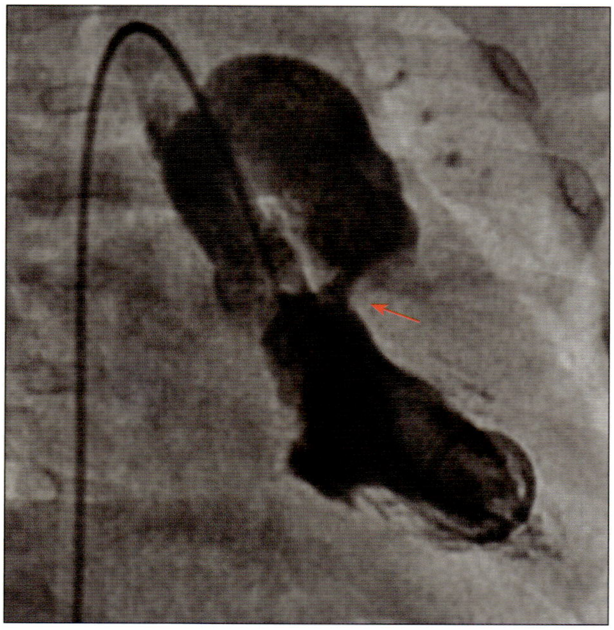

图 2-1-8 **漏斗部室间隔缺损**
右前斜位 30 度左室造影，见造影剂由主动脉瓣下向右心室肺动脉瓣下区分流（红箭）

血管造影常于左室造影后加做升主动脉造影，目的为排除或诊断伴发的主动脉瓣关闭不全及动脉导管未闭，侧位投照既能较好地显示主动脉瓣形态，又能很好地显示动脉导管未闭，故作为首选投照体位

核医学表现

- 一般不用于本病的诊断

推荐影像学检查

- X 线平片和超声心动图检查是每个室间隔缺损患者必做的影像学检查
- 大多数的单纯 VSD 可仅凭借超声心动图检查的结果而直接接受手术
- 对于 VSD 伴心外结构异常者，如主动脉缩窄等，可加做多层螺旋 CT 或磁共振。虽然做多层螺旋 CT 和磁共振的目的并非为诊断有无室间隔缺损，但目前的多层螺旋 CT 和磁共振已可清晰地显示室间隔缺损的形态
- 对于部分可通过介入治疗而得以根治的室间隔

缺损或已并发肺动脉高压而需要心导管检查评估肺动脉高压严重程度的患者，心血管造影检查也是不可缺少的一环。虽然做心血管造影的目的并非为诊断有无室间隔缺损，但心血管造影可清晰地显示室间隔缺损的形态，有助于介入治疗的顺利进行

【鉴别诊断】

- X线平片需要和其他左向右分流先天性心脏病鉴别，且单凭X线平片鉴别非常困难，但超声心动图、多层螺旋CT、磁共振和心血管造影检查能非常可靠地诊断室间隔缺损

诊断与鉴别诊断精要

- 室间隔缺损单凭X线平片鉴别诊断非常困难，但超声心动图、多层螺旋CT、磁共振和心血管造影检查能非常可靠地诊断室间隔缺损。室间隔连续性中断为诊断室间隔缺损的依据

重点推荐文献

[1] Mehta AV, Goenka S, Chidambaram B, Hamati F. Natural history of isolated ventricular septal defect in the first five years of life. Tenn Med，2000，93：136-138.

[2] Berthaux XA，Brenot P，Angel C，et al. Multirow detector computed tomography assessment of intraseptal dissection and ventricular pseudoaneurysm in postinfarction ventricular septal defect. Circulation，2001，104：497-498.

[3] Stauder NI，Miller S，Scheule AM，et al. MRI diagnosis of a previously undiagnosed large trabecular ventricular septal defect in an adult after multiple catheterizations and angiocardiograms. Br J Radiol，2001，74：280-282.

第2节　房间隔缺损

【概念与概述】

- 房间隔缺损（atrial septal defect，ASD）是指房间隔上，除未闭的卵圆孔外，存在的异常的孔洞
- 单纯房间隔缺损是最常见先天性心脏病之一，约占所有先天性心脏病的6%～10%
- 房间隔缺损女性发病较多，男女之比约为1∶2
- 由于心内膜垫发育障碍引起的房间隔缺损为原发孔型房间隔缺损，主要在房室间隔缺损章中叙述

【病因与病理】

- 病因
  - 胚胎第四周时心房间隔开始发育，在共同心房壁的颅背侧出现第一房间隔，呈半月形从心房的上后方向心室方向延伸，其前后两部分别与中心心内膜垫相接，但中间仍留有孔道，就是第一房间孔
  - 至第6周时第一房间孔闭合，第一房间隔的上方出现孔隙，形成第二房间孔（卵圆孔），第7周时在第一房间隔的右侧，共同心房顶部出现第二房间隔，呈弧形向下腔静脉口方向生长，与第一房间隔融合后，隔缘成为卵圆窝的边缘，其底部为第一房间隔
  - 原发隔和继发隔游离缘间形成活瓣，其间的通道为卵圆孔，胎儿时下腔静脉血经卵圆孔流入左心房。出生后，左心房压力增高卵圆孔关闭。静脉窦右角残留部分从上腔静脉口延伸至下腔静脉口。静脉窦左角残留部分参与分隔冠状静脉窦与左心房之间壁的腔的形成
  - 如果第二房间隔发育障碍或第一房间隔吸收过度以致第二孔扩大或未能完全遮盖均

- 可导致卵圆窝部位的缺损
  - 腔静脉与肺静脉之间的壁被吸收导致心房间的交通为静脉窦型房间隔缺损
  - 冠状静脉窦与左心房的分隔发育障碍形成冠状静脉窦房间隔型缺损
- 分类
  - 继发孔中央型房间隔缺损（secundum ASD），也称卵圆窝型房间隔缺损，最常见，占所有房间隔缺损的 70% 以上。该型缺损位于房间隔的中央。缺损大小不等，形状不一，单个或多个
  - 静脉窦型房间隔缺损（sinus venosus ASD）也称上腔静脉型 ASD，缺损位于卵圆窝的后上方，右心房与上腔静脉交界处，常伴有右肺静脉异位连接
  - 下腔静脉型 ASD，少见，缺损位于卵圆窝的后下方，右心房与下腔静脉交界处
  - 冠状静脉窦型房间隔缺损（coronary sinus ASD），少见，也称为冠状静脉窦隔缺损或无顶冠状静脉窦。分隔左心房与冠状静脉窦的间隔部分缺损或完全缺如。可同时累及房间隔组织。常合并左上腔静脉残存
  - 原发孔型房间隔缺损（ostium primum ASD），由于心内膜垫发育障碍引起的房间隔缺损位于房间隔下部，房室瓣上方，称为原发孔型房间隔缺损
- 病理生理
  - 房间隔缺损时，血液自左心房向右心房分流，右心房、右心室及肺动脉血流量增加。肺动脉压一般正常或轻度升高，显著的肺动脉高压较少见，出现也较晚。正常的左心房压（5 ～ 10mmHg）较右心房（2 ～ 4mmHg）稍高
  - 房间隔缺损的左向右分流主要取决于左、右心室充盈阻力的不同。右心室的顺应性较左心室好，右心室充盈阻力低。因此，舒张期及收缩早期在房间隔缺损部位均有左向右分流
  - 婴儿的右心室较厚，顺应性较差。婴儿 ASD 的左向右分流量不多。随年龄增长分流量逐渐增加，继而引起右心房、右心室增大，肺动脉增宽。肺动脉高压多数发生在年长儿
  - 有 25% ～ 30% 的正常人虽没有房间隔缺损，但有卵圆孔未闭，如果右心房压增高超过左心房压时可发生右向左分流
- ASD 可合并其他先天性心脏病，如室间隔缺损，动脉导管未闭，肺动脉狭窄等
- 小型房间隔缺损在出生后 1 年内有可能自然闭合，但 1 岁后闭合的可能性很小
- 房间隔缺损也可多发，但少见。也可为筛孔状。大型房间隔缺损可累及多个部位，甚至呈单心房，单心房和原发孔型房间隔缺损不包括在本章范围，将在其他章节介绍

【临床表现】

- 房间隔缺损除大缺损外，在婴儿期基本上不出现临床症状，通常在幼儿期以后发现
- 房间隔缺损患者的常见症状为心悸气短
- 体征有胸骨左缘第 2 ～ 3 肋间可闻及收缩期杂音，肺动脉第二音亢进
- 治疗
  - 未经手术治疗，患者到成年后可并发房性心律失常、右心室功能不全、肺动脉高压，最终导致充血性心力衰竭和明显的生命缩短，故一般认为，分流量大合并肺动脉高压者，一经明确诊断，就应争取早日手术治疗
  - 如不合并肺动脉高压，手术年龄以学龄前期为最理想。中、小型中央型房间隔缺损可采用介入治疗方法，予以关闭

【影像表现】

概述

- X 线平片和超声心动图检查是每个房间隔缺损患者必做的影像学检查方法。X 线平片主要观察心脏大小和肺血多少。超声心动图可显示房间隔缺损的大小、部位。大多数的单纯 ASD 可仅凭借心脏超声检查的结果而直接接受手术。对于房间隔缺损伴心外结构异常者，如肺静脉或腔静脉异常等，可加做多层螺旋 CT 或磁共振。在一般情况下多层螺旋 CT 和磁共振这两种检查方法只需要做一种，而不需要都做。对于部分可通过介入治疗而得以根治的 ASD，心血管造影检查也是不可缺少的一环

X 线表现

- 较小的 ASD 的 X 线平片可无异常表现，较大的 ASD 表现为肺充血，右心房增大，右心室

增大，肺动脉段突出。右心房增大在正位胸片上表现为心右下弓向右突出，且最突出点位置较高，与其他左向右分流的先天性心脏病相比，房间隔缺损最易发生心脏顺钟向转，此时心影右上缘有空虚感，上腔静脉影消失（图 2-2-1）

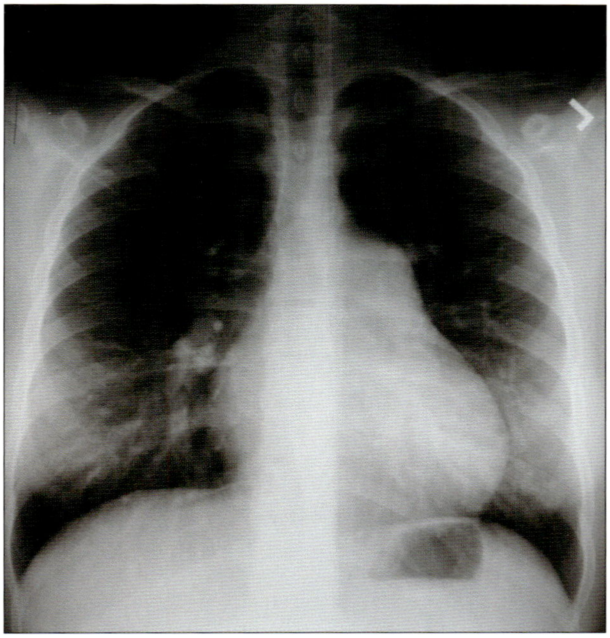

图 2-2-1　**房间隔缺损**
正位胸片见肺充血，右心房增大，右心室增大，肺动脉段突出

超声心动图表现

- 房间隔缺损超声心动图可见右心房、右心室扩大和右心室流出道增宽，心尖位和胸骨旁四腔位上显示房间隔中部或上部连续性中断。彩色多普勒影显像可见分流自左心房经缺损流向右心房

CT 表现

- 单纯的房间隔缺损一般不需要做 CT 检查，如做了 CT 检查，则可通过观察房间隔连续性是否中断来判断有无房间隔缺损。房间隔缺损患者 CT 检查必须注射造影剂，以多层螺旋 CT 效果较好，目前主要用多层螺旋 CT 诊断房间隔缺损
- 为避免假阳性，通常以在两个不同的扫描角度观察到房间隔连续性中断为 CT 诊断房间隔缺损的依据
- 在缺损位置方面，原发孔房间隔缺损，缺损的位置低；继发孔中央型房间隔缺损，缺损的位置居中；静脉窦型房间隔缺损，缺损位置最高
- 多层螺旋 CT 可用来观察有无房隔瘤的形成，还可用来观察有无多发性房间隔缺损，当造影剂注射速度较快时，可以见到左心房内密度较高的造影剂通过房间隔缺损进入右心房（图 2-2-2）。诊断房间隔缺损还要注意观察有无房隔组织将缺损与房室瓣分隔，这对继发孔房间隔缺和原发孔房间隔缺的鉴别很有价值（图 2-2-3，图 2-2-4）
- 除了房间隔连续性中断这一直接征象外，CT 检查还可清楚地显示右心房增大，右心室增大，肺动脉扩张等对房间隔缺损诊断有帮助的

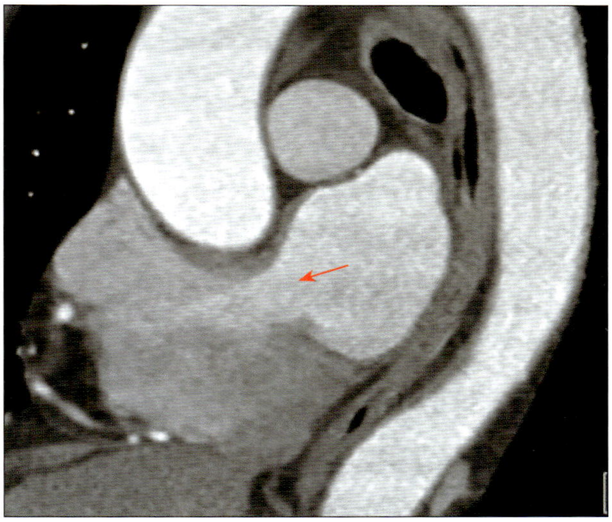

图 2-2-2　**继发孔中央型房间隔缺损**
多层螺旋 CT 左前斜位重组图像可见到左心房内密度较高的造影剂通过房间隔缺损进入右心房（红箭）

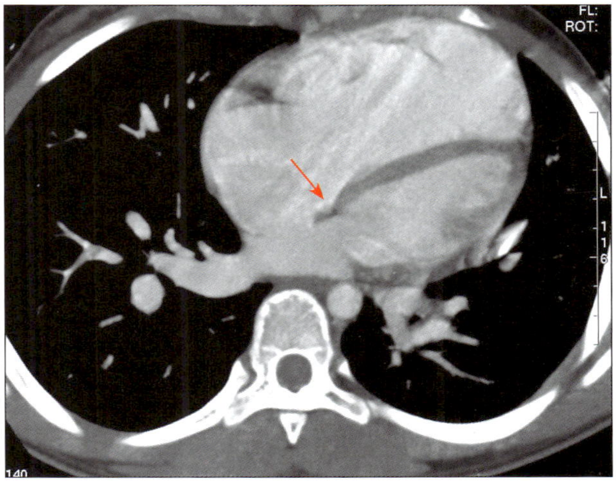

图 2-2-3　**继发孔中央型房间隔缺损**
多层螺旋 CT 图像可见到有房隔组织将缺损与房室瓣分隔（红箭）

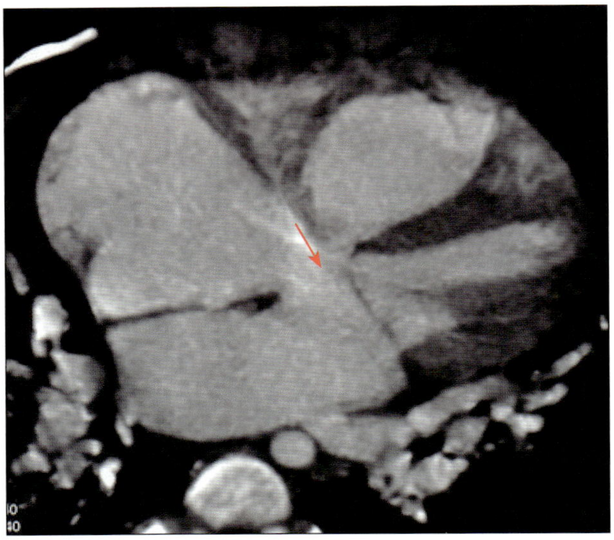

图 2-2-4 **原发孔房间隔缺损**

多层螺旋 CT 图像可见到缺损位置低，没有房隔组织将缺损与房室瓣分隔（红箭）

间接征象。多层螺旋 CT 多角度回顾性最大密度投影重建，对判断上腔静脉型 ASD 有无伴随的部分性肺静脉异位引流存在很有帮助（图 2-2-5）。冠状静脉窦型房间隔缺损可见冠状静脉窦扩大，分隔左心房与冠状静脉窦的间隔缺损，多层螺旋 CT 最大密度投影重建，判断冠状静脉窦扩大很有帮助，有时可见并左上腔静脉残存

MRI 表现

- 单纯的房间隔缺损不一定需要做 MRI 检查，如做 MRI 检查，则以心电门控的自旋回波 T1W 或其他黑血技术序列和梯度回波电影序列为主要扫描序列
- 可通过观察横断位或四腔位上房间隔连续性是否中断来判断有无房间隔缺损，并根据缺损位置的高低来判断房间隔缺损的类型（图 2-2-6），通常以连续两个层面观察到房间隔连续性中断或在两个不同的扫描角度，如同时还在矢状位或短轴位上观察到房间隔连续性中断，为 MRI 诊断房间隔缺损的依据
- 若在梯度回波电影序列上也发现有房间隔连续性中断或异常的分流血流存在，也是诊断房间隔缺损可靠的依据
- 诊断房间隔缺损还要注意观察有无房隔组织将缺损与房室瓣分隔，这对继发孔房缺和原发孔房缺的鉴别很有价值。静脉窦型房缺常伴右侧肺静脉异位引流，造影增强磁共振血管成像序列对房间隔缺损诊断帮助不大，但其可做多角度回顾性最大密度投影重建，对判断有无伴随的部分性肺静脉异位引流存在很有帮助。冠状静脉窦型房间隔缺损可见冠状静脉窦扩大，分隔左心房与冠状静脉窦的间隔缺损，造影增强磁共振血管成像序列多角度回顾性最大密度投

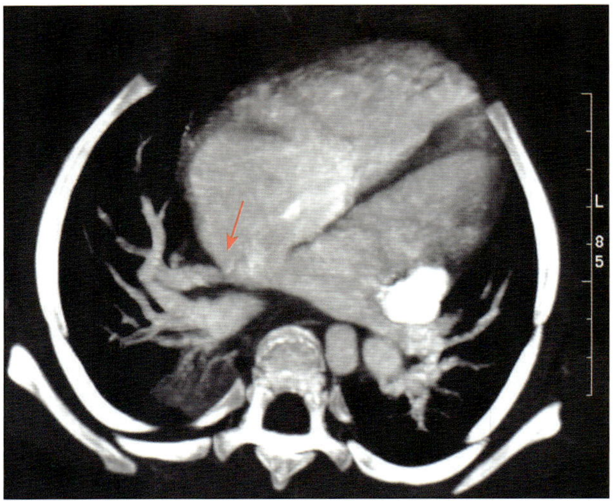

图 2-2-5 **静脉窦型房间隔缺损**

多层螺旋 CT 显示上腔静脉型房间隔缺损和右上肺静脉异位引流入右心房（红箭）

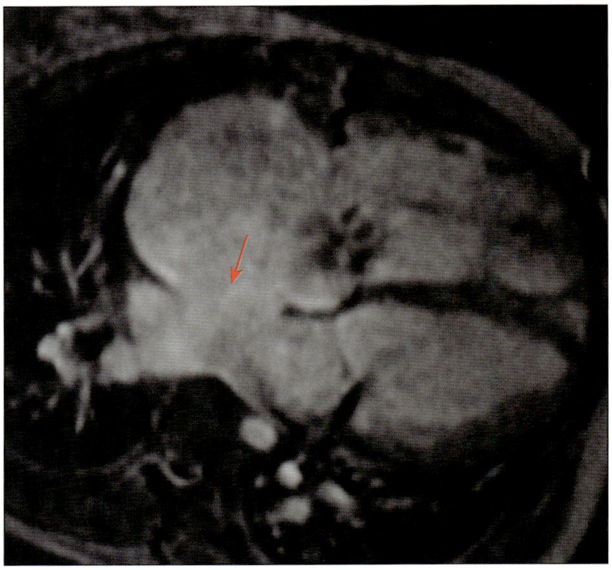

图 2-2-6 **中央型房间隔缺损**

横断位 MR 梯度回波电影序列显示房间隔连续性中断（红箭），缺损与房室瓣间有房间隔组织残留，三尖瓣有关闭不全

影重建，对判断冠状静脉窦扩大很有帮助，有时可见并左上腔静脉残存

- 除了房间隔连续性中断这一直接征象外，MRI 检查还可清楚地显示右心房增大，右心室增大，肺动脉扩张等对房间隔缺损诊断有帮助的间接征象

心血管造影表现

- 单纯的房间隔缺损一般不需要做心血管造影检查，对于准备做介入治疗的 ASD，心血管造影检查也是不可缺少的
- 采用右心造影导管，置于右上肺静脉或左心房，取肝锁位即左前斜 40 度，向头 40 度成角投照，由于房间隔呈斜形走向，于左前斜位和肝锁位时房间隔呈切线位，显示较好，同时向头 40 度投照，将位于后方的左右心房投影向头端，与左右心室分开，又由于来自右肺静脉的血液主要沿着房间隔流动，肝锁位右上肺静脉造影可最好地勾画出房间隔的轮廓，显示房间隔缺损的直接征象，可见造影剂沿房间隔左缘向下经缺损口进入右房，显示房间隔缺损位置及缺损大小（图 2-2-7）
- 在房间隔缺损右上肺静脉或左心房肝锁位造影时，各类房间隔缺损的直接征象均可显示，其大小也可测量，并可根据缺损的位置对房间隔缺损做分类诊断。当缺损位于房间隔上部，且上腔静脉也显影时，为上腔型房缺，诊断时就要特别观察肺静脉，此型缺损常伴有右上肺静脉异位引流，异位肺静脉开口于缺损右缘，即上腔静脉与右房交界处；当缺损位于房间隔中部，为卵圆窝型或继发孔中央型房缺，最为常见

核医学表现

- 一般不用于本病的诊断

推荐影像学检查

- X 线平片和超声心动图检查是每个房间隔缺损患者必做的影像学检查

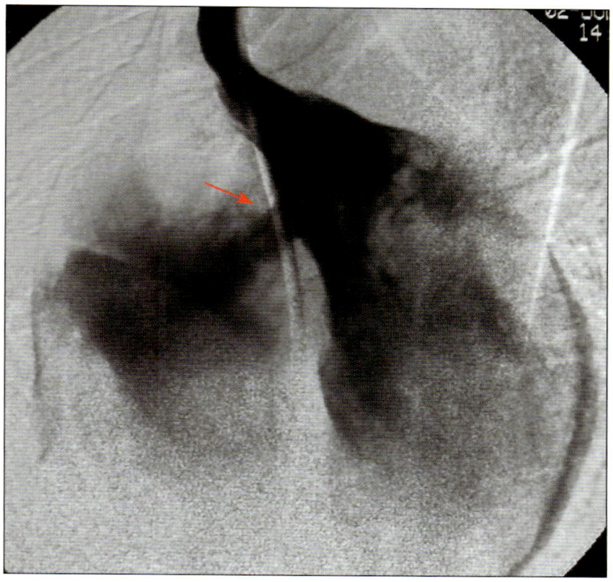

图 2-2-7 **中央型房间隔缺损**
右上肺静脉造影，见房间隔缺损的直接征象（红箭）

- 大多数的单纯房间隔缺损可仅凭借超声心动图检查的结果而直接接受手术
- 对于房间隔缺损伴心外结构异常者，如肺静脉异位引流等，可加做多层螺旋 CT 或磁共振。虽然做多层螺旋 CT 和磁共振的目的并非为诊断有无房间隔缺损，但目前的多层螺旋 CT 和磁共振已可清晰地显示房间隔缺损的形态
- 对于可通过介入治疗而得以根治的房间隔缺损或已并发肺动脉高压而需要心导管检查评估肺动脉高压严重程度的患者，心血管造影检查也是不可缺少的一环
- 虽然做心血管造影的目的并非为诊断有无房间隔缺损，但心血管造影可清晰地显示房间隔缺损的大小、部位，有助于介入治疗的顺利进行

【鉴别诊断】

- X 线平片需要和其他左向右分流先天性心脏病鉴别，且单凭 X 线平片鉴别非常困难，但超声心动图、多层螺旋 CT、磁共振和心血管造影检查能非常可靠地诊断房间隔缺损

诊断与鉴别诊断精要

- 房间隔缺损单凭 X 线平片鉴别诊断非常困难，但超声心动图、多层螺旋 CT、磁共振和心血管造影检查能非常可靠地诊断房间隔缺损。房间隔连续性中断为诊断房间隔缺损的依据

重点推荐文献

[1] Holmvang G，Palacios IF，Vlahakes GJ，et al. Imaging and sizing of atrial septal defects by magnetic resonance. Circulation，1995，92：3473-3480.

[2] Beerbaum P，Korperich H，Barth P，Esdorn H，Gieseke J，Meyer H. Noninvasive quantification of left-to-right shunt in pediatric patients: phase-contrast cine magnetic resonance imaging compared with invasive oximetry. Circulation，2001，103：2476-2482.

[3] Taylor AM，Stables RH，Poole-Wilson PA，Pennell DJ. Definitive clinical assessment of atrial septal defect by magnetic resonance imaging. J Cardiovasc Magn Reson，1999，1：43-47.

第 3 节 动脉导管未闭

【概念与概述】

- 动脉导管未闭（patent ductus arteriosus，PDA）是动脉导管在出生后未闭合而持续开放的病理状态
- 动脉导管是胎儿时期肺动脉与主动脉之间的正常交通，出生后不久即自行关闭。如动脉导管在生后仍持续开放，即形成动脉导管未闭
- 在足月婴儿，动脉导管功能关闭发生在出生后 10 ~ 15 小时。在生后第 2 ~ 3 周，动脉导管结构上完全闭合而形成动脉导管韧带，生后 3 个月动脉导管仍然未闭者则为异常
- 许多心血管畸形可合并动脉导管未闭，在有些先天性心脏病中，未闭的动脉导管是患儿存活的必需条件，自然关闭或盲目手术堵闭可导致患儿死亡

【病因与病理】

- 病因
  - 动脉导管起源于胚胎左第六主动脉弓，连接肺总动脉和降主动脉上端、左锁骨下动脉起始部远端的对侧
  - 通常导管在向肺动脉端逐渐变细、变窄，其组织结构也不同于一般动脉，中层缺乏弹性纤维，由排列紊乱的平滑肌细胞螺旋构成，平滑肌对前列腺素介导的舒张和 PO_2 介导的收缩特别敏感
  - 在胚胎发育期，动脉导管是胎儿血液循环中重要通道。约 60% 的右心室血流经肺动脉，由动脉导管分流至降主动脉
  - 在胎儿期血液中前列腺素维持动脉导管开放，出生时呼吸使 PO_2 增高，抑制前列腺素合成酶，降低循环中前列腺素水平，引起动脉导管收缩直致永久性关闭
  - 动脉导管纤维化又称导管韧带。当动脉导管收缩、关闭过程受阻时引起动脉导管未闭，母孕头三个月风疹病毒感染和动脉导管未闭发生率增高有关。动脉导管未闭在早产儿发生率远高于足月儿
- 动脉导管的肺动脉端常位于靠近肺动脉分叉或左侧肺动脉起始处，主动脉端常位于左锁骨下动脉起始部远端 5 ~ 10mm。通常动脉导管与远端主动脉的夹角为钝角（110° ~ 120°）。在导管依赖的肺循环如肺动脉闭锁伴室间隔缺损者的动脉导管与主动脉连接部位远端的夹角呈锐角。动脉导管的直径和长度变异较大，可呈狭长，或粗短。根据形态主要有
  - 二端宽度相似的管形动脉导管未闭
  - 肺动脉端窄，主动脉端宽的漏斗形动脉导管未闭

- ○ 动脉导管很短，两端几乎直接连接的窗形动脉导管未闭
- 动脉导管未闭占所有先天性心脏病的 5% ~ 10%。女性是男性的两倍。动脉导管未闭早产儿发生率高于足月儿，妊娠龄越短、出生体重越低动脉导管未闭发生率显著增高

【临床表现】

- 动脉导管未闭患者的症状和体征取决于导管的大小、肺血管阻力以及合并的心内畸形
  - ○ 小的动脉导管未闭，左向右分流少，小儿可以无症状，常在学龄前体检时在胸骨左缘第二肋间闻及典型的连续机器样杂音
  - ○ 中等大小动脉导管未闭，分流量随着生后数月肺血管阻力下降显著增加，患儿常表现为发育迟缓、反复呼吸道感染、乏力等，脉压大、心脏搏动强和连续性杂音
  - ○ 大的动脉导管未闭婴儿可在生后数周内发生心力衰竭伴有呼吸急促、心动过速和喂养困难，体检发现心前区心脏搏动增强、脉压大和肝大
- 在早产儿，动脉导管未闭可引起坏死性小肠结肠炎、脑血流异常、呼吸窘迫综合征和慢性肺病。舒张期降主动脉逆向血流导致全身血流减少，使终远端器官缺血（肾衰竭竭、坏死性小肠炎）
- 有些先天性心血管畸形需要依赖动脉导管供应肺循环血流，如肺动脉闭锁伴室隔完整、肺动脉闭锁伴室隔缺损等；有些先天性心血管畸形需要依赖动脉导管供应体循环血流，如主动脉闭锁、主动脉弓间断、严重主动脉缩窄等；有些先天性心血管畸形需要依赖动脉导管达到并行的体、肺循环血流混合，如完全性大动脉转位。上述情况均为依赖性动脉导管未闭
- 目前有多种有效可行的方法治疗小儿动脉导管未闭。包括应用药物（吲哚美辛）治疗早产儿动脉导管未闭，心导管术（弹簧圈、蘑菇伞封堵器）、胸腔镜下血管夹夹闭导管、开胸结扎或缝合导管

【影像表现】

概述

- X 线平片和心脏超声心动图检查是每个动脉导管未闭患者必做的影像学检查方法。X 线平片主要观察心脏大小和肺血多少。心脏超声可显示 PDA 的大小、形态。大多数的单纯 PDA 可仅凭借心脏超声检查的结果而直接接受手术。对于特殊类型的 PDA 和 PDA 伴心外结构异常者，如主动脉缩窄等，可加做多层螺旋 CT 或磁共振。在一般情况下多层螺旋 CT 和磁共振这两种检查方法只需要做一种，而不需要都做。对于部分可通过介入治疗而得以根治的 PDA，心血管造影检查也是不可缺少的一环

X 线表现

- 动脉导管较小时，X 线平片表现可无异常
- 较大的 PDA 但肺血管阻力尚无明显增加时，可见肺血增多、肺充血，肺动脉段突出，左心室增大，左心房增大，有时可见主动脉结增宽（图 2-3-1）
- 大的动脉导管未闭伴肺血管阻力明显增加时或有肺血管病变形成时，可见肺动脉段突出更明显，肺纹理扭曲增粗，右心室也可扩大

超声心动图表现

- PDA 超声心动图可见左心房、左心室扩大。胸骨上切迹切面可直接显示未闭的动脉导管。彩色多普勒显像可显示动脉导管的血流方向

CT 表现

- 多层螺旋 CT 能较好地显示和诊断 PDA。多层螺旋 CT 诊断 PDA 主要依靠在增强扫描横断

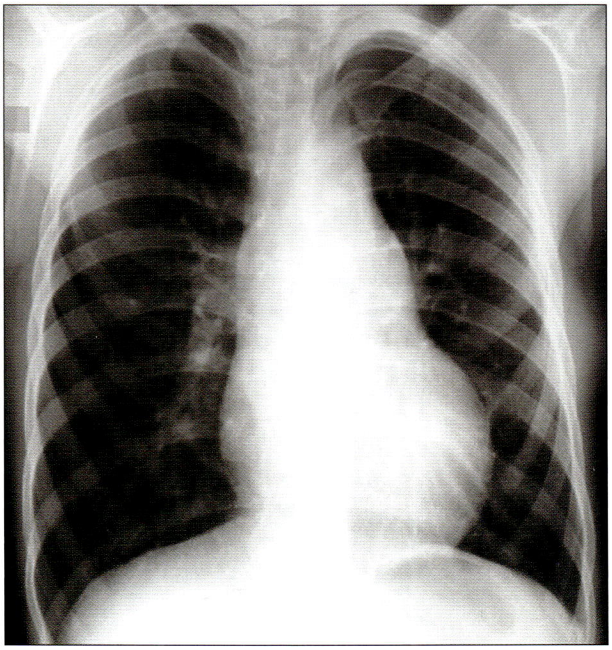

图 2-3-1　**动脉导管未闭**
胸部 X 线平片可见肺充血，肺动脉段突出，左心室增大，主动脉结增宽

位图像上见到连接于降主动脉上端和左肺动脉起始部之间高密度血管影和多角度的最大密度投影重建显示的 PDA 的直接征象

- 多角度的最大密度投影重建可从矢状位、左前斜位和横断位等多个角度显示动脉导管未闭的直接征象，对判断动脉导管未闭的类型和大小都很有帮助（图 2-3-2）。一般管型和漏斗型的动脉导管未闭很容易把动脉导管未闭的直接征象重建出来，窗型的动脉导管未闭重建比较困难，要小心地转到合适的角度才能显示窗型动脉导管未闭的直接征象

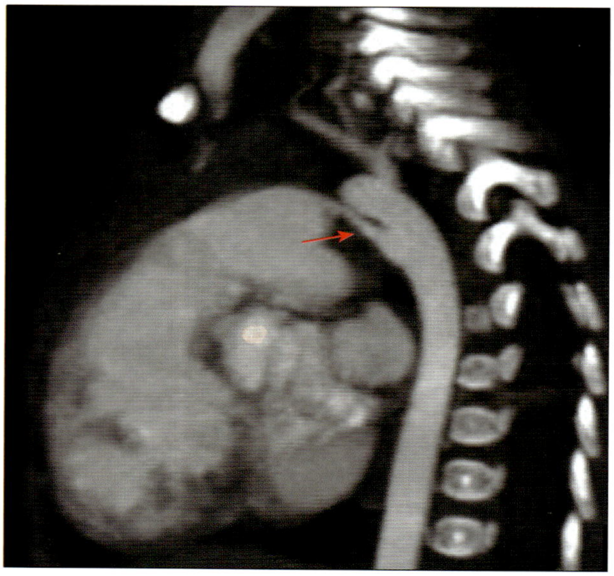

图 2-3-2 **动脉导管未闭**

多层螺旋 CT 最大密度投影重建从矢状位显示管型动脉导管未闭直接征象（红箭）

- 多角度重建对一些特殊的动脉导管未闭也能很好地显示，如右位主动脉弓时，动脉导管通常连接于左锁骨下动脉起始部和左肺动脉起始部之间，冠状位重建才能显示动脉导管未闭的直接征象，又如右心室漏斗部闭锁或重度狭窄时，动脉导管为垂直型，左前斜位重建才能显示动脉导管未闭的直接征象
- 多层螺旋 CT 诊断动脉导管未闭时要注意与动脉导管韧带钙化鉴别，后者很细，通常密度更高。多层螺旋 CT 对于动脉导管未闭的伴随畸形如主动脉缩窄等也能较好地显示或排除
- 动脉导管未闭多层螺旋 CT 检查还可清楚地显示左心房增大，左心室增大，肺动脉扩张，升主动脉扩张等对动脉导管未闭诊断有帮助的间接征象

MRI 表现

- MRI 能较好地显示动脉导管未闭
- 动脉导管未闭在横断位自旋回波 T1W 图像上表现为一连接于降主动脉上端和左肺动脉起始部之间的由后向前略偏左走行的低信号流空血管影（图 2-3-3），在矢状位上表现为在主动脉弓下方与主动脉弓略平行的低信号流空血管影
- 在梯度回波电影序列上动脉导管未闭处可见异常血流影

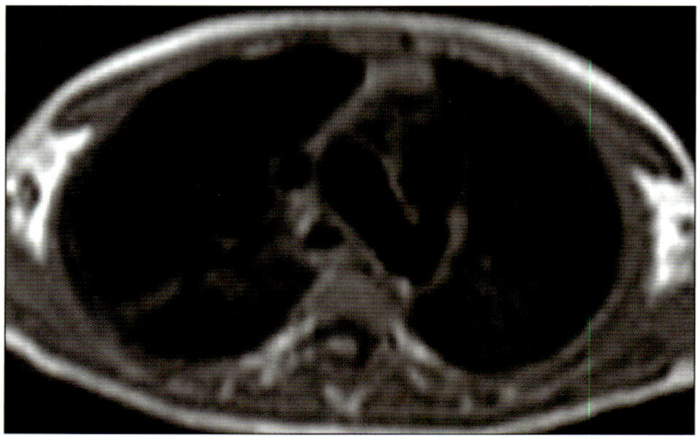

图 2-3-3 **动脉导管未闭**

横断位自旋回波 T1W 见一连接于降主动脉上端和左肺动脉起始部之间的由后向前走行的低信号流空血管影

- 造影增强磁共振血管成像序列对动脉导管未闭诊断效果最好，多角度的最大密度投影重建可从矢状位、左前斜位和横断位等多个角度显示动脉导管未闭的直接征象（图 2-3-4），对判断动脉导管未闭的类型和大小都很有帮助，一般管型和漏斗型的动脉导管未闭很容易把动脉导管未闭的直接征象重建出来，窗型的动脉导管未闭重建比较困难，要小心地转到合适的角度才能显示窗型动脉导管未闭的直接征象
- CE-MRI 检查由于是回顾性地做多角度重建，对一些特殊的动脉导管未闭也能很好地显示，如右位主动脉弓时，动脉导管通常连接于左锁骨下动脉起始部和左肺动脉起始部之间，冠状位重建才能显示动脉导管未闭的直接征象，又如右心室漏斗部闭锁或重度狭窄时，动脉导管为垂直型，左前斜位重建才能显示动脉导管未

闭的直接征象。CE-MRI 不仅能较好地显示动脉导管未闭的直接征象，对于其伴随畸形如主动脉缩窄等也能较好地显示或排除

- 动脉导管未闭 MRI 各序列检查还可清楚地显示左心房增大，左心室增大，肺动脉扩张，升主动脉扩张等对动脉导管未闭诊断有帮助的间接征象

心血管造影表现

- 单纯的 PDA 一般不需要做心血管造影检查，对于准备做介入治疗的 PDA，心血管造影检查也是不可缺少的
- PDA 心血管造影可用右心造影导管经右心途径由未闭动脉导管插到降主动脉于动脉导管开口以下 1.0 ~ 1.5cm 处进行造影，PDA 心血管造影也可经左心途径造影，经股动脉插管至左心室、升主动脉、主动脉峡部或近动脉导管开口处进行造影，多应用于细小动脉导管未闭或室间隔缺损伴动脉导管未闭（图 2-3-5）
- 通过观察造影剂向肺动脉分流可显示动脉导管大小及形状，并可显示或排除主动脉缩窄及主动脉弓病变
- PDA 心血管造影投照体位可用左侧位，左前斜位和长轴斜位（图 2-3-6），其中以左侧位对未闭动脉导管的直接征象显示相对最好，最方便观察与测量未闭动脉导管形态和大小，左侧位投照也比较方便测量动脉导管与降主动脉夹角，以判断是否为垂直型动脉导管未闭
- 某些特殊的 PDA 则需采用其他投照体位，如右位主动脉弓时，动脉导管常连于左锁骨下动脉起始部与左肺动脉起始部之间，需采用正位或坐观位升主动脉造影方能显示 PDA 的直接征象

核医学表现

- 一般不用于本病的诊断

推荐影像学检查

- X 线平片和心脏超声心动图检查是每个动脉导

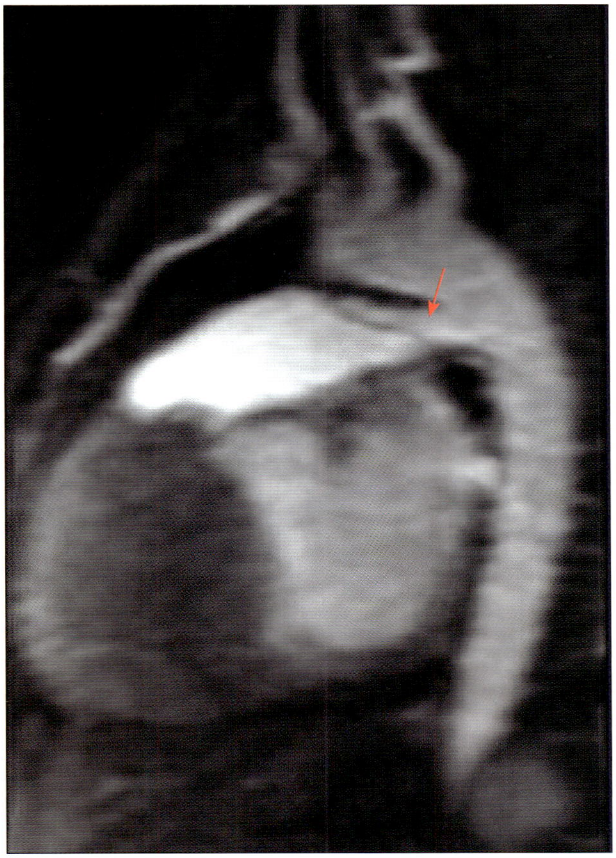

图 2-3-4 **动脉导管未闭**

造影增强磁共振血管成像序列显示动脉导管未闭的直接征象（红箭）

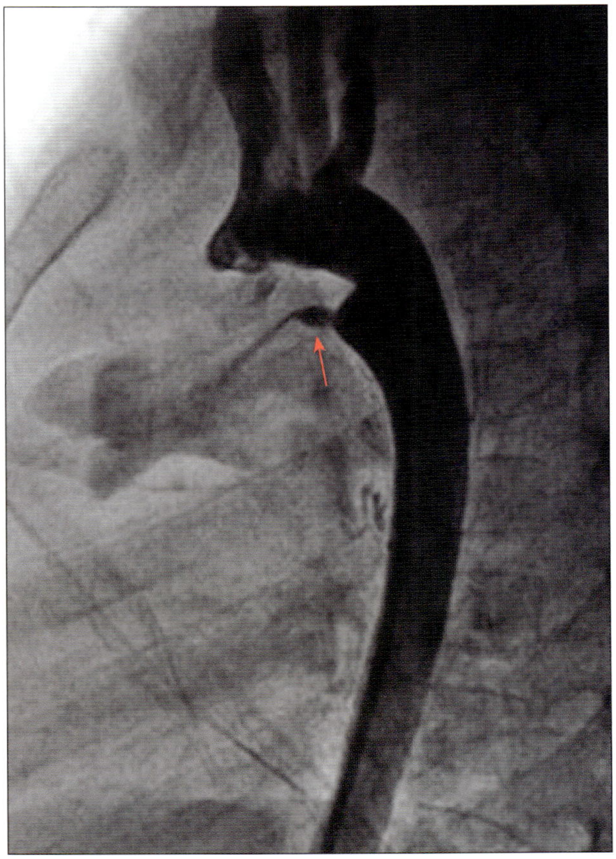

图 2-3-5 **动脉导管未闭**

左侧位主动脉峡部造影，显示细小动脉导管未闭直接征象（红箭）

管未闭患者必做的影像学检查方法。大多数的单纯PDA可仅凭借心脏超声检查的结果而直接接受手术。对于特殊类型的PDA和PDA伴心外结构异常者，可加做多层螺旋CT或磁共振。对于可通过介入治疗而得以根治的PDA，心血管造影检查也是不可缺少的一环

【鉴别诊断】

- X线平片需要和其他左向右分流先天性心脏病鉴别，且单凭X线平片鉴别非常困难，但超声心动图、多层螺旋CT、磁共振和心血管造影检查能非常可靠地诊断动脉导管未闭
- 动脉导管关闭后形成动脉导管韧带，动脉导管韧带可能会钙化，在胸片或CT检查时可发现在主、肺动脉之间的钙化影，要注意鉴别（图2-3-7），不可将动脉导管韧带误认为动脉导管未闭
- 动脉导管未闭主要为管形和漏斗形，窗形动脉导管未闭的发生率很低，但其治疗和管形漏斗形动脉导管未闭差别很大，术前检查必须注意将窗形动脉导管未闭排除

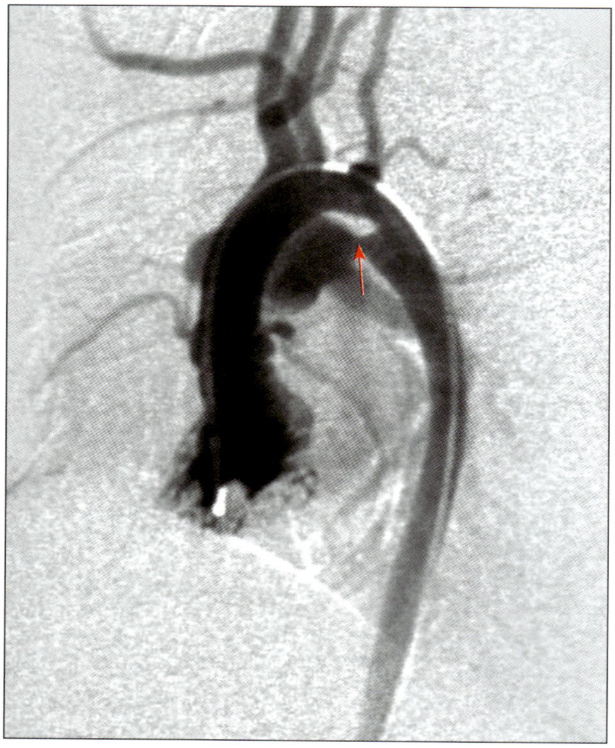

图 2-3-6 **动脉导管未闭**
长轴斜位左心室造影，显示动脉导管未闭直接征象（红箭）

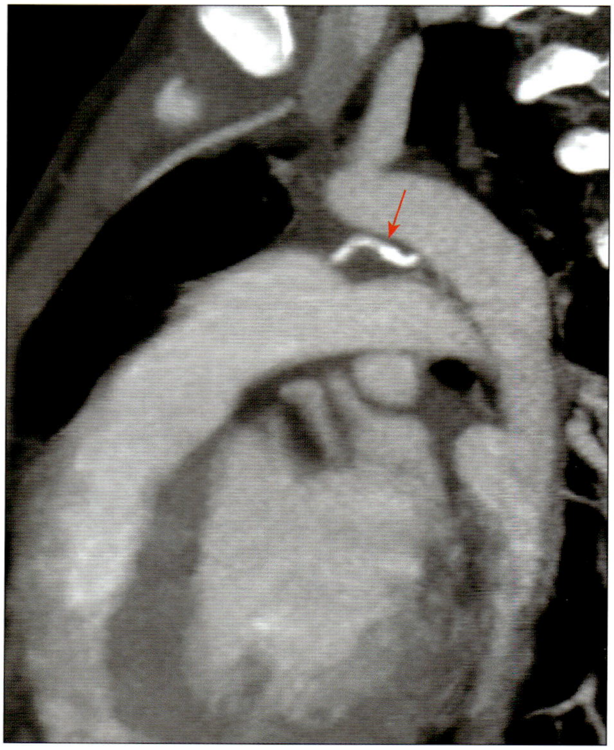

图 2-3-7 **动脉导管韧带钙化**
CT检查见弯曲的钙化影（红箭）

诊断与鉴别诊断精要

- 动脉导管未闭单凭X线平片鉴别诊断非常困难，但超声心动图、多层螺旋CT、磁共振和心血管造影检查能非常可靠地诊断动脉导管未闭
- 多层螺旋CT和磁共振能较好地显示和诊断PDA。诊断PDA主要依靠在横断位图像上见到连接于降主动脉上端和左肺动脉起始部之间的血管影和多角度的最大密度投影重建显示的PDA的直接征象
- 多角度的最大密度投影重建对判断动脉导管未闭的类型和大小都很有帮助，一般管型和漏斗型的动脉导管未闭很容易把动脉导管未闭的直接征象重建出来，窗型的动脉导管未闭重建比较困难，要小心地转到合适的角度才能显示窗型动脉导管未闭的直接征象

重点推荐文献

[1] Sehgal A，McNamara PJ. Does echocardiography facilitate determination of hemodynamic significance attributable to the ductus arteriosus? Eur J Pediatr，2009，168：907-914.

[2] Rigatelli G，Zamboni A，Cardaioli P. Three-dimensional rotational digital angiography in a complicated case of patent ductus arteriosus transcatheter closure. Catheter Cardiovasc Interv，2007.

[3] Travadi JN，Patole SK. Phosphodiesterase inhibitors for persistent pulmonary hypertension of the newborn：A review. Pediatr Pulmonol，2003，36：529-535.

第4节　房室间隔缺损

【概念与概述】

- 房室间隔缺损（atrioventricular septal defects）是一组以房室瓣周围的间隔组织缺损及房室瓣异常为特征的先天性心血管畸形
- 房室间隔缺损也称为心内膜垫缺损（endocardial cushion defects）和房室通道缺损（atrioventricular canal defects）
- 21三体（Down's综合征）患者常伴有房室间隔缺损

【病因与病理】

病理特征

房室间隔部分或完全缺失有共同的病理特征，即由于房室间隔缺损，房间隔与室间隔不直接连接而导致形成共同的房室纤维环，即使房室瓣前桥叶与后桥叶连接并通过舌状组织结构完全附着于室间隔嵴上形成2个房室孔，房室纤维环仍是共同的。房室间隔缺损通常有原发孔型房间隔缺损和房室瓣异常

常用的房室间隔缺损分型如下

- 部分型房室间隔缺损，共同房室瓣前桥叶与后桥叶相互连接，并通过组织舌状结构附着于勺状凹陷的室间隔，形成2个房室孔。房室瓣与室间隔之间无缺损，不存在心室水平的血流分流。房室瓣上方房间隔缺损（原发孔型）合并不同程度的左侧房室瓣畸形（“二尖瓣”前叶裂缺）并伴不同程度的左侧房室瓣反流
- 过渡型房室间隔缺损，共同房室瓣前桥叶与后桥叶连接，通过组织附着于勺状凹陷的室间隔形成2个房室孔。房室瓣叶上方原发孔型房间隔缺损，下面可有室间隔缺损，通常较小并有桥叶腱束附着，存在心室水平的血液分流，为限制性分流

- 完全型房室间隔缺损，共同房室瓣前桥叶与后桥叶均骑跨在室间隔上，相互不连接而形成共同房室孔。房室瓣上方的原发孔型房间隔缺损，房室瓣下方的室间隔缺损均伴有血流分流，心室水平为非限制性分流。根据前桥叶骑跨的程度，房室瓣与室间隔的关系可以分成3种类型（Rastelli A，B，C）

【临床表现】

- 房室间隔缺损主要临床表现为易发生呼吸道感染，生长发育差，胸骨左缘第Ⅱ～Ⅳ可闻及杂音，由于房室瓣反流，心腔容量性负荷增加，在常见的左向右分流先天性心脏病中，房室间隔缺损的心影增大程度往往最为明显

【影像表现】

概述

- 超声心动图是房室间隔缺损的相对最好诊断方法，对判断房室瓣反流方便准确

X线表现

房室间隔缺损的X线平片表现与其病理类型及血流动力学改变有很大关系

- 最常见的部分性房室间隔缺损伴有较明显的二尖瓣反流，原发孔房缺也较大，左心室的血反流入左心房后迅速进入右心房，右心房、右心室、左心房和左心室的容量性负荷均增加，右心房、右心室、左心房和左心室均有扩大，心影明显增大，并显得心影增大和肺血增加不成比例
- 若部分性房室间隔缺损无二尖瓣反流，其血流动力学改变与继发孔型房缺相似，X线平片表现也与继发孔型房缺相似，右心房、右心室增大，肺动脉段突出
- 若部分性房室间隔缺损二尖瓣反流明显，但房间隔缺损很小，心房水平分流不明显，其血流动力学改变与二尖瓣关闭不全相似，X线平片表现也与二尖瓣关闭不全相似，以左心房和左心室均增大为主
- 最常见的完全性房室间隔缺损有较大的室间隔缺损，但房室瓣反流较轻，X线平片表现右心房、右心室、左心房和左心室均有增大（图2-4-1），肺动脉段突出，肺血增加明显，常有肺动脉高压表现，与部分房室间隔缺损有所不同
- 若过渡型房室间隔缺损室间隔缺损很小，则其血流动力学改变和X线平片表现也与部分性房室间隔缺损相似；若完全性房室间隔缺损伴有严重的房室瓣反流，则其X线平片也有改变，二尖瓣反流明显则以左心房和左心室增大为主，三尖瓣反流明显则以右心房和右心室增大为主

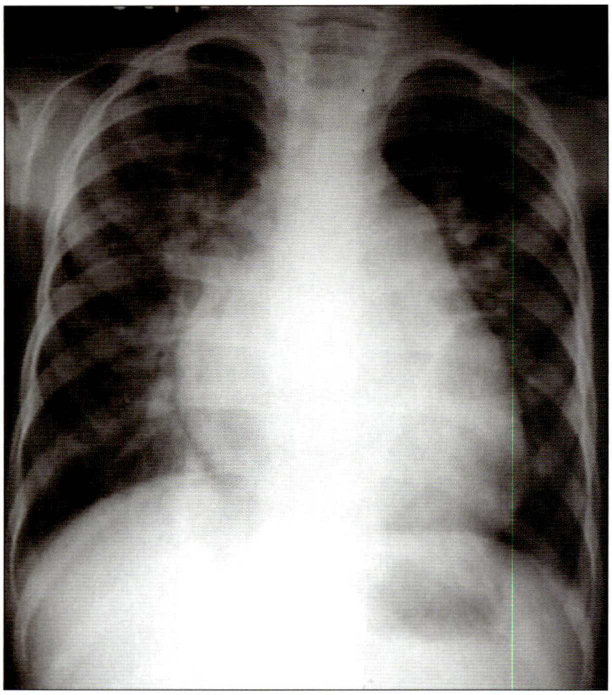

图2-4-1 完全性房室间隔缺损

X线平片见右心房、右心室、左心房和左心室均有增大，肺充血

超声心动图表现

- 二维超声心动图和彩色多普勒是房室间隔缺损的首选非介入的诊断方法。它在观察房室瓣瓣叶的解剖形态变化方面优于心血管造影。房室间隔缺损术前外科要求明确缺损与房室瓣的关系，房室瓣的病理解剖改变和功能。二维超声心动图能满意显示房室瓣是独立二组，还是一组共同房室瓣，后者前后瓣叶的情况及其抵止点。多普勒有助房室分流水平的确定并能估计房室瓣关闭不全的程度

CT表现

- 房室间隔缺损做CT检查对诊断有一定的帮助，CT可通过观察房间隔、室间隔连续性是否中断来判断有无房间隔、室间隔缺损
- CT检查必须注射造影剂，CT虽能较好地显示原发孔房缺和室间隔缺损（图2-4-2），但对判断房室瓣反流有困难

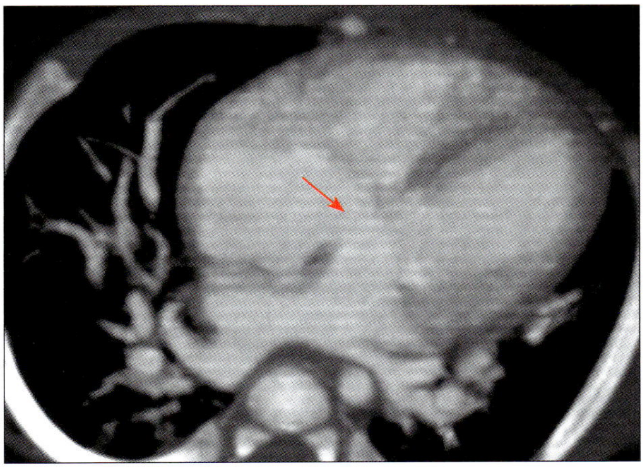

图 2-4-2 完全性房室间隔缺损
横断位 CT 显示原发孔房间隔缺损（箭头）和室间隔缺损

- 多层螺旋 CT 多角度的最大密度投影重建对显示“鹅颈征”有一定的帮助（图 2-4-3）
- 除了直接征象外，CT 检查还可清楚地显示左心房增大，右心房增大，左心室增大，右心室增大，肺动脉扩张等对房室通道畸形诊断有帮助的间接征象，并可较好地排除其他伴随畸形如主动脉缩窄等

MRI 表现

- 房室间隔缺损 MRI 检查对诊断有一定的帮助，MRI 检查可通过观察房间隔、室间隔连续性是否中断来判断有无房间隔、室间隔缺损
- MRI 自旋回波 T1W 和梯度回波电影图像能较好地显示原发孔房缺及有无室间隔缺损存在，横断位图像即可较好地显示四个心腔相通（图 2-4-4），冠状位 MRI 图像能较好地显示“鹅颈征”
- 在梯度回波电影序列上更可根据异常的血流存在，来判断房室瓣反流
- 造影增强磁共振血管成像序列对判断有无房间隔、室间隔缺损诊断帮助不大，但多角度的最大密度投影重建对显示“鹅颈征”有一定的帮助
- 除了直接征象外，MRI 检查还可清楚地显示左心房增大，右心房增大，左心室增大，右心室增大，肺动脉扩张等对房室通道畸形诊断有帮助的间接征象，并可较好地排除其他伴随畸形如主动脉缩窄等

心血管造影表现

- 房室间隔缺损的心血管造影方法以左心室造影为主，投照位置 一般用正位、右前斜位和肝锁位。有时加做左心房造影
- 在心血管造影诊断方面希望通过显示房室间隔缺损特征性的“鹅颈征”来确认房室间隔缺损并通过观察心室水平有无分流及房室瓣是否为共同瓣进行分型
- 通常用猪尾巴导管经主动脉逆行送入左室做左室造影，以保证准确判断房室瓣反流的严重程度，同时可测定左室舒张末期压，以评价左室

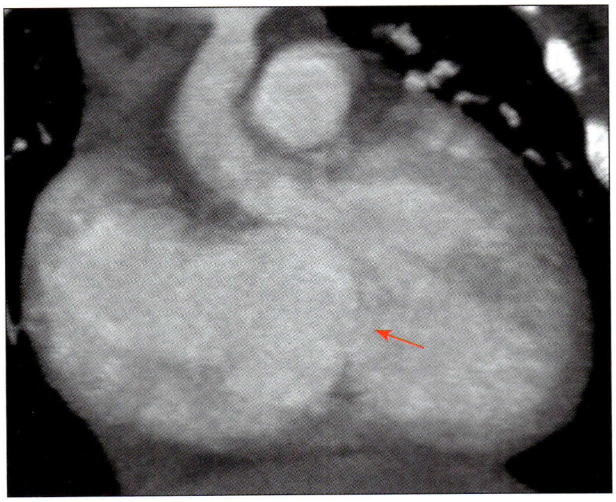

图 2-4-3 部分性房室间隔缺损
多层螺旋 CT 冠状位最大密度投影重建显示“鹅颈征”（红箭）

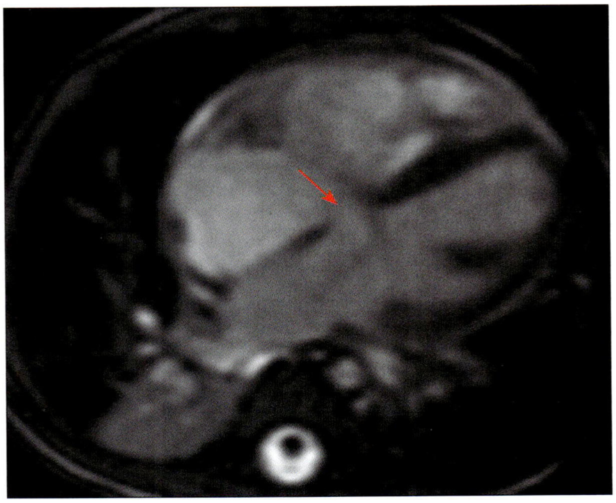

图 2-4-4 过渡型房室间隔缺损
横断位梯度回波电影图像显示原发孔房缺（红箭）及小室间隔缺损

功能

- 正位和右前斜位左心室造影对房室间隔缺损的特征性心血管造影表现“鹅颈征”为最好的显示位置（图2-4-5）。“鹅颈征”的形成是由于左室流入道缩短，左室流出道拉长及房室瓣位置改变，二尖瓣构成左室右缘这一形态特征所致，上述改变的共同基础是心内膜垫发育异常。无论何种类型的房室间隔缺损，正位左室造影均有“鹅颈征”表现。于心室舒张期，“鹅颈征”显示较收缩期更明显，肝锁位投照也可显示“鹅颈征”，但不如正位清楚
- 肝锁位左室造影是显示房室间隔缺损心室水平分流的最佳体位，但即使在肝锁位上，心室水平的小分流与房室瓣的反流也易混淆。房室间隔缺损的室间隔缺损位置较低，通常在室间隔的中部，造影剂流动方向向下，而房室瓣反流的造影剂向上流动，进入右房。较大的室间隔缺损常达到后桥叶的下方，左室造影一般能清楚显示室间隔缺损。完全性房室间隔缺损如室间隔缺损大，左室造影有较多造影剂进入右室，在心室舒张期可见不含或少含造影剂的心房血进入心室，勾画出共同房室瓣轮廓，形成卵圆形的负性阴影。A型完全性房室间隔缺损桥叶通过腱索连于室隔嵴上，心室舒张期有部分造影剂积聚于腱索与室隔嵴之间，看上去共同瓣像二个分开的房室瓣，据此可区别A型与C型完全性房室间隔缺损

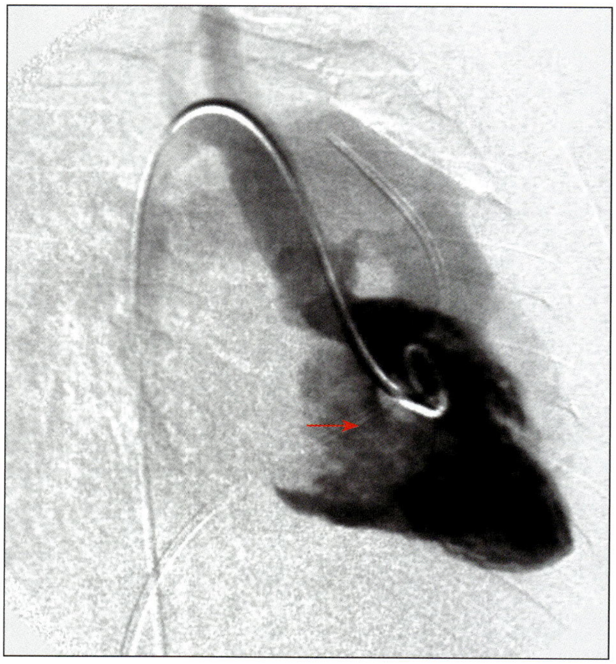

图2-4-5 房室间隔缺损
右前斜位左心室造影见房室间隔缺损的特征性心血管造影表现“鹅颈征”（红箭）

- 判断房室瓣反流的严重程度也以肝锁位左室造影为佳，造影剂自左室反流入左房后立即经原发孔房间隔缺损进入右房，根据右房小部分显影、大部分显影、全部显影抑或有腔静脉显影，判断反流的严重程度。若原发孔房间隔缺损较小，为限制性，以左房显影为主，可根据左房小部分显影、大部分显影、全部显影抑或肺静脉也显影，判断反流的严重程度

核医学表现

- 一般不用于本病的诊断

推荐影像学检查

- X线平片和心脏超声心动图检查是每个房室间隔缺损患者必做的影像学检查方法
- 大多数的房室间隔缺损可仅凭借心脏超声检查的结果而直接接受手术
- 对于伴心外结构异常者，可加做多层螺旋CT或磁共振。首选影像学检查方法是超声心动图

【鉴别诊断】

- 房室间隔缺损由于房室瓣反流，心腔容量性负荷增加，心腔扩大，在常见的左向右分流先天性心脏病中，房室间隔缺损X线平片的心影增大程度往往最为明显，超过一般的房间隔缺损，室间隔缺损和动脉导管未闭，且易伴Down's综合征，心脏超声检查可明确诊断

诊断与鉴别诊断精要

- 房室间隔缺损单凭 X 线平片鉴别诊断非常困难，但超声心动图、多层螺旋 CT、磁共振和心血管造影检查能非常可靠地诊断 房室间隔缺损
- 无论何种类型的房室间隔缺损，均有“鹅颈征”表现，是诊断关键

重点推荐文献

[1] Kellenberger CJ，Yoo SJ，Büchel ER. Cardiovascular MR imaging in neonates and infants with congenital heart disease. Radiographics，2007，27：5-18.

[2] Brenner LD et al：Quantification of left to right atrial shunts with velocity-encoded cine nuclear magnetic resonance imaging. J Am Coll Cardiol，1992，12：46-50.

[3] Parsons JM et al：Morphological evaluation of atrioventricular septal defects by magnetic resonance imaging. Br Heart J，1990，64：138-145.

第 5 节　肺动脉瓣狭窄

【概念与概述】

- 肺动脉狭窄（pulmonary stenosis，PS）包括肺动脉瓣膜、瓣下和瓣上狭窄，本节讨论的单纯肺动脉瓣膜狭窄（pulmonary valve stenosis），是最常见的肺动脉狭窄，占肺动脉狭窄的 70% ～ 80%。目前，介入治疗已成为肺动脉瓣狭窄的首选治疗方法

【病因与病理】

正常肺动脉瓣为三个半月瓣，肺动脉瓣狭窄可为单瓣融合、二叶瓣、三叶瓣和瓣发育不良畸形

- 大部分肺动脉瓣狭窄可见完整的瓣叶结构及交界，但三个交界互相融合，瓣口狭窄，瓣膜孔位于中央，其大小不一，一般瓣环直径正常，瓣膜增厚，活动受限，收缩期呈幕顶状。由右室经瓣口射血至肺动脉干的射流作用于肺动脉管壁，使管壁弹力纤维失去弹性而出现扩张，形成狭窄后肺动脉扩张。肺动脉总干的狭窄后扩张，常延伸至左肺动脉。但是肺动脉总干扩张程度并不与瓣膜狭窄程度呈正比
- 少数患者瓣膜发育不良，常合并瓣环狭小、变形。狭窄后肺动脉扩张不明显
- 肺动脉瓣狭窄右室排血受阻，导致右心室负荷增高，随之收缩压增高，而肺动脉压保持正常或减低，在右心室与肺动脉之间形成压力阶差。压力阶差与肺动脉瓣口狭窄程度及右心室排血量有关。通常，可以根据右心室收缩压及右心室与肺动脉之间收缩压的压差，将肺动脉瓣狭窄分为轻度、中度及重度。肺动脉瓣狭窄增加右心室收缩负荷，还可导致右心室肥厚和漏斗部继发性肥厚，重者可合并三尖瓣相对关闭不全

【临床表现】

- 肺动脉瓣狭窄的患儿早期多无症状，而在常规体检时发现
- 常见的症状有活动后气促、易疲劳、心悸等
- 症状出现的早晚与狭窄程度有关，轻者可享天年。重症患儿症状重且出现活动后发绀，发绀的发生多由于心房水平（卵圆孔未闭）右向左分流所致
- 肺动脉瓣狭窄的患儿听诊胸骨左缘第二、三肋间可闻及Ⅲ～Ⅵ级收缩期喷射状杂音，并常触及震颤。肺动脉第二音减弱至消失，为其特征。轻度肺动脉瓣狭窄者，示心电图正常。中～重度肺动脉瓣狭窄者，绝大多数心电图呈右心室肥厚

【影像表现】

概述

- 胸片肺动脉段突出是肺动脉瓣膜狭窄的特征性

表现。超声心动图检查根据瓣口的活动度及通过肺动脉瓣的血流速度，可做出明确的诊断，并可评估其狭窄程度

X 线表现

- 肺动脉瓣狭窄有时被归入肺血减少类先天性心脏病中，实际上单纯的肺动脉瓣狭窄并不伴有左向右或右向左分流，通过肺循环的血流量是完全正常的，应当被归入肺血正常类先天性心脏病中
- 在实际读片时肺动脉瓣狭窄之所以会产生肺血减少的感觉，系由于肺动脉瓣狭窄患者肺动脉主干狭窄后扩张，肺动脉段明显突出与正常的外周肺血不成比例，产生了肺血减少的假象
- 轻度或中度肺动脉瓣狭窄，心影通常无明显增大，肺血大多正常，由于血流快速通过狭窄的瓣口造成肺动脉主干和左肺动脉近端狭窄后扩张，肺动脉段明显突出，左肺动脉近端扩张（图 2-5-1）
- 严重的肺动脉瓣狭窄右心室肥厚明显，肺动脉主干和左肺动脉近端狭窄后扩张相对较轻，如伴有房间隔缺损或卵圆孔未闭，可有右向左分流，肺血可减少。重度狭窄者右心房可明显增大，提示继发三尖瓣关闭不全

超声心动图表现

- 二维超声心动图大动脉短轴和大动脉长轴切面可观察肺动脉瓣开放、关闭状态。表现为收缩期大动脉短轴切面瓣膜开放不充分，呈“圆球样”，并可见主肺动脉扩张，二维超声心动图和彩色多普勒能有效评价肺动脉瓣狭窄的解剖和功能改变。不仅能做出定性诊断，还可以估计病变程度。二维超声心动图还可观察右心室肥厚情况。利用多普勒技术测定主肺动脉与右心室间的收缩压差，对估计狭窄程度有良好的效果

CT 表现

- 单纯的肺动脉瓣狭窄一般不需要做 CT 检查，但若伴有外周肺动脉狭窄或右室功能异常，则做 CT 检查很有帮助。CTA 可较好地观察外周肺动脉的狭窄情况

MRI 表现

- MRI 自旋回波 T1W 图像可较好地显示肺动脉瓣增厚，肺动脉主干和左肺动脉近端扩张，右心室向心性肥厚
- 梯度回波电影序列上可见低信号的异常血流束向肺动脉主干喷射（图 2-5-2），梯度回波电影

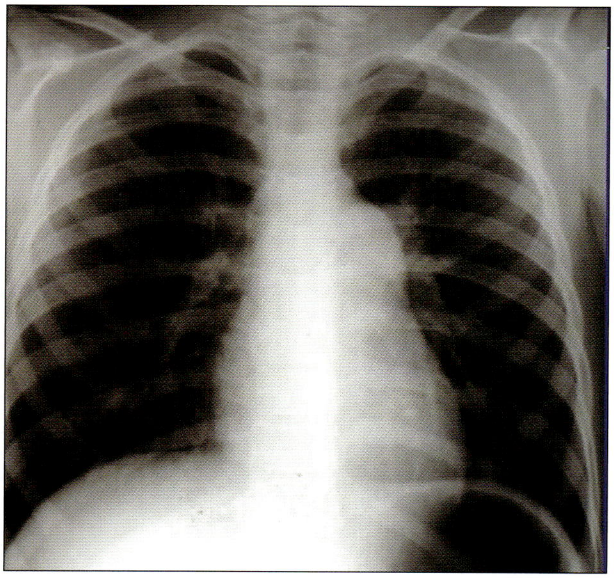

图 2-5-1 肺动脉瓣狭窄正位胸片
肺动脉主干狭窄后扩张

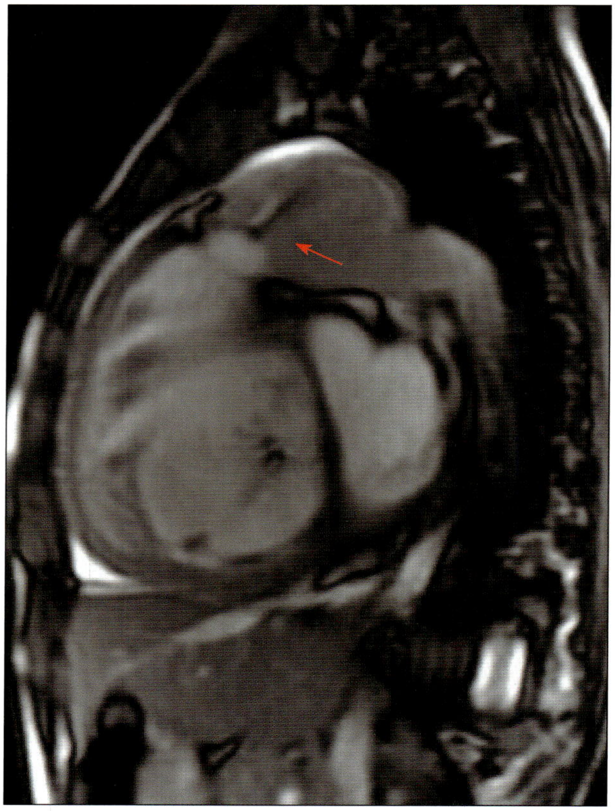

图 2-5-2 肺动脉瓣狭窄
梯度回波电影序列上可见低信号的异常血流束向肺动脉主干喷射（红箭），肺动脉主干和左肺动脉近端扩张

序列还可非常准确地测量出右心室舒张末容量和右心室射血分数

- 造影增强磁共振血管成像序列则对伴有的外周肺动脉狭窄显示较好
- 肺动脉瓣狭窄读片时要注意观察肺动脉瓣环的大小和肺动脉主干扩张的程度，瓣环小且肺动脉主干扩张不明显者为瓣发育不良型肺动脉瓣狭窄，该型肺动脉瓣狭窄在治疗上有所不同，其球囊扩张的效果远不如典型型肺动脉瓣狭窄

心血管造影表现

- 肺动脉瓣狭窄心血管造影主要做右心室造影，导管选择右心造影导管，置于右室尖部，做左侧位或右前斜位投照
- 三尖瓣有明显反流时，普通导管难以置于右室，可试用猪尾巴导管由股静脉途径插入做右心室造影。造影剂用 1 ～ 1.5ml/kg，根据肺动脉瓣狭窄严重程度和三尖瓣反流情况调整剂量

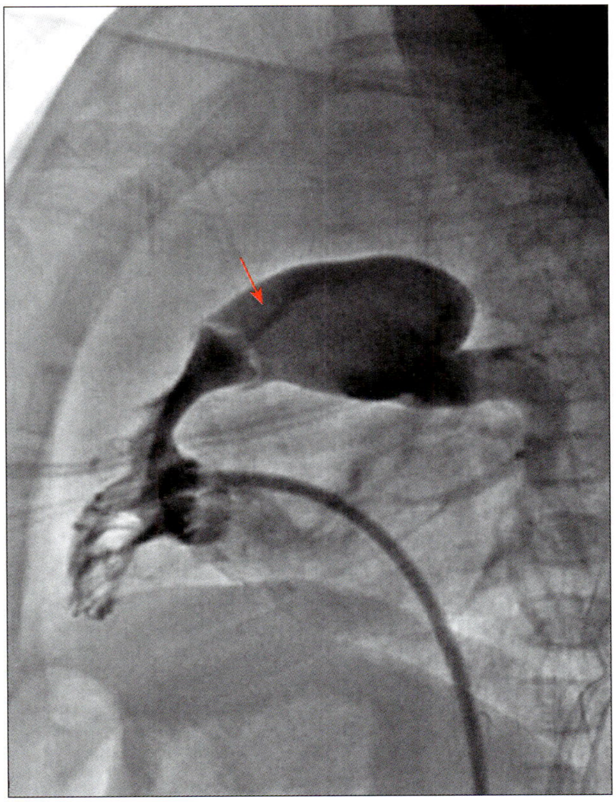

图 2-5-3 肺动脉瓣狭窄
左侧位右心室造影，见瓣膜开放受限，瓣呈幕顶状，瓣环直径正常，射流征明显（红箭），肺动脉主干扩张

- 左侧位右心室造影可观察肺动脉瓣增厚，肺动脉主干和左肺动脉近端狭窄后扩张均很清楚（图 2-5-3）。但当三尖瓣有明显反流时，于侧位时反流入右房的造影剂可和肺动脉瓣部位的显影相重叠，而于右前斜位时，即使造影剂反流至右房，两部分可分开，便于显示肺动脉瓣结构及测量瓣环直径
- 肺动脉瓣狭窄心血管造影诊断要明确肺动脉瓣狭窄的类型，要观察肺动脉瓣厚度、瓣叶活动度，是否出现射流，有无肺动脉主干扩张等
- 典型的肺动脉瓣狭窄，右室造影时瓣膜口开放受限，瓣膜呈幕顶状或鱼口状，瓣环直径正常，瓣口射流征明显，肺动脉主干扩张
- 瓣膜发育不良型肺动脉瓣狭窄，瓣膜明显增厚，呈结节状充盈缺损，瓣膜活动不良，不呈幕顶状，瓣环直径较正常为小，瓣口无明显射流征，肺动脉主干无明显狭窄后扩张

核医学表现

- 一般不用于本病的诊断

推荐影像学检查

- X 线平片和心脏超声心动图检查是每个肺动脉瓣狭窄患者必做的影像学检查方法。大多数的肺动脉瓣狭窄可仅凭借心脏超声检查明确诊断。对于大多数的可通过介入治疗而得以根治的肺动脉瓣狭窄，心血管造影检查也是不可缺少的一环

【鉴别诊断】

- 胸片肺动脉段突出是肺动脉瓣膜狭窄的特征性表现
- 超声心动图检查根据瓣口的活动度及通过肺动脉瓣的血流速度，可做出明确的诊断
- 近 20 余年来，由于经皮球囊肺动脉瓣成形术的广泛应用，对典型的肺动脉瓣狭窄获得良好的即期及中、远期效果。术前影像检查要区分为典型肺动脉瓣狭窄或不典型（即发育不良型）肺动脉瓣狭窄，前者是经皮球囊瓣膜扩张术的绝对适应证，而发育不良型肺动脉瓣狭窄，大多需外科手术。瓣膜发育不良型肺动脉瓣狭窄常合并瓣环狭小、变形，肺动脉狭窄后扩张不明显等改变，可以区别

诊断与鉴别诊断精要

- 肺动脉瓣膜狭窄胸片肺动脉段突出
- 大多数的肺动脉瓣狭窄可仅凭借心脏超声检查明确诊断
- 磁共振梯度回波电影序列上可见低信号的异常血流束向肺动脉主干喷射
- 肺动脉瓣狭窄时要注意瓣环的大小和肺动脉主干扩张的程度，瓣环小且肺动脉主干扩张不明显者为瓣发育不良型肺动脉瓣狭窄，该型肺动脉瓣狭窄球囊扩张的效果远不如典型型肺动脉瓣狭窄

重点推荐文献

[1] Gomes AS，Lois JF，Williams RG. Pulmonary arteries: MR imaging in patients with congenital obstruction of the right ventricular outflow tract. Radiology，1990，174：51-57.

[2] Geva T，Greil GF，Marshall Acet al. Gadolinium-enhanced 3-dimensional magnetic resonance angiography of pulmonary blood supply in patients with complex pulmonary stenosis or atresia：comparison with x-ray angiography. Circulation，2002，106：473-478.

[3] Powell AJ，Chung T，Landzberg MJ，et al. Accuracy of MRI evaluation of pulmonary blood supply in patients with complex pulmonary stenosis or atresia. Int J Card Imaging，2000，16：169-174.

第 6 节　主动脉瓣狭窄

【概念与概述】

主动脉狭窄（aortic stenosis）是一组引起左心室流出道梗阻的先天性畸形。根据梗阻部位可分为主动脉瓣狭窄、主动脉瓣下狭窄、主动脉瓣上狭窄

- 主动脉瓣狭窄（aortic valve stenosis）是指主动脉瓣膜开放受限或发育不良引起的瓣膜水平的梗阻。主动脉瓣狭窄发生率有一定的性别差异，男性是女性的 3 ～ 5 倍
- 主动脉瓣下狭窄（sub aortic stenosis）是指主动脉瓣膜以下水平的梗阻。在三种类型主动脉狭窄中，发生率低于瓣膜狭窄而高于瓣上狭窄。与另二类主动脉狭窄相比较，主动脉瓣下狭窄更易伴发其他先天性心脏畸形
- 主动脉瓣上狭窄（supravalvular aortic stenosis）是指主动脉乏氏窦上方的梗阻。主动脉瓣上狭窄合并肺动脉分支狭窄、智力障碍、高钙血症、特殊面容时称为 Williams 综合征

【病因与病理】

- 特征

- ○ 主动脉瓣狭窄一般是指主动脉瓣膜开放受限或发育不良引起的瓣膜水平的梗阻。主动脉瓣狭窄约占全部主动脉狭窄的 75%。主动脉瓣膜狭窄患者主动脉瓣瓣膜数可为单瓣、二瓣、三瓣或多瓣，最常见为二瓣畸形，一般瓣口狭小、瓣膜增厚，左室向心性肥厚及升主动脉狭窄后扩张。多数二叶式主动脉瓣在成年后出现狭窄。新生儿危重型主动脉瓣狭窄以单瓣叶狭窄多见。主动脉瓣狭窄的常见伴随畸形有：主动脉缩窄、动脉导管未闭、二尖瓣异常、主动脉瓣下狭窄、主动脉弓离断和主动脉瓣关闭不全等
- ○ 主动脉瓣下狭窄根据形态可以分为隔膜型主动脉瓣下狭窄和管型主动脉瓣下狭窄。隔膜型主动脉瓣下狭窄是最常见的主动脉瓣下狭窄，主动脉瓣下的隔膜通常位于主动脉瓣下 2cm 之内，以距主动脉瓣 0.5cm 左右最多见。主动脉瓣下隔膜可薄如纸，

也可有数毫米厚，隔膜为纤维性或纤维肌性，常与主动脉瓣平行。管型主动脉瓣下狭窄相当少见，狭窄段从主动脉瓣向下方伸展，长达 1 ~ 3cm。主动脉瓣下狭窄患儿的左心室均有肥厚，左室心肌的肥厚有时会加重主动脉瓣下狭窄。常见的伴发畸形有：室间隔缺损、右心室双腔、动脉导管未闭、房室通道畸形等

- 主动脉瓣上狭窄相对较少见，常是 Williams 综合征中的一种表现，Williams 综合征也可称主动脉瓣上狭窄综合征，是一种由于七号染色体长臂 7q11.23 区段部分缺损的先天性疾病，该综合征还包括智力减退、特殊面容、牙齿异常、婴儿期高血钙症、多发性周围肺动脉狭窄等表现。主动脉瓣上狭窄病理变化有动脉中层增厚、内膜增厚、升主动脉发育不良等。左室心肌肥厚。主动脉瓣上狭窄其最窄处在主动脉嵴平面，位于冠状动脉开口处的远端，冠状动脉承受很高的灌注压，使冠状动脉扩张、迂曲，早期出现粥样硬化。部分病例瓣上狭窄累及冠状动脉开口处，使冠状动脉近端狭窄。主动脉瓣上狭窄常伴有头臂动脉局限性狭窄，肾动脉等其他体循环动脉狭窄和多发性周围肺动脉狭窄，这些病变都支持主动脉瓣上狭窄为一种全身性动脉疾病的观点。主动脉瓣上狭窄根据形态常分为漏斗型，管型和隔膜型

- 病因
  - 主动脉瓣狭窄，机制不完全清楚，胚胎发育期，近端动脉干隆起和间嵴的隆起形成主动脉瓣。主动脉瓣狭窄可能与动脉干隆起的发育与分隔障碍有关
  - 主动脉瓣下狭窄，在胚胎发育期，圆锥间隔将单腔的圆锥部分隔成主动脉瓣下圆锥和肺动脉瓣下圆锥，随着圆锥动脉干的旋转与吸收，主动脉瓣下圆锥大部分被吸收，圆锥结构消失，主动脉瓣下移与二尖瓣环纤维连接。若主动脉瓣下狭圆锥部的吸收不完全而残留某些组织则可造成主动脉瓣下狭窄。而有的学者认为局限性主动脉瓣下狭窄不是先天性畸形，而是后天发育异常。因此新生儿期较少发现主动脉瓣下狭窄，当左心室流出道出现湍流时，流出道肌肉纤维逐渐增长导致梗阻
  - 主动脉瓣上狭窄，在胚胎发育期，圆锥动脉干是单腔的直筒形结构，随后沿管腔内壁纵形长出两条嵴，这两条嵴不断隆起增高并相互会合而形成一条纵行的间隔，即圆锥动脉间隔。远端的圆锥动脉间隔将动脉干远端分隔为升主动脉和主肺动脉。主动脉瓣上狭窄与远端圆锥动脉间隔及主动脉囊的发育不全有关

【临床表现】

- 最轻的主动脉瓣狭窄是主动脉瓣两瓣畸形，患儿临床症状较轻，仅在一般活动后有心前区杂音。而新生儿如果伴有严重主动脉瓣狭窄和体循环依赖动脉导管，当动脉导管关闭后临床症状非常危重，表现为体循环灌注障碍、肾衰竭竭和代谢性酸中毒
- 主动脉瓣下狭窄在 1 岁以内的新生儿或婴儿临床症状较轻。随年龄增大，梗阻进行性加重，并出现主动脉瓣关闭不全。儿童主动脉瓣下狭窄通常心前区有收缩期喷射性杂音，随着年龄增大，如果出现主动脉瓣反流，可以有舒张期杂音，虽然儿童阶段可以明确诊断，但真正需要手术治疗一般要在数岁之后，成人比较多见
- 先天性主动脉瓣上狭窄新生儿和小婴儿出现临床梗阻的表现很少，临床症状的程度与左室流出道压力阶差进行性加重有关，伴有或不伴有主动脉瓣反流。活动耐力下降、昏厥和心绞痛会随年龄增大而加重。随着梗阻程度的加重，心前区可以闻到收缩期和舒张期的杂音。心电图和超声提示左心室肥厚。心肌缺血和心功能不全会随年龄增加而加重，甚至出现在儿童期

【影像表现】

概述

- X 线平片和心脏超声检查是每个主动脉狭窄患者必做的影像学检查方法。由于对外周血管和冠状动脉心脏超声显示相对困难，对主动脉瓣上狭窄及主动脉瓣下狭窄伴发的其他心脏大血管畸形加做多层螺旋 CT 或磁共振以进一步明确诊断是很值得的，单纯的主动脉瓣狭窄则一般不必加做多层螺旋 CT 或磁共振。在一般情况下多层螺旋 CT 和磁共振这两种检查方法只需要做一种，磁共振对心脏和瓣膜功能显

示较多层螺旋 CT 为好，多层螺旋 CT 相对能较好地显示冠状动脉。对于可通过介入治疗而得以根治的主动脉瓣狭窄，心血管造影检查也是不可缺少的一环

X 线表现

- 先天性主动脉瓣狭窄、主动脉瓣下狭窄和主动脉瓣上狭窄的 X 线平片表现常为肺血正常，左心室改变以向心性肥厚为主，心影不大或轻度增大，以左心室增大为主。主动脉瓣狭窄升主动脉可见狭窄后扩张（图 2-6-1）。主动脉瓣下狭窄升主动脉有无狭窄后扩张主要取决于主动脉瓣下狭窄的位置，狭窄离瓣膜愈近则狭窄后扩张愈明显，距离较远者，升主动脉狭窄后扩张不明显。主动脉瓣上狭窄升主动脉一般没有狭窄后扩张，心右上缘升主动脉影不明显

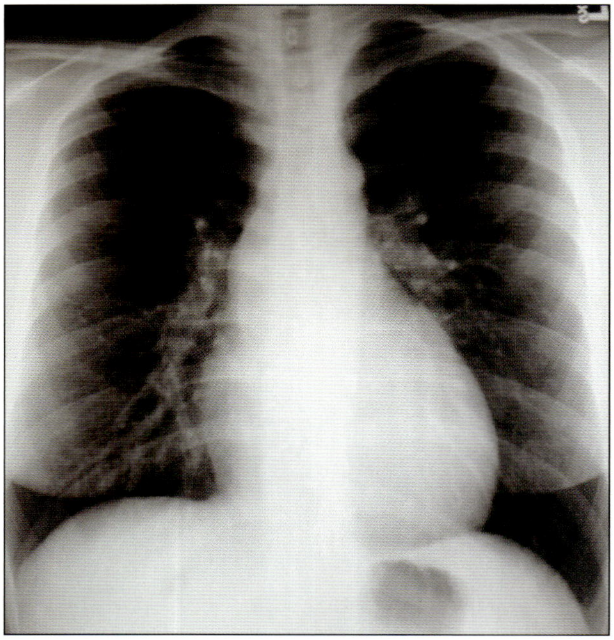

图 2-6-1 先天性主动脉瓣狭窄

X 线平片表现常为肺血正常，左心室轻度增大，升主动脉狭窄后扩张

超声心动图表现

- 主动脉瓣狭窄，心脏超声检查常用的切面有剑下左心室流出道切面和胸骨旁主动脉短轴切面等。由于瓣膜发生粘连、增厚等改变，超声心动图示主动脉瓣回声增强，严重狭窄时，主动脉瓣几乎没有活动，左心室出现向心性肥厚。应用多普勒超声心动图记录主动脉血流速度曲线，应用简化的 Bernoulli 方程，可以估测跨主动脉瓣最大瞬时压差
- 主动脉瓣下狭窄心尖及剑下流出道长轴切面可以较好显示整个膜样组织，表现为主动脉瓣下细线状回声，中央部位回声失落处为隔膜的中心孔，其直径即为左室流出道狭窄径
- 主动脉瓣上狭窄探查方法采用左室长轴切面、胸骨上窝升主动脉、主动脉弓纵切面，观察自左室流出道至主动脉弓的形态。主动脉瓣上狭窄壶腹样狭窄最多见，近侧端的主动脉窦部冠状动脉可有扩张

CT 表现

- 主动脉瓣狭窄做 CT 检查可显示主动脉瓣增厚，左室向心性肥厚及升主动脉狭窄后扩张（图 2-6-2）；可显示主动脉瓣下隔膜和管状狭窄；对主动脉瓣上狭窄的形态和范围也可显示（图 2-6-3），特别对冠状动脉的扩张显示较好。主动脉瓣上狭窄常伴有周围肺动脉狭窄，头臂动脉起始部狭窄和肾动脉等体循环血管的狭窄，超声检查观察的视野有限，多层螺旋 CT 注射一次造影剂可从颈部一直扫到盆腔，可明确诊断，但患儿接受的射线量较大

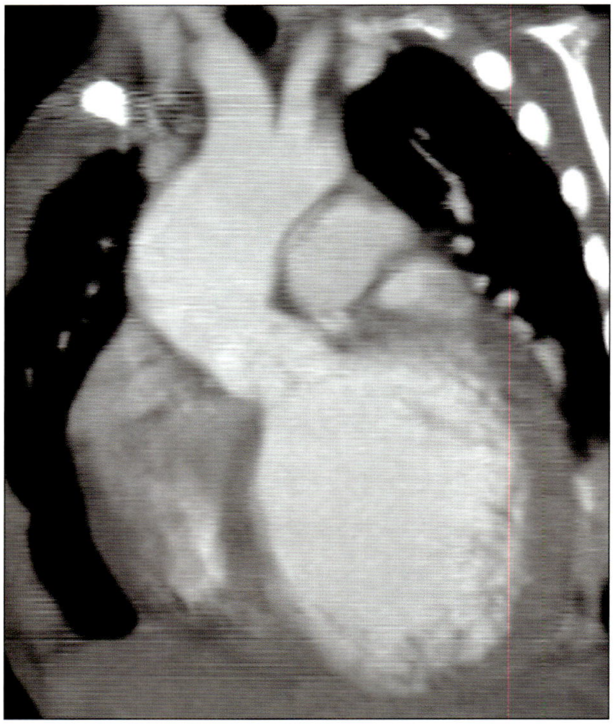

图 2-6-2 主动脉瓣狭窄

多层 CT 显示主动脉瓣增厚，左室向心性肥厚及升主动脉狭窄后扩张

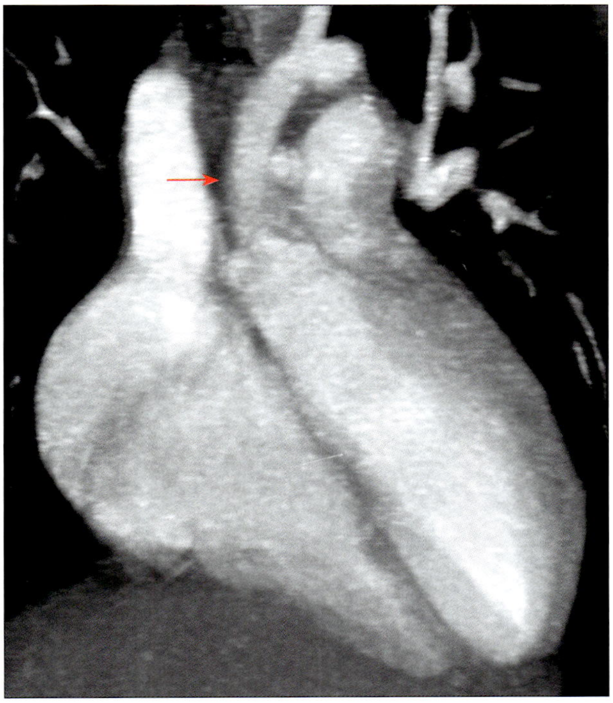

图 2-6-3 **主动脉瓣上狭窄**
多层 CT 显示升主动脉瓣管状狭窄（红箭）

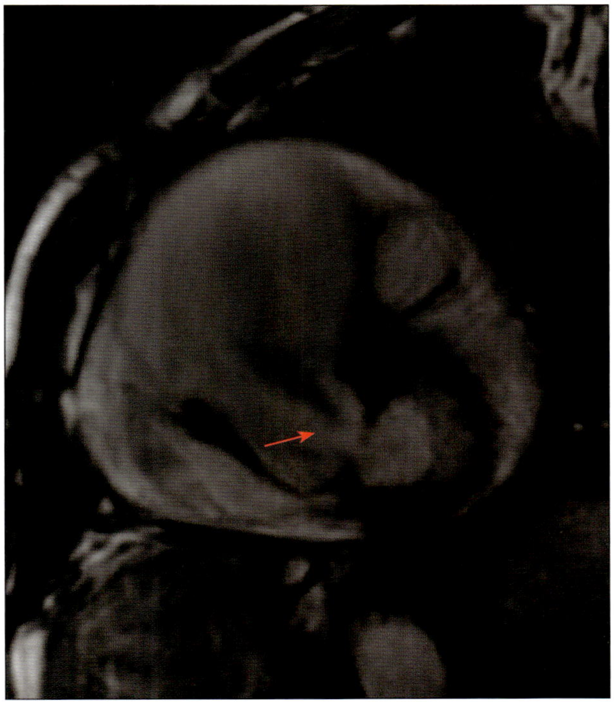

图 2-6-4 **主动脉瓣狭窄**
MRI 梯度回波电影序列上可见低信号的异常血流束向升主动脉喷射（红箭），升主动脉有明显狭窄后扩张，同时可见心包积液

MRI 表现

- 自旋回波 T1W 扫描
  - MRI 自旋回波 T1W 图像对主动脉瓣狭窄可显示主动脉瓣增厚，左心室向心性肥厚
  - 主动脉瓣下狭窄长轴位 MRI 图像相对可较好地显示主动脉瓣下隔膜部位和厚度，表现为主动脉瓣下细线状隔膜，一端与室间隔相连，另一端附着于主动脉根部后壁与二尖瓣前叶根部交界处，中央处为隔膜的中心孔，其直径即为左室流出道狭窄径。主动脉瓣下管样狭窄时，相对较易显示，主动脉瓣下管样狭窄时左心室向心性肥厚相对较明显
  - 对主动脉瓣上狭窄 MRI 可显示瓣上狭窄直接征象，了解狭窄为漏斗型、管型或隔膜型，并可测得最狭窄处的升主动脉内径。另外左心室向心性肥厚，升主动脉有无狭窄后扩张改变，MRI 也可清楚显示
- 主动脉瓣狭窄 MRI 梯度回波电影序列效果更好。主动脉瓣狭窄可见低信号的异常血流束向升主动脉喷射（图 2-6-4），通过流速测量还可估计主动脉瓣狭窄所导致的压力阶差的大小，梯度回波电影序列还可非常准确地测量出左心室舒张末容量和左心室射血分数，如有主动脉瓣关闭不全，于左心室内可见低信号的异常血流。对主动脉瓣下狭窄的瓣下隔膜、管样狭窄和主动脉瓣上狭窄的直接征象也可很好显示
- 造影增强磁共振血管成像序列则对升主动脉狭窄后扩张和主动脉瓣上狭窄显示较好（图 2-6-5），主动脉瓣上狭窄时，冠状动脉位于狭窄的近心端，处于高压力区，冠状动脉扩张、扭曲，在 MRI 读片时要注意观察。主动脉瓣上狭窄常伴有周围肺动脉狭窄，头臂动脉起始部狭窄和肾动脉等体循环血管的狭窄，超声检查观察的视野均有限，而造影增强磁共振血管成像序列扫描视野很大，一次扫描便可得到升主动脉、头臂动脉、肺动脉和肾动脉等各部位信息，只需在重建时重点观察各部位的形态即可

心血管造影表现

- 主动脉瓣狭窄心血管造影通常从左心室造影开始，但对重症的主动脉瓣狭窄，因导管逆行通过狭窄的主动脉瓣相当困难，可先做升主动脉造影，观察射流方向及有无主动脉瓣反流后，再设法将导管送入左心室做左室造影

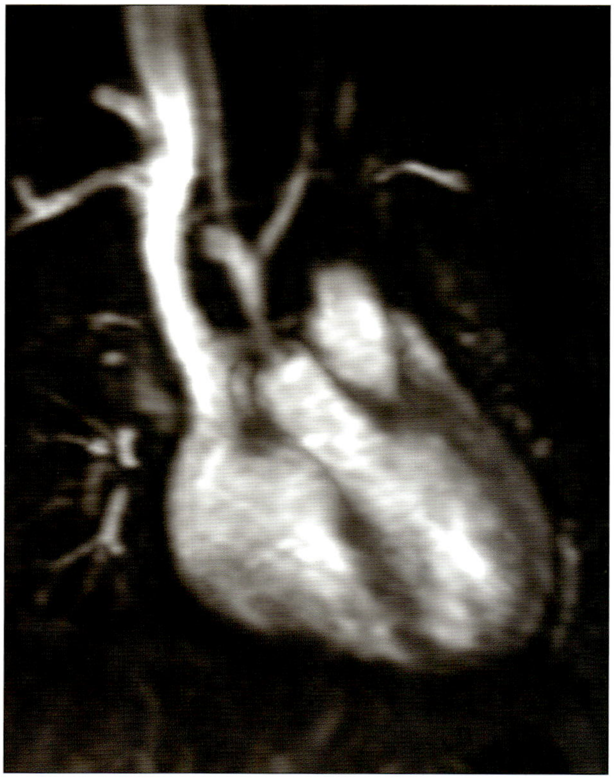

图 2-6-5 主动脉瓣上狭窄
造影增强磁共振血管成像冠状位最大密度投影重建显示升主动脉严重狭窄，右肺动脉狭窄

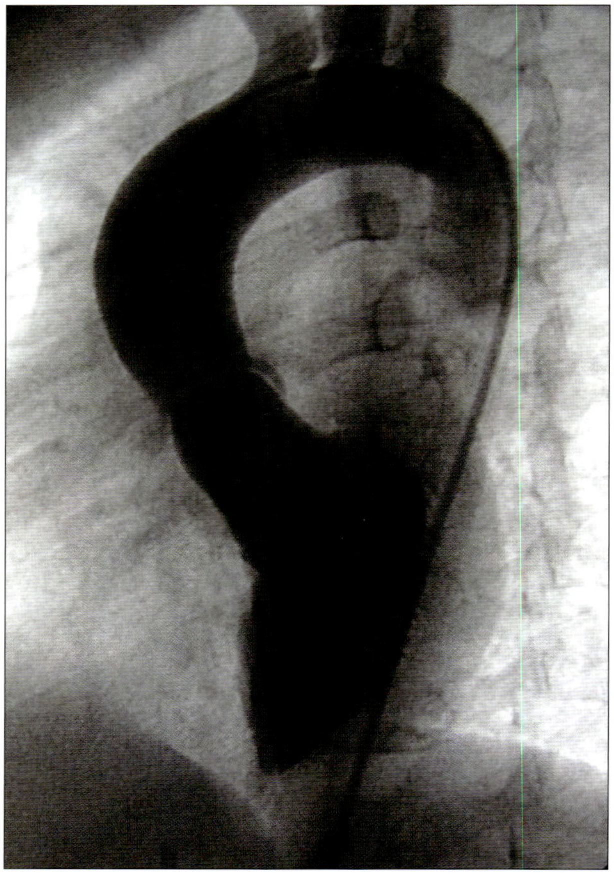

图 2-6-6 主动脉瓣狭窄
左前斜位左心室造影，见主动脉瓣增厚，瓣叶向上形成拱形形态

- 升主动脉造影和左室造影导管均选择猪尾巴左心造影导管，投照位置用左前斜位或正位，主动脉瓣狭窄患儿的主动脉瓣常有增厚，使原来在造影片上仅勉强可以辨认的主动脉瓣变得清晰可见。主动脉瓣狭窄心室收缩时瓣膜不能完全开放，瓣叶向上形成拱形形态，被称为幕顶征或“鱼口征”（图 2-6-6），主动脉瓣狭窄由于瓣口狭窄，左室造影时可见一束造影剂从狭窄的瓣口喷射而出，这一征象称为“射流征”，这一造影剂束的宽度反映了瓣口狭窄的严重程度，射流宽度常被用来判断主动脉瓣狭窄球囊扩张术的效果
- 在升主动脉造影时，不含造影剂的左心室血从狭窄的瓣口喷出，该束左室血冲淡了升主动脉内的造影剂，形成一个透明束，称为“负性射流征”，也同样有代表瓣口狭窄严重程度的意义
- 除上述征象外，心血管造影时还可见到左心室肥厚、升主动脉狭窄后扩张等 X 线表现，部分主动脉瓣狭窄患儿伴有主动脉瓣关闭不全。对准备做球囊扩张治疗的主动脉瓣狭窄患儿，球囊扩张前术后都必须做升主动脉造影，以观察是否由于球囊扩张治疗而引起或加重了主动脉瓣的关闭不全
- 主动脉瓣下狭窄心血管造影检查要求显示瓣下狭窄的直接征象，管状狭窄造影时较易显示，但相对少见。主动脉瓣下隔膜造影显示有一定的难度，特别是较薄的瓣下隔膜，只有当 X 线与隔膜接近呈切线位时，才能较好地显示
- 长轴斜位左室造影是显示主动脉瓣下隔膜的最佳体位，主动脉瓣下隔膜心血管造影表现为一位于主动脉瓣下方的与主动脉瓣相平行的横行透亮影（图 2-6-7），这一横行透亮带从前至后贯穿整个左室流出道，并不说明这一隔膜一定是环状的．半月形的隔膜可有同样的表现，这一横行透亮带的厚度反映隔膜的厚薄
- 左室造影除观察主动脉瓣下狭窄的直接征象

外，还应注意观察有无常见的伴发畸形，如室间隔缺损、二尖瓣关闭不全，动脉导管未闭等，主动脉瓣下狭窄者主动脉瓣与二尖瓣之间常分开较远，有时可见主动脉下有圆锥存在

- 主动脉瓣下狭窄行升主动脉造影检查，主要是为了观察伴发的主动脉瓣关闭不全，有时反流入左室的造影剂可把主动脉瓣下隔膜衬托得相当清楚。主动脉瓣下狭窄还常须加做右心室造影检查以除外右室双腔
- 主动脉瓣上狭窄左室造影或升主动脉造影，均能很好地显示瓣上狭窄的直接征象，投照位置用左前斜位或正位
- 根据升主动脉的形态主动脉瓣上狭窄可分为漏斗型、管型及隔膜型三类，主动脉瓣上狭窄有时可见主动脉瓣增厚，心血管造影检查还应注意观察冠状动脉的改变，主动脉瓣上狭窄冠状动脉常有迂曲扩张。冠状动脉开口处狭窄在主动脉瓣上狭窄中也不少见，造影时应特别注意观察，主动脉乏氏窦在主动脉瓣上狭窄中常有扩张，在左室或升主动脉造影上显示很清楚
- 头臂动脉起始部狭窄在主动脉瓣上狭窄中颇为常见，造影时也应注意观察（图2-6-8）。主动脉瓣上狭窄常伴有周围肺动脉狭窄，故应常规加做坐观位右室造影，以观察周围肺动脉发育情况

核医学表现

- 一般不用于本病的诊断

推荐影像学检查

- 对主动脉狭窄做磁共振是很值得的，磁共振对心脏和瓣膜功能显示较好，对于准备介入治疗的主动脉瓣狭窄，心血管造影检查也是不可缺少的。主动脉瓣球囊扩张的球囊导管必须小心选择，球囊不可过大，以免造成主动脉瓣关闭不全。因此，对影像诊断与测量的要求也更高

【鉴别诊断】

- 由于治疗方法差别很大，主动脉瓣狭窄、主动脉瓣下狭窄、主动脉瓣上狭窄相互间鉴别比较重要，X线平片主动脉瓣狭窄升主动脉可见狭窄后扩张，主动脉瓣下狭窄、瓣上狭窄升主动脉一般没有狭窄后扩张，心右上缘升主动脉影不明显。超声和磁共振可清楚显示具体的狭窄部位，明确诊断

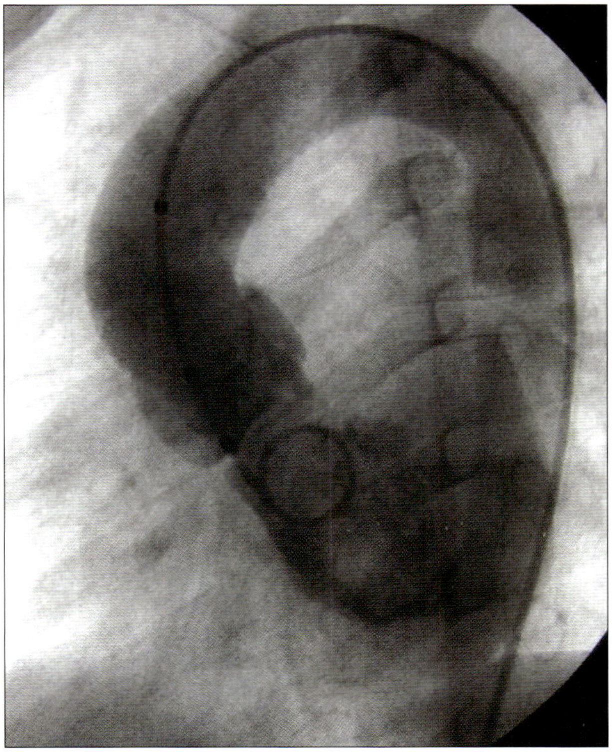

图 2-6-7　主动脉瓣下狭窄
左前斜位左室造影，见位于主动脉瓣下方的与主动脉瓣相平行的横行透亮影

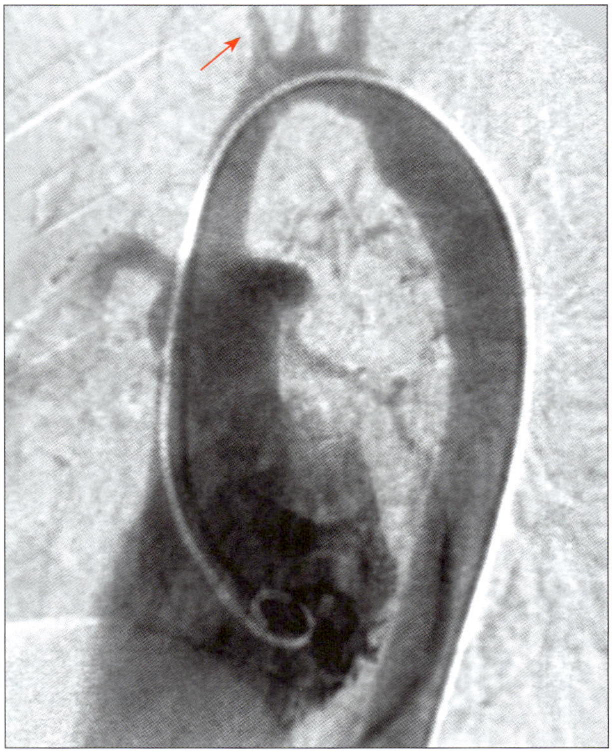

图 2-6-8　主动脉瓣上狭窄
左前斜位升主动脉造影，见头臂动脉起始部狭窄（红箭）

诊断与鉴别诊断精要

- 主动脉狭窄可分为主动脉瓣狭窄、主动脉瓣下狭窄、主动脉瓣上狭窄。其影像改变有一定的差别
- 超声和磁共振对主动脉狭窄显示较好，可显示主动脉瓣增厚，左室向心性肥厚，升主动脉狭窄后扩张；可显示主动脉瓣下隔膜和管状狭窄；对主动脉瓣上狭窄的形态和范围也可显示，特别对冠状动脉的扩张显示较好

重点推荐文献

[1] Friedrich MG，Schulz-Menger J，Poetsch T，et al. Quantification of valvular aortic stenosis by magnetic resonance imaging. Am Heart J，2002，144：329-334.

[2] Kozerke S，Scheidegger MB，Pedersen EM，et al. Heart motion adapted cine phase-contrast flow measurements through the aortic valve. Magn Reson Med，1999，42：970-978.

[3] Sagmeister F，Herrmann S，Ritter C，et al. Functional cardiac MRI for assessment of aortic valve disease. Radiologe，2010，50：541-547.

第7节 血管环

【概念与概述】

- 血管环（vascular rings）主要是先天性主动脉弓血管畸形，也可为其他血管畸形，导致血管包绕和压迫气管与食管
- 血管环可为完整地包绕气管与食管，也可为部分地包绕气管与食管
- 双主动脉弓（double aortic arch），右位主动脉弓伴迷走左锁骨下动脉（aberrant left subclavian artery）伴左侧动脉导管是血管环中常见的类型
- 肺动脉吊带有时也归入血管环中，本书将另章介绍

【病因与病理】

- 胚胎时有6对主动脉弓（腮弓动脉）。第3对主动脉弓衍化为颈动脉，左、右侧第4主动脉弓的转化不同，右侧的近端部分参与无名动脉的形成，左侧第4对主动脉弓形成主动脉弓横部，第5对主动脉弓仅短暂存在。右侧第6主动脉弓形成右肺动脉的近端，左侧第6动脉弓近端部分形成左肺动脉近端，而远端部分成为动脉导管。左锁骨下动脉由左侧第7节间动脉衍化而来
- 主动脉弓发育过程中正常应消失的仍然保留，或正常应予保留的却退化消失，形成先天性主动脉弓畸形并可能形成血管环。若胚胎时双侧第四对主动脉弓均不退化，形成双主动脉弓，若胚胎时第四对主动脉弓吸收退化点位于左锁骨下动脉与左颈总动脉间，形成右弓迷走左锁骨下动脉，此时动脉导管或导管韧带一般是在左侧
- 血管环可完整包绕气管与食管，也可部分包绕气管与食管，可非常紧密地包绕气管与食管，产生严重症状，也可松散地包绕气管与食管，不产生症状

【临床表现】

- 血管环包绕气管与食管，可压迫气管与食管，产生喘鸣，呼吸困难和吞咽困难等症状
- 此类病儿由于没有心脏杂音，又主要表现为呼吸系统症状，常因没有考虑是心血管系统疾病而耽误了治疗。普及先天性心脏病知识，让新生儿专业及呼吸专业的儿科医师了解主动脉弓畸形，及时做CT和MRI检查，常是此类病儿得到及时诊治的关键

【影像表现】

概述

- 血管环诊断时既需要显示血管，又需要显示气管，多层螺旋CT是最理想的检查手段

X 线表现

- 正常胸片主动脉结位于气管的左侧，婴幼儿有时可由于胸腺阴影使观察主动脉结位置产生困难，但仍可见气管位置略偏右，由于降主动脉在左侧，脊柱左侧密度略高于右侧
- 右位主动脉弓是儿童先天性心脏病胸部 X 线摄片时最常见到的主动脉异常，正位胸片主动脉结影位于气管的右侧，气管位置居中或略偏左，如做食道吞钡摄片，食管右缘有一压迹，由于降主动脉也在右侧，脊柱右侧密度略高于左侧
- 右位主动脉弓伴迷走左锁骨下动脉者，食道吞钡摄片除食管右缘有一压迹外，食管左后方另有一较小的压迹
- 双主动脉弓正位胸片气管的两侧均可见主动脉结影，食道吞钡摄片，食管两侧均有主动脉结压迹（图 2-7-1）

超声心动图表现

- 胸骨上区二维超声心动图长轴及短轴切面是显示主动脉弓形态结构最常用的切面。可以显示主动脉弓位置、数目，头臂血管分支类型，上端降主动脉的位置及动脉导管的位置。检查主动脉弓，如仅见二支头臂动脉分支时要考虑双主动脉弓的可能。主动脉弓第 1 分支应为无名动脉，并分为颈总动脉与锁骨下动脉，如果没有分为 2 支要考虑锁骨下动脉起源异常

CT 表现

- CT 检查对血管环的诊断很有帮助，甚至单层螺旋 CT 也能提供很多重要的诊断信息。多层螺旋 CT 对血管环诊断优点还在于 CT 不仅可清楚地显示主动脉弓的形态、位置、各头臂动脉的发出部位与走向，尚可看清气管食管，明确主动脉血管与气管食管的关系，这些都是 DSA 心血管造影所难以做到的
- 双主动脉弓 CT 检查可见升主动脉位置正常，在气管前分为左、右主动脉弓（图 2-7-2）。通常右弓稍高于左弓，在右主支气管上方跨过并延伸至降主动脉，并与左弓汇合，形成血管环，完整地包绕气管与食管。右弓有右颈总动脉及右锁骨下动脉分支，左弓有左颈总动脉及左锁骨下动脉分支。多层螺旋 CT 检查最小密度投影重组可清晰显示气管受压狭窄情况（图 2-7-3）
- 右位主动脉弓伴迷走左锁骨下动脉和左侧动脉导管或导管韧带是较常见的血管环畸形，CT 检查可见升主动脉正常，延续于右主动脉弓及右位降主动脉，迷走左锁骨下动脉起自右降主动脉上部，右锁骨下动脉起始部的远端，在食

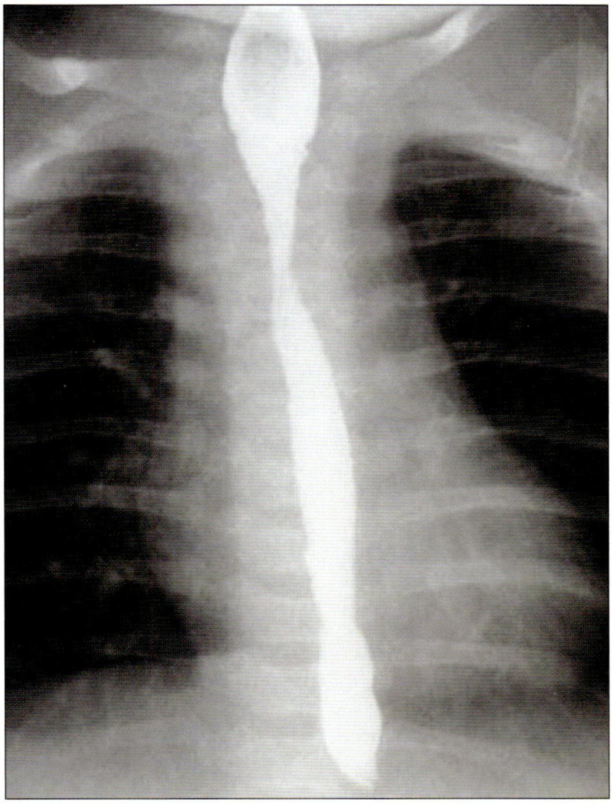

图 2-7-1　双主动脉弓
正位食道吞钡摄片，食管两侧均有主动脉结压迹

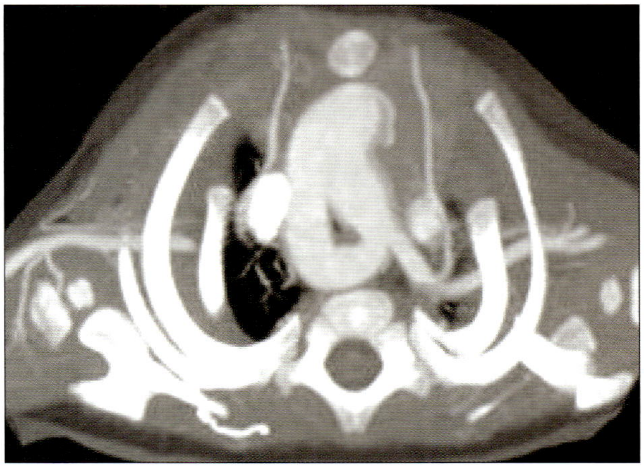

图 2-7-2　双主动脉弓
多层螺旋 CT 检查可见主动脉在气管前分为左、右主动脉弓，气管受压

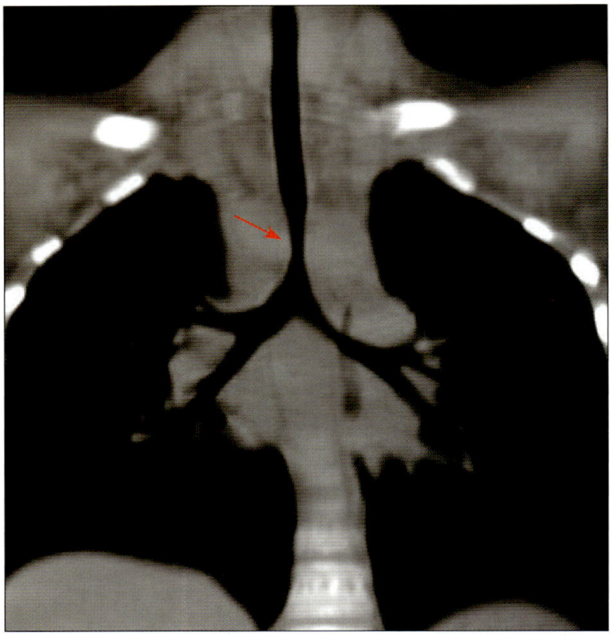

图 2-7-3 双主动脉弓
多层螺旋 CT 检查最小密度投影重组显示气管受压狭窄（红箭）

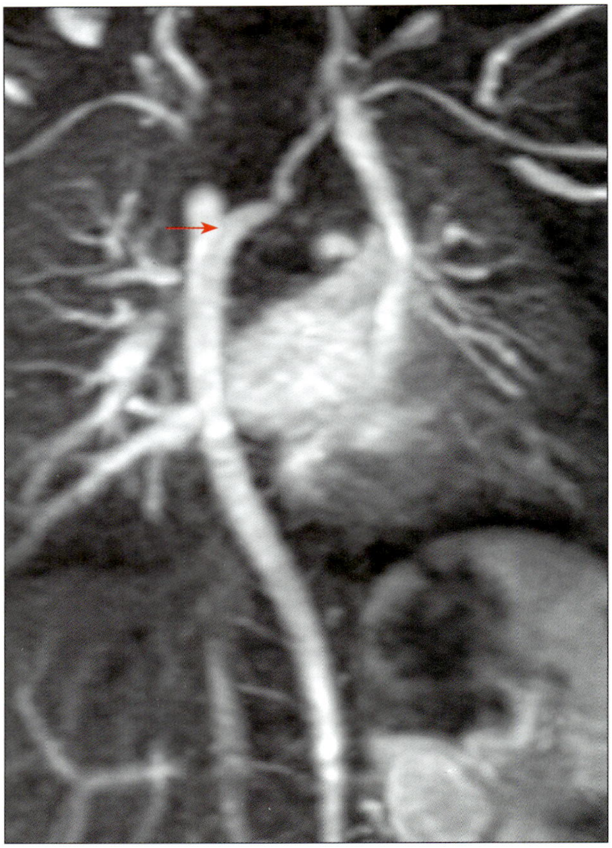

图 2-7-4 右位主动脉弓伴迷走左锁骨下动脉
CE-MRA 图像显示迷走左锁骨下动脉起自右降主动脉上部（红箭）

管后方向左沿行，在左肺动脉与左锁骨下动脉之间存在动脉导管或导管韧带则形成完整的血管环

MRI 表现

- MRI 检查对血管环的诊断也有帮助，各种磁共振扫描序列对血管环的诊断都很有帮助，其中 CE-MRA 是各种磁共振扫描序列中对血管环诊断效果最佳的序列，可清楚地显示主动脉弓的形态、位置、各头臂动脉的发出部位与走向
- 双主动脉弓 MRI 检查可见升主动脉位置正常，在气管前分为左、右主动脉弓，在右主支气管上方跨过并延伸至降主动脉，并与左弓汇合。右弓有右颈总动脉及右锁骨下动脉分支，左弓有左颈总动脉及左锁骨下动脉分支
- 右位主动脉弓伴迷走左锁骨下动脉和左侧动脉导管或导管韧带是较常见的血管环畸形，MRI 检查可见升主动脉正常，延续于右主动脉弓及右位降主动脉，迷走左锁骨下动脉起自右降主动脉上部（图 2-7-4），右锁骨下动脉起始部的远端，在食管后方向左走行，在左肺动脉与左锁骨下动脉之间存在动脉导管或导管韧带则形成完整的血管环

心血管造影表现

- 血管环如伴有其他心内结构异常，有时需行心导管检查，而对主动脉弓畸形可做升主动脉造影，对伴有其他心内畸形者也可用心室造影显示主动脉弓形态
- 做升主动脉造影投照角度用正位或肝锁位，正位和肝锁位主动脉造影能很好地显示主动脉弓的位置、高低及大小，读片时要注意观察头臂动脉发出的顺序及动脉导管发出部位
- 双主动脉弓两侧的颈总动脉与锁骨下动脉分别自两侧的主动脉弓发出，两侧的主动脉弓分别于气道食道两侧向后走行与降主动脉相连，形成一个完整的血管环（图 2-7-5）
- 迷走左锁骨下动脉的近端由胚胎时背侧第四对主动脉弓所形成，故常形成憩室样膨大，在右位主动脉弓时动脉导管常仍位于左侧，连在左锁骨下动脉起始部与左肺动脉起始部之间，这一动脉导管的位置特点是右弓迷走左锁骨下动脉形成血管环的基础

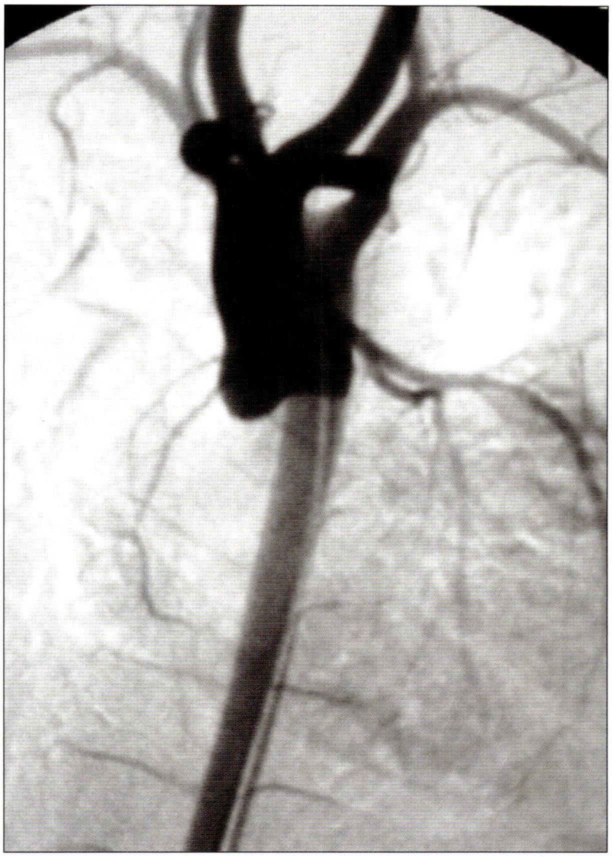

图 2-7-5 双主动脉弓

正位升主动脉造影见两侧的主动脉弓分别于气道食道两侧向后走行与降主动脉相连，形成一个完整的血管环

核医学表现

- 一般不用于本病的诊断

推荐影像学检查

- X 线平片和心脏超声检查是每个血管环患者必做的影像学检查方法。食道吞钡摄片在血管环的诊断方面有很高的价值，如儿童能合作，应作为血管环常规的影像学检查方法
- 心脏超声有时可显示血管环的类型，由于对外周血管心脏超声显示相对困难，对血管环加做多层螺旋 CT 或磁共振以进一步明确诊断是很值得的
- 在一般情况下多层螺旋 CT 和磁共振这两种检查方法只需要做一种。由于血管环经常会压迫气道，对于气道的狭窄，多层螺旋 CT 显示要比磁共振更好
- 血管环诊断时既需要显示血管，又需要显示气管，多层螺旋 CT 是最理想的检查手段。对血管环患者，如不需要测定生理参数，心血管造影检查一般可不做

【鉴别诊断】

- 血管环种类很多，食道吞钡摄片虽有很高的价值，但鉴别诊断是何种血管环相对困难，也不可靠，仅可与肺动脉吊带区别。多层螺旋 CT 既可显示血管，又可显示气管，对鉴别诊断是何种血管环效果最好

诊断与鉴别诊断精要

- 血管环食道吞钡摄片有很高的价值
- 多层螺旋 CT 既可显示血管，又可显示气管，对鉴别诊断是何种血管环效果最好

重点推荐文献

[1] Singh C，Gupta M，Sharma S. Compression of trachea due to double aortic arch：demonstration by multi-slice CT scan（MSCT）. Heart Lung Circ，2006，15：332-333.

[2] Munro HM，Sorbello AM，Nykanen DG. Severe stenosis of a long tracheal segment，with agenesis of the right lung and left pulmonary arterial sling. Cardiol Young，2006，16：89-91.

[3] Loukanov T，Sebening C，Springer W，et al. Simultaneous management of congenital tracheal stenosis and cardiac anomalies in infants. J Thorac Cardiovasc Surg，2005，130：1537-1541.

第 8 节 肺动脉吊带

【概念与概述】

- 肺动脉吊带（pulmonary artery sling）为左肺动脉起自右肺动脉的畸形，左肺动脉跨越右主支气管后在气管与食管之间左行至左侧肺门形成的吊带压迫右支气管及气管。也称左肺动脉吊带（left pulmonary artery sling），又称迷走左肺动脉（aberrant left pulmonary artery）。肺动脉吊带罕见

【病因与病理】

- 肺动脉吊带者左肺动脉自右肺动脉起始部后方发出，绕过右主支气管，向左后穿行于气管和食管之间，沿左主支气管后壁到达左肺门
- 肺动脉吊带是由于胚胎时期左肺动脉不能与左侧主动脉第六弓相连，造成左肺动脉迷走，从而致使左肺动脉起源于右肺动脉
- 肺动脉吊带常伴随气道畸形，如完整气管软骨环、气管性支气管、支气管桥。肺动脉吊带也常压迫气道致气管支气管狭窄、气管软化，同时可伴随心脏畸形及其他畸形

【临床表现】

- 肺动脉吊带可压迫气管与食管，产生喘鸣、咳嗽、呼吸困难和吞咽困难等症状

【影像表现】

概述

- 肺动脉吊带的影像学检查包括 X 线胸片、食管吞钡造影、肺动脉造影、超声、CT、MRI 和支气管造影等。显示左肺动脉的空间走行和左肺动脉与气管和食管间的关系是诊断关键，由于诊断时既需要显示血管，又需要显示气管，多层螺旋 CT 是最理想的检查手段

X 线表现

- X 线正位胸片可隐约显示“隆突”向左移位，位置较正常偏低，侧位胸片可显示气管下段前移
- 食管吞钡造影示气管隆嵴水平上方食管前壁压迹影和气管下段前移（图 2-8-1）
- 支气管造影可非常清楚地显示肺动脉吊带的伴随气道畸形，如气管性支气管、支气管桥、气管支气管狭窄、软化等。支气管造影由于是创伤性检查，目前已很少再用

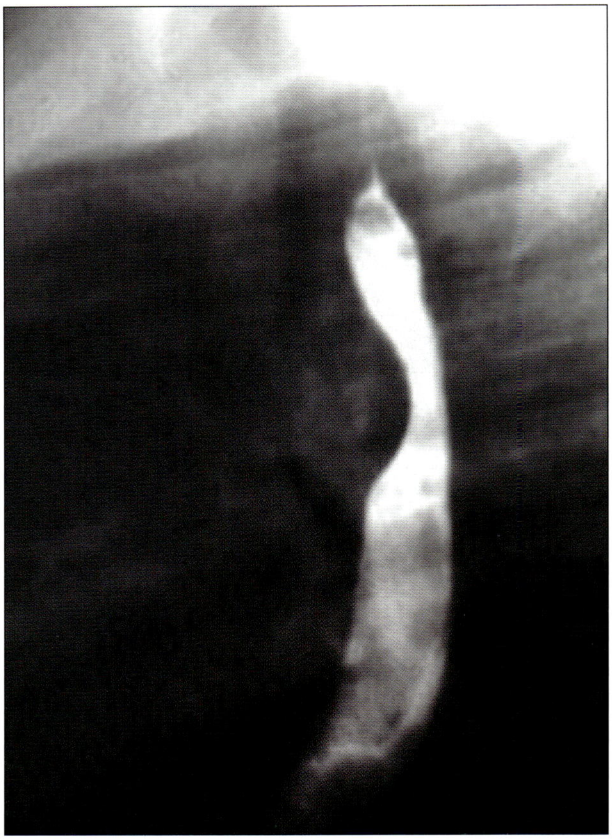

图 2-8-1 肺动脉吊带
侧位食管吞钡造影显示气管下段前移，食管前壁压迹影

超声心动图表现

- 超声心动可发现左肺动脉走行异常及伴随的心内畸形，但无法显示左肺动脉和气管间的关系

CT 表现

- 多层螺旋 CT 二维和三维重组图像可以清晰显示肺动脉吊带和伴随的气道异常，可从多方位和立体显示肺动脉吊带的空间走行，显示左肺动脉自右肺动脉发出，向左后穿行于气管和食管之间，沿左主支气管后壁到达左肺门（图 2-8-2）
- 多层螺旋 CT 还可清晰显示气道畸形和气道狭窄或受压（图 2-8-3），如气管性支气管、支气管桥、长段的气管支气管狭窄、软化等。并可进行测量

MRI 表现

- MRI 检查可见左肺动脉跨越右主支气管后在气管与食管之间左行至左侧肺门。形成的吊带

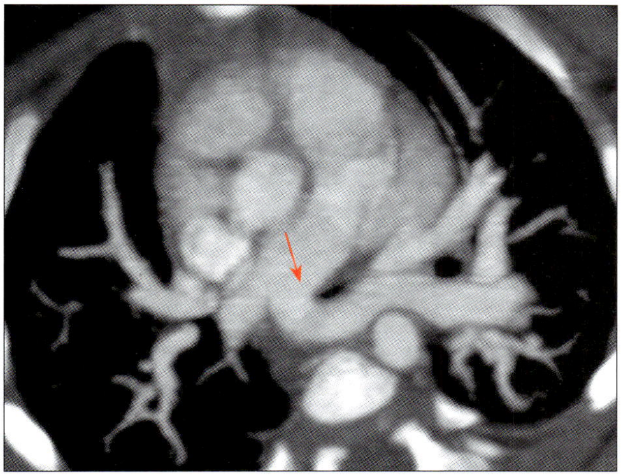

图 2-8-2　**肺动脉吊带**
多层螺旋 CT 血管成像，显示左肺动脉自右肺动脉发出（红箭），向左后穿行于气管和食管之间，沿左主支气管后壁到达左肺门

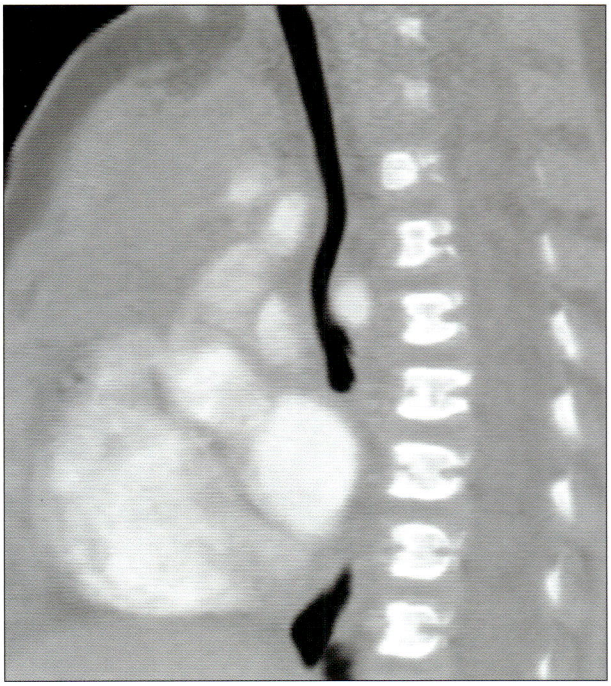

图 2-8-3　**肺动脉吊带**
多层螺旋 CT 气管成像，显示气管下段前移，和其后方的血管影

压迫右支气管及气管（图 2-8-4）

- 左肺动脉常较小于右肺动脉
- 但 MRI 检查在显示气道畸形方面不如 CT

心血管造影表现

- 肺动脉吊带如伴有其他心内结构异常，有时需行心导管检查，从而对肺动脉吊带作肺动脉造影，造影投照角度用坐观位，可显示左肺动脉自右肺动脉发出（图 2-8-5），但在显示气道畸形方面不如 CT

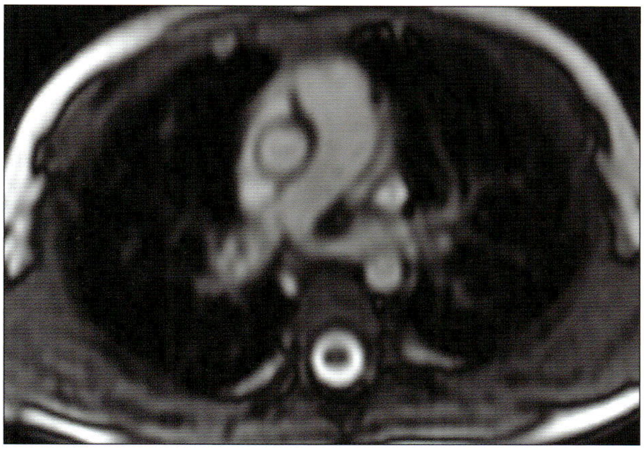

图 2-8-4　**肺动脉吊带**
梯度回波电影序列上可见左肺动脉在气管与食管之间左行至左侧肺门，形成吊带。左肺动脉较细小

核医学表现

- 一般不用于本病的诊断

推荐影像学检查

- 肺动脉吊带由于诊断时既需要显示血管，又需要显示气管，多层螺旋 CT 是最理想的检查手段

【鉴别诊断】

- 肺动脉吊带的症状和其他血管环类似，食道吞钡摄片对鉴别诊断有一定的帮助。多层螺旋 CT 既可显示血管，又可显示气管，对鉴别诊断肺动脉吊带效果最好

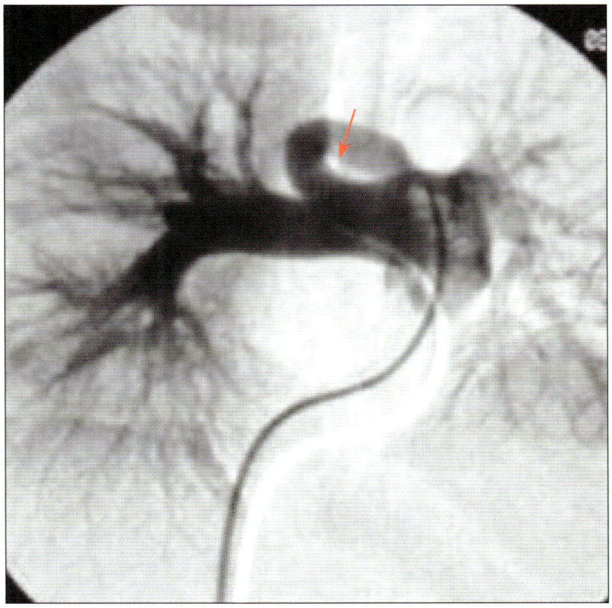

图 2-8-5　**肺动脉吊带**
肺动脉造影，显示左肺动脉自右肺动脉发出（红箭）

诊断与鉴别诊断精要

- 肺动脉吊带食道吞钡摄片有很高的价值
- 多层螺旋 CT 既可显示血管，又可显示气管，对肺动脉吊带诊断效果最好

重点推荐文献

[1] Zhong YM，Jaffe RB，Zhu M，et al. CT assessment of tracheobronchial anomaly in left pulmonary artery sling. Pediatr Radiol，2010，40：1755-1762.

[2] 张琳，李欣，王春祥，等 . 儿童中心气道疾病的 MSCT 诊断 . 中国医学计算机成像杂志，2009，15：438-443.

[3] Huang SC，Wu ET，Wang CC，et al. Repair of complex tracheobronchial stenosis with left pulmonary artery sling and bridging bronchus.Ann Thorac Surg，2010，90：1379-1381.

第 9 节 主动脉缩窄

【概念与概述】

- 主动脉缩窄（coarctation of the aorta，CoA）是指先天性弓降部的主动脉狭窄
- 主动脉缩窄常发生在左锁骨下动脉起始点与动脉导管或导管韧带附着点之间
- 本畸形相对较常见，占先天性心脏病的 5% ~ 8%
- 主动脉缩窄男性常见（2 ∶ 1），白种人常见
- 主动脉缩窄常合并动脉导管未闭、主动脉二瓣畸形、室间隔缺损及二尖瓣病变等其他先天性心脏病

【病因与病理】

- 病因

  主动脉缩窄的胚胎发生主要有两种理论解释

  - 其一认为，正常动脉导管组织伸入主动脉，但不超过主动脉周长的 30%，动脉导管组织伸入主动脉壁过多而完全围绕主动脉周壁，当动脉导管收缩时则引起主动脉缩窄。此类主动脉缩窄常为局限性狭窄，位于主动脉弓左锁骨下起始部远端，直对动脉导管开口或导管韧带处
  - 其二认为，胎儿时期左心室排出的血主要供应头臂动脉，右心室排出的血大部分经肺动脉、动脉导管进入降主动脉，而流经主动脉峡部的血液仅占心排量的 10% 左右，主动脉缩窄的发生与胎儿时流经主动脉峡部的血流量减少有关，当伴左室流出道梗阻或室间隔缺损，血液分流至右心室，更加减少流经主动脉弓峡部的血流而使峡部更加狭小。因此，此类主动脉缩窄常为主动脉缩窄常与动脉导管未闭，主动脉弓横部发育不良合并存在。常合左室流出道狭窄及室间隔缺损

- 分类

1903 年，Bonnet 将主动脉缩窄患者分为两类：婴儿型和成人型。婴儿型后来称为导管前型，成人型称为导管后型。在婴儿型主动脉缩窄，动脉导管开放，主动脉峡部的管样狭窄位于动脉导管近端。在成人型，动脉导管关闭，主动脉峡部狭窄。这一分类在某些患者很准确，但是不能解释和包括全部主动脉缩窄。目前国际小儿心脏外科命名和数据库会议建议的分类如下

  - 主动脉缩窄，单纯
  - 主动脉缩窄合并室间隔缺损
  - 主动脉缩窄合并复杂心内畸形
  - 主动脉峡部发育不良和或弓发育不良

【临床表现】

- 主动脉缩窄患者常有上肢血压高于下肢血压，双上肢收缩压升高，双下肢股或腘动脉搏动弱
- 心电图多为左心室肥厚
- 重度主动脉缩窄合并粗大的动脉导管未闭和室间隔缺损，常在婴儿期发生难以控制的肺部感染和（或）心力衰竭

【影像表现】

概述

- 显示弓降部的主动脉狭窄为最主要的诊断目的，超声心动图检查可显示主动脉缩窄，但对侧支循环不能很好地显示。MRI 和 CT 能够全面显示缩窄的程度和范围，主动脉弓、各头臂动脉、动脉导管及侧支循环的全貌，MRI 无辐射还可根据流速推测压力阶差。为本病的理想检查方法

X 线表现

- 主动脉缩窄 X 线平片的典型表现 是所谓“3”字征和反“3”字征。“3”字征系指正位胸片上主动脉弓降部左缘呈“3”字样改变，其上部弧形代表主动脉弓，其下部弧形代表降主动脉狭窄后扩张，中间凹陷处代表主动脉缩窄的部位
- 反“3”字征系指正位食道吞钡片食管上段左缘有呈反“3”字样的压迹，其上部压迹代表主动脉弓，其下部压迹代表降主动脉狭窄后扩张，中间为主动脉缩窄的部位
- 肋骨下缘切迹是主动脉缩窄 X 线平片的另一典型表现，常见于 4 ~ 8 后肋下缘，为迂曲扩张的肋间动脉对肋骨下缘压迫所致，是反映主动脉缩窄侧支循环的征象（图 2-9-1）
- “3”字征、反“3”字征和肋骨切迹在年龄较小的儿童中均很难见到
- 由左向右分流者，心影增大更明显。以左室增大为主，肺血增多、肺动脉段凸出

超声心动图表现

- 胸骨上窝主动脉弓长轴切面为常用的切面，可显示主动脉弓的全貌、缩窄的部位和长度。嵴状缩窄处可见嵴状突起，回声增强。膜状者狭窄处可见一隔膜样回声，缩窄远端的管腔扩张。彩色多普勒可见流经狭窄部位的高速血流呈五彩镶嵌色。合并动脉导管未闭者可见肺动脉与降主动脉之间回声失落

CT 表现

- 在横断位 CT 图像上如见到降主动脉直径大于升主动脉则为主动脉缩窄的间接征象，提示可能存在主动脉缩窄，此系降主动脉存在狭窄后扩张所致
- 多层螺旋 CT 多角度的最大密度投影重建可显示主动脉缩窄的直接征象，可显示主动脉弓的形态、位置、侧支血管和各头臂动脉的发出部位与走向，主动脉缩窄部位与程度和有无动脉导管未闭等，对判断主动脉缩窄的类型很有帮助（图 2-9-2）

MRI 表现

- 主动脉缩窄在 MRI 图像在横断位上如见到降主动脉直径大于升主动脉则为一间接征象，提

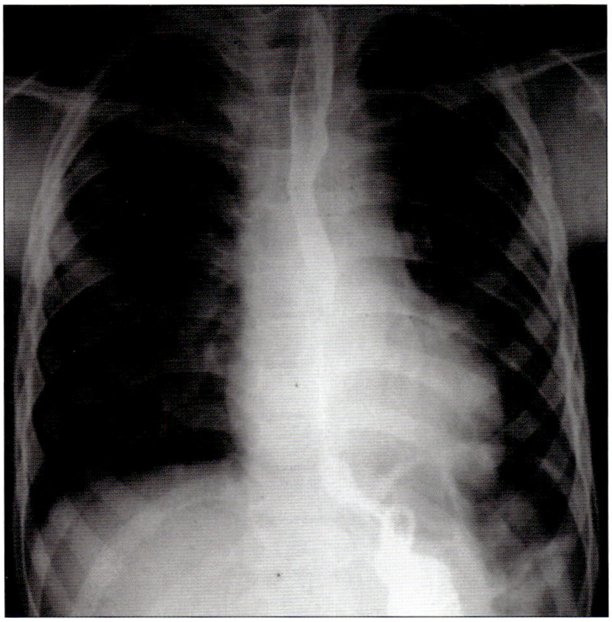

图 2-9-1　主动脉缩窄

X 线平片，见“3”字征、反“3”字征和肋骨下缘切迹

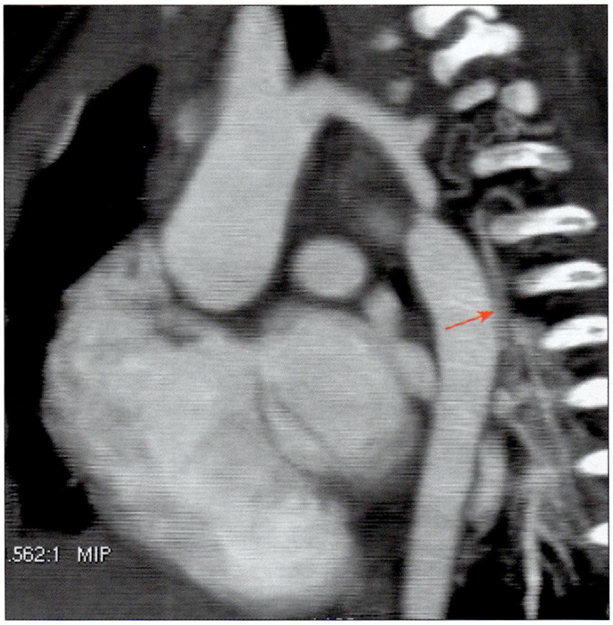

图 2-9-2　主动脉缩窄

多层螺旋 CT 图像，有侧支血管（红箭）

示可能存在主动脉缩窄（图 2-9-3），此系降主动脉存在狭窄后扩张所致

- 切面与主动脉弓平行的左前斜位 MRI 自旋回波 T1W 图像可显示主动脉缩窄的直接征象，并可显示主动脉管壁有无增厚等，以利与于大动脉炎鉴别，但如扫描层面不一定恰好通过主动脉缩窄的狭窄段，此时就很难显示主动脉缩窄的的直接征象，并有可能造成假阳性，自旋回波 T1W 图像还可较好地显示左心室向心性肥厚等改变
- 梯度回波电影序列可显示主动脉缩窄的的直接征象，并可显示通过缩窄段的异常血流（图 2-9-4），收缩期的黑色血流射流长度有血流动力学意义，MRI 还可测量流速判断压力阶差，但扫描层面也须通过狭窄段
- 造影增强磁共振血管成像序列扫描视野很大，只需一次扫描便可得到升主动脉、降主动脉和腹主动脉等各部位信息，并可得到任意角度、任意层厚的最大密度投影重建图像，可确保图像层面通过狭窄段，升主动脉、降主动脉和腹主动脉同时显示，诊断主动脉缩窄最为直观可靠（图 2-9-5），可清楚地显示主动脉弓的形

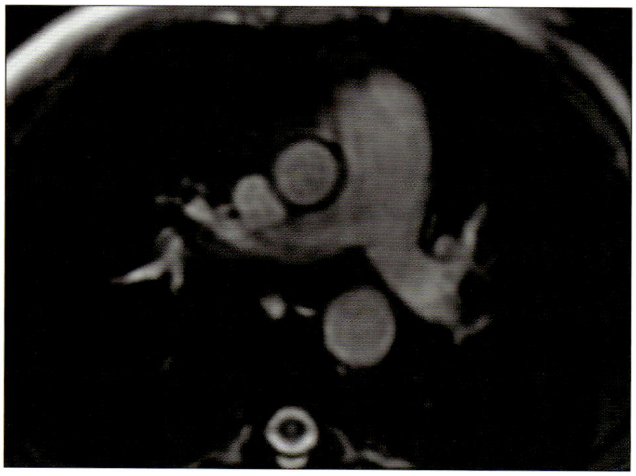

图 2-9-3 主动脉缩窄
横断位梯度回波电影序列见降主动脉直径大于升主动脉的间接征象

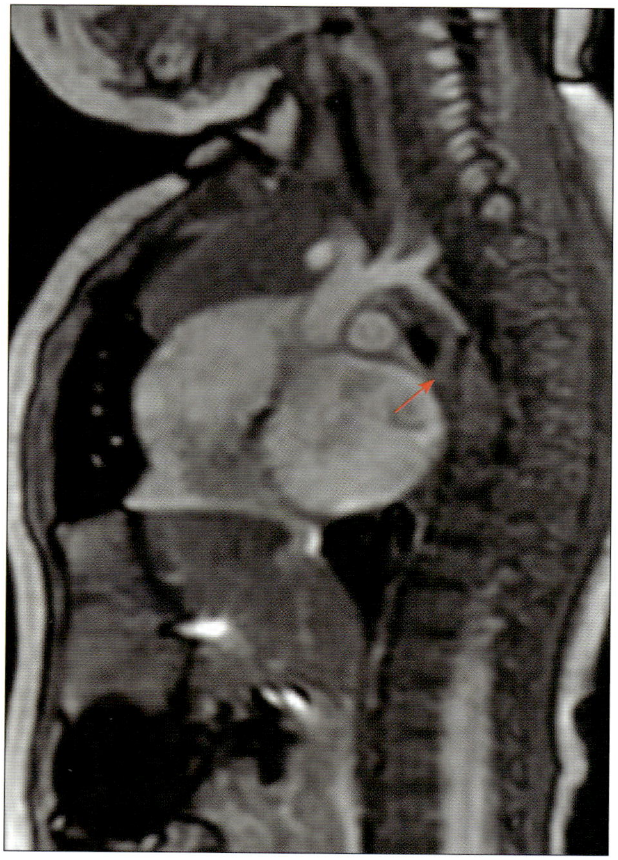

图 2-9-4 主动脉缩窄
矢状位梯度回波电影序列显示主动脉缩窄的直接征象，并显示通过缩窄段的异常血流（红箭）

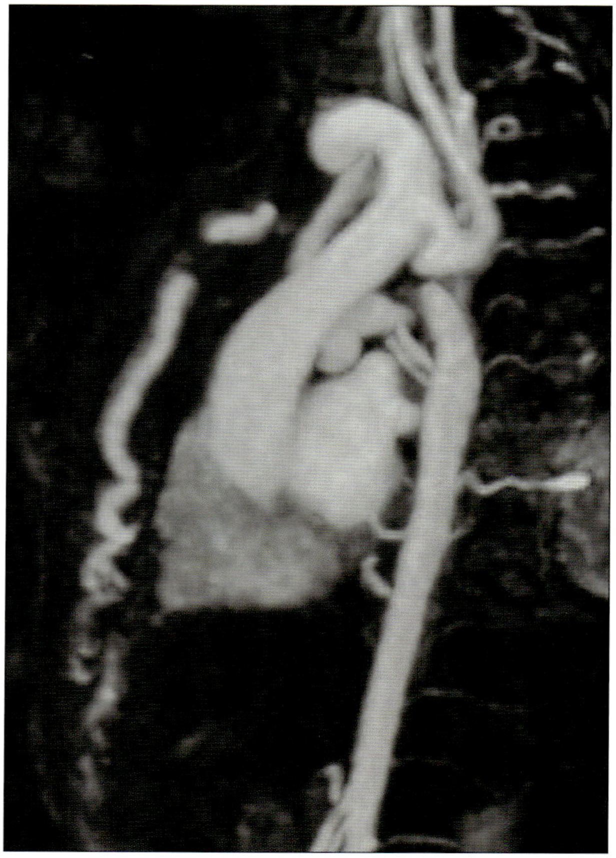

图 2-9-5 主动脉缩窄
造影增强磁共振血管成像序列显示主动脉缩窄的直接征象和侧支血管以及整个主动脉弓和升主动脉的发育情况

态、位置、各头臂动脉的发出部位与走向，可清楚地显示主动脉缩窄的的直接征象，升主动脉有无狭窄，主动脉缩窄部位与程度，有无动脉导管未闭和侧支血管等（图 2-9-6），且能很好地排除腹主动脉的大动脉炎

- 造影增强磁共振血管成像序列是各种磁共振扫描序列中对主动脉缩窄诊断效果最佳的序列，有时提供信息甚至多于 DSA 心血管造影，主要是心导管未能通过狭窄段时，MRA 能更好地显示整个主动脉弓和升主动脉的发育情况

心血管造影表现

- 主动脉缩窄心血管造影以升主动脉造影为主（图 2-9-7），如同时伴有室间隔缺损则可做左室造影。升主动脉造影正位、侧位或左前斜位投照均可。如伴室缺则可行左室长轴斜位造影

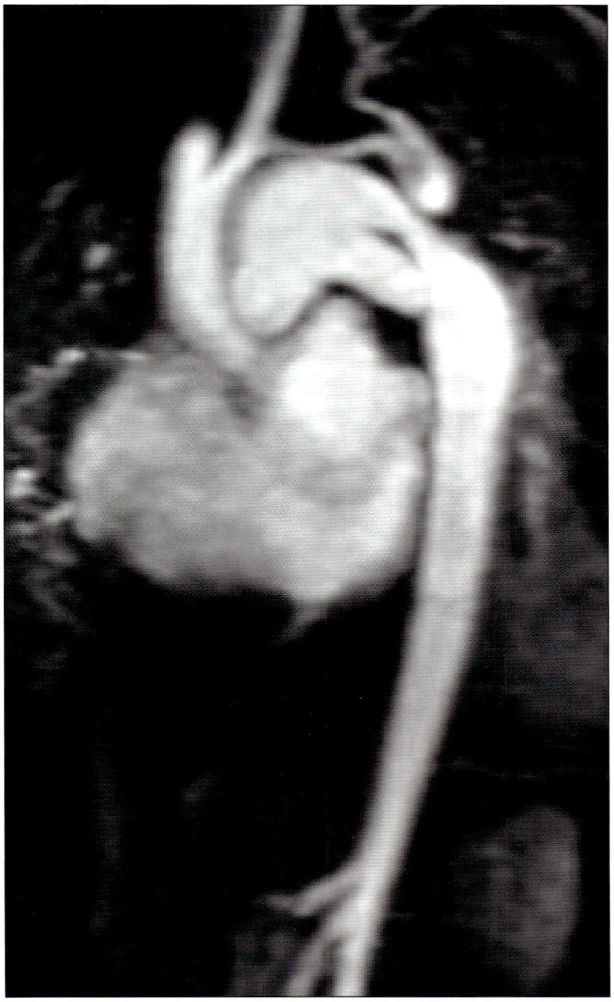

图 2-9-6 **主动脉缩窄**
造影增强磁共振血管成像序列显示主动脉缩窄的直接征象的直接征象以及主动脉弓发育不良情况

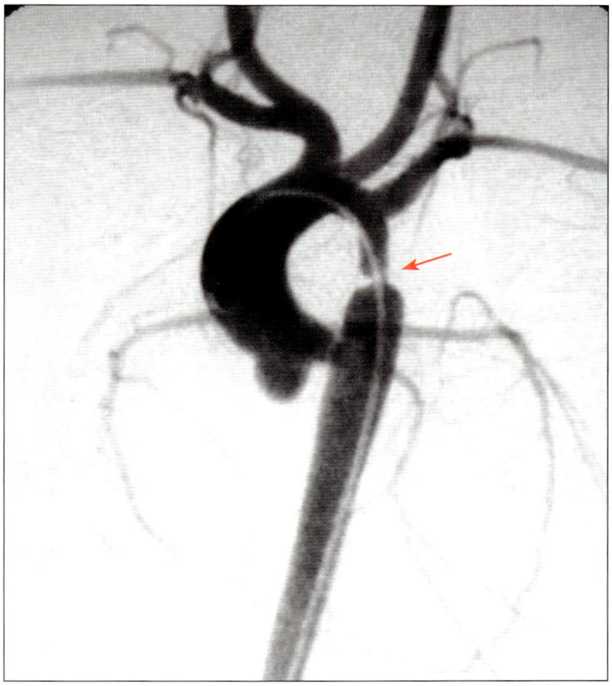

图 2-9-7 **主动脉缩窄**
正位升主动脉造影，显示缩窄的部位（红箭）、长度和主动脉弓发育情况

- 儿童主动脉缩窄心血管造影一般仍用股动脉穿刺送入导管，将导管越过缩窄段送入升主动脉是儿童主动脉缩窄心血管造影成功的关键，猪尾巴左心导管配以直头导引钢丝，先用导引钢丝越过缩窄段是一种较好的方法
- 主动脉缩窄诊断时要详细地观察缩窄的部位、长度、主动脉弓发育情况、升主动脉发育情况、有无动脉导管未闭、动脉导管的粗细、形态、有无较粗大的侧支循环血管以及头臂动脉的发出部位，与缩窄段的距离等。侧支循环以锁骨下动脉 - 胸廓内动脉 - 肋间动脉居多，未闭的动脉导管多数位于缩窄部远端

核医学表现

- 一般不用于本病的诊断

推荐影像学检查

- X 线胸片只有非常典型的表现才可对本病做出初步的诊断
- 超声心动图检查可显示主动脉缩窄及其狭窄程度，并可估测跨狭窄两端的压力差，但对侧支循环的形成不能很好地显示
- MRI 和 CT 能够全面显示缩窄的程度和范围，动脉导管及侧支循环的全貌

- MRI 无辐射，还可根据流速推测压力阶差。为本病的理想检查方法。其中造影增强磁共振血管成像序列是各种磁共振扫描序列中对主动脉缩窄诊断效果最佳的序列，对心导管未能通过狭窄段者，有时提供信息甚至多于心血管造影
- 对于部分可作介入治疗的主动脉缩窄患者，心血管造影检查也是不可缺少的一环

【鉴别诊断】

- 主动脉缩窄要与主动脉弓中断、主动脉褶曲畸形（假性主动脉缩窄）和大动脉炎鉴别。主动脉弓中断患者升主动脉与降主动脉离断，降主动脉内的血流来自动脉导管。主动脉弓曲折可能由于主动脉弓先天性延长造成，类似于主动脉缩窄但并没有造成真正的血流梗阻。大动脉炎（Takayasu 动脉炎）为获得性炎症，主动脉壁增厚，不光滑，主动脉分支血管可狭窄或闭塞

诊断与鉴别诊断精要

- MRI 和 CT 能够全面显示缩窄的程度和范围，动脉导管及侧支循环的全貌
- 造影增强磁共振血管成像序列是各种磁共振扫描序列中对主动脉缩窄诊断效果最佳的序列
- 主动脉缩窄诊断时要详细地观察缩窄的部位、长度、主动脉弓发育情况，有无动脉导管未闭，有无较粗大的侧支循环血管以及头臂动脉的发出部位等

重点推荐文献

[1] Ming Z，Yumin Z，Yuhua L et al . Diagnosis of congenital obstructive aortic arch anomalies in Chinese children by contrastenhanced magnetic resonance angiography. J Cardiovasc MagnReson，2006，8：747–753.

[2] Bogatert J et al：Follow-up of patients with previous treatment for coarctation of the aorta：comparison between contrast-enhanced MR angiography and fast spin-echo MR imaging. Eur Radio，2000，10：1847-1854.

[3] Riquelme C et al：MR imaging of coarcation of aorta and its postoperative complications in adults：assessment with spin-echo and cine-MR imaging. Magn Reson Imaging，1999，17：37-46.

第 10 节 主动脉弓中断

【概念与概述】

- 主动脉弓中断（interrupted aortic arch，IAA）也称主动脉弓离断，为升主动脉与降主动脉之间没有直接连接的先天性主动脉弓畸形
- 如果升主动脉与降主动脉之间存在条束组织或有管腔但完全闭塞时则称为主动脉弓闭锁
- 主动脉弓中断为少见的先天性心脏病，约占所有先天性心脏病的 1.5%
- 几乎所有主动脉弓中断均合并其他心血管畸形，如室间隔缺损，动脉导管未闭等

【病因与病理】

- 分类

根据间断的部位不同可将主动脉弓中断分为三型

  - A 型，间断在左锁骨下动脉远端
  - B 型，间断在左颈总动脉与左锁骨下动脉之间
  - C 型，间断在无名动脉与左颈总动脉之间
  - 在每型中间还可根据右锁骨下动脉起源部位不同（如起自降主动脉）分为不同亚型

- 病因
  - 主动脉弓中断常伴有 22 号染色体微缺失
  - 主动脉弓中断的发生可能与胎儿时流经主动脉峡部的血流量减少有关，在主动脉弓中断中，73% 的病例室间隔缺损是唯一的合并畸形，通常是圆锥隔相对室间隔向后对位不良的室间隔缺损，主动脉瓣常为二瓣

【临床表现】

- 主动脉弓中断理论上躯干上部（部分或全部）升主动脉仍由左室供血。体循环躯干下部则由动脉导管经右心室供血，可有下肢青紫
- 实际上由于常伴有室间隔缺损，右心室血的氧饱和度很高，下肢青紫常不明显
- 主动脉弓中断临床常于早期出现心力衰竭

【影像表现】

概述

- 显示升主动脉与降主动脉之间没有直接连接为最主要的诊断目的，超声心动图检查可显示主动脉弓中断，但对侧支循环不能很好地显示。MRI 和 CT 能够全面显示主动脉弓、各头臂动脉、动脉导管及侧支循环的全貌

X 线表现

- 主动脉弓中断 X 线平片表现比较缺乏特征性
- 主动脉结影可消失，肋骨下缘切迹则是年龄较大的主动脉弓中断患者的 X 线平片表现，为迂曲扩张的肋间动脉对肋骨下缘压迫所致，是反映主动脉弓中断侧支循环的征象
- 但主动脉结影消失和肋骨切迹在年龄较小的儿童中均很难见到
- 主动脉弓中断伴有室间隔缺损相当常见，X 线平片心影增大，以左室增大为主，肺血增多，肺动脉段凸出

超声心动图表现

- 胸骨上区是超声心动图显示主动脉弓及其分支的最佳部位，在婴幼儿，剑突下切面也可显示主动脉弓，但显示主动脉弓分支效果不理想。间断段很短的主动脉弓间断需要与严重的主动脉缩窄鉴别。借助多普勒超声彩色血流显像观察有无血流通过是鉴别的关键，主动脉弓中断者不存在前向的血流。主动脉缩窄的近端血流频谱常伴有明显的舒张期逆向血流

CT 表现

- 多层螺旋 CT 多角度的最大密度投影重建可显示主动脉弓中断的直接征象，可显示主动脉弓的形态、位置和各头臂动脉，头臂动脉与中断部位的关系是病理分型的关键（图 2-10-1）
- 主动脉弓中断 CT 重建还要注意显示动脉导管的大小（图 2-10-2），这对主动脉弓中断的治疗如是否要使用前列腺素 E1 以及何时手术非常重要

MRI 表现

- 主动脉弓中断 MRI 检查左前斜位自旋回波 T1W 扫描常可很好地显示主动脉弓中断的直接征象，但也应注意若患儿体位有所移动，升主动脉、主动脉弓与降主动脉未在同一层面上显示时，有可能将主动脉缩窄误诊为主动脉弓中断
- 自旋回波 T1W 图像还可较好地显示左心室向心性肥厚、室间隔缺损等改变
- 造影增强磁共振血管成像序列诊断主动脉弓中断最为可靠，回顾性多角度最大密度投影重建完全避免了由于切面角度因素可能导致的漏诊，表面遮盖法重建可使病变更直观

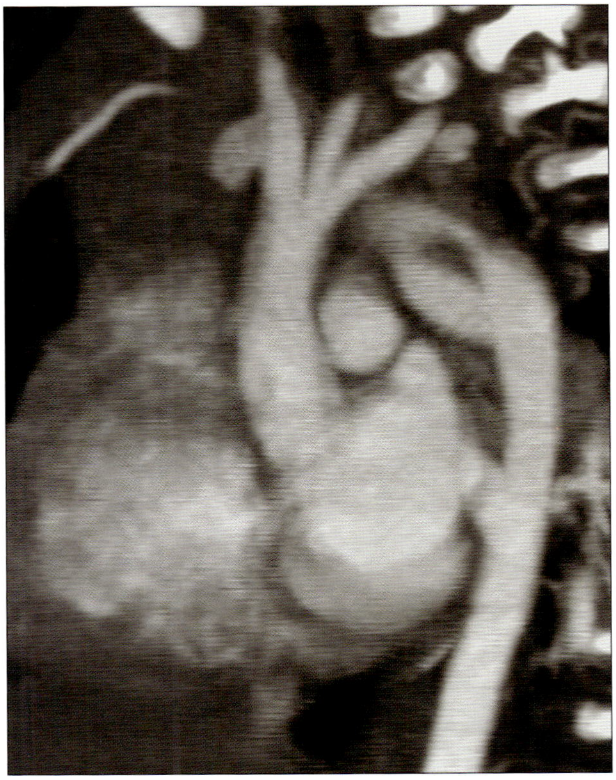

图 2-10-1　主动脉弓中断 A 型
多层螺旋 CT 最大密度投影重建显示主动脉弓中断在左锁骨下动脉远端

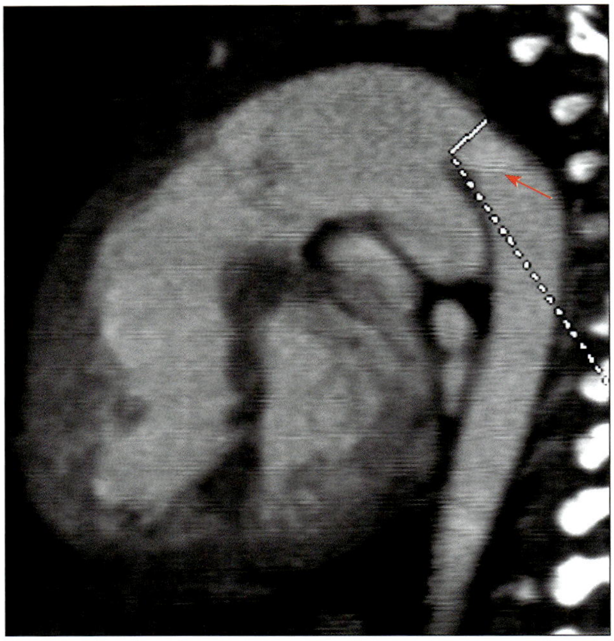

图 2-10-2 主动脉弓中断
多层螺旋 CT 最大密度投影重建显示动脉导管粗大（红箭）

- 在 CE-MRA 最大密度投影重建图像上要注意观察头臂动脉发出的位置，左锁骨下动脉位于主动脉弓中断处的近端还是远端，不仅牵涉到主动脉弓中断的分类，中断是 A 型还是 B 型的问题，还与侧支循环供血方式有关（图 2-10-3，图 2-10-4）。还要注意观察主动脉弓中断两端的距离，动脉导管未闭的大小等（图 2-10-5）

心血管造影表现

- 主动脉弓中断心血管造影应设法做左心室或升主动脉造影，投照位置正位、侧位或长轴斜位均可
- 主动脉弓中断左心室或升主动脉造影可清楚显示升主动脉及中断的主动脉弓近端，根据无名动脉、左颈总动脉、左锁骨下动脉与主动脉弓中断点的相互位置关系进行 IAA 分型（图 2-10-6），左心室造影还可很好地显示室间隔缺损及有无左室流出道梗阻病变，主动脉弓中断伴有室间隔缺损者，左心室造影剂经室间隔

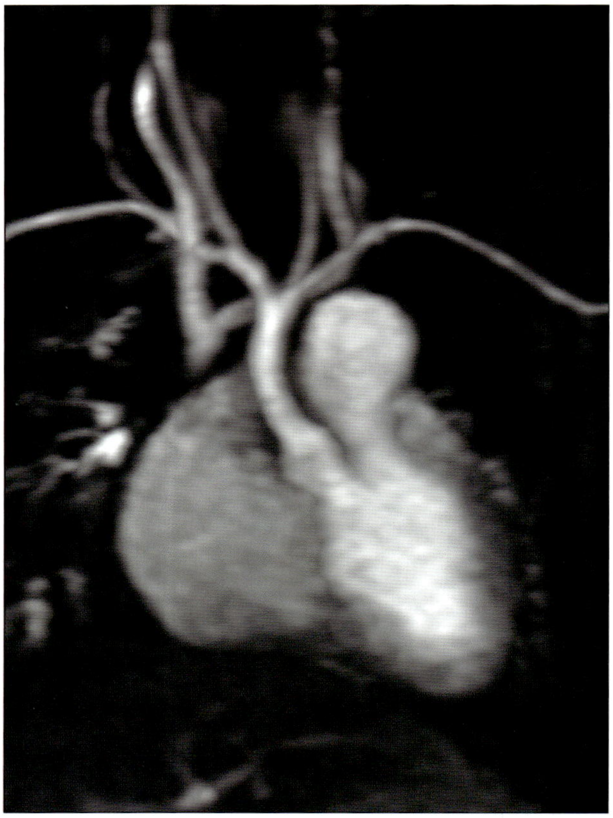

图 2-10-3 主动脉弓中断 A 型
造影增强磁共振血管成像序列显示左锁骨下动脉位于主动脉弓中断处的近端

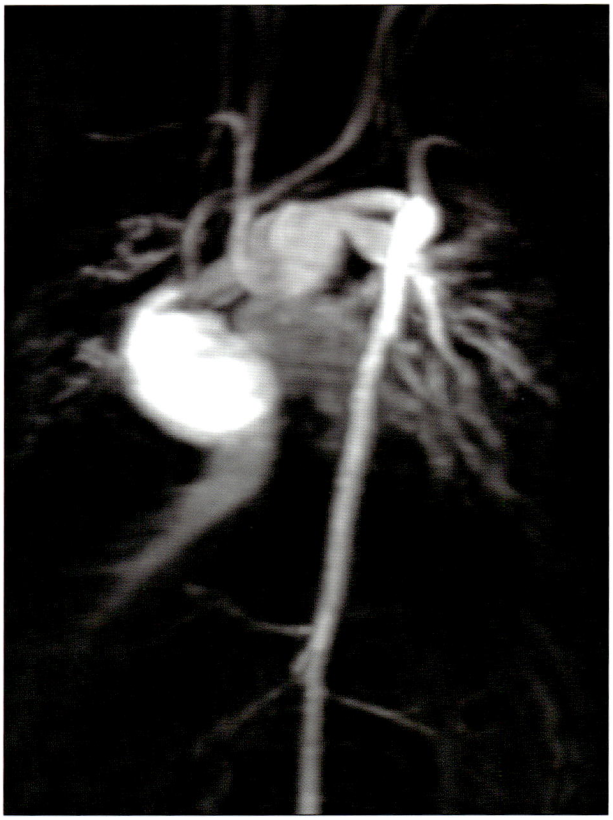

图 2-10-4 永存动脉干伴主动脉弓中断 B 型
造影增强磁共振血管成像序列显示左锁骨下动脉位于主动脉弓中断处的远端

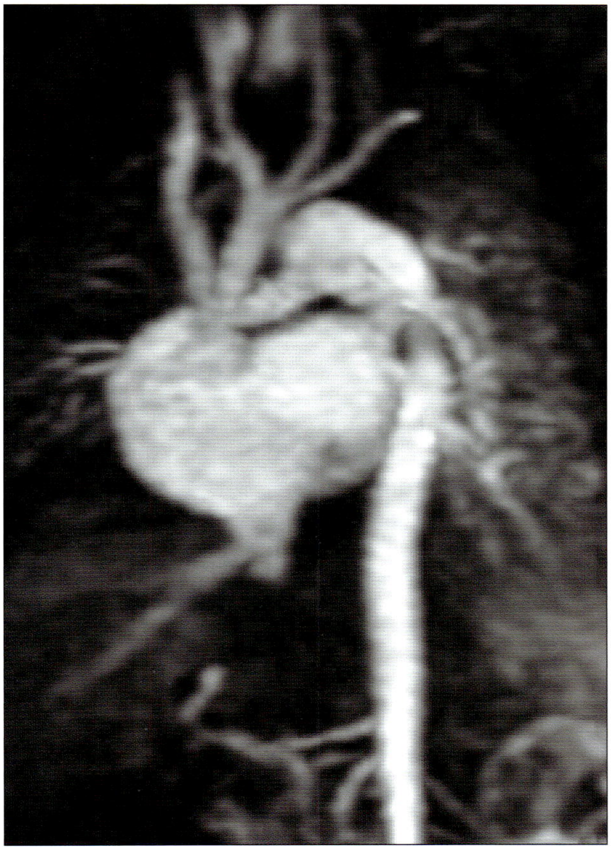

图 2-10-5 主动脉弓中断 A 型
造影增强磁共振血管成像序列显示左锁骨下动脉位于主动脉弓中断处的近端，可见主动脉弓中断两端的距离和动脉导管未闭的大小

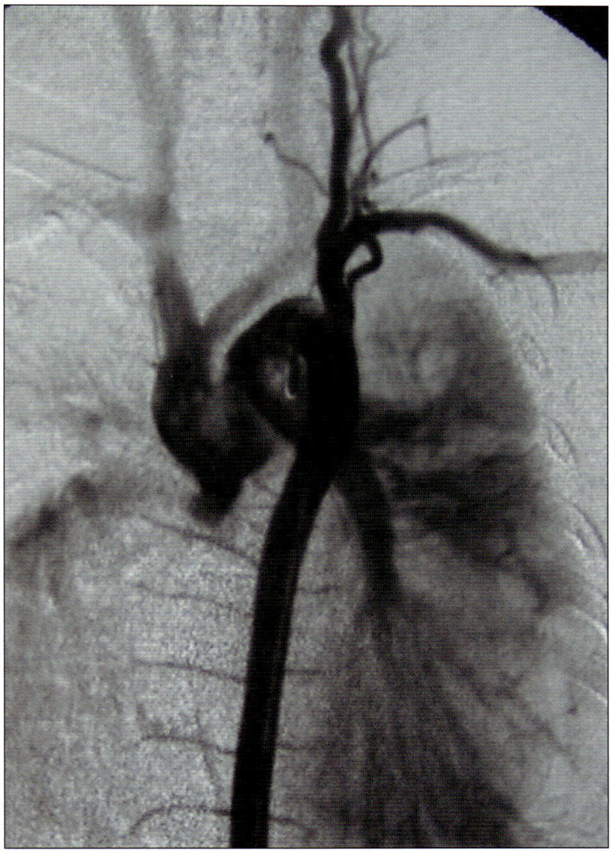

图 2-10-6 永存动脉干伴 B 型 IAA
正位主动脉造影，主动脉弓中断点在左颈总动脉与左锁骨下动脉之间

缺损、右心室、肺动脉和动脉导管进入降主动脉，可同时显示中断的主动脉弓两端，了解其距离

- 主动脉弓中断如无室间隔缺损，左心室或升主动脉造影时降主动脉不显影，须另做降主动脉造影，降主动脉造影可较好地显示动脉导管。A 型 IAA 患儿，见不到头臂动脉显影；B 型 IAA 患儿，可见左锁骨下动脉显影；C 型可见左颈总动脉及左锁骨下动脉同时显影，部分病例可见右锁骨下动脉显影，提示存在迷走右锁骨下动脉起源于降主动脉

核医学表现

- 一般不用于本病的诊断

推荐影像学检查

- 磁共振是各种非创伤诊断方法中对主动脉弓中断诊断效果最好的方法
- CE-MRA 则是各种磁共振扫描序列中对主动脉弓中断诊断效果最佳的序列，CE-MRA 的整体诊断效果并不亚于 DSA 心血管造影术
- CE-MRA 在诊断先天性心脏病时，往往是同时显示了动脉与静脉血管，对于一般的先天性心脏病应当说是 CE-MRA 的缺点，但在先天性主动脉弓中断诊断中，则成了优点，因为 CE-MRA 同时显示了中断两端的升主动脉与降主动脉，而中断两端的升主动脉与降主动脉间的距离对手术而言极为重要，在这点上 CE-MRA 优于 DSA。DSA 心血管造影不能同时显示了中断两端的升主动脉与降主动脉

【鉴别诊断】

- 主动脉弓中断要与主动脉缩窄鉴别。主动脉缩窄 MRI 检查左前斜位若患儿体位有所移动，升主动脉、主动脉弓与降主动脉未在同一层面上显示时，有可能将主动脉缩窄误诊为主动脉弓中断。造影增强磁共振血管成像回顾性多角度最大密度投影重建可以避免由于切面角度因素可能导致的误诊

诊断与鉴别诊断精要

- 磁共振是各种非创伤诊断方法中对主动脉弓中断诊断效果最好的方法
- CE-MRA 则是各种磁共振扫描序列中对主动脉弓中断诊断效果最佳的序列
- 主动脉弓中断要根据无名动脉、左颈总动脉、左锁骨下动脉与主动脉弓中断点的相互位置关系进行分型

重点推荐文献

[1] Reardon MJ, Hallman GL, Cooley DA. Interrupted aortic arch: brief review and summary of an eighteen-year experience. Tex Heart Inst J, 1984, 11: 250-259.

[2] Dillman JR, Yarram SG, D' Amico AR, et al. Interrupted aortic arch: spectrum of MRI findings. AJR Am J Roentgenol, 2008, 190: 1467-1474.

[3] Norwood WI, Lang P, Castaneda AR, et al. Reparative operations for interrupted aortic arch with ventricular septal defect. J Thorac Cardiovasc Surg, 1983, 86: 832-837.

第 11 节　主肺动脉窗

【概念与概述】

- 主肺动脉窗（aortopulmonary window, APW）又称主肺动脉间隔缺损，其特征为升主动脉与肺动脉总干直接交通，并分别存在二组半月瓣，故与永存动脉干不同。主肺动脉窗发病率较低，占先天性心脏病的 0.2%

【病因与病理】

- 分类

  主肺动脉窗可分成三型
  - Ⅰ型　最常见，为近端缺损型。缺损靠近半月瓣，位于升主动脉壁内，乏氏窦近上方
  - Ⅱ型　缺损位于升主动脉后壁，常靠近右肺动脉起源处，也称为远端缺损型
  - Ⅲ型　缺损大，自半月瓣上至肺动脉交叉部，上、下的边缘很少，也称完全缺损型
- 病因
  - 胚胎期动脉干位于右上和左下壁的一对动脉干垫融合形成主、肺动脉管道隔的近侧部分，远侧由第四对动脉弓与主动脉管道及第六对动脉弓与肺动脉管道融合而成，与近侧动脉干垫融合的远侧主、肺动脉隔是由第死和第六对动脉弓之间的壁所构成
  - 如果动脉干垫融合异常导致主肺动脉隔近侧缺损，第 6 对动脉弓异常迁移导致远侧动脉窗或一侧肺动脉起源于主动脉
- 特点
  - 主肺动脉窗绝大多数是单一病变，离半月瓣数毫米，好发于主动脉左壁
  - 主肺动脉窗的两组半月瓣正常，是和永存动脉干的鉴别所在
  - 主肺动脉窗缺损直径可很小，也可有几个厘米，主肺动脉距离很近，偶尔主肺动脉窗也以导管样组织相连
  - 主肺动脉窗多是单发畸形，但也有 1/3 到 1/2 的患者伴发动脉导管未闭、主动脉弓中断、室间隔缺损

【临床表现】

- 主肺动脉窗的血流动力学类似于动脉导管未闭，室间隔缺损
- 分流量主要与缺损大小和肺血管阻力有关。缺损较小时，分流量较少，症状不明显或无症状。缺损较大时，分流量大，导致充血性心力衰竭、肺动脉高压和早期肺血管阻塞性病变发生

- 喂养困难、生长发育迟缓、反复呼吸道感染是常见症状，除非有严重的肺血管病变，一般无发绀表现。体检时发现心脏增大，左第 3 或第 4 肋间听到收缩期杂音

【影像表现】

概述

- 显示升主动脉与肺动脉总干直接交通是诊断要点，心脏超声可显示主肺动脉窗缺损的类型。由于主肺动脉窗相对少见，加做多层螺旋 CT 或磁共振以进一步明确诊断并观察伴随畸形是值得的

X 线表现

- 主肺动脉窗 X 线平片表现比较缺乏特征性征象，一般可见肺血增多，肺动脉段突出，左心室增大，左心房增大，一般没有主动脉结增宽

超声心动图表现

- 心脏超声可显示主肺动脉窗缺损的类型和大小，要多切面观察以免遗漏伴发的动脉导管未闭和主动脉弓中断

CT 表现

- CT 诊断主肺动脉窗主要依靠在增强扫描横断位图像上见到主动脉和肺动脉之间高密度的造影剂直接相通
- CT 不仅能较好地显示主肺动脉间隔缺损的直接征象，对于其他伴随畸形如是否存在主动脉缩窄、主动脉弓中断、动脉导管未闭等也能较好地显示或排除，对于和鉴别诊断有关的是否存在两组半月瓣也能较好地显示
- 主肺动脉窗 CT 检查还可清楚地显示左心房增大，左心室增大，肺动脉扩张，升主动脉扩张等间接征象

MRI 表现

- MRI 能较好地显示和诊断主肺动脉窗。横断位和冠状位扫描对于近端型主肺动脉窗显示较好，对于远端型主肺动脉窗则以横断位和矢状位扫描显示较好
- CE-MRA 为很重要的扫描序列，一般用冠状位扫描，图像送到工作站做矢状位、左前斜位和横断位等多个角度最大密度投影重建
- 近端型主肺动脉窗 MRI 检查在横断位图像上表现为升主动脉左侧壁和主肺动脉右侧壁之间直接相通，远端型主肺动脉窗横断位图像表现为升主动脉后壁和右肺动脉起始部前壁之间直接相通（图 2-11-1），矢状位也可较好地显示远端型主肺动脉窗的直接征象（图 2-11-2）多角度的自旋回波 T1W 图像对明确主肺动脉窗的诊断并避免假阳性很有帮助
- 在梯度回波电影序列上主肺动脉窗处可见异常血流影。MRI 不仅能较好地显示主肺动脉窗的直接征象，对于其他伴随畸形如是否存在主动脉缩窄、主动脉弓中断、动脉导管未闭等也能较好地显示或排除，对于和鉴别诊断有关的是否存在两组半月瓣也能较好地显示
- 主肺动脉窗 MRI 检查还可清楚地显示左心房增大，左心室增大，肺动脉扩张，升主动脉扩

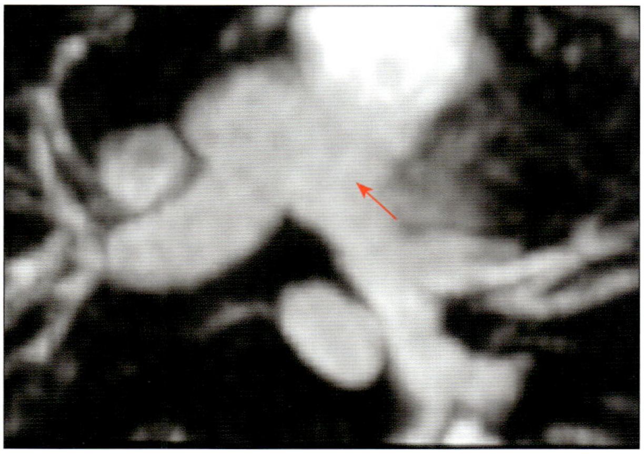

图 2-11-1　主肺动脉窗
造影增强磁共振血管成像横断位图像表现为升主动脉后壁和右肺动脉起始部前壁之间直接相通（红箭）

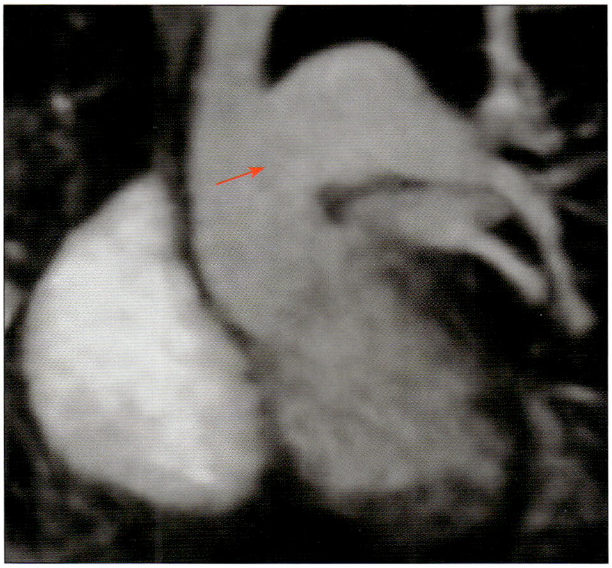

图 2-11-2　主肺动脉窗
造影增强磁共振血管成像矢状位图像显示主肺动脉窗的直接征象（红箭）

张等对主肺动脉窗诊断有帮助的间接征象

心血管造影表现

- 主肺动脉窗心血管造影以做升主动脉造影为主，通常用正位投照，右前斜位投照和左侧位投照
- 主肺动脉窗心血管造影也可做主肺动脉造影，用右前斜位投照
- 主肺动脉窗心血管造影有时加做长轴斜位左室造影，以除外室间隔缺损
- 主肺动脉窗心血管造影诊断主动脉造影时于主动脉根部显影后肺动脉主干或右肺动脉立即显影，早于主动脉弓显影。近端型主肺动脉窗在正位或右前斜位投照可见缺损直接征象（图2-11-3）。偶尔主肺动脉窗也以导管样组织相连（图2-11-4）
- 主肺动脉窗心血管造影读片时还要注意观察是否存在两组半月瓣，是否存在主动脉弓中断、动脉导管末闭等

核医学表现

- 一般不用于本病的诊断

推荐影像学检查

- 超声心动图可显示主肺动脉窗缺损的类型。由于主肺动脉窗少见，加做多层螺旋CT或磁共振以进一步明确诊断并观察伴随畸形是值得的。多层螺旋CT和磁共振也可显示主肺动脉窗缺损的类型

【鉴别诊断】

- 主肺动脉窗要注意与永存动脉干及半永存动脉干鉴别，有无两个半月瓣是鉴别的关键，也是影像检查的显示要点

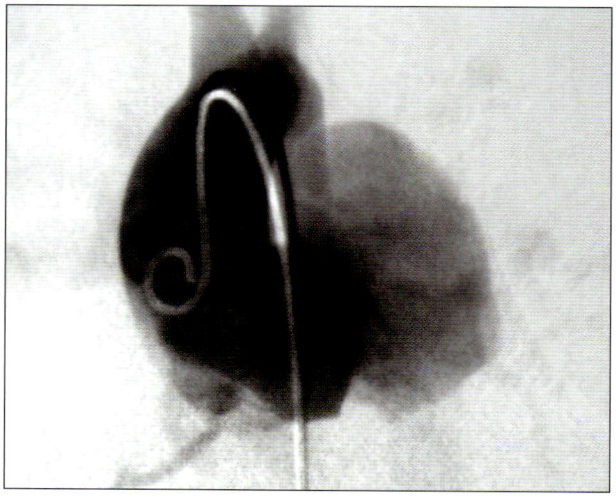

图 2-11-3 主肺动脉窗正位升主动脉造影显示近端型主肺动脉窗

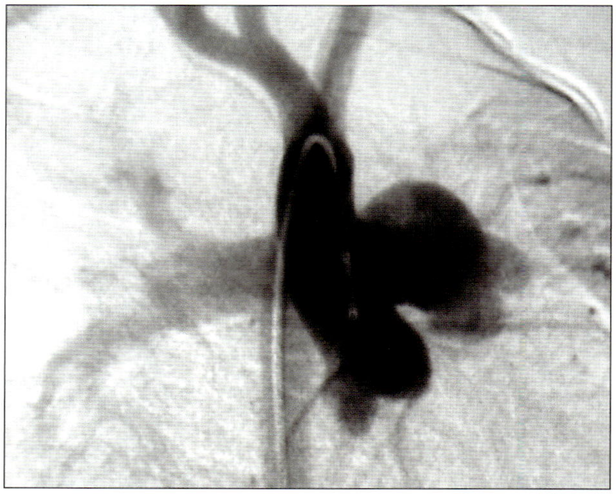

图 2-11-4 主肺动脉窗右前斜位升主动脉造影显示近端型主肺动脉窗，主肺动脉以短导管样组织相连

诊断与鉴别诊断精要

- 多层螺旋CT和磁共振也显示主肺动脉窗缺损的类型
- 主肺动脉窗要注意与永存动脉干及半永存动脉干鉴别，有无两个半月瓣是鉴别的关键

重点推荐文献

[1] Alborino D，Guccione P，Di Donato R et al：Aortopulmonary window coexisting with tetralogy of Fallot. J Cardiovasc Surg，2001，42：97-99.

[2] Hyun Woo Goo，In-Sook Park，Jae Kon Ko，et al. CT of Congenital Heart Disease：Normal Anatomy and Typical Pathologic Conditions. Radiographics，2003，23：S147-S165.

[3] Kimberly AG，Ramiro JH，Roger PV et al. Images in cardiovascular medicine. Correlative imaging of aortopulmonary window：demonstration with echocardiography，angiography，and MRI. Circulation，1997，96：1036-1037.

第 12 节　法洛四联症

【概念与概述】

- 法洛四联征（tetralogy of Fallot，TOF）为包括肺动脉狭窄、室间隔缺损、主动脉骑跨和右心室肥厚在内的一组先天性心血管畸形。本症是发绀型心血管畸形中最常见者，约占整个先天性心脏病的 10%

【病因与病理】

- 病因

法洛四联症虽然包含有四种畸形，但从胚胎发育观点来看，圆锥间隔向右室方向移位是根本原因，由于漏斗部间隔向右室侧移位，产生了右室漏斗部及肺动脉狭窄；由于漏斗部间隔向前上移位，漏斗部间隔与肌部间隔不能相连，产生了连接不良型室间隔缺损；由于漏斗部间隔向右室侧移位，主动脉也随之移位，使主动脉瓣骑跨于室间隔之上；右心室肥厚则是右室压力升高的继发性改变

- 特点

法洛四联症最主要的解剖畸形为肺动脉狭窄及室间隔缺损

  - 由于漏斗与室间隔对位不良产生的室间隔缺损常为非限制性的大型缺损，与主动脉根部大小相近，在中国人中，仅约 2% 病例合并肌部室间隔缺损
  - 肺动脉狭窄多为中 - 重度，常与漏斗间隔前移有关，肺动脉狭窄可累及漏斗部、肺动脉瓣环、肺动脉瓣膜、主肺动脉及左、右肺动脉分支。58% 患者伴肺动脉瓣二瓣畸形，漏斗部狭窄可较长，呈管状；亦可较短，呈环状，并在该狭窄与肺动脉瓣口间形成漏斗部心腔（第三心室）
  - 主动脉骑跨于室间隔之上，管径增粗，骑跨率不等，约 25% 患者合并右位主动脉弓
  - 右心室肥厚为继发性改变
  - 法洛四联症时，由于室间隔缺损通常较大使左、右心室和主动脉压力接近，右向左的分流量主要取决于肺动脉狭窄的程度
  - 3% ～ 5% 患者合并冠状动脉起源异常，最重要的为冠状动脉前降支起源于右冠状动脉和单支左冠状动脉，有较大的冠状动脉分支其紧贴肺动脉瓣环向下横跨右室流出道，可影响手术

【临床表现】

- 法洛四联症的主要临床表现为发绀，活动能力下降
- 患者常有气急表现，喜蹲踞
- 患者常有杵状指（趾），生长发育迟缓，智力下降
- 化验示血细胞比容增加。易形成脑血栓
- 听诊于胸骨左缘第 2 ～ 4 肋间闻及较响的收缩期杂音，且能扪及震颤。肺动脉第二音减弱甚或消失
- 心电图示右心室肥厚为其特征

【影像表现】

概述

- 近年来，随着对法洛四联症病理改变的理解越来越深刻，以及婴幼儿法洛四联症手术的开展，法洛四联症根治术的成功率越来越高，手术死亡率目前已降至 5% 以下
- 法洛四联症影像检查的主要目的是为手术作准备，判断哪些病儿可做根治术，哪些病儿需先做姑息性手术。以往采用的测量主动脉、肺动脉比，以主动脉与肺动脉比是否大于 3 ∶ 1，来判断可否采用根治的方法显然是不够的。决定根治术与否，主要取决于左右肺动脉的发育状况，目前常用左右肺动脉发出第一支分支血管前的肺动脉直径之和除以横膈水平的降主动

脉直径来代替原来采用的主动脉、肺动脉比。根据作者观察，该数值大于 1.2 ~ 1.3 时，做根治术较安全，当然还不能仅凭一个数据机械地判断，还需结合各方面条件做综合分析

- 影响法洛四联症手术结果的因素很多，除肺动脉直径及周围肺动脉有无狭窄外，冠状动脉的解剖异常及存在多发性室间隔缺损是另两个至关重要的因素，虽其发生率不高，但一旦漏诊后果严重，影像检查发现这些畸形十分重要，特别要了解冠状动脉及多发性室间隔缺损情况

X 线表现

- 法洛四联症 X 线平片表现与其通过肺循环的血流量密切有关，法洛四联症伴的室间隔缺损几乎总是非限制性的，右室流出道狭窄引起的梗阻程度的不同，决定了法洛四联症 X 线平片表现
- 右室流出道狭窄很轻时，X 线平片表现为肺血正常，心脏大小正常或轻度增大，肺动脉段平直
- 当右室流出道狭窄较明显时，X 线平片表现为典型的法洛四联症，心脏不大，肺动脉段平直或轻度凹陷，肺血减少
- 当右室流出道梗阻严重，肺动脉重度狭窄或闭锁时，X 线平片表现为心脏轻度增大，心影呈靴型，肺动脉段凹陷，心尖上翘，肺血减少并可见肺纹紊乱等侧支循环征象
- 其他法洛四联症 X 线平片表现尚有升主动脉增宽和右位主动脉弓等，右位主动脉弓是法洛四联症儿童胸部 X 线摄片时常可见到的主动脉异常，其 X 线平片表现为主动脉结影位于气管的右侧，气管位置居中或略偏左，脊柱右侧密度略高于左侧，右位主动脉弓的存在对法洛四联症有很高的诊断价值（图 2-12-1）

超声心动图表现

- 二维超声心动图和多普勒能显示法洛四联症的基本形态改变。左室长轴切面见右室壁肥厚，室间隔与主动脉前壁连续中断，室间隔左移，主动脉增宽，骑跨于室间隔残端之上
- 大动脉短轴切面，可见右室流出道及肺动脉发育不良，内径狭窄。胸骨旁四腔切面，可见主动脉扩张，骑跨于室间隔残端之上包括肺动脉瓣和漏斗部狭窄的程度，主肺动脉发育情况等。但对左肺动脉较右肺动脉难以观察，对疑有冠状动脉的开口和走行异常者，超声心动图亦观察受限

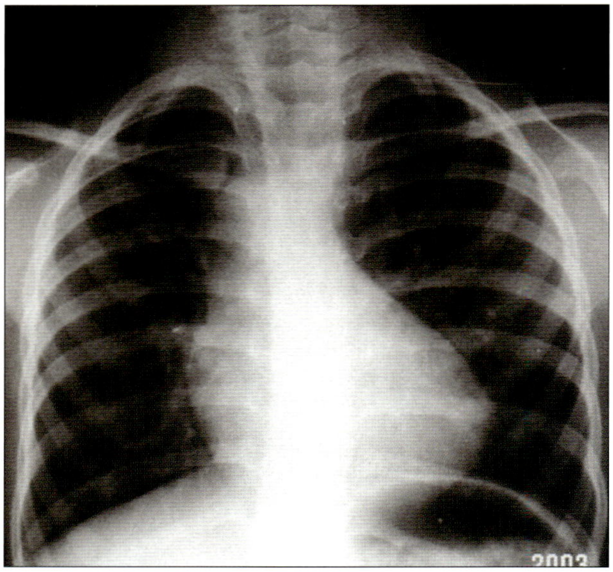

图 2-12-1 法洛四联症
胸部正位 X 线平片，见肺血减少和右位主动脉弓

CT 表现

- 法洛四联症做 CT 检查对诊断有一定的帮助，CT 可通过观察室间隔连续性是否中断来判断室间隔缺损的大小和部位（图 2-12-2），但对法洛四联症 CT 检查的主要价值在于显示外周肺动脉（图 2-12-3）等
- 多层螺旋 CT 对法洛四联症的肺动脉主干狭窄，肺动脉分叉部狭窄，左右肺动脉起始部狭窄及肺内周围肺动脉狭窄均可很好地显示。由于多层螺旋 CT 是在工作站上做回顾性 MIP 重建来显示肺动脉，可自由选择任意角度来显

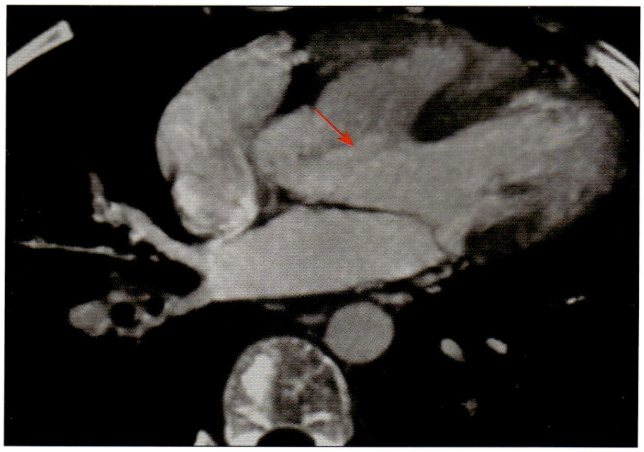

图 2-12-2 法洛四联症
多层 CT 显示室间隔缺损的大小和部位（红箭）

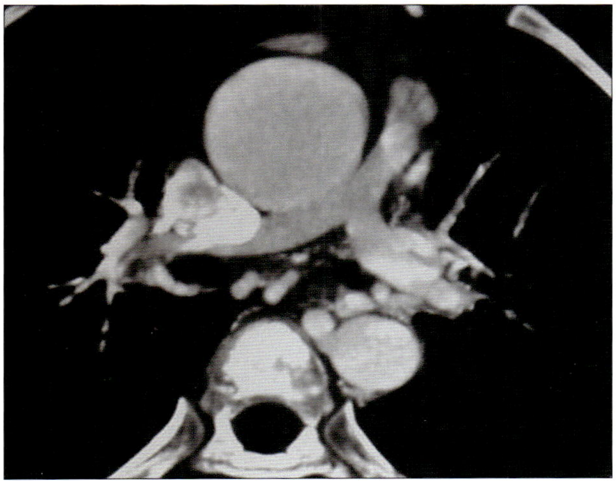

图 2-12-3 法洛四联症
多层 CT 显示狭窄的肺动脉主干，外周肺动脉和侧支血管

示肺动脉，因此对左右肺动脉起始部的狭窄有时比心血管造影显示得更好

- 多层螺旋 CT 对法洛四联症的侧支循环血管也可很好地显示，CT 可做横断位重建，这对于区分位置偏前的肺动脉和位置偏后的侧支循环血管很有帮助
- 对法洛四联症伴冠状动脉异常，多层螺旋 CT 也有其独特的诊断价值，由于可做横断位重建，CT 对于判断异常的冠状动脉是否横过右室流出道，要比 DSA 心血管造影更直观。相对而言，多层螺旋 CT 对冠状动脉的显示率要高于 MRI，更接近 DSA 心血管造影，对排除异常的冠状动脉横过右室流出道更可靠

MRI 表现

- 法洛四联症做 MRI 检查对诊断有一定的帮助，MRI 检查可通过观察室间隔连续性是否中断来判断室间隔缺损的大小和部位
- MRI 自旋回波 T1W 图像对右心室增大和右心室心肌肥厚可很好地显示，自旋回波 T1W 图像还能较好地显示室间隔缺损和右室漏斗部狭窄，对主动脉骑跨也能显示
- MRI 梯度回波电影序列则对左心室舒张末容量和左心室射血分数等可比较准确地测量，梯度回波电影序列还可显示肺动脉狭窄等的异常血流
- 造影增强磁共振血管成像序列则对法洛四联症的外周肺动脉狭窄显示好，对肺动脉主干狭窄，肺动脉分叉部狭窄，左右肺动脉起始部狭窄及肺内周围肺动脉狭窄均可很好地显示（图 2-12-4）
- 造影增强磁共振血管成像对法洛四联症的侧支循环血管也可很好地显示（图 2-12-5），MRI 可做横断位重建，这对于区分位置偏前的肺动

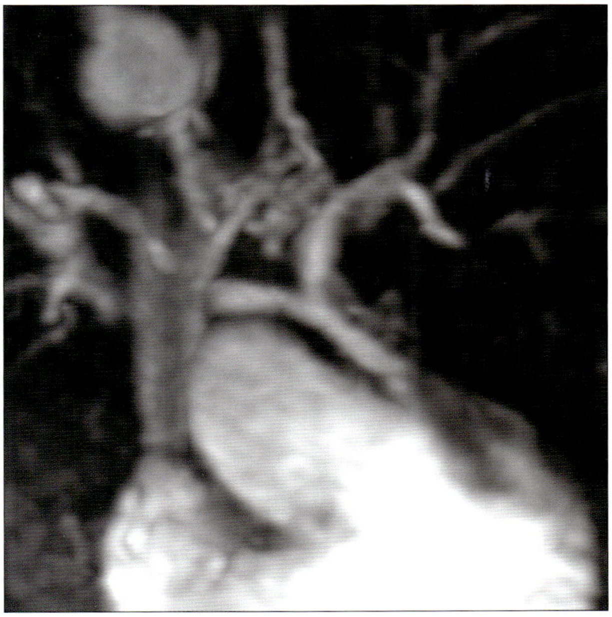

图 2-12-4 法洛四联症
造影增强磁共振血管成像显示狭窄的肺动脉主干，外周肺动脉和侧支血管

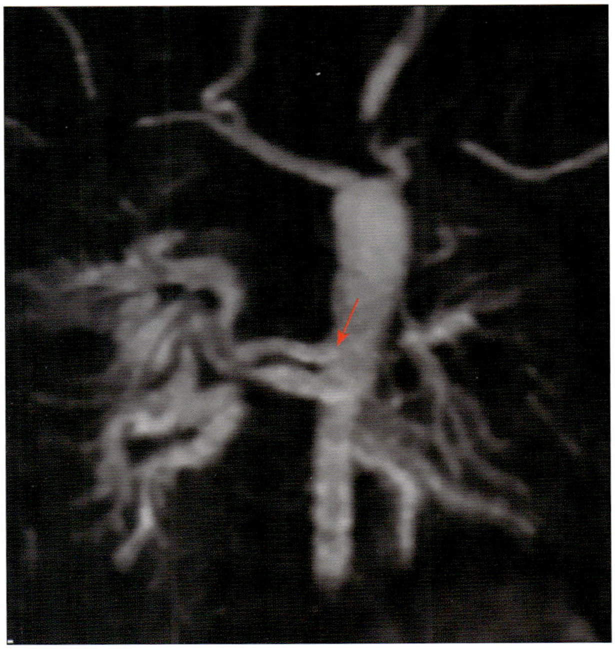

图 2-12-5 法洛四联症
造影增强磁共振血管成像显示粗大的侧支血管（红箭）

脉和位置偏后的侧支循环血管很有帮助

心血管造影表现

- 法洛四联症心血管造影检查最好既做坐观位右心室造影，也做长轴斜位左心室造影，对于部分病例还加做升主动脉造影
- 法洛四联症右室造影主要观察肺动脉及右室流出道的解剖，正常心脏肺动脉从前下走向后上，正位投照时肺动脉有重叠缩短，法洛四联症肺动脉的走向比正常心脏更为水平，肺动脉重叠缩短更严重，故法洛四联症右室造影必须用坐观位投照才能使 X 线与肺动脉趋于垂直，减少肺动脉的重叠缩短
- 坐观位右室造影能较好地显示肺动脉瓣环狭窄，瓣膜增厚、狭窄，肺动脉主干狭窄，肺动脉分叉狭窄，左右肺动脉起始部狭窄及肺内周围肺动脉狭窄（图 2-12-6）
- 法洛四联症坐观位右室造影读片时首先应注意观察右室漏斗部，正常心脏右室漏斗部呈上小下大的梯形。在法洛四联症时，右室漏斗部横径较小，呈管状或上大下小的倒三角形，漏斗部间隔向右室侧移位且肥厚，在心室的舒张期漏斗部形态异常，反映该狭窄为器质性改变
- 法洛四联症坐观位右室造影读片时其次应注意观察肺动脉瓣，正常时肺动脉瓣环直径不小于主动脉瓣环，肺动脉瓣叶薄如纸状，心室收缩时瓣叶开放，法洛四联症肺动脉瓣环明显小于主动脉瓣环，肺动脉瓣膜明显增厚，瓣叶开放受限
- 法洛四联症坐观位右室造影读片时还应注意观察肺动脉主干和左右肺动脉，正常心脏肺动脉干与升主动脉直径相仿，法洛四联症右室造影时，升主动脉与肺动脉干同时显影，可见肺动脉主干明显窄于升主动脉。坐观位右室造影肺动脉干呈管状、漏斗状或局限性狭窄均能很好显示，对肺动脉干分叉部的狭窄显示也很好。观察周围肺动脉狭窄是法洛四联症右室造影最主要的目的，周围肺动脉的狭窄若术前未能诊断，术中可能不被发现，周围肺动脉狭窄以左肺动脉起始部局限性狭窄最为常见
- 法洛四联症左室造影首选体位为长轴斜位，长轴斜位左室造影 X 线与前部室间隔相切，能很好地显示法洛四联症主要室间隔缺损的直接征象（图 2-12-7），了解其大小及部位，读片时除观察主要室间隔缺损外，更主要的是要观察有无多发性室间隔缺损存在
- 长轴斜位左室造影时如在主要室间隔缺损下方

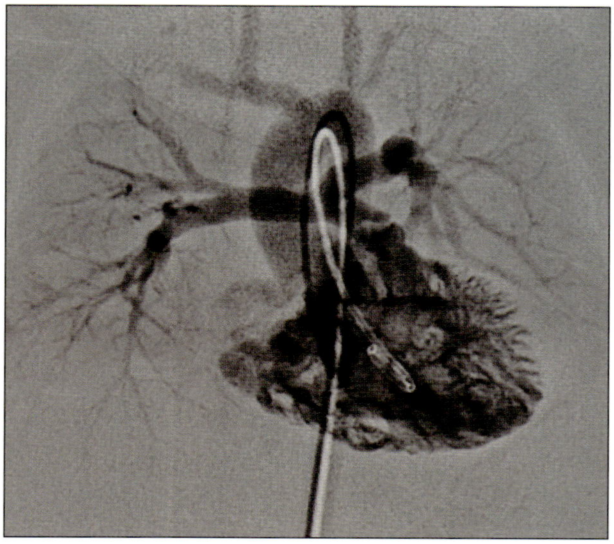

图 2-12-6 法洛四联症

坐观位右室造影，显示肺动脉瓣环狭窄，瓣膜增厚，肺动脉主干和左右肺动脉狭窄

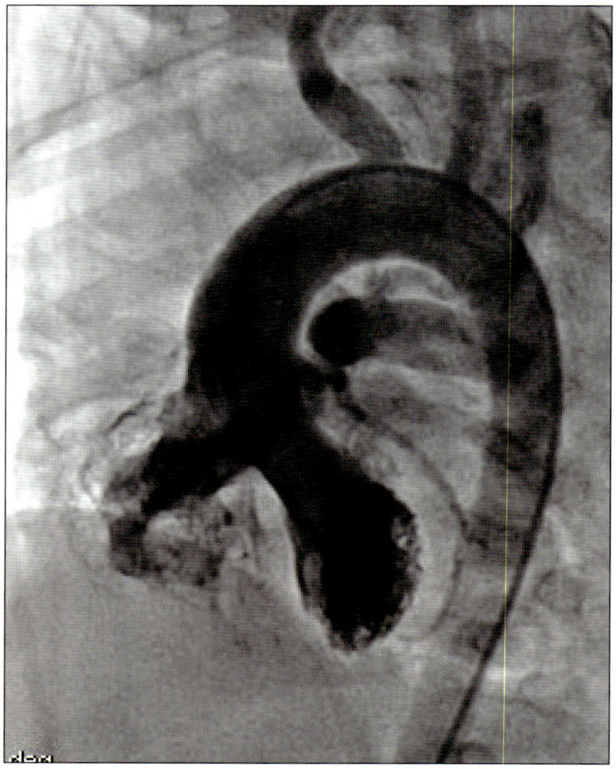

图 2-12-7 法洛四联症

长轴斜位左室造影。显示室间隔缺损的直接征象，排除多发性室间隔缺损，显示主动脉骑跨的程度

见造影剂自左室向右室分流，表示肌部有多发性室间隔缺损存在，左室造影诊断或排除多发性室间隔缺损要明显优于右室造影

- 长轴斜位左室造影 X 线与室间隔呈切线位，能很好地显示主动脉骑跨的程度。在心室舒张期，不含造影剂的血从左房进入左室，形成一圆形负性阴影，勾画出二尖瓣的轮廓，可显示二尖瓣与主动脉瓣纤维连续表现。长轴斜位投照时可较好地拉开主动脉弓，显示有无动脉导管未闭
- 长轴斜位左室造影左右心室均显影，且互不重叠，可较好地判断左室发育的情况。长轴斜位投照还能较好显示左肺动脉起始部局限性狭窄
- 于法洛四联症长轴斜位左室造影片上，冠状动脉能很好地显示。冠状动脉正常者。于主动脉瓣的后方可清楚地见到左冠状动脉主干分为二支，回旋支向后走行于左房室沟中。前降支向前走行于室间沟中。如未见到前降支从左冠状动脉发出。要注意观察其是否起于右冠状动脉近端
- 单支左冠状动脉是另一常见的冠状动脉异常，在明确了单支冠状动脉后应注意观察右冠状动脉发出的部位，若右冠状动脉从左前降支发出。其必然横过右室流出道，影响手术，若右冠状动脉从左回旋支发出，则走行于主动脉的后方，不影响手术；若右冠状动脉从左冠状动脉主干发出，其走行方向不定，可向前横过右室流出道，也可能走行于主动脉后方，需结合其他体位分析
- 左室造影未能显示冠状动脉解剖或疑及冠状动脉有异常者，应加做升主动脉根部造影，主动脉造影一般足以显示冠状动脉解剖，不必依靠选择性冠状动脉造影来显示冠状动脉（图 2-12-8）

核医学表现

- 一般不用于本病的诊断

推荐影像学检查

- 胸部 X 线平片典型的“靴型心”结合临床发绀的表现可对大多数患者作出正确的诊断
- 超声心动图根据典型的对位不良室间隔缺损伴主动脉骑跨和右心室流出道梗阻可作出明确诊断
- 对于周围肺动脉的狭窄、体 - 肺侧支循环和冠状动脉的走行情况尚需进一步 MRI、CT 或 DSA 检查

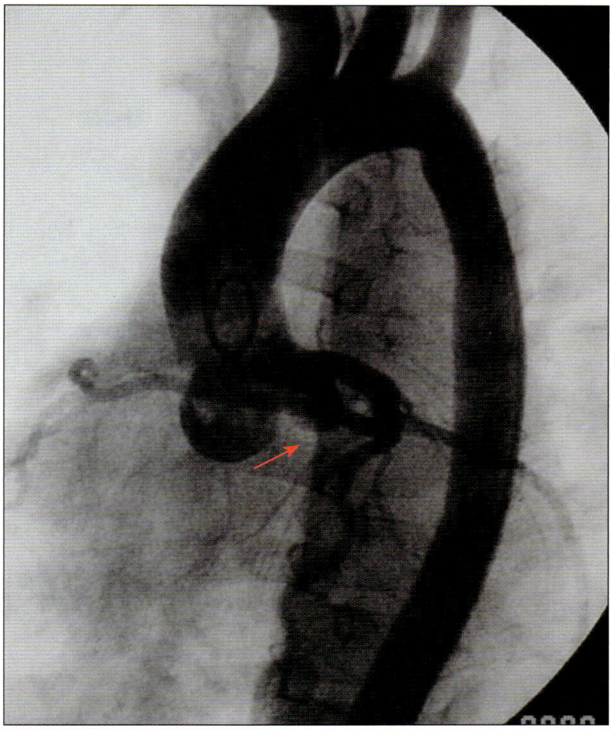

图 2-12-8　**法洛四联症**
升主动脉根部造影见单支冠状动脉，右冠状动脉从左冠状动脉发出（红箭）

【鉴别诊断】

- 法洛四联症要与右室双腔鉴别
- 右室双腔的室间隔缺损以膜部缺损最常见，其中半数以上的病例有某种程度的室间隔膜部瘤形成，此点与法洛四联症明显不同，法洛四联症的室间隔缺损极少伴有室间隔膜部瘤形成
- 另外右室双腔的室间隔缺损可为限制性缺损，也可为非限制性缺损，但以限制性居多，而法洛四联症几乎均为非限制性的连接不良型缺损

诊断与鉴别诊断精要

- 胸部 X 线平片为“靴型心”
- 对位不良室间隔缺损伴主动脉骑跨和右心室流出道梗阻是明确诊断的关键
- 对于周围肺动脉的狭窄，体 - 肺侧支循环和冠状动脉的走行情况 MRI、CT 检查效果更好

重点推荐文献

[1] Holmqvist C et al：Pre-operative evaluation with MR in tetralogy of fallot and pulmonary atresia with ventricular septal defect. Acta Radiol，2001，42：63-69.

[2] Helbing WA et al：Clinical applications of cardiac megnetic resonance imaging after repair of tetralogy of Fallot. Pediatr Cardiol，2000，21：70-79.

[3] Greenberg SB et al：Megnetic resonance imaging compared with echocardiography in the evaluation of pulmonary artery abnormalities in children with tetralogy of Fallot palliative and corrective surgery. Pediatr Radiol，1997，27：932-935.

第 13 节 肺动脉闭锁合并室间隔缺损

【概念与概述】

- 肺动脉闭锁伴室间隔缺损（pulmonary atresia with ventricular septal defect，PA/VSD）较少见，为心室与肺动脉间不存在管道连接，也无血液流通，二个心室的间隔有缺损
- 肺动脉闭锁伴室间隔缺损的名称比较混淆，以往曾称为永存动脉干Ⅵ型，假性永存动脉干，现已很少用
- 以往也有作者认为合并室间隔缺损的肺动脉闭锁是重症法洛四联症的后果，现大多数作者则认为肺动脉闭锁合并室间隔缺损为一种相对独立的畸形。在实际工作中，由于肺动脉闭锁，也很难确定如果没有闭锁，该肺动脉是起于右心室还是起于左心室，故称为肺动脉闭锁伴室间隔缺损最恰当

【病因与病理】

- 肺动脉闭锁伴室间隔缺损患者肺动脉闭锁的范围及程度差异很大，可累及中央（肺外）肺动脉的近端部分或广泛闭锁。多数为肺动脉瓣及肺动脉总干的近端部分闭锁
- 肺动脉闭锁后必然存在其他途径供应肺部血流，主要有动脉导管、直接的主动脉 - 肺侧支动脉（源自降主动脉）、间接的主动脉 - 肺侧支动脉（源自主动脉弓的分支动脉，如锁骨下动脉）、冠状动脉、第五对主动脉弓、支气管动脉或胸膜动脉丛
- 动脉导管常为单侧，且多数合并汇合的中央肺动脉
- 主动脉 - 肺侧支动脉可以在纵隔内与中央肺动脉连接，(约占 40%)，也可在肺叶或节段支气管水平与肺内动脉吻合
- 室间隔缺损为膜周部位或漏斗部位，呈对位不良。升主动脉扩大、右移
- 右位动脉弓较常见（26% ~ 50%）。右室流出道呈盲端，漏斗部的长度正常或明显缩短

【临床表现】

- 临床上，PA/VSD 患儿出生后即有发绀，呼吸困难，喂养不易
- 随动脉导管的闭合症状加重
- 患儿喜蹲踞，伴杵状指（趾），智力下降
- 部分患儿由于肺循环由粗大的体 - 肺侧支血管供血，发绀反而较轻
- 胸骨左缘听不到收缩期喷射样杂音，因为这些侧支血管多起自降主动脉，可在胸前，特别是背部，脊柱两侧闻及连续性杂音
- 心电图示电轴右偏，右室肥厚

【影像表现】

概述

- 肺动脉闭锁伴室间隔缺损系一重症发绀型先天性心脏病，虽其自然存活时间并不短，但手术治疗很困难，常需做多次手术
- 手术条件最好者为肺动脉瓣闭锁，二侧肺动脉汇合并有较好的肺动脉干存在者。二侧肺动脉汇合但无肺动脉主干者也有较好的手术条件
- 二侧肺动脉不汇合者手术条件较差。影像学检查显示肺动脉闭锁伴室间隔缺损患者的纵隔内是否有汇合的肺动脉和侧支血管情况最为重要

X 线表现

- 肺动脉闭锁伴室间隔缺损 X 线平片表现较有特征性，心脏轻度到中度增大，心影呈靴型，肺动脉段凹陷，心尖上翘，肺血明显减少并可见肺纹紊乱等侧支循环征象，升主动脉增宽，有时可见上段降主动脉横径有一突然的变小改变，往往提示于次处有较大的侧支血管发出
- 右位主动脉弓也是肺动脉闭锁伴室间隔缺损胸部 X 线摄片时常可见到的主动脉异常，增大的主动脉结位于气管的右侧，气管向左移位，脊柱右侧密度高于左侧，右位主动脉弓的存在对肺动脉闭锁伴室间隔缺损有一定的诊断价值（图 2-13-1）

超声心动图表现

- 肺动脉闭锁伴室间隔缺损超声心动图可显示右心室与主肺动脉间无连接，主动脉增宽及骑跨程度。室间隔缺损的部位和大小，右心室的继发改变，包括肌壁肥厚、心腔扩大，三尖瓣关闭不全等
- 超声心动图可了解左心室发育情况
- 对体 - 肺动脉侧支循环情况的显示，超声心动图目前还不如心血管造影、CT 和 MRI
- 胸骨旁主动脉根部短轴及剑突下矢状切面等均能显示右心室流出道与肺动脉连接关系，附加多普勒超声彩色血流显像可以显示右心室与肺动脉连接中断，在肺动脉内没有自右心室来的前向血流。心尖五腔，胸骨旁左室长轴及剑突下切面中可见主动脉增宽骑跨于室间隔上以及对位不良的室间隔缺损

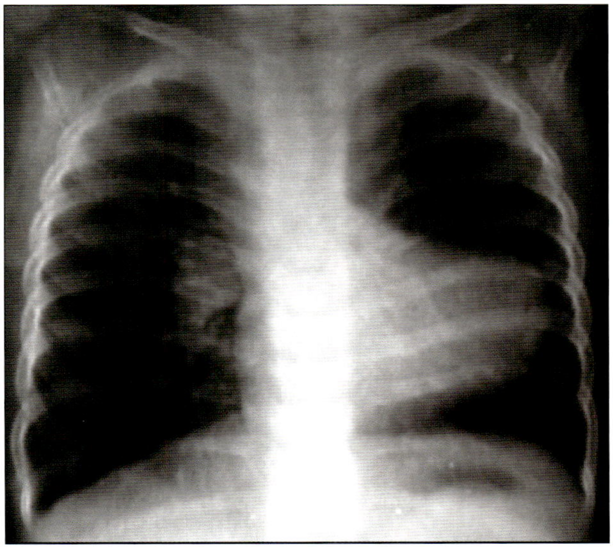

图 2-13-1　肺动脉闭锁伴室间隔缺损

X 线平片心影呈靴型，右位主动脉弓

CT 表现

- 肺动脉闭锁伴室间隔缺损多层螺旋 CT 检查对诊断较大的帮助
- 多层螺旋 CT 检查可通过观察室间隔连续性是否中断来判断室间隔缺损的大小和部位，对主动脉骑跨也能很好显示
- 多层螺旋 CT 则对肺动脉闭锁伴室间隔缺损的纵隔内肺动脉、外周肺动脉和侧支血管情况显示也有其独特的价值（图 2-13-2），由于可做横断位重建，多层螺旋 CT 对于判断和区别侧支循环血管和真正的肺动脉要比 DSA 心血管造影更直观

MRI 表现

- 肺动脉闭锁伴室间隔缺损做 MRI 检查对诊断较大的帮助，MRI 自旋回波 T1W 图像可显示右室漏斗部或肺动脉瓣闭锁的直接征象和左、右心室的大小，也可通过观察室间隔连续性是否中断来判断室间隔缺损的大小和部位，对主动脉骑跨也能很好显示
- MRI 梯度回波电影序列则对左心室舒张末容量和左心室射血分数等可比较准确地测量，也可显示心室水平的双向分流血流
- 造影增强磁共振血管成像序列则对肺动脉闭锁伴室间隔缺损的纵隔内肺动脉、外周肺动脉和侧支血管情况显示也有其独特的价值（图 2-13-3）

心血管造影表现

- 肺动脉闭锁伴室间隔缺损首先可用右心导管做右室造影，坐观位投照。其次做长轴斜左室造

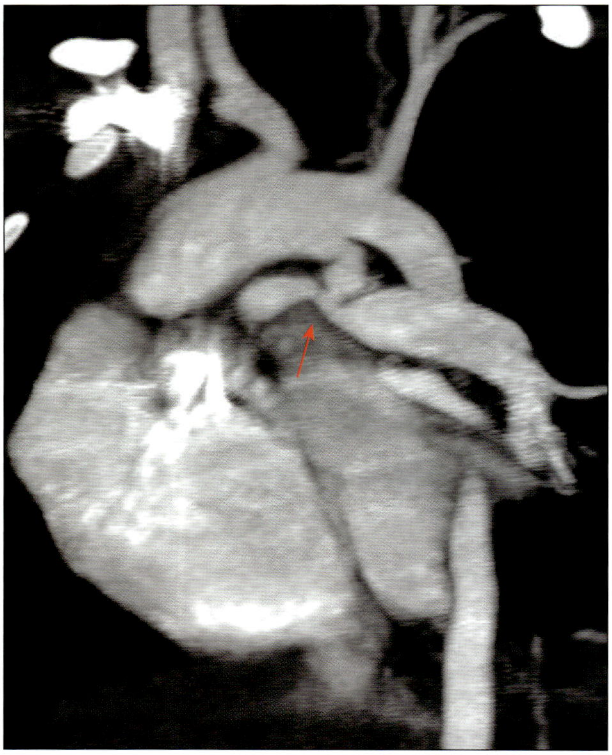

图 2-13-2 肺动脉闭锁伴室间隔缺损
多层螺旋 CT 显示动脉导管未闭和纵隔内肺动脉（红箭）

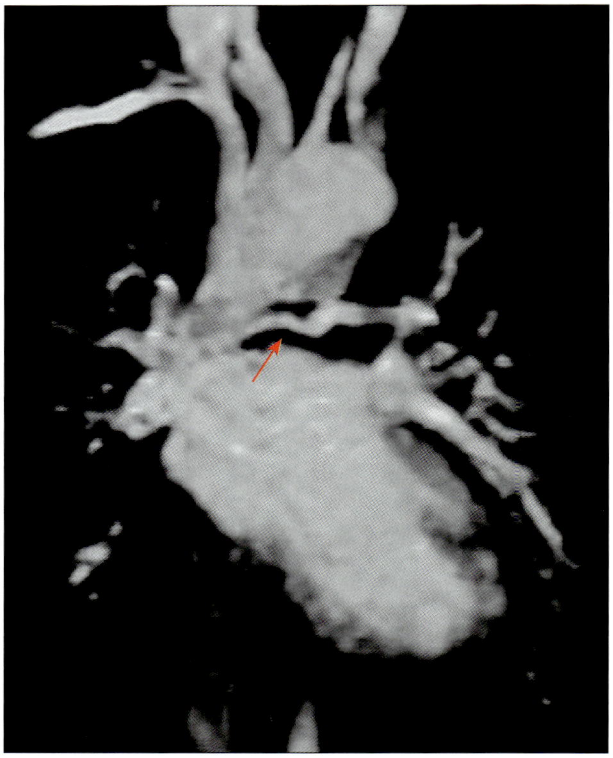

图 2-13-3 肺动脉闭锁伴室间隔缺损
造影增强磁共振血管成像序列显示汇合的纵隔内肺动脉（红箭）

影，再做主动脉造影，为更好地显示纵隔内肺动脉，有时还须加做选择性侧支血管造影

- 坐观位右室造影可见造影剂经室间隔缺损进入主动脉、右室漏斗部或肺动脉瓣闭锁，并能很好地显示主动脉弓及头臂动脉，有时可隐约显示侧支血管及肺动脉形态
- 肺动脉闭锁伴室间隔缺损长轴斜位左室造影能很好地显示左心室发育情况，室间隔缺损的大小、部位及有无多发性缺损。能很好地显示主动脉骑跨及其与二尖瓣前瓣是否为纤维连续。长轴斜位左室造影还常能较好地显示动脉导管的形态
- 肺动脉闭锁伴室间隔缺损宜做肝锁位升主动脉或主动脉弓造影。由于肺动脉闭锁伴室间隔缺损的动脉导管以垂直型居多，肝锁位虽只有左斜 40 度，但足以显示动脉导管的形态，且肝锁位对二侧肺动脉显示较好
- 肺动脉闭锁伴室间隔缺损读片时应特别注意二侧肺动脉是否汇合，有无肺动脉主干存在，肺动脉主干与闭锁的肺动脉瓣或右室漏斗部间的距离，左肺动脉起始部是否有狭窄以及肺内肺动脉分布状况等
- 若从左右室造影上初步明确肺动脉主要由降主动脉发出的侧支血管供血，则不做升主动脉造影而做坐观位降主动脉造影，降主动脉造影读片时要注意观察侧支血管的发出部位及其与肺动脉吻合的部位有无狭窄。当侧支血管很多时，应注意区别侧支血管与真正的肺动脉，坐观位投照时，从降主动脉发出，位置偏后的侧支血管被投影向头端，而位置偏前的真正肺动脉被投影向尾端，相互重叠减少（图 2-13-4），当二侧肺动脉汇合时，肺动脉的形态呈飞鸟状，在数字电影上，肺动脉受心跳影响，随心搏而上下移动，侧支血管则不会随心跳而移动
- 当降主动脉造影对肺动脉显影仍不满意时，可做选择性侧支血管造影，根据病情可进行侧支血管填塞术

核医学表现

- 一般不用于本病的诊断

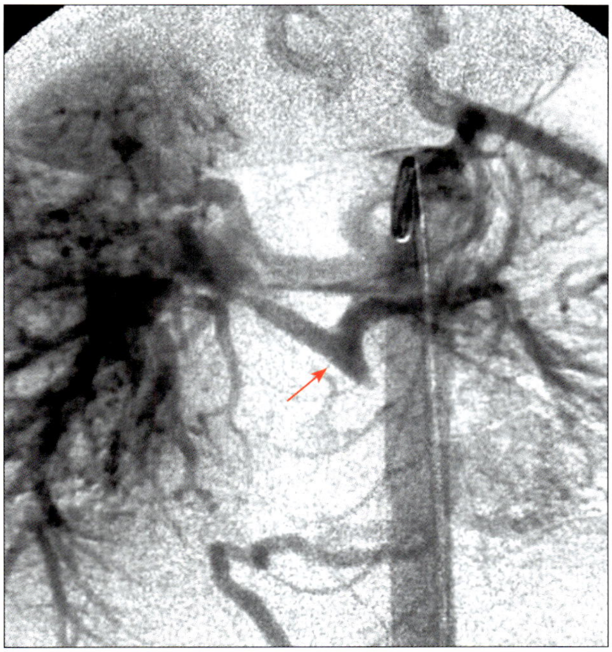

图 2-13-4 肺动脉闭锁伴室间隔缺损

坐观位降主动脉造影，二侧肺动脉汇合（红箭），侧支血管在向头端，真正肺动脉在尾端

推荐影像学检查

- 胸部 X 线平片典型的“靴型心”结合临床紫绀的表现可对大多数患者作出正确的诊断
- 超声心动图对典型的肺动脉闭锁伴室间隔缺损可作出明确诊断
- 但对于患者的纵隔内是否有汇合的肺动脉和侧支血管情况尚需进一步 MRI、CT 或 DSA 检查

【鉴别诊断】

- 肺动脉闭锁伴室间隔缺损如仅为肺动脉瓣闭锁，二侧肺动脉汇合并有较好的肺动脉干存在，要于法洛四联症鉴别。肺动脉主干内的血流方向是鉴别要点
- 肺动脉闭锁伴室间隔缺损有时有要和肺动脉闭锁伴室间隔完整来鉴别，除有无室间隔缺损外，肺动脉闭锁伴室间隔完整者肺动脉干及其分支发育不良的很少，在出生时很少建立侧支循环，右心室发育不良，可以鉴别

诊断与鉴别诊断精要

- 胸部 X 线平片为“靴型心”
- 肺动脉闭锁伴室间隔缺损患者肺动脉闭锁的范围及程度差异很大，对于患者的纵隔内是否有汇合的肺动脉和侧支血管情况需 MRI、CT 检查。由于可做横断位重建，MRI 和 CT 对于判断和区别侧支循环血管和真正的肺动脉要比 DSA 心血管造影更直观

重点推荐文献

[1] Roche KJ，Rivera R，Argilla M，et al. Assessment of vasculature using combined MRI and MR angiography. AJR Am J Roentgenol，2004，182：861-866.

[2] Kannan BR，Anil SR，Kumar RK. Cannulation of patent arterial duct in patients with pulmonary atresia and ventricular septal defect. Catheter Cardiovasc Interv，2005，65：455-458.

[3] Davies B，Mussa S，Davies P，et al. Unifocalization of major aortopulmonary collateral arteries in pulmonary atresia with ventricular septal defect is essential to achieve excellent. outcomes irrespective of native pulmonary artery morphology. J Thorac Cardiovasc Surg，2009，138：1269-1275.

第 14 节 肺动脉闭锁伴室间隔完整

【概念与概述】

- 肺动脉闭锁伴室间隔完整（pulmonary atresia with intact ventricular septum，PA/IVS ）较少见，多数见于新生儿，在东方人群的发生率相对较高。这种先天性畸形多数单独涉及肺动脉瓣闭锁，应该与肺动脉闭锁合并圆锥动脉干畸形区别

【病因与病理】

- PA/IVS 虽然主要的病理改变位于肺动脉瓣，由于右室流出道梗阻，导致右心室流入道和体部也有明显的病理学变化，肺动脉闭锁时通常右心室发育不良，右心室腔的大小不一
- 右心室腔可非常小，甚至只有流入道部分。右心室各部分大小的测量，尤其是三尖瓣环大小的测量，是研究这种畸形病理解剖的一个组成部分
- 尽管肺动脉瓣闭锁，多数患儿肺动脉总干及分支内径正常。肺循环由长而扭曲的动脉导管供血。肺动脉发育不良较少见

【临床表现】

- 患儿出生后即有严重发绀，缺氧发作，喂养困难。心房水平分流量少者症状更重。随着动脉导管的闭合亦使症状加重。一般心前区和胸骨左缘第二～四肋间无杂音。当出生后确诊为本畸形，维持动脉导管开放非常重要

【影像表现】

概述

- 心脏超声可显示 PA/IVS 的主要畸形和右心室各部分大小，右心室发育不良的程度是 PA/IVS 的诊断关键。磁共振对右心室大小和功能的评价比较可靠

X 线表现

- 室间隔完整型肺动脉闭锁 X 线平片表现与其年龄有一定的关系，患儿出生后 1 ～ 3 天心脏不大或仅轻度增大，以后呈进行性增大，可发展到重度增大，心脏增大的程度主要与三尖瓣关闭不全的严重程度和卵圆孔的大小有关
- 室间隔完整型肺动脉闭锁心脏增大主要为右心房增大，心影右缘下段向右膨突，其最凸出点偏高（图 2-14-1），绝大多数室间隔完整型肺动脉闭锁右心室缩小，少数右心室增大

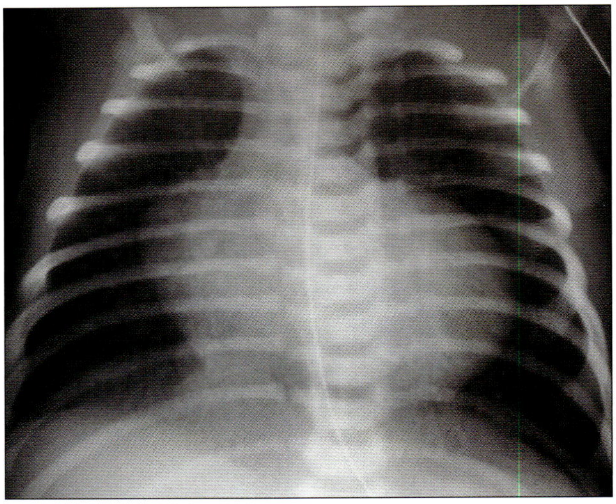

图 2–14–1 室间隔完整型肺动脉闭锁

正位平片，心影右缘下段向右膨突，肺血减少

- 室间隔完整型肺动脉闭锁 X 线平片肺血减少常明显，肺动脉凹陷，与其他肺血明显减少的先天性心脏病，如重症法洛四联症等相比，室间隔完整型肺动脉闭锁虽肺血减少明显，但侧支循环血管形成的改变要少见得多
- 室间隔完整型肺动脉闭锁 X 线平片可表现为左心缘饱满，主动脉结稍突出，此系由于由动脉导管向肺循环供血，使左心室增大，主动脉扩张所致。右位主动脉弓在室间隔完整型肺动脉闭锁中也相当少见

超声心动图表现

- 二维超声心动图可观察左、右心室大小和发育情况，三尖瓣有否狭窄或关闭不全及其程度，心房水平分流的大小，主肺动脉发育的情况，但对肺内动脉和侧支循环的观察受限
- 室间隔完整型肺动脉闭锁二维超声心动图胸骨旁右心室流出道长轴、胸骨旁主动脉根部短轴、剑突下短轴等切面中可以观察右心室流出道部分、肺动脉瓣及肺动脉总干，确定肺动脉闭锁并可区别膜型闭锁或肌型闭锁
- 结合彩色多普勒血流显像检查右心室与肺动脉连接处，有无前向血流对确定闭锁非常重要

CT 表现

- 室间隔完整型肺动脉闭锁做 CT 检查对诊断有

一定的帮助，CT 可较好地显示室间隔完整型肺动脉闭锁的右心室发育的大小和右室心肌的厚度

- 多层螺旋 CT 对有无外周肺动脉狭窄显示较好，对动脉导管形态也显示很好，对于做了姑息性的 Blalock 分流手术者可较好地显示分流管道是否还通畅

MRI 表现

- 室间隔完整型肺动脉闭锁 MRI 自旋回波 T1W 和梯度回波电影序列图像可较好地显示右心室发育的大小和右室心肌的厚度，并可很好地随访比较
- 梯度回波电影序列上可见异常血流束从右心室反流入右心房。梯度回波电影序列对右心室大小和射血分数测定相当准确（图 2-14-2）
- 造影增强磁共振血管成像序列则对有无外周肺动脉狭窄显示较好，对动脉导管形态也显示很好

心血管造影表现

- 室间隔完整型肺动脉闭锁心血管造影可做右室造影，正位和左侧位投照。还须做肝锁位左室造影或升主动脉造影，用于观察冠状动脉，动脉导管，侧支循环血管和肺动脉
- 心血管造影时，首先要注意右心室发育情况，要观察右室流入道，流出道和小梁区三个部分是否都存在（图 2-14-3），并要测量流入道，流出道的长度和三尖瓣瓣环的直径，其次要观察有无心肌血窦间隙开放

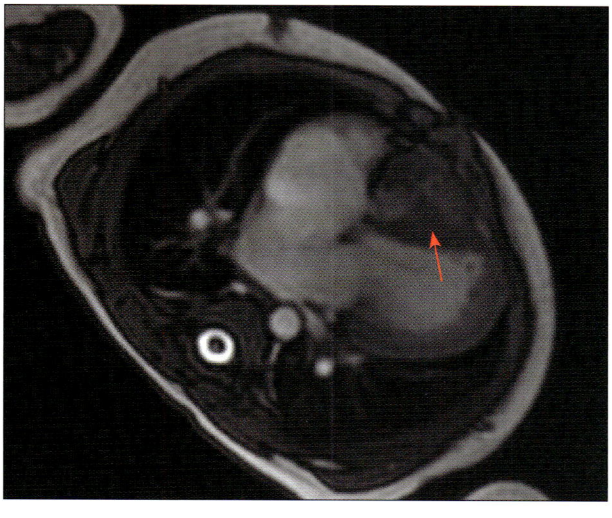

图 2-14-2 室间隔完整型肺动脉闭锁

梯度回波电影序列，显示右心室发育小（红箭）和右室心肌厚

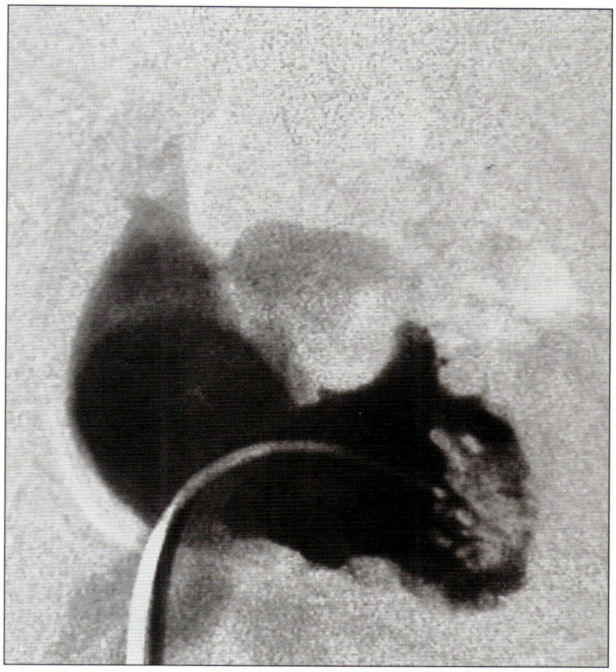

图 2-14-3 室间隔完整型肺动脉闭锁

正位右室造影，肺动脉不显影，右室流入道、流出道和小梁区三个部分都存在

- 心肌血窦间隙开放者右室造影时造影剂经开放的心肌血窦间隙逆行充盈冠状动脉（图 2-14-4），当冠状动脉显影后，则要注意观察有无冠状动脉狭窄和闭锁存在，右心室发育情况和有无心肌血窦间隙开放对室间隔完整型肺动脉闭锁手术方式的选择有很大的关系
- 心血管造影诊断时，其次要注意肺动脉的发育情况，左室造影和主动脉造影均可较好地显示动脉导管和肺动脉形态。室间隔完整型肺动脉闭锁左室造影和主动脉造影读片时，还应注意观察冠状动脉，要了解有无冠状动脉 狭窄和闭锁。对于准备做 Blalock 分流手术者，还要注意头臂动脉的形态

核医学表现

- 一般不用于本病的诊断

推荐影像学检查

- X 线平片和心脏超声检查是每个 PA/IVS 患者必做的影像学检查方法
- X 线平片主要观察心脏大小和肺血多少
- 心脏超声可显示 PA/IVS 的主要畸形和右心室各部分大小

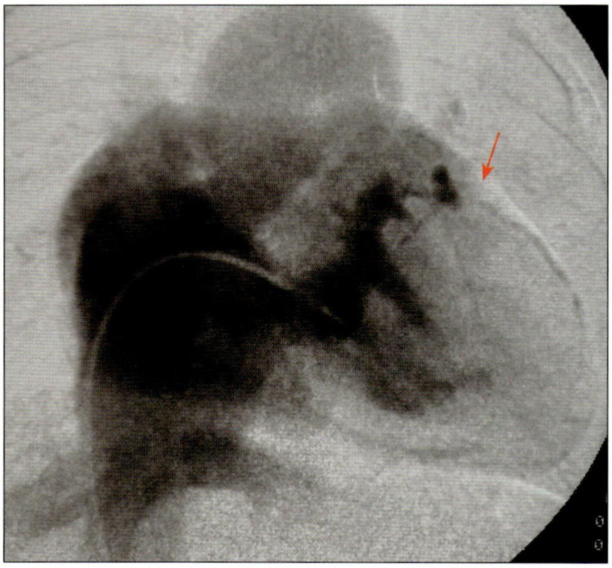

图 2-14-4 室间隔完整型肺动脉闭锁
正位右室造影，右心室发育差，有心肌血窦间隙开放。造影剂经开放的心肌血窦间隙逆行充盈冠状动脉（红箭）

- 有时为进一步明确肺动脉发育和右心室大小，也可加做多层螺旋 CT 或磁共振。在一般情况下多层螺旋 CT 和磁共振这两种检查方法只需要做一种。其中磁共振对右心室大小和功能的评价比较可靠
- PA/IVS 患者，为观察外周血管和冠状动脉有无与右心室相通等，有时也会做心血管造影检查

【鉴别诊断】

- 室间隔完整型肺动脉闭锁和肺动脉闭锁伴室间隔缺损的一个区别在于前者绝大多数经由未闭的动脉导管向肺动脉供血，二侧肺动脉汇合，有肺动脉主干存在；而后者由发自主动脉的侧支循环血管向肺动脉供血相当多见，二侧肺动脉不汇合或没有肺动脉主干存在的情况也较多见

诊断与鉴别诊断精要

- 右心室发育不良的程度是 PA/IVS 的诊断关键。磁共振对右心室大小和功能的评价比较可靠
- PA/IVS 患者，为观察外周血管和冠状动脉有无与右心室相通等，有时也会做心血管造影检查

重点推荐文献

[1] Harikrishnan S，Tharakan J，Titus T，et al. Central pulmonary artery anatomy in right ventricular outflow tract obstructions. Int J Cardiol，2000，73：225-230.

[2] Kellenberger CJ，Yoo SJ，Buchel ER. Cardiovascular MR imaging in neonates and infants with congenital heart disease. Radiographics，2007，27：5-18.

[3] Sondergaard L，Stahlberg F，Thomsen C. Magnetic resonance imaging of valvular heart disease. J Magn Reson Imaging，1999，10：627-638.

第 15 节　右心室双出口

【概念与概述】

- 右心室双出口（double-outlet right ventricle，DORV）的诊断标准各病理学家意见有些不一致
- 两支大动脉完全或基本完全起自解剖学的右心室，两组半月瓣与房室瓣均无纤维连接是比较严格的定义
- 右心室双出口几乎总并存室间隔缺损，可有或无肺动脉狭窄
- 也有病理学家认为两支大动脉均 50% 以上起自解剖学的右心室，即可称右心室双出口

【病因与病理】

- 右心室双出口可发生在心房位置正常，心房位置反位或心房对称位
- 在右心室双出口中室间隔缺损为解剖左心室的唯一流出道，室间隔缺损一般为非限制性，室间隔缺损的位置与右心室双出口的分类密切有关，通常依照室间隔缺损与大动脉关系将室间隔缺损分成主动脉下室间隔缺损、肺动脉下室间隔缺损、双动脉下室间隔缺损及远离大动脉室间隔缺损等类型
- 右心室双出口可伴或不伴肺动脉狭窄，有无肺动脉狭窄也与右心室双出口的分类密切有关，伴肺动脉流出道梗阻时狭窄多见于漏斗部，也有单纯瓣膜狭窄，或伴瓣膜，瓣环和肺动脉发育不良
- 主动脉下狭窄少见，主要发生在肺动脉下室间隔缺损的右心室双出口，此时易有主动脉缩窄
- 右心室双出口的血流动力学与室间隔缺损大小及其与大动脉关系有关，可以分别类似于室间隔缺损合并肺动脉高压（主动脉下室间隔缺损无肺动脉狭窄），法洛四联症（主动脉下室间隔缺损伴肺动脉狭窄）及完全性大动脉转位（肺动脉下室间隔缺损）

【临床表现】

- 右心室双出口的临床表现与室间隔缺损大小及其与大动脉关系有关，可以分别类似于室间隔缺损合并肺动脉高压，法洛四联症及完全性大动脉转位等。临床上一般有活动受限，半数以上有蹲踞现象，少数亦有缺氧发作，心力衰竭及咯血史。胸骨左缘可闻及较粗的收缩期杂音，伴震颤者近半数。可有发绀及杵状指（趾）。心电图以右室肥厚及电轴右偏量常见

【影像表现】

概述

- 右心室双出口的影像表现变化很大，其表现与室间隔缺损大小及其与大动脉关系有关，可以分别类似于室间隔缺损合并肺动脉高压（主动脉下室间隔缺损无肺动脉狭窄），法洛四联症（主动脉下室间隔缺损伴肺动脉狭窄）及完全性大动脉转位（肺动脉下室间隔缺损）等。影像检查显示心室与大动脉的连接是右心室双出口的诊断关键

X 线表现

右心室双出口 X 线平片表现与其病理类型有关

- 主动脉下室间隔缺损不伴肺动脉狭窄的右心室双出口，其血流动力学改变类似大的室间隔缺损，其 X 线平片表现也与大的室间隔缺损相类似，呈肺充血，肺动脉高压，左、右心室增大，左心房增大改变
- 主动脉下室间隔缺损伴肺动脉狭窄的右心室双出口，其血流动力学改变类似法洛四联症，其 X 线平片表现也与法洛四联症相类似，呈肺缺血，右心室增大改变
- 肺动脉下室间隔缺损不伴肺动脉狭窄的右心室双出口，其血流动力学改变类似完全性大动脉转位，其 X 线平片表现也与完全性大动脉转位相类似，心影呈蛋形，肺充血，上纵隔血管阴影狭小

超声心动图表现

- 右心室双出口超声心动图检查显示心室与大动脉的连接是右心室双出口的诊断关键
- 剑突下长轴及短轴流出道切面，胸骨旁左室及右室流出道长轴切面是检查心室流出道最常用的切面
- 在绝大部分右心室双出口中，上述切面均可显示 1 支大动脉完全起自右心室，而另 1 支大动脉部分骑跨在室间隔上。尽管如此，有时二维切面难以完全正确地显示骑跨的大动脉与心室的连接关系

CT 表现

- 多层螺旋 CT 检查对右心室双出口诊断有一定的帮助，多层螺旋 CT 可得到任意角度、任意层厚的最大密度投影重建图像，可确保图像清楚地显示心室大动脉连接情况，对显示二支大动脉均完全起自右心室或有一支大动脉部分骑跨在室间隔上等右心室双出口特征性改变最为可靠
- 对右心室双出口二大血管下均有圆锥及可能存在的肺动脉狭窄（图 2-15-1），左上腔静脉，肺静脉异位引流，主动脉弓的发育不良等对手术有影响的异常也可很好地显示

MR 表现

- 对右心室双出口，MRI 自旋回波 T1W 图像可显示左、右心室的大小，室间隔缺损的大小，通过逐层观察 MRI 自旋回波 T1W 横断位图像，对判断室间隔缺损的部位是位于主动脉下还是位于肺动脉下也有较大的帮助
- 造影增强磁共振血管成像可得到任意角度、任意层厚的最大密度投影重建图像，可确保图像清楚地显示心室大动脉连接情况（图 2-15-2），对显示二支大动脉均完全起自右心室或有一支大动脉部分骑跨在室间隔上等右心室双出口特征性改变最为可靠，通常在右心室双出口主动脉和肺动脉均起自右心室，或绝大部分起自右心室，二大血管下均有圆锥
- 对右心室双出口可能存在的肺动脉狭窄，左上腔静脉，肺静脉异位引流，主动脉弓的发育不良等对手术有影响的异常造影增强磁共振血管成像也可很好地显示
- 除了直接征象外，梯度回波电影序列检查还可清楚地显示右心房增大，右心室增大，并可较好地显示或排除左心室偏小等情况

心血管造影表现

- 右心室双出口心血管造影须做右心室造影和左心室造影。右心室双出口心血管造影须注意主动脉和肺动脉发出的部位，左心室发育情况，室间隔缺损部位、大小、与大血管的关系，二尖瓣与主动脉间有无圆锥，肺动脉的发育情况，冠状动脉的起始和走向，主动脉弓的发育

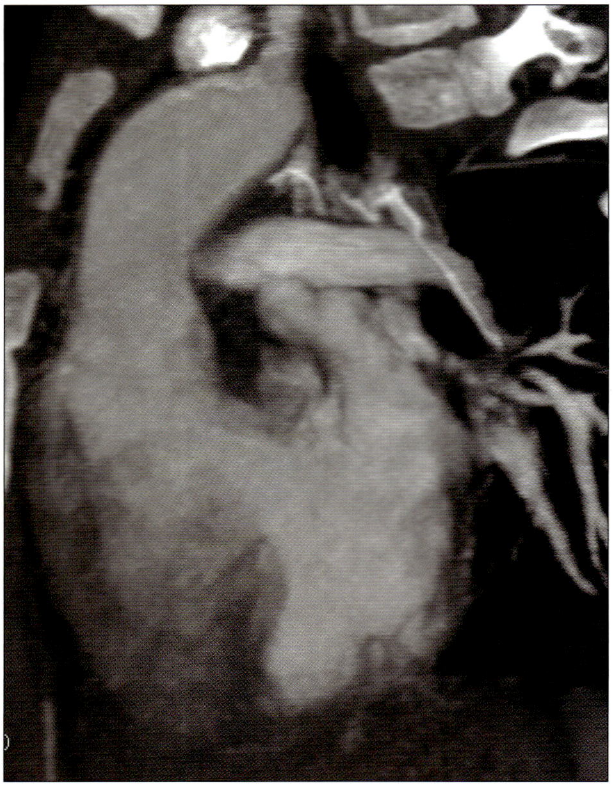

图 2-15-1 右心室双出口
多层螺旋 CT 图像，显示二支大动脉均完全起自右心室，存在肺动脉狭窄

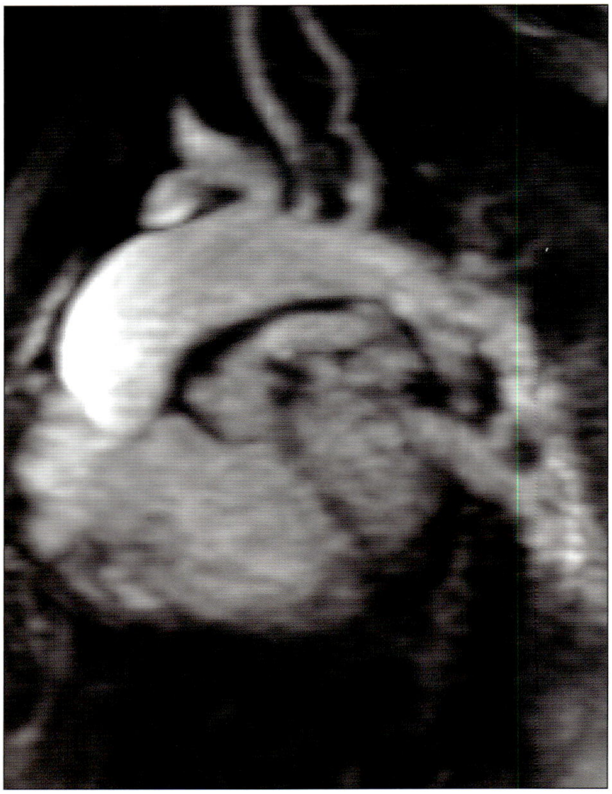

图 2-15-2 右心室双出口
造影增强磁共振血管成像最大密度投影重建图像显示二支大动脉均起自右心室，并存在肺动脉狭窄

以及房室连接情况等

- 通常在右心室双出口主动脉和肺动脉均起自右心室，或绝大部分起自右心室，二大血管下均有圆锥
- 判断室间隔缺损的部位是位于主动脉下，还是位于肺动脉下是右心室双出口心血管造影诊断的难点之一，通常在长轴斜位左心室造影时，X 线与室间隔呈切线位，左、右心室分开良好，为前后关系，此时如主动脉和肺动脉相互重叠，为侧侧关系，则为主动脉下室缺（图 2-15-3），此时如主动脉和肺动脉分开良好，为前后关系，则为肺动脉下室缺（图 2-15-4）

核医学表现

- 一般不用于本病的诊断

推荐影像学检查

- 右心室双出口类型很多，情况复杂，最好在超声心动图之外，加做多层螺旋 CT 或磁共振检查，以明确诊断

【鉴别诊断】

- 主动脉下室缺不伴肺动脉狭窄的右心室双出口，要与大的室间隔缺损鉴别
- 主动脉下室缺伴肺动脉狭窄的右心室双出口，要与法洛四联症鉴别。肺动脉下室间隔缺损不伴肺动脉狭窄的右心室双出口，要与完全性大动脉转位鉴别
- 显示二支大动脉均完全起自右心室或有一支大动脉部分骑跨在室间隔上等右心室双出口特征性改变和二大血管下均有圆锥可作鉴别

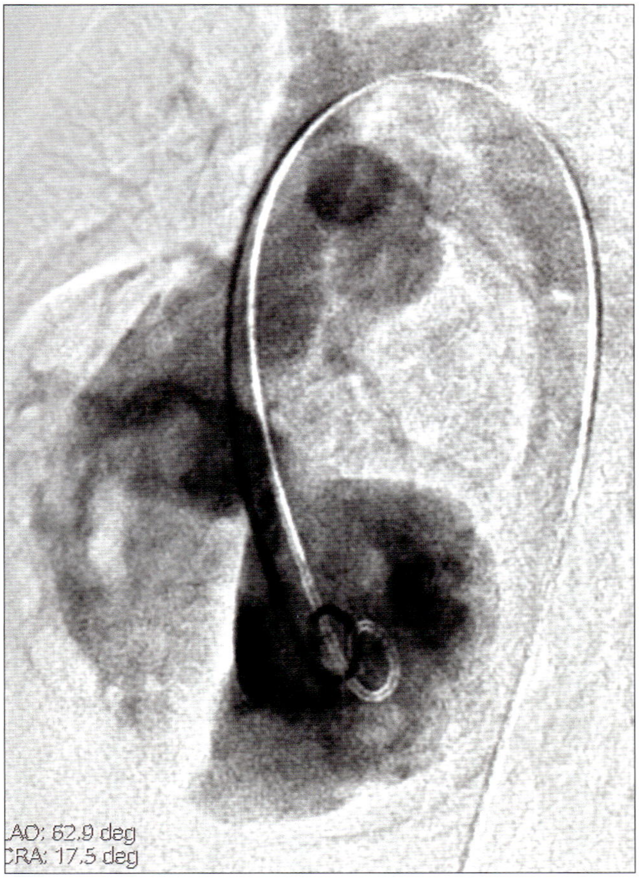

图 2-15-3 **右心室双出口**
长轴斜位左心室造影，X 线与室间隔呈切线位，主动脉和肺动脉相互重叠，为主动脉下室间隔缺损

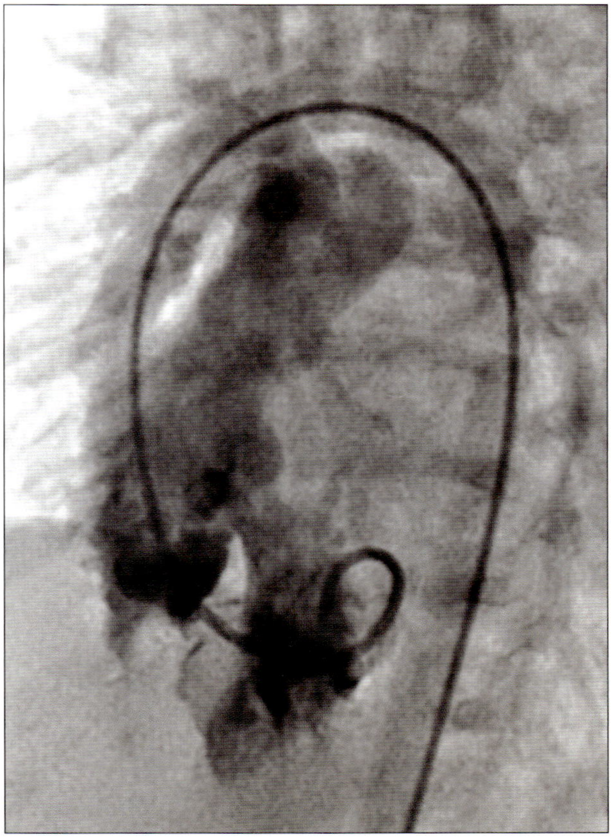

图 2-15-4 **右心室双出口**
长轴斜位左心室造影，X 线与室间隔呈切线位，主动脉和肺动脉分开良好，呈前后关系，为肺动脉下室间隔缺损，该患者有多发性室间隔缺损

诊断与鉴别诊断精要

- 右心室双出口类型很多，情况复杂，在超声心动图之外，要加做多层螺旋 CT 或磁共振检查
- 显示二支大动脉均完全起自右心室或有一支大动脉部分骑跨在室间隔上等右心室双出口特征性改变，二大血管下均有圆锥为诊断关键

重点推荐文献

[1] Restivo A，Piacentini G，Placidi S，et al. Cardiac outflow tract：a review of some embryogenetic aspects of the conotruncal region of the heart. Anat Rec A Discov Mol Cell Evol Biol，2006，288：936-943.

[2] Wetter J，Sinzobahamvya N，Blaschczok HC，et al. Results of arterial switch operation for primary total correction of the Taussig-Bing anomaly. Ann Thorac Surg，2004，77：41-46.

[3] Beekmana RP，Roest AA，Helbing WA，et al. Spin echo MRI in the evaluation of hearts with a double outlet right ventricle：usefulness and limitations. Magn Reson Imaging，2000，18：245-253.

第 16 节 完全性大动脉转位

【概念与概述】

- 完全性大动脉转位（complete transposition of the great arteries），是指房室连接一致，而心室大动脉连接不一致，即解剖右心室与主动脉连接，解剖左心室与肺动脉连接的先天性心脏病
- 完全性大动脉转位主动脉瓣常位于肺动脉瓣右前方，有时也称 D 型大动脉转位（D-transposition of great arteries，D-TGA）
- 完全性大动脉转位是一种严重的发绀性先天性心脏病，为引起婴幼儿早期死亡的最常见的先天性心脏病。占所有先天性心脏病的 7% ～ 8%

【病因与病理】

- 病因

完全性大动脉转位的发生与胚胎时圆锥动脉干的发育异常有关，Van Praagh 认为主动脉下圆锥持续存在并发展，而肺动脉下圆锥被吸收，而使肺动脉瓣与二尖瓣存在纤维连续。由此，大血管关系出现反转，主动脉位于肺动脉前方，形成 TGA

- 特点
    - 完全性大动脉转位房室一致，而心室大动脉不一致，其最明显的特征是主、肺动脉相对位置异常
    - 正常主动脉瓣位于肺动脉瓣右后方，主动脉瓣膜位置低于肺动脉瓣。常见的完全性大动脉转位主动脉在肺动脉的右前方，也可主动脉在肺动脉的正前方、左前方。主动脉瓣瓣膜位置高于肺动脉瓣
    - 冠状动脉起源于主动脉与肺动脉相近的两个窦
- 分类

完全性大动脉转位可按是否合并室间隔缺损及左室流出道梗阻分类

- 完全性大动脉转位室间隔完整，最多，占 50% ～ 60%
- 完全性大动脉转位伴室间隔缺损，无肺动脉狭窄，圆锥间隔移位时，可出现对位不良型室间隔缺损。向前偏移时可造成主动脉瓣下狭窄，此类患者可合并主动脉缩窄或主动脉弓离断
- 完全性大动脉转位伴室间隔缺损和肺动脉狭窄，存活时间最长
- 完全性大动脉转位室间隔完整伴肺动脉狭窄，最少

- 病理生理
    - 完全性大动脉转位患者形成了两个独立平行的血液循环

- 体循环回流的静脉血经右房、右室到主动脉，经全身循环后又回流至右室
- 肺循环回流的氧合血经左房、左室入肺动脉，经肺循环后又回到左室
- 肺、体循环失去正常循环交互，只有在两个循环之间存在交通才能维持生存，如开放的卵圆孔、房间隔缺损、室间隔缺损、动脉导管未闭
- 如两个循环之间分流量小，肺静脉氧合血混合到体循环少，体循环动脉血氧饱和度低，缺氧症状严重
- 完全性大动脉转位患儿肺血管疾病的发生早。大多数伴有室间隔缺损的患儿在 6 个月时可出现肺血管疾病

【临床表现】

- 完全性大动脉转位患儿出生后即有发绀、气促、心力衰竭，且生长发育迟缓
- 绝大多数在 1 岁内死亡。存活至 6 个月以上的婴儿几乎都有杵状指（趾）
- 心脏杂音随合并的畸形而异。“肺动脉第二音亢进”为其特征之一
- 心电图多为右心室肥厚

【影像表现】

概述

- 完全性大动脉转位影像表现变化很大，其表现与是否合并室间隔缺损及左室流出道梗阻有关，显示房室连接一致，而心室大动脉连接不一致，即腔静脉→右心房→右心室→主动脉，左心房→左心室→肺动脉是诊断关键

X 线表现

- 完全性大动脉转位是新生儿期最常见的肺充血的青紫型先天性心脏病，新生儿患青紫型先天性心脏病，X 线胸片若表现为肺充血，首先就应考虑完全性大动脉转位
- 完全性大动脉转位患儿刚出生时心影大小可正常，肺血改变也不明显，出生数日后，心影逐步增大，肺血逐渐增多
- 完全性大动脉转位 X 线胸片表现与是否合并或肺动脉狭窄而有关，无肺动脉狭窄或肺动脉狭窄很轻者，心脏呈中度至重度增大，以向左增大为主，心影呈蛋形，左右心室增大，以右室增大为甚，左右心房也增大，肺动脉段不凸出但肺门血管扩张，呈明显肺充血改变，正位胸片上纵隔血管影狭小也是完全性大动脉转位 X 线胸片的典型表现（图 2-16-1）
- 完全性大动脉转位合并明显肺动脉狭窄者，X 线胸片的表现较不典型，肺血减少，心影略呈靴形

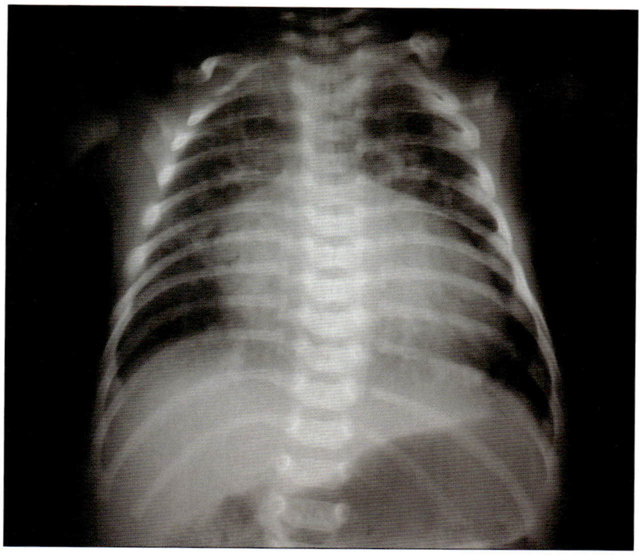

图 2-16-1 完全性大动脉转位
正位 X 线胸片，心影呈蛋形

超声心动图表现

- 胸骨旁长轴切面可显示与右心室相连的主动脉及与左心室相连的肺动脉呈平行关系，主动脉位于肺动脉前方且瓣膜略高于肺动脉
- 胸骨旁短轴切面，可显示主动脉与肺动脉根部的关系，在大多数病例中，主动脉位于肺动脉的右前方
- 心尖五腔切面，声束向前倾斜，可见与右室连接的大动脉向上向后形成主动脉弓，与左室连接的大动脉很快分叉形成左右肺动脉

CT 表现

- CT 检查对完全性大动脉转位诊断有一定的帮助，对于牵涉到房室连接，心室大动脉连接是否一致的复杂先天性心脏病，判断心房位置、心室位置、大动脉位置及其连接十分重要，CT 检查不仅有可能通过直接显示心耳来确定心房位置，还可依靠最小密度投影重建显示双侧主支气管形态来相当准确地推断心房位置
- CT 图像可很好地显示心肌小梁的粗糙程度，据此判断心室位置，心肌小梁粗糙的为形态学右心室，光滑者为形态学左心室
- 房室连接一致，心室大动脉连接不一致，即右

心房→右心室→主动脉，左心房→左心室→肺动脉，是完全性大动脉转位诊断的根本点

- 然后还需观察左、右心室大小，室间隔缺损的有无及大小、部位，有无肺动脉狭窄等
- 多层螺旋CT在重建时可得到任意角度、任意层厚的最大密度投影重建图像，可确保图像清楚地显示房室连接一致，心室大动脉连接（图2-16-2），对完全性大动脉转位诊断效果很好

MR表现

- MRI检查对于牵涉到房室连接，心室大动脉连接是否一致的复杂先天性心脏病，判断心房位置、心室位置、大动脉位置及其连接十分重要，MRI检查不仅有可能通过直接显示心耳来确定心房位置，还可依靠最小密度投影重建显示双侧主支气管形态来相当准确地推断心房位置
- MRI自旋回波T1W图像可很好地显示心肌小梁的粗糙程度，据此判断心室位置，心肌小梁粗糙的为形态学右心室，光滑者为形态学左心室
- 房室连接一致，心室大动脉连接不一致，即右心房→右心室→主动脉，左心房→左心室→肺动脉，是完全性大动脉转位诊断的根本点，然后还需观察左、右心室大小，室间隔缺损的有无及大小、部位，有无肺动脉狭窄等（图2-16-3）

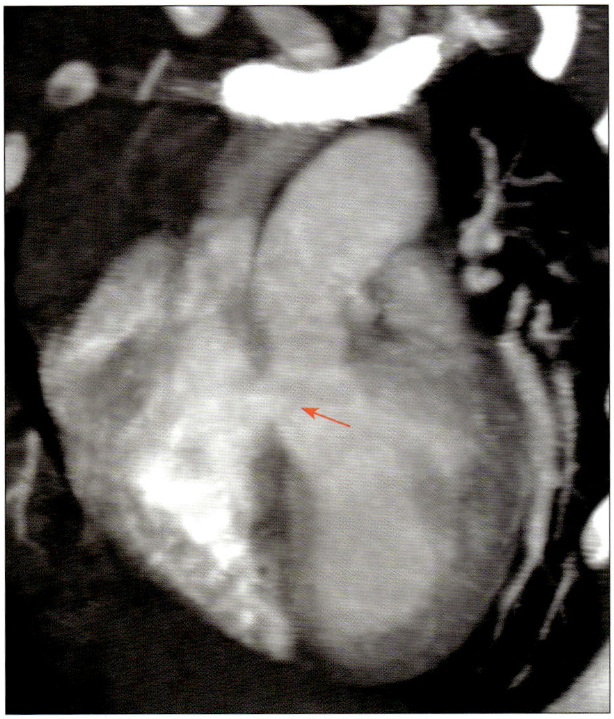

图2-16-2 完全性大动脉转位
多层螺旋CT最大密度投影重建图像，主动脉在肺动脉前方，起于心肌小梁粗糙的形态学右心室，肺动脉起于心肌小梁光滑的形态学左心室。有室间隔缺损存在（红箭）

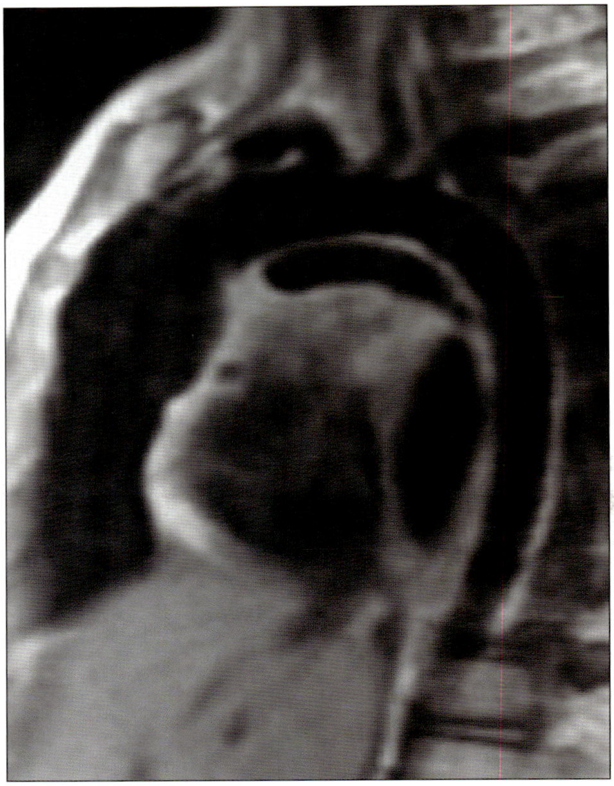

图2-16-3 完全性大动脉转位
自旋回波T1W图像显示主动脉在前，肺动脉在后，有肺动脉狭窄

- 造影增强磁共振血管成像扫描在重建时可得到任意角度、任意层厚的最大密度投影重建图像，可确保图像清楚地显示房室连接和心室大动脉连接（图2-16-4），对完全性大动脉转位诊断效果很好

心血管造影表现

- 完全性大动脉转位心血管造影关键的一步是将心导管术送入左心室，右心导管可经卵圆孔至左房达左室，投照位置在左室造影首选长轴斜位
- 长轴斜位投照X线与室间隔相切，可清楚地显示肺动脉起于左心室（图2-16-5），并可根据室间隔的偏离方向初步判断二个心室的相对压力水平
- 长轴斜位左心室造影还可较好地显示室间隔缺

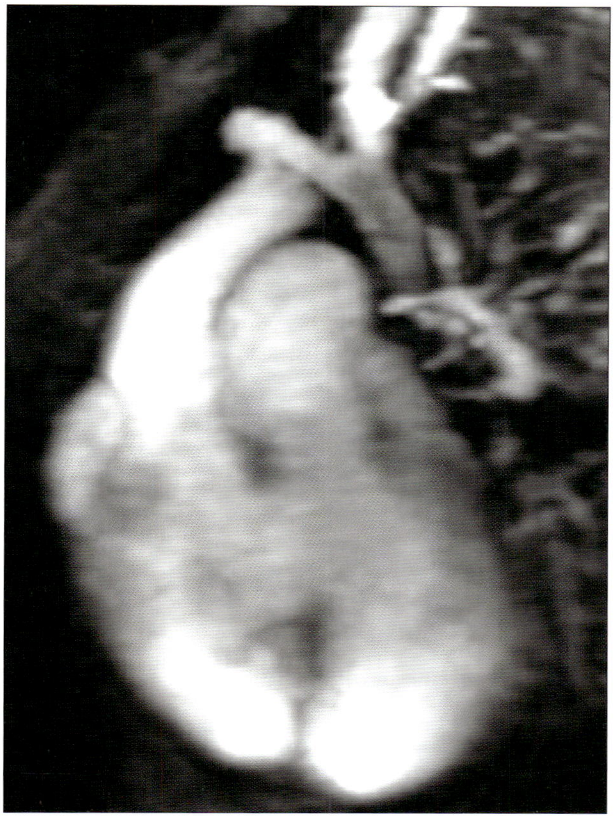

图 2-16-4 **完全性大动脉转位**
造影增强磁共振血管成像最大密度投影重建图像显示心室大动脉连接不一致，右心室与主动脉连接，左心室与肺动脉连接，并有室间隔缺损

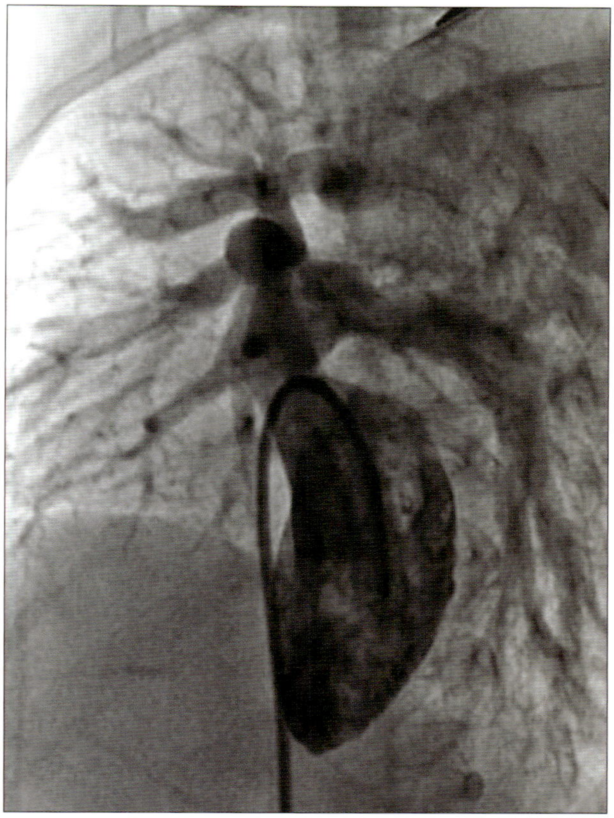

图 2-16-5 **完全性大动脉转位**
长轴斜位左心室造影，肺动脉起于心肌小梁光滑的左心室，室间隔完整

损的部位、大小及数目，对于左心室流出道的狭窄和肺动脉瓣的狭窄长轴斜位左心室造影也可较好地显示

- 有时还可加做左心室坐位观造影以排除周围肺动脉狭窄
- 侧位右心室造影则可显示主动脉起于右心室，瓣下有圆锥，并可显示有无动脉导管未闭和主动脉缩窄存在（图 2-16-6），侧位右心室造影对大动脉的相对位置关系及圆锥间隔有无移位能很好地显示，圆锥间隔前移者，易伴主动脉缩窄
- 对于准备做大动脉调换手术者，还需做升主动脉造影，以观察冠状动脉类型

核医学表现

- 一般不用于本病的诊断

推荐影像学检查

- 完全型大动脉转位在 X 线胸片心脏呈“斜蛋形”时可提示本病

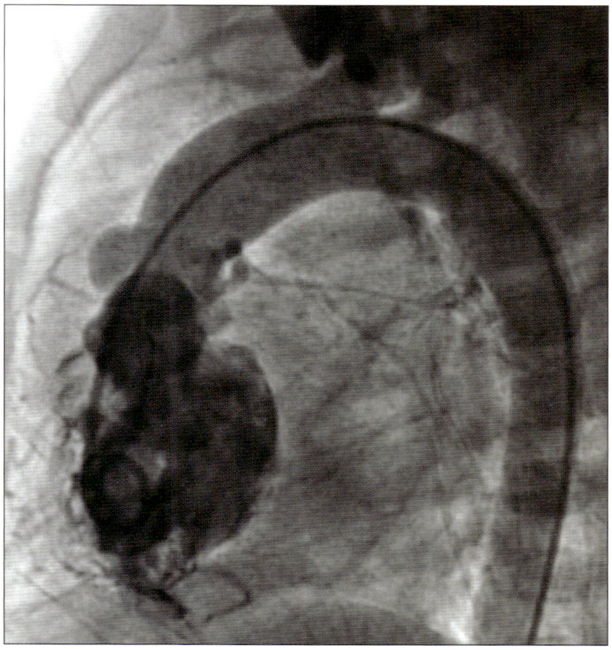

图 2-16-6 **完全性大动脉转位**
侧位右心室造影，显示主动脉起于心肌小梁粗糙右心室，瓣下有圆锥

- 超声心动图、MRI 和 CT 检查均能很好地显示心房、心室及大动脉的连接关系和并发畸形，一般以超声心动图检查为首选
- 由于完全型大动脉转位类型很多，情况复杂，最好在超声心动图之外，加做多层螺旋 CT 或磁共振检查，以明确诊断
- 心血管造影仅用于疑难病例和某些解剖细节和生理参数的评估

【鉴别诊断】

- 完全性大动脉转位要与肺动脉下室缺不伴肺动脉狭窄的右心室双出口鉴别。显示二支大动脉分别起自左、右心室和肺动脉下无圆锥可作鉴别

诊断与鉴别诊断精要

- 完全型大动脉转位在 X 线胸片心脏呈“斜蛋形”改变
- 完全型大动脉转位类型很多，最好在超声心动图之外，加做多层螺旋 CT 或磁共振检查
- 显示房室连接一致，而心室大动脉连接不一致，即解剖右心室与主动脉连接，解剖左心室与肺动脉连接是诊断关键

重点推荐文献

[1] Cutberlet M et al：Arteral switch peocedure for D-transposition of the great arteries：quantitative midterm evaluation of hemodynamic changes with cine MR imaging and phase-shift velocity mapping-initial experience. Radiology，2000，214：467-475.

[2] Blakenberg F et al：MRI vs echocardiography in the evaluation of the Jatene procedure. J Comput Assist Tomogr，1994，18：749-754.

[3] Beek FJ et al：MRI of the pulmonary artery after arterial switch operation for tranposition of the great arteries. Pediatr Radiol，1993，23：335-340.

第 17 节　纠正性大动脉转位

【概念与概述】

- 纠正性大动脉转位（corrected transposition of the great arteries）是指心房心室连接不一致同时有心室大血管连接不一致，即主动脉与右心室连接，右心室与左心房连接，肺动脉与左心室连接，左心室与右心房连接，达到功能上“矫正”，也称 L 型大动脉转位（L-transposition of the great arteries，L-TGA）

【病因与病理】

- 病因
  - 纠正性大动脉转位系由于心管向左成袢，使解剖左心室位于右侧，从右心房接受体静脉血，解剖右心室位于左侧，从左心房接受肺静脉血。主动脉在左前与位于左侧的解剖右心室连接，肺动脉在右后与位于右侧的解剖左心室连接
- 病理
  - 纠正性大动脉转位连接关系为：右房→左室→肺动脉；左房→三尖瓣→右室→主动脉
  - 纠正性大动脉转位左、右心室位置常呈并列关系，室间隔呈矢状位
  - 纠正性大动脉转位一般均有传导系统异常
  - 纠正性大动脉转位内脏及心房位置正常者占 90% ～ 95%，肺动脉瓣与二尖瓣呈纤维连续，主动脉瓣与三尖瓣无纤维连续，其间为肌性组织
  - 由于心管向左成袢，25% 纠正性大动脉转位为右旋心
  - 纠正性大动脉转位冠状动脉与正常呈镜像反位，即向解剖左心室供血动脉起源于右窦，分为两支，走行于前室间沟和右侧房室沟，相当于正常心脏的左冠状动脉。向解剖右

心室供血动脉起源于左窦，走行于左侧房室沟，相当于正常心脏的右冠状动脉
- 大多数纠正性大动脉转位伴发其他心内畸形，60% ~ 80% 患者合并室间隔缺损和（或）肺动脉瓣狭窄。其次为三尖瓣关闭不全或 Ebstein 样畸形，其他还有房间隔缺损、动脉导管未闭等

- 血流动力学
  - 纠正性大动脉转位体循环回流的静脉血经右房、左室到达肺动脉；非氧合的静脉血进入肺循环氧合后进入体循环，血液的氧合情况同生理状态一致
  - 肺循环回流的氧合血经左房、右室进入主动脉，血流动力学在功能上得到矫正，如不合并其他心脏畸形，则无需治疗。如合并室间隔缺损，其血流动力学改变与单纯室间隔缺损相似
  - 如合并室间隔缺损及肺动脉狭窄，当缺损较大时，其血流动力学类似法洛四联征

【临床表现】
- 纠正性大动脉转位的临床表现和体征取决于其并发畸形
- 最常见的是室间隔缺损合并肺动脉狭窄，患儿有早发发绀，杵状指趾。由于在动脉和心室转位，主动脉成分的"肺动脉第二音"明显亢进
- 合并左侧房室瓣关闭不全时，于心尖部闻及相应收缩期杂音
- 心电图多示有房室传导阻滞，电轴左偏或于右胸前导联出现 Q 波等
- 纠正性大动脉转位由于房室连接不一致，其传导束走向与正常心脏也不同，手术时很易损伤传导束，导致传导阻滞，有相当一部分病例需终生携带心脏起搏器

【影像表现】

概述
- 纠正性大动脉转位的诊断除明确心房、心室及大动脉连接关系外，必须明确是否合并其他心脏畸形
- 纠正性大动脉转位的诊断牵涉到判断心房位置、心室位置、大动脉位置及其连接关系，可通过直接显示心耳来确定心房位置，还可依靠最小密度投影重建显示双侧主支气管形态来相当准确地推断心房位置
- 还需要显示心肌小梁的粗糙程度，据此判断心室是形态学右心室还是形态学左心室
- 房室连接不一致，心室大动脉连接也不一致，即右房→左室→肺动脉；左房→三尖瓣→右室→主动脉，是纠正性大动脉转位诊断的根本点

X 线表现
- 纠正性大动脉转位由于升主动脉向左前移位，在正位胸片上构成心左缘的上段，表现为左心缘上段向左膨隆，左肺门影被部分遮盖，而心右缘无升主动脉影（图 2-17-1）

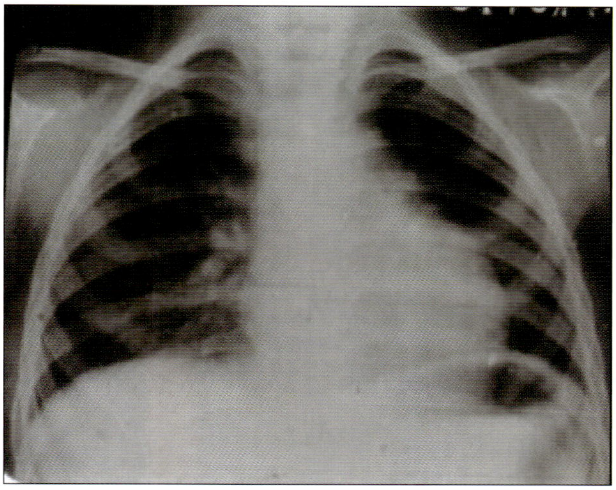

图 2-17-1　纠正性大动脉转位
正位胸片，见左心缘上段向左膨隆，左肺门影被部分遮盖，而心右缘无升主动脉影

- 不合并其他心内畸形者心脏影大小、肺血可正常。合并室间隔缺损者心脏增大、肺血增多。合并肺动脉狭窄者肺血减少
- 合并三尖瓣关闭不全者可见肺淤血及左房增大的表现。由于患者心室左袢，可表现为中位心或右旋心

超声心动图表现
- 二维超声心动图检查通过心尖、剑突下四腔切面及胸骨旁、剑突下短轴切面探查房室及心室与大动脉连接不一致的特征
- 心尖四腔切面是观察心室转位的最佳位置，左心室位于右侧，内膜光滑，右侧房室瓣室间隔附着处较高，可见两个瓣叶，通过二尖瓣与右心房相连。右心室位于左侧，肌小梁粗大，左侧房室瓣室间隔附着处较低，可见三个瓣叶，通过三尖瓣与左心室相连
- 左室 - 主动脉长轴切面可见与左室连接的大动

脉分叉，为肺动脉，其半月瓣与二尖瓣隔瓣相连续

- 右室-肺动脉长轴切面则见与右室连接的大动脉形成动脉弓，为主动脉，其半月瓣与三尖瓣距离较远，无纤维延续，瓣环下有圆锥
- 超声心动图检查还应注意有无室间隔缺损、肺动脉狭窄、房间隔缺损等并发畸形

CT 表现

- 多层螺旋 CT 检查对纠正性大动脉转位的诊断很有帮助，与完全性大动脉转位一样，纠正性大动脉转位的诊断也牵涉到判断心房位置、心室位置、大动脉位置及其连接关系，多层螺旋 CT 检查不仅有可能通过直接显示心耳来确定心房位置，还可依靠最小密度投影重建显示双侧主支气管形态来相当准确地推断心房位置
- CT 图像可很好地显示心肌小梁的粗糙程度，据此判断心室位置
- 房室连接不一致，心室大动脉连接也不一致，即右房→左室→肺动脉；左房→三尖瓣→右室→主动脉，是纠正性大动脉转位诊断的根本点，多层螺旋 CT 最大密度投影重建图像，可确保清楚地显示房室连接和心室大动脉连接情况
- 然后还需观察室间隔缺损的有无及大小，肺动脉狭窄的有无及严重程度等

MRI 表现

- MRI 检查对纠正性大动脉转位的诊断很有帮助，纠正性大动脉转位的诊断牵涉到判断心房位置、心室位置、大动脉位置及其连接关系，MRI 检查不仅有可能通过直接显示心耳来确定心房位置，还可依靠最小密度投影重建显示双侧主支气管形态来相当准确地推断心房位置
- MRI 自旋回波 T1W 图像可很好地显示心肌小梁的粗糙程度，据此判断心室位置，有时还可根据心室内有几个乳头肌来判断是心室是形态学右心室还是形态学左心室
- 房室连接不一致，心室大动脉连接也不一致，即右房→左室→肺动脉；左房→三尖瓣→右室→主动脉，是纠正性大动脉转位诊断的根本点
- 造影增强磁共振血管成像的最大密度投影重建图像，可确保图像清楚地显示房室连接和心室大动脉连接情况（图 2-17-2）。纠正性大动脉转位时，主动脉常在左前与位于左侧的解剖右心室连接（图 2-17-3），肺动脉一般在右后与位于右侧的解剖左心室连接（图 2-17-4）

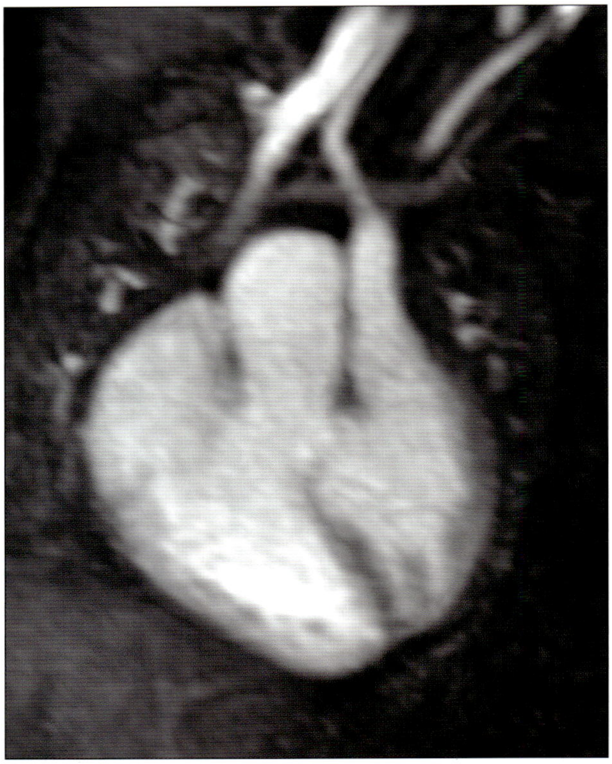

图 2-17-2 纠正性大动脉转位

造影增强磁共振血管成像最大密度投影重建图像，显示右房→左室→肺动脉，主动脉在左前方

- 此外还需观察室间隔缺损的有无及大小，肺动脉狭窄的有无及严重程度等
- 三尖瓣关闭不全也为纠正性大动脉转位常见的伴随畸形，在梯度回波电影序列上更可根据异常的血流存在，来判断房室瓣反流的有无及严重程度

心血管造影表现

- 对于常见的纠正性大动脉转位，由于心室左襻，室间隔的走向不再像正常心脏或完全性大动脉转位时呈右后向左前走行，而是近似于前后走向。因此普通正位投照 X 线已基本与室间隔呈切线位，二个心室已互不重叠
- 坐观位主要用于观察伴有肺动脉狭窄患者的肺动脉发育情况（图 2-17-5）
- 纠正性大动脉转位需做左、右心室造影。在纠正性大动脉转位心血管造影诊断中，最关键的问题是心室形态学的判断，肌小梁粗糙者为形

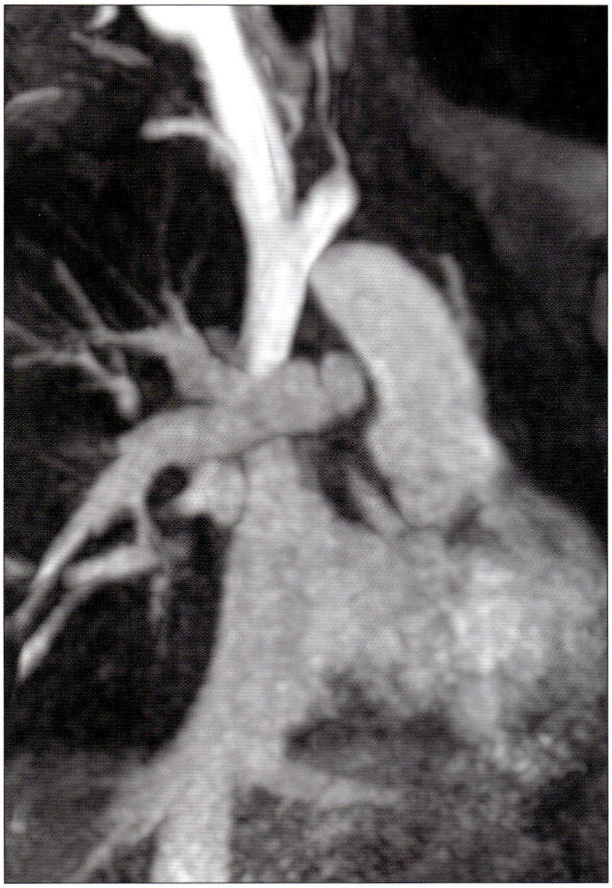

图 2-17-3　**纠正性大动脉转位**
冠状位梯度回波电影序列显示主动脉在左前方

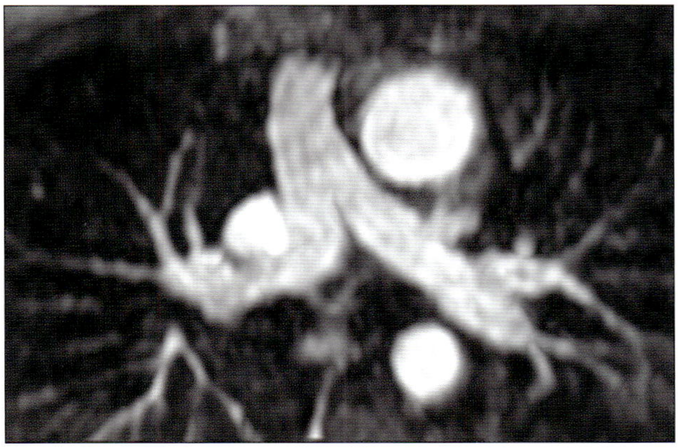

图 2-17-4　**纠正性大动脉转位**
横断位梯度回波电影序列显示主动脉在左前方，肺动脉一般在右后方

态学右心室，肌小梁光整者为形态学左心室。分清了心室形态，根据房室不一致及心室与大动脉不一致这一特点，很容易诊断纠正性大动脉转位

- 纠正性大动脉转位伴随畸形以室间隔缺损最多

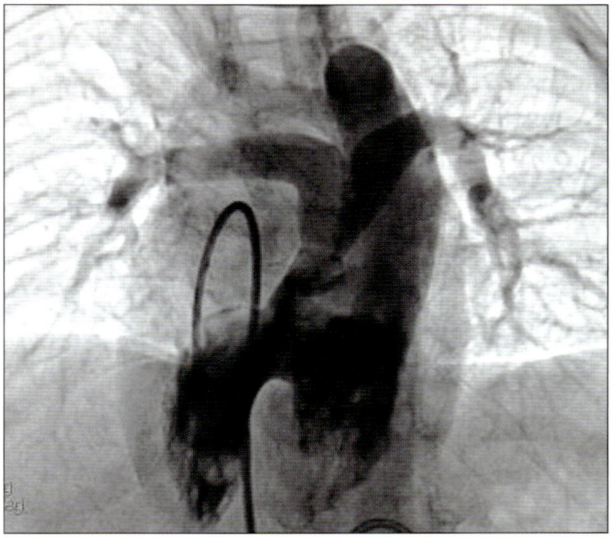

图 2-17-5　**纠正性大动脉转位**
坐观位左心室造影，为首选体位。显示肺动脉狭窄和室间隔缺损的直接征象，显示肺动脉起于左室及主动脉起于右室，位于左前

见，正位或坐观位形态学左心室造影，常能清楚地显示肺动脉起于左室及室间隔缺损的直接征象，了解室间隔缺损的大小，部位及数目

- 正位右室造影，由于室间隔呈前后走向，能较好地显示主动脉起于形态学右室，位于左前，其瓣下有圆锥，还能显示室间隔缺损的直接征象
- 肺动脉狭窄是纠正性大动脉转位另一常见的伴随畸形，坐观位形态学左心室造影能很清楚地显示肺动脉瓣狭窄、瓣下肌性狭窄及周围肺动脉狭窄
- 三尖瓣关闭不全也为纠正性大动脉转位常见的伴随畸形，逆行形态学右室造影能很好地显示三尖瓣关闭不全，并可判断三尖瓣关闭不全的严重程度
- 除了正位造影外，纠正性大动脉转位也常行侧位造影，侧位形态学左心室造影可见肺动脉起于左室，位置相当偏后，并可见左心室前部呈肩状改变，这是一个特征性的造影表现（图 2-17-6）

核医学表现

- 一般不用于本病的诊断

推荐影像学检查

- 纠正性大动脉转位的诊断除明确心房、心室及大动脉连接关系外，必须明确是否合并其他心脏畸形

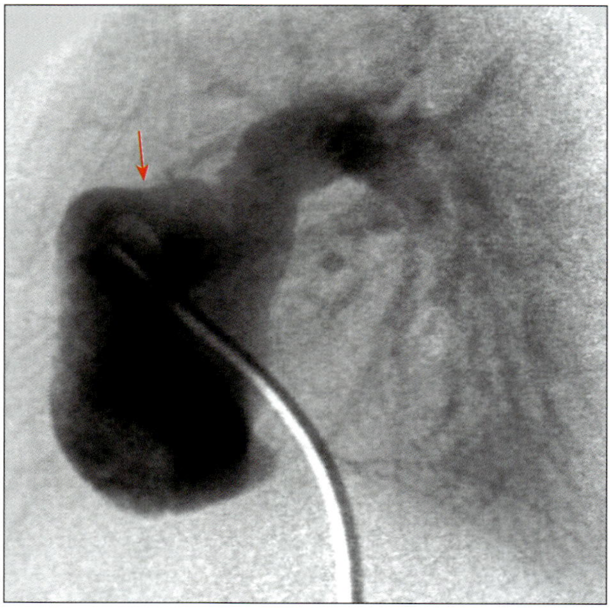

图 2-17-6 纠正性大动脉转位
侧位左心室造影，显示肺动脉起于左室及左心室前部呈肩状改变（红箭）

- 超声心动图、MRI 和 CT 检查均能很好地显示心房、心室及大动脉的连接关系和并发畸形，由于纠正性大动脉转位类型很多，情况复杂，最好在超声心动图之外，加做多层螺旋 CT 或磁共振检查，以明确诊断
- 心血管造影仅用于疑难病例和某些解剖细节及生理参数的评估

【鉴别诊断】

- 房室不一致和右心室双出口是一要与纠正性大动脉转位鉴别的疾病，房室不一致右室双出口病理解剖特点为房室不一致，即右心房与形态学左心室相连，左心房与形态学右心室相连；二大动脉均起于右心室，二大动脉下均有圆锥。观察肺动脉是否起于形态学右心室是鉴别的关键

诊断与鉴别诊断精要

- 纠正性大动脉转位类型很多，在超声心动图之外，要加做多层螺旋 CT 或磁共振检查
- 房室连接不一致，心室大动脉连接也不一致，即右房→左室→肺动脉；左房→三尖瓣→右室→主动脉，是纠正性大动脉转位诊断的根本点

重点推荐文献

[1] Tulevski II, van der Wall EE, Groenink M, et al. Usefulness of magnetic resonance imaging dobutamine stress in asymptomatic and minimally symptomatic patients with decreased cardiac reserve from congenital heart disease (complete and corrected transposition of the great arteries and subpulmonic obstruction). Am J Cardiol, 2002, 89: 1077-1081.

[2] Langley SM, Winlaw DS, Stumper O, et al. Midterm results after restoration of the morphologically left ventricle to the systemic circulation in patients with congenitally corrected transposition of the great arteries. J Thorac Cardiovasc Surg, 2003, 125: 1229-1241.

第 18 节 永存动脉干

【概念与概述】

- 永存动脉干（truncus arteriosus，TA 或 patent truncus arteriosus）也可称共同动脉干，是以单一动脉干起源于心脏，并由此发出冠状动脉、肺动脉与主动脉，且只有一组动脉瓣为特征的先天性心脏病，其因胚胎期动脉总干正常螺旋分割停止而形成，占先天性心脏病的 0.21% ~ 0.34%

【病因与病理】

- 病因
  - 永存动脉干患者常与第 22 对染色体长臂的缺失密切相关（22q11 综合征），常伴有 DiGeorge 综合征：胸腺缺如（T 细胞型免疫缺陷）以及甲状旁腺缺如（新生儿抽搐）。由于原始心球未能分离出主、肺动脉或动脉干间隔完全缺如而形成
- 病理类型

  Collett 及 Edards 等将永存动脉干分为四型
  - Ⅰ型：动脉干分出单一的肺动脉干
  - Ⅱ型：左、右肺动脉起自动脉干的后壁
  - Ⅲ型：一侧或双侧肺动脉分别起自动脉干的侧壁
  - Ⅳ型，肺动脉及动脉导管均缺如，肺循环主要由体 - 肺侧支动脉供血，该型也称“假永存动脉干”，此类型的命名存在争议，此类病变现认为该型属于伴有室间隔缺损的肺动脉闭锁

  Van Praagh 等按伴或不伴室间隔，首先将永存动脉干分为 A 及 B 型，然后再按肺动脉起始部位分为四型
  - Ⅰ型：存在短的肺动脉干
  - Ⅱ型：不存在肺动脉干，左、右动脉分别从动脉干分出
  - Ⅲ型：1 支肺动脉从动脉干分出，另 1 支肺动脉起源于动脉导管
  - Ⅳ型：伴主动脉弓发育不良或间断
- 特点
  - 永存动脉干是心室大动脉连接的一种类型。几乎所有永存动脉干均合并大型非限制性室间隔缺损
  - 永存动脉干瓣膜的数目不等，从 2 叶至 6 叶不等，三叶最多约占 69%，四叶占 22%，动脉干瓣可有狭窄或合并关闭不全
  - 永存动脉干右位主动脉弓伴镜像分支血管常见（30% ~ 40%），永存动脉干是最常见的伴有右位主动脉弓的先天性心脏病
  - 永存动脉干常同时伴有其他心脏畸形，如主动脉弓中断，一侧肺动脉缺如，动脉导管未闭
- 血流动力学

永存动脉干左右心室同时与肺循环及体循环相连，常导致引起肺血明显增多，左右心室的血流在室间隔处混合并射入动脉干内，混合血流引起青紫。新生儿期后随着肺血管阻力的下降，左向右分流增加，以及共干瓣反流，使心脏的容量负荷和压力负荷增加。大量的左向右分流约于 6 个月后使肺血管出现梗阻性病变，故本病应及时手术治疗

【临床表现】

- 大部分患儿在婴儿早期，甚或新生儿期可有青紫，心脏杂音，呼吸急促，喂养困难等
- 胸骨左缘可闻及收缩期杂音并及震颤
- 心电图常示左室肥厚。肺血流量大时左室肥厚占优势，肺血管阻力大时右室肥厚占优势

【影像表现】

概述

- 永存动脉干的诊断要点为一支粗大的动脉干骑跨于左、右心室，且只有一组半月瓣，冠状动脉、肺动脉及头臂动脉依次自动脉干上发出，并根据肺动脉发出的位置及有无主动脉弓的发育不良和离断做出分型。本病还应与重症法洛四联症、肺动脉闭锁伴室间隔缺损及主 - 肺动脉间隔缺损相鉴别

X 线表现

- 永存动脉干的 X 线平片表现常为肺血明显增加，心影中到重度增大，以左心室增大为主，两侧肺门影不对称，右侧肺门影位置较左侧高且右侧肺门影增大较明显，肺动脉段根据永存动脉干不同的类型可凸出也可平直或轻度凹陷，右位主动脉弓也相当常见（图 2-18-1）

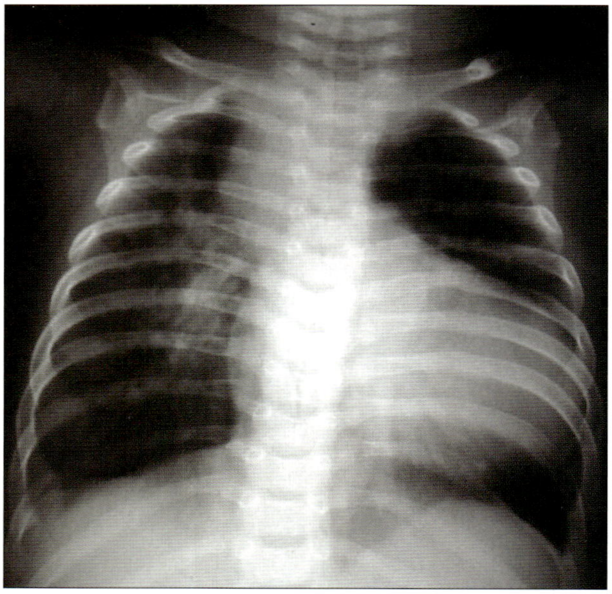

图 2-18-1 永存动脉干
X 线平片，肺血增加，心影增大，右侧肺门影位置较左侧高，右位主动脉弓

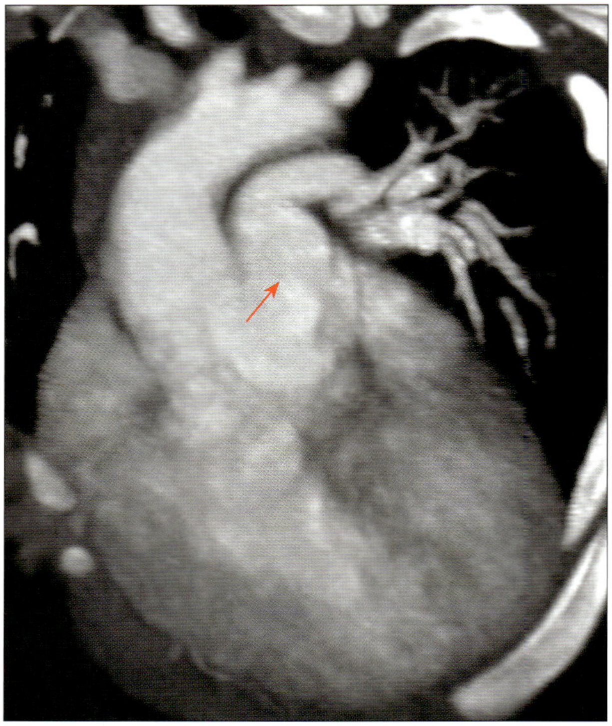

图 2-18-2 Ⅰ型永存动脉干
多层螺旋 CT 显示有短的肺动脉主干（红箭）

超声心动图表现

- 胸骨旁长轴切面、心尖及剑突下四腔切面可见动脉干骑跨于室间隔上。胸骨旁长轴、短轴及剑突下切面可观察肺动脉的起始部位。胸骨旁大动脉短轴切面可探查共干瓣叶数目，胸骨旁长轴及心尖流出道切面可探查瓣膜活动状况

CT 表现

- 多层螺旋 CT 能较好地显示和诊断永存动脉干
- 多角度的最大密度投影重建可从右前斜位、左前斜位和横断位等多个角度显示肺动脉起源于动脉干的直接征象（图 2-18-2），对判断永存动脉干类型很有帮助
- 对于其他伴随畸形如是否存在主动脉缩窄、主动脉弓中断、动脉导管末闭等也能较好地显示或排除，对于和鉴别诊断有关的是否存在两组半月瓣也能较好地显示

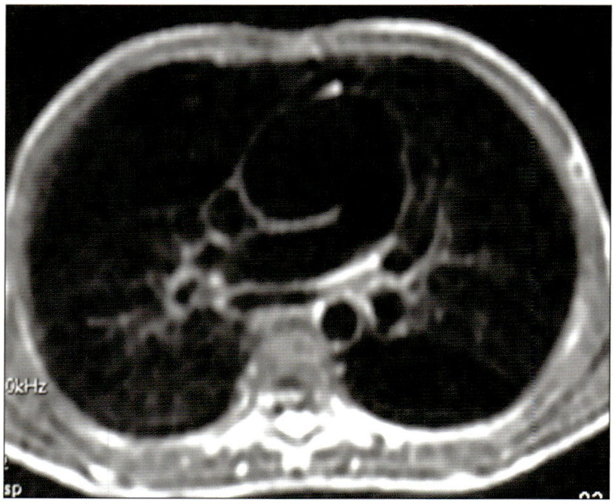

图 2-18-3 永存动脉干
横断位自旋回波 T1W 图像上可见到肺动脉直接起源于动脉干

MR 表现

- MRI 能较好地显示和诊断永存动脉干
- MRI 检查在横断位自旋回波 T1W 图像上可见到肺动脉直接起源于动脉干（图 2-18-3），并可根据肺动脉起源于动脉干的方式来对共同动脉干做出分类
- 自旋回波 T1W 图像还可显示室间隔缺损，左心房增大，左心室增大等
- 在梯度回波电影序列上永存动脉干瓣如有反流可见异常血流影
- 造影增强磁共振血管成像序列多角度的最大密度投影重建可从冠状位、矢状位、右前斜位、左前斜位和横断位等多个角度显示肺动脉起源于动脉干的直接征象，对判断永存动脉干类型

很有帮助，造影增强磁共振血管成像序列对于永存动脉干其他常见的伴随畸形如是否存在主动脉缩窄、主动脉弓中断、动脉导管末闭等也能较好地显示或排除（图 2-18-4），对于和鉴别诊断有关的是否存在两组半月瓣也能较好地显示

- 只有一组半月瓣，几乎总伴有室间隔缺损，左右心室同时发出动脉干，由动脉干上依次发出冠状动脉、肺动脉和头臂动脉是永存动脉干诊断的关键
- 永存动脉干心血管造影检查以动脉干根部造影为主，投照位置用正位，轻度左前斜位或右前斜位
- 永存动脉干心血管造影首先要观察冠状动脉、肺动脉和头臂动脉是否依次起于动脉干；其次要观察肺动脉是如何起自动脉干的，有无肺动脉主干存在，肺动脉起于动脉干的部位，肺血管形态等，在造影剂部分排空时，较易看清肺动脉的发出部位（图 2-18-5）；另外还应注意观察冠状动脉的起始和走向，动脉干的瓣叶数目，有无动脉干关闭不全存在，以及主动脉弓的位置和有无主动脉弓的梗阻性病变等
- 永存动脉干心血管造影检查还应常规做左心室造影，投照位置用长轴斜位，左心室造影可很好地显示室间隔缺损部位、大小及有无两个半月瓣存在，这两点对于永存动脉干和主肺动脉间隔缺损的鉴别十分重要

核医学表现

- 一般不用于本病的诊断

推荐影像学检查

- 超声心动图、MRI 和 CT 检查均能很好地显示永存动脉干和并发畸形，由于永存动脉干类型很多，情况复杂，最好在超声心动图之外，加做多层螺旋 CT 或磁共振检查，以明确诊断。心血管造影仅用于疑难病例和某些解剖细节和生理参数的评估

【鉴别诊断】

- 永存动脉干要和主肺动脉窗鉴别，永存动脉干有青紫，主肺动脉窗升主动脉与肺动脉间有先天性的缺损，但主、肺动脉分别有独立的瓣膜

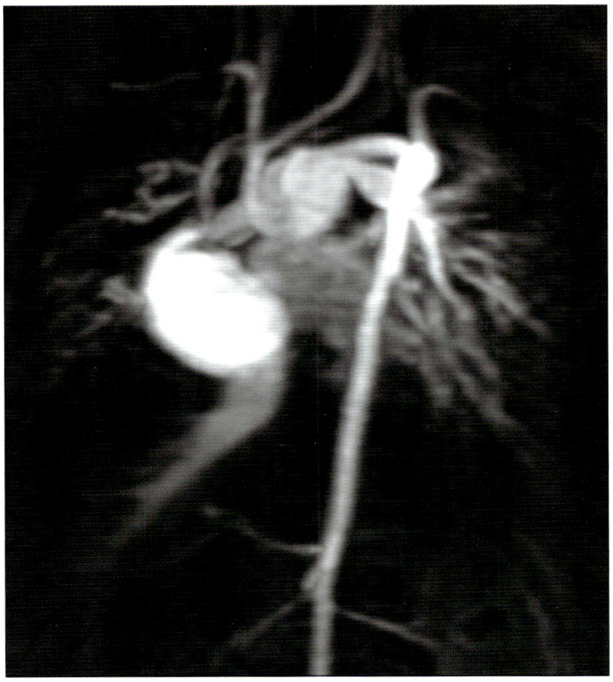

图 2-18-4　Van Praagh Ⅳ型永存动脉干
伴主动脉弓中断

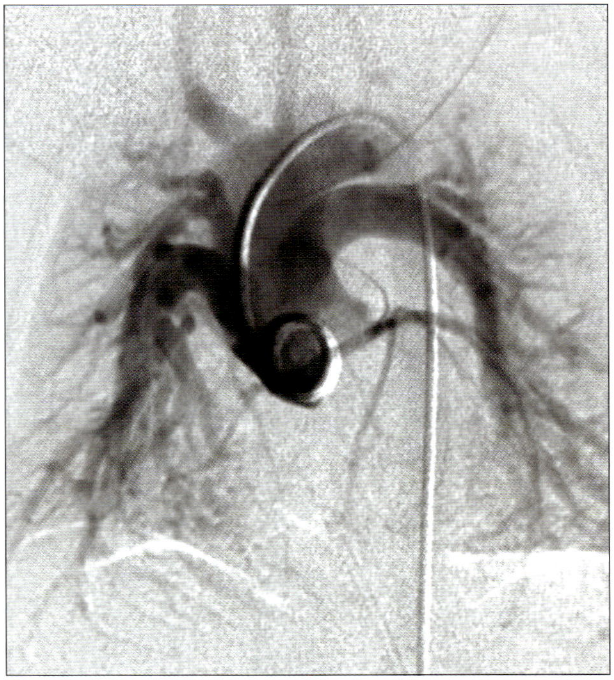

图 2-18-5　Van Praagh Ⅱ型永存动脉干
不存在肺动脉干，左、右动脉分别从动脉干分出

诊断与鉴别诊断精要

- 由于永存动脉干类型很多，最好在超声心动图之外，加做多层螺旋 CT 或磁共振检查
- 永存动脉干诊断首先要观察冠状动脉、肺动脉和头臂动脉是否依次起于动脉干；其次要观察肺动脉是如何起自动脉干的，有无肺动脉主干存在等，是否只有一个半月瓣。这也是鉴别诊断要点

重点推荐文献

[1] Rajasinghe HA et al：Long-term follow-up of truncus arteriosus repaired in infancy：a twenty-year a experience. J Thorac Cardiovasc Surg，1997，113：869-878.

[2] Donnelly LF et al：MR imaging of cono-truncal abnomalities. Am J Roengenol，1996，166：925-928.

[3] Chrispin A et al：Transectional echo planar imaging of the heart in cyanotic congenital heart disease. Pediatr Radiol，1986，16：293-297.

第 19 节 单 心 室

【概念与概述】

- 单心室（single ventricle）是一组严重复杂类型的先天性心脏病，单心室发生率约占全部先天性心脏病的 1%
- 单心室的定义与命名是心脏病理学家们长期争论的焦点，迄今为止，至少有 20 余种不同的单心室定义被提出，而且没有一种定义能得到所有人认可
- 本节作者采用比较古老而经典的单心室定义，即当二个房室瓣或一个共同房室瓣开口于一个心室时，该先天性心脏畸形称为单心室。在本节中，作者不将室间隔接近缺如、有两个发育良好的心室的患者归入单心室之中。也不将三尖瓣闭锁、二尖瓣闭锁均归入单心室的范畴
- 虽然定义与命名有争论，但在治疗上分歧并不大。单心室近年来越来越倾向于做改良 Fontan 矫治术或 Glenn 等手术，而不再做心室分隔术。此类手术是通过不同方式将上、下腔静脉血引流入肺动脉，术前对于生理及解剖资料有一系列特殊的要求，对手术要有充分的了解，才能在手术前检查时提供完整的生理及解剖资料

【病因与病理】

- 病理分类
  - 左室型单心室。左室型单心室主要心室为肌小梁光整的形态学左心室，几乎所有左室型单心室的前上方均有一肌小梁略粗糙的小腔存在，这一小腔被称为输出小腔，并被认为是残余的右心室漏斗部。输出小腔与主要心室之间有肌肉间隔存在，并通过大小不一的孔相通，该孔称输出孔或球室孔。输出小腔位于主要心室的左前方、右前方或正前方，以位于左前方最常见。左室型单心室心室大动脉连接有多种
  - 右室型单心室。右室型单心室二房室瓣或一共同房室瓣进入一肌小梁粗糙的形态学右心室。右室型单心室在主要心室的后下方有时可见一肌小梁光整的憩室状小腔，这是一残余的左心室，右室型单心室一般均无输出小腔，二大动脉一般均直接起于右心室，右室型单心室中，无脾综合征者相当常见
  - 心室结构不定型单心室，罕见，从心室的形态无法定为形态学左心室还是形态学右心室，一般既无输出小腔也无残余左室腔

- 单心室的病理解剖比较复杂，心房不定位者占有相当的比率，房室隔缺损在单心室中十分常见，腔静脉异常、冠状窦异常、双侧心耳并置、肺静脉异位引流等，在单心室中也时有发生，单心室大动脉也有多种不同的位置，伴肺动脉狭窄相当常见
- 血流动力学改变
  - 单心室房室瓣均开口于同一心室，体静脉、肺静脉的回心血最终在心室内混合，血流从心室进入体循环及肺循环的比例则由体循环、肺循环的阻力所决定
  - 体循环的阻力基本恒定，肺循环的阻力则变化很大，在不伴肺动脉狭窄的单心室，大量的血流进入肺循环，患儿发绀常较轻但由于容量性负荷增加，可导致心力衰竭。肺动脉狭窄明显者，肺循环阻力增加，进入肺循环的血量减少，心力衰竭得以避免，但发绀明显

【临床表现】

- 单心室临床表现变化很大，主要取决于单心室类型、大动脉的位置和有无肺动脉狭窄存在。多数患儿可有发绀

【影像表现】

概述

- 单心室影像表现变化很大，也主要取决于单心室类型、大动脉的位置和有无肺动脉狭窄存在。显示房室瓣均开口于同一心室是诊断的关键

X线表现

- 较常见的左室型单心室伴大动脉左转位者，心左缘上弓和中弓向左膨凸，心影有一定的特征性，其心左缘的膨凸系由于位于左侧的输出小腔和左位的升主动脉所致，其肺血可明显增多也可减少，视有无肺动脉狭窄而定
- 另一类较常见的合并较重肺动脉狭窄的右室型单心室，常为心脾综合征，有心脏位置异常，支气管对称，肺血明显减少等改变，也有一定的特征性（图2-19-1）。其他类型的单心室则较难依靠X线平片来做出诊断

超声心动图表现

- 单心室超声心动图检查心尖及剑突下四腔切面是显示单室型房室连接的最佳切面，在上述切面图像中可以见到左、右房室瓣开放时均朝向大的主心室腔，结合彩色多普勒超声血流显像也可见二侧心房血流均汇集到主心室腔
- 心室容量及功能的测定对预后评估有意义，三维超声心动图测量左室型单心室的心室容量，射血分数及心室肌质量优于二维超声心动图

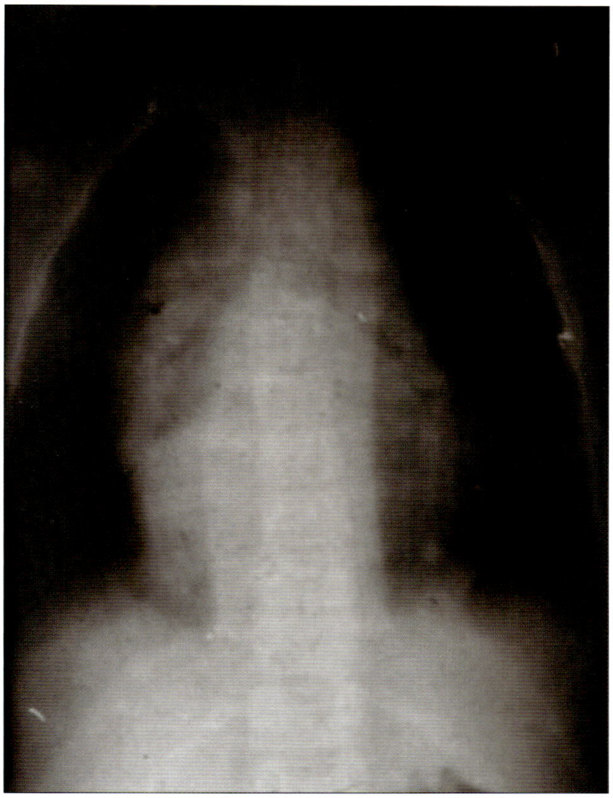

图 2-19-1 右室型单心室
心脾综合征，见支气管对称，肺血明显减少

CT表现

- 单心室做CT检查对诊断有一定的帮助，CT可很好地显示单心室的心肌小梁粗糙程度，明确单心室是右室型还是左室型，还可较好地显示两个房室瓣开口于同一心室
- 多层螺旋CT则对单心室的肺动脉狭窄情况显示很好，对肺动脉主干狭窄，肺动脉分叉部狭窄，左右肺动脉起始部狭窄及肺内周围肺动脉狭窄均可很好地显示
- 多层螺旋CT对单心室的侧支循环血管也可很好地显示，对有无左上腔静脉存在，有无肺静脉异位引流存在等对Fontan手术有重要影响的异常均可很好地显示
- 对伴心脾综合征，有支气管对称者，也可很好地显示（图2-19-2）

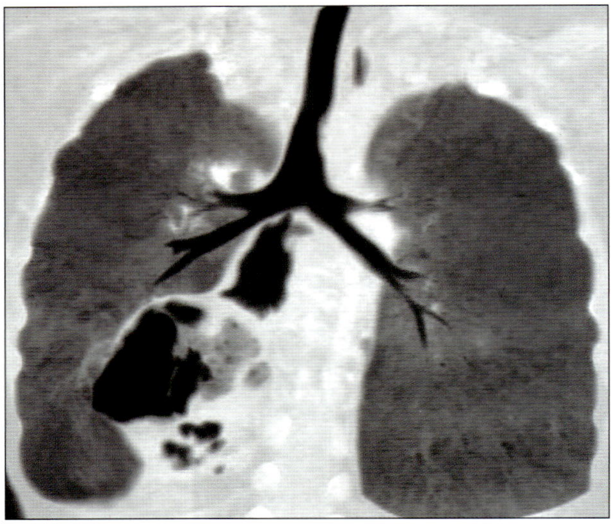

图 2-19-2 **右室型单心室，心脾综合征**
见支气管对称，并有膈疝存在

MR 表现

- 单心室 MRI 检查常用的扫描序列为心电门控的自旋回波 T1W 或其他黑血技术序列，梯度回波电影序列和造影增强磁共振血管成像序列
- MRI 自旋回波 T1W 图像和梯度回波电影序列可很好地显示单心室的主要心室的心肌小梁粗糙程度，明确单心室是右室型还是左室型，主要心室心肌小梁粗糙为右室型单心室（图 2-19-3），光滑为左室型单心室（图 2-19-4）
- MRI 图像还可较好地显示两个房室瓣或共同房室瓣开口于一个心室。左室型单心室有输出小腔，一般位于主要心室的前上方（图 2-19-5），右室型单心室有时有残余心室，一般位于主要心室的后下方
- MRI 梯度回波电影序列则对心室功能如主要心室的射血分数等可比较准确地测量，也可显示有无明显的房室瓣反流，主要心室的射血分数和有无房室瓣反流对单心室能否手术至关重要
- 造影增强磁共振血管成像序列则对单心室的肺动脉狭窄情况显示很好，对肺动脉的大小，主干狭窄，肺动脉分叉部狭窄，左右肺动脉起始部狭窄及肺内周围肺动脉狭窄均可很好地显示，造影增强磁共振血管成像序列对单心室的侧支循环血管也可很好地显示，对有无左上腔静脉存在，有无肺静脉异位引流存在等都可很好地显示。肺动脉狭窄情况，侧支循环血管情况，有无左上腔静脉存在，有无肺静脉异位引流等是对单心室 Fontan 手术有重要影响的异常

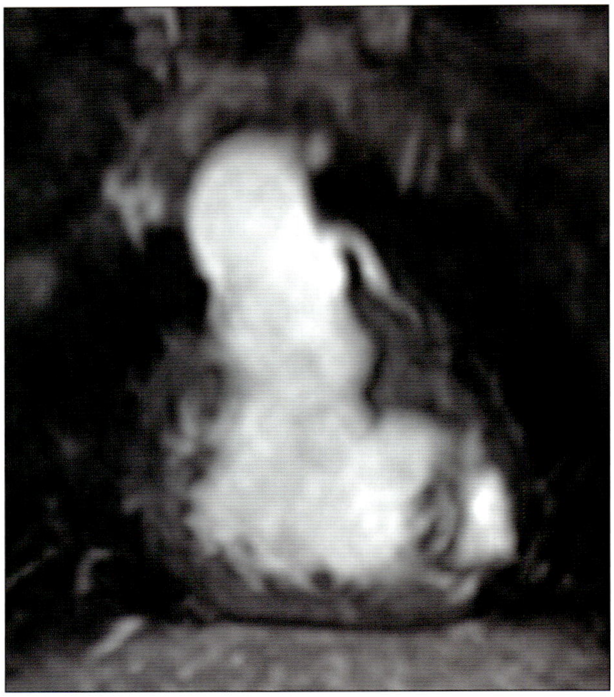

图 2-19-3 **右室型单心室**
梯度回波电影序列显示主要心室的心肌小梁粗糙，左下有残余左室

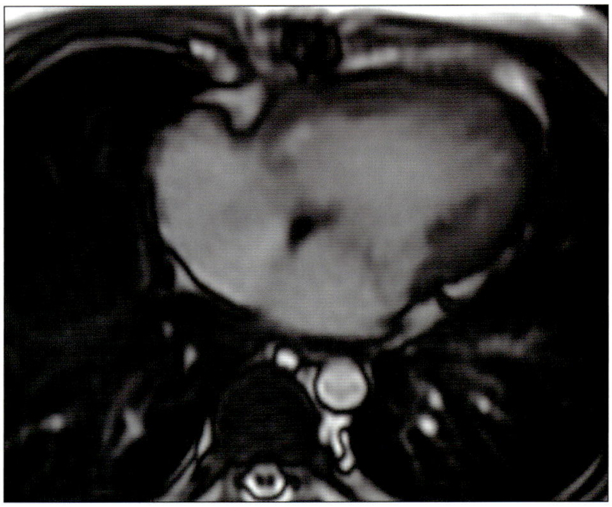

图 2-19-4 **左室型单心室**
梯度回波电影序列显示一个心室接受二侧心房血液，主要心室的心肌小梁光滑

心血管造影表现

- 单心室心血管造影应做主要心室造影，心血管造影应明确单心室的类型，这主要依据心肌小梁粗糙程度来判断，主要心室心肌小梁粗糙为右室型单心室（图 2-19-6），光滑为左室型单

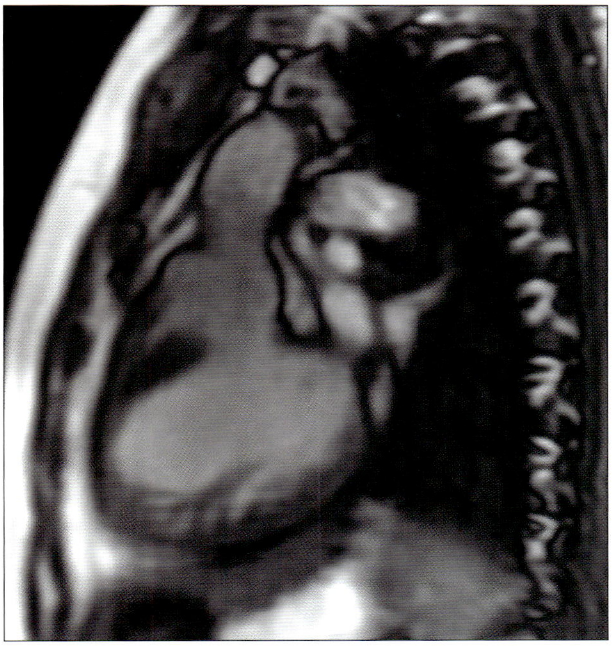

图 2-19-5 **左室型单心室**
梯度回波电影序列主要心室的心肌小梁光滑，有输出小腔，位于心室的前上方

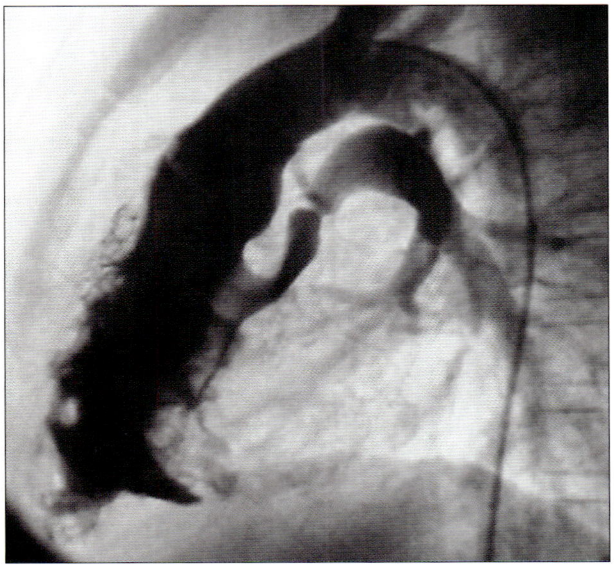

图 2-19-6 **右室型单心室**
侧位心室造影，心室心肌小梁粗糙

心室

- 左室型单心室心血管造影一般都能在主要心室前上方见到输出小腔，右室型单心室在主要心室后下方有时可见到残余左室，但并非每例右室型单心室均可见到残余左室
- 单心室心血管造影于心室舒张期，有时可见有两个圆形的负性阴影，代表两个房室瓣均开口于同一心室
- 单心室心血管造影还应注意观察心室大动脉连接及大动脉位置，有无肺动脉狭窄及球室孔狭窄。采用坐观位造影能更好地显示肺动脉及分支
- 单心室心血管造影还应注意观察心室收缩功能及房室瓣关闭不全，有无肺静脉异位引流，这对 Fontan 类手术都是重要的条件

核医学表现

- 一般不用于本病的诊断

推荐影像学检查

- 由于单心室类型很多，情况复杂，最好在超声心动图之外，加做多层螺旋 CT 或磁共振检查，以明确诊断
- 单心室近年来越来越倾向于做改良 Fontan 矫治术或 Glenn 等手术，此类手术术前对于生理及解剖资料有一系列特殊的要求，心导管和心血管造影主要用于某些解剖细节和生理参数的评估

【鉴别诊断】

- 三尖瓣闭锁、二尖瓣闭锁、右心室双出口等均需和单心室鉴别
- 当二个房室瓣或一个共同房室瓣开口于一个心室时，为单心室。三尖瓣闭锁为三尖瓣叶未发育，右心房与右心室之间无交通
- 二尖瓣闭锁为二尖瓣叶未发育，左心房与左心室之间无交通。右心室双出口伴左心室发育不良时，左侧房室瓣仍开口于左心室，可以鉴别

诊断与鉴别诊断精要

- 由于单心室类型很多，情况复杂，最好在超声心动图之外，加做多层螺旋 CT 或磁共振检查
- 当两个房室瓣或一个共同房室瓣开口于一个心室时，为单心室

重点推荐文献

[1] Kjaergaard J, Petersen CL, Kjaer A, et al. Evaluation of right ventricular volume and function by 2D and 3D echocardiography compared to MRI. Eur J Echocardiogr, 2006, 7: 430-438.

[2] Soriano BD, Hoch M, Ithuralde A, et al. Matrix-array 3-dimensional echocardiographic assessment of volumes, mass, and ejection fraction in young pediatric patients with a functional single ventricle: a comparison study with cardiac magnetic resonance. Circulation, 2008, 117: 1842-1848.

[3] Mooij CF, de Wit CJ, Graham DA, et al. Reproducibility of MRI measurements of right ventricular size and function in patients with normal and dilated ventricles. J Magn Reson Imaging, 2008, 28: 67-73.

第 20 节　三尖瓣闭锁

【概念与概述】

- 三尖瓣闭锁（tricuspid atresia）为三尖瓣叶完全未发育而缺如，右心房与右心室之间无直接交通的先天性心脏病
- 本病是发绀型心血管畸形中较少见者，三尖瓣闭锁发生率占全部先天性心脏病的 2% ~ 3%

【病因与病理】

- 三尖瓣闭锁的形态有多种类型。房室交界处完全没有瓣叶组织而呈肌型闭锁的最多，房室瓣未穿孔者较少
- 三尖瓣闭锁一般右心房扩大，壁增厚。右心室均小于正常
- 三尖瓣肌性闭锁的右心室均无流入道部分。多数病例伴有卵圆孔未闭或继发房间隔缺损
- 三尖瓣闭锁大多伴室间隔缺损，其大小不等，以肌部缺损（小梁部与流出道之间）最多见
- 三尖瓣闭锁常用的分类是首先根据心室与大动脉连接关系分为三型
  - Ⅰ型，心室大动脉连接正常，最多见
  - Ⅱ型，右型大动脉转位
  - Ⅲ型，左型大动脉转位，最少见
  - 每型然后还可以根据合并室间隔缺损及肺动脉狭窄情况进一步分为三个亚型
- 三尖瓣闭锁在血流动力学方面，腔静脉回流的静脉血经右心房直接入左心房，动、静脉血相互混合后经二尖瓣口流入左心室，主要搏入主动脉。部分通过缺损的室间隔进入右心室和肺动脉

【临床表现】

- 三尖瓣闭锁临床表现变化很大，主要取决于三尖瓣闭锁的类型和有无肺动脉狭窄存在
- 多数患儿多在出生后即有发绀
- 可在 1 岁内夭折，存活的婴幼儿亦发育迟缓。听诊心前区可闻及收缩期杂音
- 心电图示心房扩大，电轴左偏或见左心室肥厚是重要的鉴别诊断指征

【影像表现】

概述

- 三尖瓣闭锁影像表现变化很大，与其通过肺循环的血流量多少以及三尖瓣闭锁的病理类型有关，显示右心房与右心室之间无直接交通是诊断要点

X 线表现

- 三尖瓣闭锁各病理类型中以大血管位置正常伴肺动脉狭窄者最为常见，其 X 线平片表现为心脏大小正常或轻度增大，心腰凹陷，左心缘饱满，右心缘下段较平直，心影略呈方形（图 2-20-1）
- 此系由于左心室增大，右心室缩小，右心房内移所致
- 肺血减少，有时可见侧枝血管建立的网状结构影，侧位胸片心影前下缘胸骨后三角区透亮度增加
- 其他病理类型的三尖瓣闭锁 X 线平片表现变化较大，可有肺血增多，肺动脉段平直、突出等各种表现

超声心动图表现

- 三尖瓣闭锁心脏超声检查于心尖四腔、剑下四腔及胸骨旁大动脉短轴切面均能最好地显示三尖瓣
- 三尖瓣闭锁大多为肌型闭锁，在三尖瓣位置处呈现粗厚的回声增强影，不见瓣膜活动
- 膜型或无孔瓣膜型闭锁为较薄的纤维组织或融合的瓣膜，心房收缩时稍突向心室，但无瓣膜

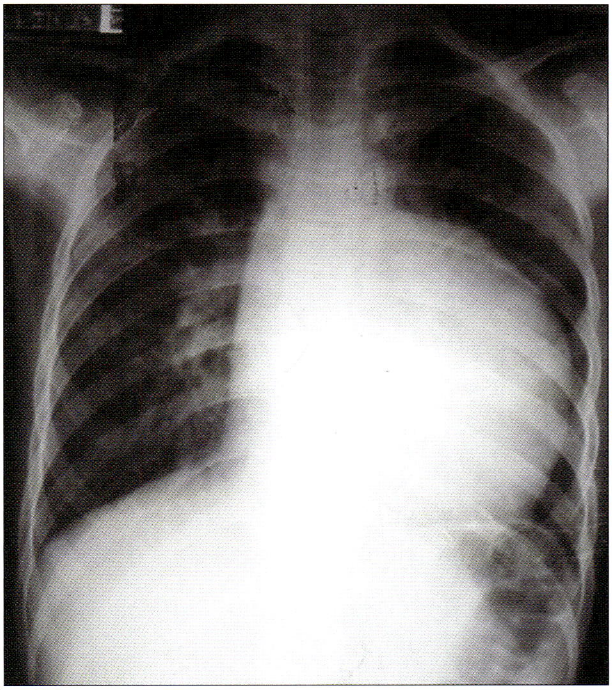

图 2-20-1 三尖瓣闭锁
正位 X 线平片，心影略呈方形

开放或关闭活动

CT 表现

- 三尖瓣闭锁做 CT 检查对诊断有一定的帮助，可较好地显示三尖瓣闭锁的直接征象和左心室增大，右心室缩小，也可通过观察室间隔连续性是否中断来判断室间隔缺损的大小和部位
- 多层螺旋 CT 则对三尖瓣闭锁的肺动脉狭窄情况显示很好，对肺动脉主干狭窄，肺动脉分叉部狭窄，左右肺动脉起始部狭窄及肺内周围肺动脉狭窄均可很好地显示，多层螺旋 CT 对三尖瓣闭锁的侧支循环血管也可很好地显示
- 对有无左上腔静脉存在，有无肺静脉异位引流存在，有无左侧心耳并置存在等对 Fontan 手术有重要影响的异常均可很好地显示

MRI 表现

- 三尖瓣闭锁 MRI 检查对诊断有帮助，自旋回波 T1W 序列或其他黑血技术序列用横断位、四腔位和长轴位等多角度扫描，可较好地显示三尖瓣闭锁右心房与右心室之间无直接交通的直接征象以及左心室增大，右心室缩小（图 2-20-2），也可通过观察室间隔连续性是否中断来判断室间隔缺损的大小和部位

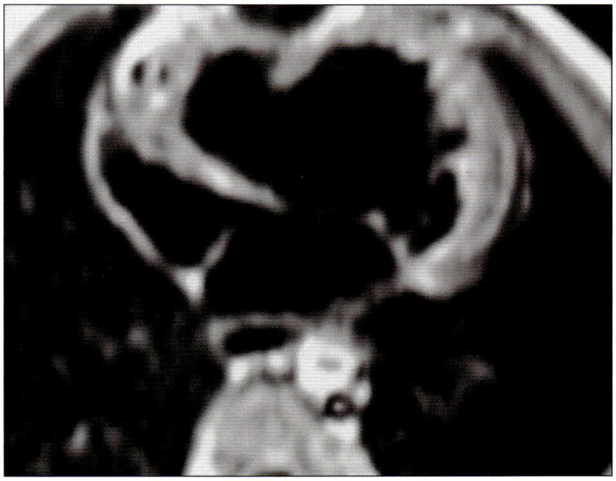

图 2-20-2 三尖瓣闭锁
MRI 自旋回波 T1W 图像，显示三尖瓣闭锁的直接征象和左心室增大，右心室缩小

- 应当注意必须是多角度多层面见右房和右室没有交通方可诊断三尖瓣闭锁，单看个别层面可有假阳性。MRI 梯度回波电影序列也可显示三尖瓣闭锁右心房与右心室之间无直接交通的直接征象（图 2-20-3），且对三尖瓣闭锁患者的左心室舒张末容量和左心室射血分数等可比较准确地测量，也可显示有无明显的二尖瓣反流。这些对三尖瓣闭锁手术治疗是极其重要的信息
- 造影增强磁共振血管成像序列对三尖瓣闭锁的肺动脉狭窄情况显示很好，对肺动脉主干狭窄，肺动脉分叉部狭窄，左右肺动脉起始部狭

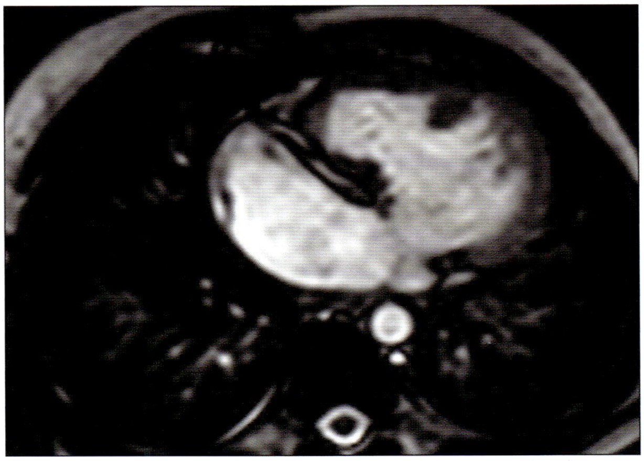

图 2-20-3 三尖瓣闭锁
梯度回波电影图像，显示三尖瓣闭锁的直接征象和左心室增大，右心室缩小

窄及肺内周围肺动脉狭窄均可很好地显示（图 2-20-4），造影增强磁共振血管成像对三尖瓣闭锁的侧支循环血管也可很好地显示，对有无左上腔静脉存在，有无肺静脉异位引流存在，有无左侧心耳并置存在等对三尖瓣闭锁 Fontan 手术有重要影响的异常均可很好地显示，故造影增强磁共振血管成像对三尖瓣闭锁也有其重要的诊断价值

- 三尖瓣闭锁为手术方法比较特殊的先天性心脏病，其术前对心外大血管的解剖和心脏功能情况有较多的诊断要求，而这些方面正是 MRI 的长处，因此做 MRI 检查很有帮助

心血管造影表现

- 三尖瓣闭锁心血管造影最重要的是左心室造影，投照位置首选肝锁位，因左心室增大，右心室缩小，心脏逆钟向转，左前斜 40 度左右，X 线即与室间隔呈切线位，同时向头成角 40 度左右可很好地显示肺动脉的大小
- 三尖瓣闭锁心血管造影其次是做无名静脉或右房造影，导管位置位于左无名静脉与左锁骨下静脉交界处或右心房中部，投照位置为正位。如有可能最好做左无名静脉造影，这样可明确或排除左上腔静脉
- 三尖瓣闭锁心血管造影诊断在肝锁位左室造影片上可见左室大、右室小，由于 X 线与室间隔呈切线位，室间隔缺损的直接征象显示得很清楚，相当多的三尖瓣闭锁室间隔缺损是限制性的（图 2-20-5）
- 三尖瓣闭锁心血管造影诊断还应注意观察左心室的收缩功能及有无二尖瓣反流存在，这是对 Fontan 手术至关重要的资料
- 三尖瓣闭锁心血管造影诊断在肝锁位左室造影 X 线与室间隔相切，对心室大动脉连接显示很好，这对三尖瓣闭锁病理分型很重要。肺动脉的大小，肺动脉狭窄的部位及有无周围肺动脉狭窄，也是对 Fontan 手术至关重要的资料，在心血管造影时应注意观察，肝锁位左室造影对肺动脉干及左肺动脉显示良好，对右肺动脉起始部显示有时较差，如怀疑右肺动脉狭窄，可加做坐观位或右前斜位左室造影来显示有肺动脉
- Fontan 手术需了解有无左上腔静脉存在，左无名静脉造影可明确诊断。三尖瓣闭锁正位左无名静脉造影或右房造影还应注意观察有无左侧

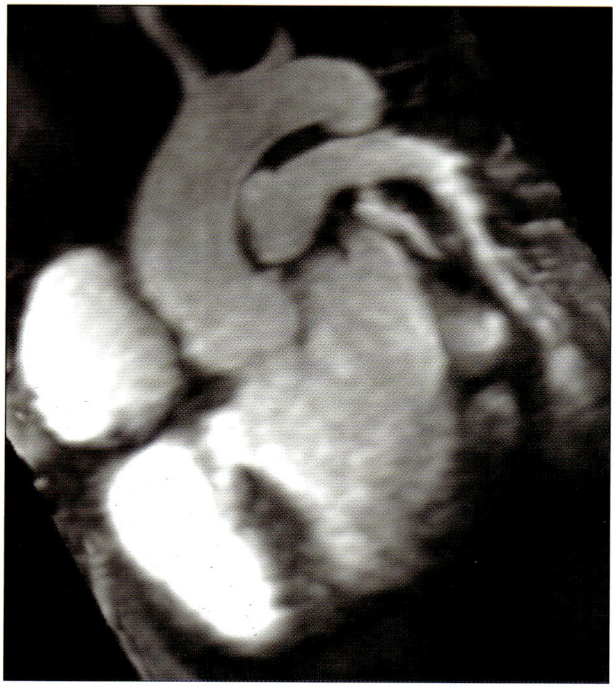

图 2-20-4 三尖瓣闭锁
造影增强磁共振血管成像图像，显示肺动脉狭窄，室间隔缺损，左心室增大，右心室缩小

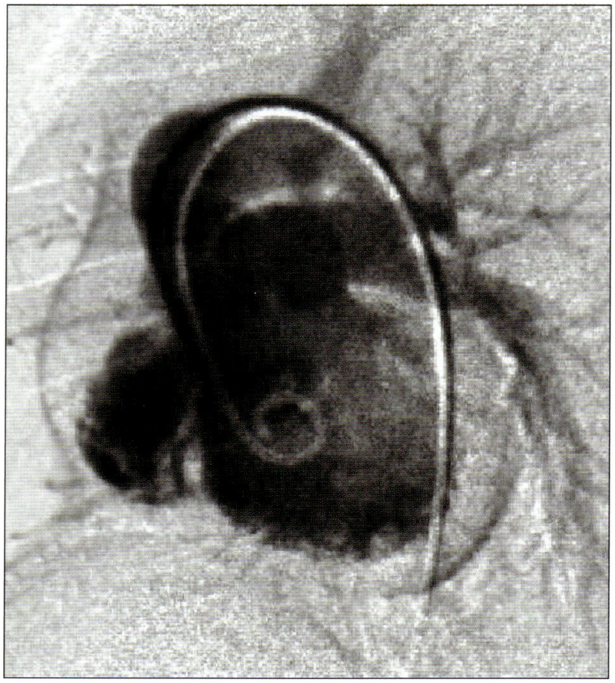

图 2-20-5 三尖瓣闭锁
肝锁位左室造影，显示左室大、右室小和室间隔缺损的直接征象

心耳并置及有无房间隔向左房侧膨出（反映卵圆孔过小）的造影表现

- 三尖瓣闭锁做正位主动脉造影主要是为了排除对 Fontan 手术有不利影响的较大的体 - 肺循环侧支血管或动脉导管未闭的存在

核医学表现

- 一般不用于本病的诊断

推荐影像学检查

- 由于三尖瓣闭锁类型很多，情况复杂，最好在超声心动图之外，加做多层螺旋 CT 或磁共振检查，以明确诊断
- 三尖瓣闭锁近年来越来越倾向于做 Fontan 等手术，此类手术术前对于生理及解剖资料有一系列特殊的要求，心导管和心血管造影主要用于某些解剖细节和生理参数的评估

【鉴别诊断】

- 三尖瓣闭锁需和单心室鉴别。当二个房室瓣或一个共同房室瓣开口于一个心室时，为单心室。三尖瓣闭锁为三尖瓣叶未发育，右心房与右心室之间无交通
- 先天性三尖瓣狭窄，这是一有时在心血管造影时会与三尖瓣闭锁相混淆的先天性心脏病。在心室舒张期，不含造影剂的左房血经二尖瓣进入左室，冲洗左室内的造影剂形成一圆形的负性阴影，由于三尖瓣闭锁右室内见不到这一负性阴影，若见到一较小的圆形负性阴影，应考虑为先天性三尖瓣狭窄

诊断与鉴别诊断精要

- 由于三尖瓣闭锁类型很多最好在超声心动图之外，加做多层螺旋 CT 或磁共振检查
- 三尖瓣闭锁近年来越来越倾向于做 Fontan 等手术，此类手术术前对于生理及解剖资料有一系列特殊的要求，要注意评估
- 三尖瓣闭锁为三尖瓣叶未发育，右心房与右心室之间无交通

重点推荐文献

[1] Hussain ST, Bhan A, Sapra S, et al. The bidirectional cavopulmonary (Glenn) shunt without cardiopulmonary bypass: Is it a safe option? Interact Cardiovasc Thorac Surg, 2007, 6: 77-82.

[2] Kjaergaard J, Petersen CL, Kjaer A, et al. Evaluation of right ventricular volume and function by 2D and 3D echocardiography compared to MRI. Eur J Echocardiogr, 2006, 7: 430-438.

[3] Mooij CF, de Wit CJ, Graham DA, et al. Reproducibility of MRI measurements of right ventricular size and function in patients with normal and dilated ventricles. J Magn Reson Imaging, 2008, 28: 67-73.

第 21 节　三尖瓣下移畸形

【概念与概述】

- 三尖瓣下移畸形也称 Ebstein 畸形（Ebstein anomaly），主要特征是三尖瓣叶未正常地附着三尖瓣环，功能三尖瓣孔向右心室下移。本病是心血管畸形中较少见者，发生率约占全部先天性心脏病的 1%

【病因与病理】

- 三尖瓣下移畸形的三尖瓣下移多累及隔叶，后叶，二者的联合处可为下移的最低点，后叶与隔叶可以均下移，或其中一个瓣叶的部分下移，前叶下移较少
- 三尖瓣后叶及隔叶都有发育不良，前叶附着于三尖瓣环，瓣叶冗长增厚，似篷帆状
- 原三尖瓣环至下移的功能三尖瓣口之间为房化右心室，内壁光滑，壁薄含肌纤维少或缺如
- 剩余的右心室小梁部及流出道部分为功能右

心室

- 右房明显扩大，房室瓣环也明显扩大
- 几乎所有三尖瓣下移畸形者合并卵圆孔未闭或房隔缺损

【临床表现】

- 三尖瓣下移畸形由于三尖瓣关闭不全，大量血液反流入右房，心房水平右向左分流，使患儿可有发绀
- 虽然三尖瓣下移畸形是先天性畸形，但多在儿童期发现。轻者可无症状，重症多死于心力衰竭和心律失常
- 心悸气短，活动受限是常见的临床症状
- 听诊心前区闻及收缩期杂音，但一般很轻柔，少数患儿听不到杂音
- 心房扩大，肥厚，不完全性或完全性右束支传导阻滞是常见和典型的心电图改变。部分病例见预激症候群（W-P-W）

【影像表现】

概述

- 三尖瓣下移畸形虽然三尖瓣下移多累及隔叶，后叶，但前叶瓣叶冗长增厚，似篷帆状，为影像诊断的主要线索

X 线表现

- X 线平片可见轻症三尖瓣下移畸形心脏不大或轻度增大，肺血大致正常
- 典型的三尖瓣下移畸形心脏多呈中至重度增大，正位胸片心脏略呈球形，右心房显著增大，右心耳扩张，心影右缘下段向右膨突，其最凸出点偏高，右心室也扩大，右心室流出道扩张有时表现为心脏左缘中段向上膨凸，主动脉结较小，肺血减少（图 2-21-1）

超声心动图表现

- 三尖瓣下移畸形超声心动图检查，心尖四腔切面及胸骨旁大动脉短轴切面能够清楚显示三尖瓣隔叶向心尖或右室流出道下移的征象，特别是心尖四腔切面中可以测量下移的距离，应用多普勒超声及彩色血流显像可以观察三尖瓣反流的程度

CT 表现

- 三尖瓣下移畸形一般不需要做 CT 检查，但若做多层螺旋 CT 检查，则可显示三尖瓣隔瓣及后瓣细小、下移、三尖瓣前瓣长而大
- 多层螺旋 CT 检查还可显示右心房增大，房化右室心肌变薄，右心室漏斗部扩张
- 多层螺旋 CT 于冠状位可见心脏下缘有两个切迹，并可见“帆样征”

MR 表现

- 三尖瓣下移畸形 MRI 图像可显示三尖瓣隔瓣及后瓣细小，下移，三尖瓣前瓣长而大，可显示右心房增大，房化右室心肌变薄（图 2-21-2），右心室漏斗部扩张
- 梯度回波电影序列上右心房内可见异常血流，并可见到房化右室与右心房呈矛盾运动，此为

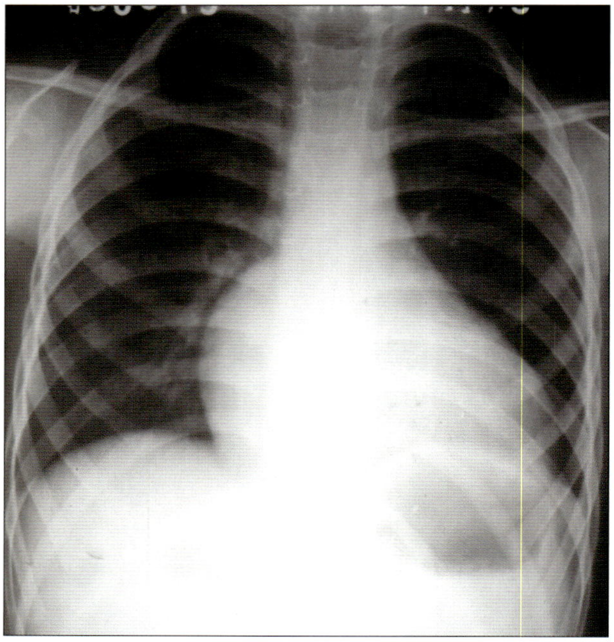

图 2-21-1 三尖瓣下移
正位胸片，右心房显著增大，肺血减少

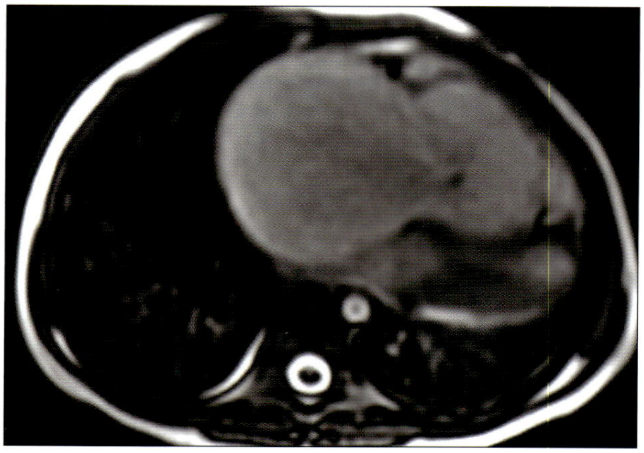

图 2-21-2 三尖瓣下移畸形
梯度回波电影序列见三尖瓣前瓣长而大，右心房增大，房化右室心肌变薄

三尖瓣下移畸形的特征性表现

- 造影增强磁共振血管成像序列于冠状位最大密度投影重建图像上可见心脏下缘有两个切迹，并可见三尖瓣前瓣长而大所形成的“帆样征”，也是三尖瓣下移畸形的特征性表现（图2-21-3）

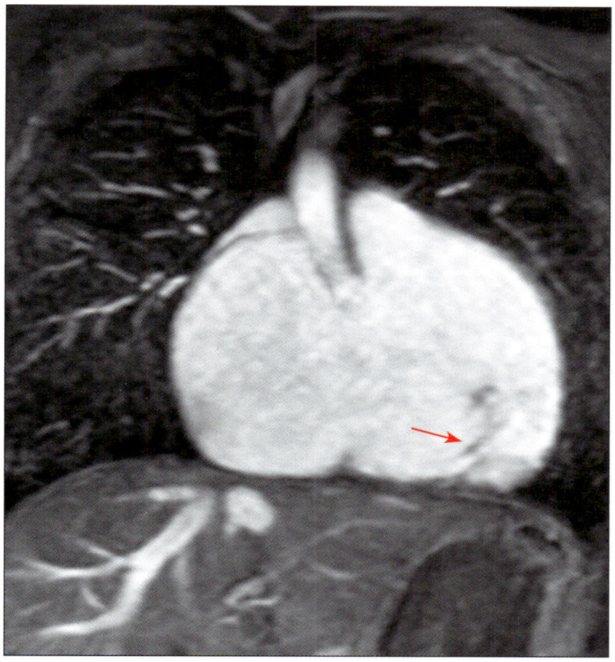

图 2-21-3　三尖瓣下移畸形
造影增强磁共振血管成像序列于冠状位最大密度投影重建图像上可见心脏下缘有两个切迹，并可见三尖瓣前瓣长而大所形成的“帆样征”（红箭），右心房增大，右心室漏斗部扩张

心血管造影表现

- 三尖瓣下移畸形心血管造影检查可做右房造影，房化右室造影和右室造影，对于有心律失常者，因右房造影较安全，故应先做右房造影
- 投照位置为正位，右房造影在右房右室相继显影后可见心脏下缘有两个切迹，第一个切迹常位于脊柱左缘的右侧，与脊柱重叠，代表正常时三尖瓣瓣环的位置，第二个切迹位于脊柱左缘的左侧，二个切迹之间即为房化右室所在的部位
- 在心血管造影片上，下移的三尖瓣隔瓣及后瓣由于过于细小常难以显示，但异常长而大的三尖瓣前瓣常能很好地显示，三尖瓣前瓣在造影片上表现为位于房化右室与右室之间的凸面向右室的弧形细线状的帆样透亮影，该表现称为“帆样征”，此为三尖瓣下移畸形心血管造影的特征性表现（图2-21-4）

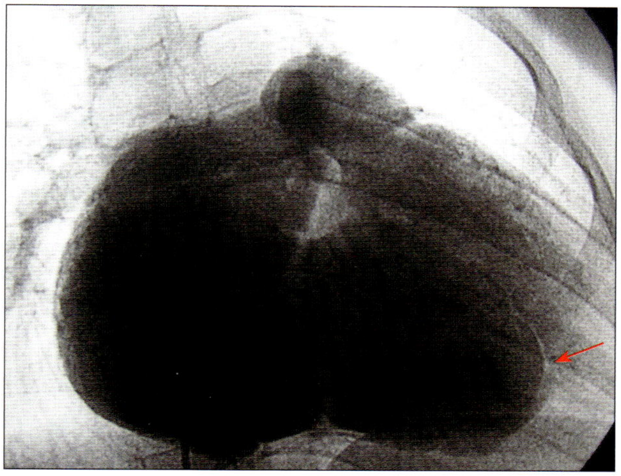

图 2-21-4　三尖瓣下移畸形
正位右房造影，可见心脏下缘有两个切迹，第二个切迹之间即为房化右室所在的部位。三尖瓣前瓣表现为位于房化右室与右室之间的凸面向右室的弧形细线状的帆样透亮影，“帆样征”（红箭）

- 房化右室位于正常三尖瓣瓣环与下移的三尖瓣之间，为一内膜特别光滑的薄壁腔，其大小反映了爱勃斯坦畸形的严重程度。若心脏下缘第一个切迹显示欠清晰，可根据右冠状动脉的位置来判断正常房室瓣瓣环所在位置及房化右室的大小，在电影片上可见到房化右室与右心室同步收缩而与右心房呈矛盾运动
- 三尖瓣下移畸形患者的右心室漏斗部常有代偿性扩张，漏斗部特别宽大，于正位造影的心室舒张期可见扩张的右室漏斗部重叠于肺动脉影像上，将肺动脉遮挡。与右房造影相比，正位右室造影能较好地显示三尖瓣下移畸形的三尖瓣反流情况，对右室小梁区充盈也较好，而右房造影有时右室小梁区充盈欠佳，但导管进入右室时较易引起心律失常，应予以注意

核医学表现

- 一般不用于本病的诊断

推荐影像学检查

- 三尖瓣下移畸形超声心动图检查能够清楚显示三尖瓣隔叶向心尖或右室流出道下移的征象，可以观察三尖瓣反流的程度，可不必加做多层螺旋 CT 检查。三尖瓣下移畸形 MRI 可显示右心房内异常血流，并可见到房化右室与右心房呈矛盾运动，有一定的价值，心导管和心血管造影主要用于某些解剖细节和生理参数的评估

【鉴别诊断】

- 三尖瓣下移畸形主要要和三尖瓣关闭不全鉴别，显示三尖瓣隔叶向心尖或右室流出道下移的征象，心脏下缘有两个切迹，“帆样征”和房化右室与右心房呈矛盾运动是鉴别的要点

诊断与鉴别诊断精要

- 三尖瓣下移畸形三尖瓣隔瓣及后瓣细小，下移，三尖瓣前瓣长而大，右心房增大，房化右室心肌变薄
- 显示三尖瓣隔叶向心尖或右室流出道下移的征象，心脏下缘有两个切迹，“帆样征”和房化右室与右心房呈矛盾运动是鉴别的要点

重点推荐文献

[1] Ammash NM et al：Mimics of Ebstein's anomaly. Am Heart J，1997，134：508-513.

[2] Choi YH et al：MR imaging of Ebstein's anomaly of the tricuspid valve. Am J Roentgenol，1994，163：539-543.

[3] Kastler B et al ：Potential role of MR imaging in the diagnosis management of Ebstein's anomaly in a newborn. J Comput Assist Tomogr，1990，14：825-827.

第 22 节　肺静脉异位引流

【概念与概述】

肺静脉异位引流（anomalous pulmonary venous connections），是指肺静脉直接或通过体静脉途径与右心房连接。发生率约占全部先天性心脏病的 2%

- 全部肺静脉均直接或通过体静脉与右心房连接的称为完全性肺静脉异位引流（total anomalous pulmonary venous connection，TAPVC）
- 一支或几支肺静脉但不是全部肺静脉直接或通过体静脉与右心房连接的称为部分性肺静脉异位引流（partial anomalous pulmonary venous connection，PAPVC）

【病因与病理】

- 完全性肺静脉异位引流根据异常连接的解剖部位分类为
  - 心上型，此型最常见，占完全性肺静脉异位引流的 1/2。左、右肺静脉在左房后面先汇合成肺静脉总汇，通过异常的垂直静脉与左无名静脉连接，汇合至右上腔静脉，或垂直静脉与右上腔静脉直接连接
  - 心内型，肺静脉通过短的管道或 3 ~ 4 个孔与右心房连接或肺静脉直接或汇合后与冠状静脉窦连接，冠状静脉窦扩大但位置正常
  - 心下型，左、右侧肺静脉分别连接于下行的垂直静脉。在食管的前方穿过膈肌的食管裂孔，平行于下腔静脉及腹主动脉并在两者之间向下走行，最常见的是与门静脉系统连接，与静脉导管、肝静脉或下腔静脉连接少见
  - 混合型，少见，肺静脉异常连接部位有两个或两个以上。比较多见的是左侧肺静脉与左无名静脉连接，右侧肺静脉与右心房或冠状静脉窦连接
- 肺静脉梗阻可发生在各种类型的完全性肺静脉异位引流。心下型患者梗阻最多见，心内型患者梗阻最少见
- 部分性肺静脉异位引流可单独存在，或合并其他心脏畸形，最常见的是静脉窦型房间隔缺损
- 部分性肺静脉异位引流类型也很多，常见的有
  - 右上肺静脉直接引流入右上腔静脉
  - 右肺静脉与右心房连接

- 右肺静脉与下腔静脉连接
- 左肺静脉与左无名静脉连接

其中以右肺静脉与右上腔静脉连接最常见，右肺静脉异常较左肺静脉常见

- 血流动力学改变
  - 完全性肺静脉异位引流由于心房水平右向左分流供应体循环血量，造成体循环血氧饱和度下降
  - 梗阻型完全性肺静脉异位引流由于肺静脉回流受阻，引起肺静脉高压，有严重肺水肿
  - 部分性肺静脉异位引流血流动力学改变和心房水平的中等量左向右分流相似

【临床表现】

- 完全性肺静脉异位引流由于心房水平右向左分流，早年即出现发绀
- 梗阻型完全性肺静脉异位引流患儿多于出生后数周或数月因肺水肿或缺氧而夭折
- 无梗阻型完全性肺静脉异位引流体征和心电图的表现与大量分流的房间隔缺损相似，胸骨左缘第 2 ～ 3 肋间可闻及较轻的收缩期杂音
- 部分性肺静脉异位引流血流动力学改变、临床表现和体征都和心房水平的少～中等量左向右分流相似

【影像表现】

概述

- 任何先天性心脏病影像检查读片时均应注意观察肺静脉回流情况，对疑及肺静脉异位引流者，更应逐支观察肺静脉回流途径
- 对于完全性肺静脉异位引流还要注意观察四根肺静脉是否汇合成为一根横静脉，横静脉的形态和横静脉如何继续回流
- 横静脉的血如流入左垂直静脉，则左垂直静脉，左无名静脉，右上腔静脉扩张；横静脉的血如流入右上腔静脉，则只有右上腔静脉扩张；横静脉的血如流入冠状静脉窦，则冠状静脉窦扩张，呈一蛋状结构，位于膈上，心影中央。横静脉的血如流入门静脉，则可见一向下行走的垂直静脉
- 肺静脉异位引流心影像检查读片还应注意了解有无肺静脉回流受阻情况，心上型完全性肺静脉异位引流有左垂直静脉者，最常见的梗阻部位在左垂直静脉跨越左主支气管处，由于左肺动脉和左主支气管的压迫可产生梗阻，其次在左垂直静脉和左无名静脉相连初可产生梗阻
- 心下型完全性肺静脉异位引流其异位引流的肺静脉可进入门静脉系统，也可进入下腔静脉系统等，其中肺静脉异位引流入门静脉系统更为常见，肺静脉异位引流入下腔静脉系统可为梗阻性也可为非梗阻性，但肺静脉异位引流入门静脉系统均为梗阻性，这是因为门静脉的血流必须经过肝血窦的毛细血管网方能入肝静脉和下腔静脉，肝血窦的毛细血管网构成了梗阻

X 线表现

- 完全性肺静脉异位引流 X 线平片表现与其类型有关，最常见的心上型完全性肺静脉异位引流由于垂直静脉、无名静脉和右上腔静脉均扩张，再加上心影增大，形成特征性的“8”字形心脏或“雪人”征（图 2-22-1）
- 心内型完全性肺静脉异位引流正位 X 线平片与房间隔缺损相似，也表现为肺血增多，右心房增大，右心室增大，肺动脉段突出，在侧位食道吞钡片上有时可见食道前缘有一压迹，此压迹的位置较左心房压迹要低，代表扩大的冠状静脉窦
- 心下型完全性肺静脉异位几乎总是合并回流梗阻，故肺血改变以肺淤血为主，可有间质性肺水肿和肺泡性肺水肿，胸片可见肺野透亮度下降，肺纹理增粗，肺门影及肺纹理模糊，有时

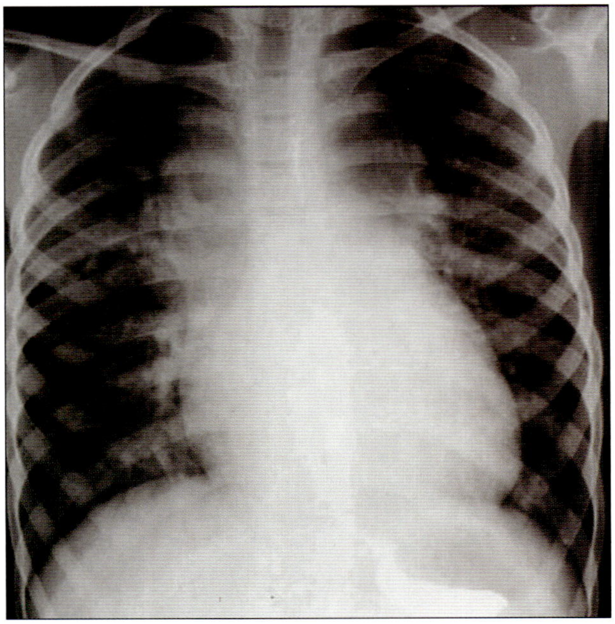

图 2-22-1 心上型完全性肺静脉异位引流
“8”字形心脏正位 X 线平片

还可见 Kerley 氏 B 线，水平叶间裂增宽以及少量或中等量的胸腔积液等

- 部分性肺静脉异位引流 X 线平片与房间隔缺损相似，表现为肺血增多，右心房增大，右心室增大，肺动脉段突出
- 大多数部分性肺静脉异位引流 X 线平片表现与房间隔缺损不能区别，少数部分性肺静脉异位引流 X 线平片有其特殊改变，如右上肺静脉异位引流入上腔静脉时，上腔静脉可有轻度扩张。又如左上肺静脉异位引流入无名静脉时，无名静脉和上腔静脉可有轻度扩张，且左上肺可见条状血管影。于右侧肺门下部见镰刀状阴影沿右心缘通向膈下，为右肺静脉或右下肺静脉引流至下腔静脉的特征性 X 线平片表现，称为弯刀综合征，称为弯刀综合征常伴有右肺和右肺动脉的发育不全（图 2-22-2）

超声心动图表现

- 肺静脉异位引流超声心动图检查可见左房内没有正常回流的肺静脉血流，左心房及左心室小时需高度怀疑完全性肺静脉连接异常
- 超声心动图检查要仔细检查每一根肺静脉的回流，追踪异常连接的部位，检测血流速度了解是否存在血流梗阻并估测肺动脉压力
- 由于解剖结构的多变性，检查时需要从多种切面检查肺静脉的回流途径，其中包括心尖四腔、剑突下长轴及短轴、胸骨旁短轴及长轴、胸骨上切面等
- 结合彩色血流显像检查有助于显示肺静脉血流，了解回流途径，如经胸超声心动图检查显示不清，则需要经食道超声心动图检查

CT 表现

- 多层螺旋 CT 能很好地显示和诊断肺静脉异位引流，多角度的最大密度投影重建可从矢状位、冠状位和横断位等多个角度显示肺静脉异位引流的直接征象（图 2-22-3），对判断肺静脉异位引流的类型和有无梗阻都很有帮助
- 肺静脉异位引流 CT 检查还可清楚地显示右心房增大、右心室增大，肺动脉扩张，左心室相对较小等对肺静脉异位引流诊断有帮助的间接征象
- 另外对于肺静脉异位引流可伴有的房间隔缺损，冠状静脉窦扩大（图 2-22-4），左垂直静脉，左无名静脉，右上腔静脉扩张等也可较好地显示（图 2-22-5），对于非异位引流的肺静脉也可较好地显示（图 2-22-6），对于横静脉和左心房间的位置关系，也可较好地显示

MR 表现

- MRI 能很好地显示和诊断完全性肺静脉异位

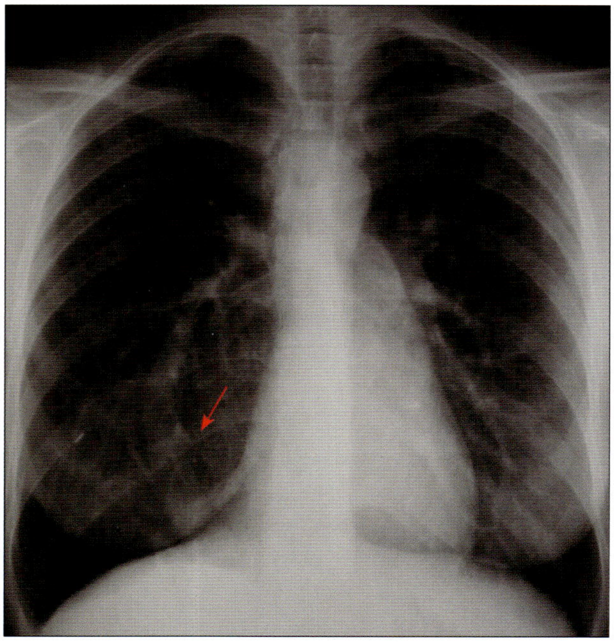

图 2-22-2 部分性肺静脉异位引流

右下肺静脉引流至下腔静脉，X 线平片，见右肺门下部镰刀状阴影沿右心缘通向膈下（红箭），为弯刀综合征

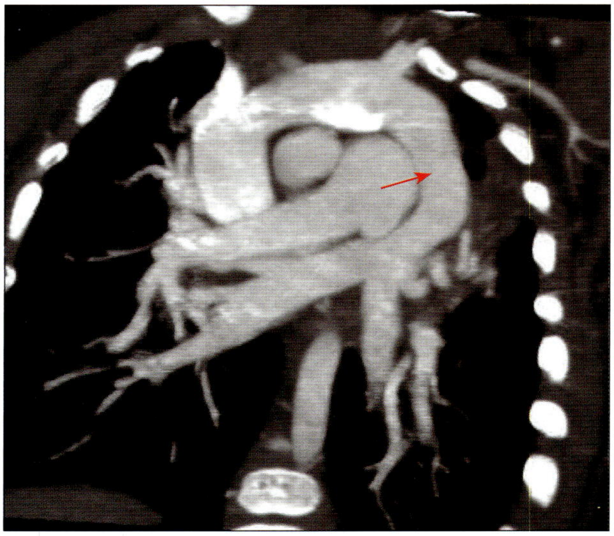

图 2-22-3 心上型完全性肺静脉异位引流

多层螺旋 CT 图像，左、右肺静脉在左房后面先汇合成肺静脉总汇，通过异常的垂直静脉（红箭）与左无名静脉连接，进入右上腔静脉

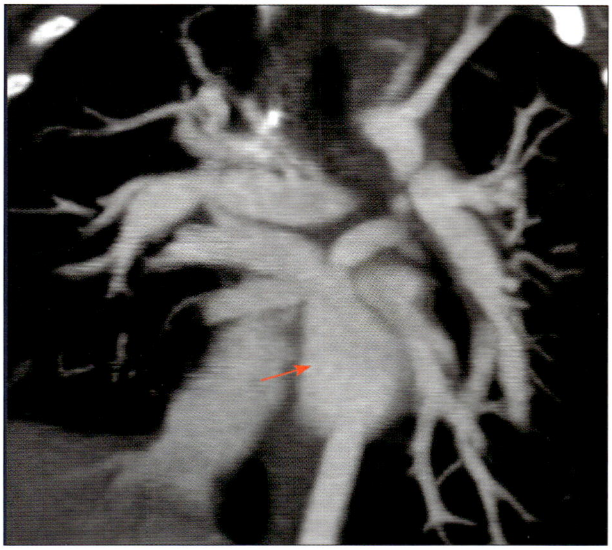

图 2-22-4　心内型完全性肺静脉异位引流
多层螺旋 CT 图像，左、右肺静脉进入冠状静脉窦，冠状静脉窦扩大（红箭）

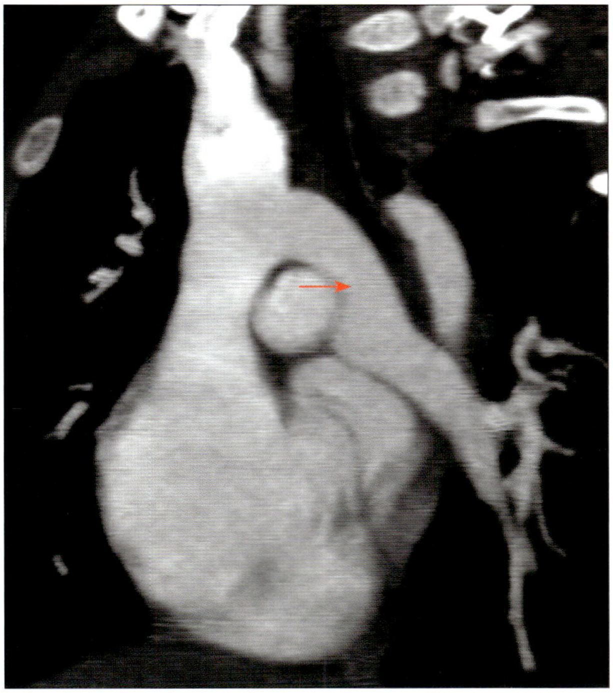

图 2-22-5　部分性肺静脉异位引流
多层螺旋 CT 图像，左肺静脉经左垂直静脉与左无名静脉连接（红箭），左垂直静脉，左无名静脉，右上腔静脉扩张

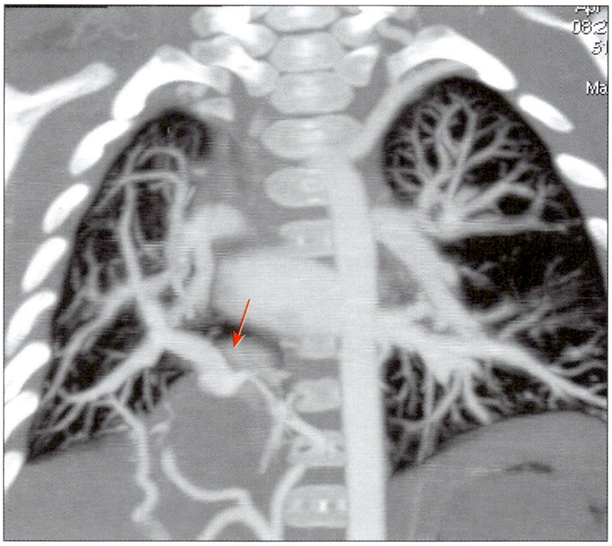

图 2-22-6　部分性肺静脉异位引流
多层螺旋 CT 图像，右下肺静脉与下腔静脉连接（红箭），显示左肺静脉入左心房

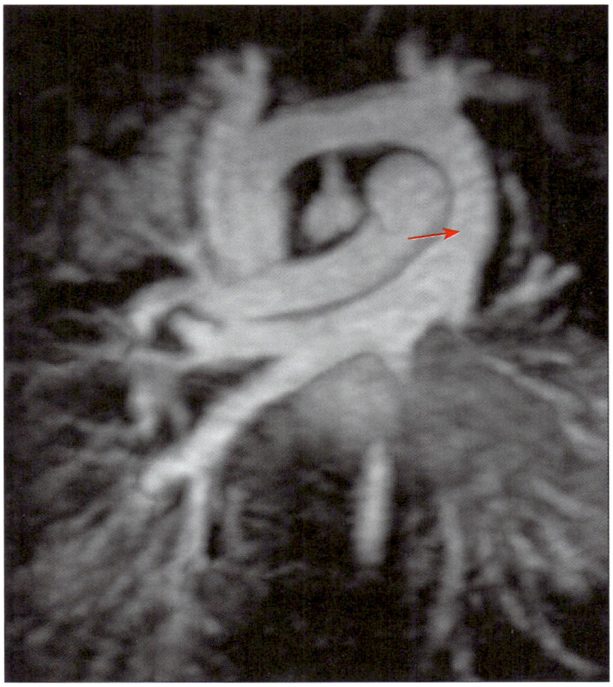

图 2-22-7　心上型完全性肺静脉异位引流
造影增强磁共振血管成像显示肺静脉在左房后面汇合，然后通过垂直静脉与左无名静脉连接（红箭），最后流入右上腔静脉

引流，CE-MRA 序列是完全性肺静脉异位引流最主要的扫描序列，用冠状位扫描，并做回顾性多角度最大密度投影重建

- CE-MRA 多角度的最大密度投影重建可从矢状位、冠状位和横断位等多个角度显示完全性肺静脉异位引流的直接征象，了解四支肺静脉是如何汇合成共同静脉并连接到什么部位（图 2-22-7）

- 对于任何一个完全性肺静脉异位引流在做 CE-MRA 回顾性重建时，都应常规逐支观察全部肺静脉的连接情况，以免漏诊混合型完全性肺静脉异位引流，并应注意肺静脉异位引流途中有无梗阻发生
- MRI 自旋回波 T1W 序列和梯度回波电影序列检查（图 2-22-8）虽对完全性肺静脉异位引流的直接征象显示常不如 CE-MRA，但其可清楚地显示右心房增大、右心室增大、肺动脉扩张、左心室相对较小等对肺静脉异位引流诊断有帮助的间接征象。另外对于肺静脉异位引流可伴有的房间隔缺损、冠状静脉窦扩大（图 2-22-9）、左垂直静脉、左无名静脉、右上腔静脉扩张等也可较好地显示，对于横静脉和左心房间的位置关系，也可较好地显示
- 磁共振是各种非创伤诊断方法中对完全性肺静脉异位引流诊断效 CE-MRA 诊断肺静脉异位引流更为理想，CE-MRA 视野大，肺静脉与体静脉显示清晰（图 2-22-10，图 2-22-11），不使用含碘造影剂，没有诱发或加重肺水肿的

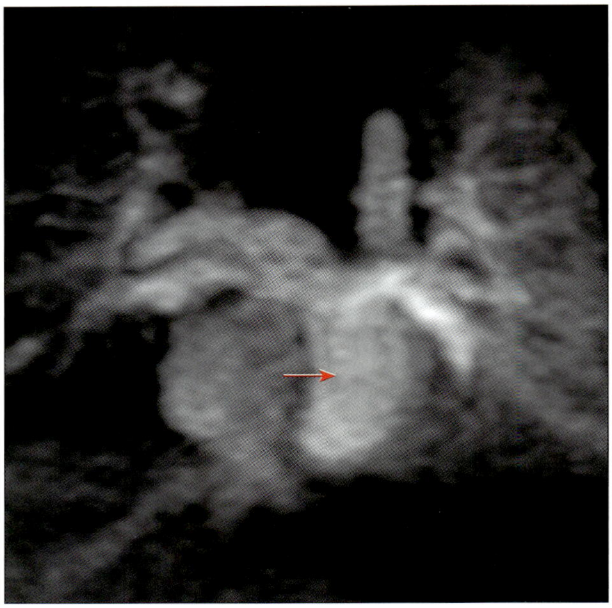

图 2-22-9 心内型完全性肺静脉异位引流
造影增强磁共振血管成像显示肺静脉流入冠状静脉窦，冠状静脉窦扩大（红箭）

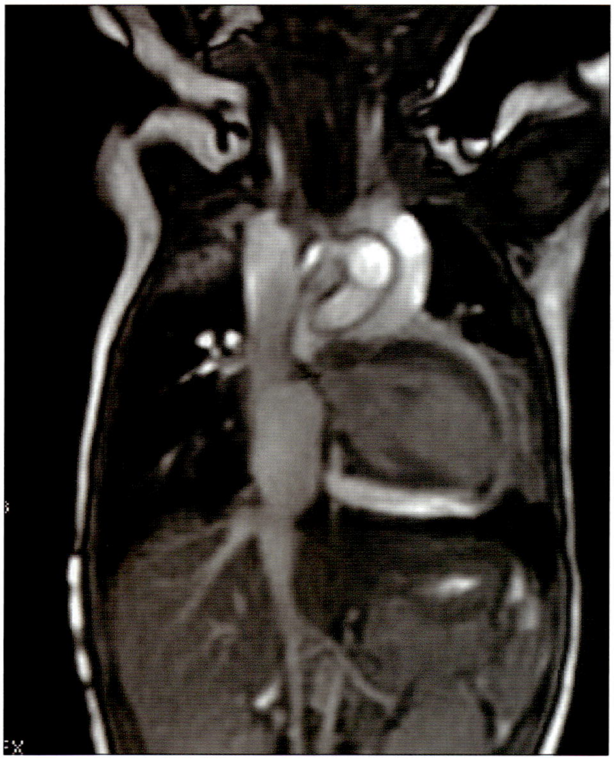

图 2-22-8 心上型完全性肺静脉异位引流
梯度回波电影序列显示肺静脉汇合、垂直静脉、左无名静脉和右上腔静脉

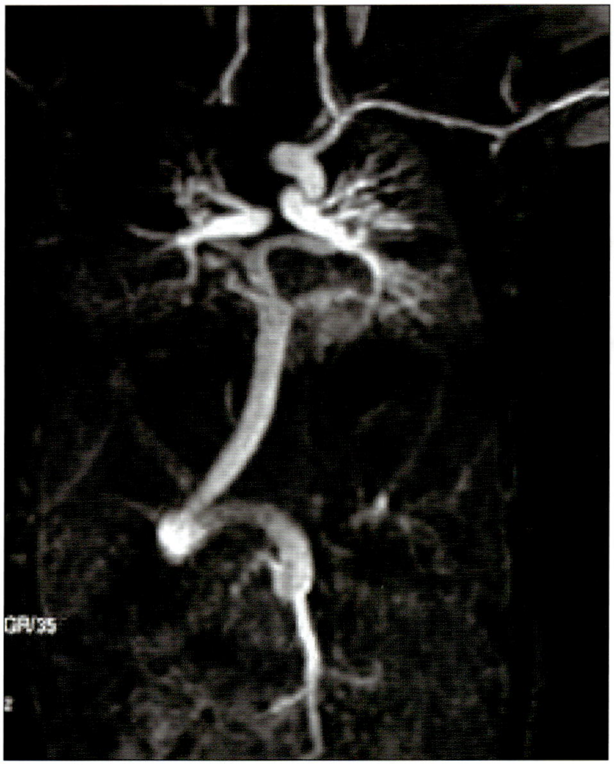

图 2-22-10 心下型完全性肺静脉异位引流
造影增强磁共振血管成像见肺静脉分别连接于下行的垂直静脉，垂直静脉与门静脉连接

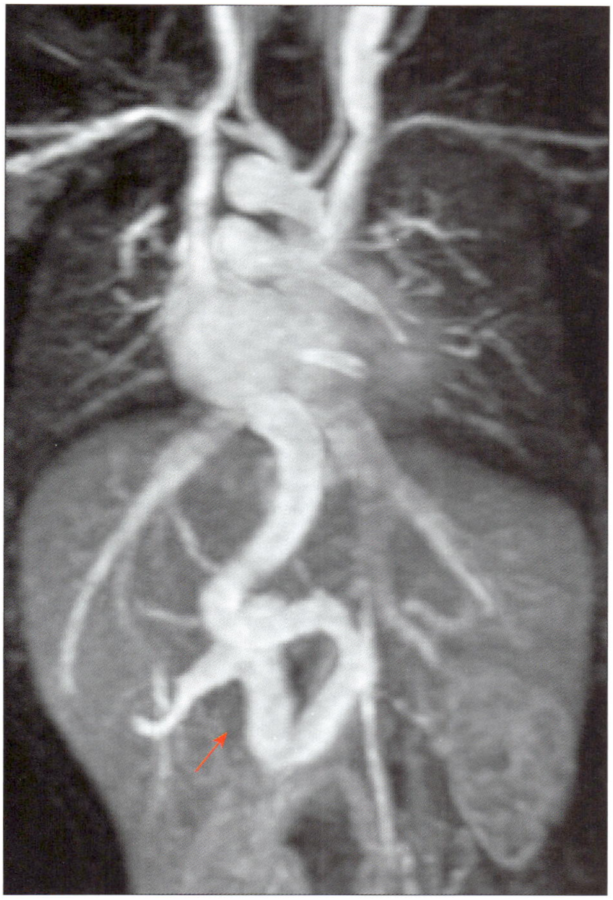

图 2-22-11 心下型完全性肺静脉异位引流
造影增强磁共振血管成像见垂直静脉与门静脉连接（红箭），同时见永存左上腔静脉

危险性，对肺静脉异位引流更准确，更安全地得到确诊可起到重要作用

- MRI 能很好地显示和诊断部分性肺静脉异位引流，磁共振是各种非创伤诊断方法中对部分性肺静脉异位引流诊断效果最好的方法，造影增强磁共振血管成像序列则是各种磁共振扫描序列中对部分性肺静脉异位引流诊断效果最佳的序列
- CE-MRA 多角度的最大密度投影重建可从多个角度显示部分性肺静脉异位引流的直接征象，任何先天性心脏病在做 CE-MRA 重建时，都应常规逐支观察肺静脉的连接情况，以免漏诊伴随的部分性肺静脉异位引流
- 一般情况下，右肺静脉异位引流入右房或右上腔静脉不易漏诊，左肺静脉异位引流入冠状静脉窦或左上腔静脉较易漏诊（图 2-22-12），另外肺静脉异位引流入下腔静脉也较易漏诊（图 2-22-13），右肺静脉异位引流入下腔静脉也称弯刀综合征，重建时要特别注意
- MRI 自旋回波 T1W 序列检查可清楚地显示右

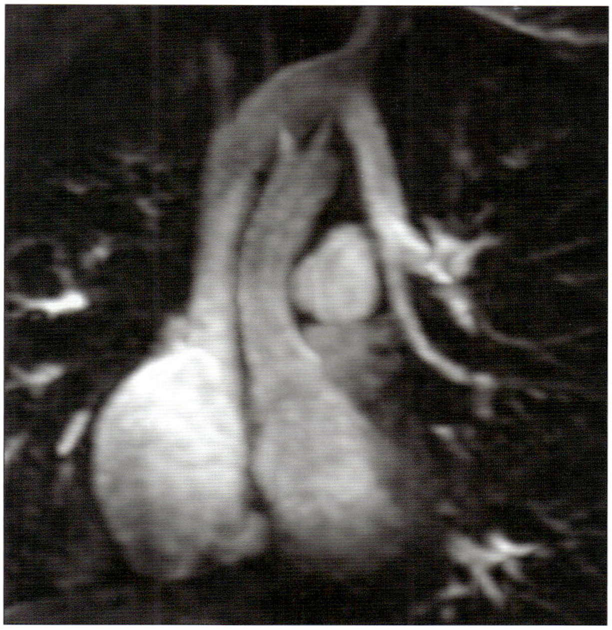

图 2-22-12 部分性肺静脉异位引流
左肺静脉与左无名静脉连接，造影增强磁共振血管成像最大密度投影重建显示左肺静脉异位引流入左无名静脉

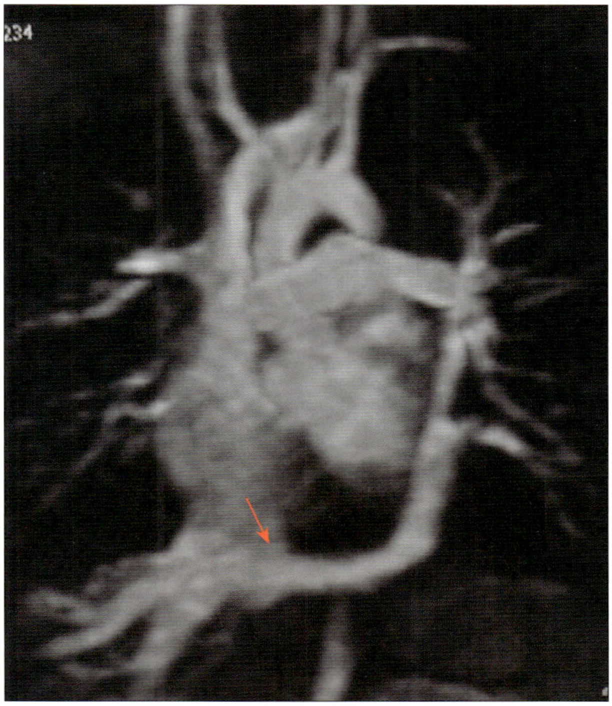

图 2-22-13 部分性肺静脉异位引流
左肺静脉与肝静脉连接，造影增强磁共振血管成像最大密度投影重建显示左肺静脉异位引流入肝静脉（红箭）

心房增大，右心室增大，肺动脉扩张，左心室相对较小等对肺静脉异位引流诊断有帮助的间接征象

心血管造影表现

- 肺静脉异位引流心血管造影可做选择性肺动脉造影和选择性肺静脉造影，两种方法均可取得较好的诊断效果，一般情况下，完全性肺静脉异位引流用选择性肺动脉造影相对多一些而部分性肺静脉异位引流用选择性肺静脉造影相对多一些（图 2-22-14，图 2-22-15）
- 无论肺动脉造影还是肺静脉造影均以正位造影为主，对于梗阻性的肺静脉异位引流，造影剂用量要酌情减少，数字减影血管成像术（DSA），对提高完全性肺静脉异位引流选择性肺动脉造影的诊断效果帮助很大，DSA 将注入造影剂后的图像减去注入造影剂前的图像，剩下的图像仅代表注入心腔及血管中的造影剂，消除了原来存在的骨骼、软组织等重叠阴影，图像更清晰，可更好地显示异位引流的肺静脉

核医学表现

- 一般不用于本病的诊断

推荐影像学检查

- 肺静脉异位引流 MRI 和 CT 检查均能很好地显示其连接关系和并发畸形，最好在超声心动图之外，加做多层螺旋 CT 或磁共振检查，心血管造影仅用于疑难病例和某些解剖细节与生理参数的评估
- 完全性肺静脉异位引流如有梗阻，对影像诊断方法的选择有很大的影响，心血管造影可诱发或加重肺水肿，多层螺旋 CT 也要使用大量的含碘造影剂，完全性肺静脉异位引流如有梗阻，多层螺旋 CT 检查也有一定的危险性，另外 CT 检查前如未提示心下型完全性肺静脉异位引流的存在时，先天性心脏病 CT 检查一般不会扫描腹部，有可能漏诊心下型完全性肺静脉异位引流。相比较而言，CE-MRA 诊断肺静脉异位引流更为理想 ，CE-MRA 视野大，肺静脉与体静脉显示清晰，不使用含碘造影剂，没有诱发或加重肺水肿的危险性，对肺静脉异位引流更准确，更安全地得到确诊可起到重要作用

【鉴别诊断】

- 完全性肺静脉异位引流需和三房心鉴别，部分性肺静脉异位引流需和房间隔缺损鉴别，MRI 和 CT 检查均能很好地显示肺静脉连接关系，逐支观察肺静脉回流途径，就可明确诊断

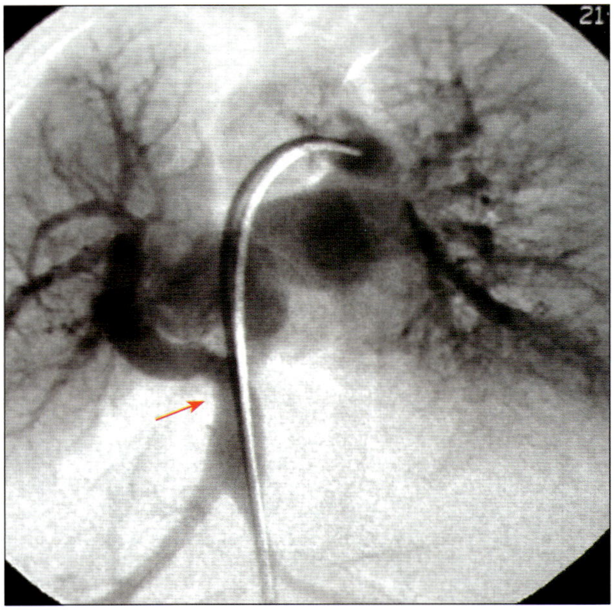

图 2-22-14 **部分性肺静脉异位引流**
右肺静脉与下腔静脉连接（红箭），正位肺动脉造影

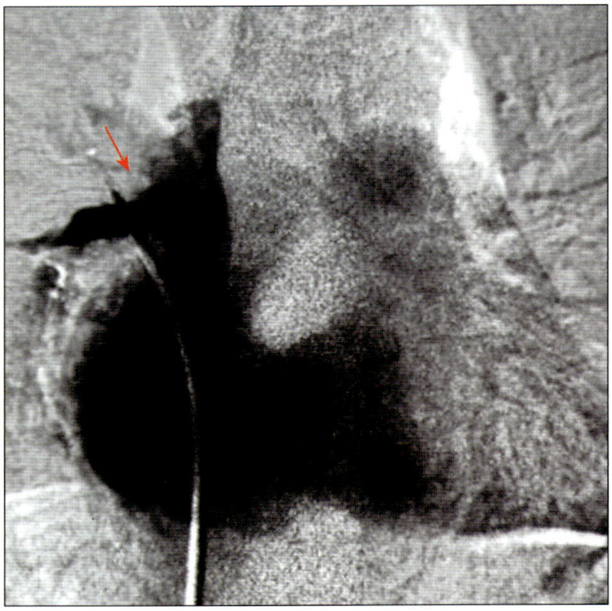

图 2-22-15 **部分性肺静脉异位引流**
正位选择性右肺静脉造影，见右上肺静脉入右房与上腔静脉交界处（红箭）

诊断与鉴别诊断精要

- MRI 和 CT 检查能很好地显示肺静脉异位引流的肺静脉连接关系
- 完全性肺静脉异位引流如有梗阻，心血管造影可诱发或加重肺水肿，CE-MRA 更为理想 ，CE-MRA 视野大，肺静脉与体静脉显示清晰，不使用含碘造影剂，没有诱发或加重肺水肿的危险性，对肺静脉异位引流更准确，更安全地得到确诊可起到重要作用

重点推荐文献

[1] Herlong JR，Jaggers JJ，Ungerleider RM．Pulmonary venous anomalies：the Society of Thoracic Srugeons Congenital Heart Surgery Nomenclature and Database Project．Ann Thorac Surg，2000，69（suppl）：S56.
[2] Kim TH，Kim YM，Suh CH，et al．helical CT angiography and Three-dimensional reconstruction of total anomalous pulmonary venous connections in neonates and infants．AJR Am J Roentgenol，2000，175：1381-1386.
[3] Tsai IC，Chen MC，Jan SL et al. Neonatal cardiac multidetector row CT：why and how we do it. Pediatr Radiol，2008，38：438-451.

第 23 节　腔静脉异常

【概念与概述】

- 先天性腔静脉畸形（congenital abnormalities of vena cava）包括先天性上腔静脉异常和先天性下腔静脉异常。3% ～ 5% 的先天性心脏病患儿合并有腔静脉畸形。由于该畸形大多不引起明显的血流动力学变化，故可终生不被发现，但先天性腔静脉畸形在合并先天性心脏病的情况下，对先天性心脏病手术方式，手术步骤，介入治疗等影响巨大。先天性腔静脉畸形种类繁多，本节仅讨论较常见的先天性腔静脉畸形

【病因与病理】

- 分类

比较常见的先天性上腔静脉畸形类型有

- 永存左上腔静脉（双侧上腔静脉）
  - 左上腔静脉引流入冠状静脉窦，开口入右心房。无桥静脉
  - 左上腔静脉引流入冠状静脉窦，开口入右心房。有桥静脉
- 左上腔静脉直接引流入左心房
- 左上腔静脉直接引流入右心房
- 永存左上腔静脉（无右上腔静脉）
- 右上腔静脉入冠状窦
- 右上腔静脉入左心房
- 无名静脉低位
- 食管后无名静脉

比较常见的先天性下腔静脉畸形类型有

- 先天性下腔静脉中断，经奇静脉或半奇静脉回流
- 下腔静脉回流入左心房
- 下腔静脉重复畸形
- 左下腔静脉
- 下腔静脉先天性梗阻
- 下腔静脉高位插入
- 其他先天性下腔静脉畸形：肝静脉入左心房、下腔静脉肾后段缺如、环主动脉左肾静脉、脐膨出伴肝内下腔静脉畸形、主动脉后左肾静脉等

- 胚胎 4 周时心脏尾部接受四对静脉回流，其中两侧各有一前主静脉和后主静脉，二者汇合成总主静脉，从两角进入静脉窦。前主静脉引流上半身血液，后主静脉引流下半身血液。左前

主静脉通常退化，胚胎 8 周时出现左、右前主静脉间吻合支，这样就形成了左头臂静脉

- 如果左上腔静脉没有退化，则形成永存左上腔静脉（persistent left superior vena cava），永存左上腔静脉是最常见的先天性腔静脉畸形，在先天性心脏病中占 2.8% ~ 4.3%。其中以引流入冠状静脉窦最常见，占 85% ~ 90%，此时左颈总静脉与左锁骨下静脉汇合形成左上腔静脉，垂直向下行走于主动脉弓与左肺动脉之前，最后进入房室沟并回流入冠状静脉窦，导致冠状窦扩大。永存左上腔静脉与右上腔静脉之间可有无名静脉（桥静脉）相连，也可不相连。左上腔静脉引流入左心房者比较少见，约占 10%，多在左心房顶部，于左上肺静脉与左心耳之间，与无顶冠状静脉窦难以区别
- 如胚胎期左、右前主静脉之间的横向吻合血管未能形成或中断，而在较低的部位形成另一条横向吻合血管则发育成为主动脉下无名静脉（或称无名静脉低位）如果左上腔静脉退化，位置较低的横向吻合血管未形成，左侧头臂血管的血液通过左上肋间静脉流入副半奇静脉、半奇静脉、奇静脉再汇入上腔静脉，即形成食管后无名静脉
- 主静脉的尾侧部分演变复杂。两侧后主静脉在起始部分先后分出下主静脉及上主静脉，后主静脉在中肾的背侧，下主静脉在中肾的腹、内侧，上主静脉在后主静脉的背、内侧。3 组静脉之间形成吻合支，并在尾端形成骶主静脉。右上主静脉与右后主静脉的近端形成奇静脉，左上主静脉则形成半奇静脉。下腔静脉近心段缺如中断是由于在胚胎发育过程中，右侧卵黄静脉发育为下腔静脉近心段，左、右下主静脉则形成下腔静脉远心段。下腔静脉远心段若不能与肝静脉连接则形成下腔静脉近心段中断，肝静脉与肾静脉之间的下腔静脉缺如，导致肝静脉正常汇入右心房，而肾静脉及肾静脉以下的体循环静脉血经下腔静脉连于奇静脉或半奇静脉，然后上行进入上腔静脉或左上腔静脉入右心房。下腔静脉中断（interruption of the inferior vena cava）是最常见的先天性下腔静脉畸形，多见于多脾综合征
- 如双侧上主静脉的肾后段同时存留，形成下腔静脉重复畸形或称双下腔静脉，也很常见，且一般与先天性心脏病无关

【临床表现】

- 绝大多数先天性腔静脉畸形患者并无临床症状与体征

【影像表现】

概述

- 腔静脉先天性畸形者往往伴有其他儿科疾病，如先天性心脏病等，有些病例往往因其他阳性临床症状行检查时偶然发现
- 如不了解先天性腔静脉畸形，经常会引起影像学误诊
- 由于腔静脉畸形的存在，可造成手术特别是介入治疗中的困难
- 了解和熟悉先天性腔静脉畸形，是儿童治疗中的一个重要环节
- 多层螺旋 CT 与 MRI 均可用于诊断先天性腔静脉异常

X 线表现

- 先天性腔静脉畸形平片没有明显的特征。双侧上腔静脉胸片可表现为上纵隔增宽。先天性下腔静脉中断，经奇静脉回流 X 线胸片可表现为纵隔右上部出现半圆形阴影，侧位胸片示膈肌上方下腔静脉阴影消失

超声表现

- 超声心动图胸骨上短轴切面中可见左、右无名静脉汇合至右侧上腔静脉的征象
- 沿左无名静脉向左侧检查可观察有无左上腔静脉。当探头稍朝向下可能发现腔静脉与心房连接的部位
- 如果左上腔静脉与冠状静脉窦连接，在胸骨旁长轴切面中可见到冠状静脉窦增大征象
- 下腔静脉间断，奇静脉延续均可在剑突下横隔水平短轴及长轴切面中见到，在相同的切面中可观察肝静脉与下腔静脉汇合，或直接与心房连接

CT 表现

- 多层螺旋 CT 能很好地显示和诊断先天性腔静脉畸形，多角度的最大密度投影重建可从矢状位、冠状位和横断位等多个角度显示先天性腔静脉畸形的直接征象，如有无双侧上腔静脉（图 2-23-1），双侧上腔静脉间有无桥静脉存在（图 2-23-2）
- 多层螺旋 CT 能很好地显示腔静脉与其他血管

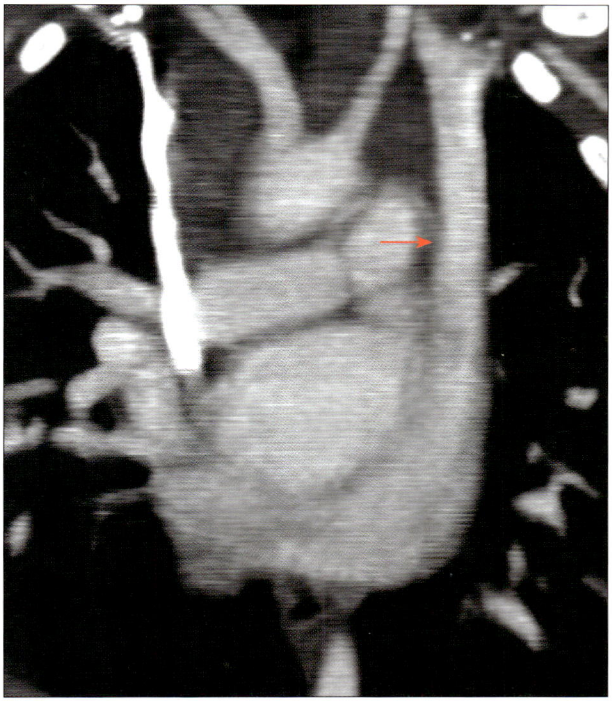

图 2-23-1　永存左上腔静脉
多层螺旋 CT 最大密度投影重建显示永存左上腔静脉的直接征象（红箭），无桥静脉存在

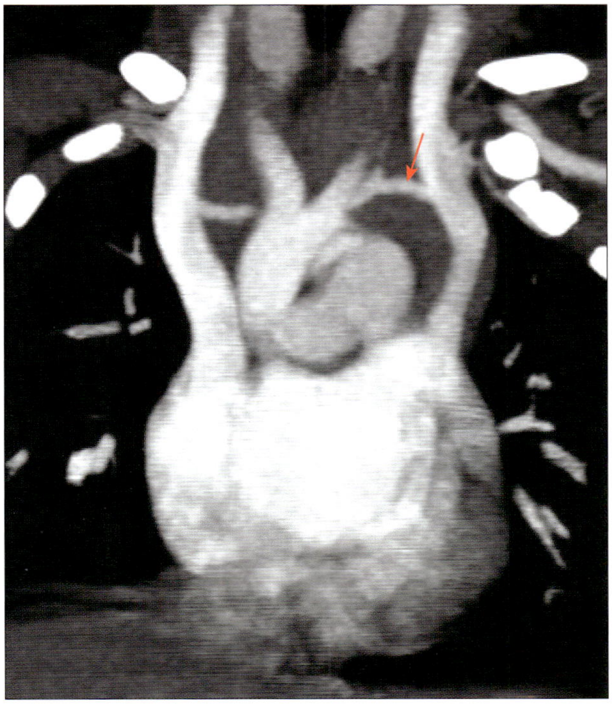

图 2-23-2　永存左上腔静脉
多层螺旋 CT 最大密度投影重建显示永存左上腔静脉的直接征象，有桥静脉存在（红箭）

或其他器官的关系（图 2-23-3，图 2-23-4），对判断先天性腔静脉畸形的类型很有帮助

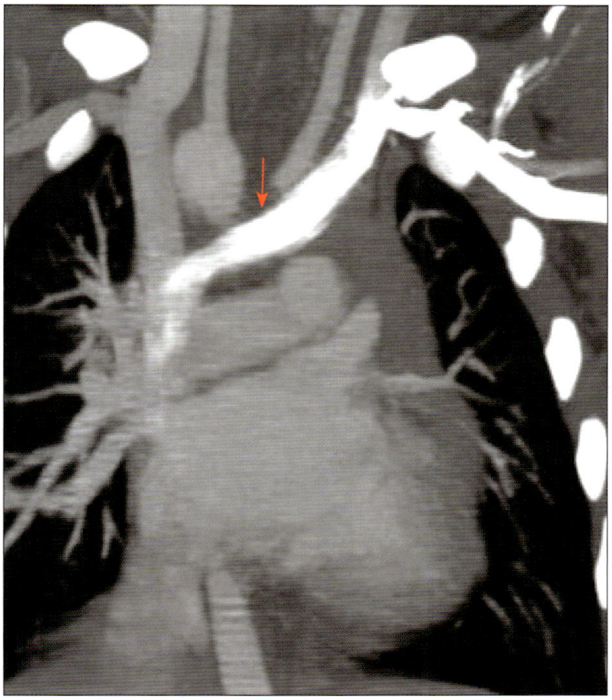

图 2-23-3　左无名静脉低位
多层螺旋 CT 最大密度投影重建显示左无名静脉从主动脉弓下方横过（红箭），进入右上腔静脉

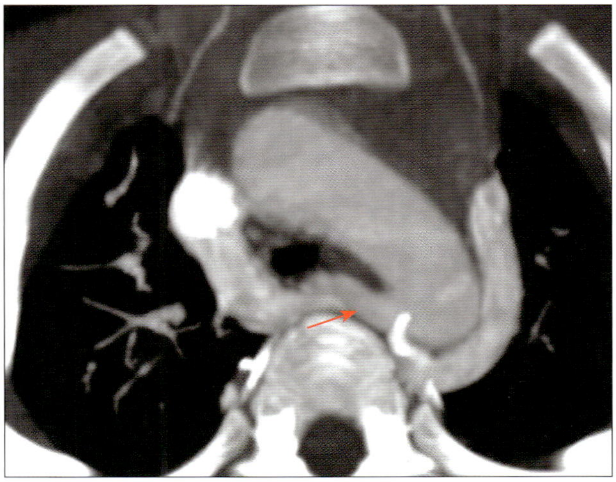

图 2-23-4　食管后无名静脉
多层螺旋 CT 最大密度投影重建显示左侧头臂血管通过副半奇静脉、半奇静脉、奇静脉再汇入上腔静脉，形成食管后无名静脉（红箭）

- CT 检查还可清楚地显示先天性腔静脉畸形可伴有的冠状静脉窦扩大，奇静脉扩张（图 2-23-5），双下腔静脉等改变（图 2-23-6）

磁共振表现

- MRI 能很好地显示和诊断永存左上腔静脉，在横断位自旋回波 T1W 图像上表现为主动脉和肺动脉左侧的低信号流空血管影

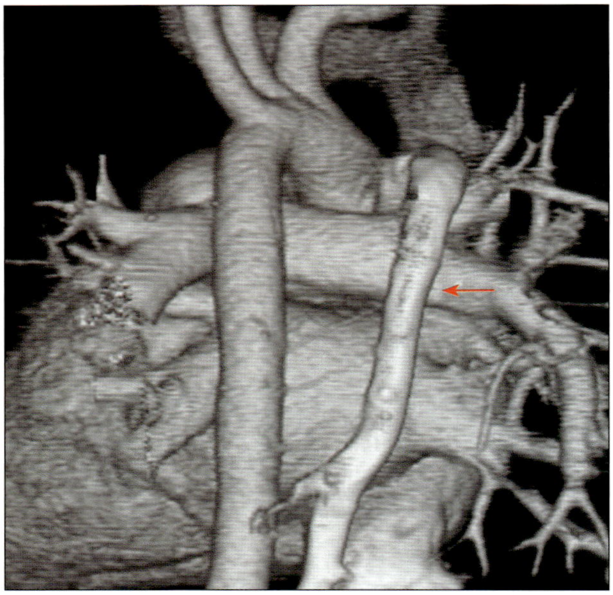

图 2-23-5 下腔静脉中断经奇静脉回流
多层螺旋 CT 最大密度投影重建显示奇静脉增粗，由后向前进入上腔静脉（红箭）

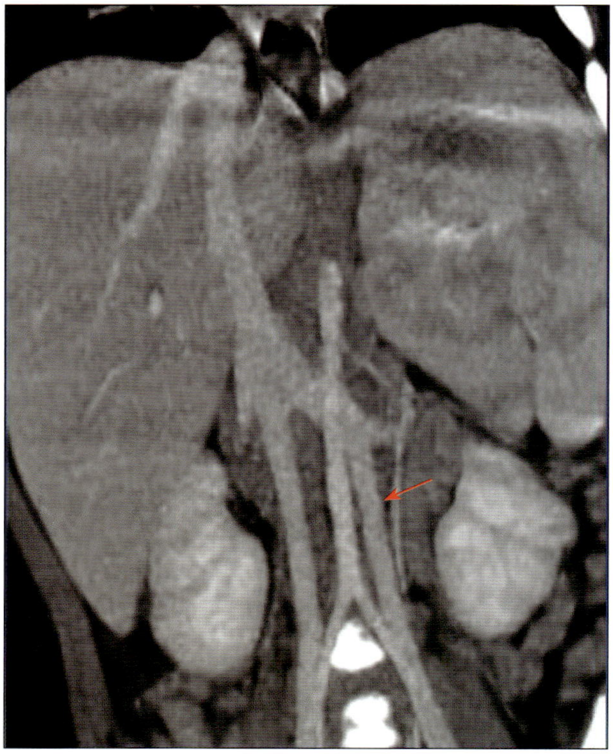

图 2-23-6 下腔静脉重复畸形
多层螺旋 CT 最大密度投影重建降主动脉和左右下腔静脉的直接征象，左下腔静脉（红箭）在肾静脉水平汇入右下腔静脉

- 在横断位梯度回波电影序列上也可见在主动脉和肺动脉左侧有高信号的血管影（图 2-23-7）

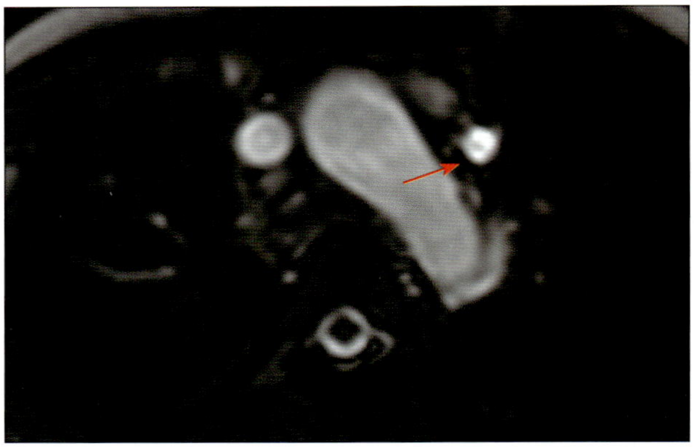

图 2-23-7 永存左上腔静脉
横断位梯度回波电影序列，见在主动脉左侧有高信号的血管影（红箭）

- 造影增强磁共振血管成像序列最大密度投影重建可显示永存左上腔静脉的直接征象（图 2-23-8），并可了解其大小，与右上腔静脉间有无桥静脉存在（图 2-23-9）以及左上腔静脉回流入静脉冠状窦还是直接与左心房相通
- 回流入冠状窦者，可见左上腔静脉垂直向下走行，进入明显扩大的冠状窦中
- 左无名静脉低位在横断位自旋回波 T1W 图像

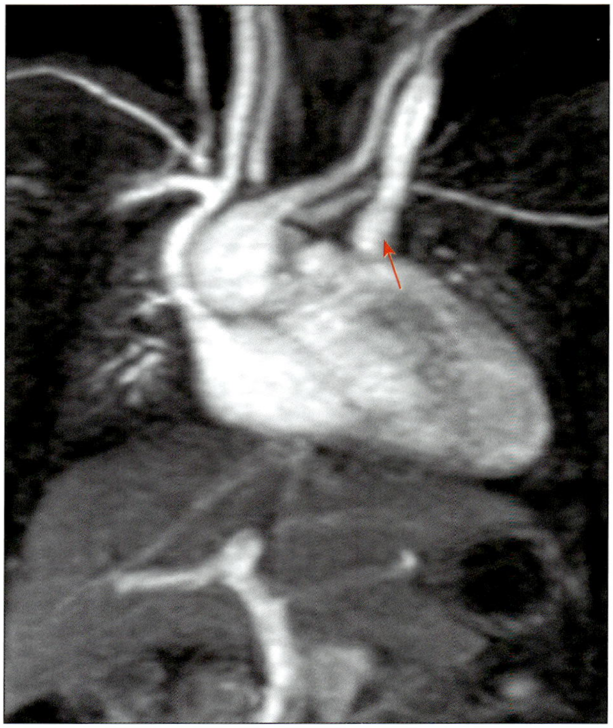

图 2-23-8 永存左上腔静脉
造影增强磁共振血管成像序列最大密度投影重建显示永存左上腔静脉的直接征象（红箭），无桥静脉存在

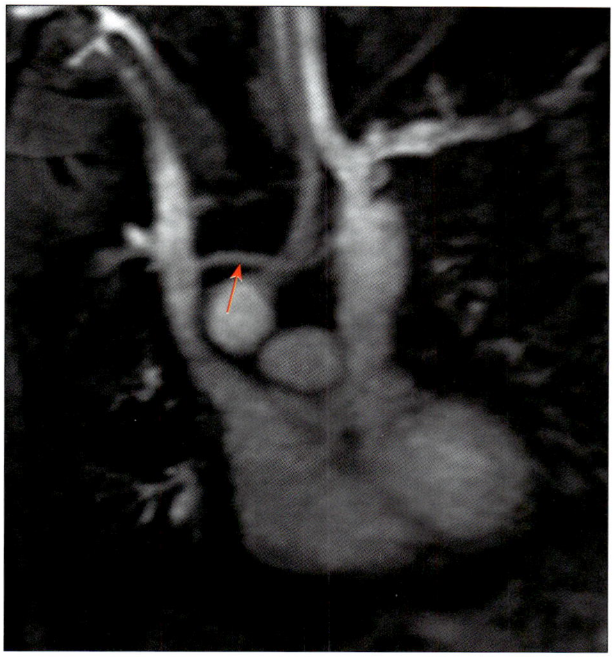

图 2-23-9　永存左上腔静脉
造影增强磁共振血管成像序列最大密度投影重建显示永存左上腔静脉的直接征象，有桥静脉存在（红箭）

上表现为主动脉左侧的低信号流空血管影
- 在横断位梯度回波电影序列上也可见在主动脉左侧有高信号的血管影，左无名静脉从主动脉弓下方横过，进入右上腔静脉
- 肺动脉左侧则没有血管影，与永存左上腔静脉不同
- 造影增强磁共振血管成像序列对左无名静脉低位诊断效果最好，由于造影增强磁共振血管成像序列可同时显示主动脉弓和腔静脉，对左无名静脉低位的直接征象显示十分清楚（图 2-23-10）
- 下腔静脉中断经奇静脉或半奇静脉回流在横断位自旋回波 T1W 图像上表现为降主动脉左侧（奇静脉）或右侧（半奇静脉）的低信号流空血管影，在横断位梯度回波电影序列上也可见在降主动脉旁有高信号的血管影，比正常的奇静脉、半奇静脉影明显增粗，由后向前进入上腔静脉（图 2-23-11）
- 造影增强磁共振血管成像序列对先天性下腔静脉中断诊断效果最好，最大密度投影重建可显示下腔静脉中断的直接征象和扩张的奇静脉和半奇静脉。CE-MRA 视野大，可同时显示上腔静脉、下腔静脉和奇静脉，这对观察下腔静脉中断下腔静脉经奇静脉或半奇静脉回流很有帮助，如从下肢注射对比剂，其显示效果更好（图 2-23-12）
- 下腔静脉重复畸形在横断位自旋回波 T1W 图像上表现为降主动脉两侧均有的低信号流空血管影（图 2-23-13），在横断位梯度回波电影序

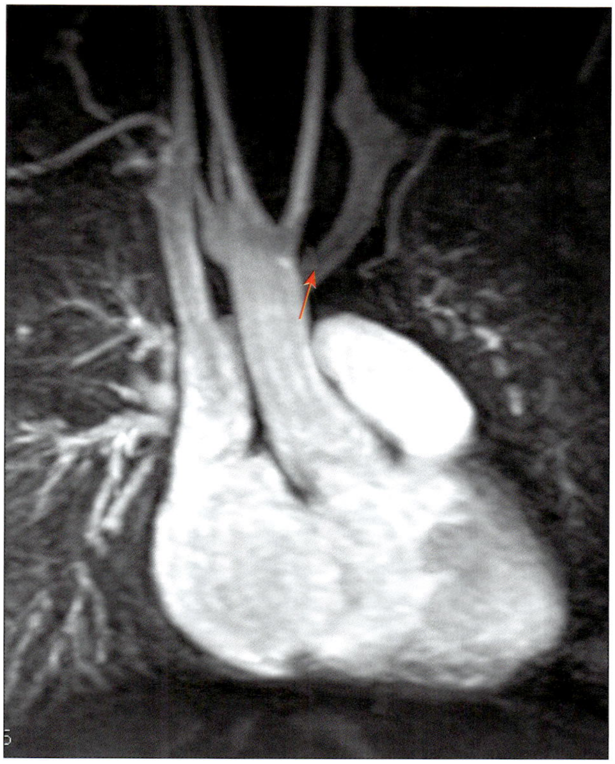

图 2-23-10　左无名静脉低位
造影增强磁共振血管成像序列显示左无名静脉从主动脉弓下方横过（红箭），进入右上腔静脉

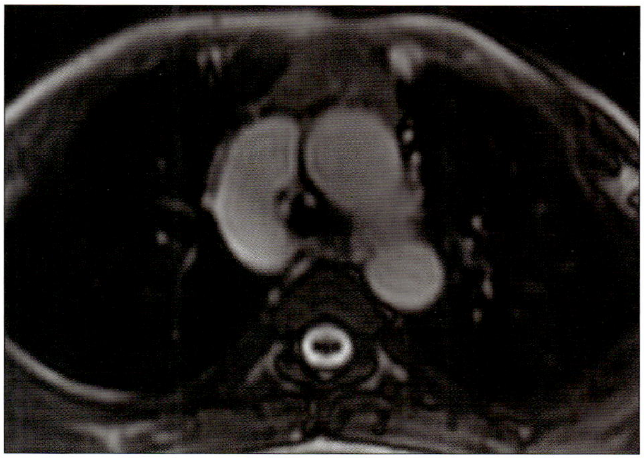

图 2-23-11　下腔静脉中断经奇静脉回流
横断位梯度回波电影序列见奇静脉增粗，由后向前进入上腔静脉

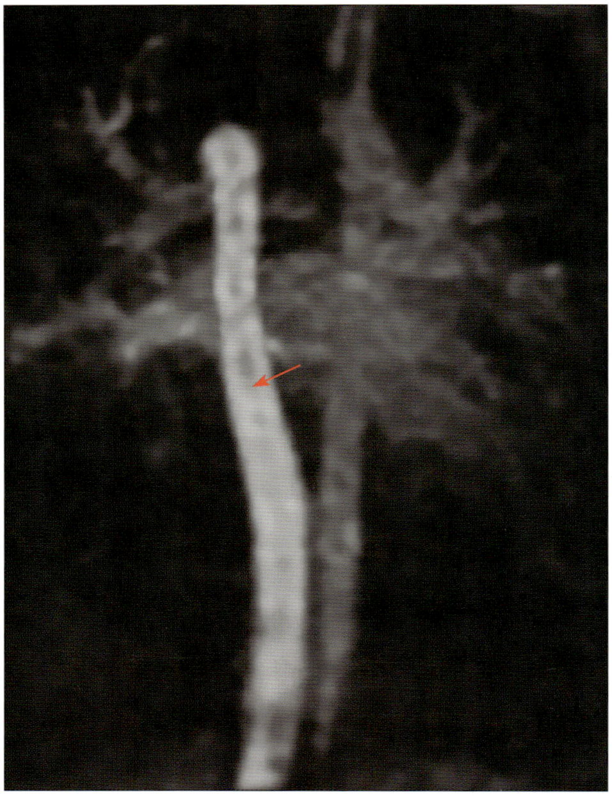

图 2-23-12 下腔静脉中断经奇静脉回流
造影增强磁共振血管成像最大密度投影重建显示扩张的奇静脉（红箭）

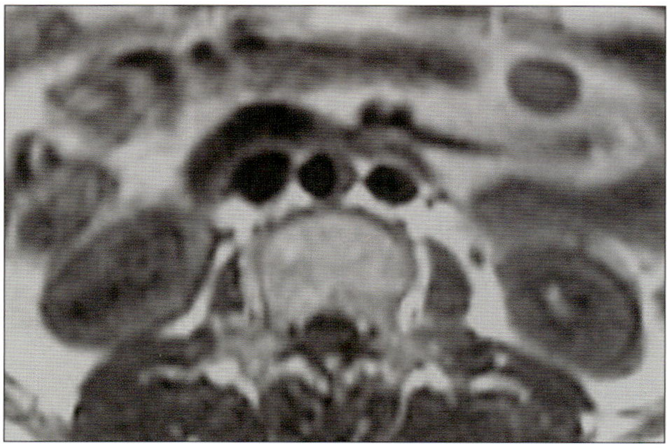

图 2-23-13 下腔静脉重复畸形
横断位自旋回波 T1W 图像，降主动脉两侧均有的低信号流空血管影

列上也可见在降主动脉两旁有高信号的血管影，代表双侧的下腔静脉

- 造影增强磁共振血管成像序列对下腔静脉重复畸形诊断效果最好，可同时显示降主动脉和左右下腔静脉的直接征象，通常左下腔静脉在肾静脉水平汇入右下腔静脉（图 2-23-14）

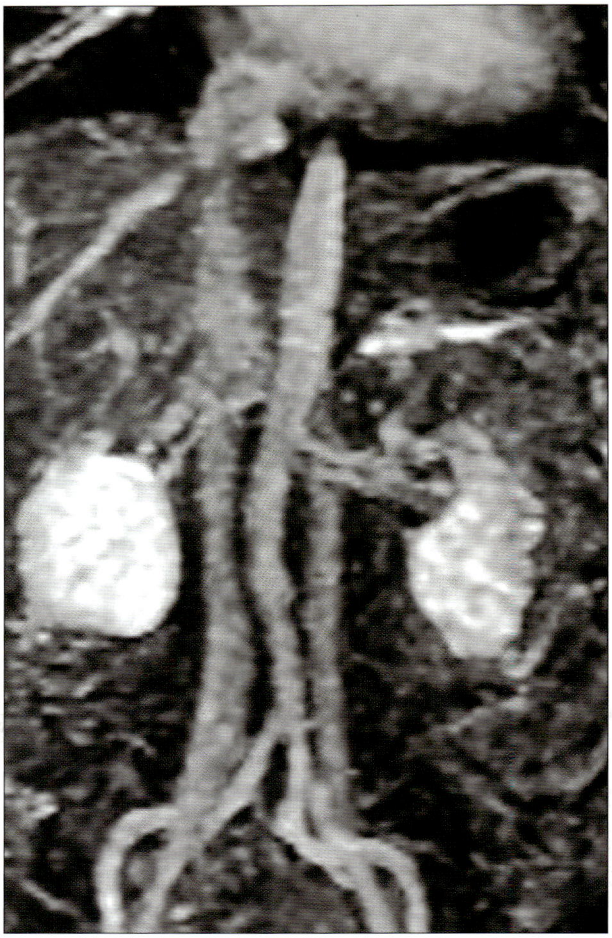

图 2-23-14 下腔静脉重复畸形
造影增强磁共振血管成像显示降主动脉和左右下腔静脉的直接征象，左下腔静脉在肾静脉水平汇入右下腔静脉

心血管造影表现

- 先天性腔静脉畸形心血管造影可做选择性主动脉造影和选择性腔静脉造影，两种方法均可取得较好的诊断效果，一般情况下，事先知道的先天性腔静脉畸形用选择性腔静脉造影相对多一些，而选择性主动脉造影对事先不知道的先天性腔静脉畸形可起重要作用（图 2-23-15，图 2-23-16）
- 无论选择性主动脉造影和选择性腔静脉造影均以正位造影为主。数字减影血管成像术（DSA），对提高先天性腔静脉畸形选择性主动脉造影的诊断效果帮助很大，DSA 将注入造影剂后的图像减去注入造影剂前的图像，剩下的图像仅代表注入心腔及血管中的造影剂，消除了原来存在的骨骼、软组织等重叠阴影，图像更清晰，可更好地显示先天性腔静脉畸形

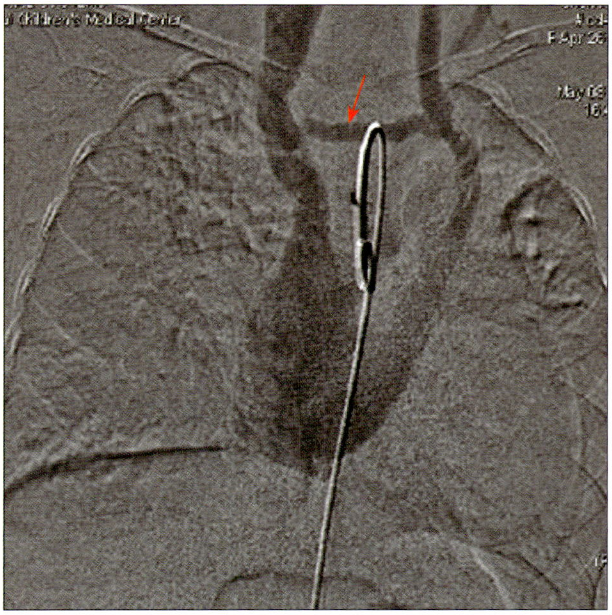

图 2-23-15　永存左上腔静脉
选择性主动脉造影数字减影血管成像显示永存左上腔静脉的直接征象，有桥静脉存在（红箭）

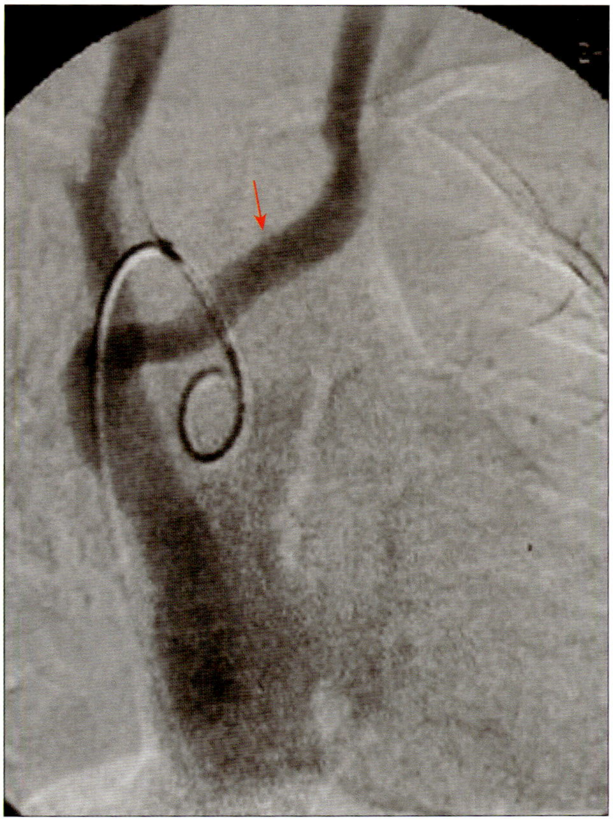

图 2-23-16　左无名静脉低位
选择性主动脉造影数字减影血管成像显示左无名静脉从主动脉弓下方横过（红箭），进入右上腔静脉

核医学表现

- 一般不用于本病的诊断

推荐影像学检查

- 先天性腔静脉畸形 MRI 和 CT 检查均能很好地显示其连接关系和并发畸形，最好在超声心动图之外，加做多层螺旋 CT 或磁共振检查，心血管造影仅用于疑难病例和某些解剖细节和生理参数的评估
- 先天性心脏病 CT 检查一般不会扫描腹部，有可能漏诊先天性下腔静脉畸形。相比较而言，CE-MRA 诊断先天性下腔静脉畸形更为理想，CE-MRA 视野大，对先天性下腔静脉畸形更准确地得到确诊可起到重要作用

【鉴别诊断】

- 先天性上腔静脉畸形需和肺静脉异位引流鉴别，MRI 和 CT 检查均能很好地显示肺静脉连接关系，逐支观察肺静脉回流途径，就可明确诊断。先天性下腔静脉畸形中奇静脉扩张易误认为主动脉疾病，肿瘤或气管旁淋巴结。下腔静脉重复畸形要和腹主动脉旁淋巴结肿大鉴别，MRI 和 CT 检查均能很好地显示腔静脉连接关系，可明确诊断

诊断与鉴别诊断精要

- 先天性腔静脉畸形 MRI 和 CT 检查均能很好地显示静脉连接关系，明确诊断
- 认识先天性腔静脉畸形 MRI 和 CT 横断位图像的表现，有助于发现无症状病员

重点推荐文献

[1] Sheth S，Fishman EK. Imaging of the inferior vena cava with MDCT.AJR，2007，189：1243-1251.

[2] Chen SJ，Lin KL，Chen HY，et al. Anomalous brachiocephalic vein：CT，embryology，and clinical implications. AJR，2005，184：1235-1240.

[3] Yigit AE，Haliloglu M，Karcaaltincaba M，et al. Retrotracheal aberrant left brachiocephalic vein：CT findings. Pediatr Radiol，2008，38：322-324.

[4] Cizginer S，Tatli S，Girshman J，et al. Thrombosed interrupted inferior vena cava and retroaortic left renal vein mimicking retroperitoneal neoplasm. Abdom Imaging，2007，32：403-406.

第 24 节　冠状动脉异常起源于肺动脉

【概念与概述】

- 冠状动脉起源于肺动脉（anomalous origin of coronary arteries from pulmonary artery）是一种罕见的先天性心血管畸形，其中最多的是左冠状动脉异常起源于肺动脉，占该畸形的 90%

【病因与病理】

- 病因
  - 胚胎时期，左冠脉口紧靠主 - 肺动脉间隔，若间隔旋转发育解剖出现偏差，即会发生冠脉开口移位于肺动脉
- 分类

冠状动脉起源于肺动脉至少可以分为以下几类

  - 左冠状动脉起自肺动脉主干
  - 前降支、回旋支分别起源于肺动脉
  - 左前降支起自肺动脉主干
  - 左回旋支或对角支起自肺动脉主干
  - 右冠状动脉起自肺动脉主干
  - 左右冠状动脉均起自肺动脉主干
  - 单冠状动脉起自肺动脉主干
  - 左冠状动脉起自右肺动脉
- 血流动力学改变
  - 在胎儿期由于主、肺动脉间压力及血氧饱和度差异不大，出生前该病对心脏无明显影响
  - 新生儿期肺动脉压力仍较高，左冠状动脉由压力较高的肺动脉血流灌注，尽管肺循环血氧饱和度低，由于血流供给充分，仍能满足心肌灌注需要，此时虽然会出现左心室心肌的轻度缺氧，但一般无临床症状
  - 新生儿期之后随着肺动脉压力进行性降低，肺动脉血不足以维持左冠状动脉的灌注压和血流量，甚至出现冠状动脉的血向肺动脉倒灌，形成肺动脉向冠状动脉“窃血”的现象，形成心脏左向右的分流，导致左室心肌的血流量和血氧含量远低于左心室代谢需要，如果此时侧支循环建立，右冠状动脉的血经侧支循环向左心室供血，则可存活至青少年甚至成年期
  - 肺动脉压力降低以后，如无良好的侧支循环左心室得不到充足的血液供应，则会出现乳头肌、腱索的发育不良、萎缩及不同程度的纤维化，心肌的缺血坏死，继而出现左心功能不全等临床症状，主要表现为左室扩大、继发性的心内膜弹力纤维增生、二尖瓣关闭不全、心律失常甚至猝死等严重情况
- 依据冠脉侧支循环建立的情况该病可分为婴儿型及成人型
  - 婴儿型左右冠状动脉间缺乏或有很少侧支血管
  - 成人型存活时间较长，甚至存活至成人，但有猝死可能

【临床表现】

- 临床上患者出生 2 个月、3 个月时开始表现焦躁、哭闹、反复呼吸道感染。心电图可有 T 波倒置 ST 段下移。可出现心肌缺氧，严重者可导致死亡。青壮年剧烈运动时有胸闷、气急、胸痛等症状，严重者可发生猝死

【影像表现】

概述

- 冠状动脉异常起源于肺动脉以左冠状动脉起源于肺动脉最为常见，异常起源的血管较粗大，部分病例伴有冠状动脉瘤形成。随着 MSCT 冠脉造影的开展，冠状动脉异常起源于肺动脉的发现病例明显较以往增多

X 线表现

- 冠状动脉异常起源于肺动脉 X 线平片表现与其血流动力学改变有关，在侧支循环未能很好建立时，可有肺淤血，心功能不全，心影增大等表现，以左室增大为主。在侧支循环已充分建立时，常为肺血正常，心影大小正常

超声心动图表现

- 超声检查中可发现左冠状动脉内血流与正常冠状动脉血流相反，腱索及乳头肌回声增强，左室后壁运动减弱，左室射血分数降低等

CT 表现

- 多层螺旋 CT 多平面的多角度的重组图像可清晰显示冠状动脉全貌，显示左冠状动脉开口的位置（图 2-24-1），其与肺动脉瓣的距离、与肺动脉分叉的距离、左冠状动脉走行的路线（图 2-24-2）、与主动脉左冠窦及升主动脉的关系，右冠状动脉的状况等
- 也可清晰显示侧支血管形成情况，有无冠状动脉瘤形成等，是近年来无创检查直观显示冠脉起源异常的主要方法之一

MRI 表现

- MRI 膈肌导航扫描的多平面的多角度的重组图像也可清晰显示冠脉全貌，显示冠状动脉开口的位置，其与肺动脉瓣的距离、与肺动脉分叉的距离、冠状动脉走行的路线（图 2-24-3）等
- 也可清晰显示有无冠状动脉瘤形成等，也是近年来无创检查直观显示冠脉起源异常的主要方法之一

心血管造影表现

- 冠状动脉起自肺动脉心血管造影检查一般以升

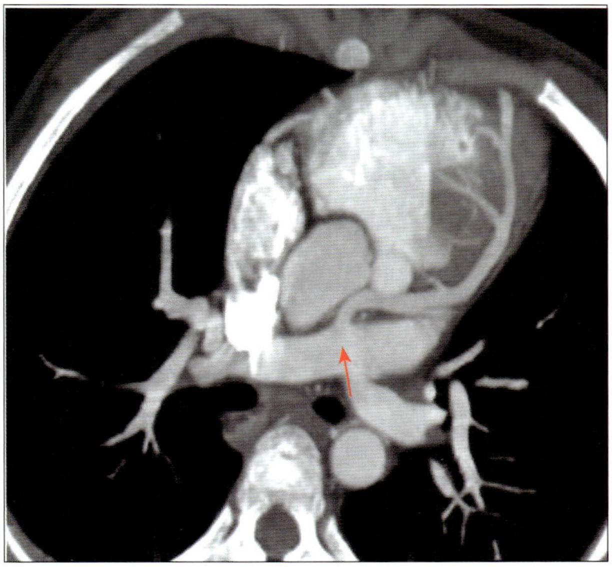

图 2-24-2　**左冠状动脉起自肺动脉**
多层螺旋 CT 重组图像显示左冠状动脉开口（红箭）和走行的路线

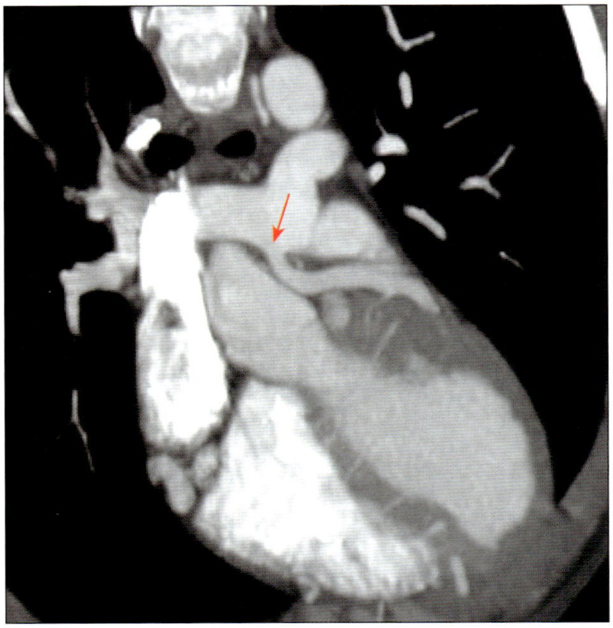

图 2-24-1　**左冠状动脉起自肺动脉**
多层螺旋 CT 重组图像显示左冠状动脉开口的位置（红箭）

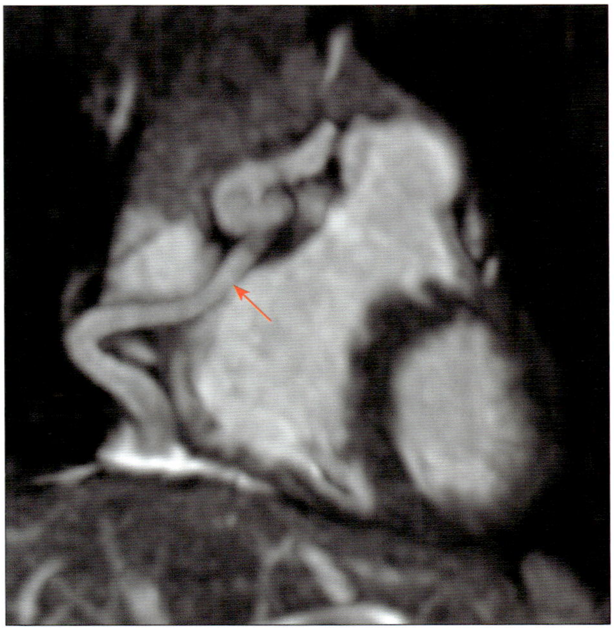

图 2-24-3　**右冠状动脉起自肺动脉**
MRI 膈肌导航扫描重组图像显示扩张的右冠状动脉走行的路线（红箭）

主动脉造影为主，左前斜位时左右冠状动脉分开良好，便于确定是哪支冠状动脉异常起源于肺动脉

- 对于侧支循环已充分建立的左或右冠状动脉异常起源于肺动脉，升主动脉造影首先可见仅有一支冠状动脉从主动脉根部发出，该支冠状动脉粗大扭曲，延续而成另一支冠状动脉，最终进入肺动脉（图 2-24-4，图 2-24-5）。虽然冠状动脉异常起源于肺动脉，但对于侧支循环已充分建立者，肺动脉造影冠状动脉并不显影

核医学表现

- 一般不用于本病的诊断

推荐影像学检查

- 冠状动脉异常起源于肺动脉 MRI 和 CT 检查均能很好地显示其连接关系，最好在超声心动图之外，加做多层螺旋 CT 或磁共振检查，心血管造影目前也比较常用

【鉴别诊断】

- 冠状动脉异常起源于肺动脉要与冠状动脉瘘鉴别。冠状动脉瘘以冠脉主干或分支远端与右心 - 肺动脉系统的连通畸形最为常见，形成左向右分流。MSCT、MRI 冠脉造影及 DSA 均能显示受累的但开口位置正常的冠状动脉和瘘的入口部位。冠状动脉肺动脉瘘比较少见，其正常的左冠状动脉仍然存在

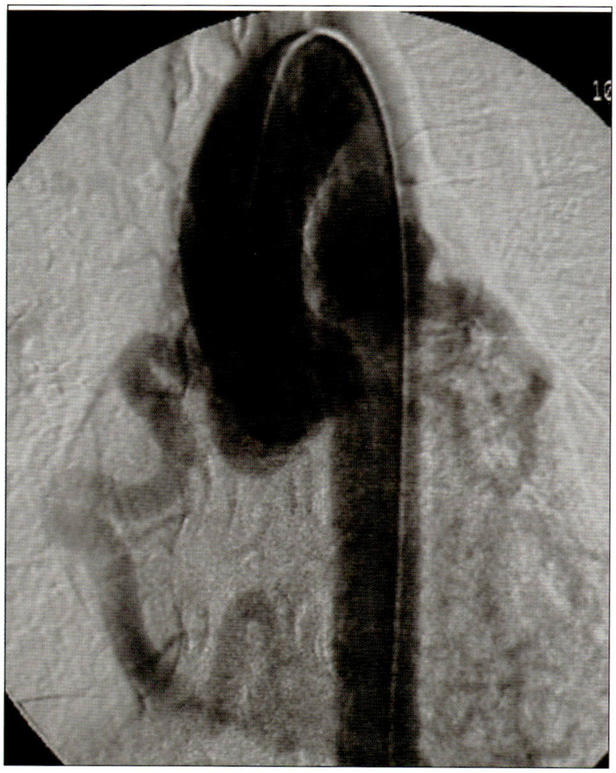

图 2-24-4 左冠状动脉异常起源于肺动脉
正位升主动脉造影，见血流是由冠状动脉进入肺动脉

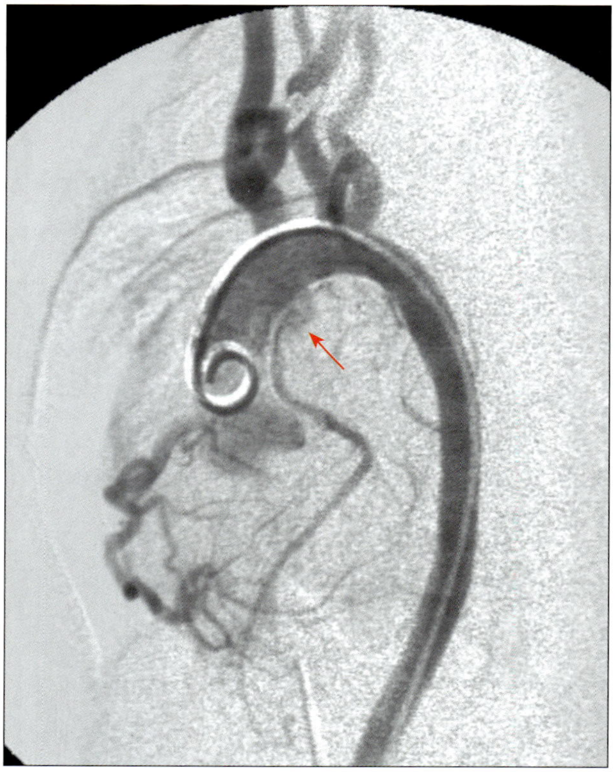

图 2-24-5 左冠状动脉异常起源于肺动脉
左前斜位升主动脉造影，见血流是由冠状动脉进入肺动脉（红箭）

诊断与鉴别诊断精要

- 冠状动脉异常起源于肺动脉 MRI 和 CT 检查均能很好地显示其连接关系
- 异常起源的血管较粗大，部分病例伴有冠状动脉瘤形成

重点推荐文献

[1] Capuano C, Sesana M, Capuano F, et al. Right coronary artery arising from the pulmonary trunk. Cardiovasc Revasc Med, 2007 Jan-Mar, 8: 76-79.

[2] Ochoa-Ramirez E, Valdez-Garza HE, Reyes-Gonzalez R, et al. Double anomalous coronary origin from the pulmonary artery: successful surgical correction in an infant. Tex Heart Inst J, 2005, 32: 348-350.

[3] Wesselhoft H, Fawcet J S, Johnson AL. Anomalous origin of the left coronary from the pulmonary trunk: its clinical spectrum, pathology and pathophysiology, based on a review of 140 cases with seven further cases. Circulation, 1968, 38: 403-425.

第 25 节　冠状动脉瘘

【概念与概述】

- 冠状动脉瘘（coronary artery fistula）可为先天性也可为获得性的，绝大多数是先天性冠状动脉瘘（congenital coronary artery fistula）
- 冠状动脉瘘系指冠状动脉或其分支直接与心腔或其从属血管干连通的畸形，是冠状动脉先天性异常中最为常见的类型，发生率不到先天性心脏病的 1%
- 冠状动脉瘘可分为单支瘘、多支瘘，大多为单支冠状动脉瘘，其中右冠状动脉瘘多见

【病因与病理】

- 病因
  - 冠状动脉瘘属于冠状动脉终止异常，指在胚胎时期心脏发育障碍，局部心肌窦状间隙存留而形成瘘管，冠状动脉通过异常的瘘管直接和心腔交通
- 分类

  冠状动脉瘘根据产生瘘的血管起源分为
  - 右冠状动脉瘘
  - 左冠状动脉瘘
  - 单支冠状动脉伴冠状动脉瘘
  - 左、右冠状动脉瘘

  冠状动脉瘘根据血管引流进入的位置分为
  - 冠状动脉 - 右房或冠状静脉窦瘘
  - 冠状动脉 - 右室瘘
  - 冠状动脉 - 肺动脉瘘
  - 冠状动脉 - 左房瘘
  - 冠状动脉 - 左室瘘

  冠状动脉瘘根据有无合并心内其他畸形分为
  - 孤立性冠状动脉瘘
  - 冠状动脉瘘合并心内其他畸形
- 冠状动脉瘘的发生率于右冠状动脉瘘 - 右心室瘘最常见，其次是右冠状动脉 - 右心房瘘，而冠状动脉 - 左心房、左心室者较罕见
- 冠状动脉瘘可合并其他先天性心脏结构畸形，如房间隔缺损、室间隔缺损、动脉导管未闭、肺动脉狭窄等
- 冠状动脉瘘受累的冠脉扩张、迂曲，瘘口越大越明显，严重者形成瘘口动脉瘤或瘤样扩张。冠状动脉发生局部性或弥漫性扩张，超过局部原来直径的 1.5 ～ 2 倍以上，呈单发性或多发性的瘤样改变

【临床表现】

- 冠状动脉瘘患者可有心悸、气短、胸闷、胸痛症状
- 常见体征有心前区连续性两期杂音，杂音部位及最响位置随其相连的心腔而不同
- 左 - 右分流量大的患者，可引起充血性心力衰竭。由于冠状动脉瘘的“窃血现象”，正常冠状动脉血流减少，当剧烈运动时，心肌易出现缺血缺氧，甚至发生心肌梗死乃至猝死

【影像表现】

概述

- 随着多层螺旋 CT 和磁共振越来越多地应用于心脏疾病的诊断，冠状动脉瘘的检出率有所增高，显示冠状动脉瘘根据产生瘘的血管起源以及血管引流进入的位置是诊断的关键点

X 线表现

- 冠状动脉瘘 X 线平片表现常为肺血正常，心影大小正常，少数分流量较大的冠状动脉瘘，X 线平片可见心影轻度增大，肺血轻度增加。个别的冠状动脉瘘冠状动脉扩张明显，且构成心影轮廓边缘，可见心影有局限性隆起

超声心动图表现

- 超声心动图可清晰显示冠状动脉瘘扩张的冠脉，追踪冠脉的走形，同时用彩色多普勒观察

瘘口的所在部位

CT 表现

- 多层螺旋 CT 可清晰显示迂曲、扩张的冠脉与右心 - 肺动脉或左心系统的畸形连通（图 2-25-1），也可明确显示局部的钙化。多平面的多角度的重组图像和表面遮盖重组图像可准确地显示窦口及动脉瘤的部位、大小、形态，异常冠脉的行走方向等（图 2-25-2）

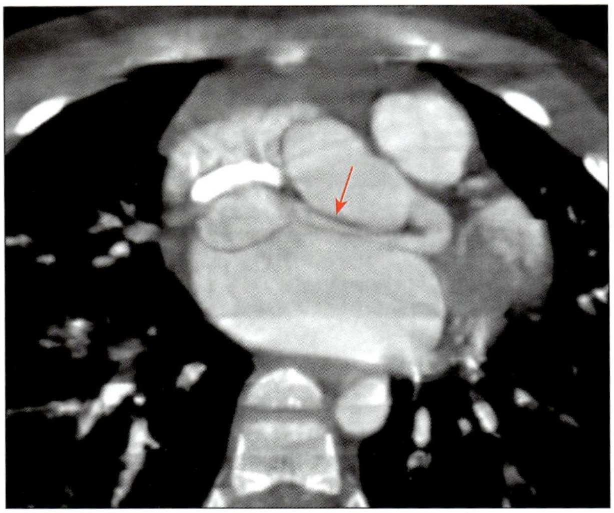

图 2-25-1 冠状动脉右心房瘘
多层螺旋 CT 最大密度投影重建显示扭曲扩张的冠状动脉（红箭）

MR 表现

- MR 心电门控的自旋回波扫描或梯度回波电影序列可清晰显示扩张的冠脉，造影增强磁共振血管成像序列也可较好的显示冠状动脉瘘，可显示迂曲、扩张的冠脉与窦口位置，以及异常冠脉的行走方向等

心血管造影表现

- 对于超声、CT、MRI 诊断有疑难的病理，可选用升主动脉造影及选择性冠脉造影，对显示冠状动脉瘘全貌是一种有效的补充方法。心血管造影检查如为外科手术前准备，左心室或升主动脉造影已足够（图 2-25-3），若准备做填塞治疗，还需做选择性冠状动脉造影（图 2-25-4）
- 分流量小的冠状动脉瘘瘘口近端冠状动脉正常或轻度扩张，分流量大的瘘口近心端冠状血管明显增粗，而瘘口远端冠状动脉变细或不显影（窃血征象），如冠状动脉显示不清，则可做选择性冠状动脉造影

核医学表现

- 一般不用于本病的诊断

推荐影像学检查

- 冠状动脉瘘 MRI 和 CT 检查均能很好地显示其连接关系，最好在超声心动图之外，加做多

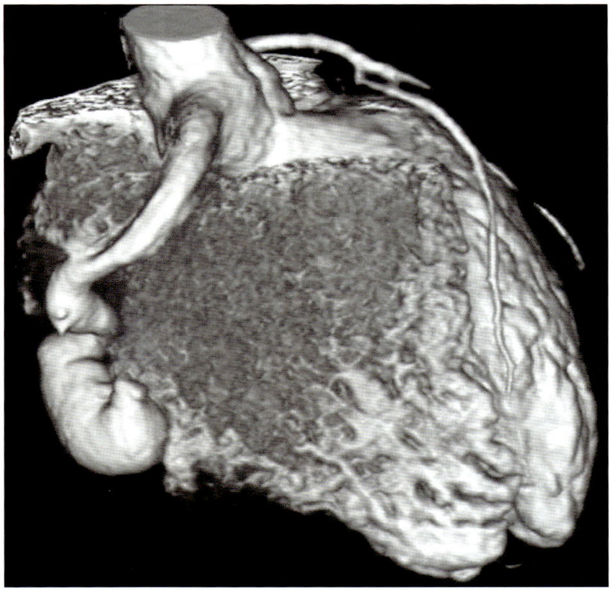

图 2-25-2 冠状动脉右心室瘘
多层螺旋 CT 三维重建显示扭曲扩张的冠状动脉

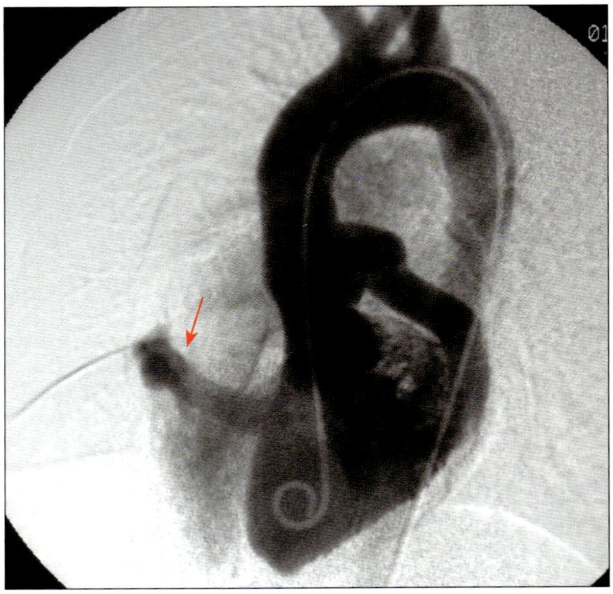

图 2-25-3 左冠状动脉回旋支右室瘘
肝锁位左室造影显示冠状动脉瘘瘘入右室（红箭）

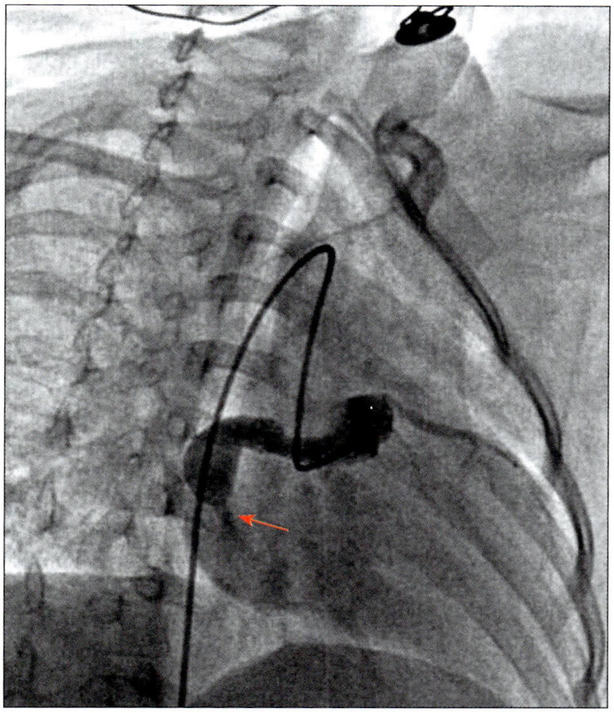

图 2-25-4　右冠状动脉右心房瘘
选择性右冠状动脉造影显示扩张的冠状动脉和瘘口（红箭）

层螺旋 CT 或磁共振检查，心血管造影目前也比较常用，特别若准备做填塞治疗，还需做选择性冠状动脉造影

【鉴别诊断】

- 冠状动脉瘘的临床表现及心电图的特异性少，但体征仍有诊断价值，即胸前区可听到一个比较柔和、浅表的连续性杂音。在 X 线胸片上于心缘处若见到由于扩张而扭曲的冠状动脉构成的局限性膨隆，对诊断有帮助。在临床上主要与动脉导管未闭、室间隔缺损伴主动脉瓣关闭不全相鉴别。二维超声心动图对本病有一定的诊断价值，MRI 和 CT 检查均能很好地显示其连接关系，足以明确诊断

诊断与鉴别诊断精要

- 冠状动脉瘘 MRI 和 CT 检查均能很好地显示其连接关系
- MRI 和 CT 可清晰显示迂曲、扩张的冠脉与右心或左心系统连通

重点推荐文献

[1] Angelini P，Velasco JA，Flamm S. Coronary anomalies：incidence，pathophysiology，and clinical relevance. Circulation，2002，105：2449–2454.

[2] Gowda R M，Vasavada B C，Khan I A. Coronary artery fistulas：clinical and therapeutic considerations. Int J Cardiol，2006，107：7.

[3] Schumacher G，Roit hmaier A，Lorenz HP，et al. Congenital coronary artery fistula in infancy and childhood：diagnostic and therapeutic aspest s. Thorac cardiovasc Surg，1997，45：287-294.

第 26 节 左心发育不良综合征

【概念与概述】

- 左心发育不良综合征（hypoplastic left heart syndrome）是一组以左心 - 主动脉严重发育不良为特征的心脏畸形，包括主动脉瓣和（或）二尖瓣闭锁、狭窄或发育不良，伴左心室显著发育不良或缺如，升主动脉和主动脉弓发育不良。畸形程度轻重不一，较轻的为重型主动脉瓣狭窄伴左心室发育不良，严重的为主动脉瓣和二尖瓣闭锁伴左心室缺如
- 左心发育不良综合征的命名是 Noonan 和 Nadas（1958）提出。但这种畸形首先在 1952 年由 Lev 发现
- 左心发育不良综合征的发生率为活产婴儿的 0.016% ～ 0.036%。男性较多，男：女 = 2：1

【病因与病理】

- 病因

左心发育不良综合征的胚胎学原因尚未完全明确。原始圆锥干分隔出左右心室流出道时出现异常可导致主动脉瓣发育不良或闭锁。胎儿期通过主动脉的血流减少可导致左心室以及升主动脉发育不良，也曾有认为在胚胎发育时期卵圆孔早期闭合是导致左心发育不良的原因，由于血流的减少而导致左心房、左心室、二尖瓣、主动脉瓣及升主动脉发育不良

- 特点

通常心脏、心房位置及房室连接正常。右心房及右心室扩大，肺动脉增宽明显。未闭动脉导管粗大。左心房发育不良，小于正常，二尖瓣狭窄或闭锁的占 95% 以上，二尖瓣狭窄较多（60%），二尖瓣闭锁可为无孔或连接缺如。主动脉瓣闭锁（占 61% ～ 87%）或狭窄（占 13% ～ 39%），主动脉根部小，主动脉弓呈不同程度发育不良。左心室发育不良，心壁肥厚，腔小。如主动脉与二尖瓣闭锁，体循环完全依赖来自右心室及动脉导管的血流，主动脉弓及升主动脉逆行灌注

- 分型

按照病理解剖，左心发育不良综合征可分为 4 种类型

  - 主动脉瓣与二尖瓣狭窄
  - 主动脉瓣与二尖瓣闭锁
  - 主动脉瓣闭锁与二尖瓣狭窄
  - 主动脉瓣狭窄与二尖瓣闭锁

- 绝大部分左心发育不良综合征的室间隔完整。主动脉瓣闭锁时很少合并室间隔缺损。室间隔缺损可见于二尖瓣闭锁与主动脉瓣狭窄时，室间隔缺损通常较小

【临床表现】

- 左心发育不良综合征出生后不会立即出现循环系统的症状，但是随后临床情况会迅速恶变。出现充血性心力衰竭和青紫
- 左心发育不良综合征的预后很差，生后第一天死亡的约占 15%，第 1 周内死亡约占 70%，在生后第 1 周导致婴儿死亡的先天性心脏病中，左室发育不良综合征占第一位。生后 30 天内死亡约占 91%
- 自从 20 世纪 80 年代初开展 Norwood 手术等方法治疗后，预后有所改善

【影像表现】

概述

- 左心发育不良综合征患儿需要快速作出诊断，其最具诊断价值的影像学表现是升主动脉与左室发育不良。如能在产前就作出诊断，对治疗帮助很大

X 线表现

- 左心发育不良综合征 X 线平片变化很快。出生后心影呈进行性增大，形状似“球形”，表现为右心房室增大为主。双肺血管纹理增粗、增多，但边缘模糊。部分病例肺淤血为主（图 2-26-1），由于肺静脉回流严重受阻继而产生肺静脉高压，终至肺动脉高压

超声心动图表现

- 二维超声心动图心尖四腔切面，胸骨旁左室长轴切面可以清楚地显示左心室的流入道及流出道，左心室的大小，是诊断左心发育不良综合征最基本的依据
- 在心尖四腔切面中，由于左心室小，而且不延伸至心尖，被扩大的右心室推向左后而不易看到，不可误认为单心室
- 二尖瓣环、主动脉瓣环窄小，瓣膜增厚，瓣膜开放限制或闭锁，左心室腔狭小、壁厚及左心房小等左心发育不良综合征的病理解剖特征均可在上述切面中见到

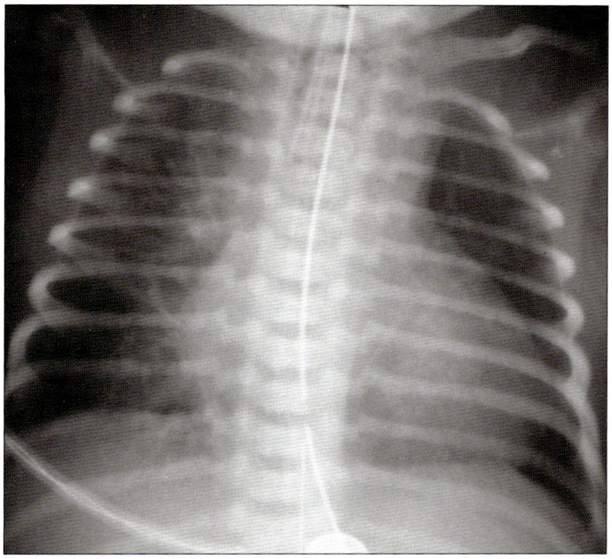

图 2-26-1 **左心发育不良综合征**
X 线平片，心影增大，双肺血管纹理增多模糊，肺淤血

CT 表现

- 左心发育不良综合征患儿病情重，变化快，常需要在床边快速做出诊断，故手术前 CT 检查使用较少。其最具诊断价值的影像学表现是升主动脉与左室发育不良。CT 检查多用于 Norwood 一期或二期手术后检查，了解肺动脉解剖情况

MR 表现

- 左心发育不良综合征患儿病情重，变化快，常需要在床边快速做出诊断，故手术前 MR 检查使用较少。其最具诊断价值的影像学表现是升主动脉与左室发育不良。MR 检查多用于 Norwood 一期或二期手术后检查，了解肺动脉解剖情况，在做 Fontan 手术前可行 MRI 电影序列对患儿心室做功能评估。Fontan 术后残余分流的患者也可行 MRI 检查

心血管造影表现

- 左室发育不良综合征多数病例只能行主动脉造影，导管一般由股动脉逆行送入，对于未能成功穿刺股动脉的病例。可用球囊漂浮右心造影导管，经动脉导管送入降主动脉，然后扩张球囊堵住降主动脉后进行造影，来自动脉导管的血流逆向灌注头臂动脉以及冠状动脉是左室发育不良综合征的特点
- 主动脉造影时可见升主动脉细小，升主动脉近端更细，仅比冠状动脉略粗，降主动脉则大小正常，但降主动脉内造影剂浓度常较淡，这是由于来自动脉导管的不含造影剂的血使造影剂稀释之故（图 2-26-2，图 2-26-3）

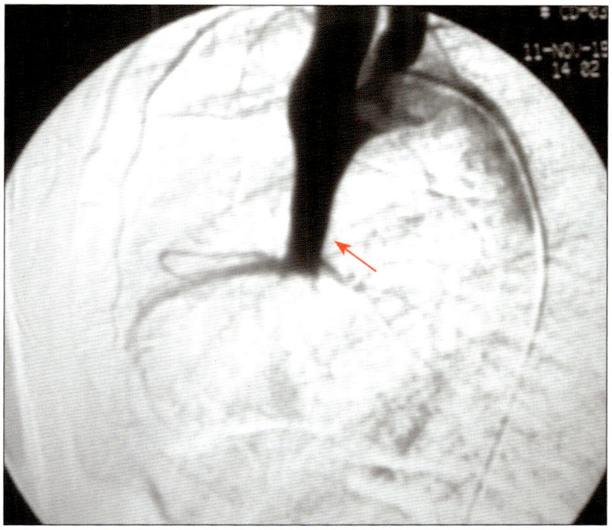

图 2-26-2 **左室发育不良综合征**
侧位升主动脉造影，升主动脉较小（红箭），且近端比远端小，降主动脉大小正常，降主动脉内造影剂浓度较淡，系不含造影剂的血流从动脉导管进入所致

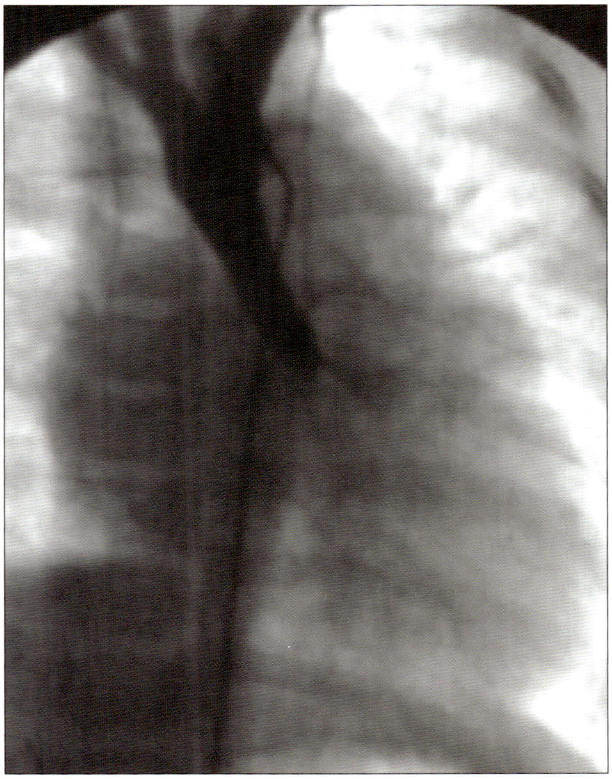

图 2-26-3 **左室发育不良综合征**
正位升主动脉造影，升主动脉较小，且近端比远端小

核医学表现

- 一般不用于本病的诊断

推荐影像学检查

- 左心发育不良综合征患儿病情重，变化快，常需要在床边快速做出诊断，故手术前主要依靠超声心动图诊断，CT、MR检查使用较少。CT、MR检查多用于Norwood一期或二期手术后检查

【鉴别诊断】

- 左心发育不良综合征要与常见的新生儿主动脉缩窄、主动脉弓中断鉴别，有无发育正常或扩大的左心室是鉴别的关键

诊断与鉴别诊断精要

- 左心发育不良综合征手术前主要依靠超声心动图诊断，左心室的大小，是诊断左心发育不良综合征最基本的依据
- CT、MR检查多用于Norwood一期或二期手术后检查

重点推荐文献

[1] Bardo DM et al：Hypoplastic left heart syndrome. Radiographics，2001，21：705-717.
[2] Nowood WI：Hypoplastic left heart syndrome. Ann Thorac Surg，1991，1991：688-695.
[3] Kondo C et al：Nuclear magnetic resonance imaging of the palliative operation for hypoplastic left heart syndrome. J Am Coll Cadiol，1991，18：817-823.

第27节 心脏位置异常

【概念与概述】

- 正常心脏大部分位于左侧胸腔，与其他胸腹腔脏器之间有一定的对应关系。如心脏不位于左侧胸腔或心脏虽位于左侧胸腔，但心脏与其他脏器的对应关系明显改变，称为心脏位置异常（cardiac malposition）
- 先天性心脏位置异常与心脏移位有所不同。后者系因胸肺疾患和畸形使心脏移离其正常位置。如一侧全肺不张、广泛的胸膜肥厚、大量胸液、一侧肺不发育或发育不全以及明显的脊柱侧后或S状隆凸等是心脏移位的主要致发疾患

【病因与病理】

- 分类

心脏部分或全部不在胸腔内，称胸外心脏，可分为四类

- ○ 颈型：心脏位于前颈部
- ○ 胸型：胸骨缺损，心脏部分或全部位于胸腔外
- ○ 胸腹型：下部胸骨裂缺或缺损，前胸壁、上腹壁及前部横膈也有缺损，部分心脏位于腹腔内或体外
- ○ 腹型：心脏位于腹腔内，横膈缺损并有膈疝

几乎所有的胸外心脏均伴有先天性心脏结构畸形，患者自然存活时间极短。由于胸廓过小，手术难度也很高，近年来，对于比较常见的胸腹型胸外心脏已有不少成功手术的报道

心脏异位通常是指胸腔内心脏呈先天性的位置异常，可分为四类

- ○ 镜像右位心：心脏大部位于右侧胸腔，心尖指向右下，胃泡位于右膈下，肝位于左膈下，是正常心脏的镜像位。不少镜像右位心心脏结构无异常，镜像右位心若伴有先天性心脏病，其病种与心脏正常位者相似，其中室间隔缺损、法洛四联症等最常见
- ○ 孤立性右位心（右旋心） 心脏大部位于右侧胸腔，心尖指向右下，但胃泡仍位于左膈下，肝位于右膈下。绝大多数孤立性右位心心脏结构异常，通常为复杂先天性心脏病，如纠正性大动脉转位及房室不一致

右室双出口

- 孤立性左位心（左旋心）：心脏大部位于左侧胸腔，心尖指向左下，但胃泡位于右膈下，肝位于左膈下。几乎所有孤立性左位心均有心脏结构异常，通常为复杂先天性心脏病，其中以无脾综合征、多脾综合征较为常见
- 中位心：心脏位置居中，心尖指向前方

心脏异位诊断时首先要明确心房的位置。心房位置的类型可分三类

- 心房正位：形态学右心房位于右侧，形态学左心房位于左侧
- 心房反位：形态学右心房位于左侧，形态学左心房位于右侧
- 心房不定位：心房不定位者主要有两种情况
  - 无脾综合征：一般情况下无脾综合征者二侧心房均为心耳宽大的形态学右心房，故称右房异构
  - 多脾综合征：一般情况下多脾综合征者二侧心房均为心耳狭长的形态学左心房，故称左房异构

- 心房位置常与胸腹腔其他脏器的位置有密切的关系，因此根据胸腹腔其他脏器的位置作为判断心房位置的依据。心室、大动脉的位置则与胸腹腔其他脏器的位置没有内在联系
- 在正常人，二侧心房不对称，除心房外，支气管、肺、肝、胃、脾等都为不对称结构，通常与左心房在同侧的左侧结构有二叶的肺、动脉下支气管、胃、脾及腹主动脉。通常与右心房在同侧的右侧结构有三叶的肺、动脉上支气管、肝主叶、下腔静脉等。其中胸腔脏器与心房的关系比腹腔脏器更为密切。以下为各种类型心房位置伴有的胸腹腔脏器位置
  - 心房正位　右肺三叶，左肺二叶，两侧支气管不对称，左侧主支气管为动脉下支气管，细长而发出上叶支气管晚，右侧主支气管为动脉上支气管，粗短而发出上叶支气管早；肝主要位于右侧，胃位于左侧，脾位于左侧，腹主动脉位于脊柱左侧，下腔静脉位于脊柱右侧
  - 心房反位　右肺二叶，左肺三叶，两侧支气管不对称，左侧主支气管为粗短的动脉下支气管，右侧主支气管为细长的动脉下支气管；肝主要位于左侧；胃、脾位于右侧；下腔静脉居左，腹主动脉居右。总之胸腹腔脏器均为心房正位的镜像位
  - 心房不定位
    - 无脾综合征（右房异构或对称右房）双侧心房均为右房，胸腹腔许多脏器也为双侧右侧结构。二肺均三叶，二侧支气管对称，主支气管均为粗短的动脉上支气管；肝二侧对称，位置居中，下缘呈水平状，胃位置不定，无脾；下腔静脉与腹主动脉位于同侧，可均位于脊柱左侧，也可均位于脊柱右侧
    - 多脾综合征（左房异构或对称左房）：双侧心房均为左房，胸腹腔许多脏器也为双侧左侧结构。二肺均二叶；二侧支气管对称，主支气管均为细长的动脉下支气管；肝二侧对称，位置居中，下缘呈水平状，胃位置不定，有多个脾，通常沿胃大弯分布；下腔静脉中断，经奇静脉或半奇静脉回流

【临床表现】

- 绝大多数心脏位置异常患者其位置异常本身并无临床症状与体征，临床症状与体征与其合并畸形有关

【影像表现】

概述

- 节段分析法（segmental approach）：先天性心脏病尤其新生儿和婴儿的复杂畸形可常伴有心脏房室和大血管的连接和排列异常，时或构成畸形的主要部分。把心脏分成若干节段，循序分析上述关系和异常，称为节段分析法。这一概念首先由病理学家（Van Praagh 和 Anderson 等）提出，以后逐渐应用于心血管造影和其他影像学方法
- 一般将心脏划分为三个节段：心房、心室和大动脉。首先根据形态学的标志或特征。确定心脏三个节段并循序分析彼此间的解剖连接、空间排列关系为节段分析的内容。区分左 / 右心房、左 / 右心室和升主动脉 / 肺动脉干的形态学标志，要求不拘正常或异常情况下恒定存在的具有特征的形态学结构
- 因此，全面的先天性心脏病影像学诊断应包括或阐述下列三方面：①心脏节分析及其异常；

②心脏异位；③并发畸形的诊断，如狭窄-阻塞，间隔缺损，瓣膜病变，体肺静脉连接异常和心腔、心肌的发育异常等

- 心房和心房位（atrium and atrial situs）：区分左/右心房的形态学标志是心耳。左心耳呈管（或指）状、细长，右心耳呈锥状（或三角形）、短粗。根据形态学左/右心耳的位置排列关系，心房位可分为下列三类四型
  - 心房正位，右/左心耳分别位于心脏的右/左侧
  - 心房转位，两者倒转，即右/左心耳分别位于心脏的左/右侧，即正常位的镜面像
  - 心房不定位，两心耳均呈右或左心耳形态，又称对称位（isomerism），故两个亚型是右和左心房（耳）对称为（right and left isomerism）
- 由于心脏和腹腔脏器胚胎发育的内在联系，上述心房位和肝、胃（脾）以及右/左支气管/肺动脉的分支关系通常是一致的，故心房位又称为内脏心房位（vicero-atrial situs），即
  - 心房正位，肝在右侧、胃（脾）在左侧，属正常位置关系
  - 心房转位，肝和胃（脾）的位置转呈正常的镜面像
  - 心房不定位，肝多居中，称水平肝，但亦可位于右侧或左侧，胃多居中或偏右、偏左。心房如为右对称位，通常脾缺如为无脾症；如为左对称位，通常脾分成两块或多块谓多脾症，可位于左侧或分布在两侧。心房右对称位，无脾症90%以上合并心内畸形且多为发绀属的复杂畸形；心房左对称位、多脾症的75%合并心内畸形，以体、肺静脉及其连接异常更为常见
- 主支气管、肺动脉形态和相对位置关系
  - 心房正位通常两者也呈正常关系，即右主支气管短（自气管下端至上叶支气管开口间的长度）位于右侧，左主支气管长，位于左侧，两者的长度比值右：左约1：2。右肺动脉位于上叶支气管下方，左肺动脉则位于左主支气管上方，故右和左主支气管分别称为动脉上和动脉下支气管
  - 心房转位，支气管和相应的肺动脉位置亦倒转，呈镜面像
  - 心房不定位的右、左对称位，支气管和相应的肺动脉分别均为右侧和左侧形态
- 腹主动脉和下腔静脉的相对位置关系与心房位有密切关系。例如，腹主动脉/下腔分别位于脊柱左/右侧属正常位置关系。心房正位，心房转位则腹主动脉/下腔静脉位置倒转，呈镜面像等
- 心室、房室连接和心室排列关系：心室的组成和心室区形态学：心室由三部分组成，自房室瓣口至心尖前为流入道，心尖部和间隔面具有肌小梁部分为小梁部，自该部至半月瓣为流出道。无流入道即无房室瓣连接的心腔则不是（完整）心室，称为残余心腔，仅有小梁部者称为小梁囊，仅有流出道即有大血管连接者称为输出腔或两者兼有。具有两个（完整）心室者称为双室心，具有一个心室一个残余心腔或仅有一个心室者称为单室心。区分左、右心室主要形态学标志为
  - 心室含小梁部的肌小梁结构，心尖部以及间隔面肌小梁粗厚、交错，间隔面则附有由室上嵴隔、壁束汇合延伸而形成的间隔边缘肌小梁及远端的调节束，此为形态学右心室的特征
  - 形态学左心室肌小梁比较纤细、整齐，间隔面平滑，甚至心肌肥厚时亦如此。此外，右心室通常且有室上嵴圆锥肌，房室瓣和半月瓣无纤维连接，左心室无室上嵴圆锥肌，房室瓣和半月瓣呈纤维连接。但此形态结构不是恒定的，当心脏大血管畸形时常有变异，故仅为参考指征
  - 有时，心室的肌小梁即无右室又无左室的特征，或部分由右室部分由左室小梁构成者称为未定心室（indeterminate ventricle），罕见
- 房室连接的类型和方式：房室连接类型，指心房与心室的连接关系，可分为下述类型
  - ①相适应（concordant）连接，即形态学（下同）右、左房与右、左心室连接
  - ②不相适应（discordant）连接，即右房与左室，左房与右室连接
  - ③不定型（ambiguous）连接又可分为右、左对称型连接，即双右房或双左房与右/左或左/右室连接。以上三型为双室型房室连接

- ④心室双入口，双房与一个心室连接
- ⑤房室无连接，可为右侧或左侧，房室间沟充以脂肪结缔组织。以上两型为单室型房室连接。房室连接方式
- 连接房室间瓣膜不同的形态，可分为下述方式
  - ①双开通的房室瓣
  - ②共同房室瓣
  - ③一侧房室瓣未穿孔（一侧开通）
  - ④房室瓣骑跨或跨位（前者指房室环、后者指腱索跨居室间隔的另一侧
- 心室的排列：两心室的空间排列关系
  - 形态学（下同）右室位于左室的右前方，左室居于右室的左后方为正常排列关系
  - 反之右室位于左室的左侧而左室在右室的右侧则为心室转位（ventricular intersion），参考心室的胚胎发育情况，心室正常排列关系为心室右袢（D-loop），心室转位为左袢（L-loop）。此外，心室尚可呈上下排列、右左并列等，均属罕见
  - 十字交叉型心脏：这是一种颇为特殊的心室和房室连接区的排列异常，亦称为房室连接区扭转（twisted atrioventricular connection），心室上下排列（upstairs-down-stairs heart）和混合型左位心（mixed levocardia）等。本型心脏的共同特征是房室连接区包括心房和心室间隔扭转，心室多呈上下排列（水平间隔 horizontal septum），右室居上偏左而左室在下偏右。从而，自心房——心室的血流与通常的平行方向不同，呈交叉方向。一般，心房为正位，房室为适应性连接，大血管多有转位
- 大动脉、心室动脉连接和排列：大动脉的形态学标志：一般以发出肺动脉分支和发出头臂动脉和冠状动脉分支的大动脉分别为肺动脉和主动脉。三组分支均自单一动脉干发出者为共同动脉干。心室动脉连接的类型和方式
  - ①相适应（concordant）连接，形态学（下同）右、左心室分别与肺动脉和主动脉连接
  - ②不相适应（discordant）连接，右、左心室分别与主动脉和肺动脉连接，从先天性心脏病角度称为大动脉转位（transposition of great arteries）
  - ③心室双出口（double outlet），肺动脉和主动脉均起自一个心室可为右室或左室
  - ④心室单出口（single outlet），只有一支动脉干与心室相连，可为主动脉、肺动脉或共同动脉干

心室动脉连接方式指连接心室动脉间瓣膜的不同形态，可分为

  - ①半月瓣开通
  - ②半月瓣未穿孔
- 动脉干圆锥形态，指肺动脉和主动脉干下有无漏斗部圆锥肌，可分为以下类型
  - ①肺动脉瓣下圆锥肌
  - ②主动脉瓣下圆锥肌
  - ③双圆锥肌，即主动脉和肺动脉瓣下均有圆锥肌
  - ④圆锥肌缺如（或甚少）
- 大动脉的排列关系，指升主动脉和肺动脉干的相对位置关系
  - 正常位，升主动脉位于肺动脉干（两者均以半月瓣水平为准）的右后而肺动脉干在其左前
  - 主——肺动脉偏离正常的相对位置关系者均称为大动脉异位（malposition of great arteries）
  - 如主——肺动脉呈右前 / 左后位置关系，通常称为右位型异位（D-malposition）
  - 如主——肺动脉呈左前 / 右后位置关系则称为左位型异位（L-malposition）。此外，尚可有两者呈前 / 后、左 / 右并列关系等

X 线表现

X 线平片可根据心脏大部位于哪侧胸腔以及肝、胃（泡）位于上腹部右侧或左侧的相对位置关系，来确定心脏位置异常的类型

- 镜像右位心：心脏大部位于右侧胸腔，心尖指向右下，胃泡位于右膈下，肝位于左膈下，是正常心脏的镜像位（图 2-27-1）
- 孤立性右位心（右旋心）：心脏大部位于右侧胸腔，心尖指向右下，但胃泡仍位于左膈下，肝位于右膈下（图 2-27-2）
- 孤立性左位心（左旋心）：心脏大部位于左侧胸腔，心尖指向左下，但胃泡位于右膈下，肝位于左膈下（图 2-27-3）
- 中位心：心脏位置居中，心尖指向前方

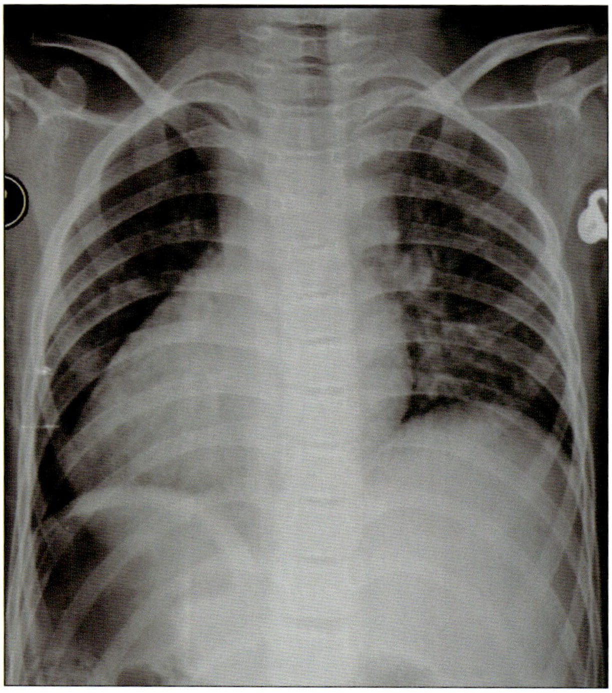

图 2-27-1 镜像右位心
正位胸片，心尖指向右下，胃泡位于右膈下

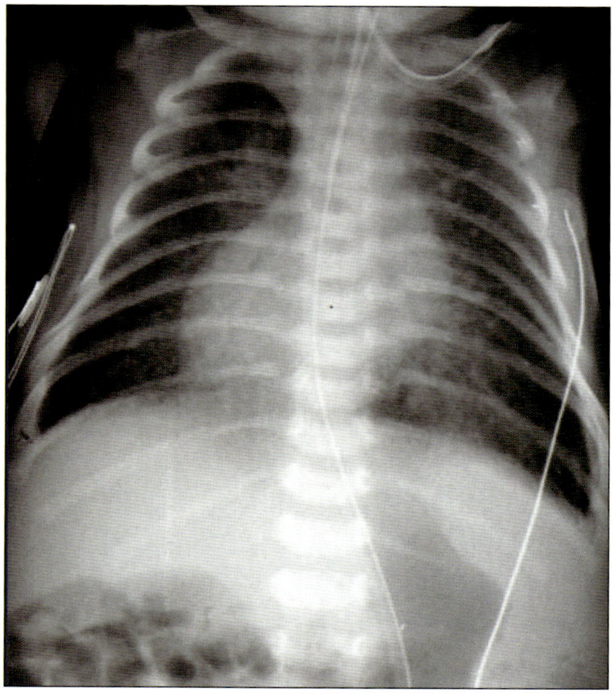

图 2-27-2 孤立性右位心
正位胸片，心尖指向右下，胃泡位于左膈下

- X 线平片还可观察初步气道，高电压后前位胸片，通常可显示右、左主支气管形态，X 线体

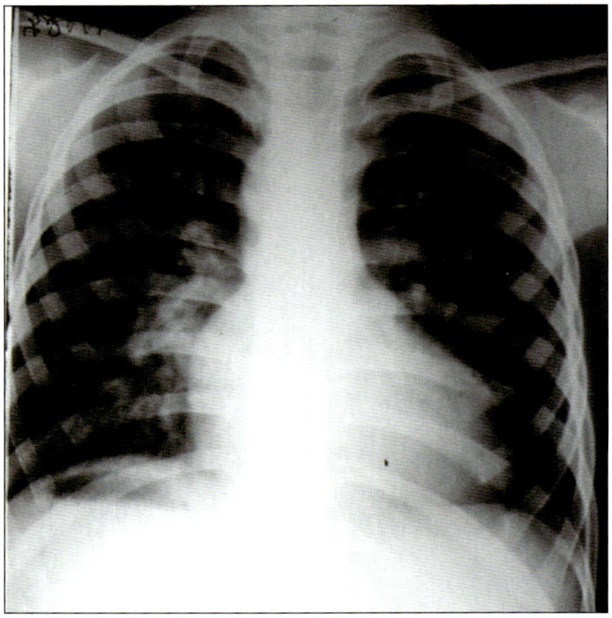

图 2-27-3 孤立性左位心
正位胸片，心尖指向左下，胃泡位于右膈下

层摄影则更为清楚，主支气管形态是确定心房位的重要指征。在高千伏胸片上，分别测量左、右主支气管的长度，以较长的一侧去除较短的一侧，以求得支气管长度比，该值如大于 1.66，说明二侧支气管不对称，为心房不对称，如该值小于 1.66，说明二侧支气管对称，心房也对称，为无脾或多脾综合征
- 二侧支气管不对称时，左房与较长的支气管位于同一侧，右房与较短的支气管位于同一侧。如二侧支气管对称，需进一步判断对称的支气管是双侧左侧或双侧右侧支气管，可用二侧主支气管长度的平均值去除以气管的宽度，所得数值大于 2.6，说明二侧支气管均为左侧支气管，心房位置为左房异构（多脾综合征），如所得数值小于 2.6，说明为双侧右侧支气管，右房异构（无脾综合征）
- 心脏位置异常患者 X 片上要观察内脏位置，通常肝下缘呈斜形走向，胃囊内则有气体存在，很容易判断肝、胃的位置，在腹部有一定肠道充气的情况下，如见到肝下缘呈水平状，提示心房不定位，但不能区别是无脾还是多脾综合征。心脏位置异常患者读片时要注意观察胸部的胸膜水平裂，如二侧均有水平叶间裂，提示为无脾综合征。由于并非每份胸片均能显

示水平叶间裂，如未见到水平裂，不可作出相反的结论

- 侧位胸片对心房位置的判断也有一定的价值。正常侧位胸片气道前后方均有血管影，气道前方是右肺动脉影，气道后方是左肺动脉影。如侧位胸片是气道前方血管影增深而气道后方有空虚感，提示二侧肺动脉均为形态学右肺动脉，均走行于气道前方，可能为无脾综合征，侧位胸片如见气道后方血管影增深而气道前方有空虚感，提示二侧肺动脉均为左肺动脉，可能为多脾综合征

超声表现

- 超声可显示和分析左 / 右心房与肺静脉 / 上腔静脉的连接关系，腹主动脉 / 下腔静脉左 / 右的相对位置关系等，可基本上可明确心房位置。但超声对鉴别左 / 右心耳形态有一定的难度和限制
- 超声心动图主要依靠腹主动脉与下腔静脉的相互位置关系来诊断心房位置。当腹主动脉与下腔静脉分居脊柱二侧时，心房不对称，左房位于腹主动脉侧而右房位于下腔静脉侧，当下腔静脉与腹主动脉位于脊柱同侧时，为无脾综合征。当下腔静脉中断，下腔静脉经奇静脉、半奇静脉回流时，常为多脾综合征

CT 表现

- 多层螺旋 CT 最小密度投影重建可非常清晰地显示二侧支气管的形态。二侧支气管不对称时，左房与较长的支气管位于同一侧，右房与较短的支气管位于同一侧。如二侧支气管对称，心房也对称，为无脾或多脾综合征（图 2-27-4，图 2-27-5，图 2-27-6，图 2-27-7）
- 二侧支气管对称，需进一步判断对称的支气管是双侧左侧或双侧右侧支气管，也可用二侧主支气管长度的平均值去除以气管的宽度，所得数值大于 2.6，说明二侧支气管均为左侧支气管，心房位置为左房异构（多脾综合征），如所得数值小于 2.6，说明为双侧右侧支气管，右房异构（无脾综合征）。多层螺旋 CT 还可清晰地显示胸膜水平裂，如二侧均有水平叶间裂，提示为无脾综合征
- 多层螺旋 CT 扫描可清楚显示心室内部结构、房室和心室大动脉连接以及心室、主 / 肺动脉的空间位置关系，同样也可以观察腹主动脉 / 下腔静脉的左右位置关系以及肝、脾等脏器，对心脏节段分析很有帮助

MR 表现

- MRI 心电图门控的自旋回波技术，结合冠状和横断面，可清楚心脏位置（图 2-27-8）。还

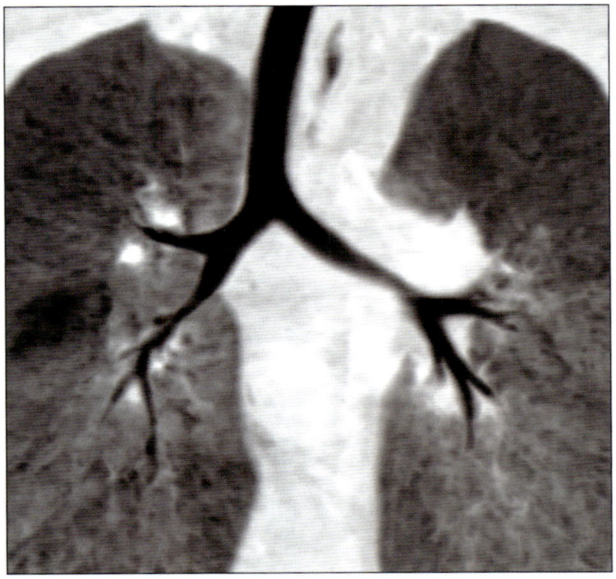

图 2-27-4　**心房正位**
多层螺旋 CT 最小密度投影重建，二侧支气管不对称

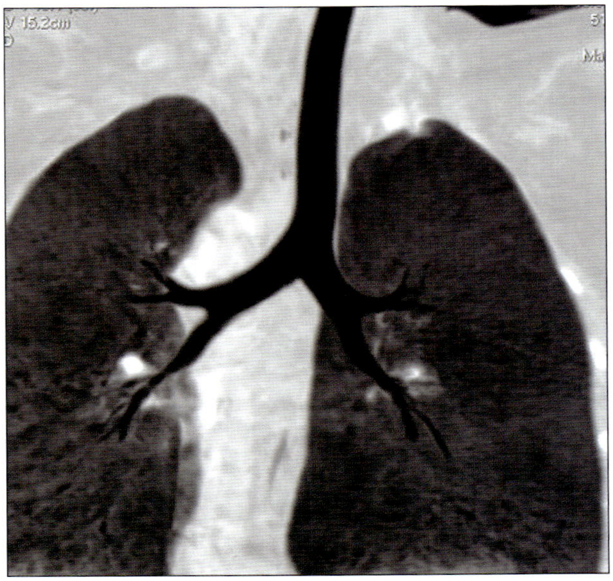

图 2-27-5　**心房反位**
多层螺旋 CT 最小密度投影重建，二侧支气管不对称，右房与较短的支气管位于同一侧

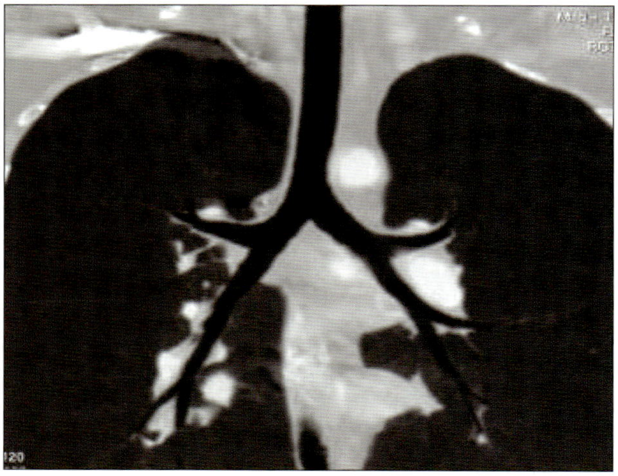

图 2-27-6 无脾综合征
多层螺旋 CT 最小密度投影重建，显示二侧支气管对称，较短

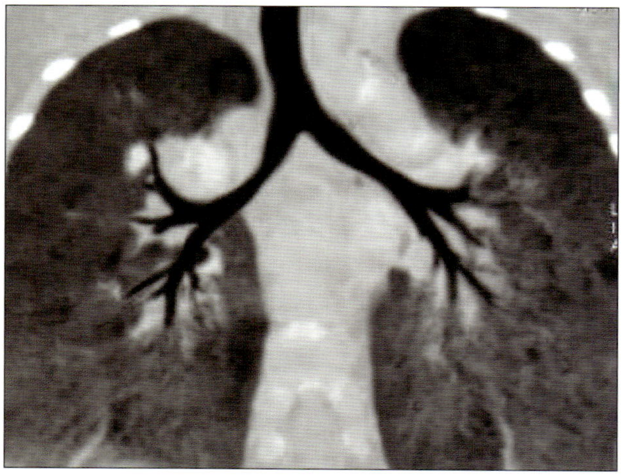

图 2-27-7 多脾综合征
多层螺旋 CT 最小密度投影重建，显示二侧支气管对称，较长

可显示左 / 右主支气管及相应肺动脉的位置关系，对确定三类四型心房位很有帮助，适当的层面有时可以看到心耳尤其左心耳，但有一定限度

- 同样，MR 多体位扫描可清楚显示心室内部结构、房室和心室动脉连接以及心室、主 / 肺动脉的空间位置关系，同样也可以观察腹主动脉 / 下腔静脉的左右位置关系以及肝、脾等脏器图，对心脏节段分析很有帮助
- 当腹主动脉与下腔静脉分居脊柱两侧时，心房不对称，左房位于腹主动脉侧而右房位于下腔静脉侧，当下腔静脉与腹主动脉位于脊柱同侧时，为无脾综合征。当下腔静脉中断，下腔静脉经奇静脉、半奇静脉回流时，常为多脾综合征。此外，磁共振扫描可直接观察支气管、肺、肝、脾的形态与位置等
- 虽然磁共振扫描对支气管、肺的显示不如多层螺旋 CT，但要比其他方法都好（图 2-27-9）。

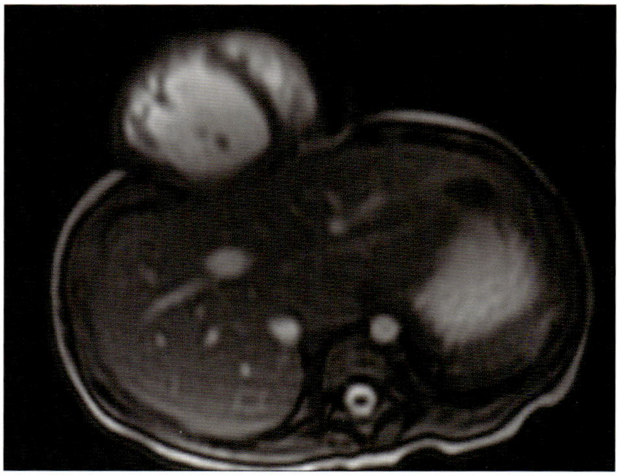

图 2-27-8 胸外心脏
磁共振扫描，胸腹型，前胸壁、上腹壁及前部横膈缺损，部分心脏位于体外

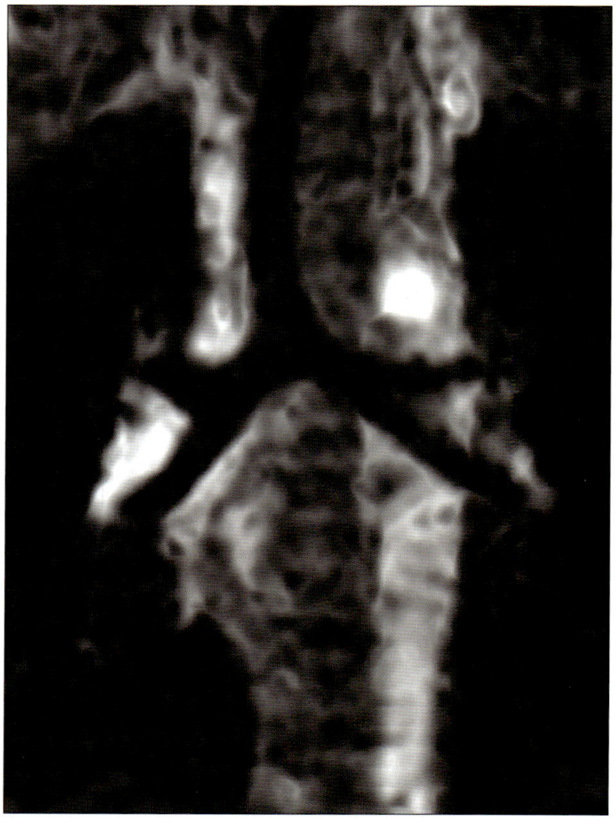

图 2-27-9 无脾综合征
磁共振扫描最小密度投影重建，显示二侧支气管对称，较短

磁共振扫描视野大，对水平肝显示也很好（图2-27-10）

心血管造影表现

- 上述无创性技术，基本上可满足心脏节段分析的诊断要求。但疑难病例，有时需造影检查进一步明确和核实。可通过心房造影直接显示心耳形态确定心房的位置
- 还可通过观察肺动脉的形态，判断心房位置，形态学左肺动脉走行于主支气管的上方、后方，而右肺动脉走行于主支气管的前方、下方。正常二侧肺动脉不对称，也可二侧均为右肺动脉及二侧均为左肺动脉，这也有助于无脾综合征及多脾综合征的诊断
- 心血管造影还可观察下腔静脉、腹主动脉的位置，有无下腔静脉中断（图2-27-11），肝静脉与心房连接情况，有无冠状窦等，来判断心房位置

核医学表现

- 有时用于发现和寻找脾，但不常用

推荐影像学检查

- X线平片和心脏超声检查是每个心脏位置异常患者必做的影像学检查方法
- X线胸部摄片要求用较大的片子，要包括上腹部。在普通正位X线胸片上，支气管影常不能很好地显示。高千伏胸片常用100～150千伏管电压摄片，辅以滤线器及球管前金属滤片的使用，常能较好地显示二侧支气管的形态
- 超声心动图，二维、扇形超声有时能显示心耳的形态，此时诊断心房位置很可靠，但在绝大多数病例常不能显示双侧心耳形态，主要依靠腹主动脉与下腔静脉的相互位置关系来诊断心房位置
- 由于支气管的形态和周围血管心脏超声显示相对困难，对心脏位置异常患者加做多层螺旋CT或磁共振以进一步明确诊断是很值得的。在一般情况下多层螺旋CT和磁共振这两种检查方法只需要做一种
- 多层螺旋CT对支气管的形态显示更好，而磁

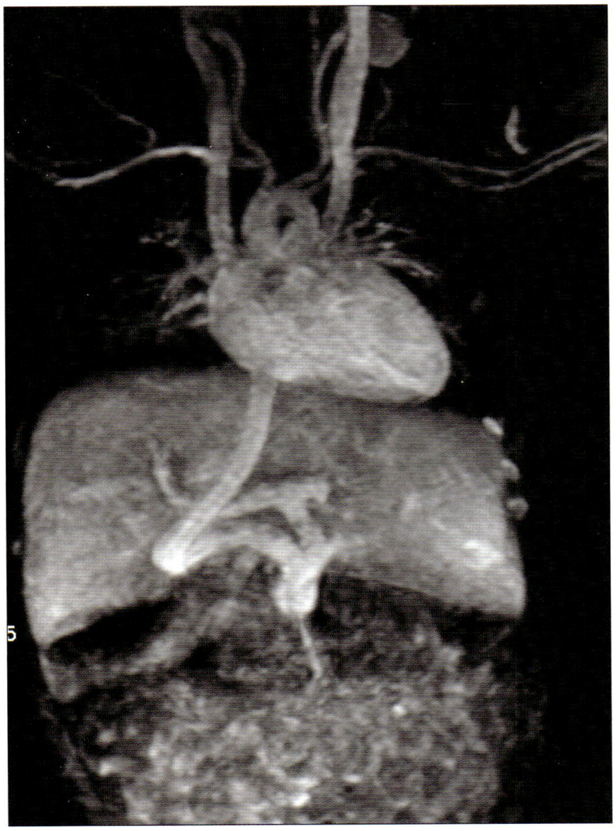

图 2-27-10　无脾综合征
造影增强磁共振血管成像最大密度投影重建图像显示水平肝，双侧上腔静脉；完全性肺静脉异位引流

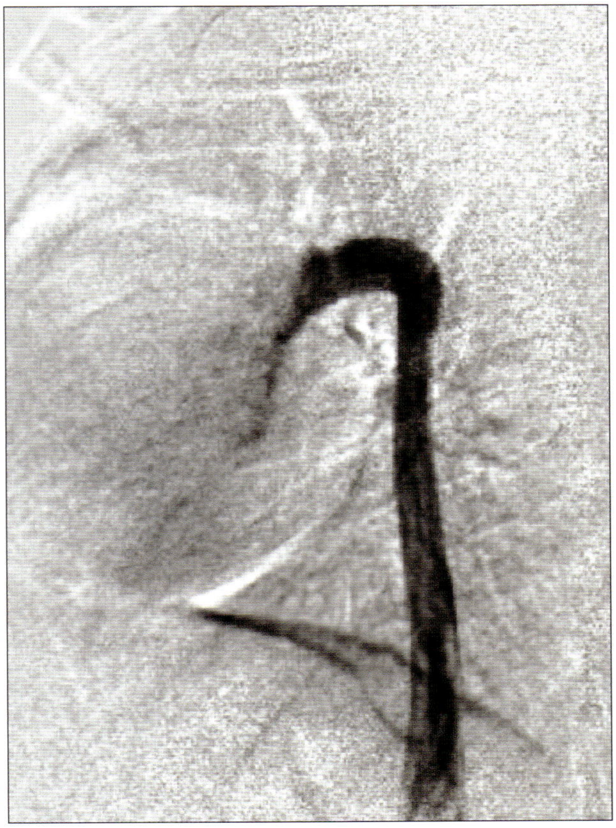

图 2-27-11　多脾综合征
侧位奇静脉造影，无下腔静脉中断经奇静脉回流

共振观察视野更大

- 心脏位置异常患者，有时对生理资料有特殊要求，常需做心导管，此时为观察外周肺血管和侧支血管等，会做心血管造影检查
- 心脏异位的病例在通过非损伤性检查明确了心房位置后，可根据其心内畸形发生率，初步推断最有可能的心内畸形

【鉴别诊断】

- 主要要于获得性心脏移位鉴别。先天性心脏位置异常与心脏移位有所不同。后者系因胸肺疾患和畸形使心脏移离其正常位置。如一侧全肺不张、广泛的胸膜肥厚、大量胸液、一侧肺不发育或发育不全以及明显的脊柱侧后或S状隆凸等是心脏移位的主要致发疾患。一般都可找到产生心脏移位的疾病的影像学改变

诊断与鉴别诊断精要

- 一般将心脏划分为三个节段：心房、心室和大动脉
- 心房和心房位的确定是心脏位置异常诊断的关键
- 显示左/右主支气管的形态，对确定心房位很有帮助

重点推荐文献

[1] Hong YK，Park YW，Ryu SJ，et al. Efficacy of MRI in complicated congenital heart disease with visceral heterotaxy syndrome. J Comput Assist Tomogr，2000，24：671-682.

[2] Yilmaz E，Gulcu A，Sal S，et al. Interruption of the inferior vena cava with azygos/hemiazygos continuation accompanied by distinct renal vein anomalies：MRA and CT assessment. Abdom Imaging，2003，28：392-394.

[3] Berrocal T，Madrid C，Novo S，et al. Congenital anomalies of the tracheobronchial tree，lung，and mediastinum：embryology，radiology，and pathology. Radiographics，2004，24：e1.

第28节 儿童心脏肿瘤

【概念与概述】

- 儿童心脏肿瘤（cardiac tumor）少见，可为原发性或转移性的。小儿原发性心脏肿瘤以良性肿瘤多见，最常见为横纹肌瘤，其他良性心脏肿瘤包括畸胎瘤、纤维瘤、血管瘤、脂肪瘤、间皮瘤和黏液瘤等。恶性肿瘤包括横纹肌肉瘤、纤维肉瘤、恶性畸胎瘤等

【病因与病理】

- 儿童原发性心脏横纹肌瘤最常见，可多发，位于心肌壁内，侵及心室，约80%的病例发生于1岁以内，其中约1/3发生在1个月内，产前胎儿诊断出的心脏肿瘤约60%为横纹肌瘤。部分患儿有自行消退的趋势，部分患儿合并有结节性硬化症。大体：肿瘤为无包膜的白色或灰白色结节，体积大的肿瘤可使心室腔阻塞和扭曲。镜下：肥大的胞浆清亮的心肌细胞组成界限清楚的结节。某些细胞的嗜酸性胞浆有细胞膜向细胞核方向伸展，形似蜘蛛而被称作“蜘蛛细胞”。多数细胞空泡变性，含有稀少的肌丝。PAS强阳性反映了细胞内存在大量糖原。免疫组化：免疫组化研究证明具有横纹肌特征的横纹肌瘤细胞可表达myoglobin、desmin、actin、vimentin。肿瘤细胞不表达细胞增殖标志物如Ki-67和PCNA，说明这种疾病更像错构瘤
- 儿童原发性心脏肿瘤其次是纤维瘤，通常较大，独个，牢固有良好包裹；位于心肌壁内，常侵及左室游离壁和室间隔。多数纤维瘤侵犯传导组织，患者多突然死于心律失常。患者不伴有结节性硬化。纤维瘤的组织学特征是

大量胶原纤维中成纤维细胞散布，血管成分较少，可伴营养不良性钙化。部分心脏纤维瘤为 Gorlin 综合征的一种表现，后者亦属染色体显性遗传，以皮肤多发基底细胞癌、下颌骨牙源性角质囊肿和其他多系统肿瘤为特征

- 儿童原发性心脏肿瘤第 3 位的是黏液瘤，为成人最常见的心脏肿瘤，在小儿罕见，一般不发生在心室。近 75% 心房黏液瘤位于左房及房间隔。心脏黏液瘤常有蒂，左房黏液瘤可在舒张期可通过二尖瓣脱垂到左室。黏液瘤一般出现于 30 ~ 60 岁女性。黏液瘤也可为 Carney 综合征的一种表现。后者亦属常染色体显性遗传，青年男性多，以色素过度沉着、心外黏液样肿瘤或内分泌肿瘤为特点。黏液瘤内含多量黏液样基质并常伴出血、坏死、囊变甚至钙化和骨化
- 心脏原发性恶性肿瘤几乎全是肉瘤。横纹肌肉瘤、纤维肉瘤、血管肉瘤、恶性畸胎瘤等，由于肿瘤生长快速，病程早期即发生死亡
- 在儿童中，继发性恶性心脏肿瘤（来自局部浸润或恶性肿瘤转移而来）较原发恶性心脏肿瘤常见。在儿童期，淋巴瘤，神经母细胞瘤和心外肉瘤常易造成继发性心脏肿瘤。肝和肾的恶性肿瘤可直接经下腔静脉转移到右房

【临床表现】

- 儿童心脏肿瘤可以是无症状的，但也可产生因心内血流受阻的各种症状，如位于主动脉或肺动脉瓣下的肿瘤，可以出现相似于瓣狭窄的症状。它也可以出现心律失常和全身水肿

【影像表现】

概述

- 儿童心脏肿瘤以心脏横纹肌瘤最常见，超过 80% 的横纹肌瘤儿童患者可合并结节性硬化病，即先天性脑内散在多发性小结节，可表现为智力发育迟缓和癫痫。相反，超过 50% 的结节性硬化病儿童患者可合并横纹肌瘤。因此，所有有结节性硬化的新生儿尤应注意有无心脏横纹肌瘤。而有横纹肌瘤的儿童也要注意检查有无结节性硬化，应做头颅磁共振检查

X 线表现

- 心脏肿瘤胸部平片有时可见心脏外形产生局部隆起，心影增大。但大多数肿瘤心外形正常。心脏肿瘤也可表现有肺水肿。偶尔，原发性心脏肿瘤，尤其是纤维瘤，在胸部平片上可出现钙化影

超声心动图表现

- 心脏超声可作为儿童期确诊心脏肿瘤的影像学主要检查手段，M 型和二维多普勒超声。对肿瘤位置，范围，特征（单个或多个，心肌内或心腔内，固体的或囊性的）能够显示，若合并心包腔积液，可在心脏超声的指导下，施行心包腔穿刺术。彩色多普勒超声还可对心脏肿瘤的梗阻程度和血流动力学变化作出评估

CT 表现

- CT 检查对心脏肿瘤的诊断很有帮助，在 CT 平扫时肿瘤是否为脂肪瘤密度以及有无钙化能显示很好。CT 增强扫描，心脏肿瘤可表现为心腔内的充盈缺损。CT 增强扫描还可通过注射造影剂前后的图像的比较，了解肿瘤的血供特点，便于对心脏肿瘤定性。CT 增强扫描还可对心脏肿瘤引起的流出道梗阻程度作出评估

MR 表现

心脏肿瘤做磁共振检查很有必要，诊断效果也很好，心电门控的自旋回波 T1W 序列对病变显示很理想，可通过注射造影剂前后的自旋回波 T1W 图像的比较，了解肿瘤的血供特点，便于对心脏肿瘤定性。横纹肌瘤等在 T2W 磁共振梯度回波电影序列上则表现为边界清楚的等信号肿块。对于各种心脏肿瘤磁共振检查不仅可明确肿瘤的部位、大小，血供特点，还可对心脏肿瘤引起的流出道梗阻程度作出评估。心肌肿瘤以累及室间隔和心室游离壁特别是左室游离壁为主。向心腔内或向心外突出，肿瘤处心肌运动减弱，心肌肿瘤与正常心肌可分界清楚也可分界不清楚

- 肿瘤的磁共振信号对判断其性质有一定的帮助，横纹肌瘤常多发（图 2-28-1，图 2-28-2），通常发生于 1 岁以内，部分患儿有自行消退的趋势，部分患儿合并有结节性硬化症。体积大的肿瘤可使心室腔阻塞和扭曲。以 T1W 等信号，T2W 稍高信号为主
- 纤维瘤 T1W 和 T2W 均以等低信号为主，通常较大，单个，位于心肌壁内，常侵及左室游离壁和室间隔。在造影增强磁共振血管成像序列表现为充盈缺损（图 2-28-3）
- 脂肪瘤 T1W 和 T2W 均以偏高信号为主，脂肪抑制序列时可为低信号。血管瘤有时可见流

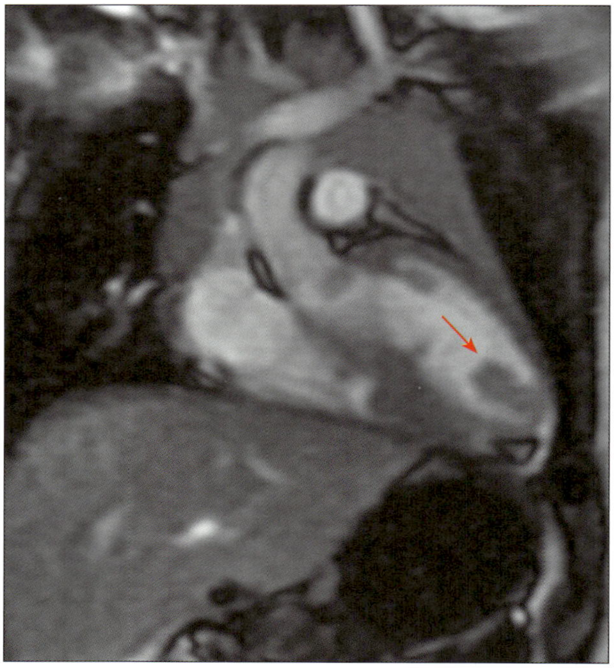

图 2-28-1 心脏横纹肌瘤
磁共振梯度回波电影序列图像，肿瘤多发（红箭）

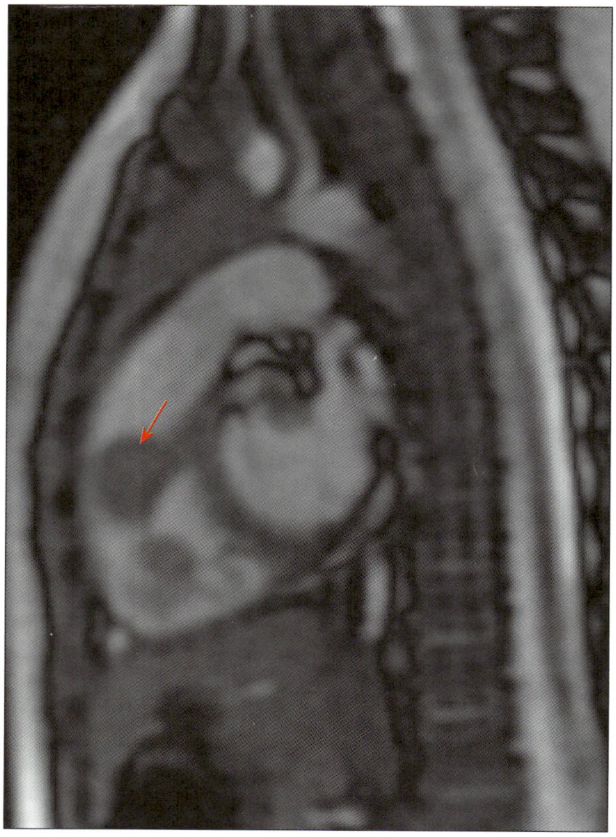

图 2-28-2 心脏横纹肌瘤
磁共振梯度回波电影序列图像，右心室内见多发肿瘤（红箭），无肺动脉瓣狭窄

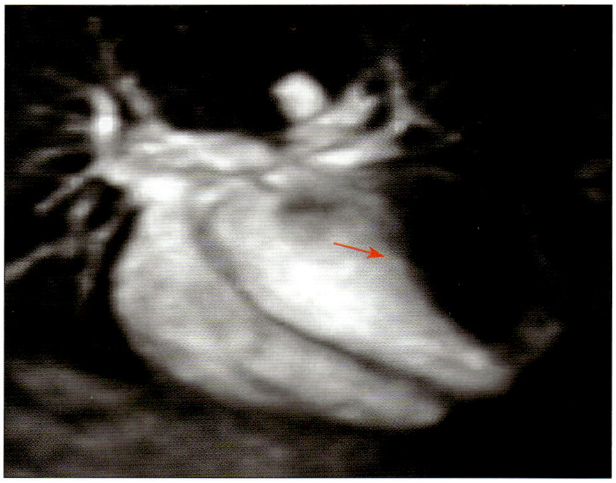

图 2-28-3 心脏纤维瘤
磁共振造影增强磁共振血管成像序列表现为充盈缺损（红箭）

空所致的低信号，但 T1W 和 T2W 均为低信号有时并非流空所致而是钙化灶

- 转移性心脏肿瘤较多见，转移性心脏肿瘤可为邻近心脏的肿瘤侵犯心脏所致（图 2-28-4），也可为血行或淋巴转移。病灶突向心腔内，肿块以 T1W 等信号，T2W 稍高信号为主，肿瘤处心肌运动减弱，与正常心肌分界不清，肿瘤注射对比剂后可有较明显的强化，一般伴有心

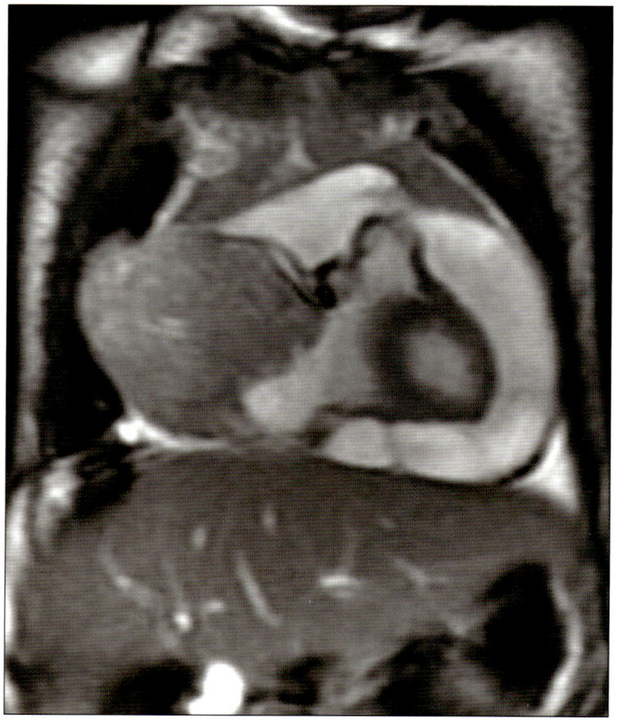

图 2-28-4 转移性心脏肿瘤
卵黄囊瘤侵犯右心房，伴心包积液

包积液

心肌肿瘤注射对比剂后可有不同程度的强化，恶性心肌肿瘤易伴心包积液，当心肌肿瘤影响房室瓣或半月瓣时，可引起明显的血流动力学改变

心血管造影表现

- 心脏肿瘤一般较少做心血管造影检查，主要表现为心腔内的充盈缺损，心腔造影可显示心腔变形、缩小。但若准备做心肌活检，做心血管造影检查还是很有价值的

核医学表现

- 有时用于发现和寻找转移性心脏肿瘤，但不常用

推荐影像学检查

- X 线平片和心脏超声检查是每个儿童心脏肿瘤患者必做的影像学检查方法。X 线平片主要观察心脏大小和肺血多少
- 心脏超声可发现儿童心脏肿瘤的大小和多少。对于儿童心脏肿瘤患者，可加做多层螺旋 CT 或磁共振，以明确肿瘤的血液供应情况和判断肿瘤的性质
- 在一般情况下多层螺旋 CT 和磁共振这两种检查方法只需要做一种，而不需要都做
- 对于部分需要精确测定心腔压力或准备做心肌活检者，在做心导管时也可做心血管造影检查

【鉴别诊断】

- 小儿良性心脏肿瘤如出现明显的临床症状，外科手术切除为唯一的治疗方法，即便不能完全切除者，部分切除也能改善症状，获得长期生存。对无症状或轻微症状的，应定期随访。右室腔内的肿瘤有时要和血栓形成鉴别，特别是在有右室流出道梗阻，如肺动脉瓣狭窄和肺动脉闭锁畸形时，右室腔内可有血栓形成，而右室肿瘤一般不伴先天性心脏病，可做鉴别（图 2-28-5）

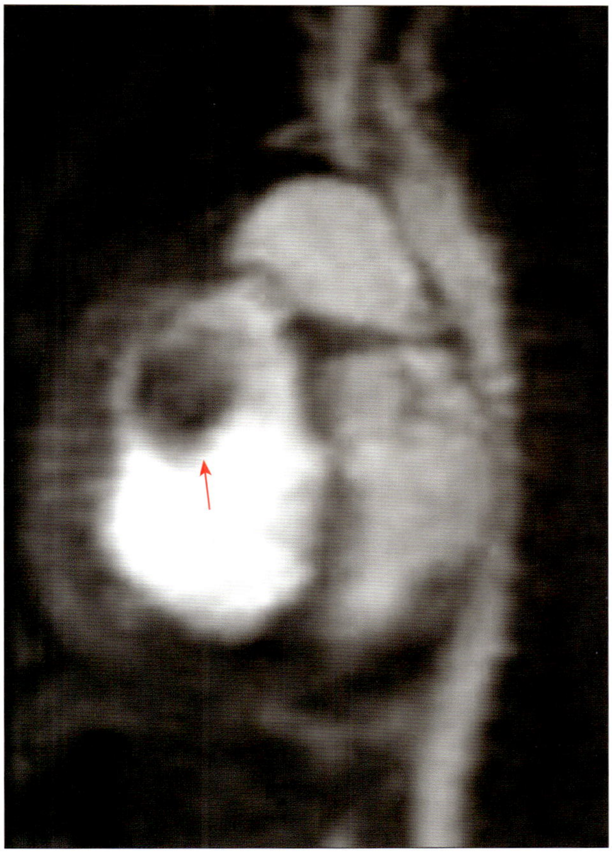

图 2-28-5 重度肺动脉瓣狭窄
磁共振造影增强磁共振血管成像，右心室腔内有血栓形成（红箭）

诊断与鉴别诊断精要

- 对于儿童心脏肿瘤患者，可加做多层螺旋 CT 或磁共振，以明确肿瘤的血液供应情况和判断肿瘤的性质
- 儿童心脏肿瘤以心脏横纹肌瘤最常见，超过 80% 的横纹肌瘤儿童患者可合并结节性硬化病

重点推荐文献

[1] Abushaban L, Denham B, Duff D. 10 year review of cardiac tumours in childhood. Br Heart J, 1993, 70: 166-169.
[2] Mariano A, Pita A, León R, et al. Primary cardiac tumors in children: a 16-year experience. Rev Port Cardiol, 2009 Mar, 28: 279-288.
[3] Syed IS, Feng D, Harris SR, et al.MR imaging of cardiac masses. Magn Reson Imaging Clin N Am, 2008, 16: 137-164.

第 29 节 儿童心包疾病

【概念与概述】

- 儿童心包疾病（pericardial disease）并不少见，包括渗出性心包炎、缩窄性心包炎、心包先天性缺损、心包肿瘤、心包囊肿、心包气等
- 心包腔是一个包绕心脏和大血管根部的囊腔，心包囊由纤维层和浆膜层组成。纤维层在心包的外层，坚韧而且具有弹性；浆膜层在心包的里层，是光滑的间皮层。浆膜层心包实际上包括两部分：外面的壁层和内面的脏层。在介于心包壁层和脏层之间有一个潜在的空间，就是心包腔
- 心包腔一般只含有少量的浆液，在心脏运动中提供润滑作用。在成年人中，心包腔一般含有 50ml 左右浆液。在不同的病理状态下，潜在的心包腔可充满固体（肿瘤或凝块），液体（血、脓液、乳糜）或气体（空气、心包积气）等物质

【病因与病理】

- 渗出性心包炎的定义是心包受到炎性刺激，导致有较多量的心包液体积聚。渗出性心包炎是最常见的心包病变，可由多种致病因素引起，常是全身疾病的一部分，或由邻近组织病变蔓延而来。心包炎可与心脏的其他结构的炎症同时存在，亦可单独存在。心包炎可分为急性和慢性两种，急性心包炎是心包膜的脏层和壁层的急性炎症，可以同时合并心肌炎和心内膜炎，也可以作为唯一的心脏病损而出现。各种不同原因都会造成心包产生炎性反应和液体渗出：包括特发性，病毒性，尿毒症，结核病，化脓性，肿瘤性，创伤性等。心包渗出有不同的症状和征象，与不同的病因和心包液体积聚速度有关。心包炎时，心包脏、壁层间可仅有以纤维蛋白为主的渗出物，称为干性心包炎。如心包腔内有数量不等的渗液，称心包积液。根据心包内液体的多少，心包积液可分为三度。Ⅰ度为少量积液，液体量＜ 100ml，舒张期心包脏壁层间距为 5 ～ 14mm。Ⅱ度为中等量积液，液体量为 100 ～ 500ml，舒张期心包脏壁层间距为 15 ～ 24mm。Ⅲ度为大量积液，液体量＞ 500ml，心包脏壁间距＞ 25mm
- 缩窄性心包炎的定义是由于心包纤维层和浆膜层发生炎性反应导致心包增厚和心腔受压，最后出现明显的心脏功能减退。产生心包缩窄有不同原因：特发性，病毒感染，结核病，心包渗出，心包切开后等。尽管所有的心包慢性炎性反应都会发生缩窄性心包炎，但结核性最有代表性。缩窄性心包炎心包脏壁两层广泛粘连、增厚、钙化，形成纤维瘢痕外壳，瘢痕组织主要由致密的胶原纤维构成，呈斑片状玻璃样变性，贴近其下心肌组织常常受累。由于缩窄的心包影响心脏的正常活动和代谢，有时可造成心肌萎缩、纤维变性、脂肪浸润及钙化。缩窄的心包妨碍了心脏的舒张，使血液回流受阻，造成心排量减低，静脉系统淤血，最终导致心力衰竭
- 先天性心包缺损是少见的一组畸形，包括部分心包缺损和完全心包缺如。左侧心包缺如最常见
- 心包肿瘤包括淋巴组织瘤，胸腺瘤，间皮瘤，畸胎瘤，血管肉瘤等
- 心包囊肿是一个含有液体或半固体物质的包囊，与心包紧密连接但不相通。可不出现明显的临床症状
- 心包积气的定义为心包腔内有气体存在，常见于特发性、创伤性和感染性

【临床表现】

- 渗出性心包炎有不同的症状和征象，与不同的病因和心包液体积聚速度有关。可从无临床症状到发生严重血流动力学紊乱症状和休克。急性心包炎可有胸痛，呼吸困难，发热，心包摩擦音等。缩窄性心包炎的症状包括易疲劳，体检发现包括颈静脉膨胀，肝增大，腹水等。心电图中T波倒置、低电压较急性心包炎更为明显，可有期前收缩、心房扑动或颤动

【影像表现】

概述

- 心包病变中心包填塞后果最为严重，由于心包腔的液体积聚使得心包腔的压力上升并压迫心脏，导致心室舒张期充盈量减少，使心排出量减少和发生休克。最初的补偿机制是心率先加快，提示最终会发生循环衰竭，心包填塞的诊断不是容易获得，除临床表现外，胸片及时发现纵隔增宽十分重要，需要高度的警惕性。在新生儿，只要抽去几毫升心包液，可明显改善血流动力学状态，提高挽救生命的机会

X线表现

- X线平片主要观察心脏大小和肺血多少，心脏透视可观察心脏搏动情况。X线胸片检查干性心包炎或少量心包积液无异常表现。中等量或大量心包积液时，后前位胸片可见心缘正常弧段消失，心影向两侧普遍扩大，呈烧瓶状或球形（图2-29-1）。上腔静脉增宽，主动脉影缩短，心缘搏动减弱或消失，而心包外的主动脉搏动正常。如合并左心衰竭，可有肺静脉压力升高表现
- 缩窄性心包炎X线后前位胸片表现为影大小正常或轻度增大，心缘变直，心包钙化是缩窄性心包炎的特征性表现，由于静脉压升高，致上腔静脉扩张。左心房压力增高时，出现肺淤血现象
- 心包积气时可将心包衬托得很明显（图2-29-2）。心包积气的患者常伴有气胸和纵隔积气。心包囊肿表现为心脏边缘局限性隆起的囊性肿块，它以宽基附于心脏边缘，以心右缘多见，囊性肿块类圆形，边缘清晰（图2-29-3）。心包缺损以左侧心包缺损最为多见，X线后前位胸片表现心脏移位，局部心腔凸出（图2-29-4）

超声心动图表现

- 超声心动图可敏感地发现心包腔积液，还可对积液进行定位、定量，是心包疾患的首选检查方法之一
- 心包积液超声可见脏层和壁层心包分离，中间为无回声区。少量心包积液时，于房室沟内可探到少量液性暗区厚度3～4mm，中量积液常常出现在心室前后下方。大量积液时液性暗区可包绕整个心脏厚度在2.0cm以上。心脏舒、缩常常受限。心包增厚，心包腔出血和化

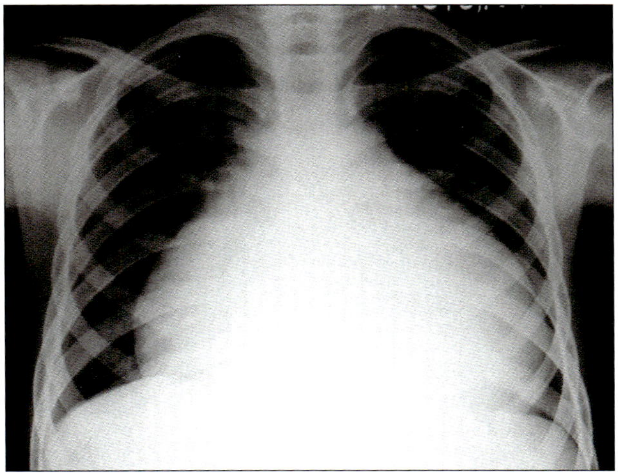

图 2-29-1 **心包积液**
正位X线胸片，心影向两侧普遍扩大，呈烧瓶状

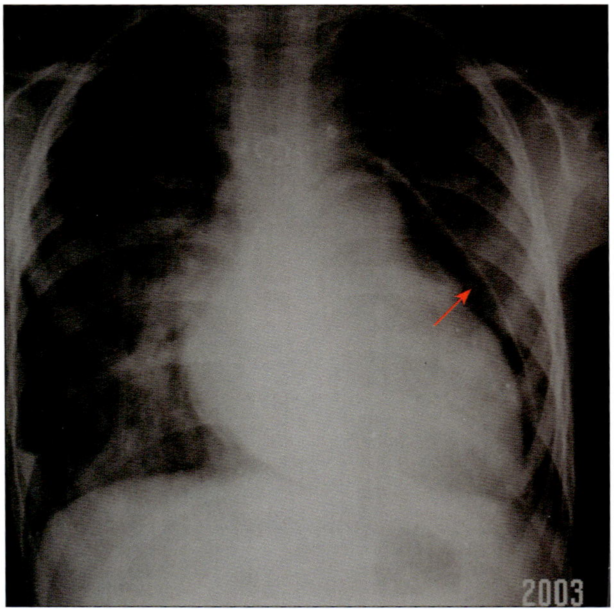

图 2-29-2 **心包积气**
X线正位胸片，气体将心包衬托得很明显（红箭）

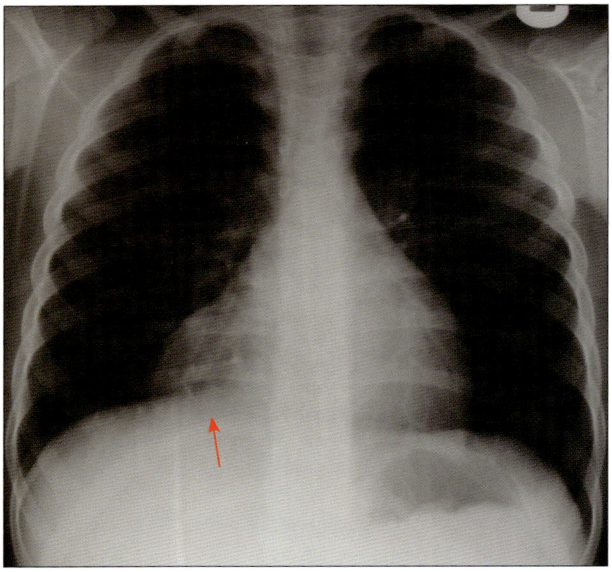

图 2-29-3 **心包囊肿**
X 线正位胸片，心右缘囊性肿块（红箭），边缘清晰

脓性心包炎具有不同的回声

CT 表现

- CT 检查对儿童心包病变的诊断很有帮助，心包积液在 CT 上表现为部分或完全围绕于心脏的液体层（图 2-29-5）。积液为漏出液时呈水样密度；渗出液往往由感染或新生物所致，其密度稍高于水，但仍为低密度。出血性积液具有较高的密度值。但由于它们的密度值之间存在有较多的重合，根据其 CT 值来判断只能是

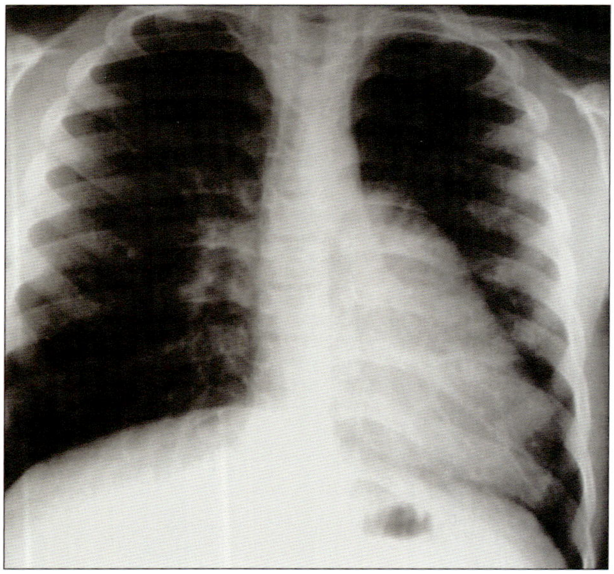

图 2-29-4 **左侧心包缺损**
X 线正位胸片，表现心脏向左移位

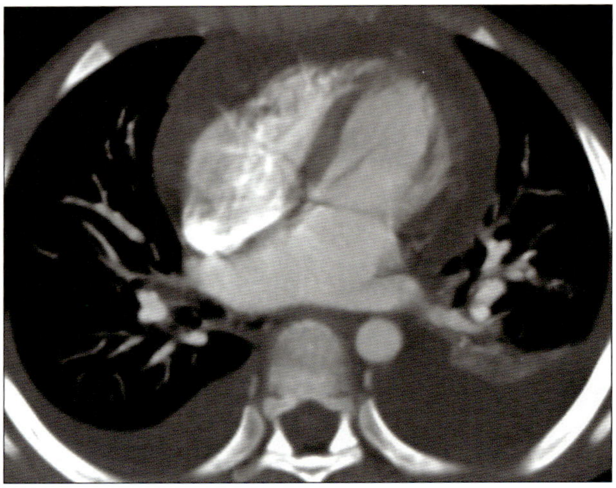

图 2-29-5 **心包积液**
CT 扫描见围绕于心脏的液体层，伴胸腔积液

推测性的

- 少量心包积液积聚于左心房和左心室的后方，随液量的增加，液体扩展至右心室和右心房的外侧和腹侧。积液向上扩展可超过大血管的起始部，心包增厚粘连时可形成包裹性积液。缩窄性心包炎则可见钙化影（图 2-29-6）
- 心包积气的患者常伴有气胸和纵隔积气。心包积气的特征性 CT 表现为围绕心脏周围的一层宽度不等的透亮晕圈，该透亮影由游离气体构成，其密度低于周围肺组织，其外围有一层纤细的壁围绕，它就是心包的本身

MR 表现

- MRI 积液的信号强度则与所用的扫描序列和

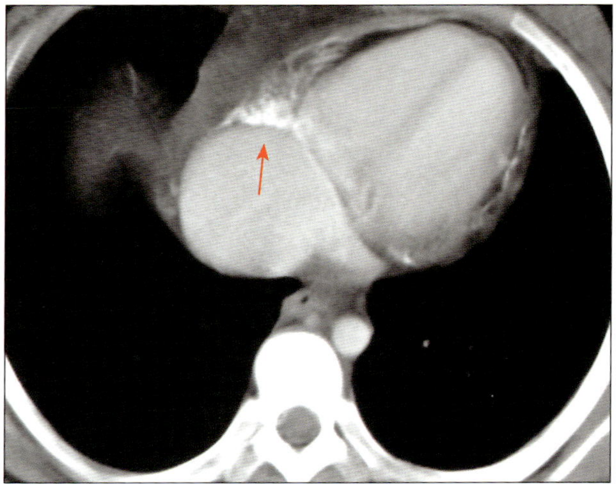

图 2-29-6 **缩窄性心包炎**
CT 扫描见心包钙化影（红箭）

积液性质有关。在 SE 序列的 T1W 上，浆液性积液多呈均匀低信号，渗出性积液多呈不均匀高信号，血性积液呈中或高等信号
- 在 T2W 上，积液多为均匀高信号（图 2-29-7）
- 原发性心包肿瘤表现为与心包相连续的肿块如畸胎瘤可以是囊性或实质性的
- 转移性心包肿瘤表现为局灶性或弥漫地心包增厚、心包结节和积液

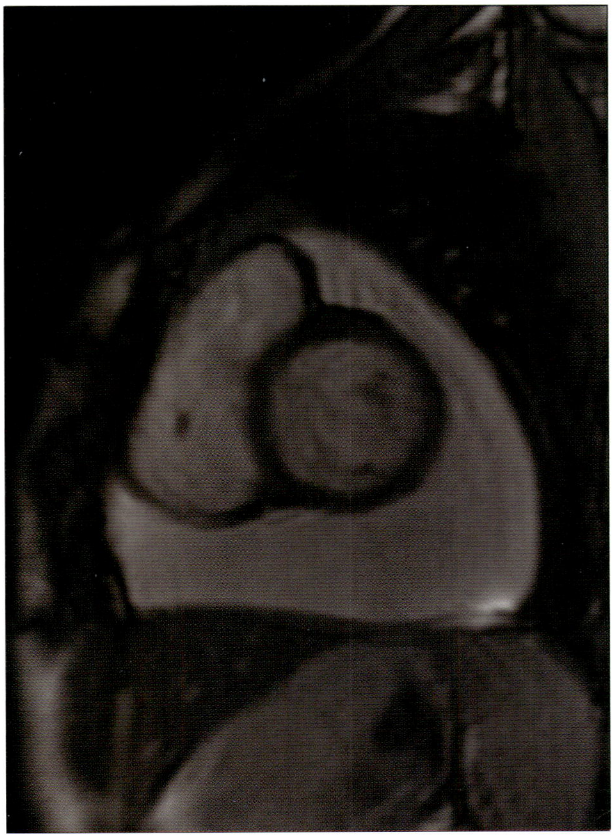

图 2-29-7　心包积液
在 MRI T2W 上，积液为均匀高信号，围绕于心脏的周围

- 心包囊肿表现为心脏边缘局限性隆起的囊性肿块，它以宽基附于心脏边缘

心血管造影表现
- 心包病变一般较少做心血管造影检查，心血管造影对缩窄性心包炎和限制性心肌病的鉴别诊断有一定的价值

核医学表现
- 有时用于发现和寻找转移性心脏肿瘤所引起的心包积液，但不常用

推荐影像学检查
- X 线平片和心脏超声检查是每个心包病变患者必做的影像学检查方法
- X 线平片主要观察心脏大小和肺血多少，心脏透视可观察心脏搏动情况
- 心脏超声可敏感地发现心包腔积液的多少。大多数的单纯心包病变可仅凭借心脏超声检查的结果而确诊
- 对于心包病变患者伴钙化或有心包肿瘤等，可加做多层螺旋 CT 或磁共振
- 在一般情况下多层螺旋 CT 和磁共振这两种检查方法只需要做一种，而不需要都做。对于部分需要精确测定心腔压力者，在做心导管时也可做心血管造影检查

【鉴别诊断】
- 由心腔扩大引起的心影普遍性增大 X 线平片可能与心包积液混淆，但心腔扩大时心影各弧段仍然保持，搏动仅为减弱而非消失，肺淤血表现更多见，随访观察时心影大小不似心包积液变化快。立卧位胸片或胸透也有助于鉴别诊断。超声心动图、CT 及 MRI 检查均能对本病作出明确诊断。后三种检查能够根据液体的分布情况及心包脏壁层的距离判断积液量的多少

诊断与鉴别诊断精要
- 心包积液 X 线平片心影普遍性增大。搏动消失
- 超声心动图、CT 及 MRI 检查均能对本病作出明确诊断

重点推荐文献

[1] Yared K, Baggish AL, Picard MH, et al. Multimodality imaging of pericardial diseases. JACC Cardiovasc Imaging, 2010 Jun, 3: 650-660.
[2] Verhaert D, Gabriel RS, Johnston D, et al. The role of multimodality imaging in the management of pericardial disease. Circ Cardiovasc Imaging, 2010, 3: 333-343.
[3] Rajiah P, Kanne JP. Computed tomography of the pericardium and pericardial disease. J Cardiovasc Comput Tomogr, 2010, 4: 3-18.

第 30 节　儿童心肌病

【概念与概述】

- 主要侵犯心肌的病变为心肌病（cardiomyopathy），原因不明者称原发性心肌病，随着分子生物学的发展，对于某些原发性心肌病的病因已有所了解，但分类上目前仍称原发性心肌病
- 一般认为，心肌病一词所指的就是原发性心肌病，不包括由其他疾病继发的继发性心肌疾病。目前多数学者认为原发性心肌病主要可分为四型
  - 扩张型心肌病（dilated cardiomyopathy）
  - 肥厚型心肌病（hypertrophic cardiomyopathy）
  - 限制型心肌病（restrictive cardiomyopathy）
  - 致心率失常性右室型心肌病（arrhythmogenic right ventricular cardiomyopathy，ARVC）
  - 也有学者认为由于心肌病十分复杂，还应该有一型心肌病即未分类型（unclassified cardiomyopathy）

【病因与病理】

- 扩张型心肌病以往也称充血性心肌病，为心肌病中常见的类型。心肌细胞肥大，变性，左心室或双心室受累，心室收缩功能下降，舒张压上升，心室运动减弱，射血分数下降。各房室扩大，以心室更明显，心室壁厚度基本正常，房室瓣关闭不全。心腔内可有血栓。临床主要表现为进行性充血性心力衰竭。扩张型心肌病多数病例病因不明，占 85% ～ 90%，心肌炎者占 2% ～ 15%，近年报道家族性者占 20% ～ 30%
- 肥厚型心肌病又称特发性主动脉瓣下狭窄（idiopathic hypertrophic subaortic stenosis，ISS）或不对称性室间隔肥厚（asymmetric septal hypertrophy，ASP）。是一种遗传性疾病，根据血流动力学改变，本病可分为梗阻型和非梗阻型。梗阻型患者，病变主要累及室间隔和左室前壁基底段，肥厚心肌突入左室流出道而引起左室流出道狭窄，使左室排血受阻。非梗阻型患者，病变主要累及左心室游离壁，无左室流出道狭窄。肥厚型心肌病心肌细胞肥大，排列紊乱，间质纤维化。肥厚型心肌病心室收缩功能强，但舒张功能差，肥厚型心肌病又可分为三型
  - Ⅰ型，非对称性室间隔肥厚，此型最常见，占本病的 55% ～ 60%。除室间隔受累外，其部分邻近间隔的左室游离壁亦受累，但肥厚程度较室间隔轻
  - Ⅱ型，左室壁普遍肥厚，此型少见，占本病的 10% ～ 15%。受累的室间隔及左室游离壁肥厚程度多均匀一致
  - Ⅲ型，左室游离壁局限性肥厚，占本病的 25% ～ 35%。包括心尖肥厚、左室中段肥厚、左室侧壁、前壁、下壁及乳头肌肥厚等亚型
- 限制型心肌病又称闭塞性心肌病，可呈家族性发病，为常染色体显性遗传。通常包括心内膜心肌纤维化或心肌间质纤维化，右心室或双心室受累，病变常累及心室流入道和心尖，由于心室内膜和内层心肌广泛纤维化并有附壁血栓形成，心室内膜增厚，心室流入道变形，心室壁僵硬，心室舒张功能差，心室舒张末压力升高，房室瓣关闭不全，心房增大。根据病变的程度和受累心室的部位分为右室型、左室型和双室型，以右室型多见。肥厚型和扩张型心肌病分别以心室肥厚和扩张为主要特征，但限制型心肌病则是以血流动力学改变即心室充盈受限而不是形态学异常为基本特征的
- 致心律不齐性右室心肌病也可称致心律不齐性

右室发育不良，多见于年轻人，有室性心律失常。病理上系脂肪组织和纤维组织替代了正常右室壁的心肌。致心律不齐性右室心肌病右室大，壁薄，局部右室壁运动异常，并有心律失常

【临床表现】

- 扩张型心肌病临床主要表现为进行性充血性心力衰竭。可有各种心律失常，心电图的多样性或多变性，对本病的诊断有重要意义
- 肥厚型心肌病可家族发病，心悸、气短为常见症状，多数病倒于胸骨左缘或心尖部可闻及收缩期杂音，心电图改变包括左室或双室肥厚，ST-T 改变和异常 Q 波等，后者类似心肌梗死图形
- 限制型心肌病主要为肝大、腹水，但下肢无或仅有轻度水肿；也可有呼吸困难、胸痛等；心电图检查可有异常 P 波、心心房颤动动等
- 致心律不齐性右室心肌病有室性心律失常，难以控制，可引起猝死

【影像表现】

X 线表现

X 线平片扩张型心肌病心影增大最明显（图 2-30-1），心脏搏动减弱，有时有肺淤血。肥厚型心肌病心影轻度增大，心脏搏动强，肺血一般正常。限制型心肌病心影大小变化较大，心房增大较明显。致心律失常性右室心肌病 X 线平片可正常也可有右室增大

超声心动图表现

- 超声可观察儿童心肌病的心室壁厚度和心室收缩功能，超声心动图检查中应用多种切面对所有左室壁节段进行完善的评估，如心尖四腔、左室长轴和二腔切面。对心室局部功能变化敏感
- 应用多普勒超声技术测量左室流出道血流速度峰值及血流速度积分可评价左室收缩功能。从心尖及胸骨上窝切面可获得主动脉血流频谱。超声测得的主动脉血流速度峰值与心导管测得的射血分数间高度相关。对心肌病变的诊断很有帮助

CT 表现

- 儿童心肌病多层螺旋 CT 检查需要用回顾性心电门控即后门控技术扫描，这样多层螺旋 CT 对心室收缩功舒张功能也可基本显示，诊断效果改善，但射线较多
- 多层螺旋 CT 可清楚地显示各心腔的大小，心肌有无肥厚，肥厚的程度和部位以及心腔内有无血栓形成等。回顾性心电门控图像可做动态电影回放，可显示心室壁的运动异常（图 2-30-2），对心肌病变的诊断很有帮助

MR 表现

- MRI 检查对心肌病变的诊断很有帮助，其中以心电门控的自旋回波 T1W 或其他黑血技术序列和梯度回波电影序列为主要扫描序列
- 自旋回波 T1W 序列用多角度扫描，如长轴

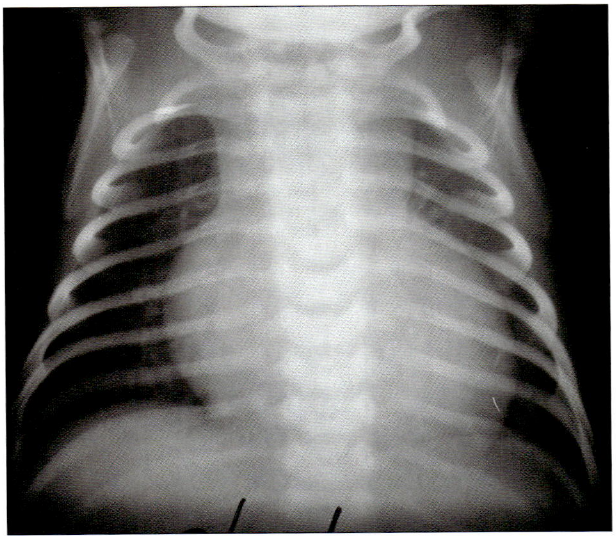

图 2-30-1　扩张型心肌病
X 线胸片见心影增大明显

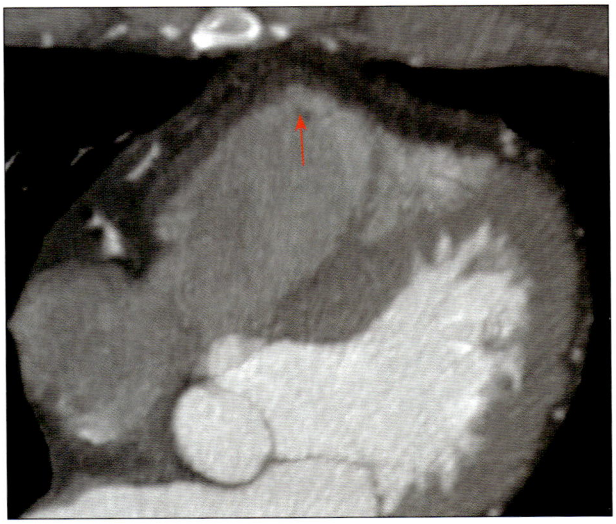

图 2-30-2　致心律不齐性右室心肌病
心电门控的多层螺旋 CT 检查见右室大，局部右室壁突出（红箭）

位，短轴位，四腔位等扫描，一些特殊的序列如压脂三反转恢复黑血技术 Triple IR 序列，对特殊的心肌病变如致心律不齐性右室心肌病的诊断有很大的帮助

- 梯度回波电影序列，每个心动周期成像 8 ~ 32 幅，血流呈白色，为动态白血序列，图像可作动态电影回放，并可显示异常血流，是兼顾显示心脏解剖结构和显示心脏功能情况的序列，可显示心室壁的运动或心室壁异常增厚，能精确估计心室容量、心肌质量和射血分数等，对心肌病变的诊断很有帮助
- Fast Card with Tagging 序列可显示心脏跳动时标记网格的改变，主要用于观察局部心肌的异常运动，对心肌病变的诊断也很有帮助。造影增强磁共振血管成像序列心肌病诊断帮助相对要小一些
- 各种类型的心肌病在磁共振自旋回波 T1W 序列检查时可清楚地显示各心腔的大小，心肌有无肥厚，肥厚的程度和部位，心腔内有无血栓形成等。在扩张型心肌病可见各房室扩大，以心室更明显，心室壁厚度基本正常（图 2-30-3），有时心腔内可有血栓，但要注意由于血流缓慢，自旋回波 T1W 图像心腔内可有高信号，此为缓慢血流，并非血栓
- 在肥厚型心肌病可见心室壁明显肥厚，多数为局部肥厚，以累及左室及室间隔居多，也可为左心室普遍性明显肥厚（图 2-30-4），还可显示左室流出道狭窄。磁共振自旋回波 T1W 图像及梯度回波电影序列均能较好地显示心尖局限肥厚的程度及范围，对明确诊断很有帮助。与梗阻型肥厚型心肌病相比，心尖肥厚型心肌肥厚程度较轻，且无左室流出道梗阻

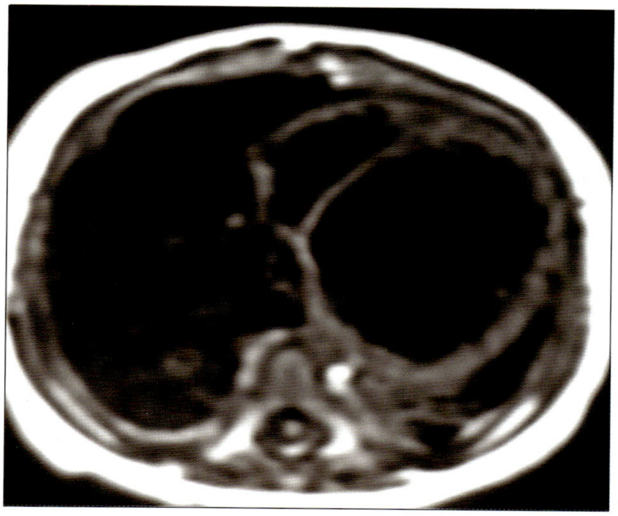

图 2-30-3 **扩张型心肌病**
磁共振心电门控的自旋回波 T1W 检查可见左心室明显扩大

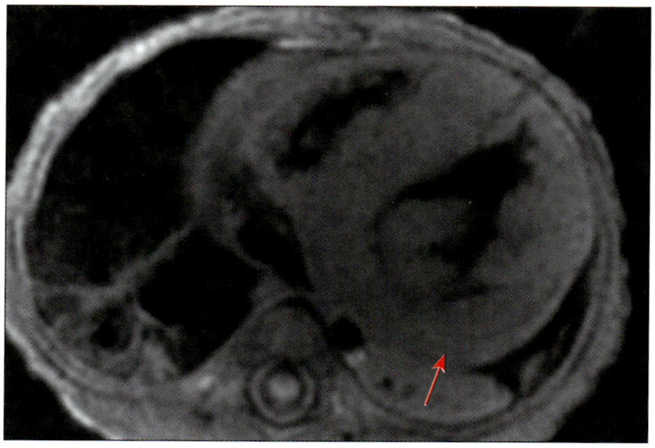

图 2-30-4 **肥厚型心肌病**
MRI 心电门控的自旋回波 T1W 检查可见心室壁肥厚（红箭）

- 在限制型心肌病磁共振扫描可见右心室内膜不光滑，右心室流入道变形，缩短，心室腔略小，右心房增大，腔静脉扩张，有时有心包积液
- 致心律不齐性右室心肌病可见右室大，壁薄，局部右室壁可突出，心肌内脂肪组织在磁共振 T1W 和 T2W 图像上均特征性地呈高信号，且可在脂肪抑制序列时特征性地呈低信号，心肌内纤维组织在磁共振 T1W 和 T2W 图像上均呈低信号
- 对各种类型的心肌病梯度回波电影序列是最重要的扫描序列。由于梯度回波电影序列显示的是动态图像，对心肌病的心室壁运动异常能很好地显示
- 在扩张型心肌病可见各房室扩大，以心室更明显，心室壁厚度基本正常，心室壁运动明显减弱，射血分数明显降低
- 在肥厚型心肌病可见心室壁明显肥厚，用梯度回波电影序列动态图像，可精确测得心室壁舒张末期室壁厚度，心室舒张末期室间隔与左心室下壁后基底段厚度之比大于等于 1.5 是肥厚型心肌病的重要诊断指标。肥厚型心肌病梯度回波电影序列还可见心肌明显肥厚但收缩期增厚率下降，心室舒张末期容量正常或略小而收

缩末期容量明显缩小

- 在限制型心肌病梯度回波电影扫描可见心室壁运动明显减弱，射血分数明显降低，但心室舒张末期容量正常或略小，心房扩大明显（图 2-30-5），心房高度扩大和心室腔不大是原发性限制型心肌病的特点
- 致心律不齐性右室心肌病梯度回波电影扫描可见右心室壁局限性的异常运动，如做 FastCard with Tagging 序列可更好地显示右室心肌局限性异常运动。各种类型的心肌病均可有房室瓣关闭不全，梯度回波电影序列可显示瓣膜的反流，表现为在白色的血流中有黑色的低信号出现，并可估计反流的程度。相位对比法电影（PC-Cine）序列利用相位变化对血流速度等指标进行编码测定，可比较准确地测量心肌病的房室瓣反流量
- 近年来发现对比剂增强延迟显像（DE-MRI）对心肌病可有较高的诊断价值，如限制型心肌病对比剂增强延迟显像可出现线状或带状心内膜强化，基本上可反映心内膜心肌纤维化的改变

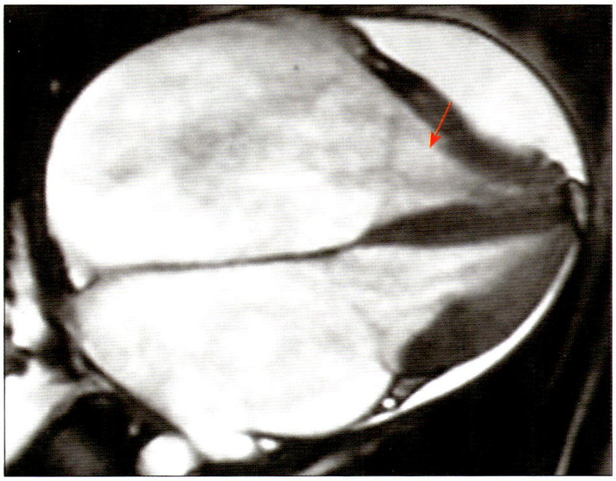

图 2-30-5 **限制型心肌病**
梯度回波电影序列可见心房增大，有心包积液，心室腔不大（红箭）

心血管造影表现

- 心肌病一般较少做心血管造影检查，心血管造影对心肌病诊断的主要价值在观察心脏收缩舒张功能，排除其他心脏病，但若准备做心肌活检或需要精确测量心室舒张末压力，做心血管造影检查还是很有价值的

核医学表现

- 对心肌病不常用

推荐影像学检查

- X 线平片和心脏超声检查是每个儿童心肌病患者必做的影像学检查方法。X 线平片主要观察心脏大小和肺血多少，心脏透视可观察心脏搏动情况
- 心脏超声可观察儿童心肌病的心室壁厚度和心室收缩功能
- 对于儿童心肌病患者，可加做多层螺旋 CT 或磁共振，以进一步明确心室壁厚度和心室收缩功能。在一般情况下多层螺旋 CT 和磁共振这两种检查方法只需要做一种，而不需要都做，其中磁共振对心室收缩功舒张功能显示更好
- 对于部分需要精确测定心腔压力或准备做心肌活检者，在做心导管时也可做心血管造影检查

【鉴别诊断】

- 扩张型心肌病要与心功能不全鉴别，肥厚型心肌病要和主动脉瓣下狭窄鉴别，限制型心肌病要与缩窄性心包炎及心脏瓣膜病鉴别。但 MRI 高度的软组织分辨力和多参数成像的特点能够较容易地予以鉴别

诊断与鉴别诊断精要

- 心脏超声可观察儿童心肌病的心室壁厚度和心室收缩功能
- 磁共振对心室收缩功舒张功能显示更好。对儿童心肌病的诊断有较高的价值

重点推荐文献

[1] Maron B, Towbin J, Thiene G, et al. Contemporary Definitions and Classification of the Cardiomyopathies: An American Heart Association Scientific Statement From the Council on Clinical Cardiology, Heart Failure and Transplantation Committee; Quality of Care and Outcomes Research and Functional Genomics and Translational Biology Interdisciplinary Working Groups; and Council on Epidemiology and Prevention.Circulation, 2006, 113: 1807-1816.

[2] Hancock EW. Cardiomyopathy: differential diagnosis of restrictive cardiomyopathy and constrictive pericarditis. Heart, 2001, 86: 343-349.

[3] Lima JA, Desai MY. Cardiovascular magnetic resonance imaging: current and emerging applications. J Am Coll Cardiol, 2004, 44: 1164-1171.

第 31 节 大动脉炎

【概念与概述】

- 大动脉炎（takayasus arteritis，TA），又称无脉症，是一种非特异性全层动脉炎，由日本医生 Takayasu 首先发现
- 大动脉炎可见于各年龄组，大多数在 30 岁以下，好发于青年女性，包括儿童
- 年龄 10 ~ 20 岁者，约占总病例的 3/4，男女比例约为 1 ： 8.5
- 本病有人种差异，亚洲人多见

【病因与病理】

- 大动脉炎是一种以中膜损害为主的非特异性全层动脉炎，中膜以弹力纤维和平滑肌细胞损害为主，动脉全层呈弥漫性不规则增厚和纤维化，增厚的内膜向腔内增生、膨突，引起动脉的狭窄和阻塞
- 大动脉炎是一种遗传性结缔组织病，为常染色体显性遗传，病程可分为两期
- 急性早期阶段，基本病理变化是动脉壁出现炎症反应，动脉中膜由淋巴细胞浸润，或见少量巨细胞。再生血管化主要起于中膜与外膜交界处，随后蔓延至整个中膜。血管内膜则由于黏多糖沉积、平滑肌细胞及纤维细胞增生而增厚
- 慢性阶段，纤维组织代替弹力纤维，导致动脉全层增厚。动脉管腔出现多处狭窄，动脉内膜僵硬，呈“树皮样”改变。由于中膜弹力纤维退变，受累动脉可形成动脉瘤或瘤样扩张
- 大动脉炎可累及主动脉、肺动脉、头臂动脉、肾动脉和其他动脉

【临床表现】

- 在大动脉炎急性期，可以出现非特异性的全身症状，如发热、肌肉关节痛、厌食、心悸等。有红细胞沉降率加速。临床表现缺乏特征性，此期很难诊断
- 慢性期突出的表现为血管狭窄或闭塞所造成的缺血的症状和局部血管杂音。也可出现继发的心脏改变。由于病变部位和血管狭窄程度不同，临床表现也变化较多

【影像表现】

概述

- 影像学检查对大动脉炎的诊断有着非常重要的作用，常规血管造影术以及 CTA、MRA 等均能很好地显示受累血管的狭窄程度，并据此做出临床分型。近年来，应用 MR 高分辨率技术对大动脉炎患者进行 MR 血管壁成像，可在大动脉炎活动性判断中起重要作用

X 线表现

- 大动脉炎 X 线平片可完全没有异常改变，偶尔也可见到一些有诊断价值的表现，如降主动脉中下段内收，边缘不规则，主动脉弓降部扩张，病变部位钙化等。大动脉炎心脏可有轻度增大。大动脉炎累及肺动脉及分支者，有时可见肺血不对称

超声心动图表现

- 大动脉炎超声心动图胸骨上主动脉弓长轴切面是最常用的切面。在此切面中可见到主动脉弓降部的扩张和狭窄，检查主动脉弓时尚要检查主动脉弓的分支动脉的起始部位，特别是左、右锁骨下动脉。在婴儿，剑突下矢状切面可以显示部分主动脉弓降部，胸主动脉及腹主动脉，可以观察降主动脉其他部位是否存在狭窄
- 主动脉弓的显示并不是在每个病例都很清楚，特别是年长儿童、透声不良或主动脉弓有扭曲的病例。辅加多普勒超声及彩色多普勒血流显像检查是很有帮助的。血流速度增快，血流频

谱减速延缓或血流呈现五色镶嵌的变化均提示局部存在狭窄

CT 表现

- CT 平扫有时可显示主动脉及其主要分支的狭窄或扩张，可显示受累动脉壁的高密度线样钙化
- 多层螺旋 CT 能全面显示主动脉及其分支、肺动脉等的受累情况，测量管腔大小、管壁厚度、侧支循环状态以及附壁血栓等，后者在主动脉腔内呈低密度。可显示大动脉管壁边缘不规则，管腔有向心性动脉狭窄和阻塞，也可见局部动脉扩张。同时还能显示心脏的形态和结构
- 但大动脉炎常为多发病变，多层螺旋 CT 全身扫描时，射线量比较大

MR 表现

- 大动脉炎做 MRI 检查对诊断很有帮助。MRI 自旋回波 T1W 图像可显示大动脉管壁有增厚，边缘不规则，增强扫描可见管壁有不均匀强化，管腔有向心性动脉狭窄和阻塞，也可见局部动脉扩张。自旋回波 T1W 图像还可较好地显示左心室向心性肥厚等改变
- 梯度回波电影序列也可显示大动脉炎管腔狭窄的直接征象，有时并可显示通过狭窄段的异常血流，相位对比法电影还可测量流速判断压力阶差，但扫描层面也须通过狭窄段
- 造影增强磁共振血管成像序列扫描视野很大，只需一次扫描便可得到升主动脉、降主动脉和腹主动脉等各部位信息，重建时可得到任意角度、任意层厚的最大密度投影重建图像，可确保图像层面通过狭窄段，升主动脉、降主动脉和腹主动脉同时显示，诊断大动脉炎最为直观可靠，可清楚地显示狭窄段的形态、位置（图 2-31-1），有无较粗大的侧支循环血管且能很好地排除主动脉其他部位和肺动脉的大动脉炎。大动脉炎主动脉分支病变多累及该动脉的开口部。大动脉炎常为多发病变，可表现为不同动脉同时受累，这对鉴别诊断有一定的帮助（图 2-31-2，图 2-31-3）
- 对于手术后的大动脉炎造影增强磁共振血管成像序列也可很好显示（图 2-31-4）。高分辨 MR 血管壁成像技术显示的大动脉炎血管壁征象在鉴别活动性中具有重要意义。病变处于活动期的血管壁 MR 表现以出现多环状增厚、内壁明显强化，外周模糊不清为特征，而管壁均匀一致的环形增厚、强化不明显，外周清晰则提示病变处于非活动期

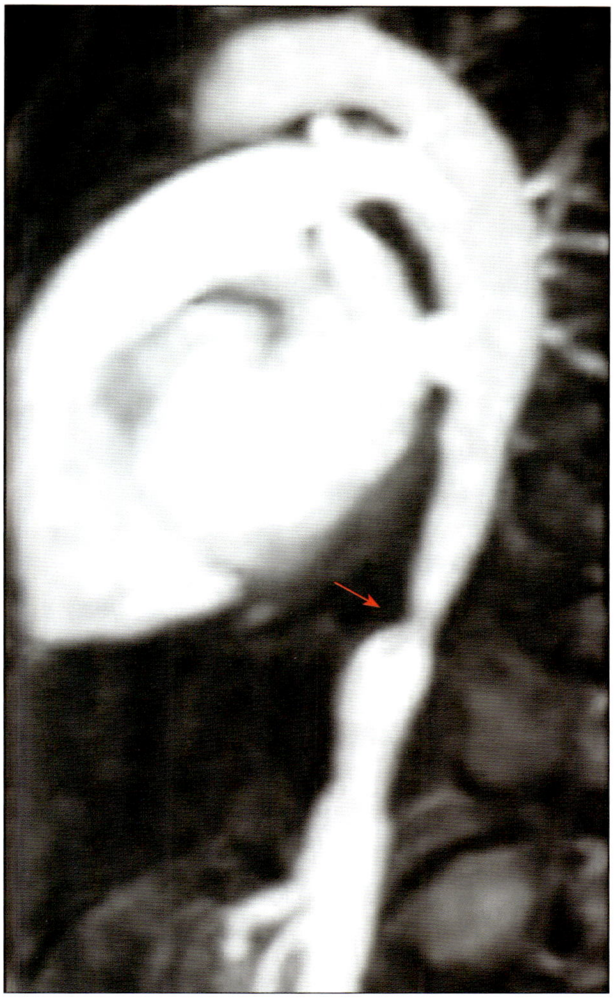

图 2–31–1　**大动脉炎**
造影增强磁共振血管成像序列最大密度投影重建图像，显示降主动脉狭窄（红箭）

心血管造影表现

- 大动脉炎血管造影可显示管腔粗细不均、边缘毛糙，动脉狭窄和阻塞（图 2-31-5）。也可见动脉扩张和动脉瘤形成。常为多发病变，可表现为不同组合

核医学表现

- 以往对大动脉炎不常用核医学检查。近来，^{18}F-FDG PET 被应用于大血管疾病的诊断和疾病活动性的监控研究。^{18}F-FDG 可显示高葡萄糖代谢活性区域，提示疾病处于活动期，可用于评估大动脉炎的程度及对治疗的反应

推荐影像学检查

- 长期以来，影像学检查对大动脉炎的诊断有着

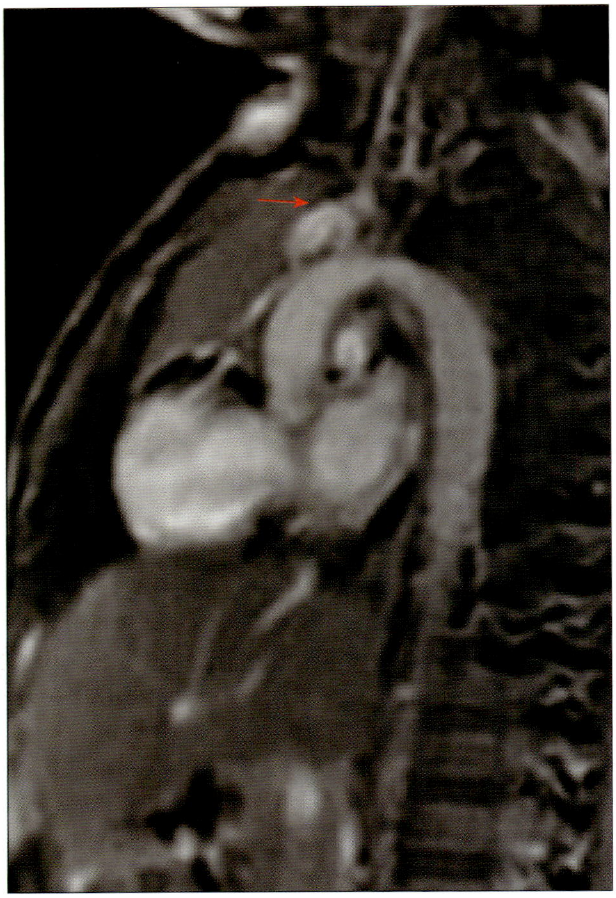

图 2-31-2 大动脉炎
梯度回波电影序列显示大动脉炎的主动脉弓管腔狭窄，头臂动脉狭窄（红箭）

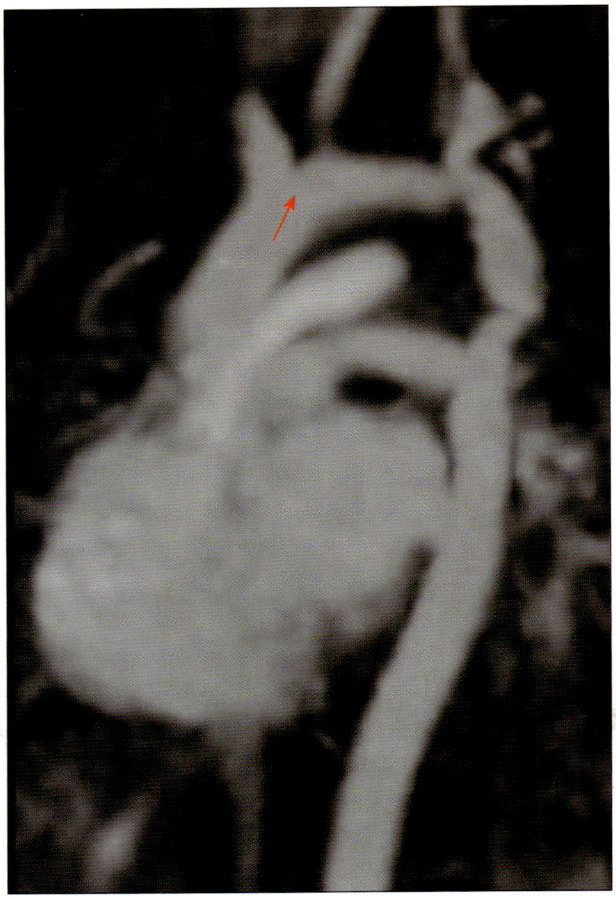

图 2-31-3 大动脉炎
造影增强磁共振血管成像序列最大密度投影重建图像，显示大动脉炎的主动脉弓降部管腔狭窄，头臂动脉狭窄（红箭）

非常重要的作用，常规血管造影术以及 CTA、MRA 等均能很好地显示受累血管的狭窄程度，并据此做出临床分型

- X 线平片和心脏超声检查是每个大动脉炎患者必做的影像学检查方法。X 线平片主要观察心脏大小和肺血多少。心脏超声可观察大动脉炎的心室壁厚度和心功能
- 由于对外周血管心脏超声显示相对困难，对大动脉炎加做多层螺旋 CT 或磁共振以进一步明确诊断是很值得的
- 在一般情况下多层螺旋 CT 和磁共振这两种检查方法只需要做一种，而不需要都做，其中磁共振视野大，对大动脉炎能显示更好。对于部分需要做手术者，也可做心血管造影检查

【鉴别诊断】

- 狭窄部位在降主动脉和腹主动脉的大动脉炎的症状与主动脉缩窄十分相似，需要鉴别
- 造影增强磁共振血管成像扫描的孔径非常大，这对发现和诊断降主动脉和腹主动脉的大动脉炎相当可靠，而心脏超声检查等由于视野不够大，不利于排除腹部大动脉炎
- 位于主动脉弓的大动脉炎的症状体征与主动脉缩窄更相似，鉴别更困难。尤其当患儿年龄偏大时以及主动脉弓解剖比较复杂时，诊断更困难
- 造影增强磁共振血管成像图像能比经胸超声心动图检查更好地诊断主动脉缩窄和大动脉炎。另外造影增强磁共振血管成像对头臂动脉的解剖和侧支循环血管，也能比经胸超声心动图检查更好地显示。大动脉炎常有头臂动脉的狭窄而主动脉缩窄一般没有头臂动脉的狭窄。大动脉管壁边缘不规则，管腔有狭窄和局部扩张，也是大动脉炎和主动脉缩窄不同之处

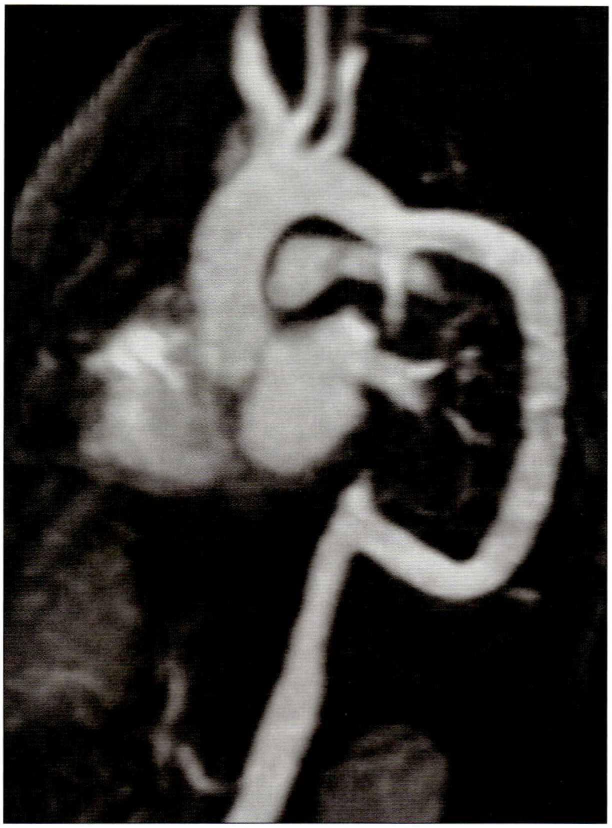

图 2-31-4 **手术后大动脉炎**
造影增强磁共振血管成像图像

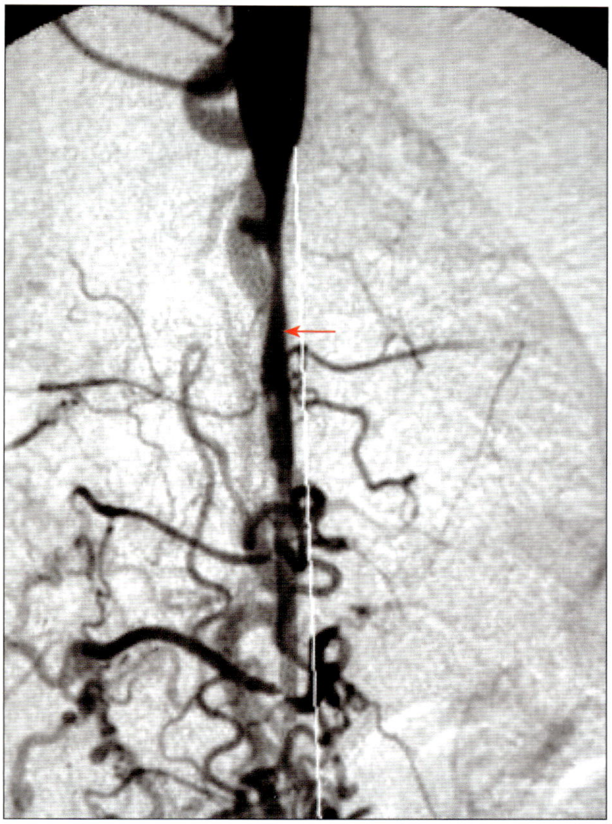

图 2-31-5 **大动脉炎**
血管造影显示降主动脉狭窄，边缘毛糙，动脉阻塞和侧支血管（红箭）

诊断与鉴别诊断精要

- 造影增强磁共振血管成像扫描的孔径非常大，这对发现和诊断降主动脉和腹主动脉的大动脉炎相当可靠
- 大动脉炎常有头臂动脉的狭窄而主动脉缩窄一般没有头臂动脉的狭窄。大动脉管壁边缘不规则，管腔有狭窄和局部扩张，也是大动脉炎和主动脉缩窄不同之处

重点推荐文献

[1] Kerr GS，Hallahan CW，Giordano J，et al. Takayasu arteritis. Ann Intern Med，1994，120：919-929.
[2] Lupi-Herrera E，Sanchez-Torres G，Marcushamer J，et al. Takayasu' s arteritis. Clinical study of 107 cases. Am Heart J，1977，93：94-103.
[3] Tann OR，Tulloh RMR，Hamilton MCK. Takayasu's disease：a review. Cardiol Young，2008，18：250-259.

第32节 川崎病

【概念与概述】

- 川崎病（Kawasaki disease，KD）又称皮肤黏膜淋巴结综合征（muco-cuta-neous lymph node syndome，MCLS），是一种以全身血管炎为主要病变的急性发热出疹性小儿疾病
- 1967年由日本医生Tomisaku Kawasaki首次报道
- 5岁以下儿童中的发病率最高，达80%～85%，男孩较多，男女为（1.3～1.5）：1
- 中国北京1995—1999年5岁以下小儿川崎病年发病率平均为23.3/10万
- 由于本病可发生严重心血管病变，引起人们重视。近年发病增多，其已取代风湿热为我国小儿后天性心脏病的主要病因之一。目前认为其为一种免疫介导的血管炎

【病因与病理】

本病病因尚未明确，呈一定的流行性及地方性，可能与对未知感染因子的免疫反应有关

在病理形态学上，中等动脉尤其是冠状动脉病变最严重。本病血管炎可分为四期

- Ⅰ期：1～2周，特点为小血管及其周围的发炎，淋巴细胞和其他白细胞的浸润及局部水肿
- Ⅱ期：2～4周，特点为小血管炎减轻，以中等动脉的炎变为主，多见冠状动脉炎，形成动脉瘤及血栓，单核细胞浸润较明显
- Ⅲ期：4～7周，特点为小血管炎消退，中等动脉发生肉芽肿
- Ⅳ期：7周或更久，血管的炎变大多都消失，代之以冠状动脉的血栓形成、狭窄、动脉瘤以及瘢痕形成

病程演变大多数为自限性疾病。也可能会发展为心肌缺血或梗死。除血管炎外，病变还可涉及多种脏器，尤以心肌炎、心包炎及心内膜炎最为显著，并波及传导系统

【临床表现】

- 病程约为7周
- 高热大于5天，退热剂无效。发病前3天有结膜炎，颈部淋巴结肿痛，口咽部红斑，草莓舌
- 发病3天以后：特征性皮疹伴手足蜕皮
- 急性心脏病变：心肌炎，心包渗出
- 冠状动脉病变，一过性冠脉扩张占46%，发病第3天即可出现，多数3～6个月内可消退。冠脉瘤最早可在发病6天出现，第2～3周检出率最高，第8周之后很少出现，发生率为20%～25%。大多数冠脉瘤呈自限性过程，多数于1～2年内自行消退
- 其他并发症有，心肌炎约50%，心包炎约25%，瓣膜病约1%，以二尖瓣关闭不全为主。体动脉瘤约2%，以腋动脉多见
- 死亡率＜1%
- 慢性冠状动脉供血不足，冠状动脉粥样硬化＜4%
- 早期应用免疫球蛋白以及阿司匹林治疗效果好

【影像表现】

概述

日本川崎病研究委员会1984年提出，本病诊断在下述六条主要临床症状中至少满足五条才能确定

- 不明原因发热，持续5天
- 双侧结膜充血
- 口腔及咽部黏膜弥漫充血，杨梅舌
- 发病初期手足硬肿和恢复期指（趾）端出现膜状脱皮
- 躯干部多形红斑，但无水疱及结痂
- 颈淋巴结的非化腔性肿胀，其直径达1.5cm或更大
- 但如影像学查出冠脉瘤或扩张，则有四条主要症状阳性即可诊断。最具诊断价值的影像学表现为多发性的冠状动脉囊型或梭型动脉瘤

X线表现

- 皮肤黏膜淋巴结综合征发病初期无异常。随着心肌炎症以及心肌缺血的发展，胸片表现为心影轻至中度增大，心脏增大多为一过性，多数1～2周恢复。肺部表现为肺纹理增多，类似肺水肿表现

超声心动图表现

- 皮肤黏膜淋巴结综合征超声心动图表现为心脏轻至中度增大，80%患者6个月以内恢复。室壁及室间隔运动幅度正常。部分病例合并少量心包积液。冠状动脉增宽或出现动脉瘤，正常冠状动脉主干内径5岁以下儿童＜4mm。如

冠状动脉内径超过正常范围或局部扩张，即可诊断冠状动脉扩张或动脉瘤形成。巨大冠状动脉瘤易形成血栓，可见其内低回声光团，是导致冠脉狭窄及闭塞的危险因素

CT 表现

- 皮肤黏膜淋巴结综合征多排螺旋 CT 血管成像可显示冠状动脉动脉瘤（图 2-32-1），冠状动脉瘤在形状上可以是球形或者菱形的，多发者呈串珠状改变（图 2-32-2）。多排螺旋 CT 血管成像不仅可以明确显示冠状动脉瘤的大小、形态、数目和位置，并可以观察到钙化、血栓和狭窄。冠状动脉主干内径 5 岁以下儿童 < 4mm。如冠状动脉内径超过 4mm，即可诊断冠状动脉扩张或动脉瘤形成

MR 表现

- 皮肤黏膜淋巴结综合征心电门控 T1W 可见心肌壁变薄，注射造影剂后近期梗死的心肌强化。梯度回波电影序列可显示局部心腔壁的矛盾运动。造影剂增强的 MRA 可显示冠状动脉动脉瘤。新的三维膈肌导航的梯度回波序列也可显示冠状动脉动脉瘤，并可能是最有前途的扫描序列

心血管造影表现

- 对冠脉严重受累的皮肤黏膜淋巴结综合征应做冠脉造影检查。急性期后，即发病后 1 ~ 3 个月行选择性冠状动脉造影。并发冠状动脉瘤患者表现为冠状动脉增宽，呈瘤样扩张，70% 左右累及冠状动脉近段。部分病例由于血栓或血管内膜增厚，引起冠状动脉狭窄或闭塞

核医学表现

- SPECT 心肌血流灌注显像潘生丁负荷试验可显示心肌缺血

推荐影像学检查

- 本病 X 线胸片无特异性表现。作为一种无创性检查，超声心动图可明确显示冠状动脉的病变程度，并对其演变进行随访，是本病的首选检查方法。进一步的检查，近年来多排螺旋 CT 血管成像可清晰显示冠状动脉动脉瘤，有取代选择性冠状动脉造影的趋势

【鉴别诊断】

- 皮肤黏膜淋巴结综合征要与其他发疹的感染性疾病，过敏反应，其他血管炎如系统性红斑狼疮，大动脉炎等鉴别。其冠状动脉扩张改变要与冠状动脉瘘和冠状动脉起源于肺动脉鉴别，有无分流是鉴别的关键

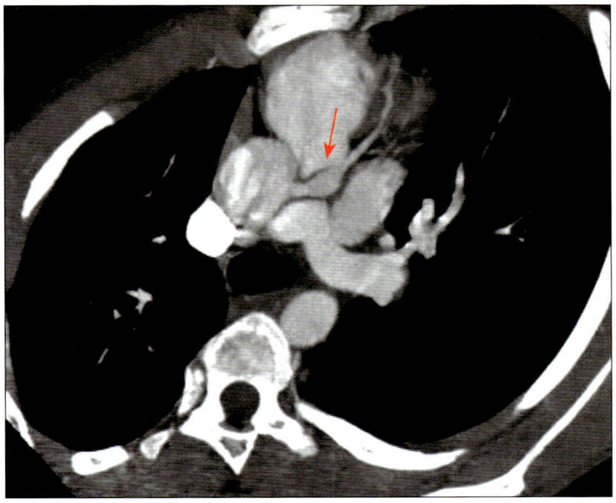

图 2-32-1　**皮肤黏膜淋巴结综合征**

多层螺旋 CT 血管成像显示左冠状动脉动脉瘤（红箭）

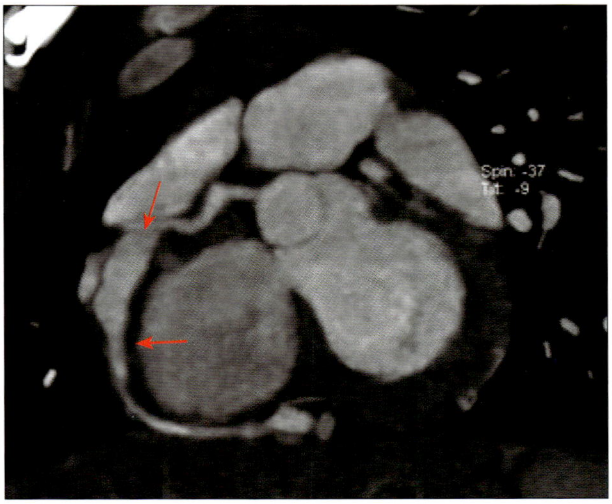

图 2-32-2　**皮肤黏膜淋巴结综合征**

多层螺旋 CT 血管成像显示右冠状动脉动脉瘤（红箭）

诊断与鉴别诊断精要

- 皮肤黏膜淋巴结综合征冠状动脉扩张改变是诊断的关键
- 多排螺旋 CT 血管成像可清晰显示冠状动脉动脉瘤，有取代选择性冠状动脉造影的趋势

（朱 铭 王 谦）

重点推荐文献

[1] Fujiwara M et al：Magnentic resonance imaging of old myocardial infarction in young patients with a history of Kawasaki disease. Clin Cardiol，2001，24，247-252.
[2] Newburger T et al：Kawasaki disease .Vasc Med，1999，4：187-202.
[3] Fukuda T et al：Noninvasive evaluation of myocardial ischemia in Kawasaki disease：comparsion between dipyridamole stress thallium imaging and exercise stress testing. Am Heart J，1998，135：482-487.

主要参考文献

[1] 潘恩源，陈丽英 . 儿科影像诊断学 . 北京：人民卫生出版社，2007.
[2] 徐赛英 . 实用儿科放射诊断学 . 北京：北京出版社，1998.
[3] 朱杰明 . 儿童 CT 诊断学 . 上海：上海科技出版社，2003.
[4] 李欣，邵剑波 . 儿科影像诊断必读 . 北京：人民军医出版社，2007.
[5] 胡亚美，江载芳 . 诸福棠实用儿科学 . 7 版 . 北京：人民卫生出版社，2002.
[6] 李欣，邵剑波 . 中华影像医学儿科影像卷 . 北京：人民卫生出版社，2010.
[7] 叶滨宾 . 儿科影像诊断与临床 . 北京：人民军医出版社，2009.
[8] 孙国强 . 实用儿科放射诊断学 . 2 版 . 北京：人民军医出版社，2011.
[9] 刘玉清 . 心血管病影像诊断学 . 合肥：安徽科学技术出版社，2000.
[10] 周爱卿 . 心导管术—先天性心脏病诊断与治疗 . 济南：山东科学技术出版社，1997.
[11] 陈树宝 . 先天性心脏病影像诊断学 . 北京：人民卫生出版社，2004.
[12] 戴汝平 . 心血管病 CT 诊断学 . 北京：人民卫生出版社，2000.
[13] 李坤成 . 心血管磁共振成像诊断学 . 北京：人民卫生出版社，2002.
[14] Freedom RM，Mawson JB，Yoo SJ，et al. Congenital Heart Disease. Textbook of angiocardiography. Armonk，NY：Futrua Publishing Company，Inc.，1997.
[15] Andrew M. Taylor. Cardiac imaging：MR or CT? Which to use when. Pediatr Radiol，2008，38（Suppl 3）：S433-S438.

消化系统与腹盆腔 3

第1节 胃肠系统胚胎发育

【概念与概述】

- 原始肠管于妊娠第3周末由内胚层卷曲形成
- 肠管的头端部分称前肠，将演化成咽部、食管、胃及十二指肠上段（至胆总管开口处）、肝、胆囊、胰和呼吸道。如果分化或分隔异常，可发生气管及上消化道的各种畸形
- 中肠发育成胆总管以下至横结肠右段肠管、中段与卵黄囊相连。中肠于妊娠5～10周自脐部突出腹腔外，经过旋转，增长并还纳腹腔。若此过程发育异常可出现小肠自脐部膨出，肠回转异常等。如中肠扭转可发生肠坏死，肠穿孔，可发展为胎粪性腹膜炎、肠粘连、肠闭锁等。原肠空化障碍或内胚层与外胚层粘连，可发生消化道重复畸形
- 后肠衍化为横结肠左段，降结肠，乙状结肠，直肠和肛管上段。后肠末端膨大部分与尿囊相通连，称泄殖腔。其后部发育成直肠，前部成膀胱及尿道。如分隔异常可发生各种直肠肛门膀胱畸形，如直肠膀胱瘘，直肠、膀胱重复畸形，肠壁副交感神经节细胞发育缺陷可发生神经节缺乏症（Hirschsprung 病）
- 胎儿自妊娠3个月以后开始有消化道功能，能够吞咽羊水和吸收羊水。吞咽的羊水和胆汁，胃液，肠液组成胎粪（约为妊娠5个月时）。足月儿每日吞咽羊水约500ml，如吞咽障碍（例如食管闭锁）可导致母亲羊水过多或早产

重点推荐文献

[1] 潘恩源，陈丽英．儿科影像诊断学．北京：人民卫生出版社，2007.

第2节 胃肠系统解剖生理特点

【概念与概述】

- 胃生理性容量可随年龄增长，出生时为7ml，4天为40～50ml，10天后为80ml，以后每月增加25ml。1岁末为250ml，3岁为400～600ml，10～12岁至1300～1500ml
- 小儿肠管相对地比成人长。一般为身长的5～7倍。新生儿肠管总长度约为身长的8倍，婴幼儿为6倍，而成人则为4.5倍。肠管的长度随年龄而增长，最初数月增长最快，3岁内增长稍慢，3岁以后增长减缓。大肠、小肠长度比也有所不同，新生儿为1∶6，婴幼儿为1∶5，成人为1∶4，在小儿平均小肠

全长为 300cm，十二指肠 20 ~ 40cm，结肠 130 ~ 150cm，直肠 5 ~ 7cm，肛管 2 ~ 3cm。新生儿肠壁肌层较薄，尤以纵肌更薄，黏膜富于血管和细胞，黏膜下组织脆弱，弹力纤维不发达，黏膜与浆肌层厚度比为 1 ： 1，而成人至少为 1 ： 2

- 新生儿和小婴儿肠管内，正常情况下可含有气体，因此肠管多呈膨胀状态。稍大的儿童及成人仅胃与结肠含气，小肠内少气。婴儿结肠壁薄，无明显结肠带与脂肪垂，升结肠及直肠与后腹壁固定也较差，这是婴儿容易发生肠套叠的解剖因素之一

重点推荐文献

[1] 徐赛英 . 实用儿科放射诊断学 . 北京：北京出版社，1998.

第 3 节 影像学检查和应用

【推荐影像学检查】

- 腹部平片：根据病情及诊断需要采用立、卧位摄片，用于急腹症、肠炎等。新生儿肛门闭锁腹部倒立侧位片应在生后 10h 以后摄片
- 胃肠造影：钡餐检查前新生儿需禁食 4h，婴幼儿及儿童需禁食 6 ~ 8h。服钡前常规胸腹部透视。新生儿一般服钡剂 20 ~ 40ml。先天性食管闭锁可用 30% 泛影葡胺 1 ml，经导管注入检查。观察清楚后立即将造影剂吸出。钡餐检查通常适用于以下疾患：①呕吐待查；②食管病变；③腹痛待查；④消化道出血；⑤胃肠畸形；⑥肠炎及吸收不良综合征，等。胃肠道急性大出血时不宜做钡餐检查，应在出血停止后 1 周进行
- 钡剂灌肠：主要用于检查直肠、结肠病变、便血、细小结肠、肠套叠等鉴别机械性或动力性肠梗阻。检查前一天儿童应少食不易消化食物，检查前清洁灌肠。新生儿疑为先天性巨结肠及小肠梗阻时不宜洗肠。患儿取平卧或侧卧位，自肛门插入球囊双腔管，球囊充气一般为 10 ~ 20ml，新生儿及先天性巨结肠灌肠时球囊不充气。注入造影剂达肝曲后可停止注钡，用体位将钡引流至回盲部。照片观察充盈像，然后令患儿排便。小婴儿拔管后自行排钡，观察排钡功能及排钡后黏膜影像。检查肠息肉时可行气钡双重造影检查，局部点片
- 气灌肠：主要用于肠套叠的诊断和治疗。检查方法详见肠套叠空气灌肠，对肠黏膜及肠管解剖结构观察不如钡灌肠清楚，若寻找病因时仍需做钡灌肠检查
- MSCT 扫描：扫描前应禁食禁水 2 ~ 4h。4 岁以内及不能合作小儿给予镇静剂（水合氯醛）。为观察消化道，常规口服 1% ~ 1.5% 泛影葡胺，按不同年龄给予 60 ~ 300ml 分两次口服。第一次在检查前 30 ~ 60min，第二次口服在检查前 5 ~ 10min。为观察肝、脾、肾、胰、肾上腺等，可静脉注射浓度约 60% 非离子型含碘对比剂增强扫描，通常用优维显、碘海醇。1 ~ 2ml/kg，总量不超过 50ml，大剂量一次注射后即刻扫描。CT 扫描主要应用于腹部包块、腹腔感染、腹腔脏器病变、腹部创伤及消化道肿瘤等。CT 可显示肿块大小、形态、囊性或实性，有无液体、钙化，脂肪成分及邻近器官有无受累、转移等。2D，3D 重建可以立体显示肿瘤全貌，通过多角度观察可全面了解肿瘤及与周围脏器血管的关系。CTA 可显示肿瘤供血血管及回流血管。为诊断和手术治疗、术后随访治疗效果提供信息
- MRI 检查：由于 MR 扫描时间较长儿童通常胃肠道不做 MR 检查，仅用于肝、脾、胰、肾、肾上腺、腹部大血管及骨盆检查。在小儿多用于肿瘤、囊肿、感染、出血等病变。由于 MR 可以多轴位检查及多种信号参数，较 CT 更清楚显示肿瘤大小、位置及与周围脏器

关系。磁共振胰胆管成像（magnetic resonance cholangiopancreatography，MRCP）对婴幼儿胆道闭锁可提示诊断，利用重建技术可以显示胆总管囊肿的立体图像，对肝内胆管的情况及胆总管囊肿的分型提供帮助，由于 MR 是无损伤检查，目前在儿科腹部的应用日益普及

重点推荐文献

[1] 孙国强．实用儿科放射诊断学．第 2 版．北京：人民军医出版社，2011.

第 4 节　正常消化道影像所见

【影像表现】

- 食管。吞钡检查正常食管呈外形光滑的管状影，宽径达 1.5 ~ 2.5cm，有 1 ~ 2 个蠕动波。钡剂排出后可见纤细平行光滑的黏膜影 3 ~ 5 条，至贲门处黏膜纹呈聚拢收缩状。婴幼儿黏膜影不如儿童明显。正常食管有四个生理狭窄区，包括食管入口部，主动脉弓部，左支气管分叉部及膈部，食管异物易停留于食管入口处及食管中段
- 胃。新生儿及小婴儿胃多呈横位，胃大弯位置较高。随年龄增长，胃大弯下移，以钩形胃最常见；至 8 ~ 10 岁，胃形与成人相似。自出生后即可显示胃蠕动波。小婴儿蠕动较浅，很少看到两个蠕动波。胃底和大弯侧边缘欠规则为黏膜皱襞影，形态多变与胃张力有关。生后头几个月黏膜皱襞较细、少。小婴儿胃排空时间受体位影响很大。仰卧位时钡剂沉于胃底部致使钡剂不易通过胃窦进入幽门，钡剂可滞留 8h 以上。但若取侧卧位，胃内钡剂可在 2 ~ 3h 内排空
- 小肠。小肠始于幽门止于回盲瓣。分三大部分即十二指肠、空肠和回肠。十二指肠呈 C 字形，环绕胰头分为球部、降部、水平部和升部。球部外形光滑，腔内有 3 ~ 5 条黏膜皱襞，但小婴儿不易显示。钡剂通过十二指肠较为迅速，但肠系膜上动脉压迫升部时钡剂通过可缓慢。观察十二指肠最好的位置是正位及右侧卧位。空肠占全部小肠的 2/5，位于左腹部及中腹部，可见较密集的环形皱襞。钡剂通过迅速，部分钡剂通过后黏膜皱襞呈密集点状影如羽毛状。但在新生儿，空肠可不连续，呈团状或分节状，看不到羽毛状表现。回肠位于右腹部和下腹部，占小肠 3/5，钡剂下行较缓慢，肠管宽径较空肠小，黏膜皱襞稀少，回肠末端可见纵行黏膜皱襞。有时可见集合淋巴结引起碎石状充盈缺损。小婴儿小肠均在腹腔内未入盆腔。盆腔内只见直肠影。于服钡以后 2 ~ 5h 钡剂达回盲部。如在 8 ~ 9h 后钡剂仍在小肠内停留，表明钡剂下行受阻或肠蠕动过缓
- 结肠婴儿盲肠位置较高，特别 2 ~ 3 个月小儿常位髂骨嵴上方，随年龄增长下降至右髂窝，婴儿乙状结肠较长多突向右下腹部。乙状结肠变短而位左下腹部。直肠位于盆腔内，宽径大于乙状结肠。腹部平片检查：结肠内可见少量气粪影，多见于盲肠、升结肠和直肠。钡餐检查通常于服钡后 3 ~ 6h 充盈盲肠及升结肠近端，12h 钡剂充盈可达降结肠。24h 抵直肠或经肛门排出。偶见服钡后 48h 盲肠，阑尾，乙状结肠，直肠内少量钡剂残留。钡灌肠检查可显示结肠袋形，管径，走行和位置。结肠管径自右向左侧递减，乙状结肠远端最窄。直肠壶腹部形成终末端扩张段。于直肠乙状结肠交界处和横结肠脊柱右缘处可见生理狭窄。婴儿期结肠因肝、脾曲位置较低，结肠框开阔呈方形，年长儿常为长方形。幼婴儿盲肠随年龄增长逐渐变圆，阑尾相对较粗大且长。儿童回肠远端可突入盲肠 1 ~ 2cm。黏膜皱襞于排钡后最清楚，偶尔降结肠出现纵行黏膜纹。直肠位于盆腔中线上，前方为尿道、阴道或前列腺、

后侧为骶骨前缘。于肛提肌水平移向前下方与肛管相连

重点推荐文献

[1] 叶滨宾 . 儿科影像诊断与临床 . 北京：人民军医出版社，2009.

第 5 节 食管闭锁和食管气管瘘

【概念与概述】

- 食管闭锁和食管气管瘘（esophageal atresia and tracheoesophageal fistula）为较常见的先天性畸形。根据畸形的解剖关系将食管闭锁分为 5 型

【病因与病理】

- 分类
  - Ⅰ型：食管近、远端均闭锁，无食管气管瘘，约占 9%。远段食管常发育不良或缺如，有时合并小胃畸形
  - Ⅱ型：食管近段有瘘与气管相通，食管远段呈盲端，此型少见，约占 1%
  - Ⅲ型：食管近端闭锁呈盲端，远端有瘘与气管相通，约占 82%
  - Ⅳ型：食管近远端均与气管相通，约占 2%
  - Ⅴ型：食管无闭锁，仅有食管气管瘘，约占 6%
- 目前食管闭锁和食管气管瘘的分型方法很多，亦有人根据发病率的高低分为 A、B、C、D、E 五型（图 3-5-1）

【临床表现】

- 临床表现为母亲羊水过多，最多见于Ⅰ型，占 70%。患儿多于生后数小时流口水，吐白沫，咳嗽，憋气，发绀，喂奶后奶汁自口鼻喷出

【影像表现】

X 线表现

- 胸腹部平片：大多数（占 94%）均有吸入性肺炎，右上肺炎最常见，可伴有肺不张。有时上纵隔内可见超出气管宽度的充气盲囊影。多数患儿（94%）由于食管远段与气管有瘘相通，主要为Ⅲ、Ⅳ、Ⅴ型腹部肠管充气，胃泡较扩张（图 3-5-2）。少数病例（6%）主要为Ⅰ和Ⅱ型，由于食管闭锁远端不合并气管瘘或瘘口细小，黏液堵塞瘘口，腹部无气影（图 3-5-3）。常规胸腹部照片不可缺少，但平片通常不能确诊
- 插鼻胃管及点片：通常导管插入 10 ～ 12cm 后受阻、卷曲、返回口腔。其下极一般代表盲端位置。多数（87%）盲端位于 T2 ～ T4 水平。对少数诊断不明确的病例可注入 30% 的少量含碘造影剂 1 ～ 2ml，观察闭锁盲端位置，有无瘘口。造影完毕应立即将造影剂吸出以免误吸。检查“H”型瘘时需翻转体位以使瘘管显影。Ⅳ型造影剂自食管近端进入气管，之后再由气管进入另一瘘口达食管远段，或呈“K”型。本型吸入肺炎重（图 3-5-4）。MSCT 及重建技术为本病的主要诊断方法。Ⅴ型食管内有较多的气体，瘘管位置多在 T1 水平，自后下斜向前上方。造影剂进入气管后可引起患儿窒息，应有抢救措施，及时吸出造影剂。现在 MSCT 及重建技术已成为首选

MSCT 表现

- 现在 MSCT 已经成为主要的诊断方法。操作步骤如下：患儿插鼻饲管后镇静，直立抱轻拍

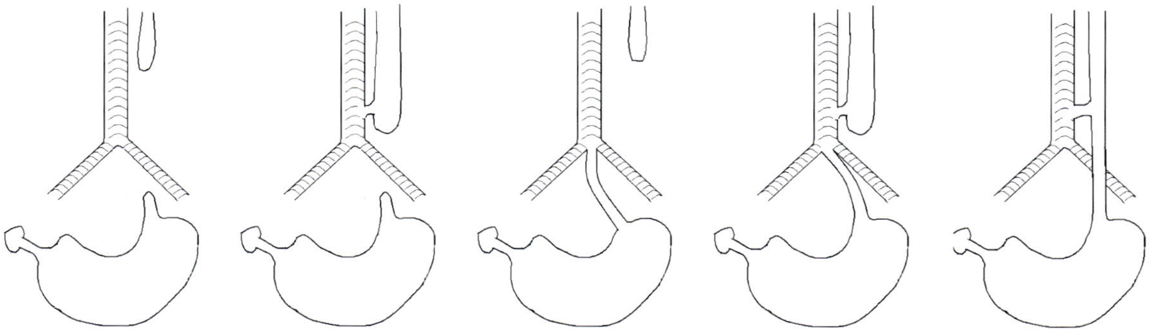

图 3-5-1 食管闭锁和食管气管瘘分型示意图及发病率

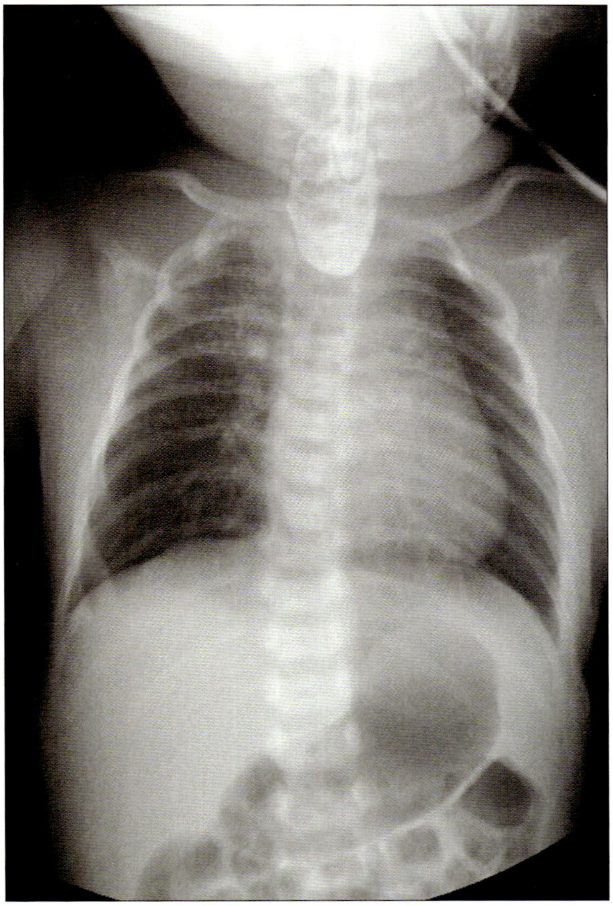

图 3-5-2 **食管闭锁 III 型**

男，1 天，生后口吐白沫 12 小时。胸部上腹部正位片示左中上腹可见胃泡影，小肠气多。经胃管注入造影剂食管上段扩张，下端呈盲端，盲端位置在 T2 椎体水平

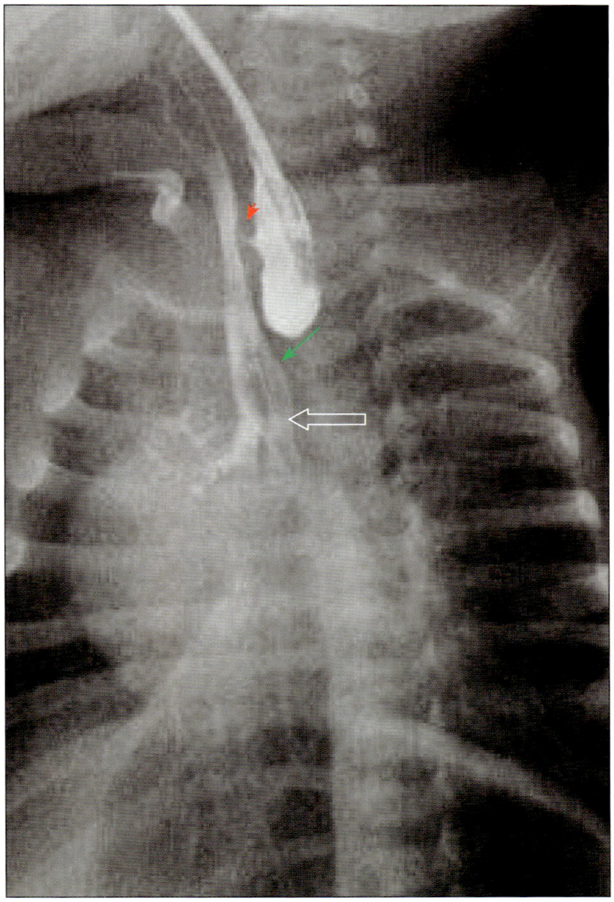

图 3-5-3 **食管闭锁 IV 型**

女，4 天，吃奶呛咳。食管插管造影示食管上段扩张，下端呈盲端，盲端位置在 T1 ~ T2 椎体水平。盲端上缘约平 C6、C7 水平可见瘘管与气管相通（红箭），气管及支气管显影，气管约平近端食管盲端下缘水平可见另一瘘管（绿箭）与远端食管相通，远端食管显影（白箭）

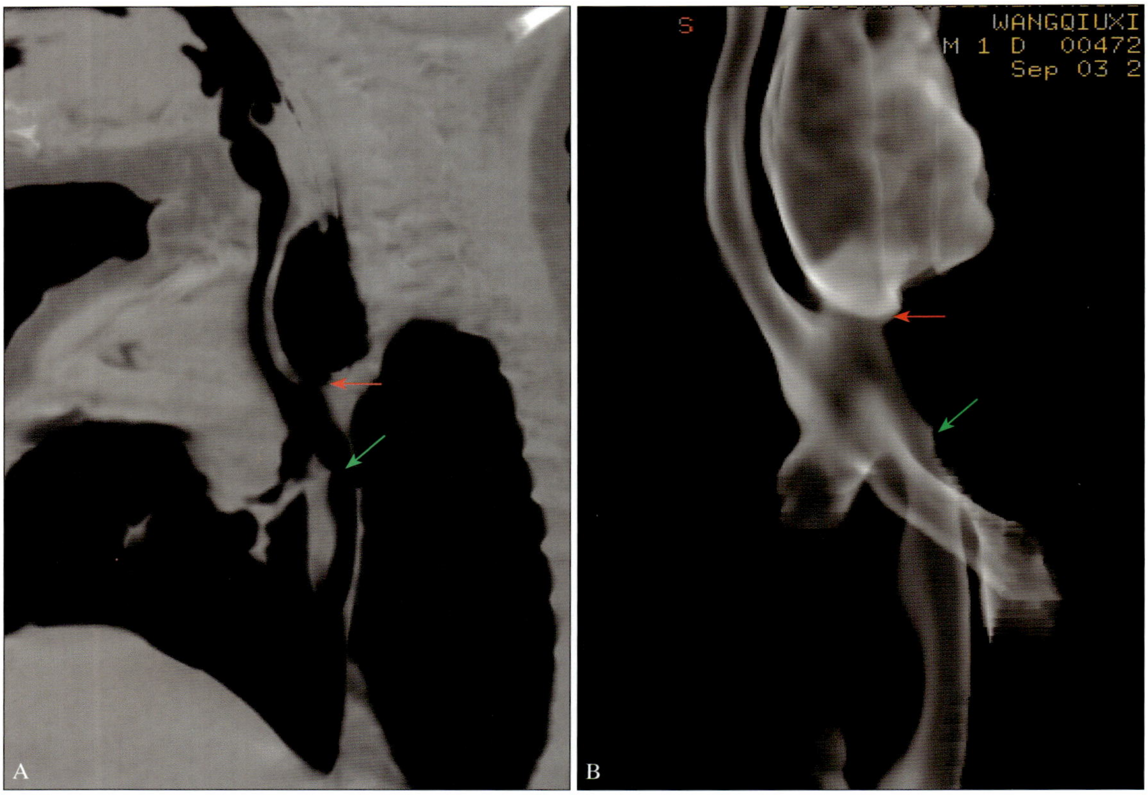

图 3-5-4 **食管闭锁 IV 型**

男，1 天，生后呛奶。图 A、图 B 为 CT 重建，示食管近端管腔扩张，T3 水平与气管相通（红箭），气管隆突水平远端食管与左支气管相通（绿箭），近远端食管距离约 5mm

背 30 分钟，使食管闭锁远端尽量充气，将患儿固定在扫描床上，再经鼻饲管注入 2 ～ 3ml 空气，使食管闭锁近段充气，然后螺旋扫描，在工作站上重建。绝大多数可显示食管闭锁盲端与远段食管之间的距离，食管气管瘘的位置及形态，为手术提供全面、立体的影像资料（图 3-5-5）

- 术后 X 线表现：食管造影可发现吻合口狭窄（0.2 ～ 0.4cm），少数出现吻合口纵隔瘘或食管气管瘘复发，极少数病例发生食管中下段环形狭窄

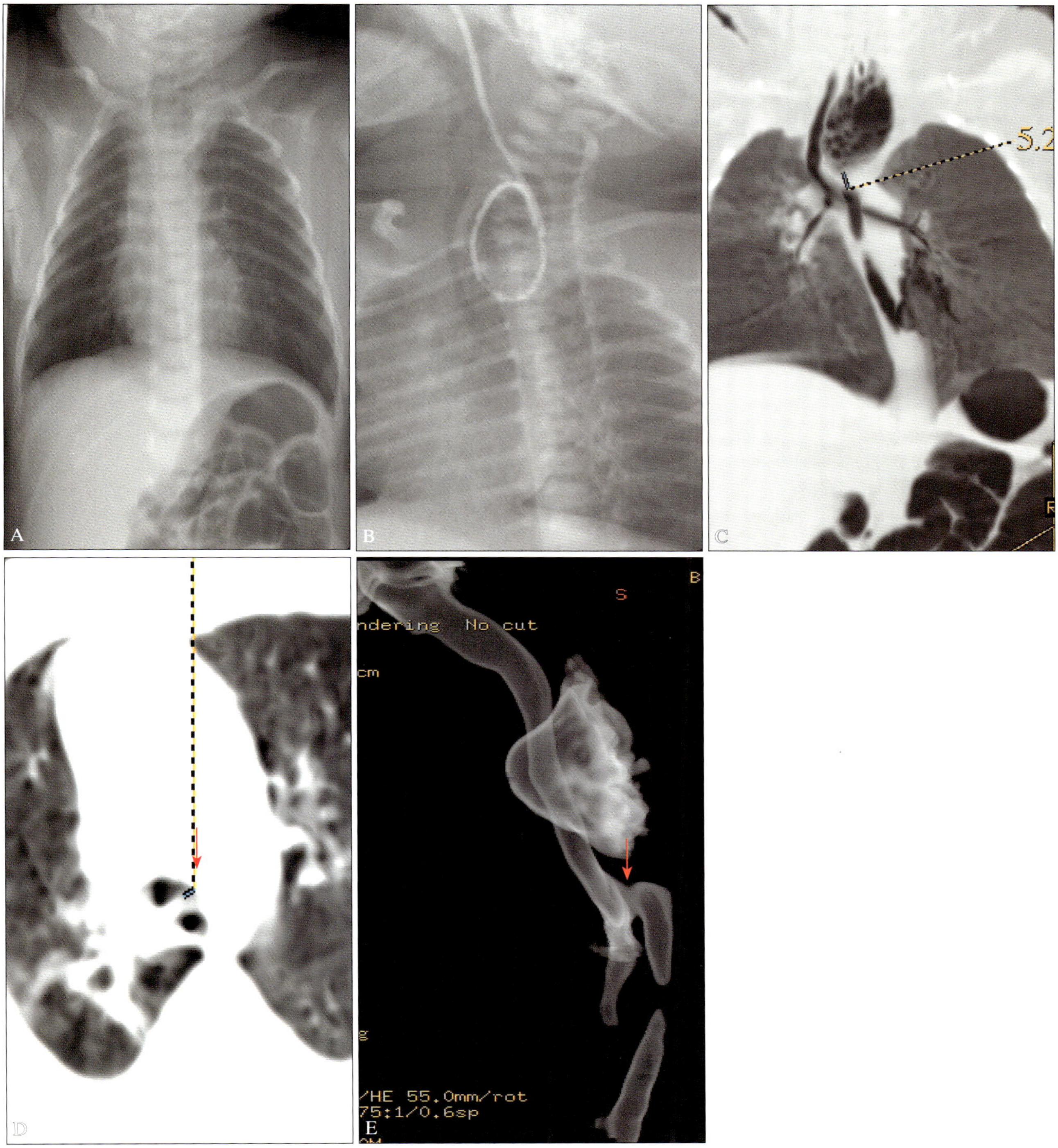

图 3-5-5 食管闭锁 III 型

女，4 天，生后即吐沫，进食后呕吐。图 A 为胸部正位片示 C7 至 T2 椎体水平食管上段呈囊状透亮影，左上腹可见胃泡影，小肠气多。图 B 为插胃管受阻、卷曲，注入少量造影剂后摄斜位片示食管上段扩张，盲端位于 T3 椎体水平；图 C ～ E 为 MSCT 重建图像，示气管受压呈弧形右移，隆突后方可见含气食管影，食管下段起始部于气管隆突水平与左主支气管起始处后方相通。(红箭)

诊断与鉴别诊断精要

- 平片通常不能确诊
- 插鼻胃管注入 30% 的少量含碘造影剂可观察闭锁盲端位置
- MSCT 及重建技术为本病的主要诊断方法。患儿直立，使食管闭锁远端尽量充气，然后螺旋扫描，大多数可显示食管闭锁盲端与远段食管之间的距离，食管气管瘘的位置及形态

重点推荐文献

[1] Fitoz S，Atasoy C，Yagmurlu A，et al. Three-dimensional CT of congenital esophageal atresia and distal tracheoesophageal fistula in neonates：preliminary results. AJR Am J Roentgenol，2000，175：1403-1407.

[2] Laffan EE，Daneman A，Ein SH et al . Tracheoesophageal fistula without esophageal atresia：are pull-back tube esophagograms needed for diagnosis? Pediatr Radiol，2006，36：1141-1147.

[3] Ratan SK，Varshney A，Mullick S，et al .Evaluation of neonates with esophageal atresia using chest CT scan. Pediatr Surg Int，2004，20：757-761.

第 6 节 先天性食管狭窄

【概念与概述】

- 先天性食管狭窄（congenital stenosis of esophagus）小儿较少见

【病因与病理】

病因未明，可能为胚胎发育异常或局部肌层肥厚所致。亦可能为宫内缺氧的后遗症

【临床表现】

- 严重者新生儿期即出现症状，吞咽困难、呕吐及吸入性肺炎。轻者于生后 6 个月进固体食物时出现症状。有时以食管异物就诊。如肉块、糖块阻塞于狭窄之上方并出现咽下困难症状

【影像表现】

X 线表现

食管钡餐检查可分为两型

- 一为长段型，狭窄段长数厘米，发生于食管中下段边缘欠光滑，狭窄段以上食管扩张，钡剂下行缓慢，临床症状出现较早。此型与反流性食管炎相似。X 线难以鉴别
- 另一型为短段型常发生于中下段食管交界处，狭窄段长数毫米至 1cm，边缘光滑，黏膜规则，狭窄段以上食管轻度扩张。钡剂下行尚可。狭窄远段食管形态正常，有时于狭窄之上有异物或食物块存留，狭窄段不能扩张（图 3-6-1）

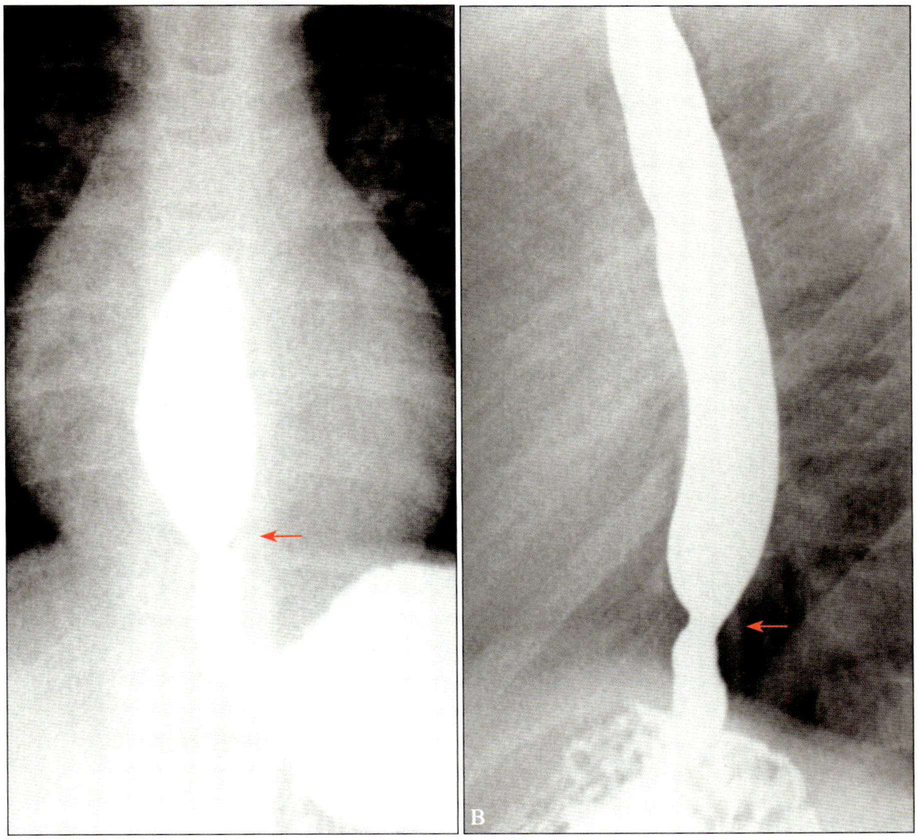

图 3-6-1　先天性食管狭窄
男，9 岁，吃固体食物时有吞咽困难。图 A、图 B，食管造影示食管远端 T10 上缘水平环形狭窄，形态固定（红箭）

诊断与鉴别诊断精要

- 贲门失弛缓症：食管狭窄位于贲门，有间断性开放，钡剂可呈喷射状进入胃内。先天性食管狭窄为持续性狭窄，无开放喷射征象但钡剂可持续通过。通常狭窄以上食管扩张不如贲门失弛缓症明显
- 后天性反流性食管炎：狭窄段食管壁不光滑，凹凸不平，黏膜破坏或有龛影。有时可见食管裂孔疝。在随访观察中狭窄程度可加重、变长。临床症状亦加重

重点推荐文献

[1] Amae S，Nio M，Kamiyama T，et al . Clinical Characteristics and Management of Congenital Esophageal Stenosis：a Report on 14 Cases. Journal of Pediatric Surgery，2003，38：565-570.

[2] Ramesh JC，Ramanujam TM，Jayaram G. Congenital Esophageal Stenosis：report of three cases，literature review，and a proposed classification. Pediatr Surg Int，2001，17：188-192.

[3] Ba-Ssalamah A，Zacherl J，Noebauer-Huhmann IM，et al. Dedicated multi-detector CT of the esophagus：spectrum of diseases. Abdom Imaging，2009，34：3-18.

第7节 食管蹼

【概念与概述】

- 食管蹼（webs of esophagus）少见

【病因与病理】

- 可能由于胚胎早期食管空化不全或上皮增生所致

【临床表现】

- 临床表现与先天性食管狭窄相似

【影像表现】

X 线表现

- 轻度狭窄钡剂通过无困难，狭窄多位于食管中段，呈“阳台”状充盈缺损自食管壁向中心突出，钡剂自中央孔通过。狭窄以上食管可有不同程度扩张（图 3-7-1）

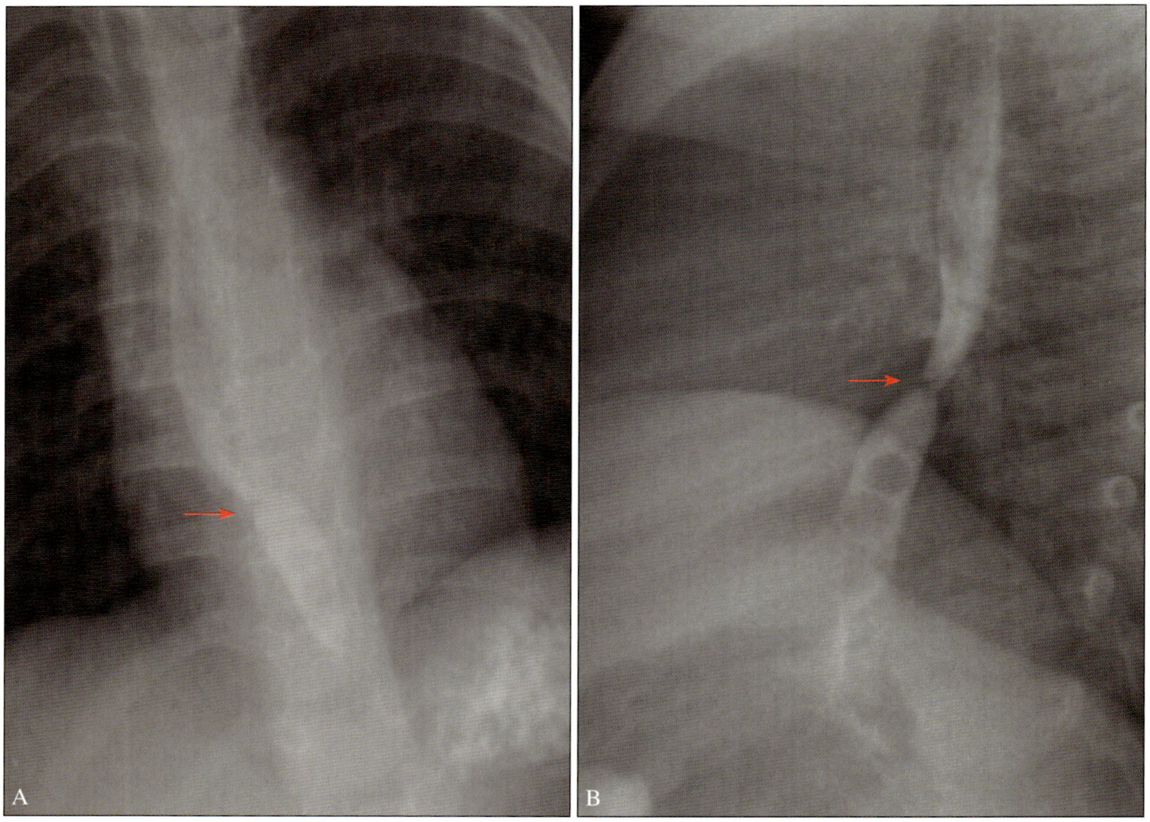

图 3-7-1 食管蹼

女，3 岁，进行性吞咽困难 3 年，加重 3 天。图 A、图 B 为食管造影正侧位片，示食管中下段横行线样充盈缺损（红箭）。手术证实

诊断与鉴别诊断精要

- 钡剂自中央孔通过是鉴别要点

重点推荐文献

[1] Fordham LA. Imaging of the Esophagus in Children. Radiol Clin N Am，2005，43：283-302.
[2] Jang KM，Lee KS，Lee SJ，et al. The Spectrum of Benign Esophageal Lesions：Imaging Findings. Korean J Radiol，2002，3：199-210
[3] Amae S，Nio M，Kamiyama T，et al. Clinical Characteristics and Management of Congenital Esophageal Stenosis：a Report on 14 Cases. Journal of Pediatric Surgery，2003，38：565-570.

第 8 节　食管壁内气管软骨异位症

【概念与概述】

- 食管壁内气管软骨异位症（ectopia of tracheal cartilage of esophagus）是先天性食管狭窄原因之一。本病病因可能系胚胎发育期食管与气管的分隔过程中肺芽的原始细胞残留在食管中所致。86% 发病年龄在 1 岁以内

【病因与病理】

- 多数病变发生在食管下 1/3 段或食管远端，食管壁内含有软骨块（88.6%），腺体（占 82.8%），呼吸道上皮（占 57%）。软骨块呈“C”形围绕食管壁，严重限制了食管扩张

【临床表现】

- 主要症状为呕吐，不耐受固体食物，常以食管异物就诊。病理改变：多数病变发生在食管下 1/3 段或食管远端，食管壁内含有软骨块（88.6%），腺体（占 82.8%），呼吸道上皮（占 57%）。软骨块呈“C”形围绕食管壁，严重限制了食管扩张

【影像表现】

X 线表现

- 食管狭窄：狭窄多位于食管下 1/3 段距贲门 5cm 范围内，近端食管明显扩张。扩张段与狭窄段之间呈骤然变窄。狭窄段食管无蠕动，钡剂可持续通过
- 狭窄段壁内细分支特异征象：造影时，在狭窄段食管壁内可见到与食管腔相通的细小管腔分支充盈影。其病理基础为：食管肌层内和外膜内存在假复层纤毛柱状上皮围成的管腔，约 1/3 病例可见到此征
- 钟摆征：狭窄段与贲门之间有一个大小不等的小囊状钡剂滞留区，形似钟摆，称为“钟摆征”。该段食管正常。当贲门未开放时，经由狭窄段通过的钡剂可暂时存在于此处形成“钟摆征”（图 3-8-1）。此征对本病的诊断、鉴别诊断有重要意义

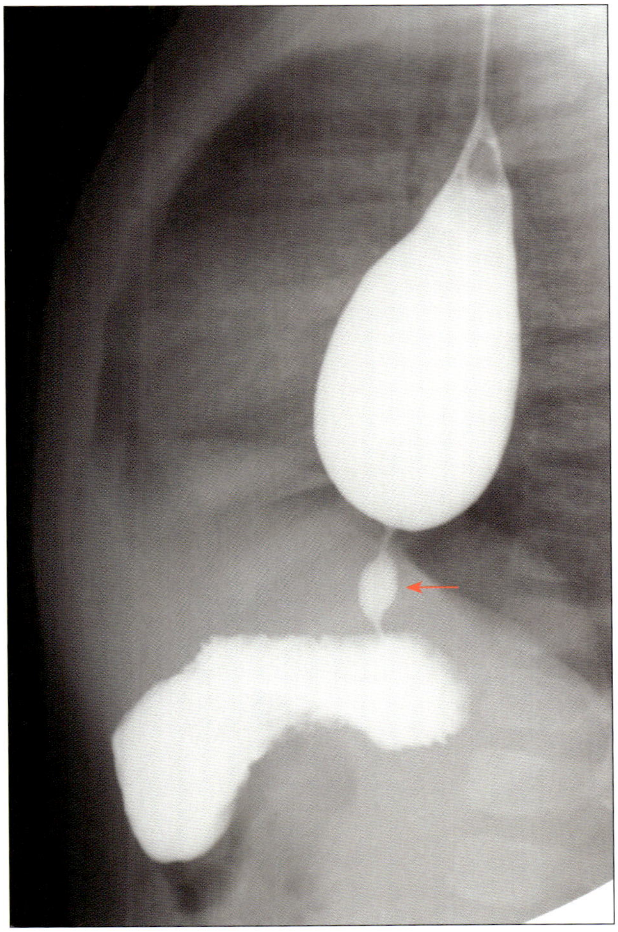

图 3-8-1　食管内气管软骨异位症
女，1 岁，呕吐 3 个月。食管钡餐示食管壁光滑，中段食管扩张，食管下端距贲门 2.4cm 处狭窄，狭窄长度约 0.6cm，扩张段与狭窄段之间呈骤然变窄，狭窄段与贲门之间可见“钟摆征”（红箭）

诊断与鉴别诊断精要

- 贲门失弛缓症：狭窄部位在食管远端，钡剂间断呈喷射状进入胃内
- 反流性食管炎：食管壁不光滑，凹凸不平、常有食管裂孔疝或短食管胸胃
- 食管狭窄位于食管下 1/3 段
- 狭窄段食管壁内可见到与食管腔相通的细小管腔分支充盈影
- 钟摆征

重点推荐文献

[1] Zhao LL，Hsieh WS，Taipei WM. Congenital Esophageal Stenosis Owing to Ectopic Tracheobronchial Remnants. Journal of Pediatric Surgery，2004，39：1183-1187.

[2] Saito T，Ise K，Kawahara Y，et al. Congenital Esophageal Stenosis because of tracheobronchial remnant and treated by circular myectomy：a case report. Journal of Pediatric Surgery，2008，43：583-585.

[3] Zhao LL，Hsieh WS，Taipei WM. Congenital Esophageal Stenosis Owing to Ectopic Tracheobronchial Remnants. Journal of Pediatric Surgery，2004，39：1183-1187.

第 9 节 食管内胃黏膜组织异位症

【概念与概述】

- 食管内胃黏膜组织异位症（ectopia of gastric mucosa of esophagus）极少见

【病因与病理】

- 病变食管覆盖胃黏膜。病理为胃黏膜组织异位症

【临床表现】

- 临床表现为吞咽困难，食奶后即吐

【影像表现】

X 线表现

- 食管钡餐显示食管黏膜失去条状纵形排列形态。呈自中线向两侧横行排列的细小黏膜。受累部位以下食管贲门部可见纵行排列的正常黏膜。受累食管的形态似“鸡毛掸子”（图 3-9-1）

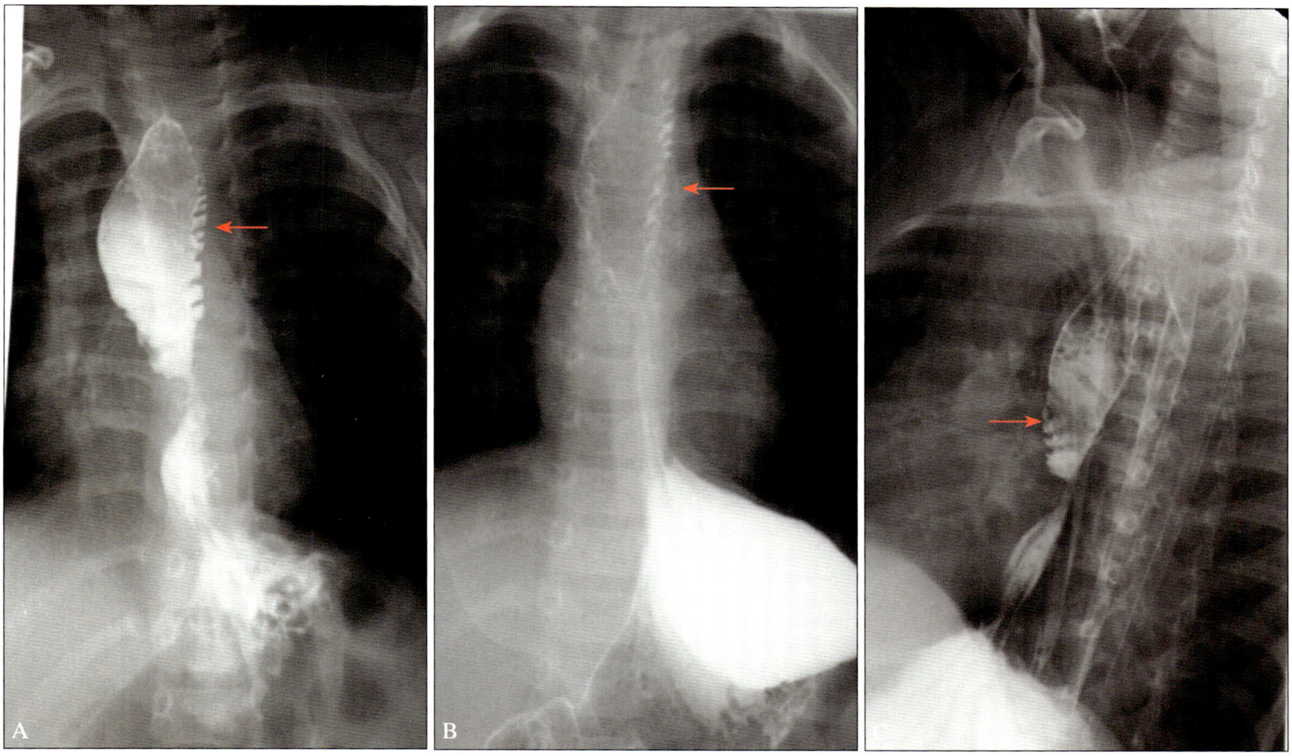

图 3-9-1 食管内胃黏膜组织异位症

男，22 个月，进食后呕吐，食欲缺乏。图 A ～ C 为食管钡餐，图 A 为充盈像；图 B、图 C 为正侧位黏膜像，示上段食管边缘呈锯齿状，为横行排列的黏膜，似“鸡毛掸子”（红箭）

诊断与鉴别诊断精要

- “鸡毛掸子”样食管

重点推荐文献

[1] Rifat Mannan AS，Kahvic M，Bharadwaj S，et al. Gastric heterotopia of the anus：report of two rare cases and review of the literature. Indian J Pathol Microbiol，2008，51：240-241.

[2] Kiratli PO，Aksoy T，Bozkurt MF，et al. Detection of ectopic gastric mucosa using Tc99m pertechnetate：review of the literature. Ann Nucl Med，2009，23：97-105.

[3] Akbayir N，Alkim C，Erdem L et al. Heterotopic gastric mucosa in the cervical esophagus（inlet patch）：Endoscopic prevalence，histological and clinical characteristics. J Gastroenterol Hepathol，2004，19：891-896.

第 10 节 食管憩室

【概念与概述】

- 食管憩室（esophageal diverticulum）小儿少见

【病因与病理】

- 可分先天性与后天性两类。从病因上分为内压和牵引性两类

【临床表现】

- 小憩室常无症状，较大的憩室可引起食物反流，下咽困难，胸部不适和营养不良

【影像表现】

X 线表现

- 内压性憩室：常发生于环咽肌薄弱处黏膜下层外突形成的疝囊憩室。可压迫气管前移，钡剂进入憩室显示开口较小囊袋较大，钡剂注满后可外流，进入食管。如为先天性憩室，憩室壁有肌层，依靠病理鉴别
- 牵引性憩室：均为后天性，位于气管分叉附近食管前方（图 3-10-1），常因结核性淋巴腺炎瘢痕收缩所致，通常憩室壁包括食管全层，憩室呈幕状、开口大底浅小。钡剂不易存留，憩室内少有食物滞留，检查时应旋转体位多方位观察为好

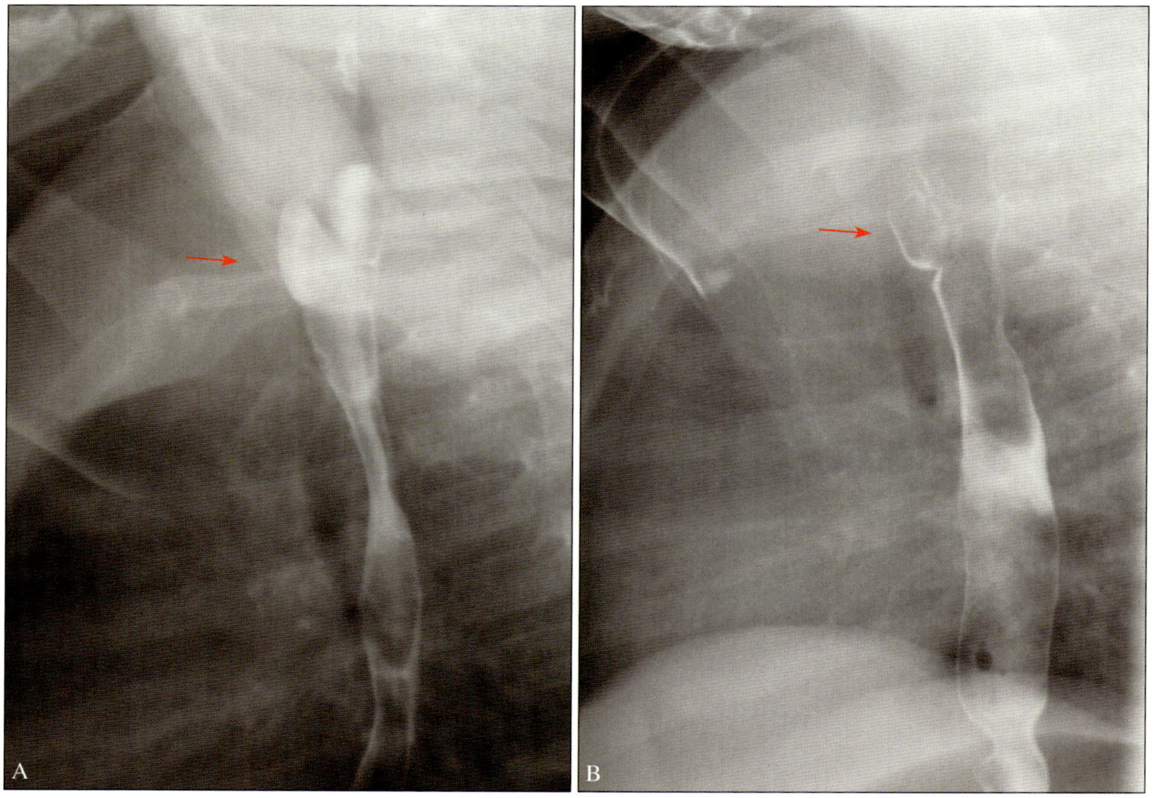

图 3-10-1 食管憩室（牵引型）

女，1 岁，食管异物，纵隔脓肿术后。图 A、图 B 为食管钡餐示食管上段 T1 ～ T2 水平可见食管前缘限局性凸出，形态不规则（红箭）

诊断与鉴别诊断精要

- 食管局部突出

重点推荐文献

[1] Jang KM，Lee KS，Lee SJ，et al. The Spectrum of Benign Esophageal Lesions：Imaging Findings. Korean J Radiol，2002，3：199-210.

第 11 节　食管裂孔疝

【概念与概述】

- 食管裂孔疝（esophageal hiatal hernia）是小儿常见的呕吐原因。发病年龄 3 个月以内占 60%，大于 2 岁的仅占 10%

【病因与病理】

- 病理改变为食管裂孔增大，食管裂孔周围膈肌薄弱，胃及肠管自食管裂孔向膈上突出形成

【临床表现】

- 主要症状为呕吐，多在生后第 1 周内出现，吐物为奶水，约半数含血丝，咖啡样物。80% 患儿体重低于正常

【影像表现】

X 线表现

根据贲门的位置及疝内容，食管裂孔疝可分为四型

- 滑疝：贲门位于膈上，腹压增加时胸胃变大，腹压下降时胸胃可还纳腹腔，称为滑疝；钡餐显示：①食管持续反流，贲门松弛。②膈上胃囊：约 75% 患儿胃底疝入膈上 2 ~ 4cm 处，且可滑动或消失，如使胃充满钡剂或加压腹部，膈上胃囊可再度出现，诊断即可明确。（图 3-11-1）
- 短食管胸胃：食管短而直，贲门位于第 6 ~ 8 胸椎水平，胸胃不能还纳腹腔（图 3-11-2）。此型可以是先天的，也可由滑疝并发食管炎使食管变短、僵直演变而成。由于手术时胸胃不能还纳腹腔，可引起反流性食管炎造成严重的食管狭窄预后不良
- 食管旁疝：此型疝多较大。胸片显示心影后方可见软组织包块影，边缘锐利，其中有时可见气液面。钡餐显示胃的一部分或大部分自食管下段一侧（右侧多于左侧）突入胸腔，贲门仍在膈下。胃常有旋转或扭转，胃黏膜粗厚不规则，常有胃静脉淤血表现。合并胃嵌顿者胃泡胀气明显。此时若插胃管检查，胃管在膈上气泡内不仅能明确诊断，通过胃管抽气减压还能起到治疗作用。如贲门在膈上称为“联合疝”（图 3-11-3）

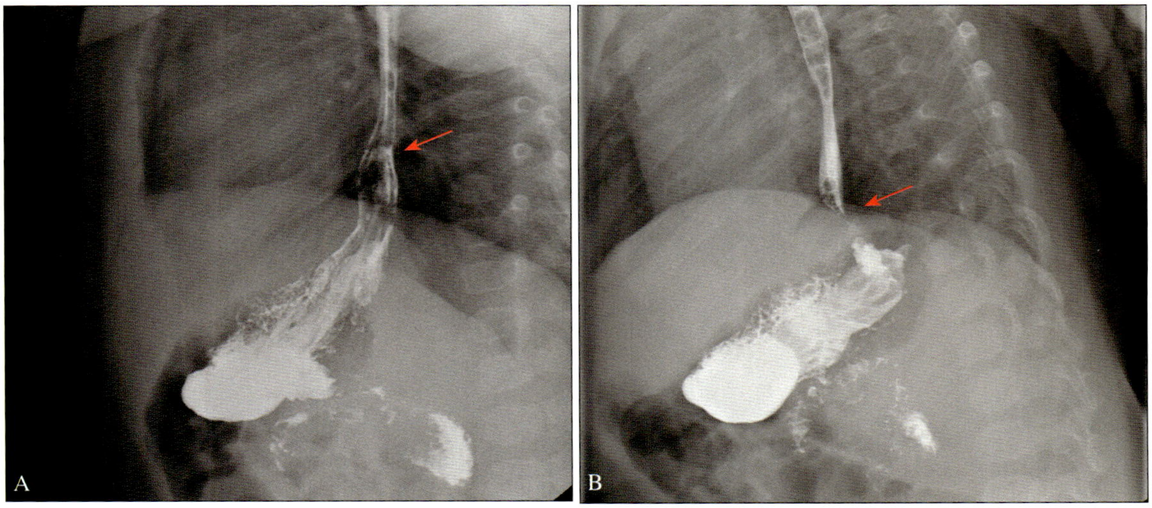

图 3-11-1　滑疝
女，5 个月，生后即吐奶，加辅食吐。上消化道钡餐，图 A 示贲门及少许胃黏膜伸至膈上，形成膈上“胃囊”，箭头所示为食管胃环；图 B 示膈上胃黏膜还纳腹腔，箭头所指为食管黏膜

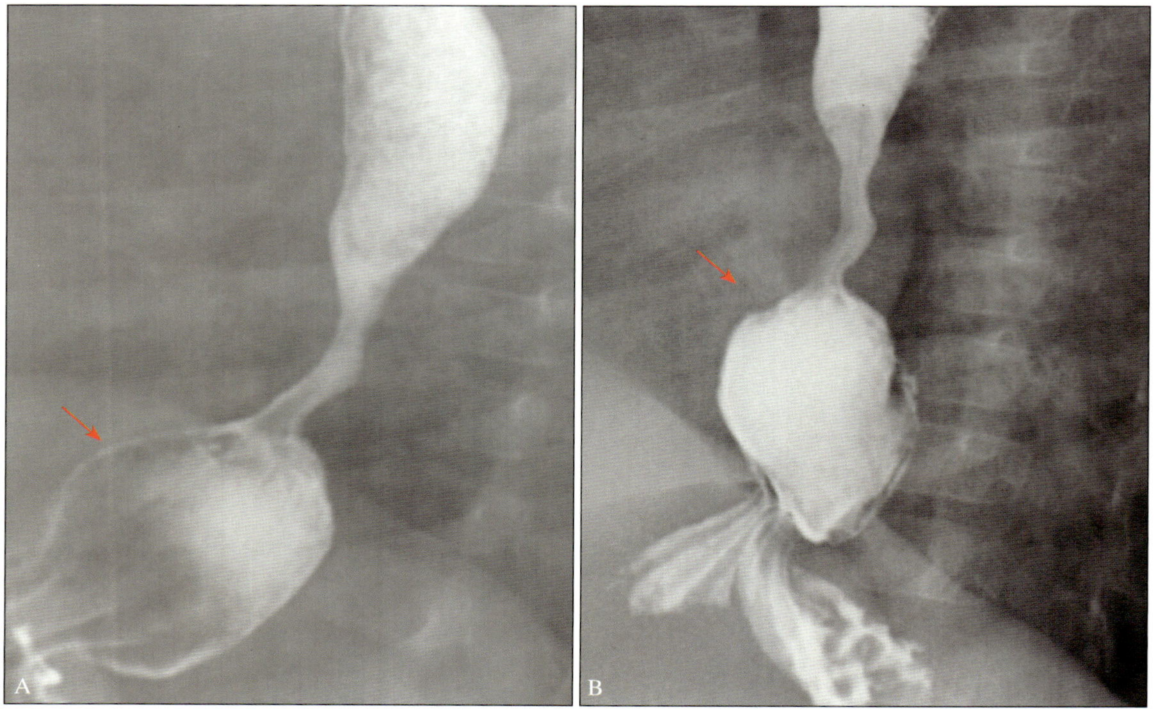

图 3-11-2 **短食道胸胃，食管远端狭窄**

男，15 个月，间断呕吐 1 年。图 A、图 B 为上消化道钡餐，示食管短缩，远段狭窄，狭窄段位于 T7 ~ T8 水平。食管近段扩张。膈上可见“胃囊”（红箭），贲门位于膈上胃囊顶端

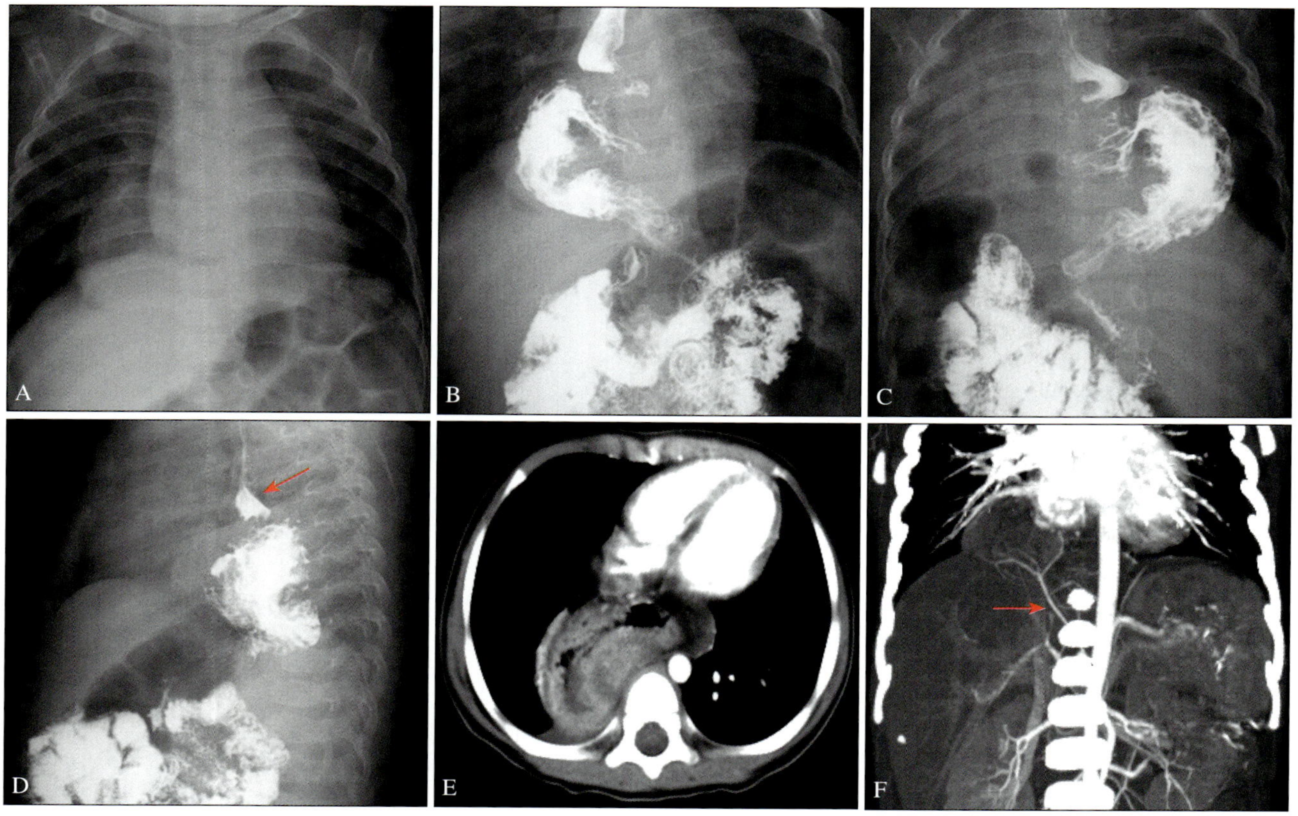

图 3-11-3 **食管旁疝（联合疝）**

男，18 个月，间断排黑便 5 个月，咳嗽 6 天。图 A，X 线平片；图 B ~ D 为钡餐检查，图 B 仰卧位，图 C 俯卧位，图 D 侧卧位；显示贲门于膈上，大部分胃体位于右侧胸腔，胃呈扭转状（红箭）；图 E、图 F 为增强 CT 示右侧胸腔后部可见膈上胃囊，胃左动脉伸入其内（红箭）

- 大型疝：较少见，食管裂孔较大，除胃疝入胸腔外，结肠、小肠、肝左叶均可疝入（图3-11-4）。可合并胃扭转者、胃扩张
- 食管裂孔疝常有以下合并症：①反流性食管炎：食管壁僵硬欠光滑，有时出现龛影。②食管狭窄：持续的胃液反流侵蚀形成炎症、溃疡及瘢痕狭窄。③胃梗阻、嵌顿、胃坏死

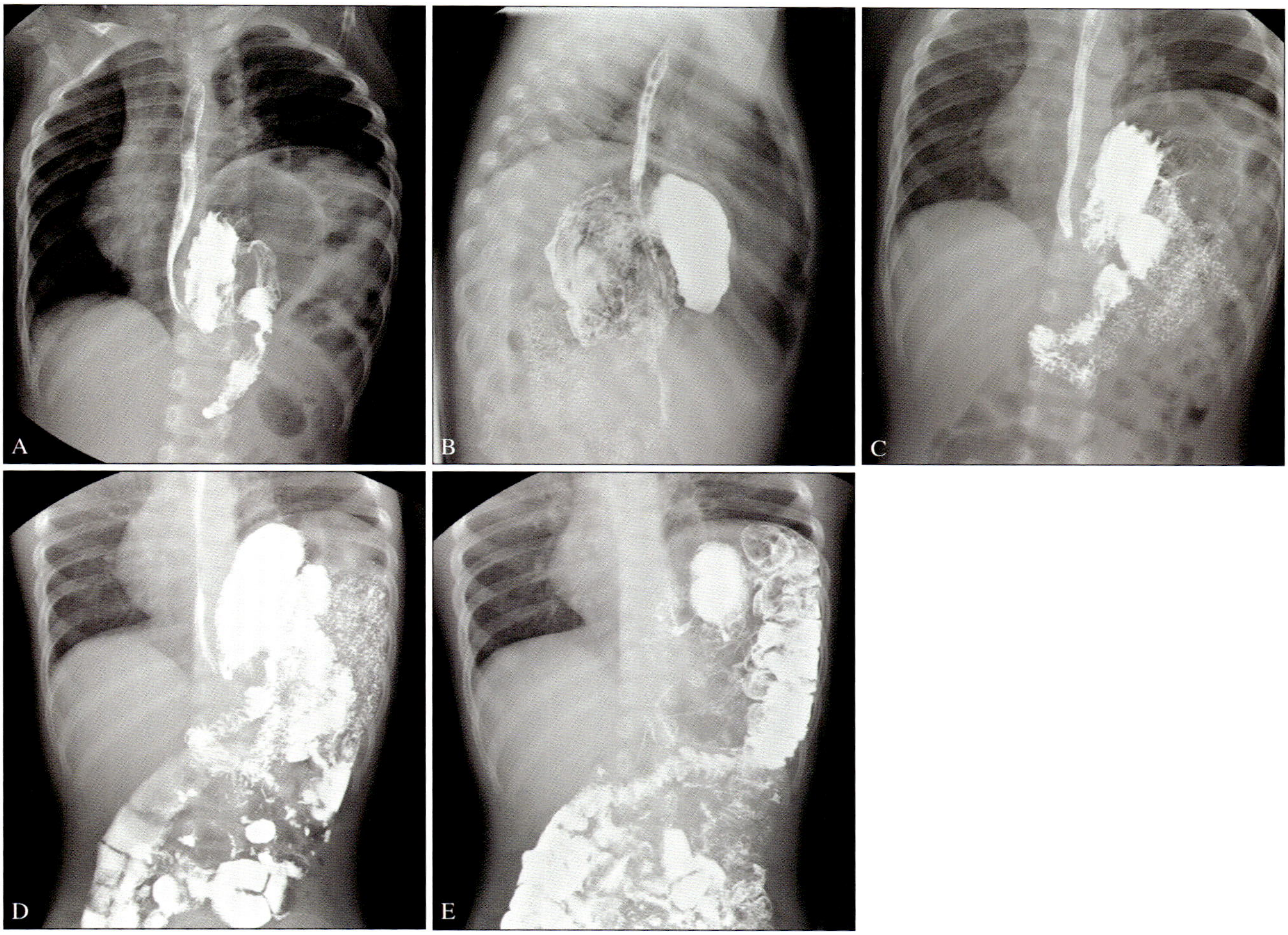

图 3-11-4 **大型疝**
女，22 个月，发热、咳嗽 5 天。全消化道钡餐，图 A、图 B 示胃升入膈上，并胃扭转；图 C ～ E 示部分小肠及结肠升入膈上

诊断与鉴别诊断精要

- 胃自食管裂孔向膈上突出

重点推荐文献

[1] Fordham LA. Imaging of the Esophagus in Children. Radiol Clin N Am，2005，43：283-302.
[2] Yazici M，Karaca I，Etensel B. et al. Paraesophageal hiatal hernias in children. Dis Esophagus，2003，16：210-213.
[3] Muzzafar S，Swischuk LE，Jadhav SP. Radiographic findings in late-presenting congenital diaphragmatic hernia：helpful imaging findings. Pediatr Radiol，2012，42：337-342.

第12节 血管畸形压迫食管

【概念与概述】

- 血管畸形压迫食管（esophageal compression of vascular）并产生症状在小儿不少见

【临床表现】

- 双主动脉弓构成的血管环可压迫气管及食管导致下咽困难及呼吸困难、青紫、肺炎等，迷走右锁骨下动脉有时压迫食管导致下咽困难

【影像表现】

- 钡餐造影时可见到食管压迹，MSCT显示双主动脉弓等血管畸形，准确率较高，已成为首选的检查方法。MRI亦可确诊，且无射线损害，在儿科使用日益普及

重点推荐文献

[1] Turkvatan A，Buyukbayraktar FG，Olçer T，et al. Congenital Anomalies of the Aortic Arch：Evaluation with the Use of Multidetector Computed Tomography. Korean J Radiol，2009，10，176-184.

[2] Maldonado JA，Henry T，Gutiérrez FR. Congenital Thoracic Vascular Anomalies. Radiologic Clinics of North America，2010，48：85-115.

第13节 贲门松弛

【概念与概述】

- 贲门松弛（chalasia of cardia）是由于神经肌肉功能不良，或中枢神经系统疾患，早产儿及腹压增加时贲门持续开放使胃内容物反流食管，是新生儿常见的呕吐原因之一

【临床表现】

- 多于生后数日至数周内发病，呕吐物为胃内容物，非喷射性，日久患儿有体重不增，常并发吸入性肺炎

【影像表现】

X线表现

- 造影时食管常呈舒张状，蠕动波浅，贲门开放很少收缩，钡剂下行不间断。当服钡结束以后5～10min复查时食管仍有钡剂，腹部加压，深吸气时均可见钡剂自胃向食管反流。仰卧时钡剂聚集在胃底贲门处更易反流

重点推荐文献

[1] Fordham LA. Imaging of the Esophagus in Children. Radiol Clin N Am，2005，43，283-302.

第14节 贲门失弛缓症

【概念与概述】

- 贲门失弛缓症（cardiac achalasia）小儿较少见，为神经肌肉运动失调所致

【临床表现】

- 主要症状为逐渐加重的咽下困难及呕吐。小儿营养不良，虚弱，1/3合并吸入性肺炎

【影像表现】

X线表现

- 婴幼儿胸片可显示纵隔影稍宽，纵隔内有气影或气液面，服钡检查见食管轻至中度扩张，造影剂下降到胃食管前庭处作短时间停留然后以细流入胃，有时食管贲门突然松弛、钡剂喷射状入胃。晚期病例，食管扩张，内有食物存留，表现为充盈缺损。食管远端变尖，钡剂呈细流通过呈萝卜根状，蠕动波始于食管上段，到食管下段蠕动波变浅、无效。并发食管炎时食管边缘不规则或有龛影，钡剂停留较久，持续不入胃（图3-14-1）

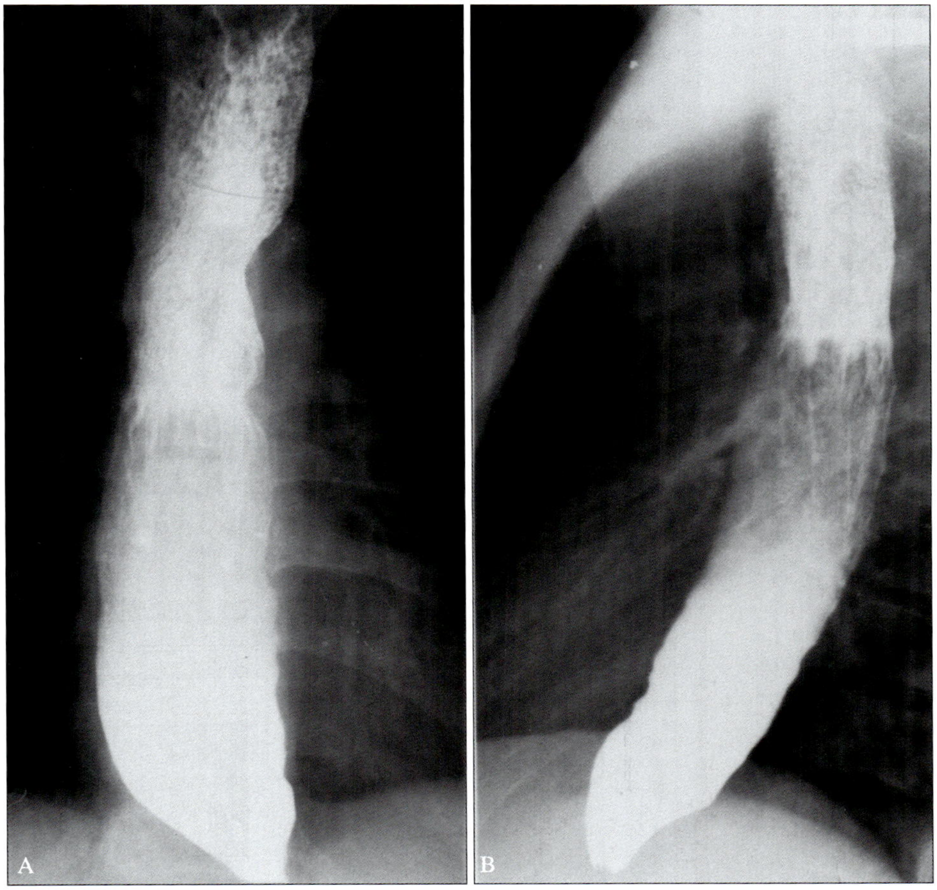

图 3-14-1　贲门失弛缓症

男，13 岁，进行性吞咽困难 2 年，呕吐。图 A、图 B 为上消化道钡餐示食管明显扩张增宽，食管远端变尖呈"萝卜根状"，内有食物残渣潴留，食管下段蠕动波变浅、消失。钡剂下行到胃食管前庭处停留一段时间后以细流入胃

诊断与鉴别诊断精要

- 食管内钡剂细流状入胃

重点推荐文献

[1] Fordham LA. Imaging of the Esophagus in Children. Radiol Clin N Am，2005，43：283-302.

[2] Woosuk Park，Michael F Vaezi. Etiology and pathogenesis of achalasia：the current understanding. Am J Gastroenterol，2005，100：1404-14.

第 15 节　食管异物

【概念与概述】

- 食管异物（foreign bodies in the esophagus）多发生于 1 ～ 5 岁小儿，1 ～ 3 岁占 80%

【病因与病理】

- 多由于误吞引起。食管异物常滞留于生理狭窄部，以食管入口部或支气管分叉处最常见。异物停留处食管可发生充血、水肿、溃疡、穿孔引起食管周围炎或纵隔炎，异物亦可刺入邻近器官

【临床表现】

- 患儿可出现哽噎、疼痛，轻者可进流食，重者食后即吐。较大异物压迫气管可发生咳嗽。继发食管炎及纵隔炎时可有全身不适、发热等症状

【影像表现】

X线表现

- X线透视和照片常能确定有无异物及异物的位置、大小、形态及有无合并症。食管异物可分X线不透性与可透性两类
  - X线不透性异物：多为金属异物如硬币、别针、图钉、铜钥匙、金属球、螺钉等。扁平状异物在食管中呈冠状位如硬币，侧位片密度较高易于观察（图3-15-1）
  - X线可透性异物：如各种果核、鸡、鱼、骨片等通常不能直接显示，需服少量钡剂检查。当异物较大时钡剂通过受阻。较小时钡剂分流或偏向一侧通过。异物表面通常不光滑，钡剂通过后覆有钡剂、易被发现。如异物极小钡剂通过无阻碍，可吞服少许浸透钡剂的棉絮。由于带钡的棉絮附着于异物或为异物所阻能间接显出异物位置（图3-15-2）。异物穿破食管可引起纵隔积气和纵隔炎症，纵隔可增宽，边缘模糊

推荐影像学检查

- 临床疑有异物而未发现异物时应腹部透视或照片检查

介入治疗：球形或扁圆形异物可用球囊导管拖出，带尖刺不光滑的异物禁用此法，以免食管损伤和穿孔

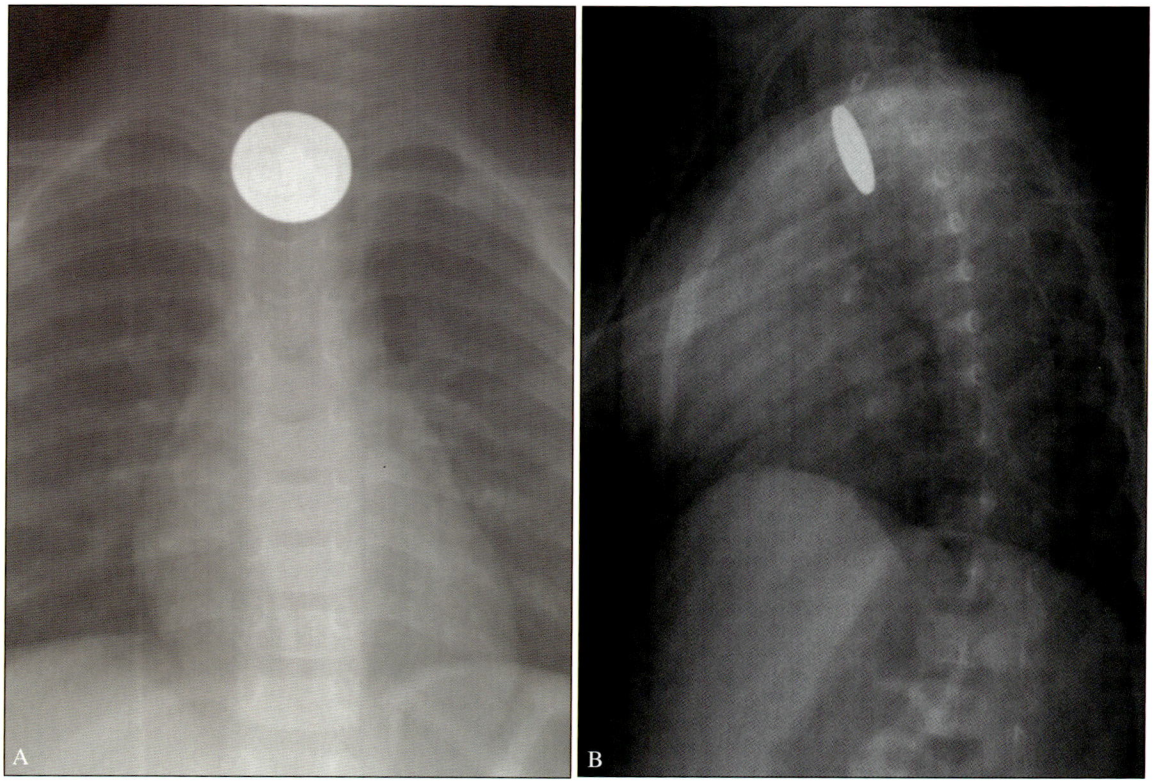

图3-15-1 食管X线不透性异物——金属硬币

男，2岁，两天前吃牛皮糖，呕吐，目前不能进食。胸廓入口水平金属硬币影，图A为胸部正位片，硬币呈冠状位；图B为侧位片，清楚显示硬币呈扁椭圆形

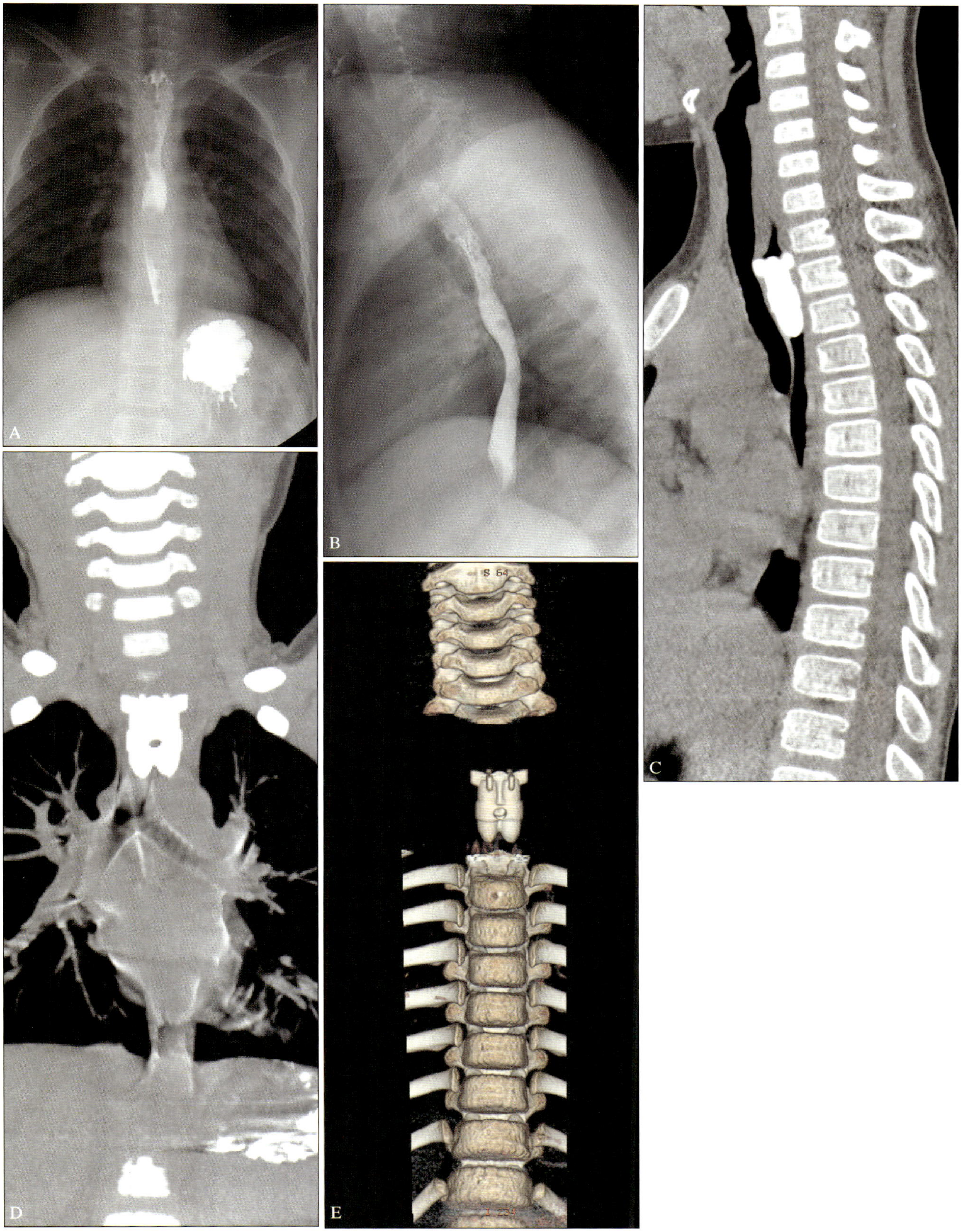

图 3-15-2 食管 X 线可透性异物——塑料子弹

男，7 岁，进食困难 8 小时。图 A、图 B 为食管钡餐检查示食管中段，平 T2 ~ T3 水平可见长条状充盈缺损影；图 C ~ E 为 CT 重建示 T1 下缘至 T3 下缘前方食管内可见一并排双弹状异物影，3D 重建（图 E）清晰立体显示异物外形

诊断与鉴别诊断精要

- 食管生理狭窄处存在透光或不透光异物

重点推荐文献

[1] Kay M, Wyllie R. Pediatric foreign bodies and their management. Curr Gastroenterol Rep, 2005, 7: 212-218.

[2] Uyemura MC. Foreign body ingestion in children. Am Fam Physician, 2005, 72: 287-291.

第 16 节 食管烧伤和瘢痕狭窄

【概念与概述】

- 小儿食管烧伤（corrosive burn）常见

【病因与病理】

- 原因最多是误服氢氧化钠（火碱，NaOH），也有误服氨水、甲酚皂溶液（来苏）、热水等。胃黏膜由于胃酸的中和作用损伤较轻。食管黏膜和碱性物质接触时间较长，损伤较重，局部可发生溃疡，肌层坏死，最后瘢痕收缩导致不同程度的食管瘢痕性狭窄（cicatricial stricture of the esophagus）甚至闭塞

【临床表现】

- 本病多见于学龄前儿童，食管烧伤 3 ～ 4 周后，出现吞咽困难，呕吐，常伴有咳嗽或吸入性肺炎。如食管穿孔可并发纵隔脓肿，肺脓肿

【影像表现】

X 线表现

- 食管烧伤 2 ～ 3 周以后，约有半数病例发生瘢痕狭窄。狭窄部食管逐渐变尖或突然收缩，边缘不规则，有时可见溃疡或憩室样改变（图 3-16-1）。狭窄多位于中 1/3 段或向下延长，少数可累及上段及下 1/3 段。狭窄最重的部位也是中 1/3 段。有时为多发狭窄。狭窄以上食管蠕动增强，狭窄部位蠕动消失，钡剂呈线状通过。狭窄严重钡剂不能下行呈闭塞状或发生食管穿孔，发生食管纵隔瘘时对比剂可进入纵隔内不规则囊腔。食管扩张术可使食管狭窄减轻，钡餐检查有助于观察疗效。有吻合口狭窄时，对比剂下行困难

诊断与鉴别诊断精要

- 有病史，食管边缘不光整的较长狭窄段

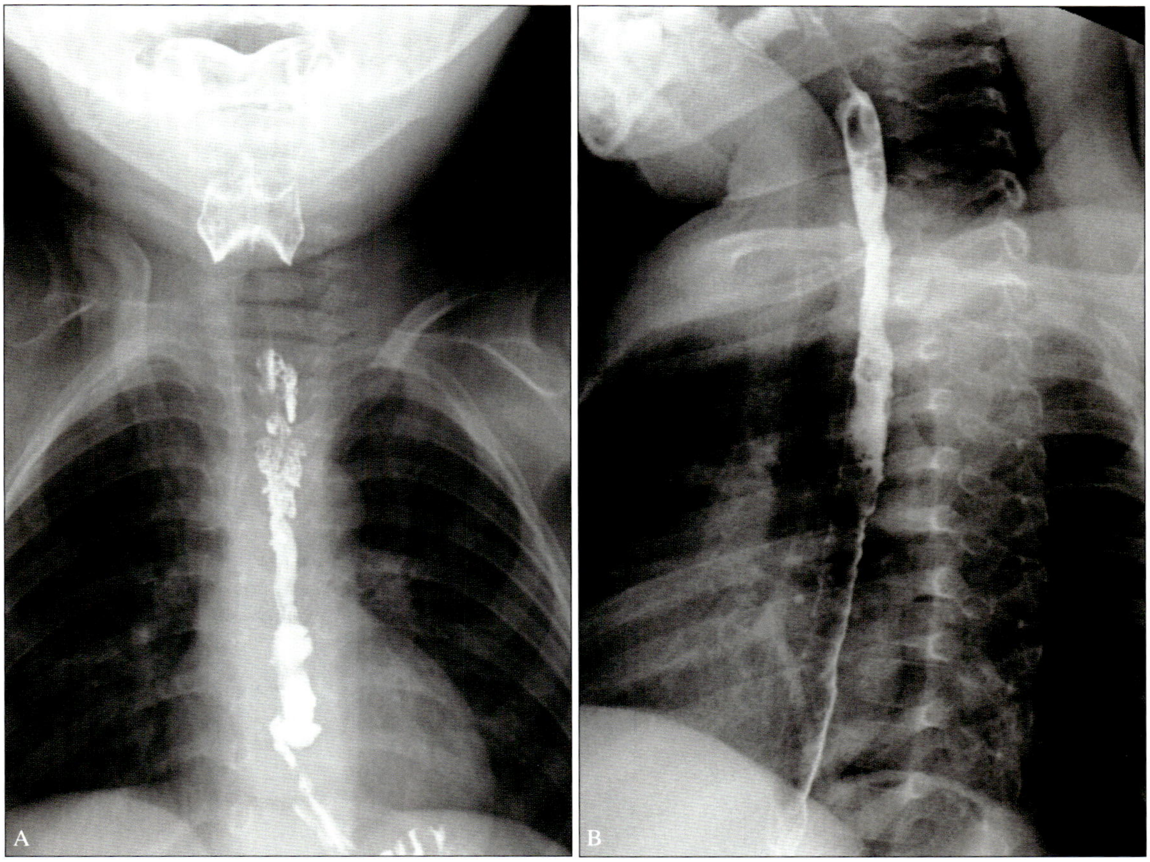

图 3-16-1 **食管狭窄**

男，2 岁，一月前误服用火碱，进食困难 10 天。图 A、图 B 为食管造影示，食管短缩，严重狭窄呈串珠样，部分胃黏膜位于膈上

重点推荐文献

[1] Nunes AC, Romaozinho JM, Pontes JM, et, al. Risk factors for stricture development after caustic ingestion. Hepato-Gastroenterology, 2002, 49：1563-1566.

[2] Mamede RC & De Mello Filho FV. Treatment of caustic ingestion：an analysis of 239 cases. Diseases of the Esophagus, 2002, 15, 210-213.

[3] Genç A & Mutaf O. Esophageal motility changes in acute and late periods of caustic esophageal burns and their relation to prognosis in children. Journal of Pediatric Surgery, 2002, 37：1526-1528.

第 17 节　右位胃

【概念与概述】

胃位于右侧膈下为右位胃，右位胃常与心脏异常有关

- 心脏大部位于右侧胸腔，心尖指向右下，胃泡位于右膈下，肝位于左膈下，是正常心脏的镜像位。不少镜像右位心心脏结构无异常，镜像右位心若伴有先天性心脏病，其病种与心脏正常位者相似，其中室间隔缺损、法洛四联症等最常见
- 心脏大部位于左侧胸腔，胃位于右侧膈下，几乎都有先天性心脏病，通常是严重的复杂先天性心脏病

重点推荐文献

[1] Hong YK, Park YW, Ryu SJ, et al. Efficacy of MRI in complicated congenital heart disease with visceral heterotaxy syndrome. J Comput Assist Tomogr, 2000, 24: 671-682.

第 18 节 食管静脉曲张

【概念与概述】

- 食管静脉曲张（varicose veins of the esophagus）多继发于门脉高压

【临床表现】

- 主要症状为脾大、乏力、呕血及黑便，有时有肝大腹水

【影像表现】

X 线表现

- 食管静脉曲张曾主要由钡餐造影检查确诊。早期静脉曲张表现为食管下段黏膜皱襞增粗或稍迂曲，管壁不光滑；随着静脉曲张加重，病变向中上段发展，食管边缘呈虫蚀状改变，黏膜增粗、中断，呈串珠样充盈缺损（图 3-18-1）。食管蠕动正常或减弱。食管迂曲延长呈无力状。贲门及胃底甚至十二指肠均可见不规则充盈缺损，黏膜增粗亦可有静脉曲张征象。目前 CT 及 MR 血管成像可直接显示异常血管，作出诊断

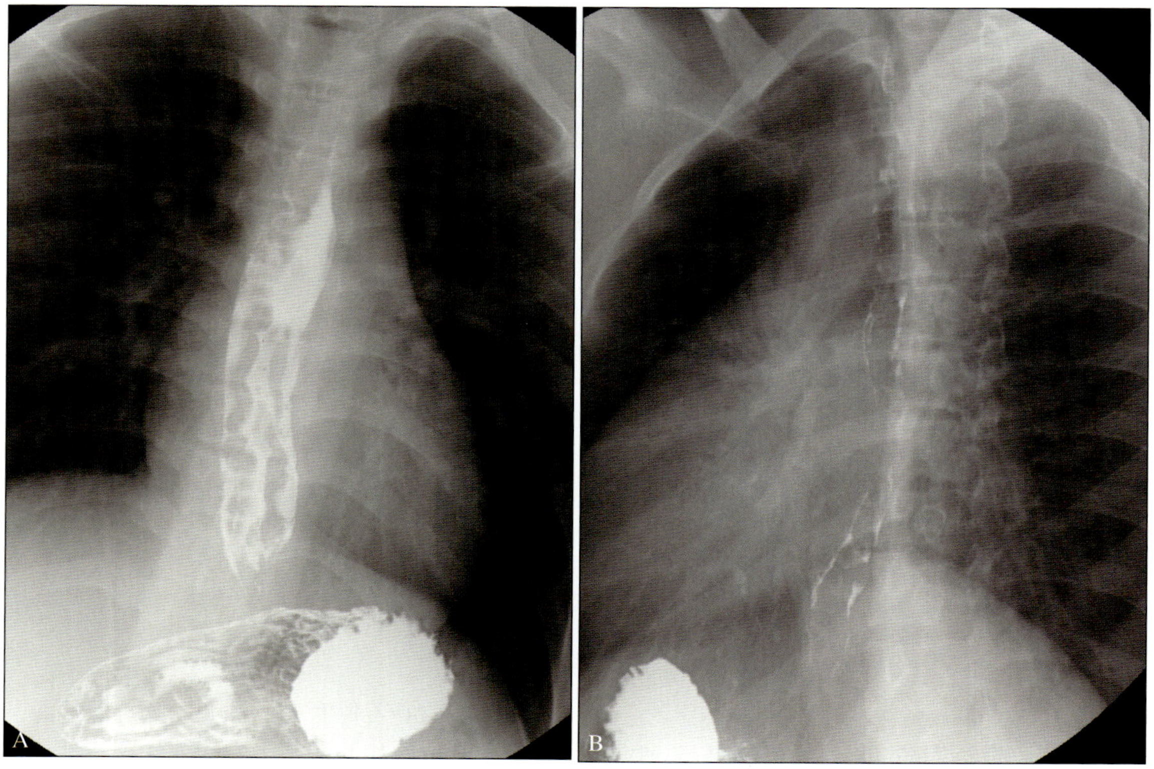

图 3-18-1 **食管静脉曲张**

男，15 岁，门脉断流术后，图 A、图 B 为上消化道钡餐示食管中下段黏膜增粗、迂曲，呈“串珠样”改变

重点推荐文献

[1] Ringe B, Lang H, Tusch G, et al. Role of liver transplantation in management of esophageal variceal hemorrhage. World J Surg, 1994, 18（2）: 233-239.

[2] Addley J, Tham TC, Cash WJ: Use of portal pressure studies in the management of variceal haemorrhage. World J Gastrointest Endosc, 2012, 4: 281-289.

第19节 胃扭转

【概念与概述】

- 胃扭转（volvulus of the stomach）为小婴儿最常见的呕吐原因，约2/3病例病因不明，称特发性胃扭转，1/3病儿有并发畸形如膈膨升、食管裂孔疝、先天性巨结肠、肠回转不良、空肠梗阻、幽门肥大性狭窄等

【临床表现】

- 多数于生后1周内开始呕吐，内容物为奶水。吐前常有哭闹不安。一般营养状况尚好

【影像表现】

X线表现

根据胃扭转方向可分以下三型

- 器官轴型：约占61%。以贲门-幽门为轴，胃体向上翻转。其特点为：①胃呈虾状可有两个气液面或长液平面；②食管腹段延长，胃大弯黏膜与食管腹段相交叉；③胃大弯接近膈，胃小弯位于大弯之下方；④幽门部高于十二指肠球部，球部呈倒吊状（图3-19-1A，图3-19-2）
- 网膜轴型：约占27%，胃体沿横轴自右向左翻转。其特点为：①胃黏膜十字交叉，有胃环形成（服少量钡剂时显示）；②食管腹段无延长与胃黏膜无交叉；③幽门与贲门距离缩短幽门位于球部之上方（图3-19-1B，图3-19-3）
- 混合型（或联合型）：约占12%。当患儿改变体位时胃扭转的轴型可改变。小婴儿胃扭转多数为不完全性扭转，扭转程度≥180°。用手按摩上腹部或改变体位时，部分病例可复位，称为可复性胃扭转（占9%）（图3-19-4）

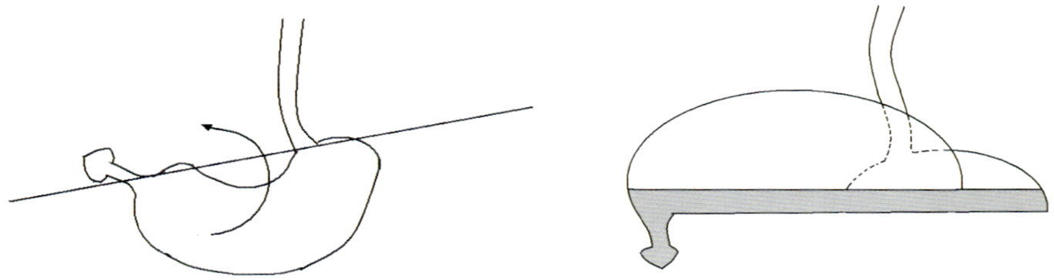

A 器官轴型

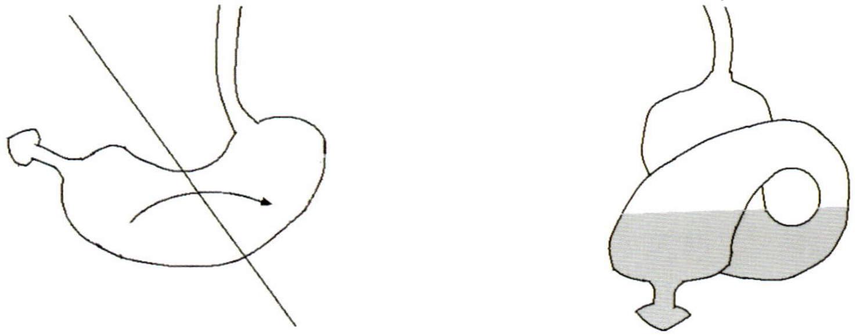

B 网膜轴型

图3-19-1 胃扭转示意图

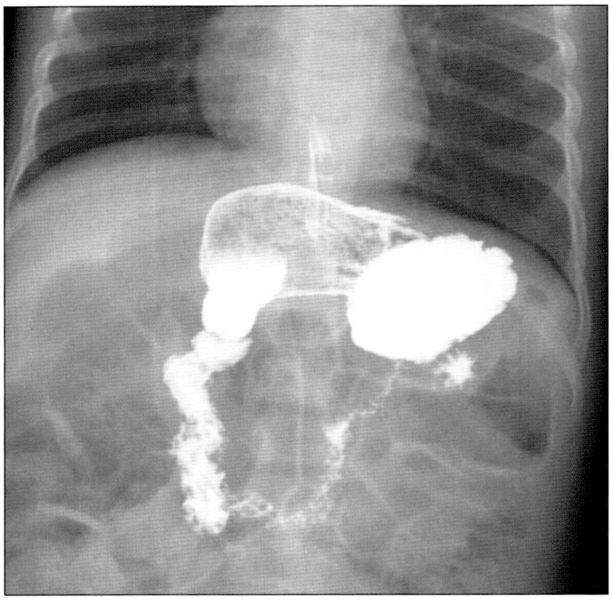

图 3-19-2 器官轴型胃扭转

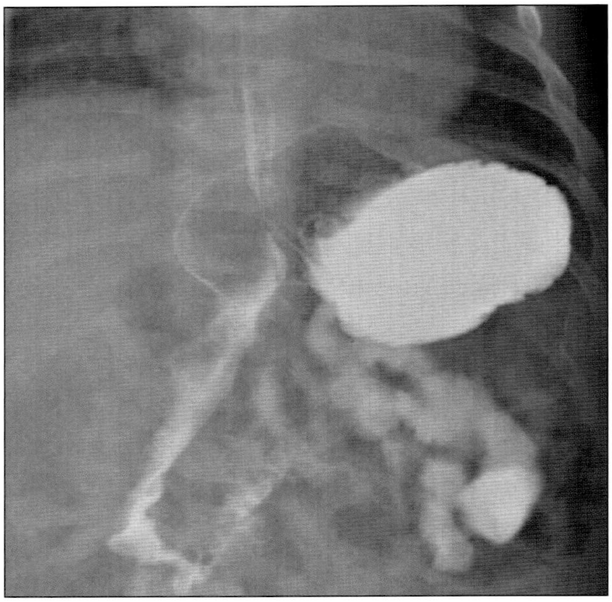

图 3-19-4 混合型胃扭转

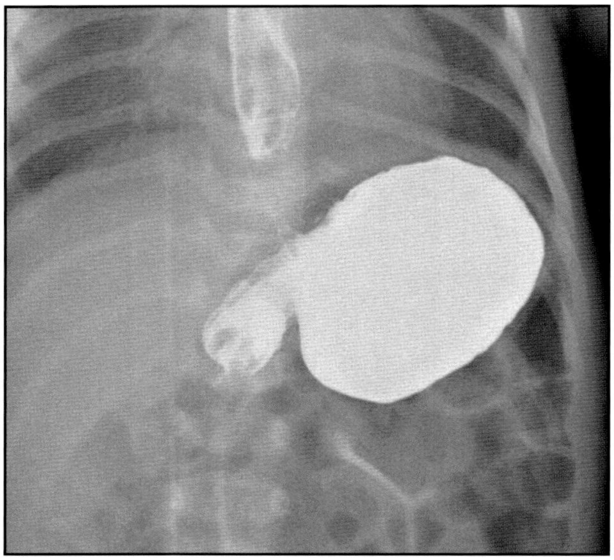

图 3-19-3 网膜轴型胃扭转

诊断与鉴别诊断精要

- 新生儿胃扭转通常可复位

重点推荐文献

[1] Muzzafar S，Swischuk LE，Jadhav SP. Radiographic findings in late-presenting congenital diaphragmatic hernia：helpful imaging findings. Pediatr Radiol，2012，42：337-342.

[2] Sharma S，Gopal SC. Gastric volvulus with perforation in association with congenital diaphragmatic hernia. Indian J Pediatr，2004，71：948.

第 20 节 新生儿水平横胃

【概念与概述】

- 新生儿水平横胃（horizontal transverse gastria of new born）临床表现与胃扭转相似

【影像表现】

X 线表现

- 腹部平片表现大多数正常。确诊依靠钡餐检查。胃窦，胃体抬高与胃底及幽门管、十二指肠球部均在同一水平。正位片胃底与胃体相重，胃窦与幽门管和十二指肠球部相重。侧位片显示幽门管及十二指肠球均指向后方，指向脊柱。钡剂通过顺利。患儿仰卧位时钡剂易停滞在胃底部，排空时间延长。（图 3-20-1）

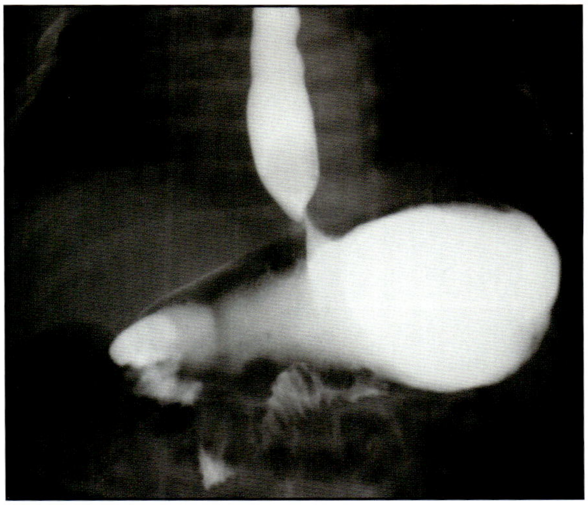

图 3-20-1 新生儿水平横胃
男，20 天，生后反复吐奶。上消化道钡餐示胃泡横行，胃窦、胃体抬高与胃底及幽门管、十二指肠球部均在同一水平

重点推荐文献

[1] 潘恩源，陈丽英．儿科影像诊断学．北京：人民卫生出版社，2007.

第 21 节 胃重复畸形

【概念与概述】

- 胃重复畸形（duplication of the stomach）少见

【病因与病理】

- 胃重复畸形多位于胃大弯侧，内衬以胃黏膜，可能于胚胎早期前肠空化不全所致。出生时通常较小，以后由于分泌物聚集迅速增大

【临床表现】

- 临床表现常有腹痛、呕吐、呕血。上腹部有时可触及包块

【影像表现】

X 线表现

- 交通性胃重复畸形与胃憩室相似。服钡检查钡剂可充盈囊肿伴随于大弯侧。如为闭合囊肿常与胃的一部分相邻呈软组织包块影（图 3-21-1）。局部胃壁受压较僵直，胃容积变小。如重复畸形位于胃窦部可早期出现胃出口梗阻表现，手术前难以确诊

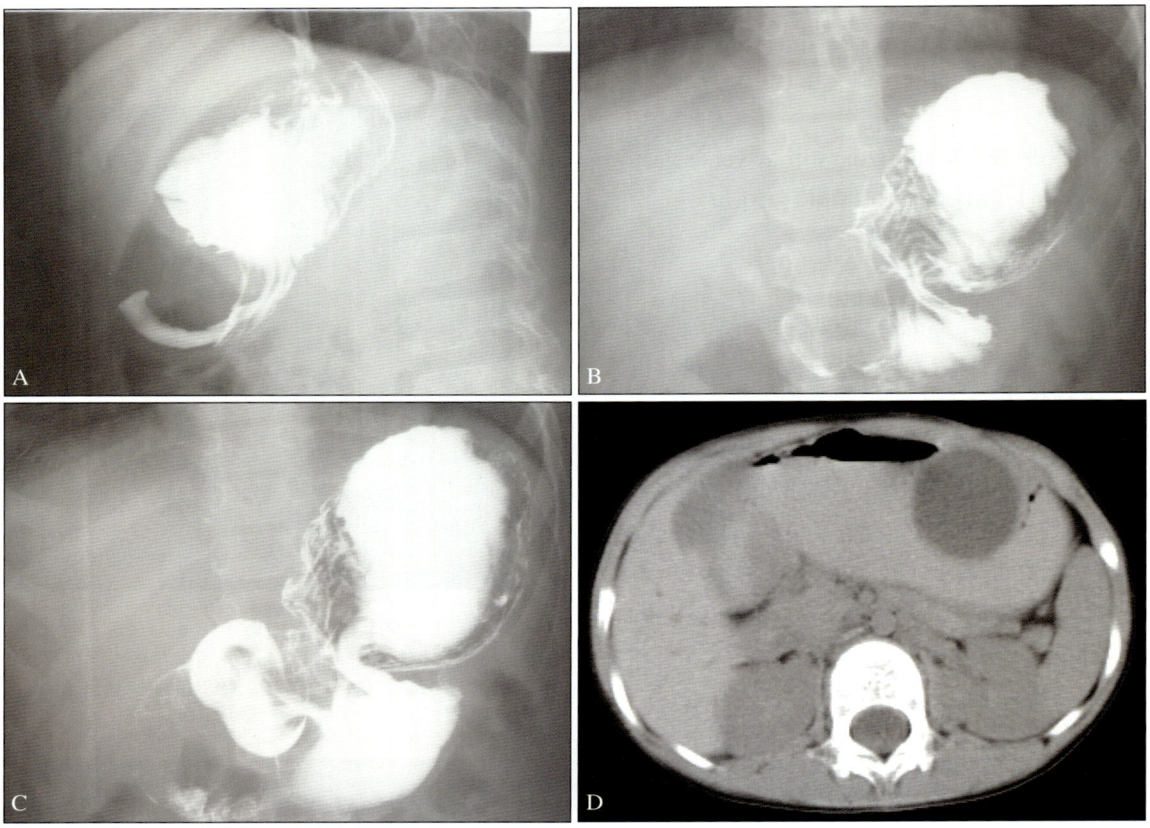

图 3-21-1 **胃、十二指肠重复畸形**
图 A ~ C 为上消化道钡餐示胃窦、十二指肠近端呈类圆形充盈缺损，幽门、十二指肠球部分辨不清；图 D 为 CT 平扫示胃体部贴近胃前壁大弯侧可见圆形充盈缺损，边缘光滑，密度均匀，CT 值为 9.25Hu，直径约 3.5cm。十二指肠近端椭圆形混杂密度影。手术证实：胃内重复畸形，十二指肠重复畸形

重点推荐文献

[1] Cunningham SC，Hansel DE，Fishman EK，et al. Foregut duplication cyst of the stomach. J Gastrointest Surg，2006，10：620-621.

[2] Khoury T，Rivera L：Foregut duplication cysts：a report of two cases with emphasis on embryogenesis.World J Gastroenterol，2011，17：130-134.

第 22 节 先天性胃窦部膜式狭窄

【概念与概述】

先天性胃窦部膜式狭窄（membranous stenosis of the gastro antrum）又称胃窦蹼、幽门前隔膜，狭窄严重者需手术治疗

【影像表现】

X 线表现

腹部平片可显示胃泡扩张，肠内积气较少，钡餐检查是确诊本病主要方法

- 钡餐所见
  - 隔膜孔：狭窄严重者，钡剂通过膜孔呈钝的圆柱影（与幽门狭窄的鸟嘴征不同）
  - 胃窦小囊：隔膜与幽门管之间充盈钡剂，如十二指肠球部同时充盈则形成“双球征 "。如胃窦小囊处于收缩状态则与幽门痉挛相似，胃窦小囊偏向一侧时则呈憩室状
  - 当隔膜两侧均充钡时隔膜显影呈光滑的切迹状透亮影厚 1.5 ~ 5mm，形态较固定与蠕动波不同

诊断与鉴别诊断精要

- 本病需与幽门痉挛及胃窦憩室鉴别。幽门痉挛充钡时幽门管最宽不超过 5mm，而胃窦小囊宽径可大于 5mm。胃窦憩室常偏向一侧且无隔膜影与本病不同

重点推荐文献

[1] Lui KW，Wong HF，Wan YL，et al. Antral web-a rare cause of vomiting in children. Pediatr Surg Int，2000，16：424-425

第 23 节 胃壁肌层缺损

【概念与概述】

- 胃壁肌层缺损（defects of gastric musculature）为新生儿气腹常见原因之一

【病因与病理】

- 病理改变多见于胃大弯侧，浆膜和肌层缺损，黏膜外突并可发生破裂穿孔

【临床表现】

- 多于生后 2 ~ 6 天内发病，尤其在喂奶后突然腹胀，患儿烦躁不安，甚至休克

【影像表现】

X 线表现

- 腹部平片显示胃扩张，无张力，胃泡形态有时特殊
- 胃内可有巨大液平面
- 小肠充气少（图 3-23-1）
- 服含碘造影剂检查：胃明显扩张，幽门开放延迟，含碘造影剂下行困难。胃壁肌层缺损很难于术前做出诊断，但胃泡不规则形扩张可提示本病
- 胃穿孔后胃泡变小，腹腔内大量积气积液，肠管无粘连，腹腔内无钙化可提示胃穿孔

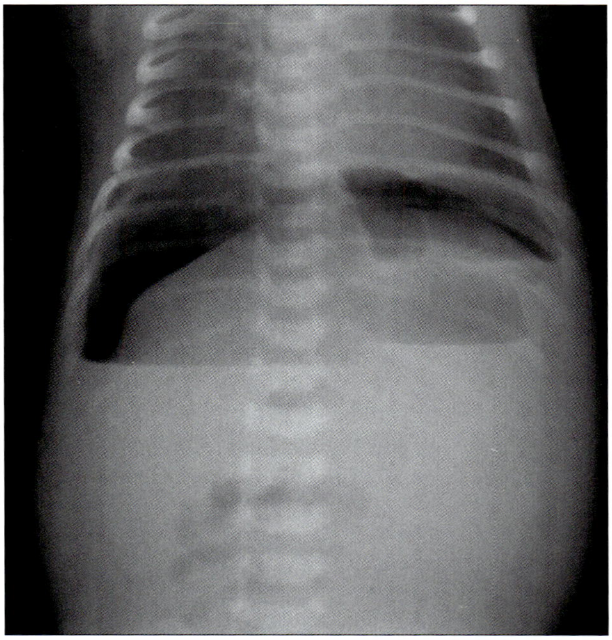

图 3-23-1 胃壁肌层缺损，液气腹
男，3 天，HIE，腹胀。腹立位片示膈下游离气体，右中腹部宽大气液平面。手术证实，胃大弯侧可见横行裂口，长约 10cm。手术病理诊断胃壁肌层缺损

重点推荐文献

[1] Kidd JN, Jackson RJ, Smith SD, Wagner CW. Evolution of staged versus primary closure of gastroschisis. Ann Surg, 2003, 237: 759-765.

第 24 节 幽门痉挛

【概念与概述】

- 幽门痉挛（pylorospasm）主要症状为间歇性呕吐，多见于生后数日小儿。上腹部触不到包块。偶见胃蠕动波，用解痉药可缓解症状

【影像表现】

X 线表现

- 多数小儿腹部充气正常。服钡检查显示胃蠕动增强。幽门管有时细长，排钡延迟，类似幽门肥大性狭窄，但胃窦及十二指肠球基底部无压迹、无乳头征。反复检查可见痉挛的幽门管增宽，有蠕动波。胃排空可延迟，但胃泡多无扩大，滞留液往往不多（图 3-24-1）

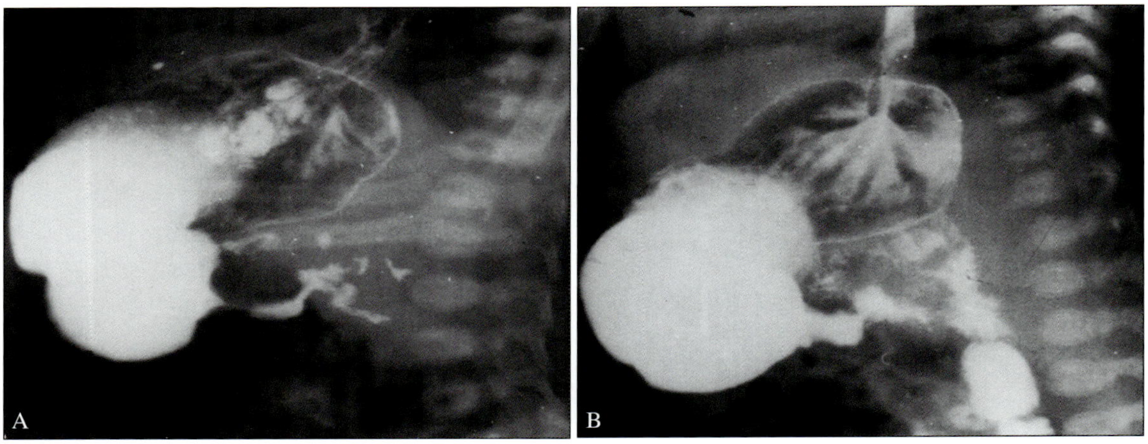

图 3-24-1 幽门痉挛

男，10 天，生后呕吐。图 A 钡餐示幽门管细长，胃窦侧似有压迹；图 B 为抗痉挛治疗 20 天后，幽门管正常，无狭窄，本例合并食管裂孔滑疝

重点推荐文献

[1] 孙国强 . 实用儿科放射诊断学 . 2 版 . 北京：人民军医出版社，2011.

第 25 节 婴儿肥厚性幽门狭窄

【概念与概述】

- 婴儿肥厚性幽门狭窄（hypertrophic pyloric stenosis）系由幽门环肌肥厚所致幽门管腔狭窄。为小婴儿最常见的呕吐原因之一

【临床表现】

- 多见于足月产正常婴儿，男多于女，约 5 : 1。生后 2 ～ 3 周（极少数于生后第 1 周末）开始呕吐，逐渐加重呈喷射性呕吐，吐物不含胆汁，80% ～ 90% 于右上腹可触及橄榄样肿物

【影像表现】

X 线表现

- 腹部平片：胃泡明显扩张，胃内滞留液较多。

胃壁增厚，小肠及结肠充气明显减少

- 钡餐检查：如胃内滞留物较多应插胃管吸出胃内容物然后服钡检查。最佳体位是左前斜位，服钡不要过多，主要有三个特点：①幽门管阻塞征象：胃扩大，胃钡剂排空延迟，蠕动增强；②幽门管细长：呈线状长 1.5 ～ 3cm，宽 1 ～ 3mm，弧形向上，称为“线样征”，（图 3-25-1A）。③环肌肥厚的征象：肥厚的环肌对胃窦一侧的压迫可产生弧形压迹即“肩征”（图 3-25-1B），对十二指肠球基底部产生的压迹使球部呈蘑菇状改变称为“蕈征”，在幽门管之前胃小弯侧常可见一持续的蠕动波称为“乳头征”（3-25-1C），有时钡剂通过幽门管十分困难，仅在幽门口处钡剂充盈呈鸟嘴状称为“鸟嘴征”（图 3-25-1C）
- B 超检查可直接显示幽门肌层为环形低回声暗区，管壁黏膜为强回声区。能直接反映幽门状况，若肌层厚度大于或等于 4mm 时可确诊。近年来已部分取代了上消化道造影

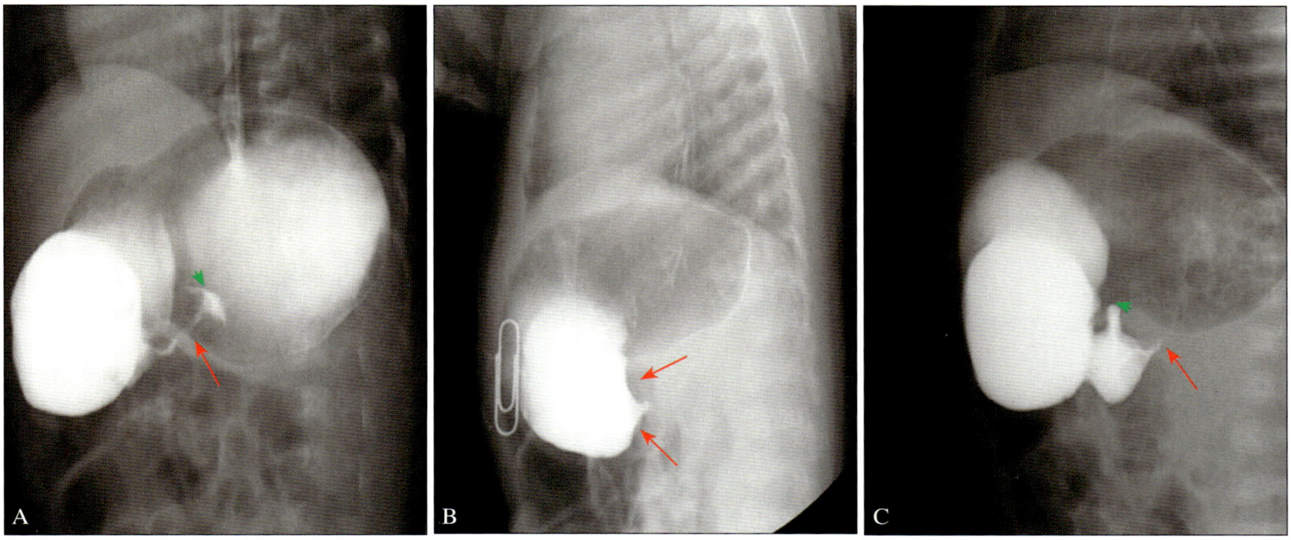

图 3-25-1 婴儿幽门肥厚性狭窄

男，1 个月，反复呕吐奶 2 周。上消化道钡餐，图 A 示幽门管延长，可见“线样征”（红箭）。十二指肠球底部受压，呈“蕈征”（绿箭）；图 B，胃窦受压呈“肩征”（红箭）；图 C 示幽门口处“鸟嘴征”（红箭），及乳头征（绿箭）

诊断与鉴别诊断精要

- 钡餐胃钡剂排空延迟，蠕动增强，幽门管细长，“鸟嘴征”
- B 超可显示幽门肌层厚度大于 4mm 时

重点推荐文献

[1] Hernanz-Schulman M. Pyloric stenosis：role of imaging. Pediatr Radiol，2009，39：S134-139.

[2] Leaphart CL，Borland K，Kane TD et al. Hypertrophic pyloric stenosis in newborns younger than 21 days：remodeling the path of surgical intervention. J Pediatr Surg，2008，43：998-1001.

[3] Hernanz-Schulman M. Pyloric stenosis：role of imaging. Pediatr Radiol，2009，39：S134-139.

第26节 胃扩张

【概念与概述】

- 胃扩张（gastric distension）常引起上腹部胀痛、呕血、脱水。病情多较重

【病因与病理】

- 常见的原因如幽门肥大性狭窄，幽门痉挛，高位小肠梗阻等。其次有坏死性胃小肠结肠炎，消化性溃疡，胃扭转等。少见的原因有胃出口处重复畸形，胃壁肌层缺损等。腹膜炎、胆囊炎、胰腺炎可导致反射性胃扩张。小儿暴食亦可引起胃扩张

【影像表现】

X线表现

- 腹平片显示左上腹可见巨大胃泡影，胀气扩大的胃泡下界可达下腹部（图3-26-1），小肠充气少。有胃壁坏死时可出现胃壁积气，在大弯侧可见线状或囊状透亮区
- 胃扩张同时有十二指肠和空肠近端扩张时可提示高位肠梗阻存在。胃扩张同时有横结肠胀气时应想到胰腺炎的可能性。胃扩张同时有小肠扩张时可提示麻痹性肠梗阻、腹膜炎、肠炎等。胃扩张合并右上腹肠管胀气时可提示胆囊炎的可能性
- 膈疝合并胃扩张时可有胃嵌顿的可能性
- 胃扩张穿孔后可发生液气腹，积气积液较多，可见横贯全腹大液平面。亦可发生膈下感染。如穿孔部位在胃后壁亦可不发生气腹

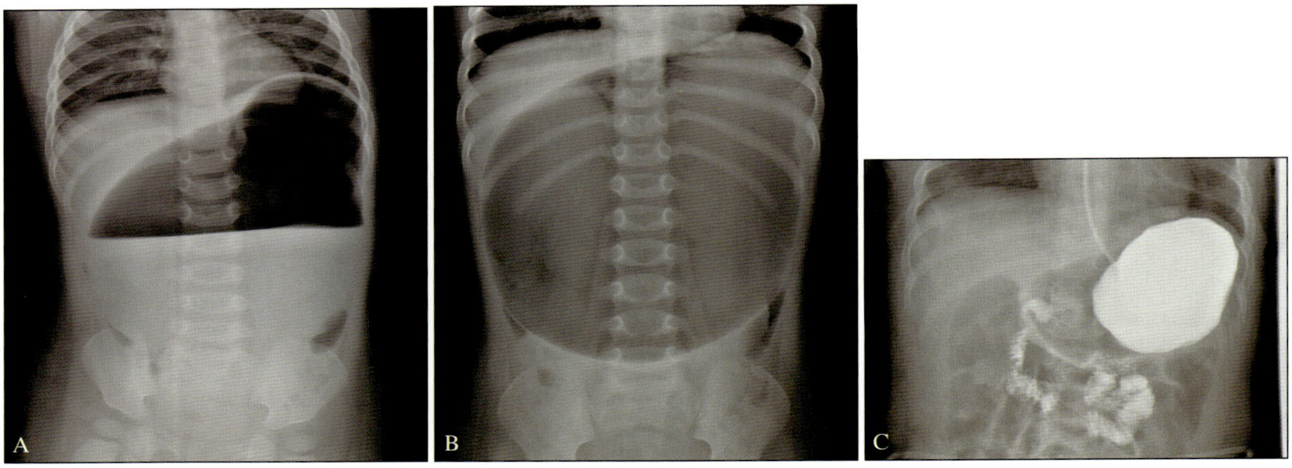

图 3-26-1 急性胃扩张

女，12个月，腹胀3天。图A为腹立位片，左上腹及中腹部巨大胃泡影，并见横贯全腹的气液平面；图B为腹卧位片，胀气扩大的胃泡下界可达下腹部；图C为钡餐，胃扩张缓解后

重点推荐文献

[1] 潘恩源，陈丽英. 儿科影像诊断学. 北京：人民卫生出版社，2007.

第 27 节　胃溃疡病

【概念与概述】

小儿胃溃疡病（gastric ulcers）较少见

【临床表现】

新生儿期常以便血、呕血、呕吐，“穿孔性腹膜炎”就诊。7 ~ 8 岁以上小儿症状类似成人。经常反复出现上腹痛，有时伴有消瘦、呕吐、呕血、胃穿孔症状。病因可能与胃酸分泌过多、缺氧、应用激素及阿司匹林治疗有关

【影像表现】

X 线表现

- 新生儿期胃溃疡易穿孔，腹部平片显示大量气腹及横贯全腹大气液面。如溃疡位于胃底后侧或胃窦部为大网膜所遮盖，胃泡仍可存在。与胃壁肌层缺损（往往是胃大弯侧、胃泡干瘪）略有不同
- 儿童期胃溃疡好发于小弯侧呈圆形或椭圆形龛影，大多数小于 0.5cm，周围黏膜水肿，溃疡愈合时，周围黏膜可有纠集现象。合并幽门狭窄及胃扩张时，胃内滞留液增多，钡剂通过延迟（图 3-27-1）

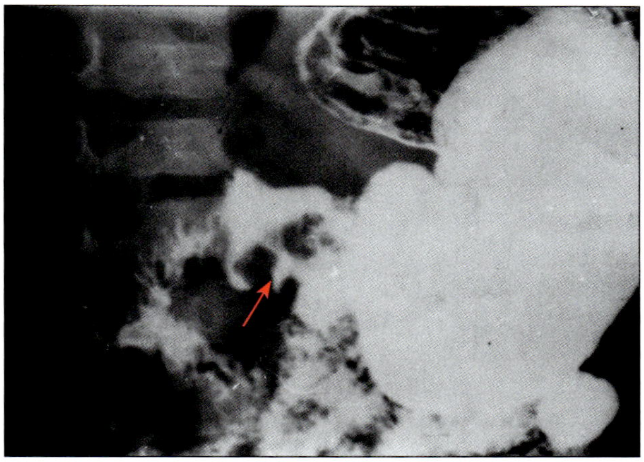

图 3-27-1　**幽门管溃疡**
男，11 岁。上消化道钡餐示幽门管下壁龛影形成（红箭）

重点推荐文献

[1] 孙国强 . 实用儿科放射诊断学 . 2 版 . 北京：人民军医出版社，2011.

第 28 节　慢性胃炎

【概念与概述】

- 慢性胃炎（chronic gastritis）小儿少见。临床表现为上腹部痛、呕吐，内容物为黏液，少数人呕血，食欲减低、消瘦

【影像表现】

X 线表现

- 轻者 X 线无阳性发现。重者钡餐显示空腹胃内滞留液增多，胃蠕动增强或减弱，有激惹现象。胃黏膜粗厚，欠规则，病变以胃窦部明显，可并发胃黏膜脱垂及十二指肠炎

重点推荐文献

[1] 潘恩源，陈丽英 . 儿科影像诊断学 . 北京：人民卫生出版社，2007.

第29节 巨大肥厚性胃炎

【概念与概述】

- 巨大肥厚性胃炎（menetrier's disease）儿童较成人少见。病因不明，可自愈或缓解

【临床表现】

- 临床表现为腹痛、恶心、呕吐，蛋白丢失性肠病、低蛋白血症。造成水肿、腹水。可有呕血、黑便或贫血

【影像现表】

X线表现

- 钡餐检查显示胃底和胃体黏膜皱襞肥大、扭曲。钡气双对比检查显示较好

重点推荐文献

[1] 孙国强. 实用儿科放射诊断学. 2版. 北京：人民军医出版社，2011.

第30节 腐蚀性胃炎

【概念与概述】

- 腐蚀性胃炎（corrosive gastritis）多见于儿童误服强酸所致，严重的可因胃穿孔致死

【影像表现】

X线表现

- 急性期一般不做X线检查
- 20天以后可服泛影葡胺25%浓度确认无瘘后服钡检查
- 胃蠕动减弱，胃壁有多数小溃疡使胃边缘呈锯齿状。由于疤痕收缩使胃变形不规则呈牛角形或沙钟状。胃容积变小，胃窦部狭窄，胃底或胃体部可有憩室样改变，胃出口有梗阻
- 食管常扩张，可有胃——食管反流（图3-30-1）

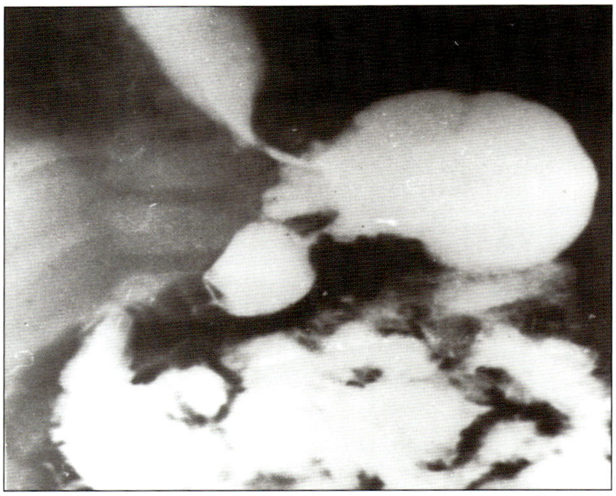

图3-30-1 **腐蚀性胃炎**
男，7岁，误服"硫酸"一口。钡餐显示胃变形缩小，呈"沙钟状"

重点推荐文献

[1] 潘恩源，陈丽英. 儿科影像诊断学. 北京：人民卫生出版社，2007.

第31节 胃石症

【概念与概述】

- 胃石症（gastrolith）。小儿胃内异物较少见，我国多见于进食大量柿子和黑枣（0.5～1.5 kg）所形成的柿石和黑枣石。空腹食入柿子或黑枣，其所含果胶和鞣酸与胃酸作用凝固成团块，形成结石

【临床表现】

- 临床表现为上腹部不适、呕吐、消瘦、腹痛，进食后加重。于上腹部或偏左侧可触及包块，质稍硬，可活动

【影像表现】

X 线表现

- 柿石或黑枣石显示为密度不均匀软组织包块影位于胃内，包块影可随体位移动
- 钡餐显示胃内较大的一块或数块形态不规则的充盈缺损，与胃壁无相连，可随体位移动
- 胃壁光滑完整，幽门无梗阻。有时可见暂时性受阻，但改变体位或给手法按摩后钡剂可顺利通过（图 3-31-1）

【鉴别诊断】

- 本病需与胃内肿瘤鉴别。由于胃石可移动，胃壁完整不受侵犯，胃蠕动存在，加上口服柿子或黑枣历史与肿瘤不难鉴别

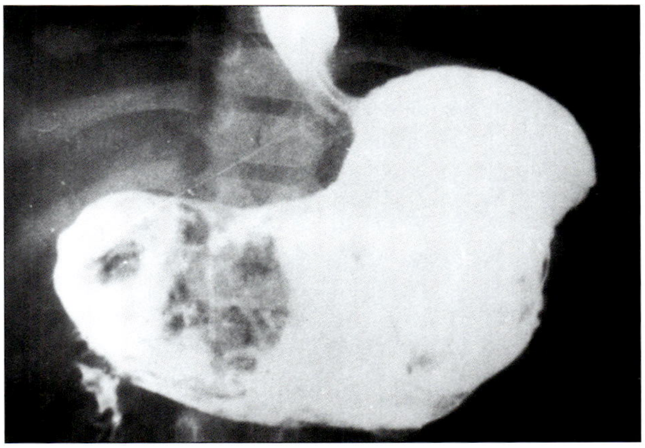

图 3-31-1 黑枣胃石

女，2 岁，3 天前吞食大量黑枣。钡餐示胃窦部不规则块状充盈缺损，可移动，胃壁柔软，蠕动弱

重点推荐文献

[1] 孙国强. 实用儿科放射诊断学. 2 版. 北京：人民军医出版社，2011.

第 32 节 胃肿瘤

【概念与概述】

- 小儿胃肿瘤（neoplasms of the stomach）较少见。良性肿瘤有息肉、错构瘤、平滑肌瘤、畸胎瘤；恶性肿瘤有腺癌及恶性淋巴瘤、类癌

【临床表现】

- 多以消化道出血（呕血、便血）、腹痛就诊。可有食欲缺乏、消瘦、贫血等症状。有时腹部可触及肿物

【影像表现】

X 线表现

- 胃良性肿瘤呈边缘光滑，圆形或卵圆形充盈缺损，大小不等，可单发或多发（图 3-32-1）息肉有蒂
- 平滑肌瘤广底、瘤体较大边缘光滑。周围胃黏膜正常，蠕动正常，胃壁较柔软
- 胃畸胎瘤可有钙化
- 恶性胃肿瘤如腺癌可见较大充盈缺损，黏膜破坏，表面有龛影，胃黏膜粗乱。小肠可有转移灶
- 胃恶性淋巴瘤呈不规则大块充盈缺损，胃壁广泛浸润，蠕动消失，最后确诊依靠病理
- 胃类癌表现较大的充盈缺损，形态不规则，黏膜破坏，病变区蠕动消失，与恶性淋巴瘤不易区别

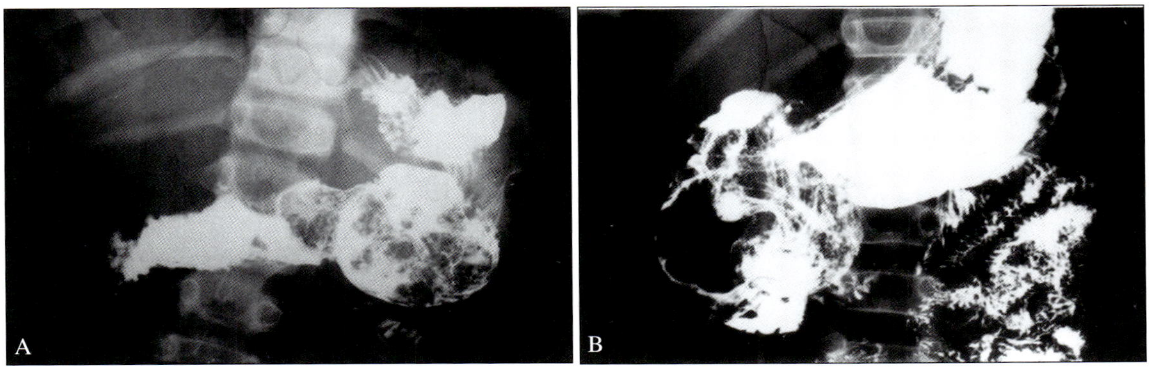

图 3-32-1 皮肤黏膜色素沉着合并胃肠道多发息肉综合征

图 A 为钡餐示胃体及胃窦部多个大小不等充盈缺损；图 B 示胃息肉并发胃套叠

重点推荐文献

[1] Harting MT，Blakely ML，Herzog CE，et al. Treatment issues in pediatric gastric adenocarcinoma. J Pediatr Surg，2004，39：e8-10.

[2] Ladd AP，Grosfeld JL. Gastrointestinal tumors in children and adolescents. Semin Pediatr Surg，2006，15（1）：37-47.

第 33 节 胃肠道间质瘤

【概念与概述】

- 胃肠道间质瘤（gastrointestinal stromal tumor，GIST）是来源于胃肠道间叶组织的具有非定向分化特征的间质肿瘤。本病儿童少见

【病因与病理】

- 胃肠道间质瘤被认为是一种潜在的恶性肿瘤，发生于小肠的恶性程度较其他部位高

【临床表现】

- 常见的临床症状为腹痛，黑便或偶然发现

【影像表现】

- 肿瘤表现为软组织占位，呈圆形或类圆形或呈分叶状，肿瘤内密度可均匀，亦可出现液化坏死，甚至囊变，多数强化不均匀。肿瘤可向腔内或腔外生长，也可同时向腔内、外生长。胃肠钡剂造影可见腔内肿瘤，CT 检查能显示肿瘤全貌，密度，有无钙化及液化坏死、囊变，增强 CT 对诊断淋巴结转移、周围脏器的情况有帮助（图 3-33-1）。超声检查可为本病诊断提供帮助

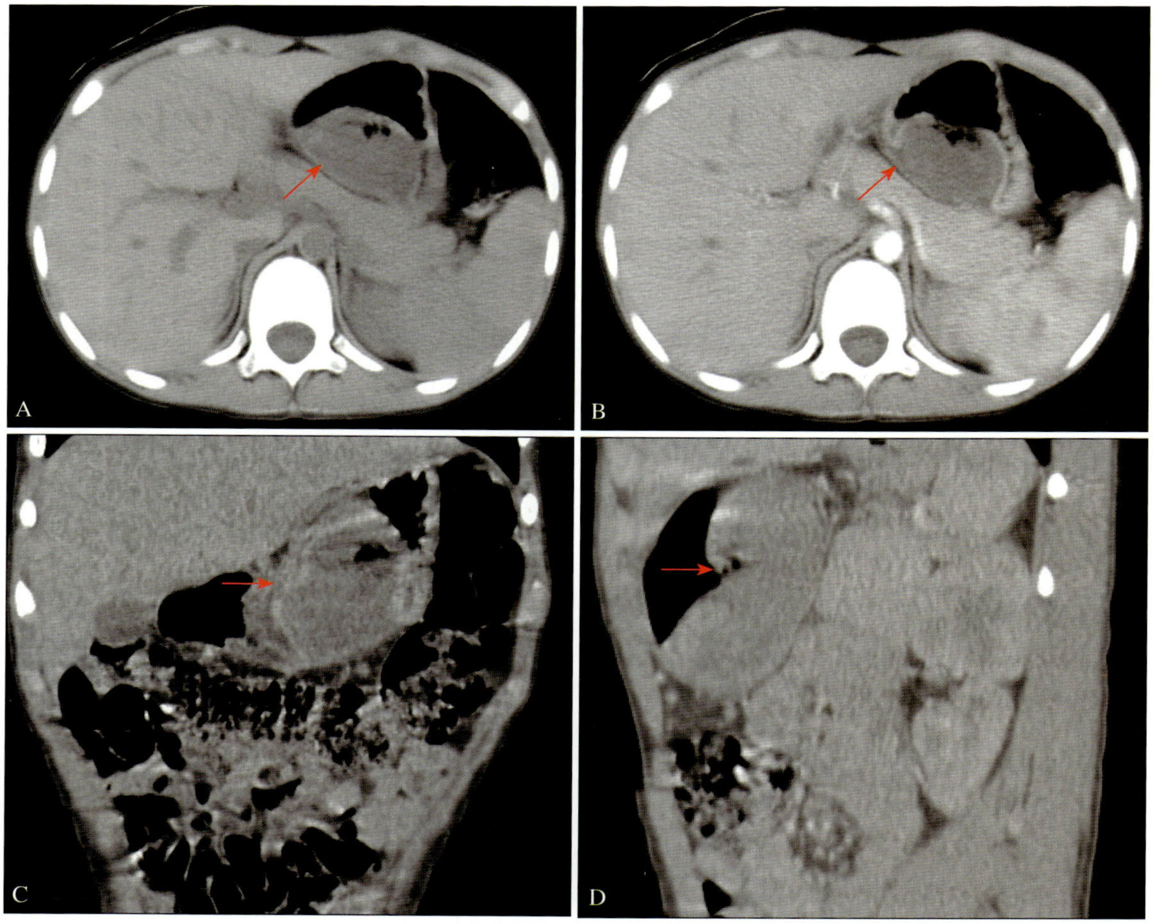

图 3-33-1 胃壁间质瘤

男，10 岁，反复呕血 1 月余。图 A 为 CT 平扫，示胃后壁可见不规则稍低密度影，包块突入胃腔（红箭）；图 B 为增强后，病变呈不均匀轻度强化（红箭）；图 C、图 D 为冠状位和矢状位重建，可良好显示肿瘤范围及位置，病变边缘环形强化（红箭）

重点推荐文献

[1] Ladd AP，Grosfeld JL. Gastrointestinal tumors in children and adolescents. Semin Pediatr Surg，2006，15（1）：37-47.

第 34 节　胃黏膜脱垂症

【概念与概述】

- 胃黏膜脱垂症（prolapse of gastric mucosa）可见于儿童，胃窦黏膜松弛，经幽门管脱出至十二指肠球部

【临床表现】

- 临床表现为上腹痛，常为发作性疼痛，伴有呕血、黑便、恶心、呕吐及食欲缺乏等

【影像表现】

X 线表现

- 钡餐检查胃蠕动增加，幽门管增宽，胃黏膜自幽门管突入，十二指肠球基底部一侧或两侧呈小充盈缺损，使球部呈蘑菇状，球外形除基底部外正常
- 检查过程中基底部充盈缺损可大可小或消失，压迫胃窦部时可明显。如胃黏膜脱垂合并溃疡时可有黏膜改变，龛影及十二指肠球变形

重点推荐文献

[1] 潘恩源，陈丽英．儿科影像诊断学．北京：人民卫生出版社，2007.

第 35 节　十二指肠闭锁和狭窄

【概念与概述】

- 十二指肠闭锁和狭窄（duodenal atresia and stenosis）为新生儿常见的十二指肠梗阻原因。早产儿占 60%。母亲常有羊水过多。约 30% 梗阻位于 Vater 氏壶腹近端

【临床表现】

- 呕吐为主要症状。可并发肠旋转不良、环形胰、食管或直肠肛门闭锁、先天性心脏病等

【影像表现】

X 线表现

- 腹部立位平片，十二指肠闭锁的典型表现为“双泡征”（图 3-35-1），即胃和十二指肠内各有一个气液面
- 如为十二指肠远端闭锁亦可为“三泡征”。在十二指肠降段和水平段各有一气液面，其他腹部无充气肠管
- 如梗阻以上十二指肠潴留液体，仅胃泡含气时则呈“单泡征”
- 如呕吐后拍片“双泡征”可不明显，此时可

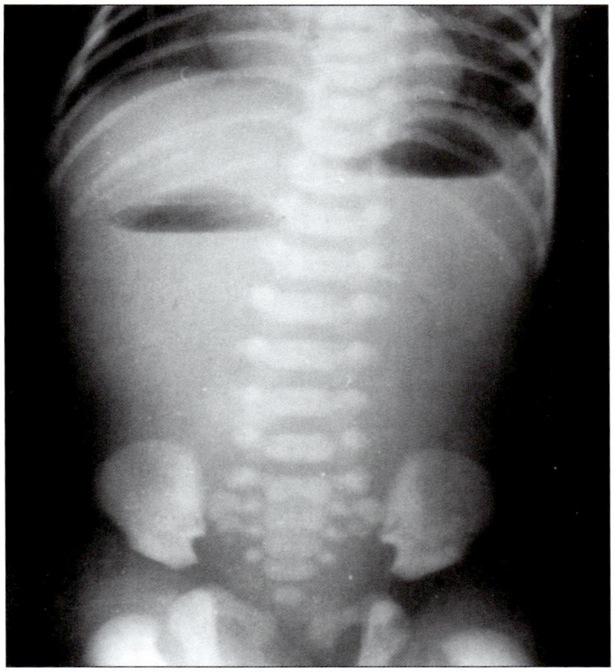

图 3-35-1　十二指肠远端闭锁

男，2 天，生后呕吐。腹立位片示“双泡征”。手术证实

通过胃管注气或注入造影剂显示闭锁处为一圆钝的盲端呈“风兜状”诊断即可明确（图 3-35-2）。钡灌肠检查显示：结肠细小。由于肠分泌物较多，结肠细小并不严重宽径可达 1cm，直肠壶腹大致正常

十二指肠狭窄多为膜式狭窄。隔膜上有小孔

- 狭窄以上十二指肠及胃有不同程度扩张，并有气液面
- 狭窄以下小肠充气正常或减少
- 钡餐检查：胃及梗阻以上十二指肠扩张，幽门管增宽，狭窄部位有时可见隔膜状充盈缺损及狭窄孔大小。钡剂下行困难

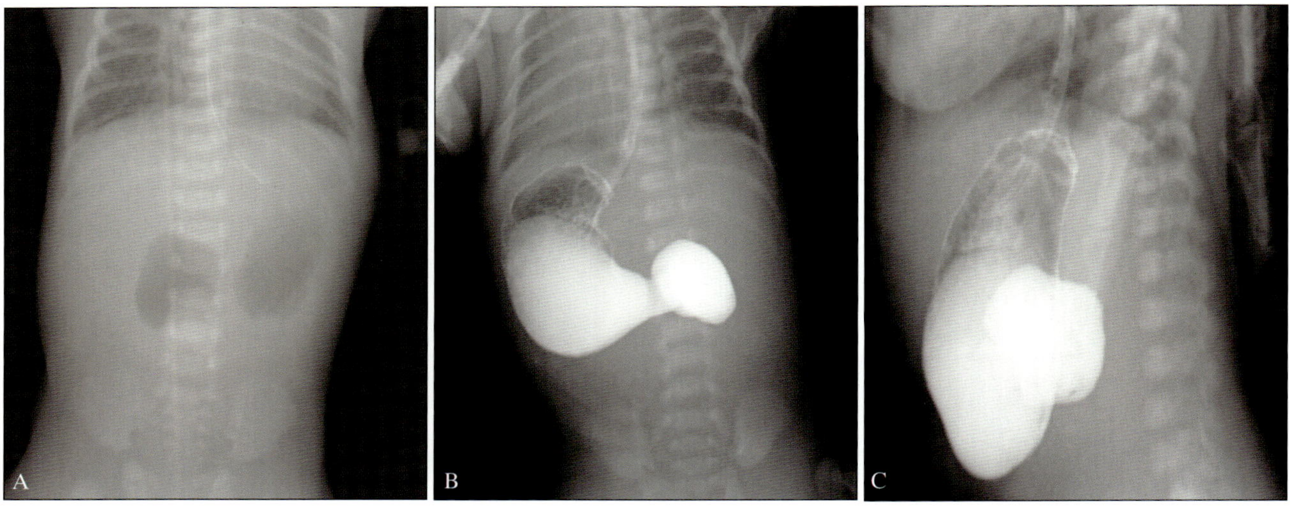

图 3-35-2 十二指肠闭锁

女，1 天，生后呕吐伴腹胀 4 小时。图 A，腹卧位片，示双泡征，余腹无气；图 B、图 C，钡剂造影俯卧位及侧位，示十二指肠降段起始处扩张呈球形，并可见收缩蠕动，其远端为圆钝盲端，呈风兜征。造影剂未见下行，远端肠管未见充气

诊断与鉴别诊断精要

- 腹部立位平片表现为“双泡征”
- 狭窄以下小肠充气正常或减少
- 钡餐检查：胃及梗阻以上十二指肠扩张，幽门管增宽，钡剂下行困难

重点推荐文献

[1] Maglinte DD，Kelvin FM，Rowe MG et al。 Small-bowel obstruction：optimizing radiologic investigation and nonsurgical management. Radiology，2001，218：39-46.

[2] van Rijn RR，van Lienden KP，Fortuna TL et al Membranous duodenal stenosis：initial experience with balloon dilatation in four children. Eur J Radiol，2006，59：29-32.

[3] Tashjian DB，Moriarty KP. Duodenal atresia with an anomalous common bile duct masquerading as a midgut volvulus.J Pediatr Surg，2001，36：956-957.

第 36 节　环状胰腺

【概念与概述】

- 环状胰腺（annular pancreas）为十二指肠梗阻原因之一

【病因与病理】

- 主要病理改变为胚胎期腹侧胰芽在向右、向后与背侧胰芽融合过程中粘连与包绕十二指肠降段中部，导致十二指肠狭窄或闭锁

【临床表现】

- 临床表现视狭窄程度而定。严重狭窄以呕吐为主，可有胃型和胃蠕动波

【影像表现】

X 线表现

- 腹部平片显示："双泡征" 提示十二指肠完全梗阻。如胃泡，十二指肠扩张，小肠充气少，提示不全性十二指肠梗阻表现。部分病例腹部平片无异常发现
- 钡餐检查：胃及十二指肠近端不同程度扩张，蠕动增强。十二指肠降段中部狭窄或闭锁，有时降段梗阻点右缘可见限局性压迹。狭窄段以下钡剂充盈少，不连续（图 3-36-1）
- 钡灌肠检查：结肠大小，形态，位置大致正常。此点有助于鉴别肠闭锁（细小结肠）及肠回转不良（盲肠和结肠位置异常）

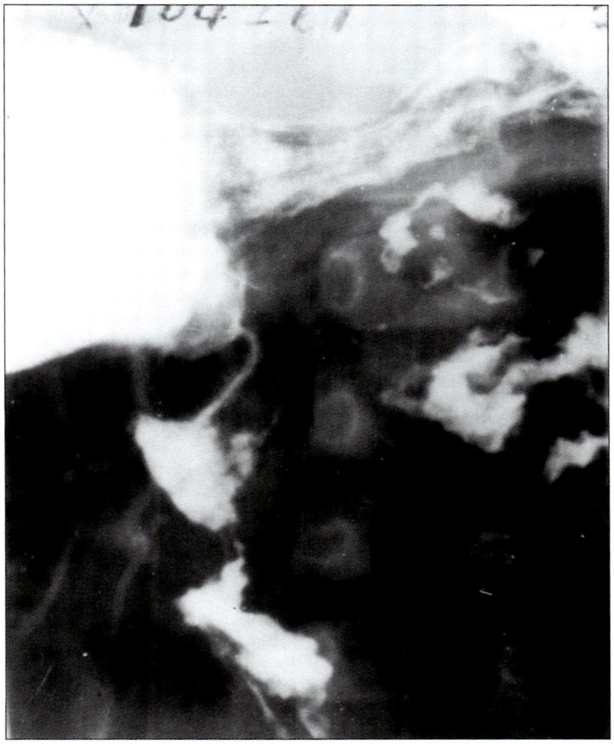

图 3-36-1　**环状胰腺**
男，9 岁。钡餐示十二指肠降段呈线状狭窄长 2cm，宽径 0.1cm，以上肠管扩张

重点推荐文献

[1] Nicholas JZ, John AS, Henry AP, et al.Annular pancreas: dramatic differences between children and adults.J Am Coll Surg, 2008, 206: 1019-1027.
[2] 石国儿，毛定飚 . 环形胰腺的 CT 诊断价值 . 医学影像学杂志，2007，19：1314-1318.
[3] Ueki, Yao T, Beppu T, et al. Three-dimensional computed tomography pancreatography of an annular with special reference to embryogenesis. Pancreas, 2006, 32: 426-429.

第 37 节 先天性肠回转不良

【概念与概述】

- 胚胎 5 ~ 10 周中肠自脐部向外突出。随腹腔增大突出的小肠还纳腹腔并向逆时针方向旋转 270°。若突出的小肠未还纳、还纳的小肠未旋转、旋转过程中停滞或反方向旋转，生后可发生脐膨出。中肠未旋转或旋转不良（malrotation of the midgut），盲肠与后腹膜之间常有腹膜带压迫十二指肠，导致外压性肠梗阻。由于升结肠未固定易发生顺时针小肠扭转

【临床表现】

- 临床表现为呕吐胆汁或咖啡样物。便秘或出现血便。亦可自行缓解或间断反复出现症状。严重者可出现腹膜炎休克乃至死亡

【影像表现】

- 先天性脐膨出（omphalocele）是中肠旋转早期停滞表现，通常不进行 X 线检查。腹平片显示脐疝内有充气肠管影。服钡或钡灌肠检查：小肠、结肠可短小及回转不良
- 中肠未旋转：多见于年长儿体检中或因腹痛就诊时行钡餐检查发现。十二指肠框未形成，水平段下行。十二指肠空肠交界处在右腹部。小肠大部在右腹部，结肠在左腹部。升结肠在中腹部，盲肠在中下腹，回盲部位于盲肠右侧
- 肠回转不良
    - 腹平片表现为十二指肠不全梗阻表现。胃及十二指肠梗阻近端扩张，有气液面，小肠充气减少。有时可见左腹部有较多的迂曲结肠
    - 钡餐检查：胃扩张，幽门管增宽，十二指肠降段或水平段呈完全或不全性梗阻。梗阻点呈外压性改变或有时变尖若合并肠扭转时，钡剂通过梗阻点后呈“鼠尾状”或“麻花状”。看到此征象时本病即可确诊。此时小肠充气减少分布异常或出现腹水，是肠坏死的危险征象。中肠扭转是肠旋转不良的常见并发症，指小肠绕短缩的肠系膜根部旋转，严重病例可在新生儿及小婴儿期形成肠梗阻而至胆汁性呕吐，扭转严重可引起肠缺血坏死。较轻症的病例可在幼儿期及学龄期发病，可表现为不全性梗阻或扭转 - 松解间歇性发作，临床表现不典型。上消化道钡餐显示十二指肠水平段位于脊柱右侧或前方即下行，空肠起始段呈苹果皮样或螺丝状改变，位于右腹部，过中线至左侧者少见（图 3-37-1A ~ C，图 3-37-2A ~ B）。腹膜纤维束带亦称 Ladd 束带，可位于腹腔任何部位，最常造成引起十二指肠或末端回肠压迫症状，引起肠梗阻
    - 钡灌肠检查：横结肠、升结肠大部迂曲于左腹部及中上腹部（图 3-37-1D，图 3-37-2C）。降结肠及乙状结肠似较长，盲肠常位于中上腹或右上腹部。回盲部位于盲肠右侧。盲肠游动，有时不易寻找。如有肠系膜裂孔疝发生，钡剂进入回肠后，可见回肠位置异常，位于左腹部

【鉴别诊断】

- 本病与十二指肠闭锁、狭窄和环形胰腺 X 线表现十分相似，腹平片不易鉴别。钡餐显示十二指肠闭锁处为扩大的盲端呈“风兜状”，环形胰为降段中部环形或半环形缩窄状，而本病梗阻点为外压性改变，与上述两病不同

诊断与鉴别诊断精要

- 钡餐显示十二指肠水平段位于脊柱右侧下行，空肠起始段呈螺丝状改变，位于右腹部，不至左侧
- 钡灌肠盲肠常位于中上腹或右上腹部。回盲部位于盲肠右侧

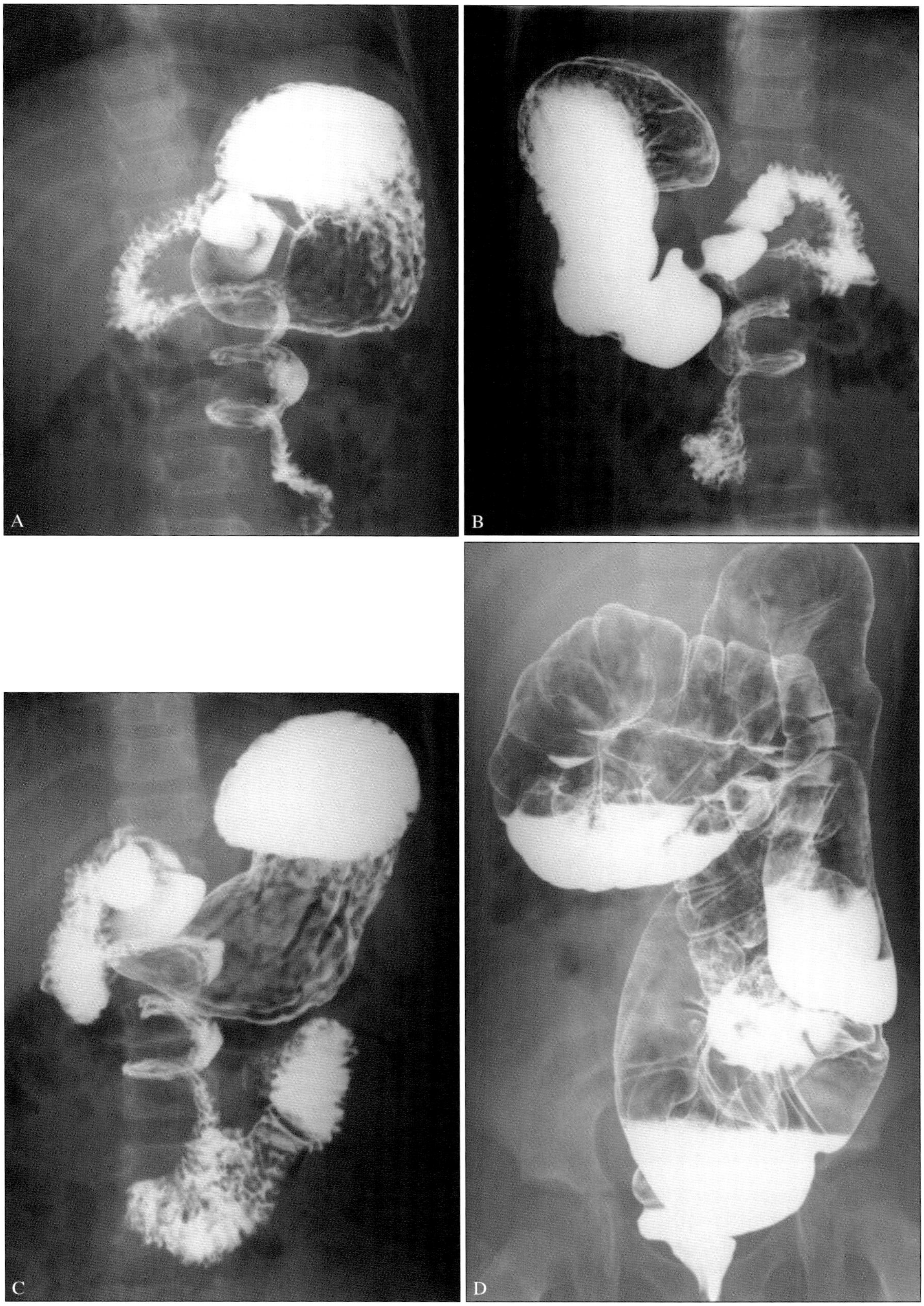

图 3-37-1 肠旋转不良合并中肠扭转

女，5 岁，间断腹痛 2 年。图 A ～ C 为上消化道造影；图 D 为钡灌肠检查。十二指肠降段形态略饱满，钡剂通过十二指肠水平段后自脊柱左缘拐头向下，呈螺旋形下行，钡剂可通过，十二指肠水平段至螺旋状肠管末端肠管形态僵、较窄，其下空肠显影，钡剂向左腹部下行。钡灌肠示盲肠、升结肠位于左中上腹部，可见阑尾显影，位于左中腹

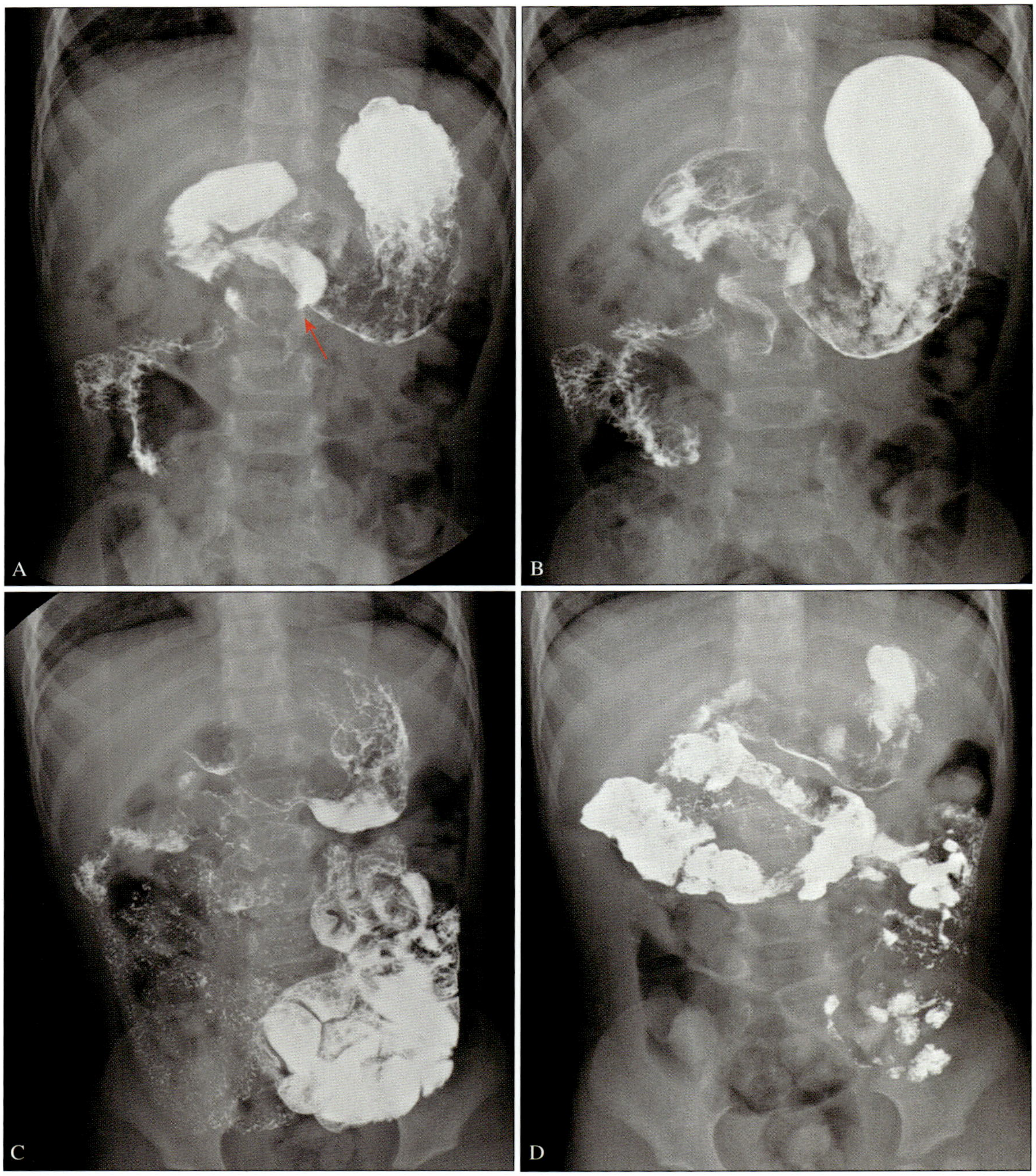

图 3-37-2 **肠旋转不良合并中肠扭转**

女，3 岁，间断腹疼，呕吐一个月。上消化道钡餐，图 A 示十二指肠降段及水平段起始部增粗，水平段末端呈鸟嘴样改变（红箭）；图 B 示十二指肠自脊柱前拐头向下，呈螺旋形；图 C 示空肠位于右侧腹部，回肠位于左侧腹部；图 D 为服钡 2 小时复查，部分钡剂进入结肠，回盲部位于左侧中上腹

重点推荐文献

[1] Applegate KE. Evidence-based diagnosis of malrotation and volvulus. Pediatr Radiol，2009，39：S161-163.
[2] Kimberly E. Applegate，James M. Anderson，Eugene C. Klatte. Intestinal Malrotation in Children：A Problem-solving Approach to the Upper Gastrointestinal Series. RadioGraphics，2006，26：1485-1500.
[3] Akira Furukawa，Shuzo Kanasaki，Naoaki Kono，CT Diagnosis of Acute Mesenteric Ischemia from Various Causes. Am. J. Roentgenol. Feb，2009，192：408-416.

第 38 节　胎粪性肠梗阻

【概念与概述】

- 胎粪性肠梗阻（meconium ileus）是由于胎粪黏稠堵塞于回肠末段导致的小肠梗阻

【病因与病理】

- 可能与胰腺分泌胰酶不足有关

【临床表现】

- 临床表现主要为呕吐，腹胀，不排胎便。腹部有时可触及“胎粪块”。肛查可有少许灰白色“胎粪”

【影像表现】

X 线表现

腹平片通常表现为低位小肠梗阻征象，但经常有以下特点可提示本病诊断

- 肠管中等胀气，胀气肠管大小不等，缺少连续扩张（图 3-38-1）
- 75% 病例缺少气液面，或远离梗阻的近端充气肠管有少许小液面（图 3-38-2）
- 梗阻点以上肠管，多于右下腹部肠管内有含小气泡的胎粪影，类似先天性巨结肠，但结肠内无气影。有时类似肠闭锁，但气液面不如肠闭锁明显

平片诊断困难时，可行钡灌肠检查。本病结肠细小显著，多数病例结肠宽径不足 0.6cm，如钡剂进入末段回肠时可见胎粪块充盈缺损，此点与回肠无神经节症和肠闭锁不同

本病诊断确立后，应用盐水或双氧水洗肠，若胎粪能排出时可保守治疗，否则需手术治疗

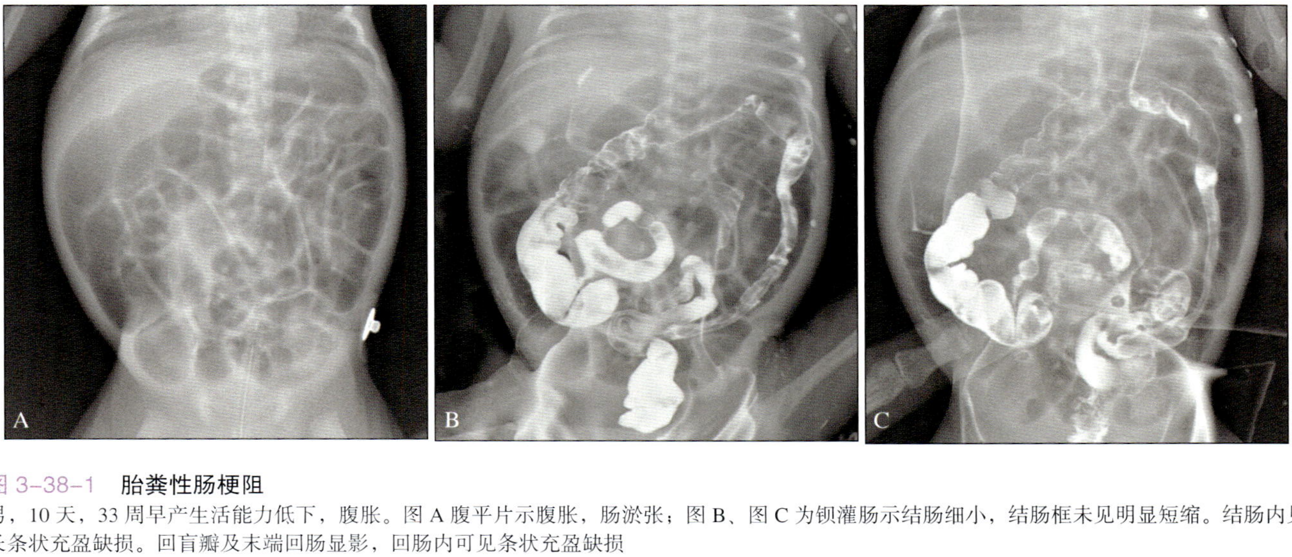

图 3-38-1　胎粪性肠梗阻
男，10 天，33 周早产生活能力低下，腹胀。图 A 腹平片示腹胀，肠淤张；图 B、图 C 为钡灌肠示结肠细小，结肠框未见明显短缩。结肠内见长条状充盈缺损。回盲瓣及末端回肠显影，回肠内可见条状充盈缺损

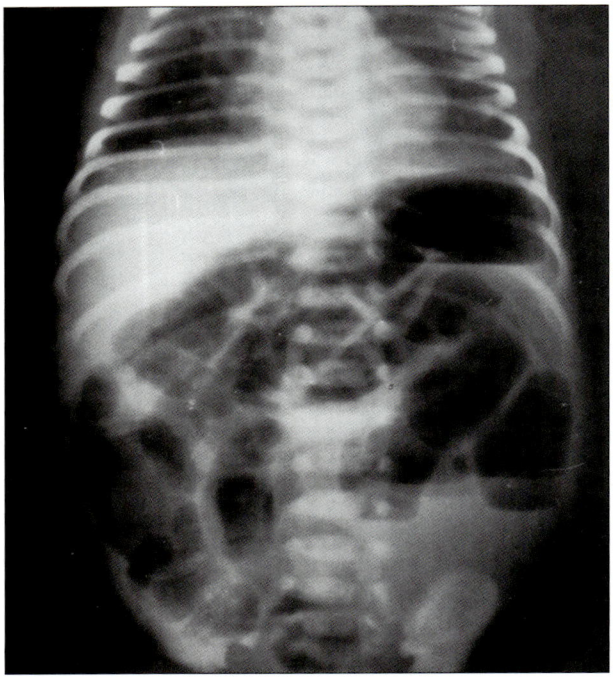

图 3–38–2 **胎粪性肠梗阻**
女，2 天。腹立位片示有腹部肠管扩张，缺少液平面。左腹部梗阻近端肠管内有小气液平面。手术：距回盲部 15cm 以上回肠内有胎粪淤积

诊断与鉴别诊断精要

- 胎粪栓塞综合征可有呕吐，腹胀，生后不排胎便与本病相似。但胎粪栓塞综合征多见于早产儿。腹平片在结肠内有气粪影。钡灌肠检查：结肠宽径正常。结肠内有多量胎便形成的充盈缺损。灌肠后症状可缓解。先天性全结肠型无神经节症有时可为细小结肠与本病相似，但前者结肠框短缩，盲肠高位，直肠壶腹消失，脾曲钝化等与本病不同

重点推荐文献

[1] Maglinte DD，Kelvin FM，Rowe MG et al. Small-bowel obstruction：optimizing radiologic investigation and nonsurgical management. Radiology，2001，218：39-46.

[2] Burge D，Drewett M. Meconium plug obstruction. Pediatr Surg Int，2004，20：108-110.

第 39 节 小肠重复畸形

【概念与概述】

- 肠重复畸形（duplication of the small intestine）亦称肠囊肿，为胚胎发育期肠空化不全所致

【病因与病理】

- 重复畸形可发生于消化道自食管至直肠的任何一部分。多数与肠管不相通。由于分泌物增多，重复畸形膨胀压迫邻近肠管，导致肠梗阻或诱发肠扭转、肠套叠。如囊肿与肠管相通，囊内衬胃黏膜，可发生溃疡，消化道出血。囊肿可位于消化管腔内，或管腔外，亦可与消化

管并行呈管道状

【临床表现】

- 患儿可出现呕吐、便秘、腹痛、血便和腹部包块

【影像表现】

X线表现

- 腹部平片可出现肠梗阻征象，有时仅有腹部软组织包块影。钡餐检查，显示包块位于腹腔内，某段小肠（通常为回肠）环绕包块与包块同步移动且不能分离。该部肠管有限局性压迹或有肠腔狭窄，有时类似Crohn's病。如囊肿与消化道相通时，钡剂可进入囊肿内，有时可见内衬较粗大的胃黏膜。钡剂自囊肿向外排空延迟，随访24h，囊肿内仍有钡剂滞留
- 钡灌肠检查：如囊肿位于回盲部时，升结肠可见受压现象。如合并肠套叠，套叠复位后，钡剂或气体进入小肠，而回盲部仍有包块影时，提示本病的存在

超声表现

- B超检查可以显示重复畸形的全貌与临近肠管的关系，是首选的检查方法

CT表现

- CT检查可以显示重复畸形的囊壁及内容物密度，可以提示与相邻肠管的位置关系，CT扫描结合B超及GI检查可以提高术前诊断的准确率，是主要的检查方法之一（图3-39-1，图3-39-2，图3-39-3）

诊断与鉴别诊断精要

- 囊性，紧靠肠段

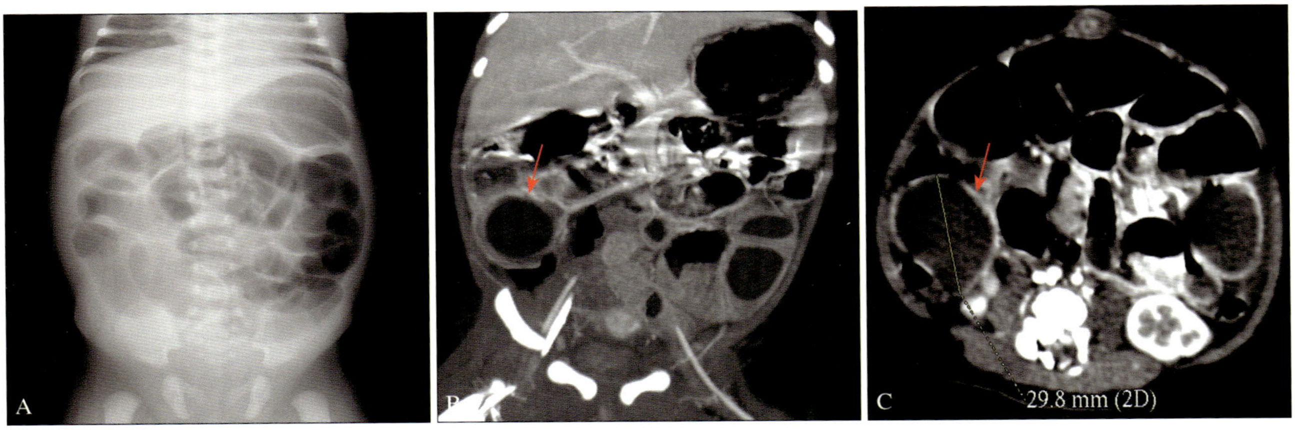

图3-39-1 肠重复畸形

女，3天，体检发现腹部包块3天。图A为腹平片示肠管胀气；图B、图C为增强CT重建图像，示右下腹囊性病变，增强后囊壁轻度强化，可见肠系膜动脉分支包绕（红箭）。手术：回盲部近端见肠重复畸形，重复肠管直径约2cm，近端肠管扩张明显，血运差，远端肠管萎瘪，重复肠管在正常肠管系膜缘，与正常肠管共壁

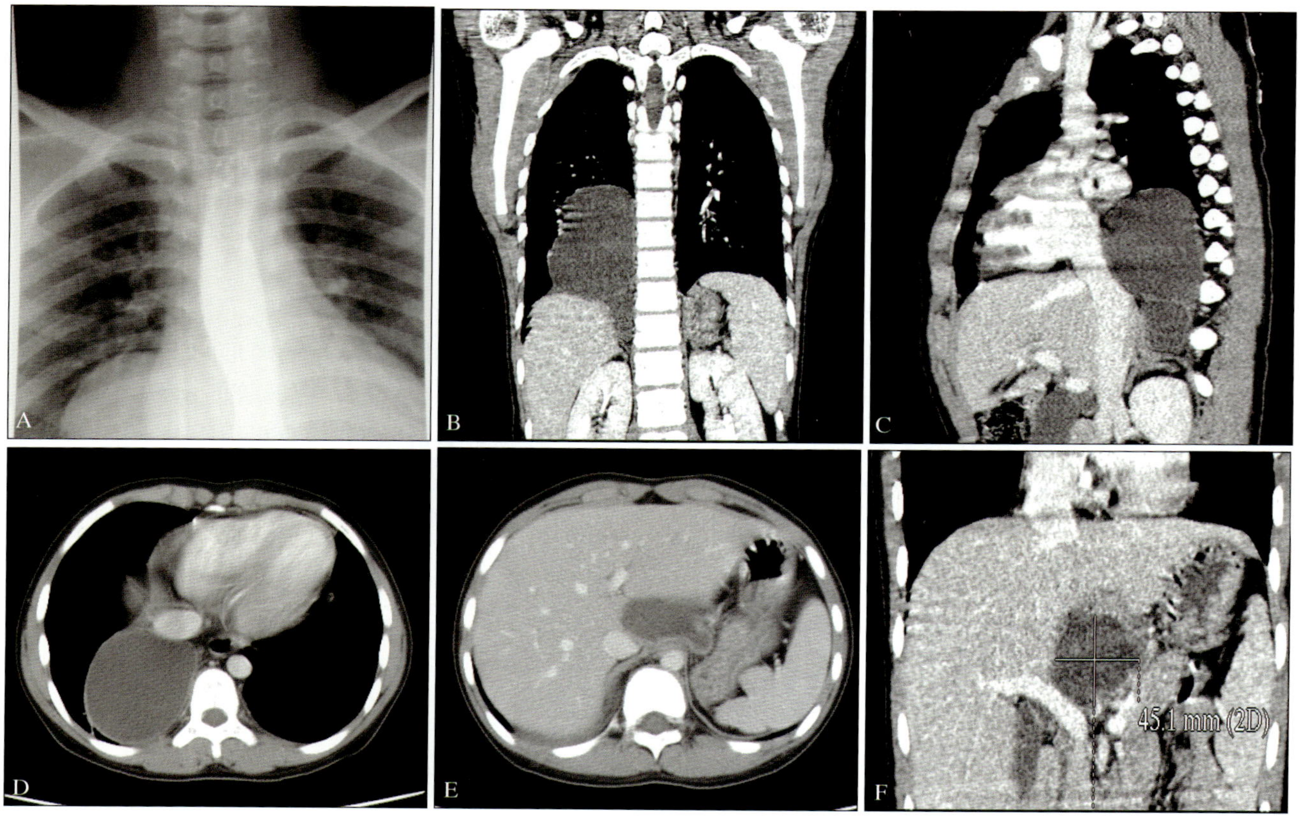

图 3-39-2 食管、十二指肠多发肠重复畸形

男，12 岁，间断面色苍白 10 个月。图 A 为胸正位片右后纵隔不规则形囊性病变，病变贴近右侧脊柱旁沟；图 B、C 为增强 CT 冠状位和矢状位重建；图 D 为增强扫描横轴位，示食管囊肿未与椎管内相通，无强化；图 E、图 F 为 CT 增强扫描横轴位和冠状位重建，示胃体右侧，腹主动脉及腔静脉前方另一个不规则囊性病变，向下延伸至胰腺后部（图 C），门静脉左侧。手术证实

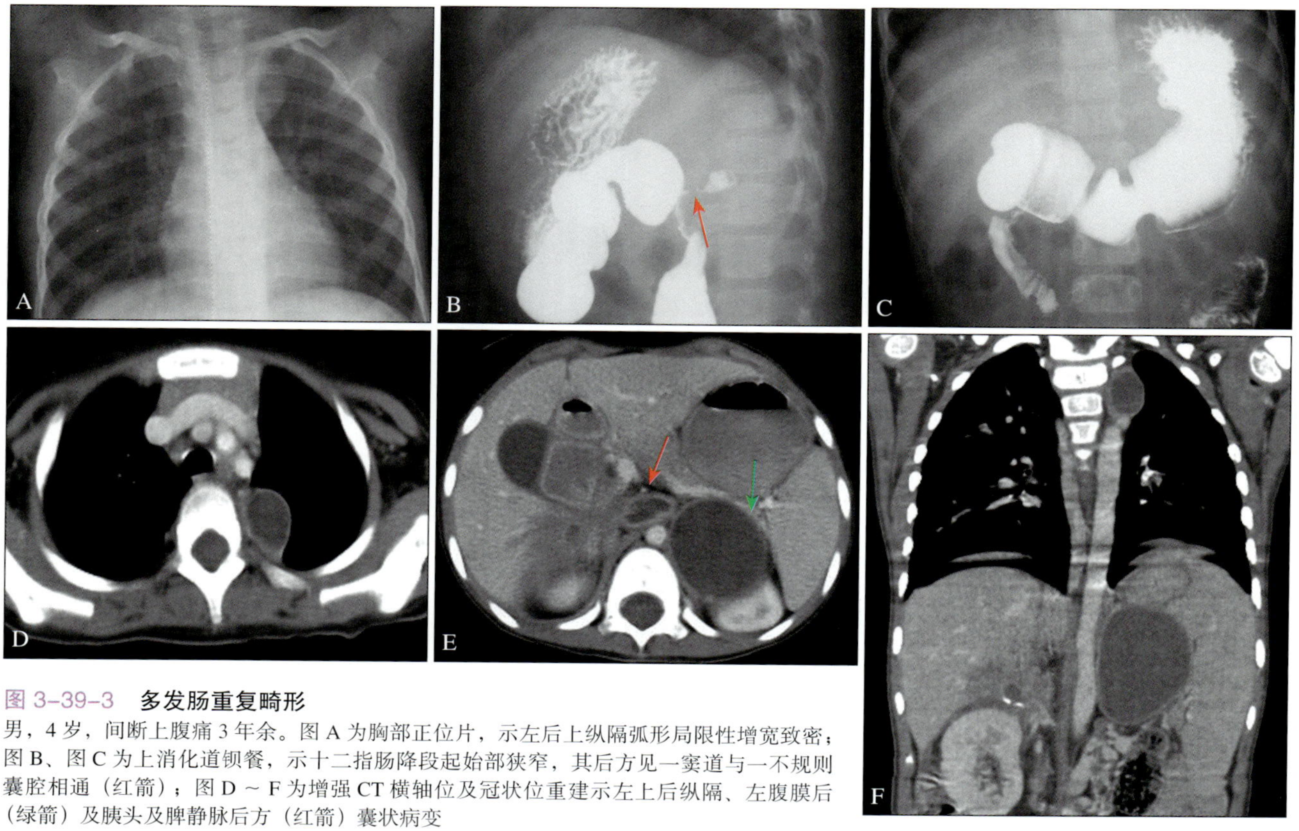

图 3-39-3 多发肠重复畸形

男，4 岁，间断上腹痛 3 年余。图 A 为胸部正位片，示左后上纵隔弧形局限性增宽致密；图 B、图 C 为上消化道钡餐，示十二指肠降段起始部狭窄，其后方见一窦道与一不规则囊腔相通（红箭）；图 D ~ F 为增强 CT 横轴位及冠状位重建示左上后纵隔、左腹膜后（绿箭）及胰头及脾静脉后方（红箭）囊状病变

重点推荐文献

[1] Maglinte DD, Sandrasegaran K, Lappas JC. CT enteroclysis: techniques and applications. Radiol Clin N Am, 2007, 45: 289-301.

[2] Maglinte DD, Bender GN, Heitkamp DE et al (2003) Multidetector-row helical CT enteroclysis. Radiol Clin North Am 41: 249-262.

第 40 节 小肠闭锁和狭窄

【概念与概述】

- 小肠闭锁和狭窄（atresia and stenosis of the small intestine）是新生儿最常见肠梗阻原因之一

【病因与病理】

- 胚胎早期的肠闭锁可能由于小肠空化不全所致。胚胎后期发生的肠闭锁可能由于宫内一段肠管血运障碍导致肠坏死后所形成的肠闭锁。此种闭锁远端肠管内可含有胎粪。病理改变可为膜式闭锁或远、近端均呈盲端伴肠系膜缺损。闭锁近端肠管肥厚扩张，远端肠管较细。小肠狭窄亦可为膜式狭窄（隔膜中央有小孔）或限局性肠狭窄

【临床表现】

- 常有羊水过多。生后不久发生呕吐、腹胀、无正常大便。高位闭锁呕吐较重，腹胀较轻。低位闭锁呕吐较轻，腹胀较重

【影像表现】

X 线表现

- 高位小肠闭锁（空肠近端）腹平片显示胀气肠管位于中上腹部。胃及十二指肠可扩张，有时呈"三泡征"。低位小肠闭锁（空肠远端及回肠）腹外形较胀，全腹均可见充气小肠。越近闭锁处，肠管扩张越显著。肠管内液面可呈阶梯状排列。液面最大，肠管胀气最显著之处多为闭锁盲端（图 3-40-1）。肠闭锁合并胎粪性腹膜炎时可见腹腔内钙化，外形不规则的粘连肠管及肠间隙增厚。肠闭锁肠管过度扩张可造成肠穿孔，出现气腹 X 线征象。高位肠

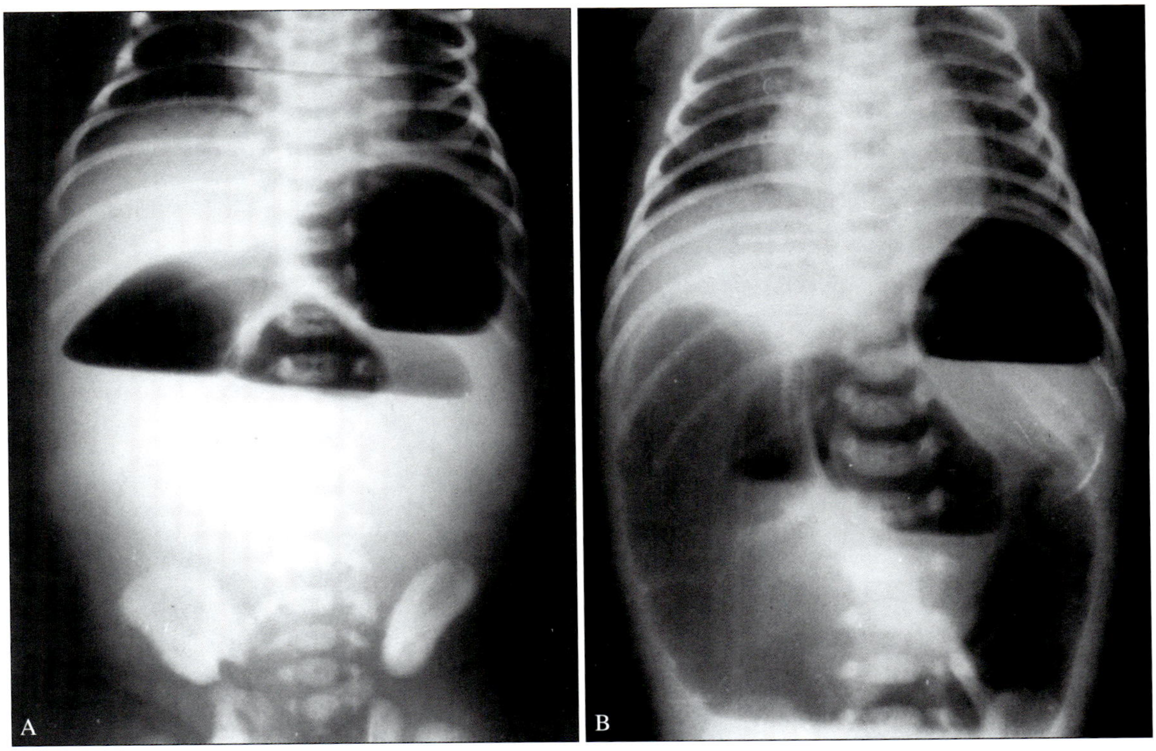

图 3-40-1 空肠闭锁

男，1 天。图 A 为腹立位片，示"四"泡征；图 B 为腹立位片示空肠胀气，右腹部有一较大肠管含大液面，手术为空肠闭锁盲端。空肠距蔡氏韧带 25cm 处膜式闭锁

闭锁呕吐严重的病例，肠管胀气及气液面均不明显，此时可自胃管注入少量造影剂，X线显示闭锁处为扩张的盲端，钡剂不能下行（图3-40-2）

- 低位肠闭锁时，扩大的小肠类似结肠，需钡灌肠检查予以鉴别。小肠闭锁时多数为细小结肠，小肠闭锁的位置越低，细小结肠越细。但在宫内胚胎后期发生的小肠闭锁结肠宽径亦可近似正常。多发性肠闭锁于腹部平片检查时，只表现近端一处闭锁征象，但闭锁远端有胎粪钙化时应提示有多发肠闭锁之可能

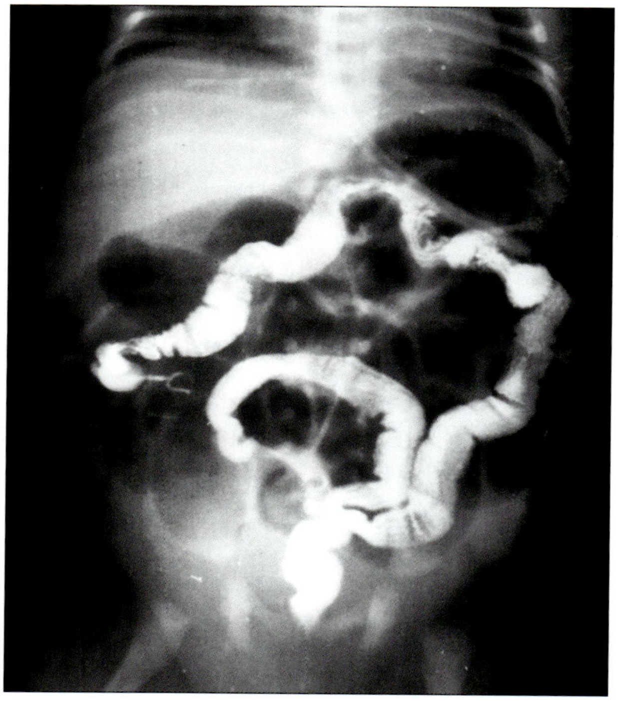

图3-40-2 **回肠闭锁，细小结肠**
男，3天。钡灌肠示结肠细小，宽径约1cm，小肠胀气。手术证实为回肠末端闭锁

诊断与鉴别诊断精要

- 平片气液，结肠又细小

重点推荐文献

[1] Minordi LM, Vecchioli A, Guidi L et al. Multidetector CT enteroclysis versus barium enteroclysis with methylcellulose in patients with suspected small bowel disease. Eur Radiol, 2006, 16：1527-1536.

[2] Bilodeau A, Prasil P, Cloutier R, et al. Hereditary multiple intestinal atresia：thirty years later. J Pediatr Surg, 2004, 39：726-730.

第 41 节　十二指肠溃疡

【概念与概述】

- 十二指肠溃疡（duodenal ulcer）小儿较少见

【临床表现】

- 常因呕血、黑便、腹痛就诊。溃疡可穿孔出现气腹，腹膜炎。较大儿童可与成人相似，两餐之间上腹部不适，进食后缓解

【影像表现】

X 线表现

- 如球部溃疡穿孔腹平片可出现气腹及穿孔性腹膜炎，包裹性积液等
- 钡餐检查：有时可见黏膜粗厚或有激惹现象。球后或幽门有痉挛现象表明有十二指肠球炎症或溃疡。球溃疡多见于后壁，因此往往需压迫或充气对比才能显示龛影。年长儿球部溃疡与成人相似可见龛影及周围黏膜水肿及黏膜纠集等征象。慢性病例可见球变形及球后狭窄。若狭窄严重时可导致梗阻，胃扩张

重点推荐文献

[1] 孙国强. 实用儿科放射诊断学. 2 版. 北京：人民军医出版社，2011.

第 42 节　Crohn 病

【概念与概述】

- Crohn 病，又称节段性肠炎（regional enteritis），局限性肠炎（segmental enteritis）。为病因不明的胃肠道慢性炎症，可累及一段或几段肠管，自食管至结肠的任何肠管，以回肠最多见

【临床表现】

- 儿童与成人相比，全身受累较重，如发热、贫血、关节痛、腹泻、厌食、腹疼，甚至影响生长发育。小儿 Crohn 病是全身多系统多器官受累而以消化道症状为主的一种疾病。受累肠壁全层有充血、水肿、增厚、溃疡及肉芽肿形成逐渐发展形成肠壁纤维化、肠腔狭窄、肠梗阻及肠内、外瘘和腹部包块

【影像表现】

X 线表现

- 钡餐检查早期可类似吸收不良表现、肠管有激惹现象，运动加速、肠黏膜皱襞增厚、粗糙或消失。肠痉挛时肠腔狭窄呈线状
- 晚期由于肠壁水肿、纤维化可见肠壁增厚，肠间隙增宽，邻近肠管受压；局部肠蠕动消失、黏膜破坏、皱襞消失伴有线状纽扣样或棘状溃疡及息肉样充盈缺损
- 溃疡穿通肠壁可形成内瘘及外瘘脓肿，周围肠管粘连。狭窄段肠管以上近端肠扩张
- 消化道均可受累，并可多段受累，呈“跳跃”状分布，回肠末端和回盲部受累最多
- 结肠病变可单独发生，占 Crohn 病的 10%，钡灌肠显示：早期可有袋形异常，黏膜皱襞水肿增厚及纵行深的溃疡。晚期可呈现袋形消失，结肠变短。孤立的结肠病变有时类似溃疡性结肠炎，但后者病变自直肠向上逆时针蔓延与 Crohn 病不同

【鉴别诊断】

- 肠结核：与本病相似之处为肠腔狭窄，溃疡，好发于回盲部等。不同点为 Crohn 氏病病变肠管较长，肺内无结核病变，纵行溃疡结核罕见。最后确诊经手术病理证实
- 恶性淋巴瘤：肠腔狭窄，棘状溃疡，充盈缺损及周围软组织包块与本病可相似。不同处为恶性淋巴瘤多数病史较短（大多数在 3 个月以内）。肠腔可扩张（病变肠管），可不侵犯盲肠（单独侵犯小肠），纵行溃疡少见。Crohn 病病史较长多在 3 个月以上，甚至长达数年，病变肠管无扩张，纵形溃疡较常见

诊断与鉴别诊断精要

- 早期肠管有激惹现象
- 晚期肠壁增厚，有线状纽扣样溃疡及息肉样充盈缺损
- 溃疡穿通肠壁可形成瘘
- “跳跃”状分布，回肠末端和回盲部受累最多

重点推荐文献

[1] Paulsen SR，Huprich JE，Hara AK. CT enterography：noninvasive evaluation of Crohn’s disease and obscure gastrointestinal bleed. Radiol Clin North Am，2007，45：303-315.

[2] Rajesh A，Maglinte DD. Multislice CT enteroclysis：technique and clinical applications. Clin Radiol，2006，61：31-39.

[3] Dillman JR，Adler J，Zimmermann EM et al. CT enterography of pediatric Crohn disease. Pediatr Radiol，2010，40：97-105.

第 43 节 坏死性小肠结肠炎

【概念与概述】

- 坏死性小肠结肠炎（necrotizing enterocolitis，NEC）多见于早产低体重小儿，体重＜2500g 的占 80%。发病时间在生后 2 周以内占 75%

【病因与病理】

- 本病病因未明，目前认为与各种原因导致肠管缺血、免疫缺陷、细菌感染有关

【临床表现】

- 早期出现体温不稳、呼吸暂停、拒奶，继之出现腹胀、呕吐和血便，肠鸣音消失。如不及时治疗可导致肠穿孔、败血症、休克而死亡

【影像表现】

X 线表现

腹部平片是检查本病的主要方法，早期 X 线征象主要是肠管充气减少或肠管充气不均匀，部分肠管胀气，肠间隙增厚约 2mm，无气液面，可出现少量肠壁积气

病情进展后，可出现以下征象

- 肠间隙增厚达 3mm 以上，肠管形态不规则，僵直固定
- 肠胀气明显，有动力性肠梗阻表现
- 腹腔渗液增多
- 肠壁积气：黏膜下积气呈多数小泡状透亮影。肌层或浆膜下积气在肠壁内呈条状或环形，半环形透亮影，有时可沿结肠走行分布。肠壁积气表明肠黏膜或肠壁发生坏死，以回肠、结肠多见。广泛的肠壁积气表明坏死病变严重
- 门静脉积气：它的发生占 NEC 的 1/4，X 线表现自肝门向肝内由粗渐细的枯枝状透亮影（图 3-43-1，图 3-43-2）。它是在肠壁积气情况下，气体经破裂、开放的肠壁小静脉进入血管后汇集至门静脉系统，存在时间短暂。由于气体和细菌可同时进入血液内发生败血症，故门静脉积气是危及小儿生命的不祥之兆。据 kenedy 报告 97 例 NEC 中 21 例有门静脉积气，其中 81%（17 例）需手术治疗，5 例为全肠坏死。有门静脉积气的存活率为 62%（无门静脉积气的 NEC 存活率为 88%）
- 气腹：占 NEC 中 17%，是新生儿气腹最常见的原因之一。约 80% 病例穿孔发生在发病 30h 内，20% 病例发生在发病 30 ～ 96h。穿孔前腹部平片 79% 有肠壁积气，约 1/3 病例有肠管内气液面、门静脉积气和腹腔渗液。如上所述的进展期 X 线表现多需手术治疗，X 线短期内随诊十分重要。由于本病结肠是好发部位，肠穿孔的危险性很大，不宜做钡灌肠检查

【鉴别诊断】

- 气腹需与胎粪性腹膜炎鉴别，后者 94% 有胎粪钙化，常有肠粘连表现与 NEC 不同。新生儿自然气腹：肠腔积气少，临床无腹泻、便血史

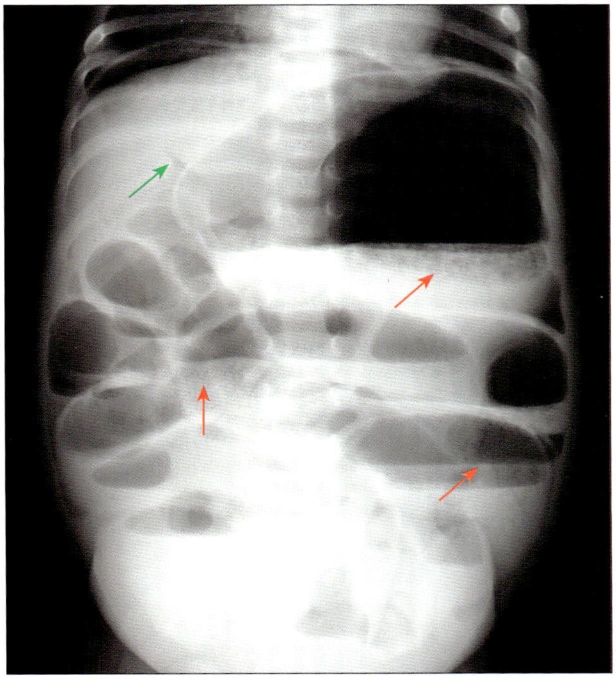

图 3-43-1　NEC，门脉积气，黏膜下积气，浆膜下积气，气腹

女，1个月，呛奶，腹胀著。动力性肠梗阻表现，肠胀气明显，可见气液平面。肠间隙增厚，胃壁、小肠均可见黏膜下积气影（红箭），膈下游离气体。自肝门向肝内可见由粗渐细的枯枝状透亮影，为门脉积气（绿箭）

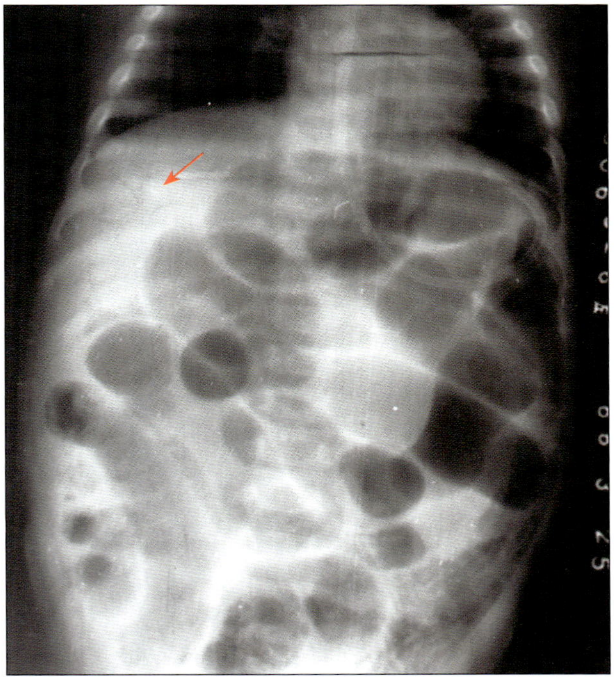

图 3-43-2　NEC 门脉积气

男，6个月，血便1天半腹胀。腹卧位片全腹肠管普遍胀气，肠间隙增厚、模糊，部分肠壁及门静脉积气（红箭）

诊断与鉴别诊断精要

- 肠壁积气，肠壁内呈条状或环形、半环形透亮影
- 门静脉积气，自肝门向肝内由粗渐细的枯枝状透亮影
- 气腹

重点推荐文献

[1] Faingold R，Daneman A，Tomlinson G et al . Necrotizing enterocolitis：assessment of bowel viability with color doppler US. Radiology，2005，235：587-594.

[2] Epelman M，Daneman A，Navarro OM et al. Necrotizing enterocolitis：review of state-of-the-art imaging findings with pathologic correlation. Radiographics，2007，27：285-305.

[3] Epelman M，Daneman A，Navarro OM et al. Necrotizing enterocolitis：review of state-of-the-art imaging findings with pathologic correlation. Radiographics，2007，27：285-305.

第 44 节　小肠结核

【概念与概述】

- 小肠结核（tuberculosis of intestines）主要由痰或血源感染

【临床表现】

- 年长儿临床表现与成人相似，可有便秘与腹泻交替，血便、发热、消瘦、食欲减退

【影像表现】

- 在婴儿，表现为小肠管径粗细不均匀，有明显痉挛与肠腔狭窄
- 在年长儿，病变好发于回盲部，有明显激惹征象，病变波及末段回肠、盲肠及升结肠。黏膜破坏使肠腔边缘不规则，严重的狭窄可使近端小肠淤积，肠管扩张，钡剂下行困难。（图3-44-1）
- 病程较久小儿，盲肠肠腔狭窄，盲肠短缩，回盲瓣狭窄明显但可无激惹征象。阑尾不易充钡升结肠亦可受累短缩使盲肠高位（图 3-44-2）
- 肠结核可并发肠系膜淋巴结结核，腹膜结核和大网膜结核。肠系膜淋巴结结核致肠间隙不规则增宽、分离，以右下腹明显，CT 和超声可见结节状或融合成团块的淋巴结、病期较长小儿尚可见结节状钙化
- 腹膜结核常可产生腹腔内积液和肠粘连、肠外形不规则并可引起粘连性肠梗阻。大网膜结核则见前腹壁下软组织包块。胃上移、小肠推向后方与前腹壁的距离加宽，需与大网膜囊肿鉴别。有多量干酪样坏死和钙化时还需区别于大网膜脂肪，CT、MR 腹部扫描有不同的密度和信号鉴别不难。小肠结核需与小肠淋巴肉瘤和 Crohn 氏病鉴别

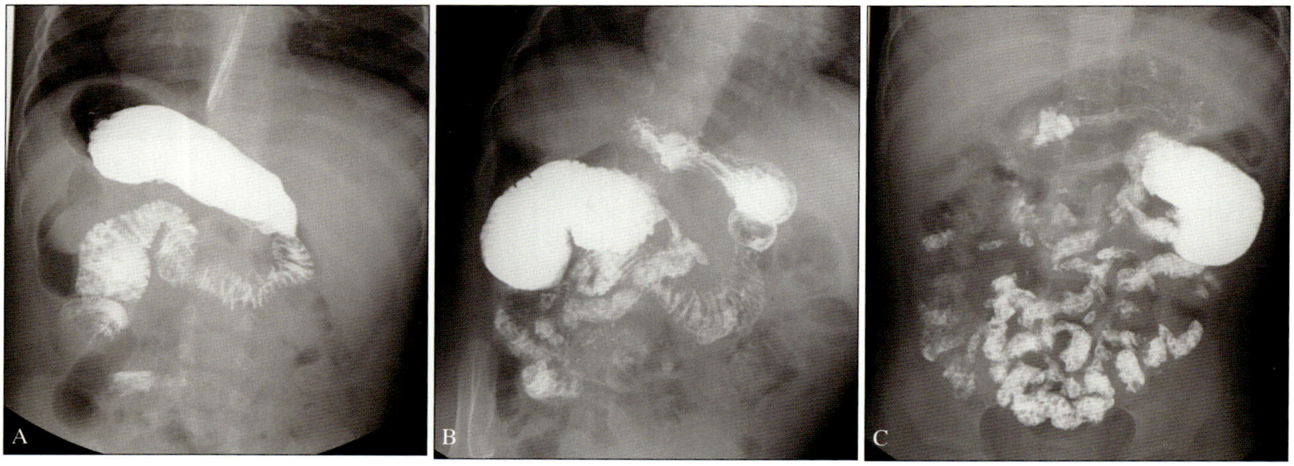

图 3-44-1 空肠结核

男，3 岁，发现肺结核 4 个月，腹痛腹胀，呕吐，不排气排便 2 天。上消化道钡餐，图 A、图 B 为俯卧位；图 C 为仰卧位，示空肠近段限局性狭窄，狭窄段以上空肠扩张，各段小肠形态、轮廓欠规则，肠壁厚，蠕动弱

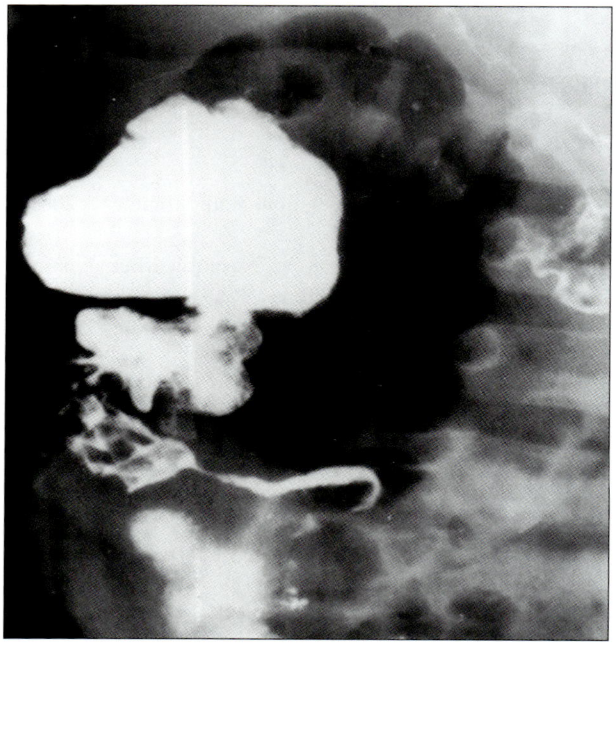

图 3-44-2 回盲部结核

女，3 岁，间断发热，腹泻便秘交替。钡灌肠显示回盲部黏膜破坏肠腔不规则变窄，盲升结肠袋消失短缩

重点推荐文献

[1] Parrish FJ. Small bowel CT-enteroclysis：technique, pitfalls and pictorial review. Australas Radiol，2006，50：289-297.

[2] Paulsen SR，Huprich JE，Fletcher JG et al. CT enterography as a diagnostic tool in evaluating small bowel disorders：review of clinical experience with over 700 cases. Radiographics，2006，26：641-657，discussion 657-662.

第 45 节　小肠梗阻

【概念与概述】

- 小肠梗阻（intestinal obstruction）为小儿最常见的急腹症

【病因与病理】

- 病因有先天畸形、肠粘连、内外疝、肠扭转、粪石、蛔虫、肿瘤、肠套叠、肠炎、肠系膜血管栓塞等。临床可分为机械性和动力性两类。机械性肠梗阻按梗阻部位可分为高位（十二指肠及空肠上段）和低位（空肠下段和回肠）肠梗阻两类；按梗阻程度分为完全性与不全性梗阻。仅有肠内容物通过受阻时称为单纯性小肠梗阻。伴有梗阻肠管血供受阻的称绞窄性肠梗阻。现分述如下

单纯性小肠梗阻

【临床表现】

- 临床表现为阵发性腹痛、呕吐、腹胀。高位肠梗阻呕吐严重、腹胀较轻；低位肠梗阻，呕吐发生较晚，腹胀明显。完全性肠梗阻时无排便排气，部分性肠梗阻可排少量气、便。腹部可见肠型或蠕动波，听诊肠鸣音亢进。肛门指诊直肠空虚

【影像表现】

- 典型的表现为梗阻以上肠管胀气、扩张，约在 6h 以后出现气液面，越靠近梗阻处肠管扩张越明显，液平面愈大。肠蠕动增加，透视下可见气液面升降运动。照片显示阶梯状液平面。梗阻以下肠管少气或无气。梗阻以上胀气肠管常呈倒“U”字形，高位肠梗阻，胀气肠袢数目较少，位于上腹部或偏左侧。有时可见较密集的环形皱襞，但小婴儿环形皱襞可不明显。呕吐频繁的病例肠气减少。此时可做钡餐检查明确梗阻部位（图 3-45-1）
- 低位小肠梗阻（图 3-45-2），腹外形较胀，全腹或中上腹部可见多数胀气肠袢及阶梯状气液面，由于肠管内积液较多，下腹部较致密，直肠无气影。慢性肠梗阻由于肠壁肥厚使肠间隙增宽，胃泡多无胀气。如为不全性肠梗阻，直肠可有少量气体
- 在婴幼儿，结肠与小肠 X 线解剖不易区别，做钡灌肠观察结肠形态，有助于鉴别有无肠梗阻。完全性小肠梗阻时，结肠干瘪无气与梗阻以上胀气肠管呈鲜明对比。不全性肠梗阻，可见钡剂与结肠内气粪混合

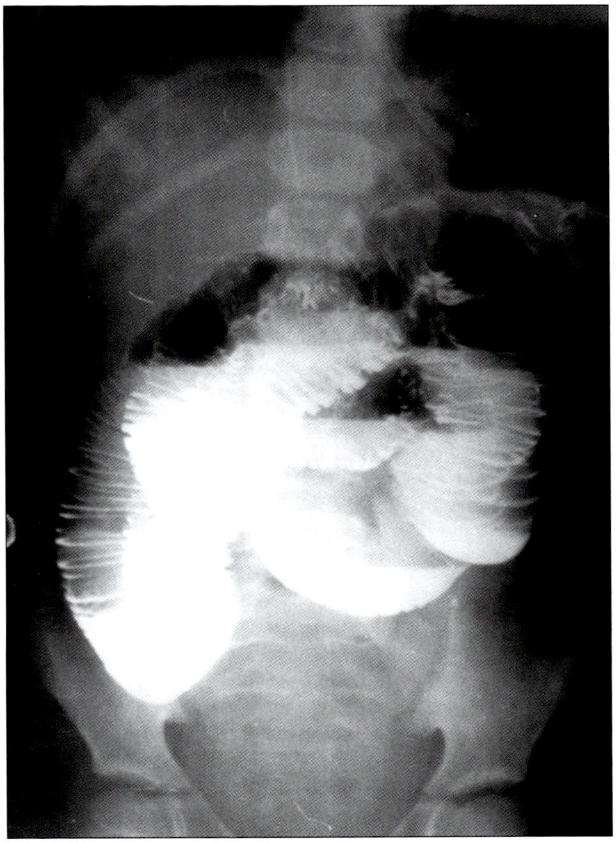

图 3-45-1　粘连性小肠梗阻
女，6 岁，腹痛，呕吐 2 天，未排便。注钡后 22h 检查，钡剂仍停滞在小肠内，小肠内有气液面，结肠无钡剂

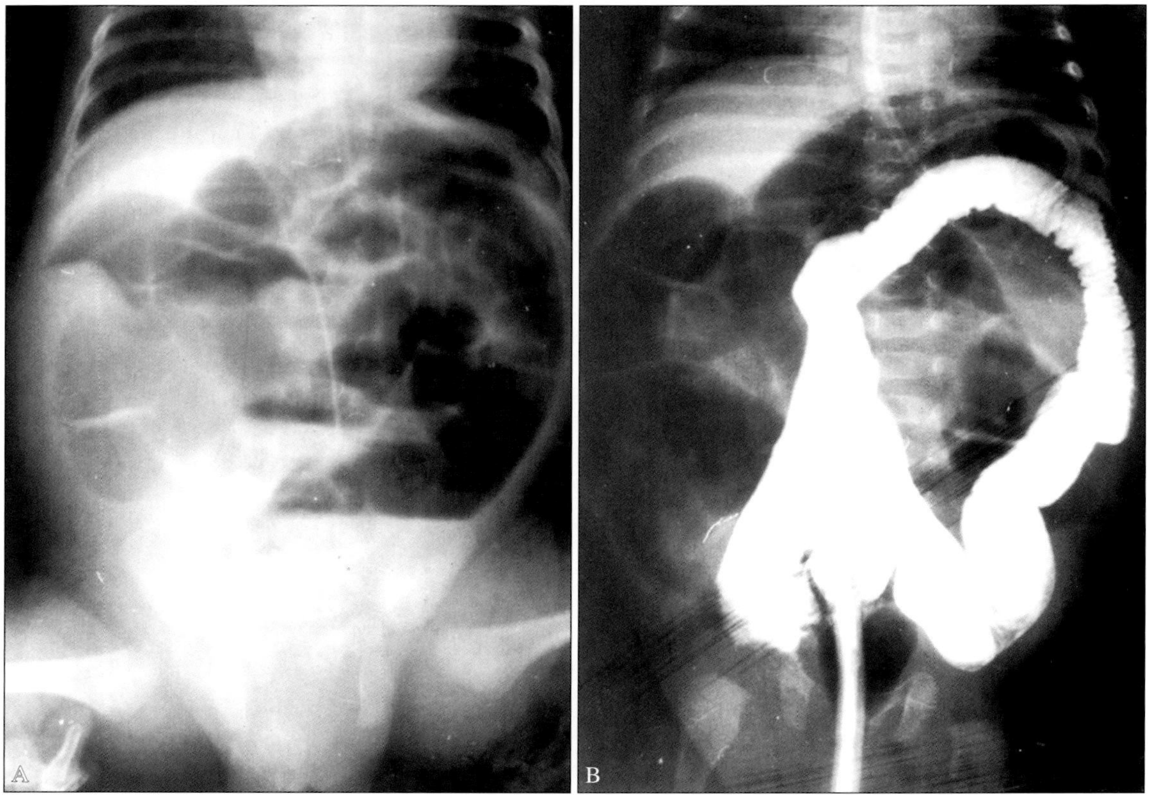

图 3-45-2 **右侧盲肠腹股沟疝，导致完全性低位小肠梗阻**

图 A. 腹立位片示小肠淤胀，但左腹部充气肠管酷似结肠；图 B. 钡灌肠证实，结肠干瘪无气，盲肠疝入右腹股沟内，导致完全性梗阻

- 广泛肠粘连时，肠管不能自由连续扩张。X 线表现为大小不等散在充气扩张肠管及液平面，肠管形态，位置较固定。常为多发梗阻点，不全性及完全性肠梗阻
- 蛔虫性肠梗阻，临床可有吐虫、便虫史。腹部可触及包块。腹平片显示肠胀气较轻，气液面较少。有时可见多数蛔虫聚集呈包块影。(图 3-45-3)。近年来蛔虫性肠梗阻明显减少
- 粪石所致肠梗阻与其他原因所引起的肠梗阻表现相似，以下几点有帮助：① 3 岁以上小儿，梗阻症状常在 3 天以上；② X 线表现为不全性或完全性梗阻，进展缓慢；③右腹部小肠或结肠内见包块或斑点状粪便影；④胃内如有团块状胃石样阴影常可提示诊断；⑤于深秋季节发病比较集中，患儿常有大量食用黑枣病史。B 超检查常可提示诊断

单纯性机械性小肠梗阻与动力性肠梗阻表现有时相似，但区别这两类梗阻对临床治疗至为重要

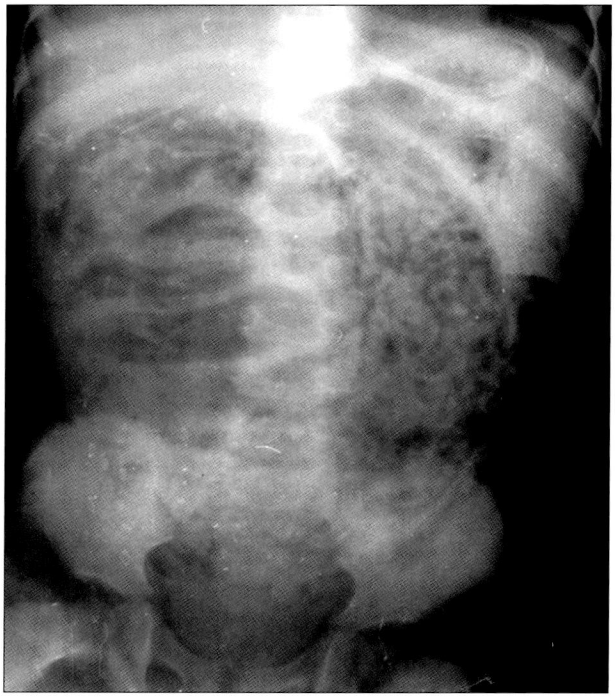

图 3-45-3 **蛔虫性肠梗阻伴肠扭转**

女，1.5 岁，腹痛呕吐 1 天，血便 1 天。腹卧位片示肠管内大量蛔虫，聚集成团，右中腹扭转回肠呈同心圆排列。手术证实：肠梗阻肠缺血坏死

绞窄性小肠梗阻

【概念与概述】

- 绞窄性肠梗阻（strangulated intestinal obstruction）系指一段肠管两端发生梗阻，同时累及肠系膜血管发生血运障碍。闭袢肠管缺血缺氧易发生肠坏死。肠腔及腹腔内可出现血性液体

【临床表现】

- 临床表现除肠梗阻症状外，早期出现严重脱水、腹膜炎、中毒性休克症状。病情发展迅速。腹腔穿刺多为血性液体，部分患儿有血便

【影像表现】

X线表现

- 闭袢肠管小于30cm长度时，X线表现类似单纯性肠梗阻。闭袢近端完全性梗阻时气体不能下行进入闭袢内，闭袢肠管内原有气体多被吸收并充满血性渗液。在周围充气肠管衬托下呈软组织包块影，类似肿瘤，称为“假肿瘤”征，闭袢以上肠管由于肠麻痹，积气扩张可不显著。闭袢以下肠管，特别是右半结肠仍可保留一部分气体和粪便不被排出。如闭袢已发生肠坏死，腹腔渗液可增多。约有1/3病例出现假肿瘤征。因此识别此征对诊断绞窄性肠梗阻很有价值（图3-45-4）
- 闭袢近端为不完全梗阻时，气体和液体可进入闭袢内，不易排出，以致闭袢扩张较邻近肠管更为显著，腹立片可见长液平面。闭袢近端梗阻较轻时，有较多的气体进入闭袢内常可见闭袢肠管排列的特殊形态。如：①“咖啡豆”征，立卧位观察形态位置不变；②空回肠换位征，环形皱襞较多的空肠位于右腹部；③一串香蕉状：多见于内疝或粘连压迫；④此外如同心圆征“S”征，由于闭袢肠系膜相对较短，内疝、粘连索带压迫及肠扭转使闭袢肠管跨度小，位置固定，因而使绞窄性肠梗阻与单纯性肠梗阻形态有所不同（图3-45-5）

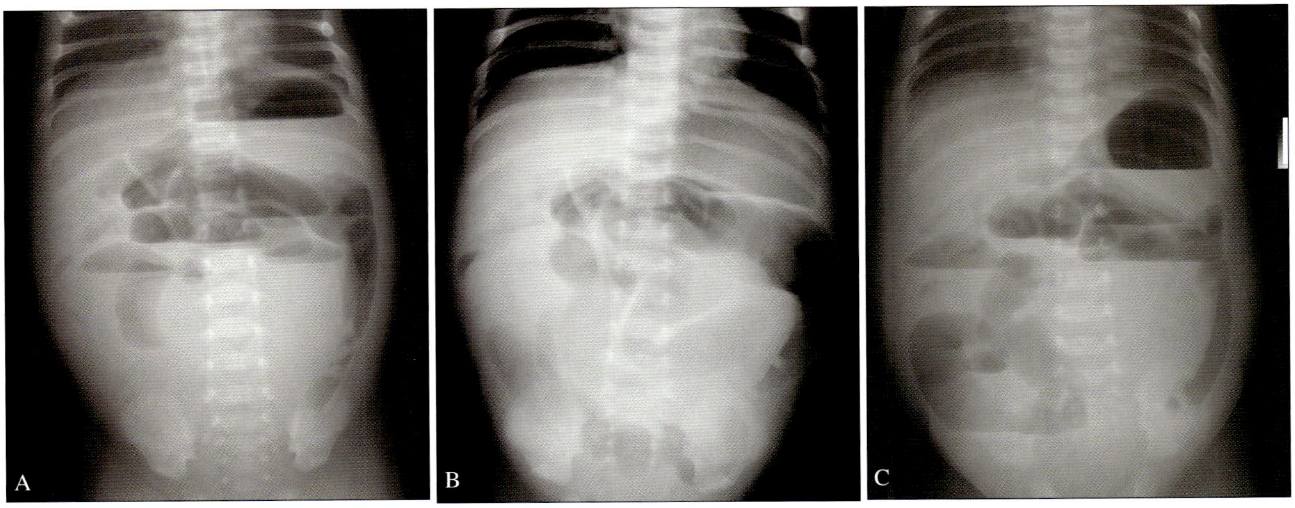

图3-45-4　绞窄性肠梗阻
男，21天，腹胀一天，呕吐10余次，大便两次。图A、图B为腹立卧位片，图A示中上腹充气肠影及多个大小不等、阶梯状分布的液平面。中下腹部较致密；图B示肠淤张；图C为10小时后复查腹立位片，示中上腹充气肠影及阶梯状液平面位置及形态变化不大，左侧腹可见条状透亮影。中下腹部仍较致密，呈“假肿瘤症”。盆腔肠管有气。手术证实为肠系膜内疝，肠坏死

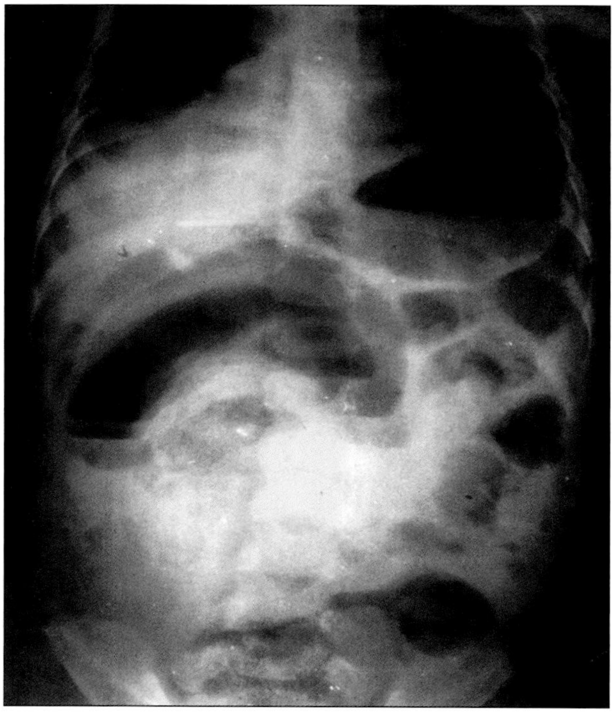

图 3-45-5 **绞窄性肠梗阻**
男，3 岁，腹痛 2 天。腹立位片示右腹部扭转肠袢呈“香蕉”状

诊断与鉴别诊断精要

- 肠管胀气、扩张，出现气液面，梗阻以下肠管少气或无气
- 在婴幼儿，结肠与小肠 X 线解剖不易区别，做钡灌肠观察结肠形态，有助于鉴别有无肠梗阻

重点推荐文献

[1] Maglinte DD，Kelvin FM，Rowe MG et al. Small-bowel obstruction：optimizing radiologic investigation and nonsurgical management. Radiology，2001，218：39-46.
[2] Megibow AJ，Balthazar EJ，Cho KC et al. Bowel obstruction：evaluation with CT. Radiology，1991，180：313-318.
[3] Maglinte DD，Kelvin FM，Rowe MG et al. Small-bowel obstruction：optimizing radiologic investigation and nonsurgical management. Radiology，2001，218：39-46.

第 46 节 小肠创伤性梗阻

【概念与概述】

- 小肠创伤性梗阻（traumatic obstructions of the small intestine）主要由受损伤的肠壁血肿引起，儿童多见于十二指肠及空肠近段

【临床表现】

- 临床表现为腹痛，呕吐，约半数病例可触及腹部包块及局部触痛，出血量多时可有血便

【影像表现】

X 线表现

- 腹平片示十二指肠不全或完全性肠梗阻，梗阻以上十二指肠扩张，胀气。较大的血肿可见上腹部软组织密度增高征象。钡餐检查：十二指肠变形，近端扩张，梗阻部位有分流或巨大充盈缺损自肠壁突入并堵塞肠腔。如

疑有肠穿孔应使用泛影葡胺造影

超声表现

- B 超显示血肿位于腹主动脉及下腔静脉前方呈混合性回声，有液性暗区及回声增强的血块

CT 及 MR 表现

- CT 及 MR 根据血肿的时间可有不同密度及信号强度。增强 CT 及 MR 可以直接显示血肿的位置、形态、大小，为目前的重要检查方法

重点推荐文献

[1] Macari M，Megibow A. Imaging of suspected acute small bowel obstruction. Semin Roentgenol，2001，36：108-117.

[2] Mendelson KG，Fallat ME。Pediatric injuries：prevention to resolution. Surg Clin North Am，2007，87：207-228.

第 47 节 肠套叠

【概念与概述】

- 肠套叠（intussusception）是指一段肠管套入邻近肠管，是婴儿肠梗阻最常见的原因

【病因与病理】

- 95% 以上为特发性，可能与饮食改变、腺病毒感染有关。2% ～ 5% 为继发性肠套叠，继发于肠炎、肠壁血肿（如过敏性紫癜）、肠重复畸形、急腹症手术后、梅克尔憩室等。病理类型以回结型最多见，占 75% ～ 85%。其次为回回结型，占 15%。其他如空回型、回回型、结结型及多发性肠套叠总计不足 10%

【临床表现】

- 本病起病急，常表现为阵发性哭闹（占 90%）、呕吐（占 73%）、血便（果酱样，占 57%）、腹部触及包块（占 88%）。随病情进展，患儿出现精神萎靡、腹胀、脱水、休克等。3 岁以上儿童，常为继发性肠套叠，临床表现以腹痛、腹部包块为主。有时出现血便、不全性肠梗阻。部分病例临床表现不典型，难以确诊

【影像表现】

X 线表现

- 平片所见：发病数小时内，肠管生理积气减少。发病 24 ～ 48h，肠管积气扩张，可呈不全性梗阻表现。此后，肠管积气逐渐加重，成完全性肠梗阻表现。随病情进展可出现腹腔渗液。约 1/3 病例腹平片可见软组织包块影，仅依靠腹部平片多数不能确诊
- 造影所见：①钡灌肠检查：由于钡灌肠有穿孔的危险性，目前很少采用。②气灌肠检查
  - 适应证：发病 48h 以内，全身情况较好，腹部无压痛及肌紧张，无肠坏死征象者，均可进行气灌肠检查并可试行复位治疗
  - 禁忌证：发病超过 48h 或全身情况较重，有明显肠梗阻、腹膜炎、肠坏死征象者，不宜行气灌肠检查
  - 检查方法：气灌肠前应常规摄腹立位片，观察有无肠梗阻或消化道穿孔征象。根据病情选择适当压力 6.0 ～ 14.0kPa，由肛门插入球囊导管之后在透视下注气。通常边注气、边观察，当气体勾勒出套入部包块影（图 3-47-1A）即可诊断肠套叠
  - 气灌肠所见：复位压力为 10.7 ～ 13.3kPa（80 ～ 100mmHg），在连续注气中，套入部阴影沿结肠向回盲部退缩，随后套入部影变小消失，大量气体进入小肠（图 3-47-2）。如为复套，气体缓慢进入小肠。在迂曲的小肠内充盈缺损逐渐消失，气体充盈大部小肠。灌肠时间 2 ～ 10min，少数患儿需 20 ～ 30min。少数烦躁儿给予镇静剂，解痉剂或应用甲氧氟烷麻醉下灌肠。通常少用手法按摩加压，以免发生肠穿孔
  - 回回结套叠未能复位时，通常套入部阴影较大，呈分叶状或变小后固定不动（图 3-47-1A，B，C），放气后套入部复又增大。退至原套入部位即回缩征，盲肠充气后小肠仍不进气，腹部仍有致密包块影，均应考虑复套可能性。由于复套往往套叠较紧，发病早期即可出现肠坏死，不应勉强复位
  - 气灌肠穿孔的发生率约为 1‰，主要见于发

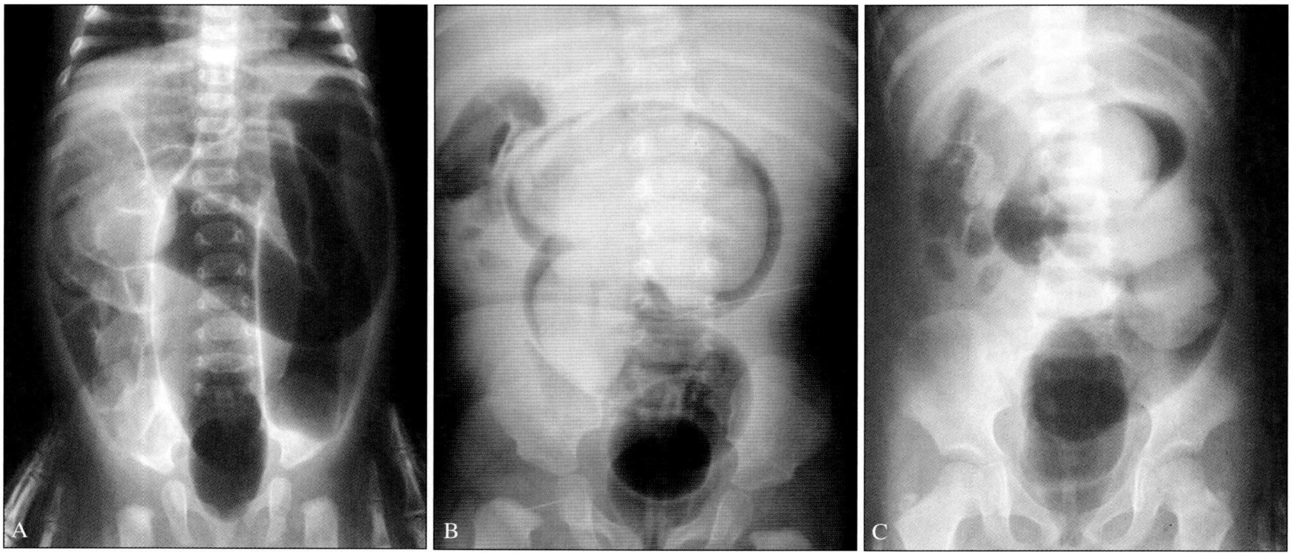

图 3-47-1 **肠套叠气灌肠不同类型包块**
图 A 气体至横结肠肝曲，出现杯形充盈缺损，前方为软组织包块影；图 B 气体至乙状结肠显示巨大分叶状软组织包块影；图 C 气体至降结肠出现中等大小软组织包块，呈分叶状外形

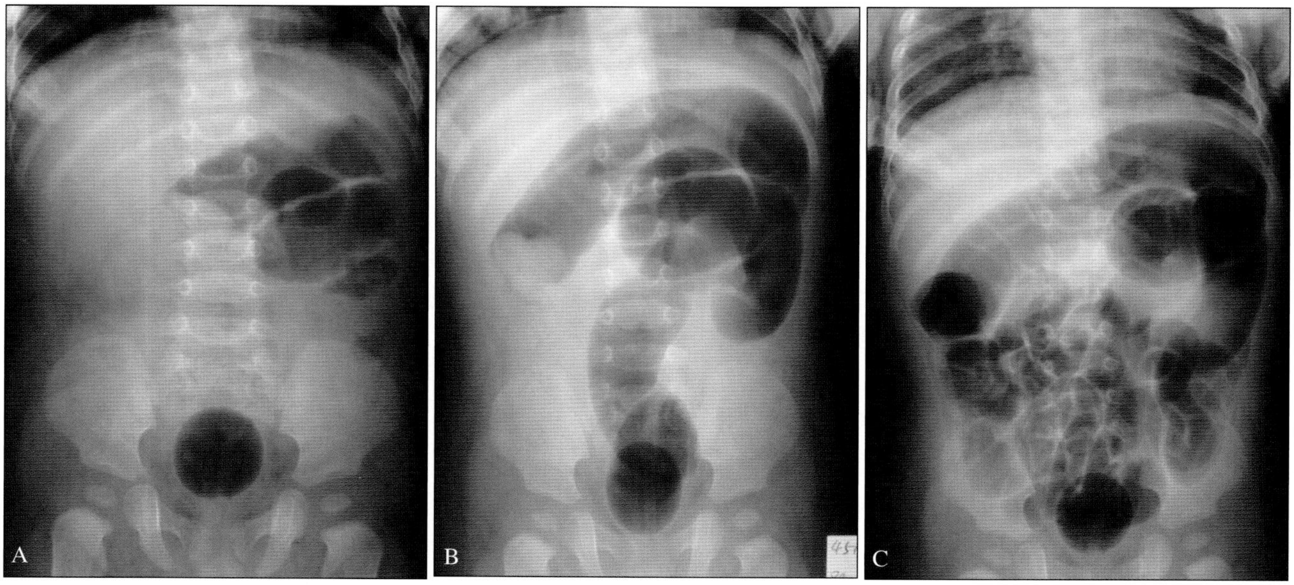

图 3-47-2 **肠套叠及复位后**
男，9 个月，阵发哭闹 24h，呕吐及血便。图 A 为腹平片示肠管充气减少，左上腹肠淤胀，中腹部可见一包块影；图 B 为注气后，于横结肠肝曲发现套入部；图 C 为肠套叠复位后小肠大量进气

病时间长（> 72h）或复套病例，穿孔部位多见于套鞘部局部有动脉缺血性坏死。穿孔常在注气不久之后发生，透视下腹部透亮度突然增加，可见肠管外廓，气体外泄较多时，肝影与膈分离（图 3-47-3）。此应立即自肛门排气，腹穿排气并立即手术治疗

- 肠套叠复位标准：套入部阴影消失；大量气体进入小肠；停止灌肠后排出正常大便；患儿安静，临床症状及体征消失。灌肠复位后应密切观察 24h，极少数病例经灌肠复位后小肠发生迟发性穿孔产生气腹
- 复位率：85% ～ 98%。复位率与发病时间，套叠类型及套入深度有密切关系。发病时间小于 24h，回结型套叠，套入部在横结肠

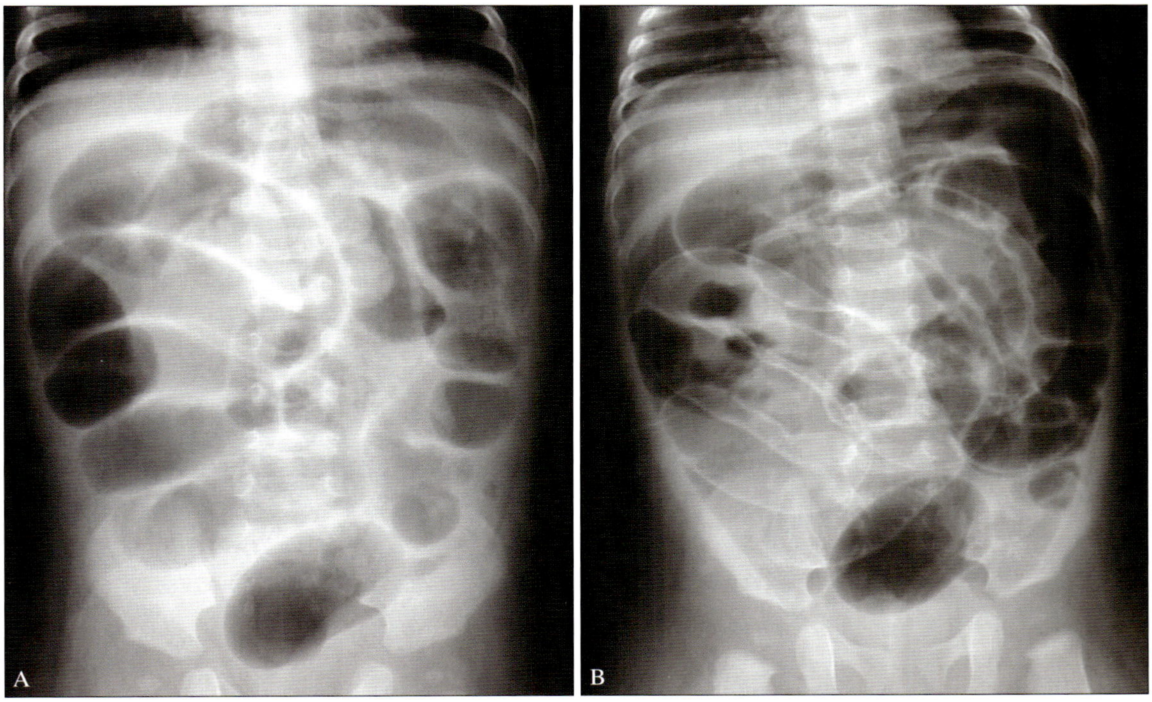

图 3-47-3 肠套叠穿孔
男，9个月，哭闹，血便3天。腹卧位片图A示包块在脊柱左缘，小肠胀气明显；图B为气灌肠中突然显示肠外壁，提示肠穿孔，游离性气腹

以上者复位率高
- 复发率，占10% ~ 12%。复发次数多为1 ~ 4次。作者遇到1例复发25次。3岁以后很少复发。复发病例经气灌肠复位后多未发现器质性病变
- 钡餐造影：急性肠套叠禁忌做钡餐检查。儿童慢性肠套叠，临床常因"腹部包块待查"或疑诊不全性肠梗阻时进行钡餐检查。其特点如下
  - 钡剂下行缓慢，胃排空延迟，小肠钡剂下行延迟，不易达回盲部
  - 回盲部显示不清（图 3-47-4）
  - 当钡剂达末段回肠时，肠管轻度扩张，继之较窄的"中央管"进入结肠，无回盲瓣结构。结肠套鞘部充钡后可显示"弹簧征"及子宫颈样充盈缺损

超声表现
- 肠套叠超声于腹部可探及肿块，右腹部多见。早期病例由于套入部肠壁水肿明显，形成环状低回声带。受累的各黏膜层和黏膜下层过度伸展，以致不能显示。仅套入部中心的黏膜由于受周围各层的压迫呈强回声改变。纵切

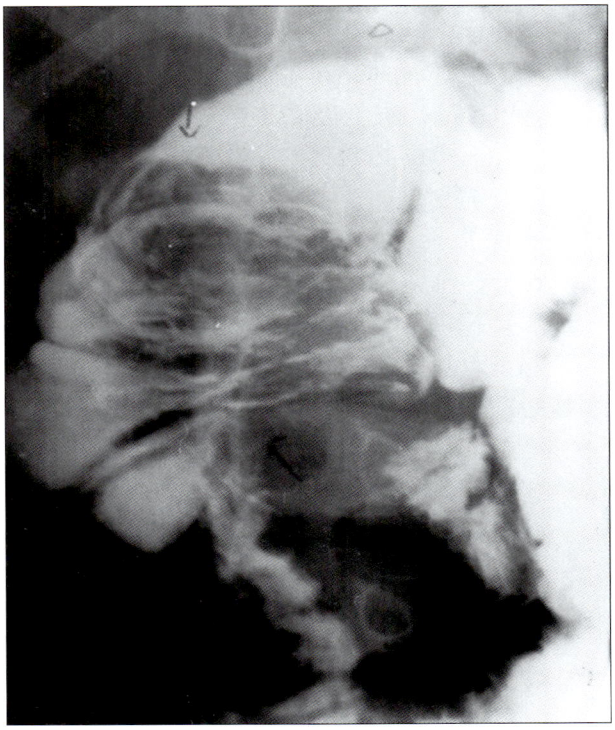

图 3-47-4 回结型肠套叠
钡餐显示钡剂自中央管下行至肝曲结肠，未见回盲部，同时做钡灌肠显示，肝曲结肠有杯型充盈缺损。套鞘部可见弹簧征

面表现为假肾征，横切面表现为炸面饼圈征(donut)。很早期的病例，肿块以强回声为主，由于仅有轻度嵌塞和水肿，外周环状低回声较薄，超声可探及浆膜及黏膜层回声。表现为多环状同心圆或多层状改变。如套叠中心部可探及无回声，则提示为不全梗阻之近端肠腔内有液体

- 自20世纪80年代起，国内外采用B超引导下向结肠注水整复肠套叠。其操作简便，图像清晰，复位率高，无射线辐射，一旦穿孔并发症少。在有条件的医院应推广此方法

诊断与鉴别诊断精要

- 常见，空气灌肠既可诊断也可治疗

重点推荐文献

[1] 郑伯花，彭涛．小儿急性肠套叠误诊分析．临床误诊误治，2004，17：24.

[2] Danem an A，Navarro O. Intussusception. Part 2：An update on the evolution of management. Ped ia tr Radio，2004，34：97-108.

[3] Navarro O M，Danem an A，Chae A. Intussusception：the use of delayed，repeated reduction attempts and the management of intussusceptions due to pathologic lead points in pediatric patients. Am J Roentgeno，2004，182：1169-1176.

第48节 淋巴瘤

【概念与概述】

- 淋巴瘤(lymphoma)包括霍奇金病(Hodgkin's lymphoma，HL)及非霍奇金淋巴瘤(NHL)，以小肠NHL最常见。好发于回肠及盲肠。学龄儿童最多见

【临床表现】

- 临床表现主要为腹痛、血便(或大便潜血)，体重下降、食欲缺乏、贫血、腹部包块、发热。继发肠套叠时症状加剧

【影像表现】

X线表现

- 钡餐造影显示病变肠管形态不规则，肠腔扩张或狭窄、黏膜破坏、病变界限不清楚。有时可继发肠套叠。根据肠管形态及受累状况可分5型
  - ①扩张型：由于肿瘤与肠壁融合一体，当肿瘤向外生长时肠壁亦随之不规则扩张，受肿瘤的牵拉使局部肠管扩张、腔内黏膜破坏有充盈缺损及溃疡。肠蠕动消失但钡剂通过无阻碍，周围可见软组织包块
  - ②狭窄型：肿瘤向内生长为主，可为中心性或偏心性狭窄，狭窄段长短不等，黏膜破坏，周围软组织包块不大
  - ③弥漫型：回肠、空肠和胃内散在多发充盈缺损。病变虽多发但每个病变较限局
  - ④肠套叠型：肿瘤继发肠套叠，往往掩盖肿瘤，通常均发生在儿童，肠套叠复位常不奏效。手术可探明原因(图3-48-1)
  - ⑤肠管外型：淋巴瘤主要侵犯肠系膜和肠系膜淋巴结，肠管受压较轻，有明显占位征，有吸收不良表现，但无明显破坏

超声表现

- 参阅肠套叠节。套入部及腹腔内且可见多数淋巴结

CT表现

- 肿瘤为软组织包块密度可侵犯肠壁、肠壁内外肿块、肠腔内息肉样肿块，肠系膜肿块并向后延伸达肠系膜根部，亦可为多发结节影，肿块内可有坏死病变呈低密度(图3-48-2)。CT还可发现肝、脾、肾、肾上腺有无转移灶，腹主动脉旁淋巴结肿大等征象，和继发肠套叠(图3-48-3)

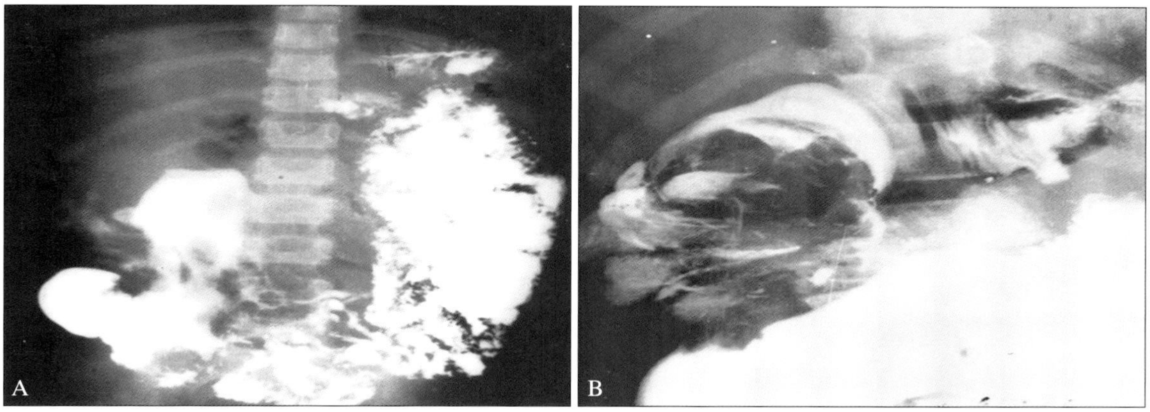

图 3-48-1　回肠 NHL 继发肠套叠
图 A，女，8 岁，发现腹部肿物 20 天，钡餐显示右腹部包块内有明显不规则扩张回肠，黏膜破坏，有多数充盈缺损，钡剂通过稍弛缓；图 B，女，10 岁，阵发性腹痛 1 月余，钡灌肠显示：结肠肝曲处有环形充盈缺损及弹簧状黏膜皱襞

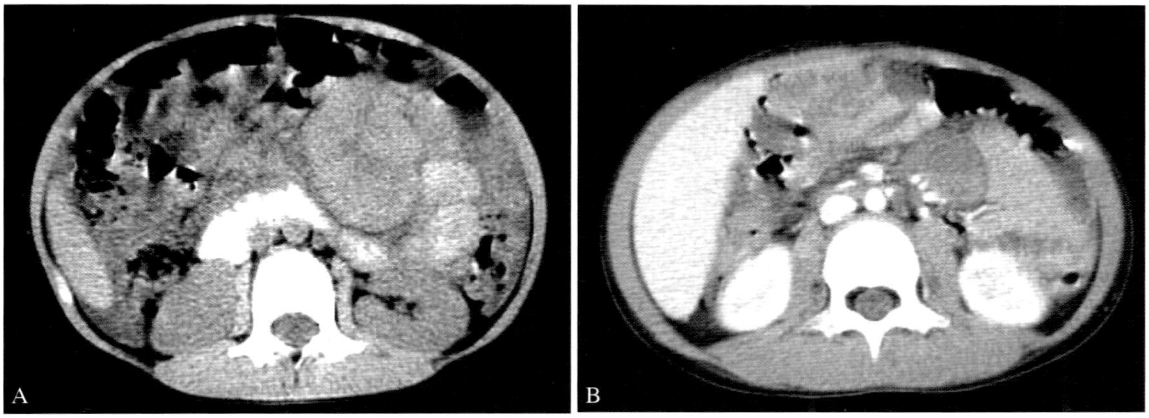

图 3-48-2　小肠 NHL
男，6 岁，腹痛，不全性肠梗阻。图 A 为 CT 平扫，示左中腹卵圆形实性肿块，等密度为主，中央可见不规则形片状低密度，十二指肠水平段受压；图 B 为化疗 1 周后复查，肿块明显缩小，边缘清楚，轻度不均匀强化。病理证实：Burkitt 淋巴瘤

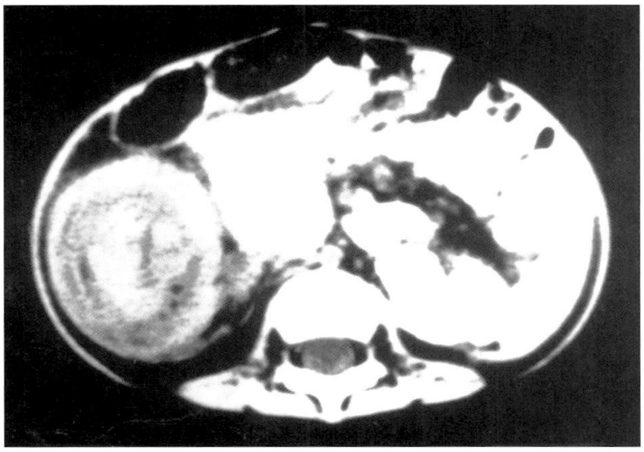

图 3-48-3　淋巴肉瘤继发肠套叠
男，3 岁，左锁骨上肿物 1.9cm×3.9cm，腹部肿物 5cm×6cm。CT 示右中腹椭圆形软组织包块，约 5cm×6cm×7cm，呈多层同心圆排列

诊断与鉴别诊断精要

- 软组织肿块，如不合并肠套叠并不形成梗阻

重点推荐文献

[1] 陈九如，陈克敏，张依勤．小肠肿瘤的影像学诊断(J)，中国医学计算机成像杂志，2001，7（2）：93.

[2] Jeremy B. Duda，Shweta Bhatt，Vikram S. Dogra. Utility of CT Whirl Sign in Guiding Management of Small-Bowel Obstruction. Am. J. Roentgenol，2008，191（5）：743-747.

[3] Umschaden HW，Szolar D，Gasser J，et al. Small-bowel disease：comparison of MR enteroclysis imaging with conventional enteroclysis and surgical findings. Radiology，2000，215：717-725.

第 49 节 阑尾炎

【概念与概述】

阑尾炎（acute appendicitis）是小儿常见急腹症之一。由于小儿症状不典型，为除外其他疾病或因出现肠梗阻症状而进行 X 线检查

【影像表现】

X 线表现

- 肠淤胀：以回肠及盲升结肠胀气为主，或有少许小气液面，有时伴有脊柱侧弯及右侧腹脂线模糊，右侧腹壁肌层短缩。如阑尾炎穿孔发生腹膜炎时，则全腹肠管胀气，肠间隙增宽，出现腹腔渗液，偶见右膈下有极少量腹腔积气
- 右下腹软组织包块影：阑尾穿孔形成限局性脓肿时，可形成软组织包块，类似“肿瘤”改变，但周围肠管淤胀与肿瘤不同
- 肠梗阻征：阑尾炎所致周围肠管粘连可导致小肠梗阻
- 阑尾粪石钙化：位于右下腹如枣核或黄豆大小。其长轴不与脊柱平行，远离脊柱因而与输尿管结石不同
- 钡餐检查：急性阑尾炎不做钡餐检查，慢性阑尾炎因腹痛待查就诊，检查时可见阑尾不充钡或充钡后有粪石存在。阑尾与周围有粘连，有限局性压痛，阑尾不活动

超声表现

- B 超是诊断阑尾炎的首选检查方法。阑尾炎时，表现为阑尾直径超过 6mm，且管腔不可压缩。管壁的低回声和高回声层依次排列形成“靶征”，梗阻性阑尾炎时最常见。中央低回声为管腔内的液体或脓液，其外绕以有回声的黏膜，再向外为水肿的阑尾壁。B 超显示阑尾石较平片常见。炎症穿孔和脓肿形成时表现为阑尾周围和腹膜腔积液，并可见混杂回声包块形成。如穿孔后没有脓肿形成，阑尾减压后很难发现，则可导致假阴性

CT 表现

- 检查前的肠道准备对阑尾的显示极为重要。检查前 2 ~ 6h，口服 2% ~ 4% 含碘水溶性对比剂 200 ~ 400ml，以便对比剂到达回盲部并能使之适度充盈。螺旋 CT 扫描层厚 5mm，扫描范围应包括中下腹部或全腹，必要时加扫至盆腔下部。当平扫发现阑尾异常肿大，怀疑肿瘤时应进行增强扫描。急性阑尾炎 CT 的直接征象为阑尾肿大增粗（直径 > 6mm）和阑尾壁增厚，边缘境界模糊，密度与肌肉组织相等或略高，有时增厚的阑尾壁呈不同密度的分层样结构似“同心圆”，部分患者阑尾腔内有阑尾石存在。间接征象包括阑尾开口与盲肠结合部形成“箭头征”，阑尾 - 盲肠周围炎症。由于 CT 辐射的问题，现在强调采用低剂量扫描。或当 B 超检查为阴性及诊断不清时再行 CT 检查

诊断与鉴别诊断精要

- 常见，阑尾肿胀，粪石

重点推荐文献

[1] Doria AS，Moineddin R，Kellenberger CJ et al. US or CT for diagnosis of appendicitis in children and adults? A metaanalysis. Radiology，2006，241：83-94.
[2] Terasawa T，Blackmore CC，Bent S et al. Systematic review：computed tomography and ultrasonography to detect acute appendicitis in adults and adolescents. Ann Intern Med，2004，141：537-546.
[3] Weston AR，Jackson TJ，Blamey S. Diagnosis of appendicitis in adults by ultrasonography or computed tomography：a systematic review and meta-analysis. Int J Technol Assess Health Care，2005，21：368-379.

第 50 节　结肠闭锁和狭窄

【概念与概述】
- 结肠闭锁和狭窄（atresia and stenosis of the colon）较少见，主要症状为腹胀、呕吐及便秘

【病因与病理】
- 可能系胚胎期原肠实心期空化不全所致，或供血不足，局部缺血的结果

【影像表现】

X 线表现
- 升结肠闭锁腹平片显示胀气肠管充满全腹，呈低位小肠梗阻表现。降结肠或乙状结肠闭锁时，闭锁近端结肠呈显著扩张，并沿腹外围走行，其中可有胎粪影。小肠胀气相对较轻，类似先天性巨结肠表现，但结肠扩张更显著，侧位片直肠无气影（图 3-50-1）
- 本病禁忌钡餐检查。钡灌肠检查可显示梗阻点以下结肠十分细小，常在 0.5cm 宽度左右，直肠壶腹不明显。梗阻端在加压灌肠时无扩张，钡剂自肛门口外溢

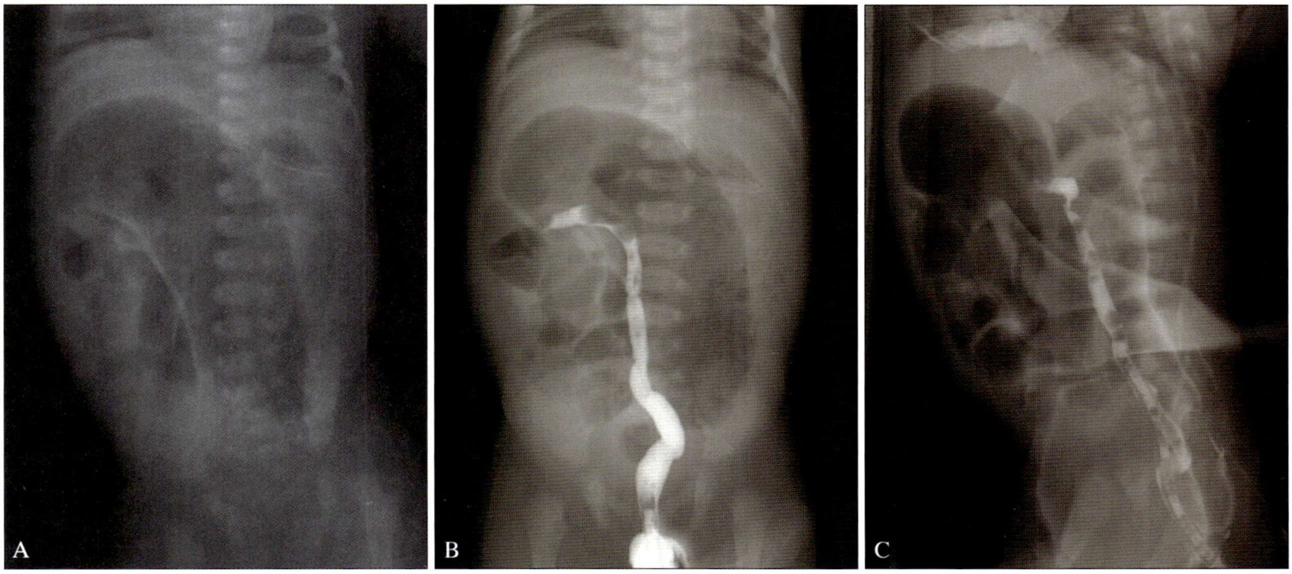

图 3-50-1　结肠闭锁
女，5 天，腹胀、呕吐，未排胎便。图 A 为腹卧位片；图 B、图 C 为泛影葡胺灌肠，示直肠、乙状结肠及降结肠较细，呈纵向走行，向上达 L1 水平。手术证实为横结肠闭锁

- 结肠狭窄病例腹平片可显示正常，或不同程度肠胀气，视狭窄程度而定。钡灌肠显示狭窄区，狭窄以下肠管管径正常，狭窄以上结肠可有不同程度肠管扩张（图 3-50-2）
- 婴儿的肠狭窄常为后天坏死性结肠炎的后遗症。它与粘连梗阻不易鉴别

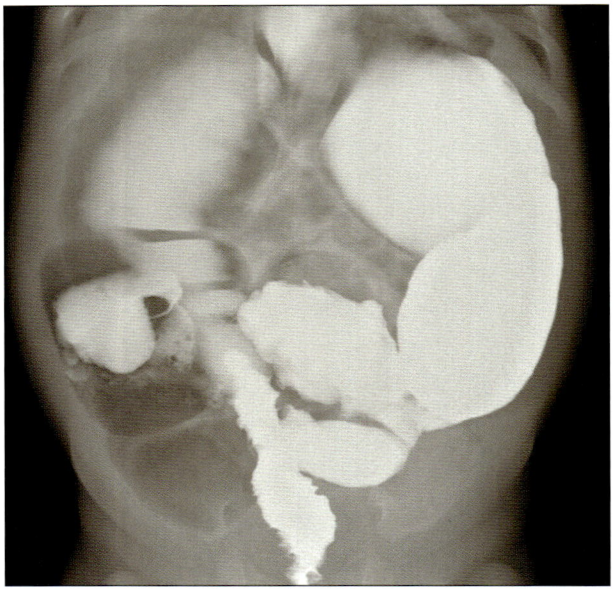

图 3-50-2 **直肠乙状结肠狭窄**
男，3 个月。钡灌肠示直肠及乙状结肠多处不规则狭窄，降结肠明显增宽

重点推荐文献

[1] Hashish MS，Dawoud HH，Hirschl RB，et al. Long-term functional outcome and quality of life in patients with high imperforate anus. J Pediatr Surg. 2010；45：224-230.

第 51 节 先天性肛门直肠闭锁

【概念与概述】

- 胚胎第 7 ～ 8 周时，后肠与肛膜（congenital malformations of the anus and rectum）未能贯通或发育不全，即形成肛门直肠闭锁和狭窄。如后肠与泌尿生殖窦分隔不全，即可形成直肠与泌尿生殖系之间瘘管

【临床表现】

- 生后无胎便排出，腹胀呕吐日渐加重。重者可出现肠穿孔腹膜炎。会阴部无肛门。合并泌尿系瘘时，腹胀可减弱，尿液中可混有胎便。仅有肛门狭窄时，可出现排便困难，继发巨结肠

【影像表现】

X 线表现

- 生后 12h 以后，腹部倒立侧位片为肛门闭锁的常规检查方法。倒立位需持续 1min 以便足够气体升入直肠内。皮肤肛窝处应放置金属标记。直肠充气盲端与肛门隐窝距离大于 2cm 时为高位闭锁，小于 2cm 时为低位闭锁（图 3-51-1）。当有胎粪堵塞于直肠或有近端肠闭锁，气体不能达到直肠盲端时，X 线照片无法测出直肠盲端位置。如临床疑为隔状低位闭锁时，可穿刺注入少量造影剂（30% 泛影葡胺）观察盲端位置。有时可发现直肠与泌尿系之间瘘管
- 腹部倒立侧位片除测量直肠盲端位置外，还应注意观察：肠管充气状态，腹腔内有无钙化；腹腔内有无游离气体（胀气的肠管可发生穿孔）；膀胱区有无气影或气液面。必要时加照

腹部正位片观察并发症或其他畸形。肛门开口正常时，可将体温计插入肛门内，倒立侧位测量与直肠盲端距离。先天性肛门直肠闭锁合并瘘管时，通过瘘口插管注入造影剂检查，显示直肠盲端轮廓，扩张程度（有无巨结肠），并可了解瘘管的位置粗细、长度

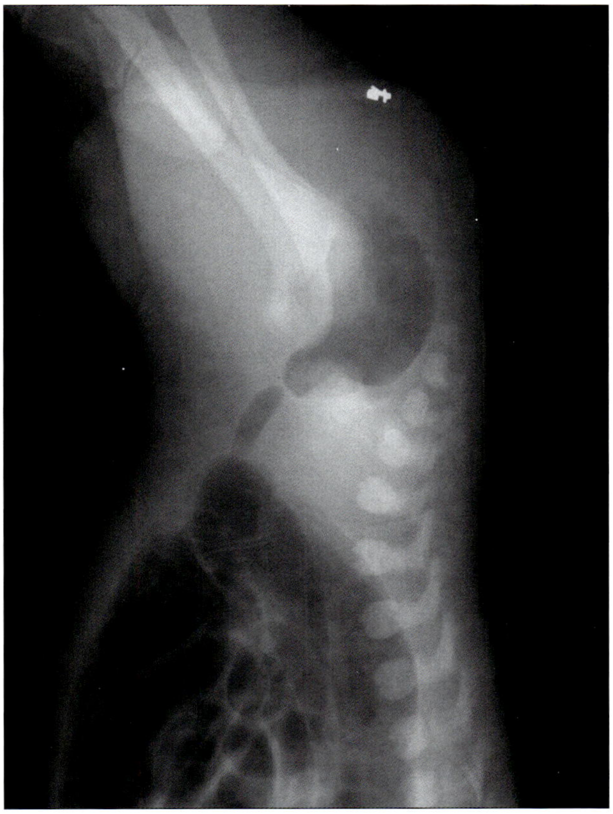

图 3-51-1 **先天性肛门直肠闭锁**
男，2 天，生后发现无肛门。骶前直肠距肛门标记物距离约 1.6cm，为低位闭锁

诊断与鉴别诊断精要

- 新生儿，倒立位平片可诊断

重点推荐文献

[1] Hashish MS，Dawoud HH，Hirschl RB，et al. Long-term functional outcome and quality of life in patients with high imperforate anus. J Pediatr Surg，2010，45：224-230.

第 52 节 结肠、直肠重复畸形

【概念与概述】

- Gross 报告 68 例消化道重复畸形中，结肠 13 例，占 19%，比回肠重复畸形少见

【病因与病理】

- 病理改变呈囊形或管形，与消化管可相通或不相通。可伴随腰骶骨畸形，与椎管相通，或伴随泌尿系畸形，如双膀胱，直肠重复伴阴道瘘等

【临床表现】

- 临床表现可有腹痛、腹胀、便秘、肠梗阻症状。亦可出现血便、腹部包块、排尿、排便困难表现

【影像表现】

X 线表现

- 腹部平片：如重复畸形与消化管不通，可呈囊肿样软组织包块影。使周围充气肠管受压，有时导致不同程度（多为不全性）肠梗阻，出现肠管胀气及气液面。与消化管相通的重复畸形可胀气、扩张或有粪块滞留，亦可有气液面形成。腰骶椎可有畸形，如椎体融合，部分骶椎缺如等
- 钡灌肠检查：囊肿型重复畸形可使邻近肠管受压，肠管被拉长，管腔狭窄，或呈充盈缺损状。结肠远端无气或少气，表示有梗阻存在。合并肠套叠时，套叠已复位，盲肠内仍可见软组织包块时，提示本病。直肠周围囊肿使直肠受压，管腔狭窄。亦可压迫膀胱后缘及后尿道导致排尿困难。结肠完全重复即双结肠其近端可有双盲肠、双末段回肠，亦可有共同盲肠。钡灌肠当钡剂达共同盲肠时，进入重复畸形内，结肠呈双管状（图 3-52-1）。如有双肛门、双直肠可插两条肛管分别注入造影剂可显示内外两套结肠结构。有时重复结肠远端与阴道之间有瘘，而与直肠不相连
- 直肠重复畸形可伴有泌尿系畸形，如双膀胱，直肠尿道瘘等应常规进行有关泌尿系检查
- 本病有时与肠系膜囊肿，骶骨前肿瘤鉴别困难，MSCT 及 MR 可对诊断提供帮助，确诊依靠病理

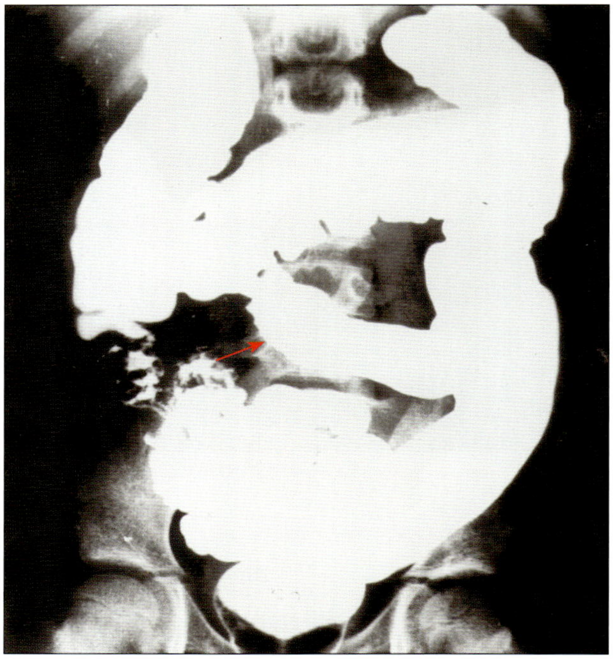

图 3-52-1 **降结肠分支重复畸形**
钡灌肠摄片示降结肠中段管道状横行重复畸形似憩室状（红箭），大小 8cm × 2.5cm，止于右侧腰大肌旁，手术证实有穿孔

重点推荐文献

[1] Falcone RA，Jr，Levitt MA，Peña A，et al. Increased heritability of certain types of anorectal malformations. J Pediatr Surg. 2007.

第 53 节　先天性巨结肠

【概念与概述】

- 先天性巨结肠（hirschsprung 病）亦称郝斯朋病，为小儿最常见的结肠病变。由于肠壁肌间神经节细胞缺如使病变肠段不能松弛，呈痉挛状态，粪便通过障碍。近段肠管逐渐扩张和肥厚。多数病例痉挛段肠管限于直肠和乙状结肠远端；少数病例痉挛段较短或较长可累及结肠更高的部位，甚至全结肠和小肠均可受累。肠管明显扩张，肥厚，称为扩张段。黏膜常有水肿，有时发生溃疡和坏死，肠管扩张加重可致穿孔及腹膜炎

【病因与病理】

- 因先天性肠壁肌间神经节细胞缺如，故又称无神经节细胞症。痉挛段以上肠管神经节细胞稀少为移行段。移行段以上肠管神经节细胞分布正常

【临床表现】

- 本病男多于女，约 4 ∶ 1。偶有家族史。主要症状为便秘、腹胀和呕吐，生后 1 ～ 2 日内即可发病。85% ～ 94% 病例排胎便延迟。排便间隔长达 1 ～ 3 周。腹胀自生后逐渐加重。并发肠炎时可有腹泻或腹泻与便秘交替。体检常有生长发育延迟。腹部膨隆，可见结肠肠形及蠕动波。肛门指诊直肠空虚，裹手感或狭窄环，肛查后常有气体和粪便排出

【影像表现】

X 线表现

- 腹部平片表现为低位不全性肠梗阻征象，结肠与小肠有不同程度扩张，有时有气液面。随年龄增长，扩张肠管多限于结肠，内有多量粪便影。在新生儿，由于小肠胀气显著，结肠与小肠不易区别，单纯腹部平片难以确诊。全结肠无神经节细胞症约 1/2 病例结肠细小，腹平片似小肠梗阻，需钡灌肠方能诊断
- 钡灌肠为本病确诊的主要方法。灌肠前应常规腹部透视，以观察肠管扩张状态并除外气腹。清洁洗肠应用等渗生理盐水，以免水中毒。新生儿可免去洗肠，以便较好地观察结肠自然状态。钡灌肠后应拔出肛管，停留 3 ～ 5min 再摄正侧位片，便于较确切地观察痉挛段的形态和长度。多数病例不能自动排钡，或排钡量少于 50%。24h 复查时，结肠仍有较多钡剂滞留。此时应清洁洗肠，避免形成钡石梗阻
- 钡灌肠 X 线表现与病理解剖基本一致，亦分为痉挛段、移行段与扩张段三部分
    - 痉挛段：肠管宽径均在正常以下，新生儿 0.5 ～ 1.5cm。边缘呈花边状，锯齿状或僵直。根据痉挛段范围可分为以下 6 型
        - （1）超短段型：病变限于肛门括约肌部位，钡灌肠检查时肛门插管略紧，但看不到痉挛段，直肠明显扩张，因此也称巨直肠型
        - （2）短段型：痉挛段位于直肠下段，上界达第二骶椎水平以下（图 3-53-1）
        - （3）常见型：痉挛段包括直肠和乙状结肠远段，约 3/4 病例属此型（图 3-53-2，图 3-53-3）
        - （4）长段型：痉挛段上界在乙状结肠近段至升结肠（图 3-53-4，图 3-53-5）
        - （5）全结肠型：全部结肠及末段回肠（距回盲瓣 30cm 以内）均为痉挛段（3-53-6）
        - （6）全肠型：结肠、回肠、空肠均匀为痉挛段
    - 移行段：位于痉挛段与扩张段之间，多呈漏斗形
    - 扩张段：移行段以上肠管明显扩张、延长，新生儿期肠管扩张可不显著，儿童期最宽可达 10cm 以上，结肠袋形减少，黏膜粗厚。并发肠炎时，肠管扩张可不显著、黏膜粗乱，诊断多有困难
- 全结肠型和全肠型占无神经细胞症的 5% ～ 15%，腹部平片多表现为小肠梗阻征象。钡灌肠典型的表现为“？”问号征，多数病例表现不典型可有以下征象
    - ①结肠细小，约占 1/2，另一部分病例结肠宽径正常或轻度扩张
    - ②结肠框短缩
    - ③盲肠高位
    - ④结肠僵直、无袋形
    - ⑤结肠有不规则的异常收缩
    - ⑥钡剂向小肠方向逆流

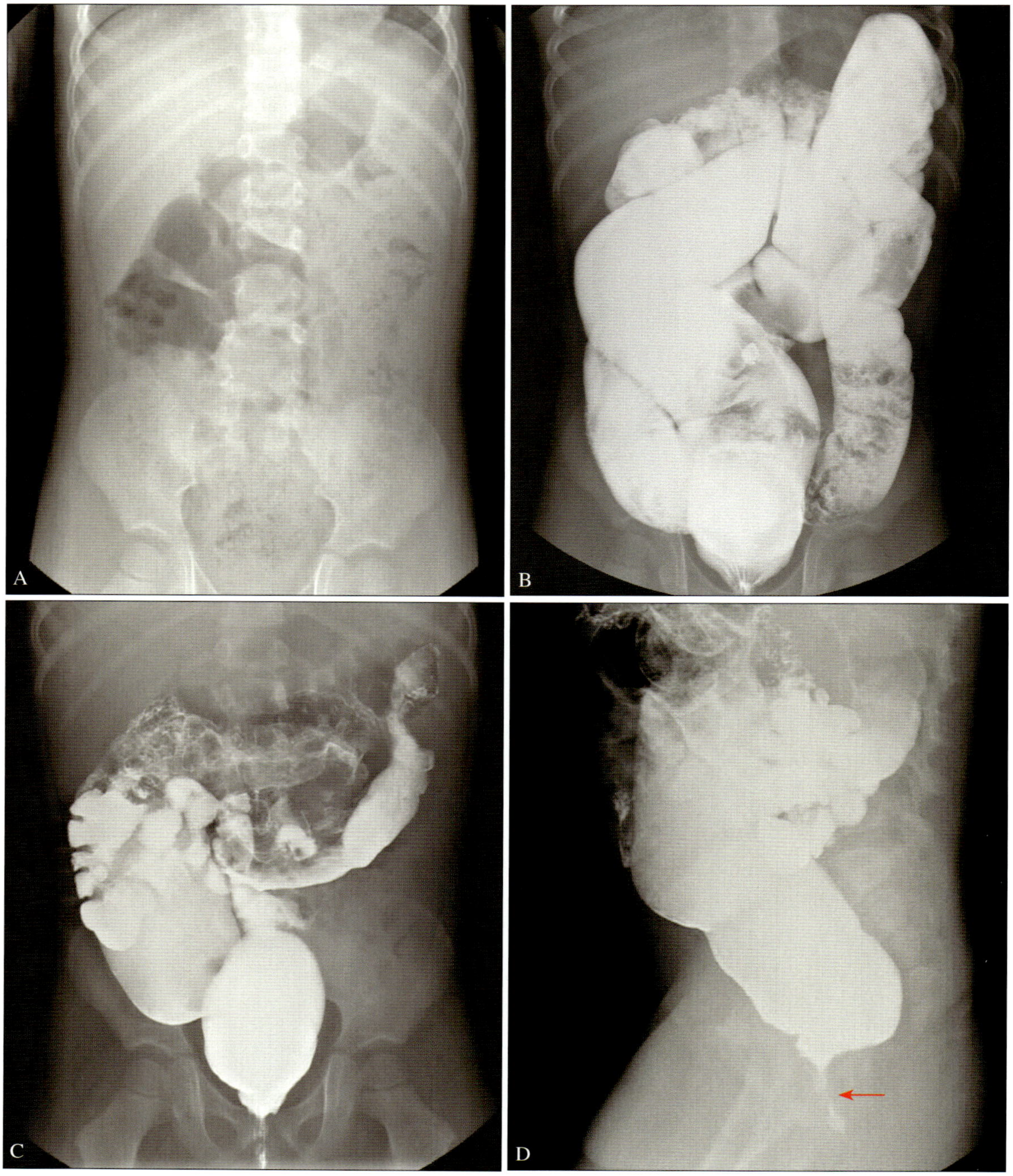

图 3-53-1 先天性巨结肠（短段型）

男，3岁，便秘3年，6～7天一次。图A为腹平片示右中腹局限性肠管淤胀，结肠内大量粪便影。图A为钡灌肠充盈像示乙状结肠冗长，骶前肠管及乙状结肠扩张，最宽处横径约5.4cm；图B、图C分别为拔管后1.5h后腹部正侧位片，示2/3钡剂排出；图D为直肠下段呈痉挛状态（红箭），直肠近段及乙状结肠远端仍增宽

- ⑦直肠膨大部消失
- ⑧排钡延迟
- 上述征象中，特别是直肠壶腹部呈痉挛状态时，与其他病（如小肠闭锁、胎粪性肠梗阻）鉴别有重要价值。最后诊断需靠病理证实

【鉴别诊断】

- 本病需与胎粪黏稠综合征鉴别，后者亦可发生排胎便延迟、腹胀、呕吐。直肠及乙状结肠内有多量胎便。钡灌肠检查，结肠内有胎粪的充盈缺损，结肠无扩张，直肠无痉挛段。经洗肠后胎便排出，症状消失

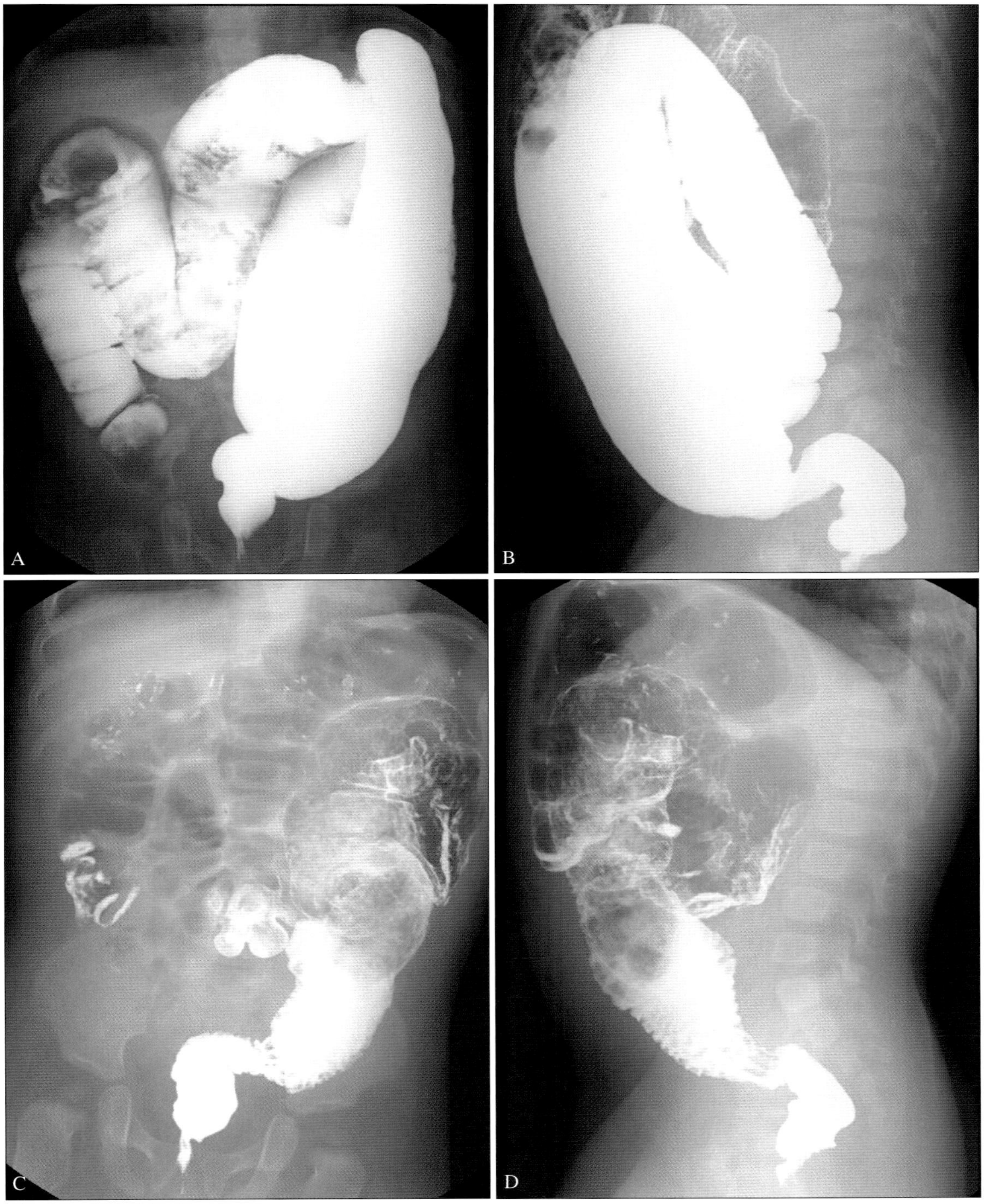

图 3-53-2 **先天性巨结肠（常见型）**

男，12 个月，生后排便困难、腹胀 1 年。图 A、图 B 为钡灌肠充盈像；图 C、图 D 为排钡像。直肠及乙状结肠远段呈痉挛状，近段呈漏斗形，为移行段，以上为扩张段，肠管明显扩张

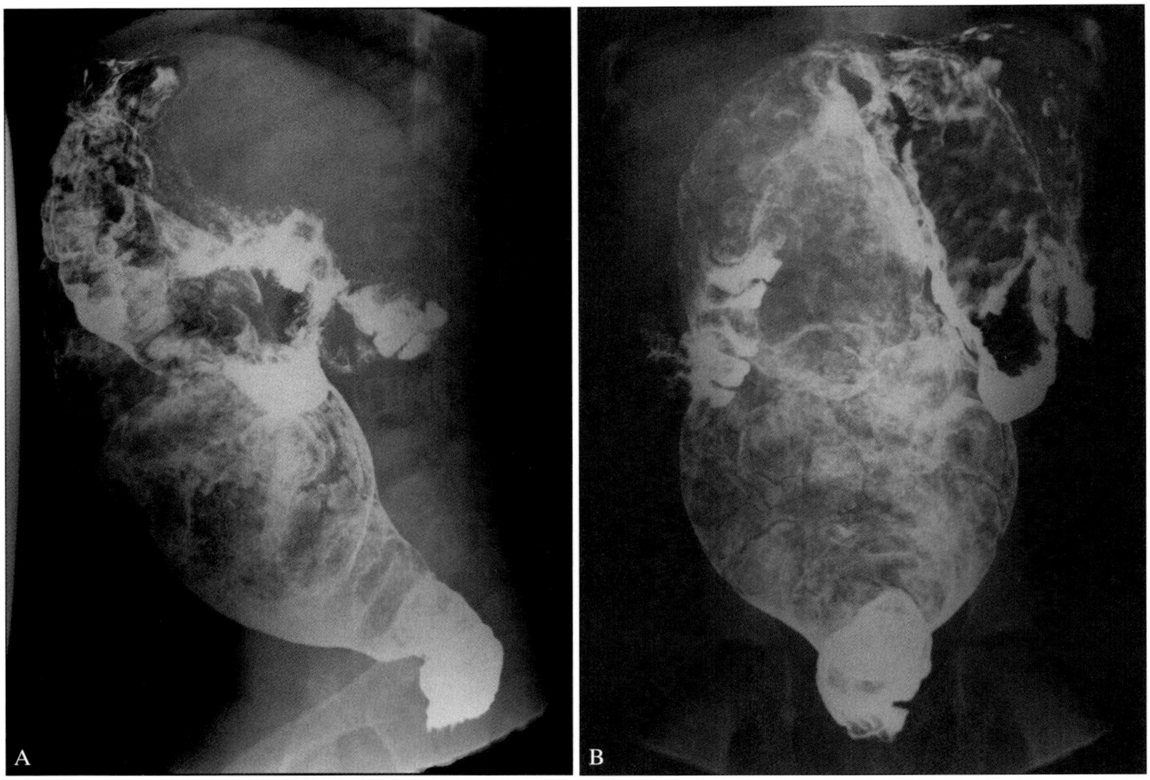

图 3-53-3 **先天性巨结肠（常见型），并巨大粪石形成**

男，7 岁，生后腹胀，大便少。图 A 为钡灌肠侧位；图 B 为正位片示乙状结肠中远段明显扩张，最宽径约 10cm，其内可见粪石形成巨大充盈缺损，直肠及乙状结肠远段呈痉挛状。降结肠、横结肠袋形不明显，黏膜略毛糙呈空肠化

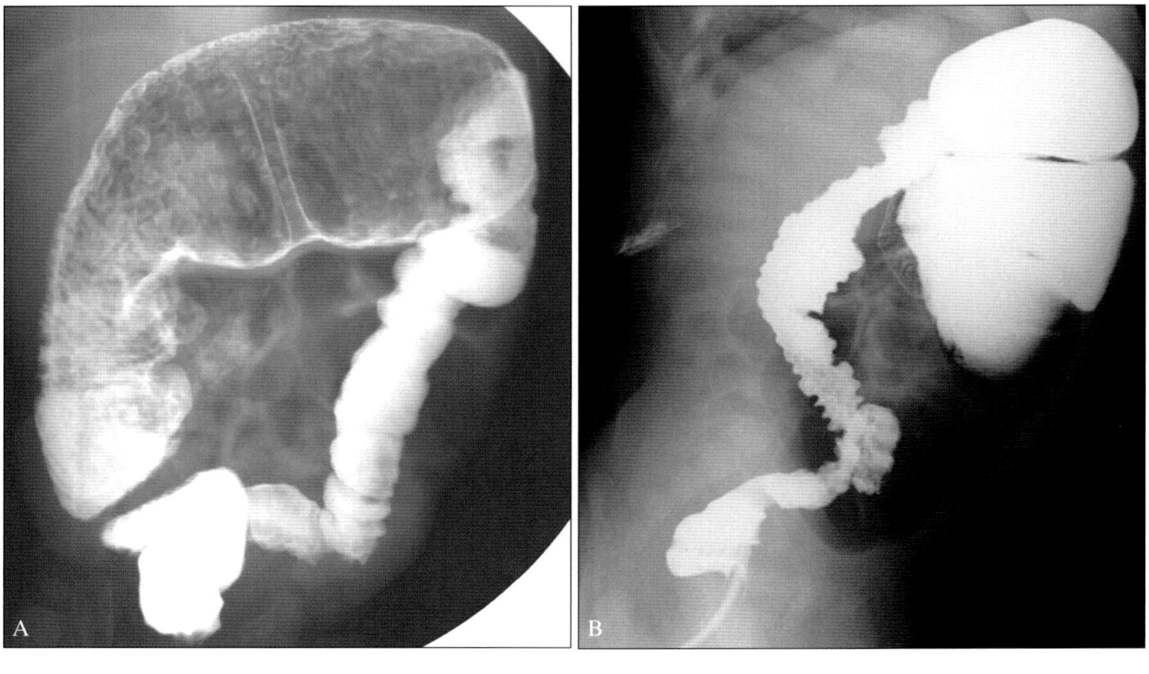

图 3-53-4 **先天性巨结肠（长段型）**

女，9 个月，生后排便困难。图 A、图 B 为钡灌肠正侧位片，示直肠至降结肠为痉挛段，横结肠、升结肠明显扩张

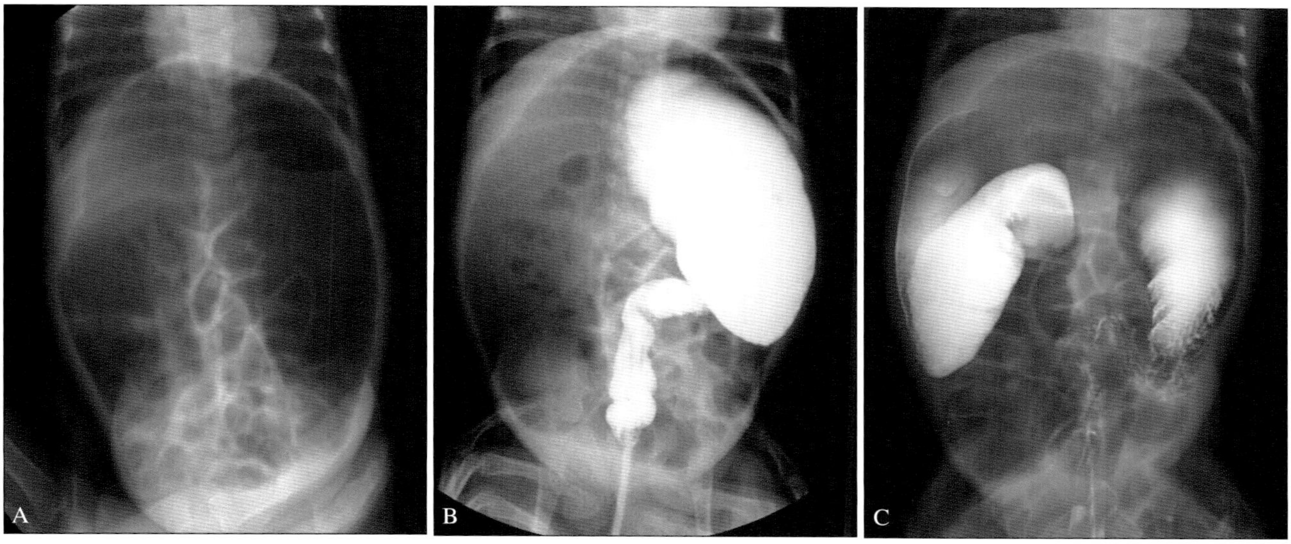

图 3-53-5 先天性巨结肠（长段型）
男，3 个月，生后便秘、腹胀。图 A 为腹平片示腹外形膨隆，腹部见明显胀气扩张肠管影，宽径约达 7cm。小肠积气明显。钡灌肠检查；图 B 为充盈像正位片示直肠及乙状结肠肠管呈痉挛状态，其上方肠管渐扩张呈漏斗状，图 C 为拔管排钡后 2h 复查，部分钡剂排出，远端肠管仍呈痉挛状态，结肠黏膜粗糙

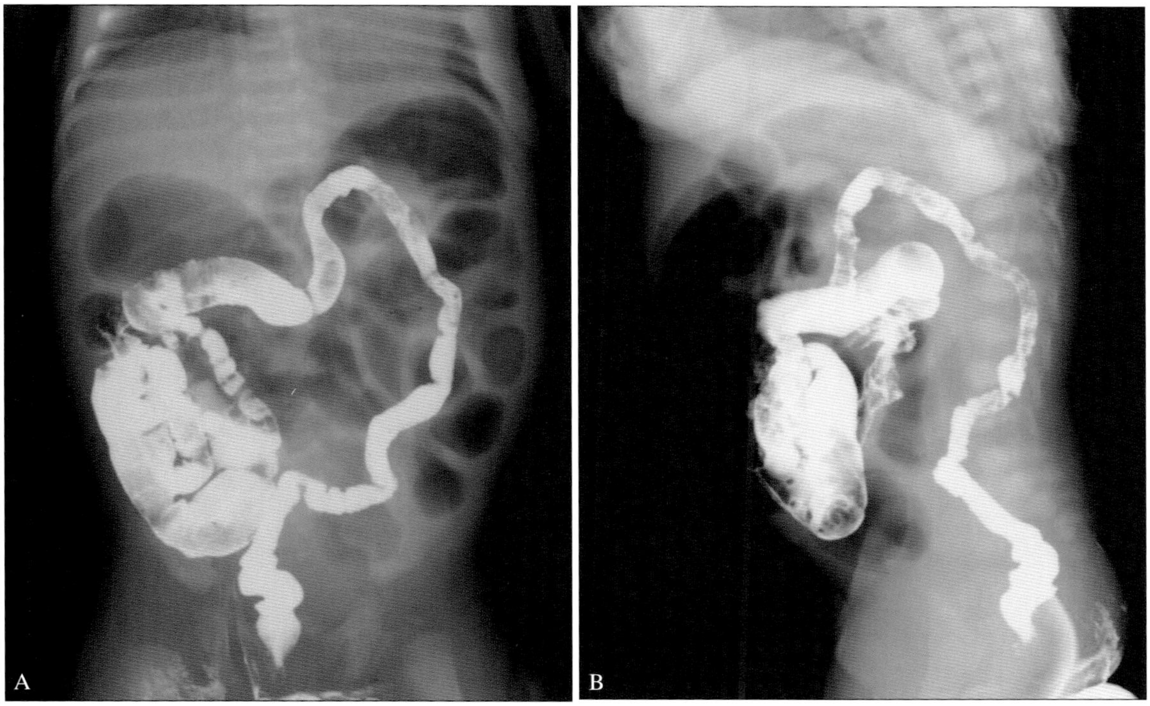

图 3-53-6 全结肠巨结肠
女，8 天，腹胀呕吐 8 天。图 A、图 B 为钡灌肠正侧位片，示结肠细小，脾曲钝化，盲肠高位，直肠壶腹不明显。排钡功能差。小肠逆流入末端回肠

诊断与鉴别诊断精要

- 腹部平片表现为低位不全性肠梗阻征象，结肠与小肠有不同程度扩张，在新生儿，结肠与小肠不易区别
- 钡灌肠分为痉挛段，移行段与扩张段三部分。痉挛段：肠管宽径均在正常以下，移行段位于痉挛段与扩张段之间，多呈漏斗形。移行段以上肠管明显扩张

重点推荐文献

[1] Puri P，Shinkai T. Pathogenesis of Hirschsprung's disease and its variants：recent progress. Semin Pediatr Surg，2004，13：18-24.

[2] Langer JC，Durrant AC，de la Torre L，et al. One-stage transanal Soave pullthrough for Hirschsprung disease. A multicenter experience with 141 children. Ann Surg，2003，238：569-576.

[3] Proctor ML，Traubici J，Langer JC，et al. Correlation between radiographic transition zone and level of aganglionosis in Hirschsprung's disease：implications for surgical approach. J Pediatr Surg，2003，38：775-778.

第 54 节　先天性细小结肠症

【概念与概述】

- 先天性细小结肠症（microcolon）又称胎儿型结肠，结肠宽径不足 1cm。多见于肠闭锁，由于无胎粪通过结肠发育不良。此外还见于胎粪性肠梗阻与全结肠无神经节细胞症

【影像表现】

X 线表现

钡灌肠所见新生儿正常结肠宽径 1.5 ～ 2.0cm 左右，细小结肠宽径在 1cm 以内。不同原因所致细小结肠表现略有不同

- （1）肠闭锁所致细小结肠：闭锁位置愈高结肠细小愈不显著。如肠闭锁发生在宫内胚胎晚期已有胎粪形成时，可无细小结肠征象
- （2）胎粪性肠梗阻所致细小结肠，结肠宽径常在 0.5cm 以内。钡剂进入结肠阻力较大，钡剂进入末段回肠时可见胎粪充盈缺损
- （3）全结肠型无神经节细胞症：结肠细小并不严重但结肠框短缩，脾曲钝化，盲肠高位，结肠形态如“？”问号，有时可见异常收缩，直肠呈痉挛状（无膨大的直肠壶腹）

通过钡灌肠了解细小结肠形态有助于鉴别上述三种疾患

重点推荐文献

[1] Copeland DR，St Peter SD，Sharp SW，et al：Diminishing role of contrast enema in simple meconium ileus. J Pediatr Surg，2009，44：2130-2.

第 55 节 小左结肠综合征

【概念与概述】

- 小左结肠综合征（small left colon syndrome）十分少见，多见于未成熟儿，母亲常有糖尿病病史

【临床表现】

- 临床表现为便秘、腹胀，与胎粪性肠梗阻或先天性巨结肠相似

【影像表现】

X 线表现

- 腹部平片显示小肠胀气。横结肠胀气。钡灌肠显示小左结肠，管径＜ 1cm，脾曲以上结肠扩张。左侧结肠壁光滑，无锯齿状改变与长段型巨结肠不同。小左结肠综合征可能由于神经丛不成熟所致

重点推荐文献

[1] Nakaoka T，Shiokawa C，Nishihara M，et al：Iopamidol enema treatment for meconium obstruction of prematurity in extremely low-birth weight infants：a safe and effective method. Pediatr Surg Int，2009，25：273-276.

[2] Copeland DR，St Peter SD，Sharp SW，et al：Diminishing role of contrast enema in simple meconium ileus. J Pediatr Surg，2009，44：2130-2132.

第 56 节 胎粪栓塞综合征

【概念与概述】

- 胎粪栓塞综合征（meconium plug syndrome）系因胎粪黏稠堵塞于结肠和直肠所致的低位肠梗阻。与结肠功能不成熟有关

【临床表现】

- 主要症状为胆汁性呕吐和腹胀，不排胎便。本病常因肛门指检，诊断和治疗性灌肠胎粪随后排出而治愈

【影像表现】

X 线表现

- 腹平片显示肠胀气并有气液面呈低位肠梗阻表现。如结肠胀气明显可类似先天性巨结肠表现。结肠内有胎粪影
- 钡灌肠显示直肠和结肠内有“蛇状”充盈缺损，钡剂沿胎粪与肠壁间隙逆行呈双对比表现。结肠无扩张，无痉挛状表现。灌肠后大量胎便随后排出，症状亦缓解（图 3-56-1）。本病可并发于先天性巨结肠

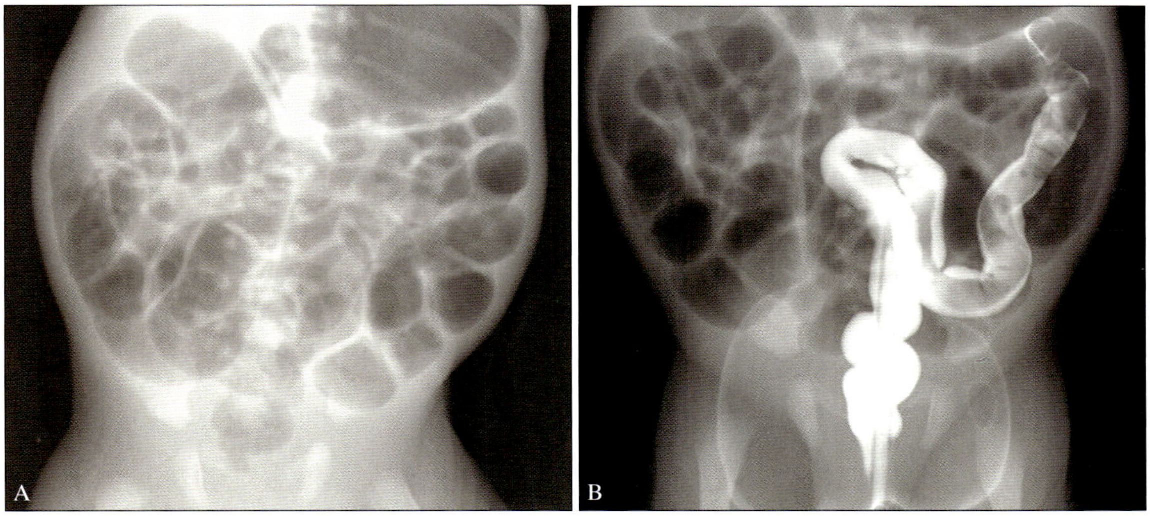

图 3-56-1 胎粪栓塞

男，2 天，早产儿（27 周 +5 天），生活能力低下。图 A 为平片示肠淤张；图 B 为钡灌肠示乙状结肠及降结肠内条状充盈缺损，拔管后排出条状胎粪

重点推荐文献

[1] Burke MS, Ragi JM, Karamanoukian HL, et al. New strategies in nonoperative management of meconium ileus. J Pediatr Surg, 2002, 37: 760-764.

第 57 节 先天性球形结肠

【概念与概述】

- 先天性球形结肠（congenital pouch colon，CPC）又称先天性短结肠，是一种少见的肛门直肠畸形，短的囊袋状扩张的结肠，几乎均伴随高位的瘘管与泌尿生殖道相连

【病因与病理】

- 有学者提出，宫内早期后肠区域的血供障碍可致球形结肠。组织病理学上，多数学者认为结肠壁及壁内神经节细胞是正常的。也有人认为结肠肌层发育差，可伴神经节细胞减少或缺如，还可见黏膜和黏膜下急性或慢性炎性改变

【临床表现】

- 患儿一般情况差，有明显腹胀、腹壁发亮和腹壁静脉怒张，男性合并结肠膀胱瘘常伴有尿粪，女性合并结肠阴道瘘或结肠泄殖腔瘘，女性还可合并一穴肛

【影像表现】

X 线表现

- 腹部平片显示腹部巨大液平面，异常扩张的结肠阴影可占据腹部宽度一半以上。球形结肠可分为四型
  - 1 型，没有正常结肠，回肠直接开口于球形结肠
  - 2 型，回肠开口于短的盲肠，盲肠开口于球形结肠
  - 3 型，在回肠和球形结肠之间存在正常的结肠（新生儿 7 ～ 8cm）
  - 4 型，结肠接近正常，仅末端部分（直肠、乙状结肠）呈球形。（图 3-57-1，图 3-57-2）

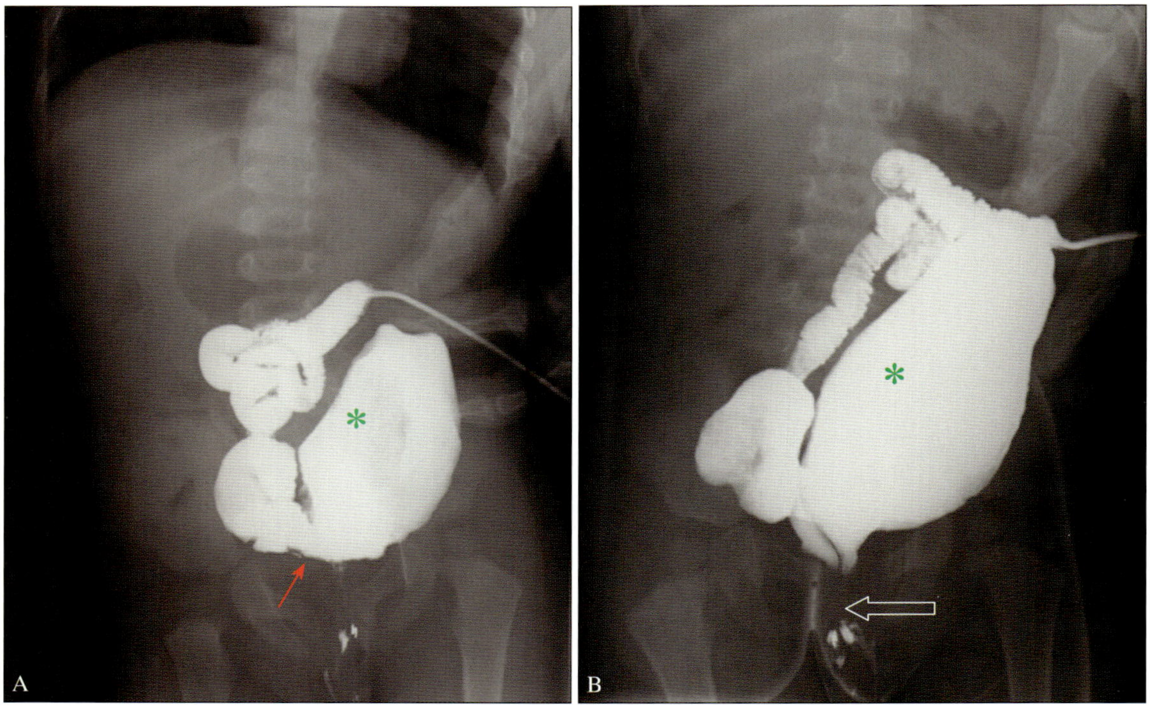

图 3-57-1 先天性球形结肠 1 型

女，20 个月，生后无肛，阴道漏粪 1 年余。图 A、图 B 为回肠造瘘术后，经远端造瘘口注入钡剂造影，示回肠显影，形态及走行特殊，直接与呈囊袋状扩张的结肠相连（红箭示连接处，绿星号示球形结肠）。患儿排钡时直肠与前庭相通，显示泄殖腔瘘（白箭示瘘管位置）

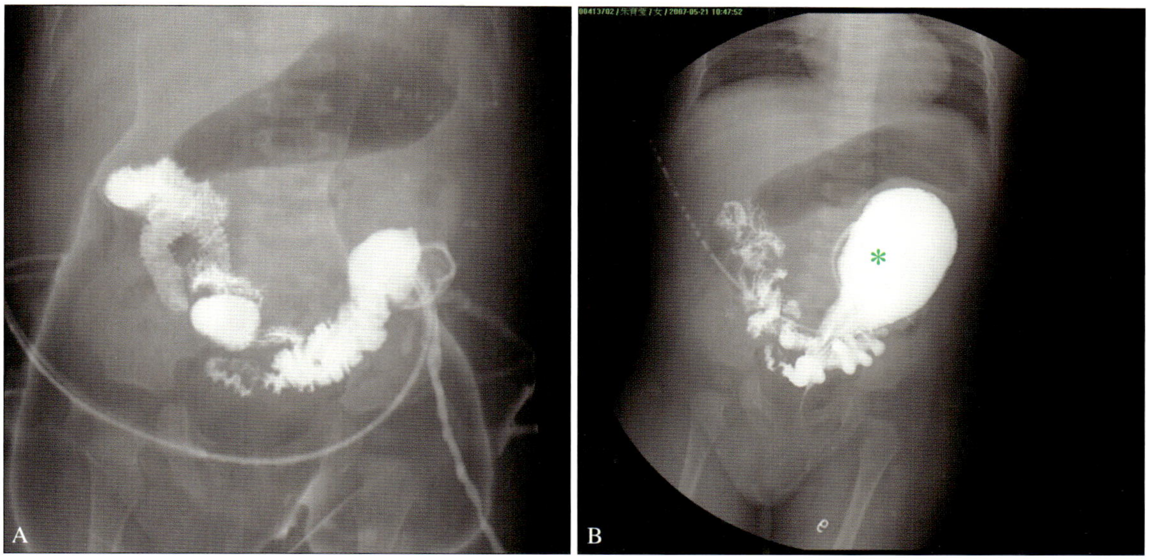

图 3-57-2 球形结肠 3 型

女，7 个月，生后无肛，结肠造瘘术后 7 个月。图 A 为经近端造瘘口造影，示正常形态结肠影，5 ~ 6cm，自左下腹向盆腔走行，回盲部位于盆腔中线偏左；图 B 为经远端造瘘口造影，示呈囊袋状扩张的球形结肠（绿星号），未见蠕动及收缩。排钡可显示直肠阴道瘘

重点推荐文献

[1] Chadha R，Roy Choudhury S，Pant N，et al. The anomalous clinical anatomy of congenital pouch colon in girls. J Pediatr Surg，2011，46：1593-1602.

第 58 节　慢性溃疡性结肠炎

【概念与概述】

- 慢性溃疡性结肠炎（chronic ulcerative colitis）小儿少见，病因不明。病变多自直肠逆时针向上蔓延，逐渐波及左半结肠及右半结肠

【病因与病理】

- 早期为肠黏膜水肿、充血、黏膜肉芽肿形成并有点状出血，随后出现溃疡并深入肌层。慢性期结肠纤维化、结肠变短、僵直、袋形消失

【临床表现】

- 临床表现早期可类似急性肠炎或仅有大便次数增加，以后大便稀、带血或黏液，患儿发热、乏力、腹痛、体重下降

【影像表现】

X 线表现

- X 线诊断主要依靠钡灌肠。了解结肠和直肠黏膜的变化有无溃疡，结肠的宽度和长度及袋形的改变
- 最早期 X 线改变：见受累肠管反复痉挛收缩呈激惹状态。排钡后黏膜水肿增厚，可有溃疡出现，肠管外形呈锯齿状。病变加重后钡灌肠显示结肠袋形减少形成铅管征。黏膜破坏以后形成小息肉状增生称为“假性息肉”（图 3-58-1）
- 慢性期结肠短缩、僵硬、袋形消失。以结肠远端最明显但可侵犯全部结肠，小肠很少受累

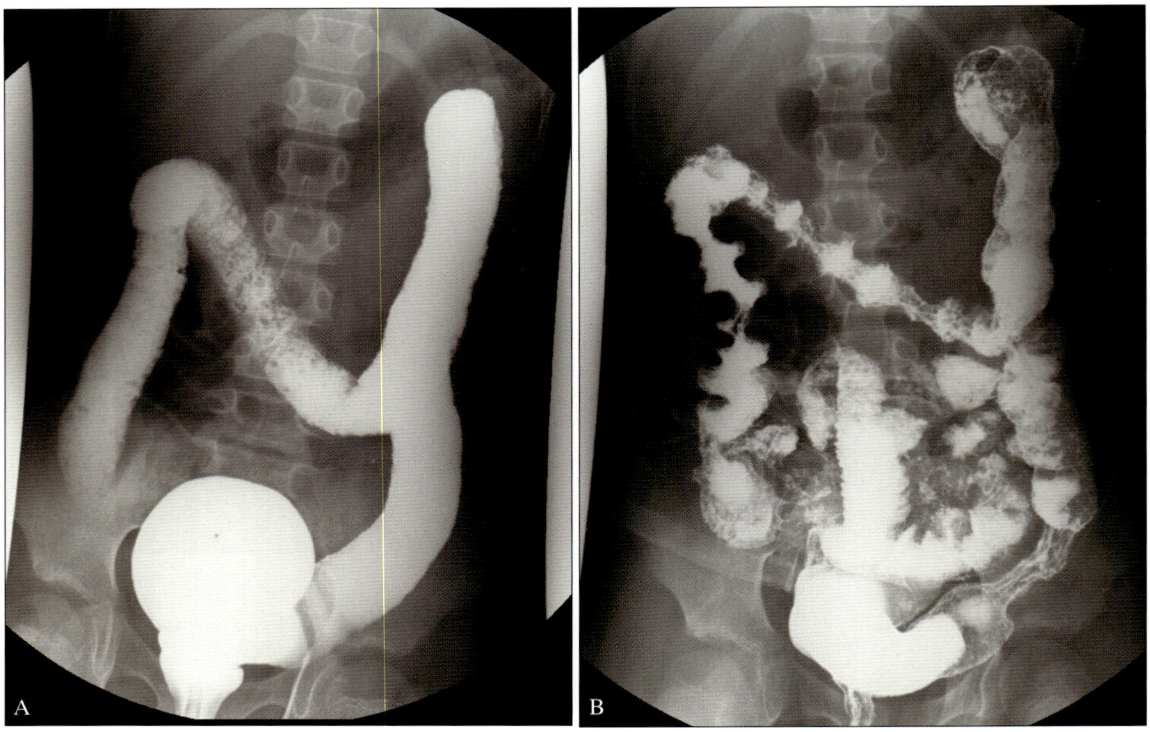

图 3-58-1 溃疡性结肠炎
女，7 岁，腹痛血便 4 个月。图 A 为钡灌肠充盈像，示结肠袋型消失，铅管征（+）；图 B 为排钡像，示结肠痉挛呈激惹状态，肠黏膜紊乱，增粗，可见溃疡形成。结肠外形成锯齿状

诊断与鉴别诊断精要

- 本病需与单纯发生在结肠的 Crohn 病鉴别，后者可以造成肠狭窄及瘘管，与本病不同

重点推荐文献

[1] Horsthuis K，Stokkers PC，Stoker J. Detection of inflammatory bowel disease：diagnostic performance of crosssectional imaging modalities. Abdom Imaging，2007，33：407-416.

[2] Rufo PA，Bousvaros A. Challenges and progress in pediatric inflammatory bowel disease. Curr Opin Gastroenterol，2007，23：406-412.

第 59 节　结肠息肉

【概念与概述】

- 结肠息肉（polypus of the colon）多见于 2 岁以上小儿。男多于女。以幼年型息肉最多见

【病因与病理】

- 息肉直径大小自 0.5 ~ 3cm。数目 1 ~ 3 个多见。直肠和乙状结肠为好发部位，有蒂或底与肠壁相连

【临床表现】

- 临床表现主要为无痛性血便，如息肉位于直肠低位，息肉可脱垂至肛门外。如高位息肉则血液与大便相混合。少数病例可有腹痛、便秘、腹泻和息肉所引起的肠套叠

【影像表现】

X 线表现

- 钡灌肠及气钡双对比检查为诊断本病的主要方法。一旦发现息肉应观察其上下活动范围。结肠息肉多呈圆形或卵圆形充盈缺损边缘光滑有蒂与肠壁相连。上下活动范围仅数厘米。其大小 0.5 ~ 3cm，与病史长短有关。点片记录并连续检查其他部位有无息肉至盲肠，但应避免钡剂进入小肠。若钡剂进入小肠往往与乙状结肠相重，遮盖乙状结肠使检查困难。结肠充钡后及排钡后应分别照片，之后注气进行双对比检查。息肉表面涂有钡剂呈光滑的软组织包块影与肠壁相连（图 3-59-1），如为粪块影排钡前后位置移动范围较大，无蒂与肠壁相连。有时斜位照片或手法推移肠管可更好地显示息肉。如未发现息肉征象可重复检查或随访观察
- 结肠息肉伴有多发骨瘤、软组织肿瘤（如纤维瘤、脂肪瘤、平滑肌瘤、表皮样囊肿等）时称为 Gardner 综合征，息肉的结构是腺瘤。半数可发生癌变，小儿少见
- 结肠息肉伴有色素沉着时称为 Peutz-JePhers 综合征，息肉为错构瘤，多发，可发生在胃、十二指肠，小肠和结肠。常以消化道出血、腹痛、继发肠套叠就诊；口唇、鼻旁及指（趾）皮肤可见黑色素沉着
- 家族性息肉病，常染色体显性遗传为腺瘤样息肉，40 多岁以后易发生癌变。X 线表现呈广泛 0.5 ~ 1.0cm 大小息肉（图 3-59-2）

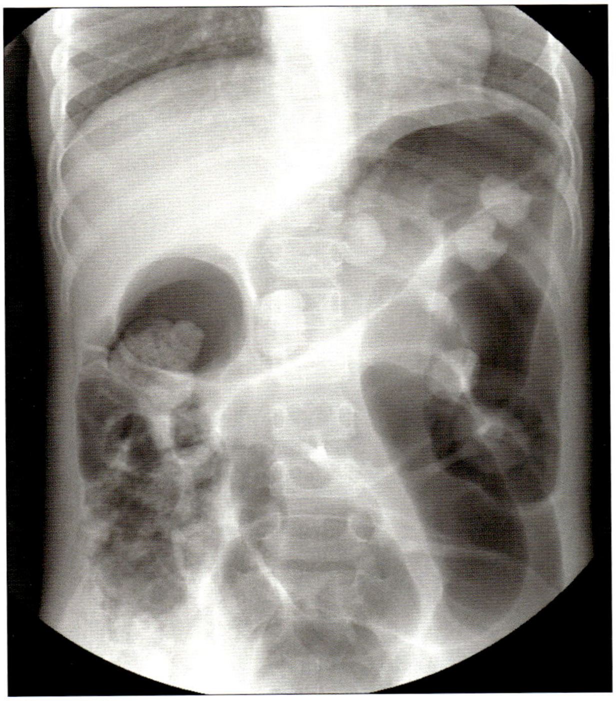

图 3-59-1　多发结肠息肉

女，7 岁，腹痛血便，继发性肠套叠。气灌肠后肠套叠已复位，横结肠及降结肠内见多发息肉

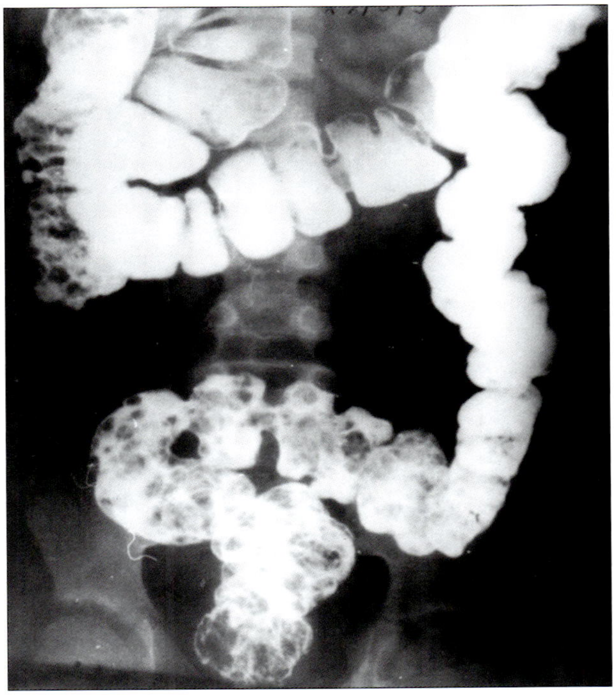

图 3-59-2　结肠多发性息肉

男，10 岁，血便半年。钡灌肠示直肠、乙状结肠及升结肠可见多发性圆形及椭圆形大小不等息肉

诊断与鉴别诊断精要

- 气钡双重对比灌肠诊断效果好

重点推荐文献

[1] 徐赛英 . 实用儿科放射诊断学 . 北京：北京出版社，1998.

第60节 结肠癌

【概念与概述】

- 结肠癌（carcinoma of the colon）小儿极少见。可继发于多发性息肉病及溃疡性结肠炎

【病因与病理】

- 病理学上多为腺癌

【临床表现】

- 临床可有便秘、腹泻、便中带血。偶可扪及肿块伴肠套叠和肠梗阻症状。结肠癌好发于直肠和乙状结肠，其次为升结肠、盲肠、横结肠、降结肠和阑尾

【影像表现】

X 线表现

- 钡灌肠显示呈环形狭窄，如“印戒”状或一段结肠一侧有充盈缺损。边缘不规则，黏膜破坏，肠腔狭窄，肠管僵硬与周围正常肠管分界清楚。充盈缺损的形态与成人相似（图3-60-1）

CT 及 MRI 表现

- CT 和 MRI 征象有肠壁增厚、腔内肿块、肠腔狭窄、肠壁的异常强化（图 3-60-1B ~ D）。MRI 可显示肠壁的分层改变，肿瘤可表现肠壁局限性增厚，局部分层结构消失。T1WI 呈低信号，T2WI 呈高信号。当肠壁局限性增厚并伴有强化时，对于诊断有重要意义。对于邻近器官受累有较高应用价值，还可显示穿孔、脓肿、梗阻及窦道等继发改变

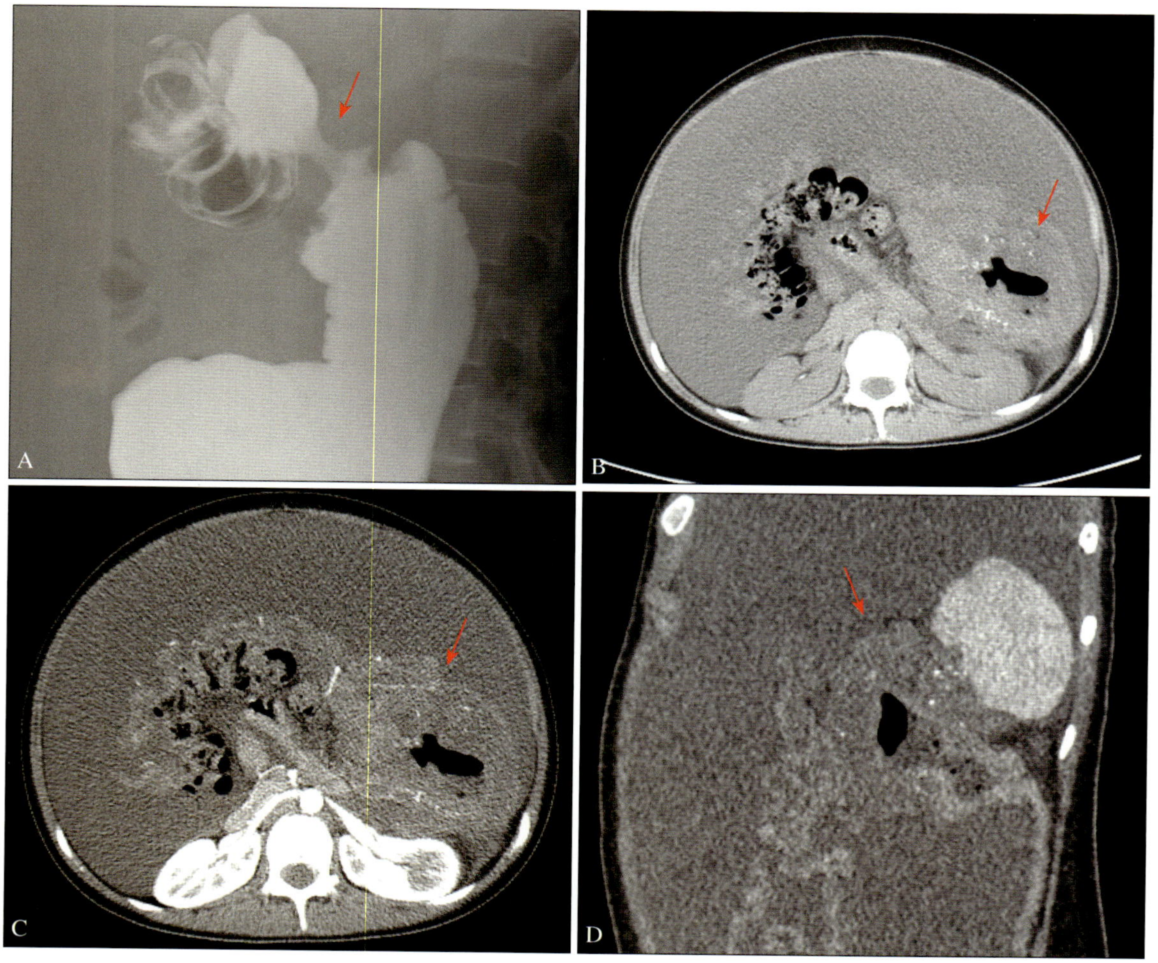

图 3-60-1 结肠癌

女，12 岁，腹部进行性增大 5 天，乏力。图 A 为钡灌肠检查，示横结肠脾曲环形狭窄，边缘不规则，黏膜破坏，肠管僵硬与周围正常肠管分界清楚（红箭）；图 B 为 CT 平扫，示横结肠脾曲肠壁明显增厚，其内多发点状钙化及片状低密度坏死，肠腔狭窄；图 C、图 D 分别为 CT 增强扫描横轴位及矢状位重建，示受累肠壁轻度不均匀强化（红箭），腹水。病理证实：结肠黏液腺癌

重点推荐文献

[1] 孙国强．实用儿科放射诊断学．2版．北京：人民军医出版社，2011.

第61节 直肠癌

【概念与概述】

- 直肠癌（carcinoma of the rectum）小儿极少见

【临床表现】

- 发病年龄最小的仅2岁，临床表现为排便困难4个月，腹胀、排脓、血便

【影像表现】

X线表现

- 钡灌肠显示直肠呈环形狭窄，两端为充盈缺损，类似子宫颈样改变。狭窄段肠管黏膜破坏，有溃疡形成，狭窄段以上结肠扩张，有继发巨结肠及粪便滞留

重点推荐文献

[1] 徐赛英．实用儿科放射诊断学．北京：北京出版社，1998.

第62节 乙状结肠扭转

【概念与概述】

- 乙状结肠扭转（volvulus of sigmoid colon）小儿极少见。发病较急

【影像表现】

- X线表现
- 腹部平片显示乙状结肠扭转的近端明显扩张，胀气。乙状结肠袋形消失。钡灌肠显示直肠及梗阻点远端肠管无气，钡剂不能上行，钡柱端呈鸟嘴状

超声表现

- B超检查可清楚显示病变

重点推荐文献

[1] 孙国强．实用儿科放射诊断学．2版．北京：人民军医出版社，2011.

第63节 正常肝胆

【概念与概述】

- 肝是人体最大的腺体，胚胎第3～4周时，于前肠尾端之腹侧长出肝芽，称为肝憩室。肝憩室进入原始横膈的间充质内，迅速长大，于腹侧系膜（ventral mesentery）内分成两部。较大的头部发育为肝，肝细胞、肝内胆管及肝管均由此发生。肝的网状内皮部分则起源于原始横膈的内脏间充质（splanchnic mesenchyme）。肝憩室尾部为较小的囊部，膨大后成为胆囊。其近侧端的窄蒂为原始胆囊管。连接胆囊管及肝管之柄发育成胆总管，连接十二指肠和肝管。肝迅速生长分为左右两半为左右叶肝，以后右叶明显增大。肝于胚胎第8～9周时占体重的10%。新生儿期减为5%。肝细胞于胎儿12周时开始产生胆汁，胆色素出现于13～16周，并进入十二指肠，染色胎粪
- 腹侧系膜的两层膜演变为肝冠状韧带、肝胃、肝十二指肠及镰状韧带。肝十二指肠韧带的游

离缘包绕门静脉，肝动脉及胆总管。镰状韧带自肝伸向前腹壁，其下方游离缘含脐静脉，出生后脐静脉闭合成为圆韧带。腹侧系膜同时形成肝被膜，覆盖除与横膈接触的裸区之外整个肝。于横膈下返折部构成冠状韧带

【影像学检查】

X 线检查

- 腹部平片：腹部卧位平片，可观察肝、胆部位异常充气（门静脉、肝管）、钙化、结石等异常密度阴影。有时根据横膈和含气的胃肠位置、形态大致估计肝大小
- 术中胆管造影法：有利于显示手术中不易暴露的肝管和胆总管下段。对黄疸患儿了解胆管解剖情况有用。一般用 30% 泛影葡胺，从胆囊、胆囊管或胆总管注入后摄片
- 术后“T”型管胆管造影，经手术后置于胆总管的“T”字引流管，一次注入 20% ~ 30% 泛影葡胺 10ml 左右，观察胆管变形及排空情况。通常于手术后 1 ~ 2 周施行
- 经皮肝穿胆管造影（percutaneous transhepatic cholangiograghy，PTC）：用于鉴别阻塞性黄疸的原因及术后观察胆管的解剖和通畅情况。现在儿科已经很少使用
- 肝血管造影：儿科肝动脉造影主要用于肝血管性病变、肝肿瘤术前了解血供、手术切除的可能性或范围、行肝动脉栓塞或化疗。随着 MSCT 的推广已很少应用

超声检查

- 小儿肝胆系统疾病的超声检查是经济无创伤，有效的方法。可清楚显示肝实质，门静脉系统，肝动，静脉，整个肝内外胆管及胆囊。多切面检查了解肿物起源，性质（囊性或实性），门、腔静脉内血栓、瘤栓，以及胆管梗阻性疾患较 CT 优越。对门脉高压和血管疾病尤其有帮助。Doppler 波幅分析有助于区别肝动脉和肝胆管。并可同时探查腹部其他脏器

CT 检查

- CT 扫描可直接显示肝内、外病变及其周围脏器情况
  - 肝原发性肿瘤
  - 感染，肝脓肿和肉芽肿病
  - 肝外伤以决定治疗原则
  - 先天畸形，囊性病变
  - 某些代谢性疾病
  - 了解胆管阻塞部位及原因，先天性胆总管扩张等
  - 扫描方式包括平扫及增强两种方式
    - 扫描前新生儿及小婴儿禁食水 2h，儿童禁食水 4 ~ 6h
    - 扫描前半小时，根据年龄大小口服 1% ~ 1.5% 的泛影葡胺 50 ~ 200ml
    - 增强扫描所用的对比剂为非离子型造影剂，如优维显、碘海醇、威视派克。用量根据患儿的年龄、体重有所不同，年龄越小每公斤体重对比剂量越大
    - 使用高压注射器，肝扫描分三期：动脉期 14 ~ 18 秒，静脉期 35 ~ 50 秒，延时期 5 ~ 15 分钟，年龄越小、体重越轻循环时间越短，因此扫描延迟时间越短。一般门静脉的对比剂到达峰值的时间较肝静脉早约 10 秒，而门静脉内对比剂浓度明显高于肝静脉，二者的消退时间相当，故静脉期以肝静脉达到峰值时扫描，门静脉与肝静脉可同时观察
- 磁共振成像：主要用于肝、脾、肾等实质器

表 3-63-1 以 300mgI/ml 优维显为例儿童碘对比剂用量

年龄	体重（Kg）	用量（ml/Kg）	流率（ml/s）
新生儿 ~ 6 个月	8 以下	2.0 ~ 1.5	0.5 ~ 0.8
6 个月 ~ 3 岁	8 ~ 15	1.5 ~ 1.2	0.8 ~ 1.2
3 ~ 7 岁	15 ~ 25	1.2 ~ 1.0	1.2 ~ 1.5
7 岁以上	25 以上	1.0 ~ 0.8	1.5 ~ 2.5

官。三维直接成像对病变定位和范围确定精确，由于血管流空效应还可用在不同方向观察其与肝及其周围病变的关系，常规用扰相梯度回波 T1WI 横轴位，快速自旋回波序列 T2WI 横轴位和冠状位，及 T2 脂肪抑制序列扫描。MR 胰胆管成像（Magnetic Resonance Cholanglopancreatography，MRCP），采用重 T2WI 使胆汁和胰液呈高信号，而周围器官组织呈低信号，从而获得类似内镜逆行性胰胆管造影术（ERCP）和经皮肝穿刺胆管造影（PTC）的胰胆管图像

【影像表现】

X 线表现

- 腹部平片：肝位于右上腹大致呈三角形，新生儿及婴儿肝较儿童和成人相对大。但婴幼儿因肠内生理积气，或脏器被膜脂肪过少，肝周缘一般不易辨认
- 胆管造影：静脉胆管造影，正常胆管包括左右肝管、肝总管及胆总管，于注药后 40min 内清楚显示。目前此方法基本被 MRCP 取代

超声表现

- 肝呈现中度细致而均匀的回声，其回声较胰腺弱，较肾皮质强。胆管和血管均为低回声的管道，门静脉壁较厚，用多普勒幅波可区别伴行的肝动脉和胆管等结构。肝静脉壁不产生回声，不同于门静脉。此外两者还可根据其特殊解部位置和行径来区分。镰状韧带于幼小儿童，仅偶然构成清楚的回声。肝大小无精确的数据，下缘圆钝或肝右叶覆盖大部分肾时应考虑肝大。镰状韧带和静脉韧带表现强回声，有时类似肝内病灶

CT 表现

- CT 平扫肝实质密度均匀，稍高于周围腹内脏器，如脾、胰、肾。增强后即刻扫描可显示肝内强化的较大血管支，对区别肝内胆管和血管有帮助。肝左叶大小变异较大
  - 肝分段：肝解剖与成人相似。大体分为肝左、右叶和尾叶。肝右叶以右肝静脉为标志分为前、后两叶。右前、后叶又以门静脉右支主干各分为上、下段。肝左叶以圆韧带裂隙为界分为内侧段（方叶）及外侧叶。左外侧叶又以门静脉为界分为上、下两个段。肝的分段有利于病灶解剖定位，做介入和手术参考
  - 肝血管：在 CT 图像上门静脉及肝静脉的中心部分表现为肝实质内分支状线形、圆形或椭圆形的低密度结构。门静脉主干呈椭圆形，宽 0.7cm，位于左右并列的肝动脉胆总管的后方，向后与下腔静脉毗邻。右门静脉向右后下方走行分出前、后支。左门静脉向左前上方向走行。最后发出分支进入肝左叶的内、外段。肝静脉几乎完全位于肝内，由中央静脉逐渐汇合成三大支，即右、中及左肝静脉，最后汇入第二肝门区的下腔静脉。肝动脉与门静脉平行，但管径较小，肝内分支不易辨认，肝总动脉通常起自腹腔动脉，至肝门分为左、右肝动脉。25% 病例右肝动脉单独自腹腔动脉主干或肠系膜动脉发出
  - 胆管及胆囊：CT 扫描看不到正常管径的肝内胆管，除非增强，或存在气体时才能显现。正常肝外肝总管及胆总管于年长儿需薄层增强扫描显示。胆囊位于方叶和右叶前段间的胆囊窝内，表现为圆形或椭圆形的低密度影，横径不小于 3.5cm。胆囊壁光滑，厚 1 ~ 2mm，注药后可增强

磁共振表现

- 磁共振成像：在实质腹部器官中，肝的 T1、T2 时间最短。胰、脾、肾皮质、肾髓质的 T1、T2 值依次递增。肝与周围组织间具有良好的对比。肝结构相对均匀一致。在大多 SE 脉冲序列中，肝内血管表现为异常低信号或无信号（黑），镰状韧带在任何脉冲序列中均表现为低信号，肝内胆管不能显示。于横断面中解剖标志同 CT。冠状面对主动脉肝内分支和门静脉、肝静脉展示较好胆囊显示较清楚，新鲜胆汁表现为长 T1 长 T2 信号，而浓缩胆汁则因水分丢失使 T1 缩短，于 T1WI、T2 WI 上均表现为高信号。凡不能浓缩的胆囊，即使禁食 4h 以上，T1WI 上信号仍较低。肝外胆管不常能显示

重点推荐文献

[1] 潘恩源，陈丽英．儿科影像诊断学．北京：人民卫生出版社，2007.

[2] 徐赛英．实用儿科放射诊断学．北京：北京出版社，1998.

[3] 孙国强．实用儿科放射诊断学．第2版．北京：人民军医出版社，2011.

第64节 肝脓肿

【概念与概述】

- 细菌（金黄色葡萄球菌，大肠埃希菌）、阿米巴及蛔虫均可引起肝脓肿（hepatic abscess）

【临床表现】

- 发热、消瘦、恶心、呕吐及右上腹痛或剑突下痛
- 并发胸膜炎及右下肺炎时可引起呼吸道症状

【影像表现】

X线表现

- 腹部平片显示肝影增大，膈升高。右上腹肠管胀气。若脓肿内积气时可见肝区内有局限性气液面（单房或多房）。胸片检查有时可见右侧胸腔积液和右下肺炎

超声表现

- 肝增大，早期脓肿为中等实性均匀回声。中期有退化征象，表现为近圆形暗腔有厚壁形成。恢复期为不规则的强弱相间的杂乱结构回声征象

CT表现

- 肝脓肿可为单腔、单腔分隔或多发。多个周围性分布的脓肿常常提示血源性。脓肿大小悬殊
  - CT平扫呈圆形或不规则形均匀或不均匀低密度区。少数脓腔内出现小气液面。脓肿壁与正常肝组织间常有水肿带，以构成不同密度的环形壁（图3-64-1A）
  - 增强扫描呈环形强化。明显分房的脓肿列呈蜂窝状。坏死组织水肿和坏死液化区无强化（图3-64-1B ～ C）。脓肿未液化之前，其密度近似软组织。边缘性不规则增强似血管瘤。动态增强观察常可明确诊断

MR表现

- 肝脓肿早期T1WI上为低信号，T2WI上为高信号类圆形包块影，其内信号不均匀，可有分隔（图3-64-2A）。周围水肿带可见T1WI环形略低信号带。慢性肝脓肿其内信号较均匀，脓肿壁边界清晰。壁内层为增生的肉芽组织，在T1WI上为等信号，在T2WI上为高信号，壁的外层为T1WI与T2WI低信号的胶原增生组织（图3-64-2B ～ E）

【鉴别诊断】

- 不典型的肝脓肿还需与肝囊肿、肝包虫病鉴别

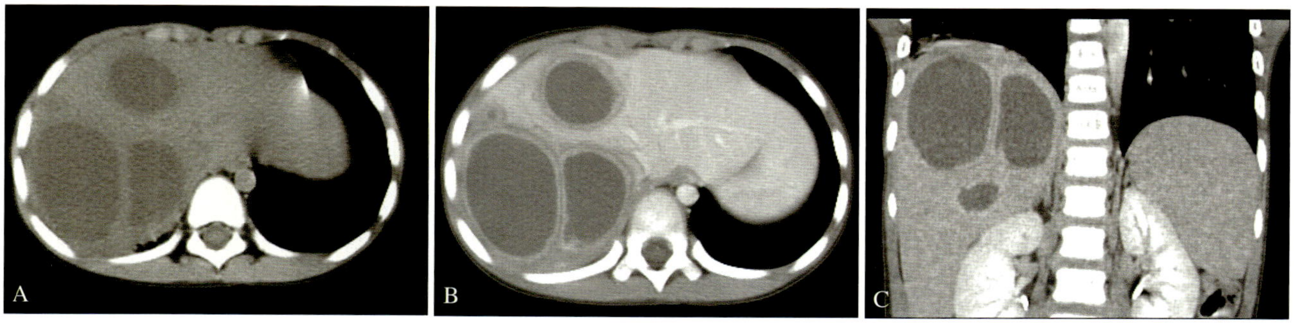

图3-64-1 多发性肝脓肿

男，6岁，间断发热20余天。图A为CT平扫横轴位，示肝内多发的大小不等囊状低密度影，右叶为主，囊壁密度略高，周围可见模糊稍低密度水肿带；图B为CT增强扫描，示脓肿壁环形强化，边缘清楚，周围水肿带呈低密度，与增强的正常肝分界清楚；图C为冠状位重建，示右侧膈面上凸膨隆，脓肿显示清楚，并可见右肺底不张

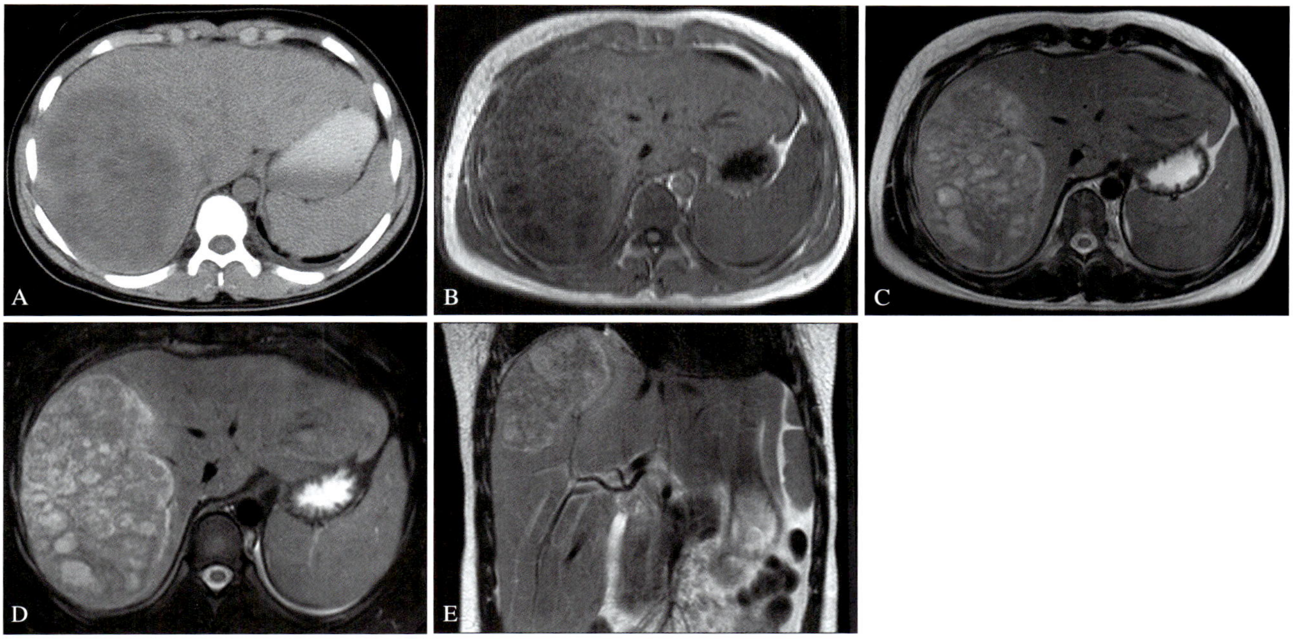

图 3-64-2 肝脓肿

男，12 岁，发热 10 天，伴上腹部痛。图 A 为 CT 平扫示肝右叶不规则形低密度区，其内可见等密度的分隔；图 B 为 T1WI，巨大类圆形包块呈低信号；图 C ~ E 为横轴位 T2WI，T2 脂肪抑制像和冠状位 T2WI，病灶呈高信号，内呈蜂窝状，分隔呈等信号，脂肪抑制像上脓肿境界清晰，周围见高信号水肿带。冠状位示病灶上缘达膈面，膈面抬高

诊断与鉴别诊断精要

- 发热、环形强化和周围水肿

重点推荐文献

[1] Mishra K, Basu S, Roychoudhury S et al. Liver abscess in children: an overview. World J Pediatr, 2010, 6: 210-216.

[2] Filippi L, Poggi C, Gozzini E et al. Neonatal liver abscesses due to candida infection effectively treated with caspofungin. Acta Paediatr, 2009, 98: 906-909.

[3] Simeunovic E, Arnold M, Sidler D et al. Liver abscess in neonates. Pediatr Surg Int, 2009, 25: 153-156.

第 65 节 肝 外 伤

【概念与概述】

- 新生儿肝破裂多由产伤所致，生后第 2 天出现贫血、休克
- 婴儿和儿童肝外伤可出现肝断裂、肝内血肿及包膜下血肿。病变多见于肝右叶。常合并肋骨骨折，肺、肾损伤

【影像表现】

X 线表现

- 腹平片可发现肋骨骨折，腹腔积液，肝影增大、膈上肺部挫伤，胸腔积液等

CT 表现

- 肝内血肿可呈高密度区，周围有低密度不规则水肿带，伤后 3 ~ 6 周血肿液化，CT 值可近似水密度
- 肝撕裂伤多为边界不清楚的低密度区，少数可见肝外缘有线状、分枝形透亮低密度影
- 包膜下血肿多为等或低密度新月形阴影，常见于肝外侧前缘或肝后缘。如有腹腔出血显示肝后缘及结肠沟处有积液。CT 值为 10 ~ 50Hu，低于肝密度（图 3-65-1，图 3-65-2A）。CT 增强使肝撕裂伤的低密度影更加清晰（图 3-65-2B，C）。目前 CTA 已基本取代了单纯诊断用的血管造影

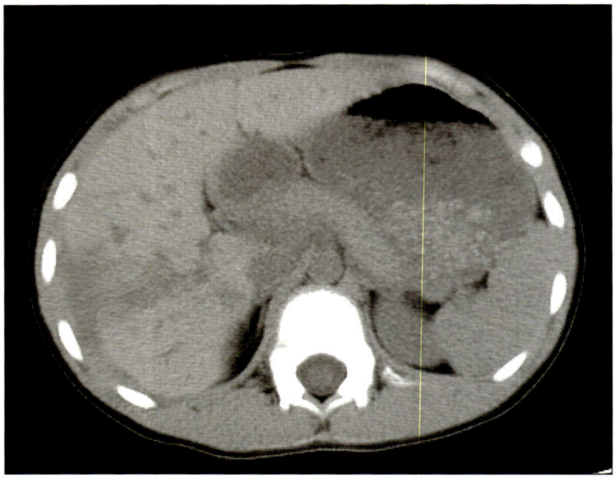

图 3-65-1 肝挫裂伤
男，7 岁，右上腹外伤后 3 小时。CT 平扫示肝右叶见片状低密度区，边缘模糊，局部肝边缘见条状低密度区

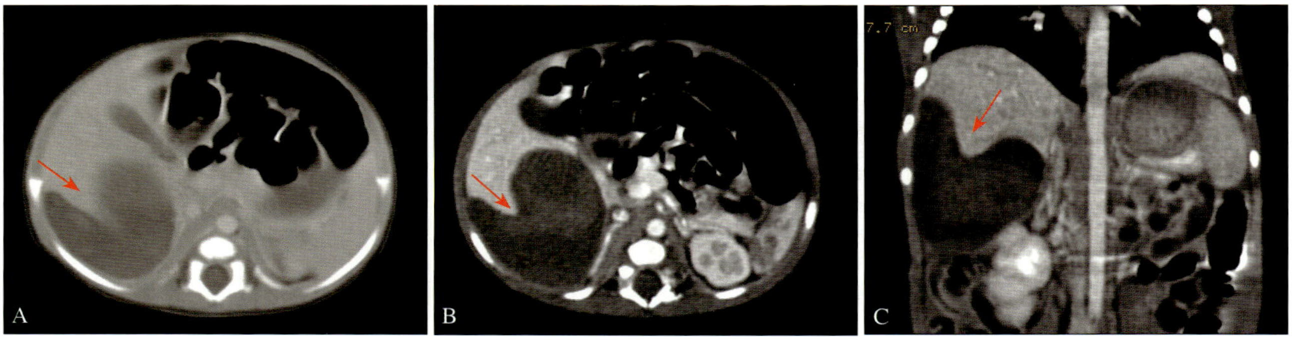

图 3-65-2 肝包膜下血肿
男，11 天，皮肤黄染 1 天，肝右叶包膜下血肿。图 A 为 CT 平扫，示肝右叶沿肝边缘不规则低密度影，范围 5.2cm × 5.4cm × 5.3cm，边界清晰（红箭）；图 B 为 CT 增强；图 C 为冠状位重建，示肝强化，血肿未见明显强化（红箭）

诊断与鉴别诊断精要

- 增强扫描很重要

重点推荐文献

[1] Mendelson KG，Fallat ME. Pediatric injuries：prevention to resolution. Surg Clin North Am，2007，87：207-228.

第 66 节 Budd-Chiari 综合征

【概念与概述】

- Budd-chiari 综合征（budd-chiari syndrome，BCS）是因肝静脉流出道受阻所致门静脉高压和下肢静脉淤血等一系列临床征候群。从发生部位分为下腔静脉段、肝静脉段及肝内小静脉段三类。肝静脉阻塞原因可由于肿瘤、血栓、先天性肝静脉或下腔静脉隔膜、白血病或镰状细胞贫血疾病等，但 70% 病例阻塞原因不明。近年来应用球囊导管成形术（PTA）及血管内支架（EMS）治疗 BCS 已有不少成功的报告

【临床表现】

- 肝大、腹水和腹痛

【影像表现】

X 线表现

- 腹平片显示肝大、腹水、无特异征象。目前血管造影已基本被 CTA 或 MRA 取代

CT 表现

- CT 扫描所见取决于肝静脉阻塞时间长短和范围
  - 急性期，肝普遍性肿大，肝实质弥漫性密度减低。CECT 肝实质中央区斑片状增强，周边区无强化，提示离肝的门静脉血流，大肝静脉支和下腔静脉内可有血栓形成的低密度影。肝实质内出血坏死区无强化
  - 慢性期，CT 平扫示肝脾肿大，肝硬化、腹水，不均匀性脂肪变性，肝的外周部分密度偏低，尾状叶和左内叶中央部分密度相对较高。增强后见肝静脉和下腔静脉管径增粗和腔内充盈缺损。肝内小静脉不显示。肝中央部（尾状叶及左内叶中央部分）进行性向周围增强，肝周边部逐渐迟发性均匀强化，与中央部密度相近。肝实质也可呈斑片状强化，称“马赛克”样强化，区域性或广泛性密度不均是其特征之一

重点推荐文献

[1] Brancatelli G，Federle MP，Grazioli L et al. Benign regenerative nodules in Budd-Chiari syndrome and other vascular disorders of the liver：radiologic-pathologic and clinical correlation. Radiographics，2002，22：847-862.

[2] Brancatelli G，Federle MP，Grazioli L et al. Large regenerative nodules in Budd-Chiari syndrome and other vascular disorders of the liver：CT and MR imaging findings with clinicopathologic correlation. AJR，2002，178：877-883.

第 67 节　肝囊肿

【概念与概述】

- 小儿肝囊肿（hepatic cyst）少见。2 岁以内只占 2%。囊内贮清亮液体或有出血呈巧克力色液体

【临床表现】

- 腹胀，腹部钝痛及腹部包块。如囊肿出血或扭转可出现急性腹部剧痛。其他表现有恶心、呕吐、腹泻、黄疸等，囊肿巨大时可产生呼吸困难

【影像表现】

X 线表现

- 腹平片可显示肝影增大或表现为右上腹的巨大软组织包块影

CT 表现

- 肝内圆形，边缘光滑的低密度区有包膜环绕，囊内可有分隔，如囊肿位于肝外可与胆总管囊肿相似，有出血或继发感染时密度可增高。增强扫描 CT 值不增加

MR 表现

- 肝囊肿 T1WI 为低信号区，T2WI 为境界清楚的高信号区，周围肝组织正常

重点推荐文献

[1] Kumar MJ，Toe K，Banerjee RD. Hydatid cyst of liver. Postgrad Med J，2003，79：113-114.

[2] Mortele KJ，Ros PR. Cystic focal liver lesions in the adult：differential CT and MR imaging features. Radiographics，2001，21：895-910.

第 68 节 婴儿型血管内皮细胞瘤

【概念与概述】

- 小儿良性肝肿瘤占原发性肝肿瘤的 43%，其中血管性肿瘤包括海绵状血管瘤，血管内皮细胞瘤等约占 50%
- 婴儿型血管内皮细胞瘤（infantile hemangioendothelioma）主要见于 6 个月以下婴儿及新生儿
- 临床与影像学特点取决于血流速度及瘤内动静脉分流程度。婴儿血管内皮细胞瘤有潜在恶性，可引起血性腹水，骨破坏等改变

【病因与病理】

- 病理改变肿瘤肉眼观为多发圆形分散的结节，组织学分为两个亚型，第Ⅰ型是以硬蛋白网为支架的、大小不等的血管床组成，血管覆盖丰满的内皮细胞；第Ⅱ型具有较大的分支状血管间隙及染色较深的内皮细胞芽组成，有潜在恶性

【临床表现】

- 半数病例因心脏高搏出量引起心力衰竭就诊
- 肝内血管分流量较少者，表现为腹部肿块、肝大、腹胀，血小板减少，亦可临床无症状偶尔被发现。AFP 可升高
- 20% 伴皮肤血管瘤
- 自发性肿瘤破裂引起腹腔出血和消耗性凝血病为少见的并发症

【影像表现】

X 线表现

- 腹部平片，肝影增大变形，胃肠道相应被压移位，40% 见钙化斑块

超声表现

- 肿瘤呈现多种形态，较少特异性。肿瘤可为高回声或低回声，也曾有完全为囊性的报道。部分肿瘤勾边不清。可探及钙化声影

CT 表现

- CT 平扫肿瘤表现为均匀或不均匀的低密度影，近半数肿瘤内有钙化（图 3-68-1）。动态增强扫描，早期肿瘤周围密度急速上升，伴整个瘤体不规则强化。连续扫描由周边向中心区进行性密度增高，坏死出血区无增强（图 3-68-2）

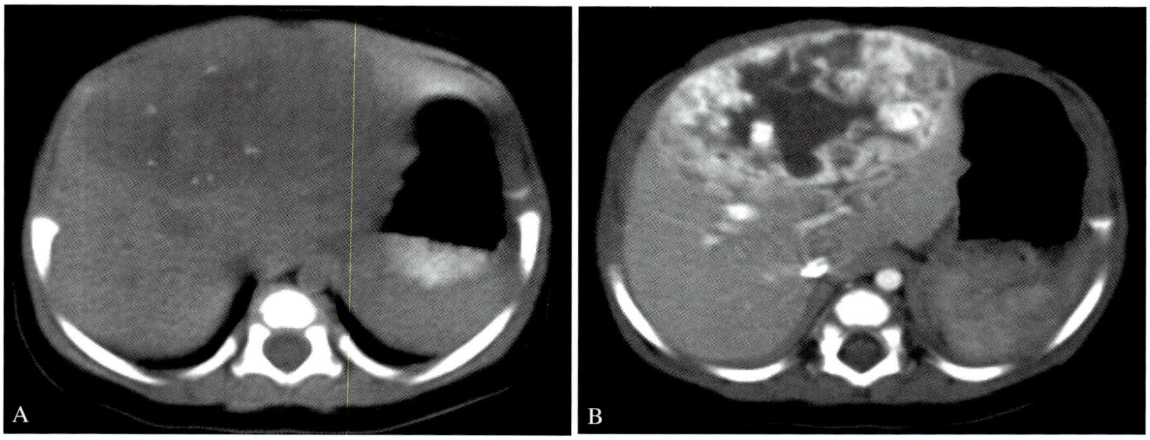

图 3-68-1 婴儿血管内皮细胞瘤
男，1 个月，发现肝占位。图 A 为 CT 平扫示不均匀低密度实性占位，边缘不清，可见点状钙化灶；图 B 为增强扫描，肿瘤自外周向中心不均匀明显强化，坏死区无强化

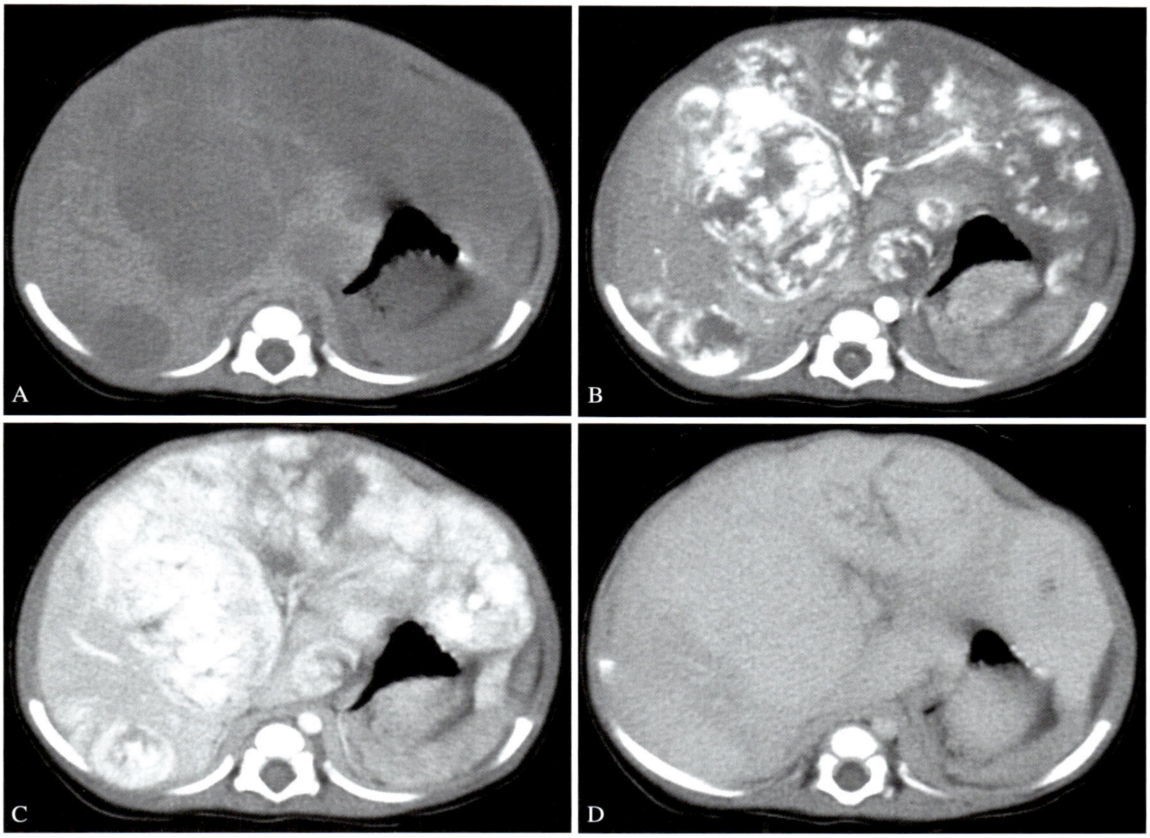

图 3-68-2 多发婴儿肝血管内皮细胞瘤

女，2 个月，腹部包块。图 A 为 CT 平扫示肝实质内多发大小不等结节状及团块状，均匀低密度影，边界清晰；图 B ~ D 分别为增强扫描，动脉期、门脉期和延迟期示肿瘤自外周向中心强化，延迟期肿瘤完全均匀强化

诊断与鉴别诊断精要

- 动态增强扫描，早期肿瘤周围密度急速上升，伴整个瘤体不规则强化。连续扫描由周边向中心区进行性密度增高

重点推荐文献

[1] Christison-Lagay ER, Burrows PE, Alomari A et al. Hepatic hemangiomas: subtype classification and development of a clinical practice algorithm and registry. J Pediatr, Surg, 2007; 42: 62-67, discussion 67-68.

[2] van der Meijs BB, Merks JH, de Haan TR et al. Neonatal hepatic haemangioendothelioma: treatment options and dilemmas. Pediatr Radiol 2009; 39: 277-281.

[3] Helmberger TK, Ros PR, Mergo PJ, et al. Pediatric liver neoplasms: A radiologic-pathologic correlation. Eur Radiol, 1999, 9: 1339-1347.

第 69 节 海绵状血管瘤

【概念与概述】

- 海绵状血管瘤（cavernous hemangioma），儿童期少见

【病因与病理】

- 病理上，单或多发肿瘤分界清楚。切面为海绵状，由扩张的血管组成，血管内衬扁平内皮细胞，少数钙化。周围肝窦淤血扩张

【临床表现】

- 瘤体一般较小，婴儿期较大血管瘤可因腹部肿块或瘤内动静脉分流引起心力衰竭来诊。肿瘤自发破裂罕见

【影像表现】

超声表现

- 小的（< 2cm）海绵状血管瘤呈典型的境界清楚回声较周围肝实质高的肿块。大的（2 ~ 4cm）肿瘤可伴声影。巨型者（> 4cm）肿瘤边缘分叶状，高回声的中心有坏死或纤维化产生的低回声区，供血的肝动脉、腹腔动脉干以及引流的肝静脉均较粗大，腹腔动脉干远侧的腹主动脉明显变细。整个肿瘤内 Doppler 探到血管波谱，对肿瘤定性有帮助

CT 表现

- CT 平扫，肿瘤可单发或多发，单发者多见于右叶，瘤体通常呈低密度影，有时见钙化。较大的（直径> 4cm）瘤体内见更低密度区，为出血和疤痕组织
  - 动态增强扫描的早期出边缘性强化，密度与动脉接近。连续扫描，造影剂逐渐向中心区扩散。延迟扫描时中心低密度区继续强化，多数于 20min 充填，少数可延长至 60 ~ 90min，整个肿瘤呈等或稍高密度。中心疤痕和出血区则无强化。这种特殊的强化过程有诊断意义。较小的肿瘤（1 ~ 2cm），则整个肿瘤迅速均匀增强。少数肿瘤无强化

重点推荐文献

[1] Litten JB，Tomlinson GE. Liver tumors in children. Oncologist，2008，13（7）：812-820.

第 70 节 间叶性错构瘤

【概念与概述】

- 肝间叶性错构瘤（hepatic mesenchymal hamartoma），又称囊性间叶性错构瘤，在儿童良性肿瘤中，发病率仅次于肝血管瘤，占 22%

【病因与病理】

- 肿瘤为境界清楚的无包膜肿块，由大小不一的囊腔组成（直径 1 ~ 6cm），囊内充满黏液样或胶样物质，分隔的囊壁包含间充质，胆管及肝细胞的纤维基质（fibrous stroma）

【临床表现】

- 大多发生于 2 岁以下男孩，以腹部包块为首现症状

【影像表现】

超声表现

- 典型所见为多房分隔的囊性肿块，囊大小不一，少数错构瘤超声示实性肿瘤块伴血管性回声，难与其他间质性肿块或血管瘤区别

CT 表现

- CT 平扫见境界清楚的多房性低密度肿块。不同厚度的分隔呈软组织密度。囊壁可强化（图 3-70-1）

MR 表现

- MRI 对病灶显示良好，通常囊性部分 T1WI 呈低信号，T2WI 呈高信号，根据囊内蛋白含量及有无出血信号有所不同。肿瘤实性部分及分隔信号与肿瘤基质成分有关

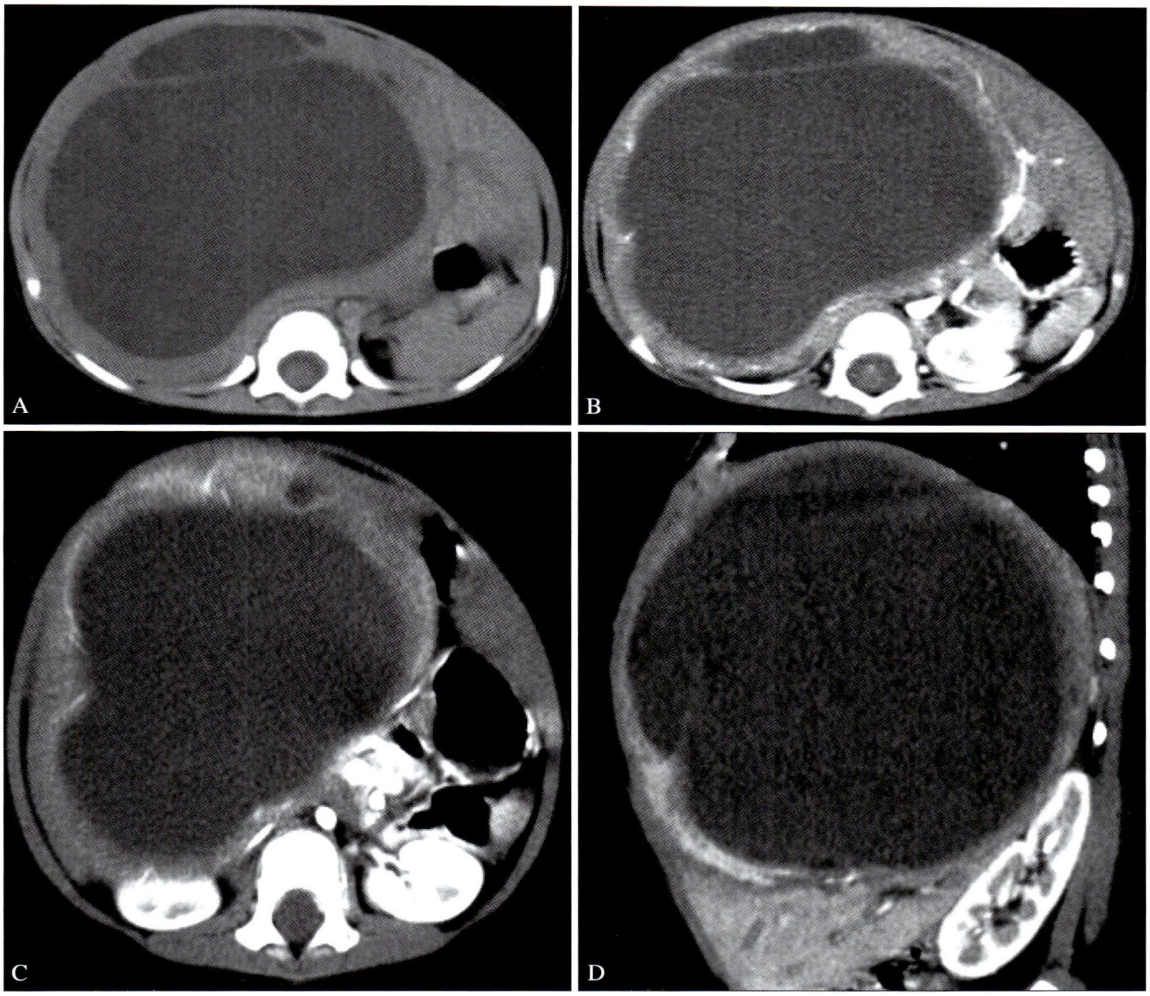

图 3-70-1 肝间叶性错构瘤

女，11 个月，腹部增大 2 个月。图 A 为 CT 平扫，示肝内可见一巨大多囊性病变，外周可见粗细不等分隔，边缘光滑，周围见环形略低密度区；图 B 为横轴位增强扫描示囊变周围呈花边状强化。肝左叶向左推移；图 C 为横轴位增强扫描示囊变周围呈花边状强化。肝左叶向左推移；图 D 为矢状位重建示右肾向后下方推移

诊断与鉴别诊断精要

- 小龄，多房性肿块

重点推荐文献

[1] Siegel MJ. Pediatric liver magnetic resonance imaging. Magn Reson Imaging Clin N Am，2002，10：253-273.

[2] Chung EM，Cube R，Lewis RB et al. From the archives of the AFIP. Pediatric liver masses：radiologic-pathologic correlation part 1. Benign tumors. Radiographics，2010，30：801-826.

[3] Stringer MD，Alizai NK. Mesenchymal hamartoma of the liver：a systematic review. J Pediatr Surg，2005，40：1681-1690.

第 71 节 局灶性结节增生

【概念与概述】

- 局灶性结节增生（focal nodular hyperplasia，FNH），小儿少见，可发生在糖原积累症 I 型或胆管闭锁术后

【病因与病理】

- 结节由增生的肝细胞、库普弗细胞、小胆管、血管组成。并有淋巴细胞浸润。结节以纤维瘢痕组织为核心。境界清楚，但无包膜

【影像表现】

超声表现

- 超声表现为肝内单发或多个肿块。回声强度可与周围肝相等、稍高或稍低。1/3 病例发现中心“疤痕”相当于组织学上中心部结缔组织、胆管和血管

核素表现

- ^{99m}TcSC 闪烁扫描，于 1/3 ～ 3/4 病例可显示结节内被库普弗细胞摄取的放射性核素，具诊断意义

CT 表现

- CT 平扫示增生性肿块常位于肝的外周，使肝表面局部隆起。密度稍低或等密度，且较均匀。中心“疤痕”组织有时呈现低密度。增强扫描，动脉期肿块多呈均一强化，病灶中央的瘢痕组织一般无强化，门脉期及延迟期病灶多呈略高密度或等密度，少数呈低密度，但中央瘢痕延迟强化呈星芒状高密度，较具有特征性（图 3-71-1）

MR 表现

- FNH 在所有序列中，均与肝信号一致，边界模糊。而中心瘢痕 T1WI 呈低信号，T2WI 呈高信号

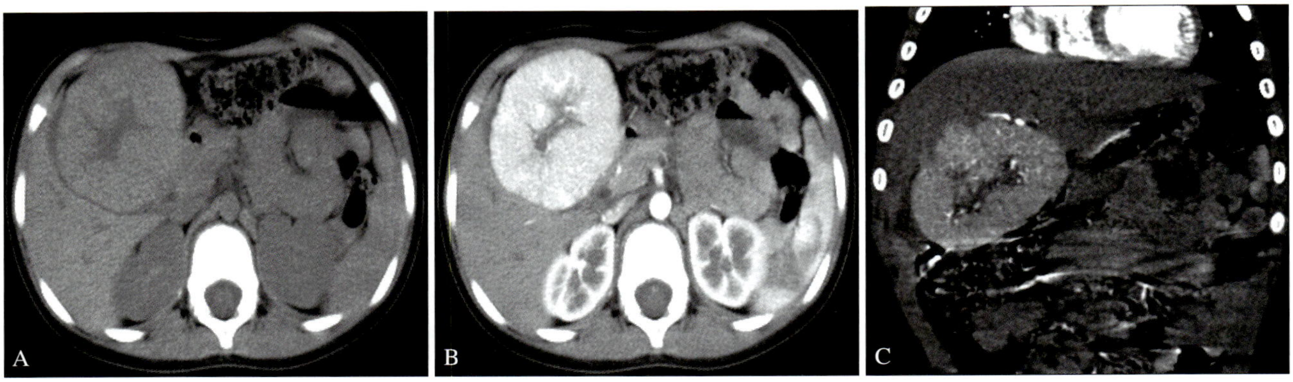

图 3-71-1 肝右叶局灶性结节增生

女，5 岁，肝肿物。图 A 为 CT 平扫，示肝右叶前端偏下缘类圆形软组织密度为主占位性病变，中心呈星状低密度区；图 B 增强扫描横轴位；C 为冠状位重建示病变强化明显，边缘清晰，中心“瘢痕”仍为相对低密度区

重点推荐文献

[1] Hoffer FA. Magnetic resonance imaging of the abdominal masses in the pediatric patient. Semin Ultrasound CT MR，2005，26（4）：212-223.

[2] Carlson SK，Johnson CD，Bender CE et al. CT of focal nodular hyperplasia of the liver. AJR，2000，174：705-712.

[3] Hussain SM，Terkivatan T，Zondervan PE et al. Focal nodular hyperplasia：findings at state-of-the-art MR imaging，US，CT，and pathologic analysis. Radiographics，2004，24：3-17.

第72节 肝腺瘤

【概念与概述】

- 肝腺瘤（hepatic adenoma），小儿少见，病理为单发球形肿瘤，主要由排列紊乱的肝细胞组成

【影像表现】

超声表现

- 超声所见与局灶性结节增生相似，可呈现各种强度的回声。高回声周围有低回声带围绕，而低回声则无清楚的壁

核素表现

- ^{99m}TcSC扫描，腺瘤组织因不含库普弗细胞等组织不吸取放射性物质，形成肝内缺损区（photopenic area）

CT表现

- CT扫描，肿瘤密度与肝接近或稍低，动态增强呈均匀一致的一过性强化，随后密度下降。延迟扫描肿瘤密度稍高或接近肝密度，肿瘤出血可不出现强化。无中心"瘢痕"不同于FNH

MR表现

- MRI通常于T1加权像呈低或等信号，伴低信号边缘带。T2加权像上信号高于肝。边界不清时与肝癌相似。少数病例与肝呈等信号，与局灶性结节增生相似

重点推荐文献

[1] Namimoto T，Yamashita Y，Sumi S et al. Focal liver masses：characterization with diffusion-weighted echo-planar MR Imaging. Radiology，1997，204：739-744.

[2] Chung EM，Cube R，Lewis RB et al. From the archives of the AFIP. Pediatric liver masses：radiologic-pathologic correlation part 1. Benign tumors. Radiographics，2010，30：801-826.

第73节 肝母细胞瘤

【概念与概述】

- 肝母细胞瘤（hepatoblastoma）为小儿最常见的肝胚胎性恶性肿瘤。肿瘤60%～70%发生在肝右叶，边界清楚，呈球形或分叶状。多发性或弥漫浸润者不常见

【病因与病理】

- 瘤体一般较大，平均10～12cm。多数为实性肿块可间有囊性病变，（有囊性肝母细胞瘤报道。）肿瘤可发生出血、坏死、钙化。肿瘤周围肝组织正常，可有假性包膜。肿瘤可于数月内迅速增大，肝外转移多见于肝门淋巴结、横膈、肾上腺，经血液转移至肺、中枢神经系统和骨骼等部位

【临床表现】

- 肝母细胞瘤多见于3岁以下婴幼儿（初生至13岁）
- 多以肝大，右上腹包块就诊
- 晚期则有发热、食欲缺乏、体重下降、贫血、黄疸、腹水等
- 有时可伴发偏侧肥大、Beckwith-Wiedemann综合征、性早熟、高血钙等
- 80%病例胎甲球蛋白试验阳性

【影像表现】

X线表现

- 腹部平片：85%病例有异常表现。如肝增大。下缘圆钝呈波浪状，或局限性隆起。膈面升高或圆隆。25%～50%可见钙化灶，充气的胃肠道相应移位
- 胃肠钡餐造影：肝右叶肿瘤使胃轻度左移或胃窦部抬高，多数胃后移，前壁见弧形压迹。肝左叶肿瘤可见中上腹部肿物，胃明显向左并前移。结肠脾曲可下移。十二指肠曲多无前移。钡餐有助于胆总管囊肿鉴别

超声表现

- 超声显示肿物常为单发，境界清楚，回声不均等增强，肿物内可因坏死或异常血管形成低回声区。肿物周缘有时见低回声带环绕，为瘤周水肿或受压之肝组织组成。钙化之强回声和囊

性变也较其他肝恶性肿瘤多见。此外超声并可显示胆管、血管移位、受压、阻塞和扩张等改变，门脉瘤栓表现为管腔内团块状回声

CT 表现

- 肿瘤以单发巨块型为主（6 ~ 15cm）（图 3-73-1）呈圆形或不规则分叶。有时见包膜，巨型或肝下部肿瘤常突入腹腔，边缘性外生性肿瘤呈哑铃状
- 肿瘤密度不均匀，稍低于正常肝组织，内有条弧形低密度，分隔肿瘤形成大结节状。此外尚可见小圆形或不规则更低密度区为肿瘤出血坏死
- 40% ~ 50% 见钙化灶，多位于肿瘤的边缘或中心部。肝内血管可受压移位
- 增强扫描时肿瘤强化不如正常肝实质、使境界更分明。早期见粗细不等的肿瘤血管从周围深入肿瘤深部，围绕结节状瘤块，而坏死区无强化。血管内瘤栓不多见。下腔静脉受压变窄、移位
- 结节型及弥漫型均属罕见，多发结节型位于两个肝叶（图 3-73-2）。弥漫型侵犯全肝者 CT 平扫表现肝影巨大，密度普遍不均，但无明显占位病变，内含多数圆形低密度区，直径 1 ~ 2.5cm，CT 值 25Hu，高密度区为 50Hu。出血坏死区的囊性部分增强前后无改变，囊性肝母细胞瘤少见

MR 表现

- 肝母细胞瘤 MRI 呈境界清楚的肝内肿块，其 T1、T2 值较正常肝组织延长。内部结构变化大，信号可相当均匀至十分混杂，如 T1WI 上因出血显示中心性高信号。T2WI 整个肿瘤呈高信号但不均匀伴随分隔带之低信号区（图 3-73-3）。纤维化在 T1WI 和 T2WI 上信号减低。钙化斑不易辨认。假性包膜显示较 CT 好。静注 Gd-DTPA 后 40% 可见强化之晕。MRI 亦能显示血管的侵犯，受压移位，多平

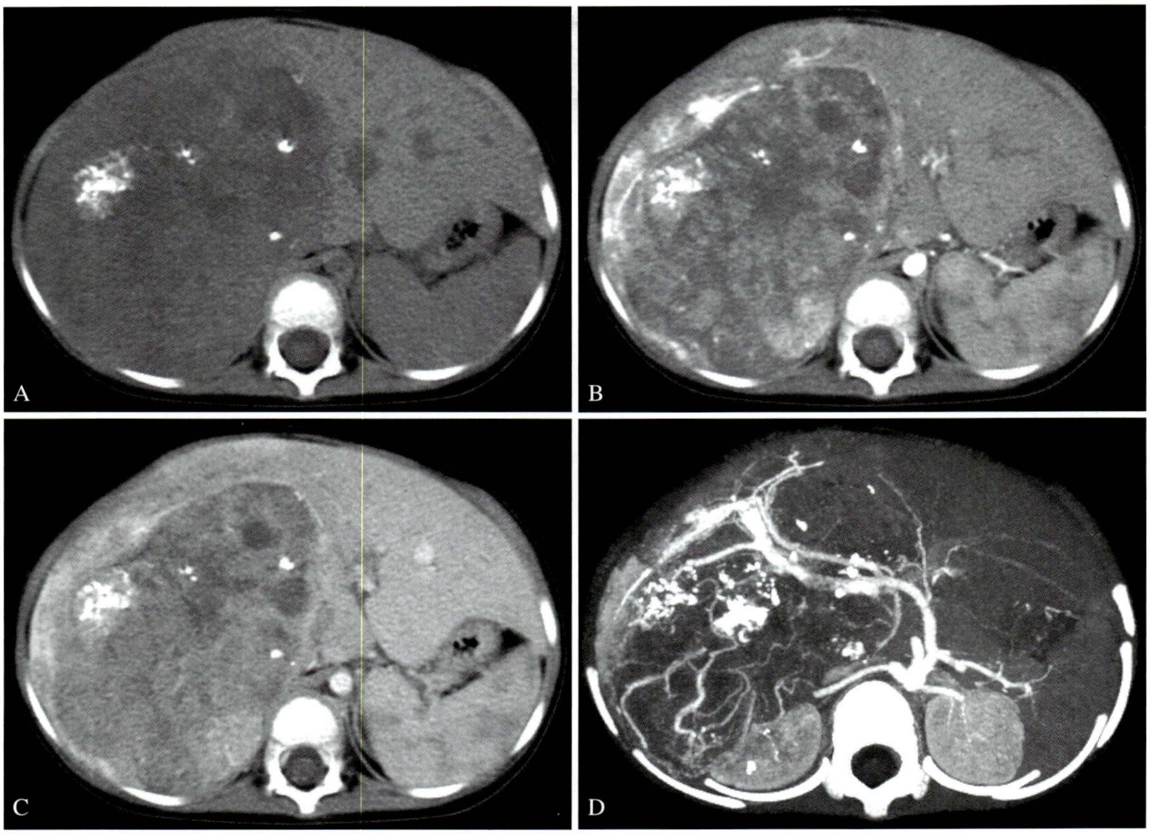

图 3-73-1 肝母细胞瘤（巨块型）

女，21 个月，腹大，腹部包块。图 A 为 CT 平扫，示肝右叶巨大肿块，境界较清，肿瘤密度欠均匀，略低于正常肝组织，边缘可见点片状钙化影；图 B、图 C 为增强扫描，肿瘤强化低于正常肝实质，而坏死区无强化；图 D 为血管重建示肿瘤内部粗细不等的血管从周围深入肿瘤深部，主要为肝动脉供血

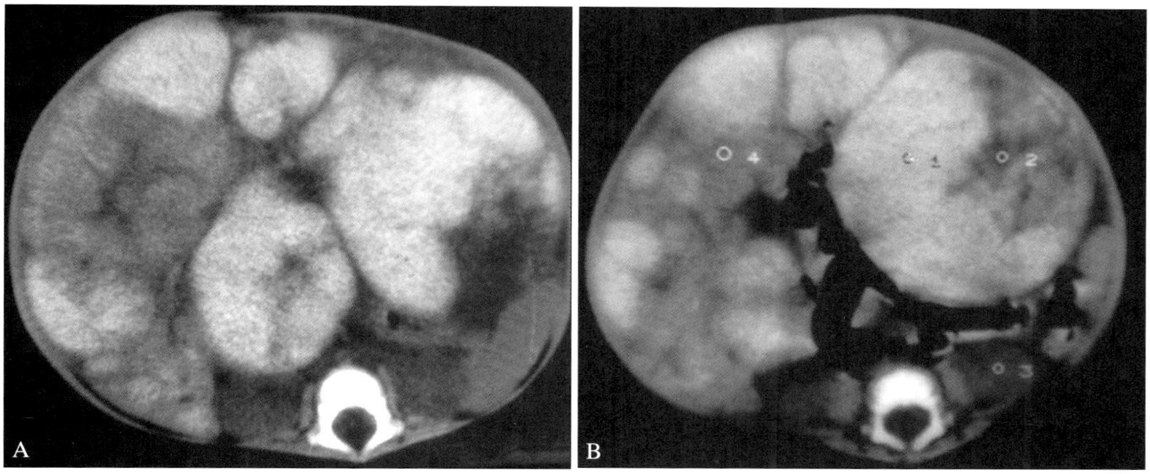

图 3-73-2 **肝母细胞瘤（多发结节型）**
女，4 个月，腹胀，腹部包块。增强 CT 示肝内多发大小不等的结节影，呈不同程度强化，肝正常组织结构消失

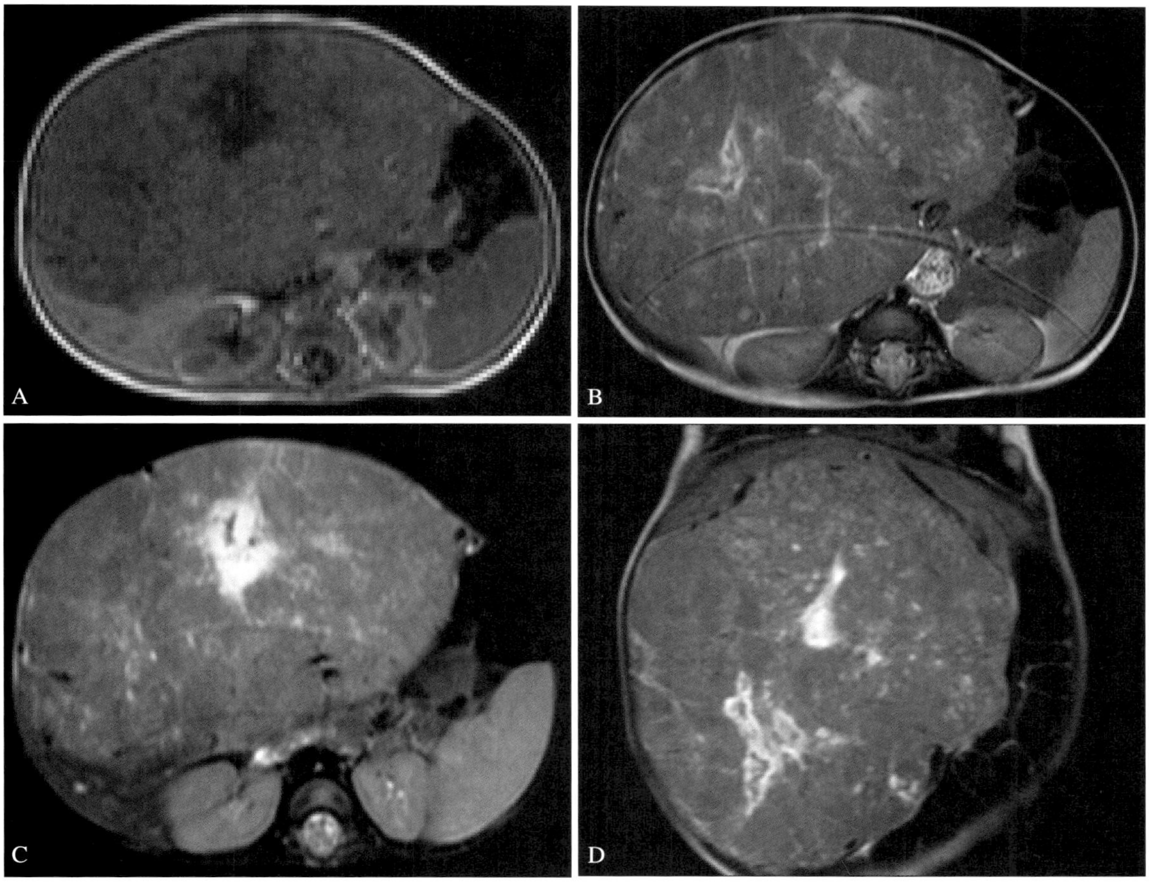

图 3-73-3 **肝母细胞瘤（巨块型）**
男，2 个月，腹胀腹部巨大包块 2 个月。图 A、图 B 为横轴位 T1WI 和 T2WI；图 C 为 T2 脂肪抑制像；图 D 为冠状位 T2WI。肝巨大类圆形混杂信号占位性病变，大小约 13cm × 9cm × 14cm，肿物向肝外生长，胰腺头部及右肾受压

面成像对肿瘤定位准确

血管造影表现

- 主要用于术前了解血管行径和介入治疗。肝母细胞瘤主要由肝动脉供血。动脉期可见肝内血管支增粗、迂曲，周围血管移位、分离或呈弧形环抱现象，并可见肿瘤新生血管，约半数病例有动、静脉分流征。偶见门静脉及肝静脉受侵和瘤栓形成，使血管截断或狭窄

【鉴别诊断】

- 右上腹包块，首先需区别肝内、外肿物，良性或恶性肿瘤，原发或继发性，其与常见的儿科肝内肿物的鉴别见表 3-73-1

- 随诊：多采用 B 超扫描作定期随诊。化疗期间 B 超扫描有助于判断肿物大小变化。一般化疗 1 个月后即可见肿瘤缩小。在化疗后随访中，瘤内钙斑可增多，血管造影可显示新生血管减少或消失，占位效应减轻。有时在残余肿瘤的周围实质出现卷曲的血管，是原来伸展的血管蜷缩所致。文献中提到只要有 15% 正常肝叶或肝段保存，术后新生的肝组织在几个月可恢复到原来大小。进入 21 世纪，我院的病例 2 年生存率已达 85% 以上，1 岁以下婴幼儿 2 年生存率更高

表 3-73-1 小儿常见肝肿物的影像学特点

	超声扫描	CT 扫描	核素静态扫描	闪烁血管造影	血管造影
肝母细胞瘤	孤立回声增强灶，不均匀，伴囊性变及钙化	单（多）发性境界清楚之低密度灶、有分隔或不均匀增强伴钙化	灶性缺损（冷结节）		动－静脉分流，血管包埋
肝细胞癌	多发回声增强或减低区，不均匀，具环形晕征	多发境界模糊低密度灶，均匀或不均匀增强	灶性缺损	混合血流异常	肿瘤血管染色
未分化胚胎性肉瘤	多数分隔之囊性肿物，或不均匀回声	低密度灶，分隔周边或不规则强化	境界清楚之冷结节	无血管性病灶	少血无血供应血管
肝血管瘤	多数高回声病灶，大肿瘤内有囊性无或低回声灶	境界清楚边缘增强的低密度灶，延迟扫描呈均等强化成等密度	多数灶性缺损	迅速均匀一致灌注	肝动脉增粗，早期出现引流静脉，造影剂长期滞留于窦状隙
继发性神经母细胞瘤	多发广泛，境界模糊之回声不均匀区，不规则强化	多发低密度区可融合，不均等增强，或环形强化伴钙化	多发性缺损，境界模糊	灌流低	血管包埋弥漫性肝侵犯
继发性肾母细胞瘤	孤立或多个圆形境界清楚之回声不均匀区，伴囊性变	孤立或多个低密度灶，不均等增强	灶性缺损	灌流少	
肝脓肿	无回声区	单或多个低密度灶可边缘环形增强	灶性缺损	无血管区	可见新生血管，周围肝实质染色，边缘不规则

诊断与鉴别诊断精要

- 肿瘤以单发巨块型为主，密度不均匀，稍低于正常肝组织
- 增强扫描时肿瘤强化不如正常肝实质、使境界更分明
- 胎甲球蛋白试验阳性

重点推荐文献

[1] Litten JB，Tomlinson GE. Liver tumors in children. Oncologist，2008，13：812-820.
[2] Herzog CE，Andrassy RJ，Eftekhari F. Childhood cancers：hepatoblastoma. Oncologist，2000，5：445-453.
[3] Roebuck DJ，Olsen O，Pariente D. Radiological staging in children with hepatoblastoma. Pediatr Radiol，2006，36：176-182.

第 74 节　原发肝细胞癌

【概念与概述】

- 肝细胞癌（hepatocellular carcinoma）和肝母细胞瘤为小儿常见的原发性肝恶性肿瘤，其发生率较肝母细胞瘤为低

【病因与病理】

- 病理分为孤立性、多结节及弥漫性。膨胀性生长者，细胞分化较好，可有纤维包膜，内部常有坏死。浸润性生长肿瘤，细胞分化低，易侵犯临近肝实质。肿瘤常侵犯门静脉、肝静脉或胆管，向肝内外转移。血行性转移至肺最常见。淋巴结转移则多见于肝门、胰头周围、腹膜后大血管旁淋巴结。偶见肿瘤主要向肝外生长

【临床表现】

- 本病多发生在 4 岁以上小儿。尤其曾患慢性肝炎、胆道闭锁或化疗后肝硬化者
- 肝区痛，腹部肿块、食欲缺乏、消瘦。晚期可出现发热、腹水、黄疸等
- α- 甲胎球蛋白（AFP）升高者占 40% ～ 50%

【影像表现】

超声表现

- 肿瘤可为均匀的回声增强区或不均匀的肝内回声减低，极少囊性改变。血管内瘤栓则表现为血管增宽和腔内回声团。可见肝门区和胰头部结节状或融合成团的淋巴结肿大

CT 表现

- CT 平扫肿块可位于肝的深部，或突出于肝表面，使肝影增大，变形。孤立性者多数为巨块状肿物。多结节性者可为一个大肿块伴随多个卫星灶，或大小相仿的多结节。弥漫性者为弥漫分布于全肝的细小结节。CT 平扫时，大多数肿瘤呈低密度，偶见等密度灶。当有脂肪肝时则肿瘤相对呈高密度。膨胀性生长的肿瘤，境界清楚，光滑。周围假包膜于肿瘤边缘形成低密度带，成为“晕征”（halo sign）。浸润性生长的肿瘤境界模糊不清。坏死形成肿瘤内更低密度区，多见于较大肿瘤。出血钙化较少（10% ～ 25%）。弥漫性肿瘤仅表现为肝密度不均匀时易遗漏（图 3-74-1，图 3-74-2）
- 增强扫描时肿物显示较清楚。动脉期血液丰富的肿瘤组织呈一过性高密度，转为等密度和低密度。少血的肿瘤组织则于静脉期观察较清楚。肿瘤常呈不均匀增强。增强扫描还可显示肝静脉、门静脉移位，受侵、变窄、境界模糊。门静脉内有瘤栓形成时，则见局部静脉增粗和腔内充盈缺损。如肝静脉引流受阻，可导

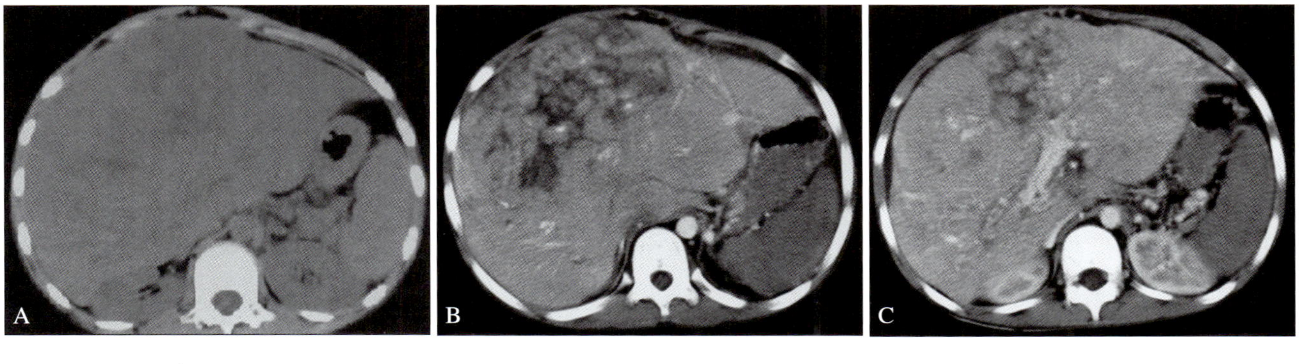

图 3-74-1　肝癌
男，7 岁，黄疸，腹部包块。图 A 为 CT 平扫横轴位示肝内略低密度占位，边界模糊，前缘向前突出；图 B、图 C 为 CT 增强扫描，肿瘤位于肝右叶前段及左叶内侧段，不均匀强化，边界不清

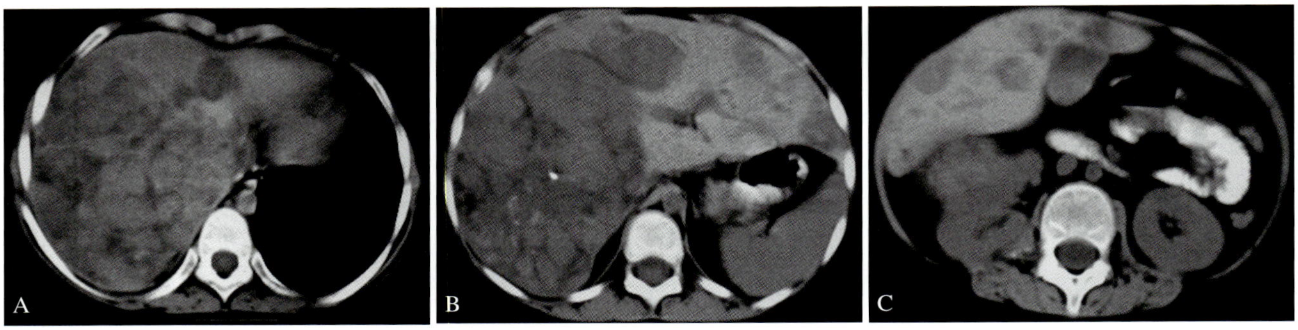

图 3-74-2 **肝癌，肝转移**

女，12 岁，面黄，腹部包块。图 A，图 B，图 C 为 CT 平扫横轴位，示肝右叶及左叶内侧段巨大混杂密度占位，其内可见点状钙化，边界不清。肝左叶外侧段可见多个转移灶，呈混杂低密度

致 Budd-Chiari 综合征。门静脉提前且较长时间增强提示动脉——门静脉分流，少数病例可有肝门区胰周淋巴结，腹膜后淋巴结肿大。肿瘤或肿大淋巴结压迫胆管时引起肝内胆管扩张

MR 表现

- 肿瘤呈长 T1、长 T2 信号。纤维性假包膜在肿瘤周围形成低信号环。对血管的侵袭和推移可清楚显示。用 STIR 序列观察肿瘤和淋巴结更清楚

诊断与鉴别诊断精要

- 肝癌需与原发性和继发性肝内恶性肿瘤和肝良性肿瘤，甚至肝脓肿，局部性脂肪肝鉴别。请参考表（3-73-1）

重点推荐文献

[1] Stocker JT. Hepatic tumors in children. Clin Liver Dis, 2001 5：259-281.

[2] Chen JC，Chen CC，Chen WJ et al. Hepatocellular carcinoma in children：clinical review and comparison with adult cases. J Pediatr Surg，1998，33：1350-1354.

第 75 章 未分化胚胎性肉瘤

【概念与概述】

- 未分化胚胎性肉瘤（undifferentiated embryonal sarcoma，UES）曾名恶性间质瘤、胚胎肉瘤等。本病为儿童后期发病，年龄大多 6 ～ 10 岁，亦可见于成人，幼童少见，占原发性肝肿瘤的第 4 位

【病因与病理】

- 病理肉眼观为较大实性的球形肿块，边界清楚，偶有假性包膜，剖面见大小不等的囊，内含坏死碎屑、血液、凝血块或胶样物质，部分以囊性病变为主，或囊实掺半。肿瘤主要由未分化的原始间质细胞组成，恶性度高，晚期通常转移至肺及骨骼

【临床表现】

- 腹痛及腹部包块、发热、黄疸、体重下降
- α- 胎甲球蛋白试验阴性。本病预后不良

【影像表现】

超声表现

- 超声示肝内孤立的较大肿块，产生强而不均等回声，其中含有小的无回声囊，系坏死及出血

性囊变区。部分病例以大小不等的囊性病变为主，伴厚薄不等的分隔。瘤块内含有较多的钙化时可引起声影

CT 表现

- CT 平扫显示块肿瘤侵占一或两叶，肿瘤呈椭圆形或大分叶状低密度肿块。可为多房分隔的囊性肿物，呈水样密度或稍高，粗细不匀的分隔为肿瘤的实性部分，密度与肌肉相仿。周围有假包膜。有时肿瘤呈单一大囊腔，内含无定形絮团状阴影（图 3-75-1A，3-75-2A），部分呈涡轮状，内壁见高密度息肉样阴影附着，示肿瘤内有出血。肿瘤亦可以实性为主，内含多数小囊。囊性病变明显的病例。血供一般较少或无血供
- 增强扫描，实性部分及包膜可有强化，囊性部分增强不明显（CT 值至 22 ~ 28Hu），偶见钙化（图 3-75-1B，C，D，3-75-2B）。有时于下腔静脉内见瘤栓

MR 表现

- 肿瘤常表现为 T1WI 低信号，T2WI 上高信号，增强扫描肿瘤呈明显信号不均匀。MRCP 对于评价肿瘤有一定价值

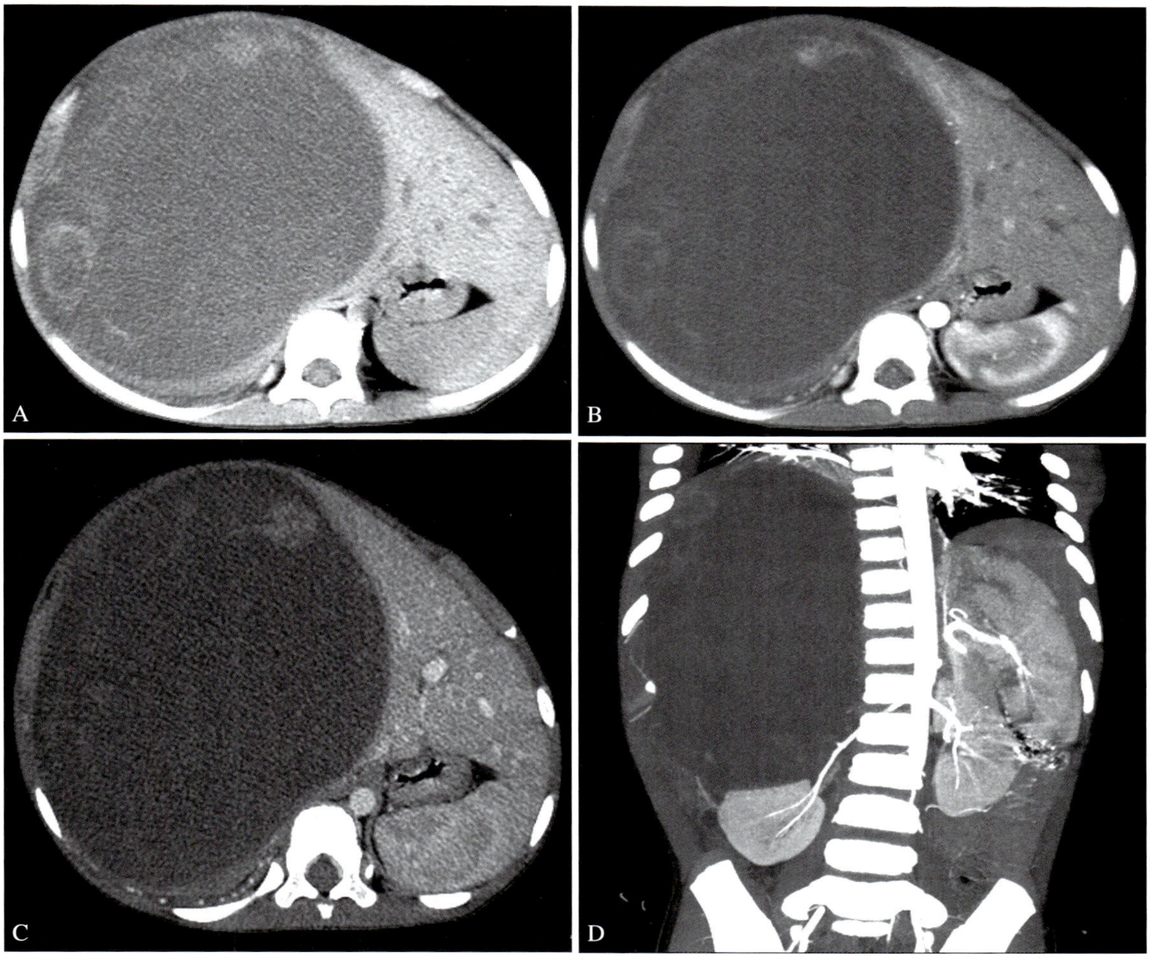

图 3-75-1　未分化胚胎性肉瘤

男，5 岁。腹部不适伴右上腹肿物 20 天。图 A 为 CT 平扫，示肝右叶实质内可见类圆形大囊腔，内含无定形絮团状阴影；图 B 为同一层面增强扫描，示实性部分及包膜轻度强化；图 C、图 D 为横轴位及冠状位重建示肿物边界清楚，右肾受压下移

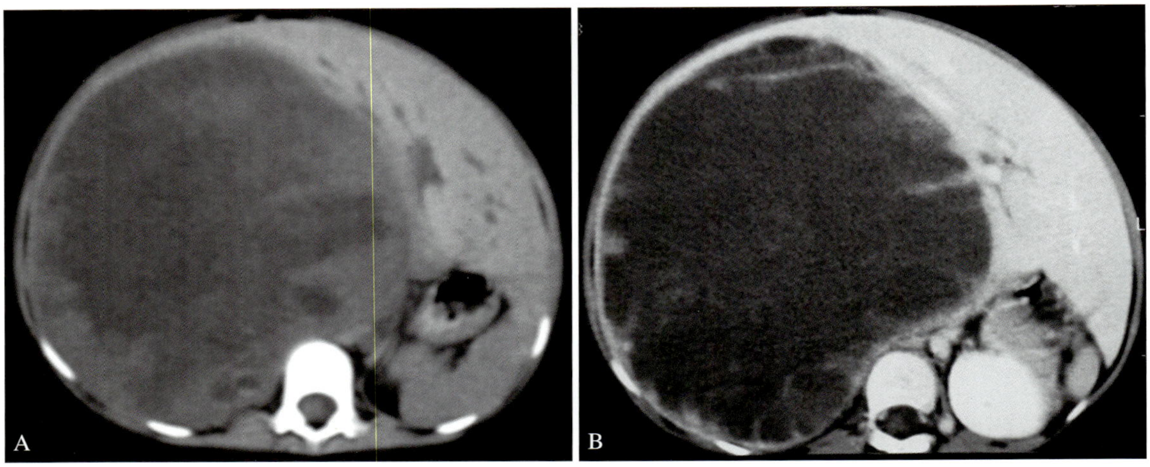

图 3-75-2 未分化胚胎性肉瘤
男，8 岁，黄疸，腹部包块。图 A 为 CT 平扫，示肝右叶巨大囊性为主占位，内壁见稍高密度息肉样影，囊内絮团状阴影；图 B 为增强扫描示肿瘤边缘及其内片絮状强化

诊断与鉴别诊断精要

- 超声实质性而 CT、MR 囊性肿块，6 ~ 10 岁

重点推荐文献

[1] Bisogno G，Pilz T，Perilongo G et al. Undifferentiated sarcoma of the liver in childhood：a curable disease. Cancer，2002，94：252-257.
[2] Tokunaga Y，Ryo J，Hoppou T et al. Hepatic undifferentiated (embryonal) sarcoma in an adult：a case report and review of the literature. Eur J Gastroenterol Hepato 2000；1 12：1247-1251.

第 76 节 肝胆系横纹肌肉瘤

【概念与概述】

- 发生于肝胆系的横纹肌肉瘤（biliary tract rhabdomyosarcoma）不多见

【病因与病理】

- 病理均为胚胎型或葡萄状型。本病恶性度高，易局部复发、淋巴或血行转移

【临床表现】

- 发病年龄为 5 个月～ 11 岁，以 2 ～ 5 岁为高峰
- 肿瘤位于肝外胆管者，可有阻塞性黄疸表现
- 肿瘤位于肝内胆囊者，则以腹痛、肝大、腹部包块就诊
- 可有全身乏力或肿瘤转移性症状

【影像表现】

X 线表现

- 腹部平片无特殊，钡餐肝门区肿块可压迫十二指肠弧圈扩大，降段前移。胆管造影可于术前经皮肝穿刺胆管造影（PTC）或在术中直接穿刺胆管造影。二者都能直接显示胆管内息肉状肿物和胆管梗阻部位、范围及程度

超声表现

- 超声可探查胆管内肿物，同时可观察肝门和肝病变的范围。超声示肝门区息肉样软组织肿块，具中度不均等回声，周围有胆汁形成的环形或半环形的液性暗区包绕，对小儿肝外胆管横纹肌肉瘤的诊断有特征性，肝内胆管常同时扩张。胆管周围浸润性肿块也能提示诊断。肝内肿物常表现为实性回声不均匀的团块，边缘清楚光滑或不规则，无包膜围绕

CT 表现

- CT 能显示肿块及肝门区淋巴结、胰腺、门静

脉形态和腹膜后淋巴结。瘤体位于肝门或肝叶内。边界一般较清楚，CT 值低于正常肝组织，偶呈囊性，钙化罕见。注药后稍有增强。肿瘤于胆管内可形成不规则形或息肉状软组织块影，在周围环形或花环状低密度胆汁的衬托下，边界清楚可辨，具特征性。如肿瘤堵塞胆管腔或浸润胆管壁周围时，环征消失，表现为肝门区肿物。近端胆管扩张

MR 表现

- MRI 和 MRCP 显示肝外胆管肿瘤引起的梗阻以上部位的胆管、胆囊扩张，清晰可靠。对肿瘤所在的部位能够做出提示，如胆总管及胰管均扩张，提示肿瘤位于十二指肠壶腹

诊断与鉴别诊断精要

- 肝外胆管横纹肌肉瘤，应考虑与胆管结石、蛔虫和胆总管囊肿鉴别。超声检查根据声影、管腔内软组织形态和囊、实性肿物较易区分
- 肝内横纹肌肉瘤，因其影像学缺乏特征性，与其他肝内原发性恶性肿瘤较难区别

重点推荐文献

[1] Ali S, Russo MA, Margraf L. Biliary rhabdomyosarcoma mimicking choledochal cyst. J Gastrointestin Liver Dis, 2009, 18: 95-97.

[2] Nemade B, Talapatra K, Shet T, et al. Embryonal rhabdomyosarcoma of the biliary tree mimicking a choledochal cyst. J Can Res Ther, 2007, 3: 40-42.

第 77 节　肝继发性肿瘤

【概念与概述】

- 小儿肝转移瘤（hepatic metastases）并不少见。除中枢神经系统肿瘤外，身体任何部位的实体瘤均可转移至肝，其中以腹部脏器的肿瘤，尤其是肾母细胞瘤和神经母细胞瘤最为多见。淋巴瘤和白血病常被认为是肝内转移，也可能为全身疾病的多中心病灶
- 肝转移瘤的影像学所见并无特异性，取决于原发瘤的性质

【影像表现】

超声表现

- 典型的转移瘤表现为多个分散的瘤体，也可聚集融合成一个大而不均匀回声的肿块。此种情况更多见于神经母细胞瘤，易与肝原发性肿瘤混淆。大多数转移瘤为低回声肿块，神经母细胞瘤内钙化可产生声影。任何较大的转移瘤的中心部均可探及坏死、出血引起的更低回声区

CT 表现

- 肝转移瘤可表现多种形态，通常为单或多发的低密度灶，以多发大小不等结节最常见。分布于肝的外围部为主。增强时轮廓更鲜明。等密度的转移瘤增强前后对比观察尤为重要。部分肿瘤由不同密度的同心圆带构成靶形征。中心部最低密度区为肿瘤坏死，周边常有环形增强。偶见薄壁囊样或较高密度的转移瘤。部分转移瘤影像学征象与原发瘤所见相同
- 神经母细胞瘤转移灶可呈多种形态
    - 散在低密度结节伴钙化
    - 多个结节融合成一个巨块型分叶状密度不均等的肿块，类似肝内原发瘤，此时需十分注意肾上腺区有无肿块或腹膜后淋巴结转移
    - 肝普遍性增大，密度稍减而不均匀，示细小结节分布（图 3-77-1）

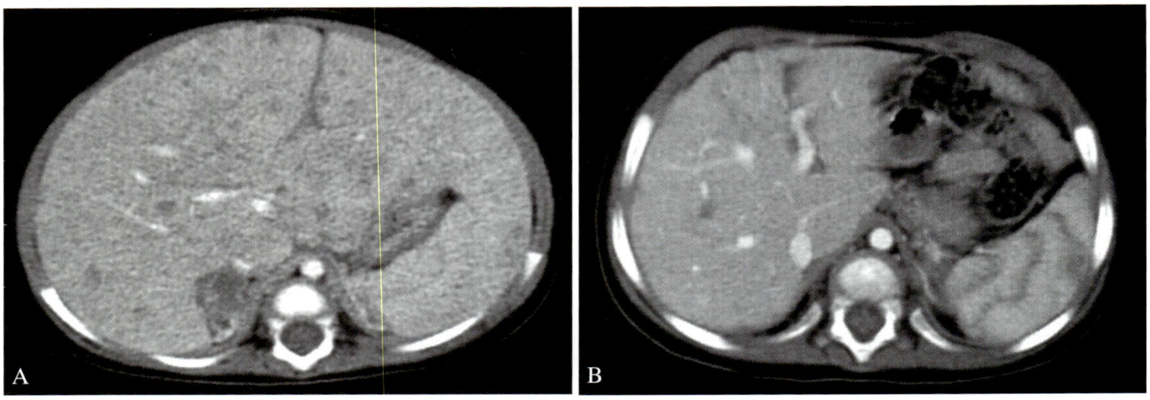

图 3-77-1 神经母细胞瘤特殊 IV 期，肝转移
女，3 个月，腹大、触硬 2 月余。图 A，治疗前 CT 增强扫描，示肝普遍性增大，可见弥漫分布低密度大小不等小结节影，右侧肾上腺囊性神经母细胞瘤；图 B 为术后化疗后，CT 增强示肝体积减小，肝右叶仍可见小结节状低密度影

- 肾母细胞瘤转移可为单或多发散在低密度结节，可有轻度增强
- 淋巴瘤和白血病多数表现为不同程度肝、脾肿大，少数则见肝和（或）脾内散在小圆形或不规则形的低密度区，增强不明显。腹腔内和腹膜后多数结节状淋巴结肿大为重要佐证

- 肝内转移瘤常同时有原发瘤存在，一般诊断不难

MR 表现

- 肝转移瘤 MRI 表现与原发性肿瘤有关，通常 T1WI 上呈低信号，T2WI 上呈高信号

重点推荐文献

[1] Guillerman RP，Voss SD，Parker BR. Leukemia and lymphoma. Radiol Clin North Am，2011，49：767-797，vii.

[2] Kaste SC，McCarville MB. Imaging pediatric abdominal tumors. Semin Roentgenol，2008，43：50-59.

第 78 节 肝脂肪浸润

【概念与概述】

- 肝脂肪浸润（fatty infiltration）亦称肝脂肪变性，小儿不少见

【病因与病理】

- 重度肥胖、代谢性疾病，营养不良，高营养治疗，以及药物中毒（类固醇、白血病、肿瘤联合化疗）均可诱发脂肪变性。此外也曾见于肝炎、门脉性肝硬化患儿

【影像表现】

CT 表现

- 正常肝密度较均匀，CT 值较脾高 4 ～ 8Hu。如这种比例倒置或密度差消失即为脂肪肝的征象。严重病例肝 CT 值可接近甚至低于水的密度，重度病例犹似增强后血管影（图 3-78-1，图 3-78-2，图 3-78-3）
- 增强扫描时脂肪浸润部位仍保持低密度，与增强血管的密度差更大而鲜明，血管分布正常。

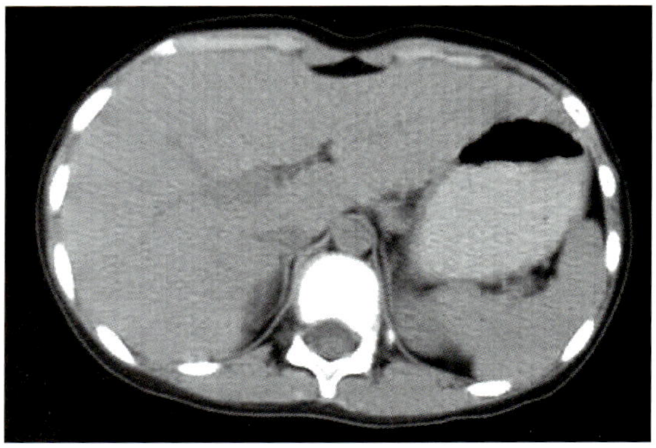

图 3-78-1 轻度脂肪肝
CT 平扫示肝实质密度减低，CT 值 48Hu，肝内血管低密度影隐约可见

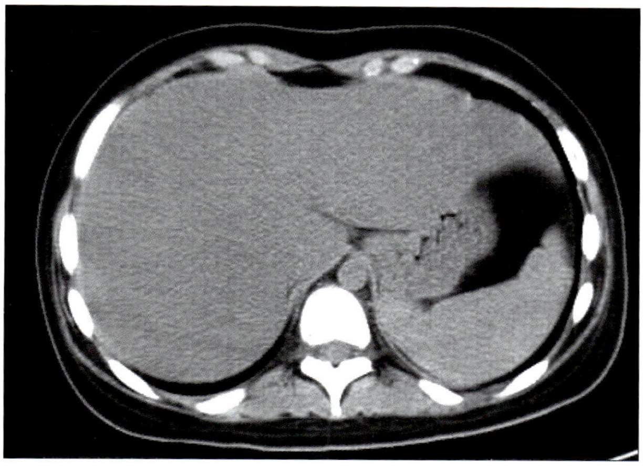

图 3-78-2　中度脂肪肝
CT 平扫示肝实质密度均匀降低，CT 值 30Hu，肝内血管低密度影消失

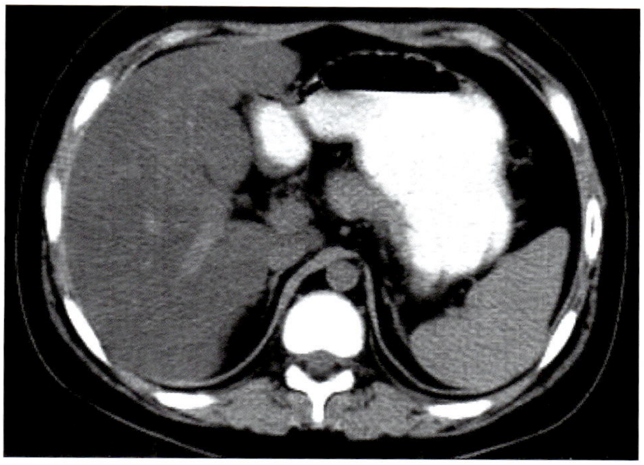

图 3-78-3　重度脂肪肝
CT 平扫示肝实质密度明显降低，CT 值 -5Hu，肝内血管影反衬呈树枝状高密度影

局灶性脂肪浸润可侵犯一或多个肝段和肝叶。单或多处受累，病灶呈境界不清、形状不规则的片状低密度区，甚似实性肿瘤，但缺乏占位效应。值得注意的是超声检查脂肪浸润区产生高回声，常易与肿瘤混淆

重点推荐文献

[1] Prasad SR，Wang H，Rosas H et al. Fat-containing lesions of the liver：radiologic-pathologic correlation. Radiographics，2005，25：321-331.

第 79 节　肝铁质沉着症

【概念与概述】

- 肝铁质沉着症（hemosiderosis），指铁质过量沉积于肝。常继发于多次输血的慢性贫血儿

【影像表现】

- CT 扫描肝实质密度弥漫增高，CT 值高达 75 ～ 135Hu。肝血管表现的低密度的分支，密度差较正常肝明显增加，此外铁质也可沉着于淋巴结、脾、胰腺、肾上腺及肠壁。双能量（dualenergy）CT 扫描可测出铁的沉积量。MRI 对铁的沉着也很敏感。因顺磁性铁使肝 T2 值明显缩短，为此 T2WI 上肝信号较正常明显减低
- 附：Wilsons 病又称肝豆状核变性，为常染色体隐性遗传性铜代谢障碍。主要病理为脑豆状核变性，肝、肾损害，角膜缘 K-F 环，可继发骨骼改变。肝内铜蓄积较轻微，很少引起 CT 值升高。主要表现为肝硬化。（图 3-79-1）

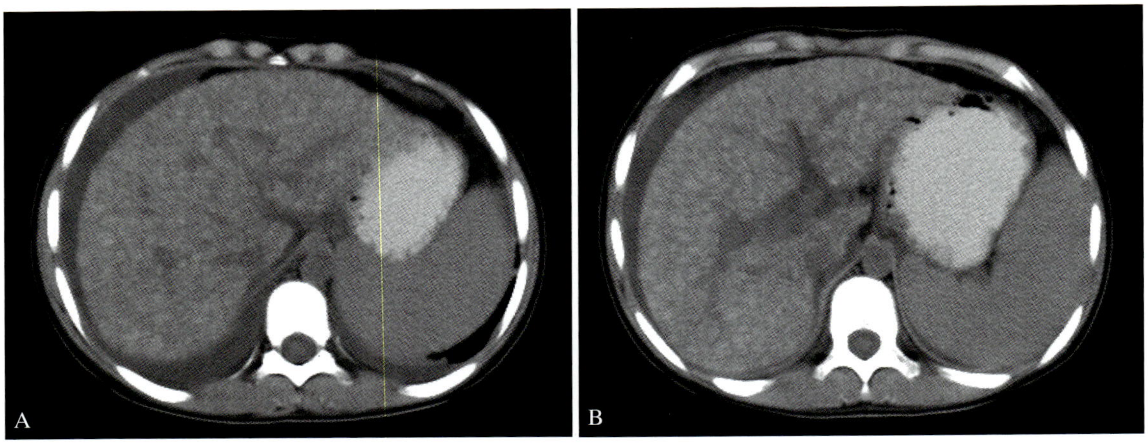

图 3-79-1 **肝豆状核变性，肝硬化**
女，10 岁，面色黄 2 周，加重 1 周。图 A，图 B 为 CT 平扫示肝影饱满，弥漫分布高密度小结节影，边缘欠锐利，直径小于 5mm，CT 值 77-80HU，肝内血管影增宽，肝裂增宽。肝包膜下积液并双侧胸腔积液，脾轻度增大

重点推荐文献

[1] Mergo PJ，Ros PR，Buetow PC et al. Diffuse disease of the liver：radiologic-pathologic correlation. Radiographics，1994，14：1291-1307.

第 80 节 肝糖原累积症

【概念与概述】

- 肝糖原累积症（glycogen storage disease），为先天性糖原代谢酶缺乏而引起的不同组织器官中糖原的蓄积。主要累及肝、心脏、肾、肌肉、脑等。以糖原累积症 I 型最常见。糖原累积可使肝增大，密度增加，但也可因继发性脂肪肝而抵消，因此密度增高常不如铁质沉着症明显，平扫时 CT 值 40 ～ 90Hu 范围内。用双能 CT 扫描有时对鉴别铁质沉着和本病有帮助，前者于降低 KVP 后密度明显增加，而后者不明显。MR 显示 T1，T2 加权像较正常肝实质信号减低

重点推荐文献

[1] Mergo PJ，Ros PR，Buetow PC et al. Diffuse disease of the liver：radiologic-pathologic correlation. Radiographics，1994，14：1291-1307.

第 81 节 胆 囊 炎

【概念与概述】

- 小儿胆囊炎（cholecystitis）较少见，在小儿胆道系统疾病中，胆囊炎约占 1/3，好发于 8 ～ 15 岁

【病因与病理】

- 感染、溶血性贫血、代谢病。肥胖为常见的诱因

【临床表现】

- 恶心、呕吐（占 75%）、厌食脂肪，右上腹痛

及触痛
- 25% ～ 45% 有黄疸，通常伴有发热

【影像表现】

X 线表现
- 腹部平片可排除肠梗阻和肠穿孔。偶见胆石钙化

超声表现
- 是本病首选的检查方法，可显示胆囊壁增厚，界限不清。胆囊增大，结石在超声像上回声增强，并且有声影

CT 表现
- 急性胆囊炎可显示胆囊增大，囊壁增厚，界限不清，有高密度胆石影，胆囊周围积液（低密度影）。需与腹水，门脉高压，低蛋白血症等所致的胆囊壁增厚相鉴别

MR 表现
- MRI 可显示胆囊壁增厚，毛糙。胆囊周围积液，呈长 T1 长 T2 信号。胆囊结石在 T1WI 及 T2WI 均多呈低信号

重点推荐文献

[1] Mortelé KJ，Rocha TC，Streeter JL et al. Multimodality imaging of pancreatic and biliary congenital anomalies. Radiographics，2006，26：715-731.

[2] Baillie J，Paulson EK，Vitellas KM. Biliary imaging：a review. Gastroenterology，2003，124：1686-1699.

第 82 节 胆 石 症

【概念与概述】
- 胆石症（cholelithiasis）小儿少见。临床可无症状或有右上腹痛、恶心、呕吐。偶有梗阻性黄疸

【影像表现】

X 线表现
- 多数结石平片不显影。偶见胆石边缘钙化
- 静脉胆道造影可显示胆总管内结石呈充盈缺损状梗阻胆道。梗阻以上胆管扩张

超声表现
- 是诊断本病首选方法。胆石区强回声并有明显声影

CT 表现
- 胆囊或胆道内可有高密度病变，可见胆管及其分支扩张，胆囊壁增厚

MRI 表现
- 结石多呈低信号，MRCP 可显示梗阻以上胆道扩张

重点推荐文献

[1] Tipnis NA，Dua KS，Werlin SL. A retrospective assessment of magnetic resonance cholangiopancreatography in children. J Pediatr Gastroenterol，2008，46：59-64

[2] Baillie J，Paulson EK，Vitellas KM. Biliary imaging：a review. Gastroenterology，2003，124：1686-1699

第 83 节 硬化性胆管炎

【概念与概述】

- 硬化性胆管炎（sclerosing cholangitis）小儿少见，病因不明，可有黄疸或肝脾大

【影像表现】

X 线表现

- 静脉胆道造影可显示肝内外胆管收缩与扩张交替出现，或呈串珠状。胆管通常较长，甚至末段可闭塞（图 3-83-1）

CT 表现

- 无特异性。局限性胆管扩张。增强扫描由于炎性管壁强化

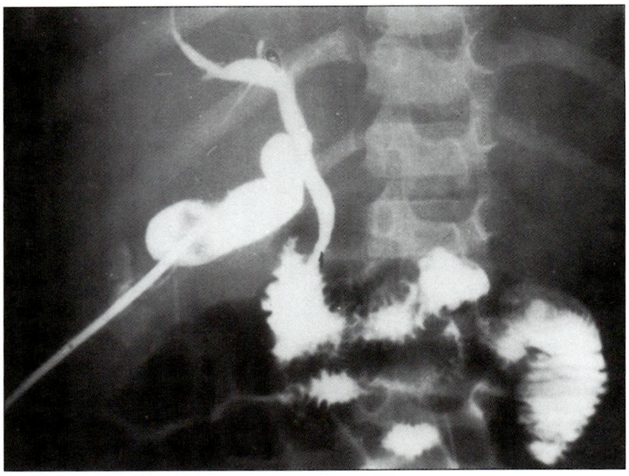

图 3-83-1 硬化性胆管炎
胆囊瘘管造影：胆总管僵硬欠光滑，造影剂下行达小肠，大部分肝内胆管细、窄，左肝管不充盈

重点推荐文献

[1] Norton KI et al. MR cholangiography in the evaluation of neonatal cholestasis：initial results. Radiology，2002，222：687-691.

第 84 节 先天性胆总管囊肿

【概念与概述】

- 先天性胆总管囊肿（choledochocyst）为小儿常见的右腹部包块，病因不清。囊肿均位于十二指肠后方或其一侧。囊肿容积 50 ～ 4000ml，以 500 ～ 1000ml 为最常见

【病因与病理】

- 病理可分 5 型
  - Ⅰ型：胆总管呈囊性扩张（两端不扩张）
  - Ⅱ型：胆总管憩室状膨出
  - Ⅲ型：胆总管远端扩张。一部分在十二指肠壁内可使十二指肠狭窄
  - Ⅳ型：合并肝内胆管扩张
  - Ⅴ型：肝内胆管柱状或囊状扩张，即 caroli 病。Caroli 病常伴发肝纤维化，胆总管囊肿，髓质海绵肾，婴儿型多囊肾
- 约 7% 患者可合并胰胆合流异常症。胰胆合流症是胰胆管汇合部在十二指肠壁外的先天性畸形。由于胰液与胆汁相互混合及逆流，可导致胆管及胰腺的各种病理变化
- 胆囊黏膜功能和胆囊动力异常

【临床表现】

- 以腹部肿物为最常见，其次为黄疸、腹痛、营养不良、出血倾向等
- 肝功能异常占 2/3

【影像表现】

X 线表现

- 平片：小囊肿仅在肝下缘呈弧形突出软组织阴影，大囊肿可自右上向左下扩大，占腹腔大部，将充气肠管推向左下方。少数病例可见不完整的囊壁钙化如蛋壳状
- 钡餐检查：主要征象为十二指肠降段前移，使侧位降段后缘距脊柱前缘 3.5 ～ 18cm，多数为 7 ～ 10cm，并有光滑压迹，水平段下移。正常十二指肠段后缘距脊柱前缘均不超过 2cm

（图 3-84-1）

CT 表现

- 右腹部可见直径＞1cm 或巨大圆形低密度区，边缘锐利，多位于肝门区。右肾受压后移，胰头推向左前侧，巨型者向上压迫并伸入肝门，向下进入骨盆。单凭 CT 检查，与肝右叶囊肿不易鉴别。先天性肝胆管扩张，表现为肝门区胆管圆形或梭形扩张，外周胆管无扩张。增强扫描，囊壁强化

MR 表现

- 胆总管囊肿表现胆总管区囊状长 T1 长 T2 信号病变，边界清楚，肝门区及肝内胆管也可伴有扩张，胰腺头部受压，部分病例胰腺导管可有增宽，MRCP 可三维显示肝内外胆管及胆总管扩张情况。横轴位 T2WI 及 MRCP3D 动态图像均可以显示胰管与胆管汇合段。MRI 和 MRCP 可无创性显示胆总管囊肿及胰管连接异常，能达到 ERCP 的效果，可作为首选的检查方法（图 3-84-2，图 3-84-3）。当异常胰胆管共同通道长度在儿童＞5mm，成人＞8mm 时，诊断为胰胆管合流异常（图 3-84-4）

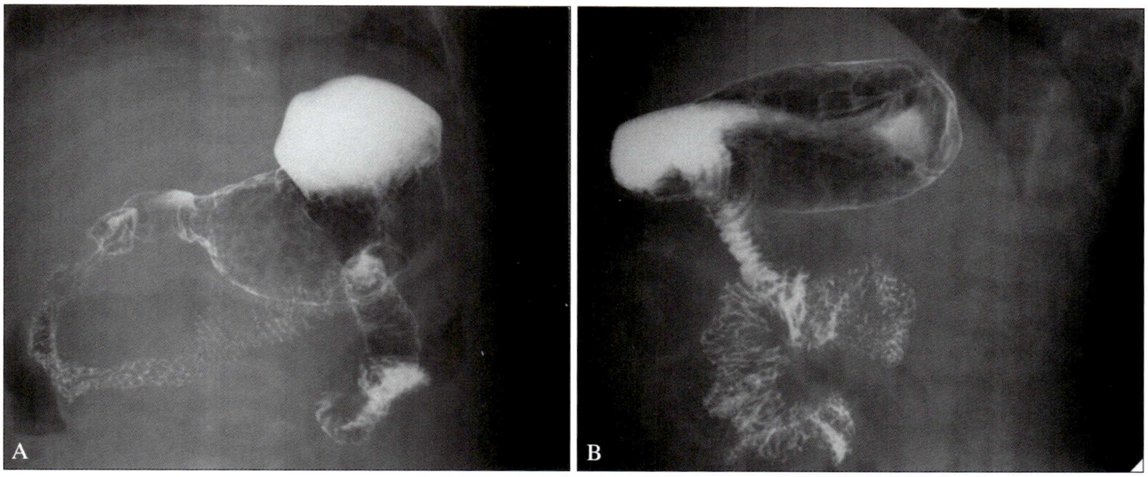

图 3-84-1　胆总管囊肿

女，8 个月，腹胀 2 个月。图 A，图 B，上消化道钡餐造影，示十二指肠框扩大降段受压向右向前移位

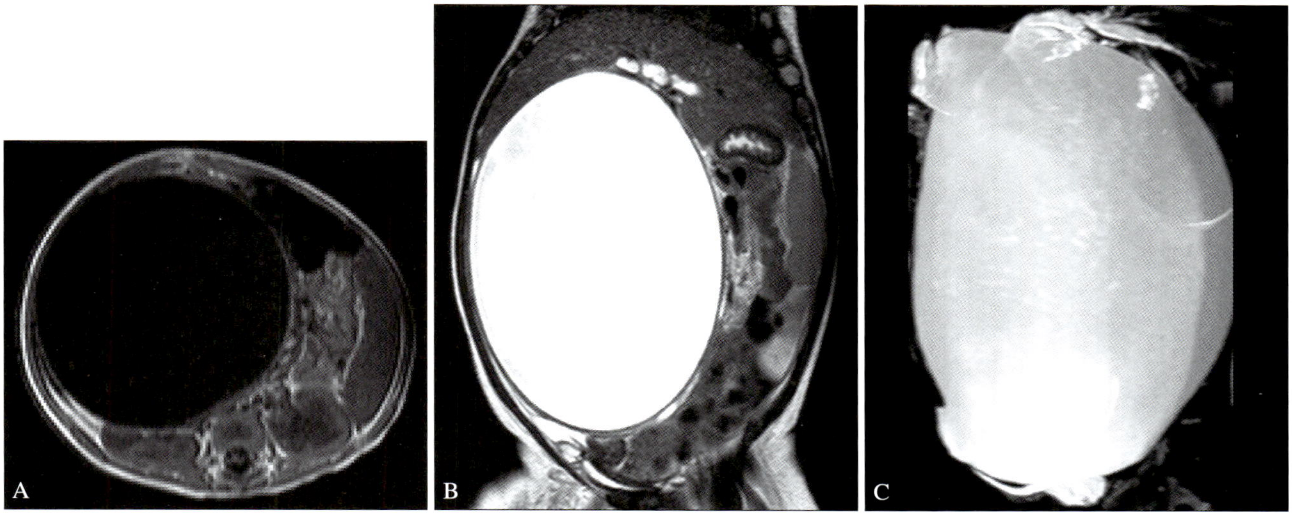

图 3-84-2　巨大胆总管囊肿

女，7 个月，腹胀黄疸。图 A 为横轴位 T1WI；图 B 为冠状位 T2WI 示胆总管呈巨大囊状扩张，约 2150cm^3 大小，肝门区胆管轻度扩张；图 C 为 MRCP，示巨大扩张呈囊性的胆总管及肝门区扩张的胆管，未见明显胰管扩张

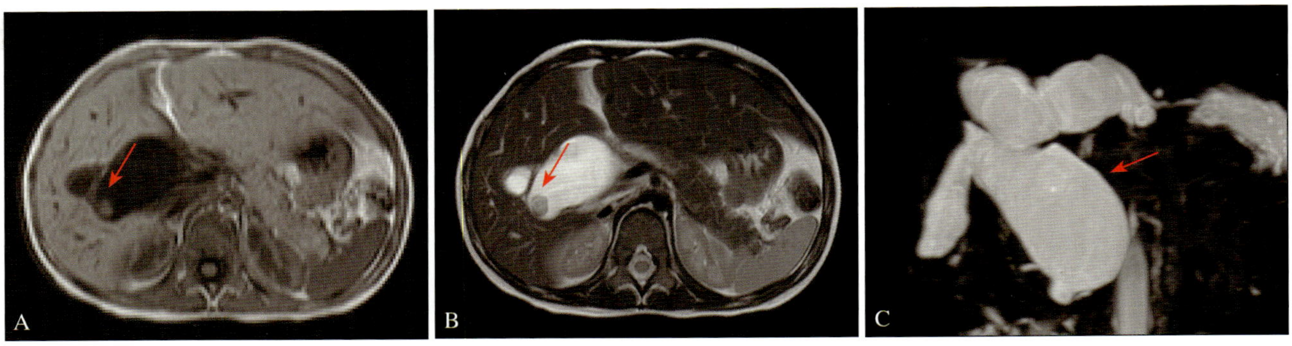

图 3-84-3 **胆总管囊肿，囊肿内结石形成**

女，3岁，阵发性上腹痛伴呕吐半年，加重半月。图A为横轴位T1WI；图B为横轴位T2WI，示肝门区可见囊状扩张的胆总管其下方可见一等T1短T2信号结石影（红箭）；图C为MRCP示胆总管囊肿（红箭），左右肝管扩张

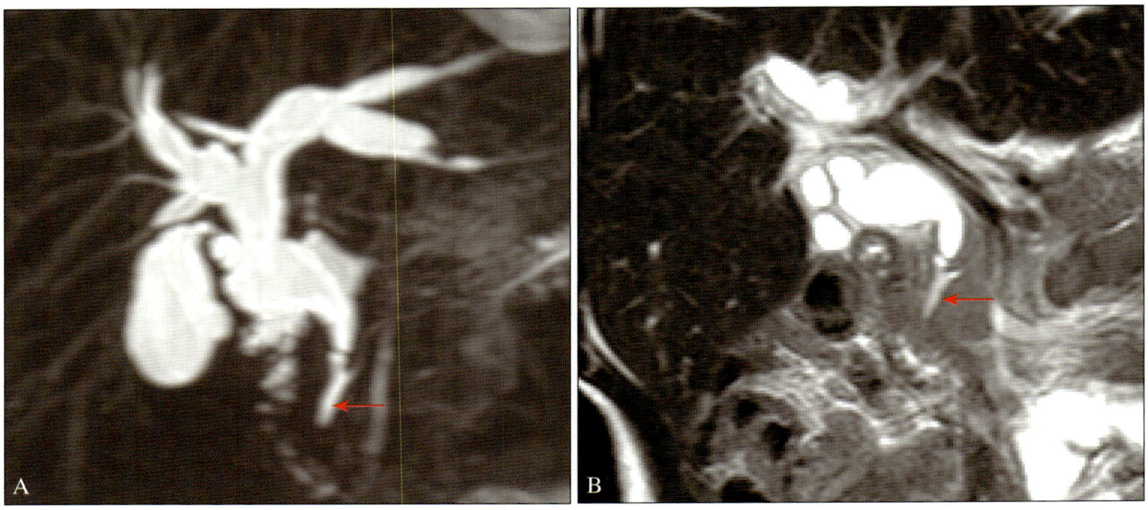

图 3-84-4 **先天性胆总管囊肿并胰胆管合流异常**

图A、图B分别为MRCP和冠状位T2WI，示部分肝内胆管、肝门区胆管及胆总管扩张，胰胆合流异常，合流段长约13.5mm（红箭）。手术证实

诊断与鉴别诊断精要

- MRCP可三维显示肝内外胆管及胆总管扩张情况。可作为首选的检查方法

重点推荐文献

[1] Delaney L et al. MR cholangiopancreatography in children：feasibility，safety，and initial experience. Pediatr Radiol，2008，38：64-75.

[2] Mortele KJ et al. Multimodality imaging of pancreatic and biliary congenital anomalies. Radiographics，2006，26：715-731.

[3] Krause D et al. MRI for evaluating congenital bile duct abnormalities. J Comput Assist Tomogr，2002，26：541-552.

第 85 节　先天性胆管闭锁

【概念与概述】

- 胆道闭锁（biliary atresia）病因不明。Landing 提出的病毒感染学说认为胆道闭锁、新生儿肝炎和胆管扩张症都是肝胆系统发生炎症感染的结果。将婴儿肝炎综合征和胆道闭锁统称为婴儿阻塞性胆管病（Infantile obstructive cholangiopathy）

【影像表现】

MR 表现

- 婴幼儿胆道闭锁的 MR 主要表现为
  - MRCP 未见胆总管显影。这是诊断的重要依据
  - 胆囊不显示或很小；肝内胆管影纤细、稀少（图 3-85-1）
- 胆道闭锁继发改变为
  - 肝脾大
  - 肝硬化
  - 肝周包膜下可有少量积液、腹水。胆道闭锁患儿肝门区可见高信号影，可延伸到肝内胆管周围，为汇管区及血管周围广泛的水肿改变。腹部超声（US）可显示胆囊，并可动态观察胆囊形态。CT 对肝内外正常胆管、胆总管显示较差，诊断胆道闭锁的能力明显不如 MR

【鉴别诊断】

- 胆汁黏稠综合征：是胆管被黏稠的黏液或胆汁所阻塞。多发生在新生儿严重的溶血症后，胆道结合胆红素溶解度低，容易形成沉淀而阻塞胆管。临床症状及影像表现与胆道闭锁相似。患儿可自然或药物治疗后缓解，部分需手术治疗。需结合病史、实验室检查及预后可进行鉴别
- 婴儿肝炎综合征：婴儿肝炎综合征与胆道闭锁是婴儿期持续阻塞性黄疸最常见的病因，鉴别时应注意详细询问病史。婴儿肝炎有肝炎症状，生后可有黄便，黄疸出现早；而胆道闭锁患儿生后即有梗阻性黄疸症状，黄疸日渐加重，大便为白色，可有肝硬化表现。婴儿肝炎综合征喂奶前后 B 超胆囊大小有变化，胆道闭锁胆囊小且大小不发生变化。婴儿肝炎的典型 MRCP 表现为胆囊、胆总管、肝总管和肝内胆管显示（图 3-85-2）。MRCP 结合 B 超及临床病史有助于婴儿肝炎与胆道闭锁鉴别

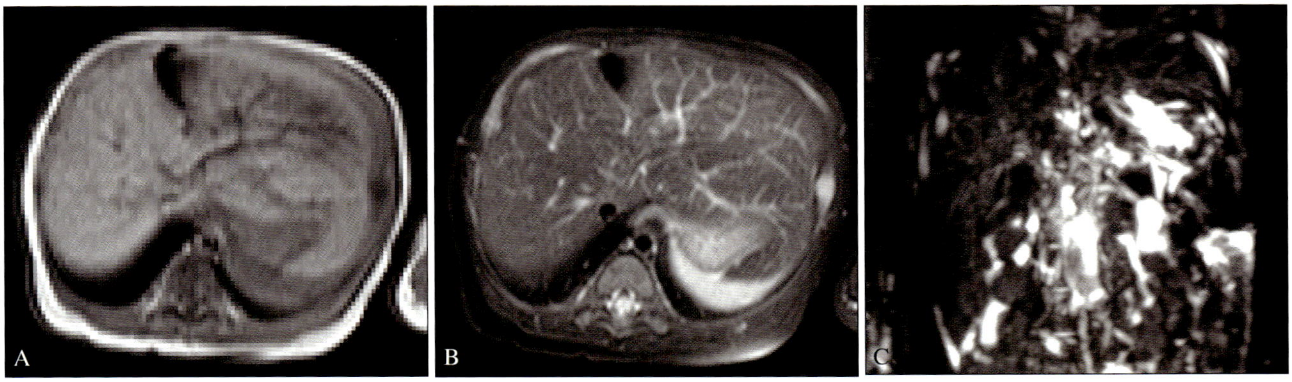

图 3-85-1　**胆道闭锁**

男，2 个月，生后黄疸渐加重，陶土便。图 A、图 B 分别为横轴位 T1WI 及 T2 脂肪抑制像，示肝内胆管影减少，胆囊及胆总管未见显示；图 C 为 MRCP 未见胆总管及胆囊显示。手术证实为胆道闭锁

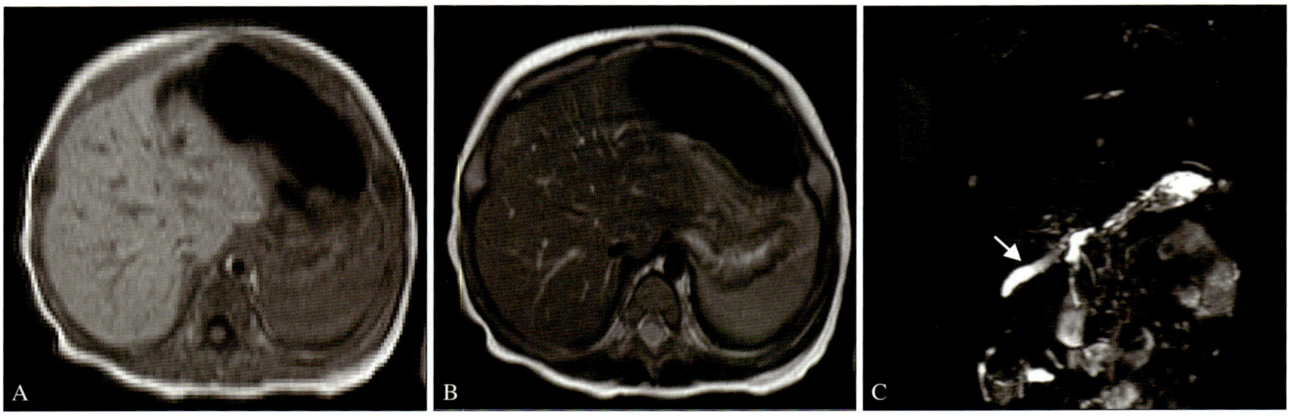

图 3-85-2 婴儿肝炎
女，3 个月，黄疸不退来诊。图 A，图 B 分别为横轴位 T1WI 及 T2 脂肪抑制像，肝内胆管影形态可，图 C 为 MRCP 胆囊（白箭）及胆总管显示

诊断与鉴别诊断精要

- 小婴儿。MRCP 不能见到胆管，放射性核素 ECT 有帮助

重点推荐文献

[1] Humphrey TM，Stringer MD。 Biliary atresia：US diagnosis. Radiology，2007，244：845-851.
[2] Muise AM，Turner D，Wine E et al. Biliary atresia with choledochal cyst：implications for classification. Clin Gastroenterol Hepatol，2006，4：1411-1414.
[3] Houben C，Phelan S，Davenport M. Late-presenting cholangitis and Roux loop obstruction after Kasai portoenterostomy for biliary atresia. J Pediatr Surg，2006，41：1159-1164.

第 86 节 正常胰腺

【概念与概述】

- 妊娠第 4 ~ 5 周，十二指肠两侧出现两个突起，一个始于肝芽的基底部，形成胰腺腹侧的原基；另一个在肝芽的对侧，在十二指肠的背侧形成胰腺背侧的原基。至第 6 周，由于十二指肠的旋转，腹侧的原基向后与背侧原基开始融合。至第 7 周末，腹侧原基与背侧原基完全融合，腹侧原基形成胰腺的钩突及部分胰头部及近端胰导管并与胆总管相接。背侧原基形成副胰管及远段胰管，形成部分胰头、胰体及胰尾部
- 正常胰腺位于脊柱前方胃后方及脾内侧。胰腺体部大致位于前腹壁至脊柱前缘 1/2 处。胰腺后方有脾静脉，肠系膜上动、静脉。由于小儿缺少脂肪层，CT 检查时应口服和静脉注射造影剂。胰腺密度类似肝或稍低，比较均匀，小儿正常胰腺前后径如表 3-86-1 所示

表 3-86-1 正常胰腺的前后径

年龄 / 岁	胰头 /cm	胰体 /cm	胰尾 /cm
0 ~ 6	1.6	0.7	1.2
	1.0 ~ 1.9	0.4 ~ 1.0	0.8 ~ 1.6
7 ~ 12	1.9	0.9	1.4
	1.7 ~ 2.0	0.6 ~ 1.0	1.3 ~ 1.6

（摘自 Radiology，1983，146：145 ~ 150）

重点推荐文献

[1] 徐赛英 . 实用儿科放射诊断学 . 北京：北京出版社，1998.

第 87 节　急性胰腺炎

【概念与概述】

- 急性胰腺炎（acute pancreatitis）小儿少见，原因多见于多系统疾病（35%），创伤（15%），结构异常及代谢病（各占 10%），药物（3%）及家族性（2%）。此外有特发性（占 25%）

【病因与病理】

- 病理可分水肿型、出血型及坏死型三类。血液淀粉酶升高。诊断依靠临床，生化及影像学三者结合

【临床表现】

- 上腹痛、持续数日可放射到背部，进食后加重。恶心、头晕、出汗、呕吐等。少有发热

【影像表现】

X 线表现

- 腹平片显示胃、十二指肠及横结肠胀气扩张。重者可出现腹水及全腹肠淤张

CT 及 MRI 表现

- 水肿型胰腺炎可见胰腺增大，CT 表现为密度减低，MRI 表现为 T1WI 上信号减低，T2WI 信号增加；出血型和坏死型胰腺炎 CT 及 MRI 显示胰腺增大，密度或信号不均匀，坏死灶 CT 上表现为低密度，MRI 呈长 T1 长 T2 信号，胰腺前后脂肪、筋膜模糊，使胰腺与胃及腹膜后组织分界不清，合并脓肿及假性囊肿时出现边缘清楚的囊变区，CT 表现为低密度，MRI 表现为长 T1 长 T2 信号（图 3-87-1 ～图 3-87-3）。另可见胰导管扩张，腹水。MRCP 可显示胰管扩张及胰胆管解剖异常，如胰胆合流等

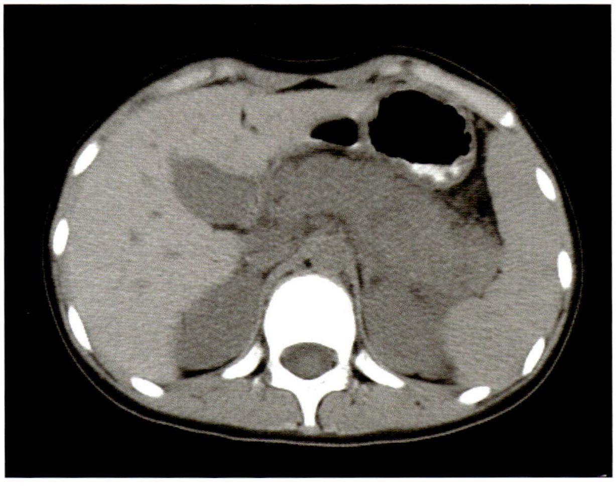

图 3-87-1　急性水肿性胰腺炎
女，10 岁，腹痛 5 天，发热 3 天。CT 平扫示胰腺轻度增大，密度轻度减低且欠均匀，边缘模糊，周围脂肪间隙模糊。肾筋膜密度增高

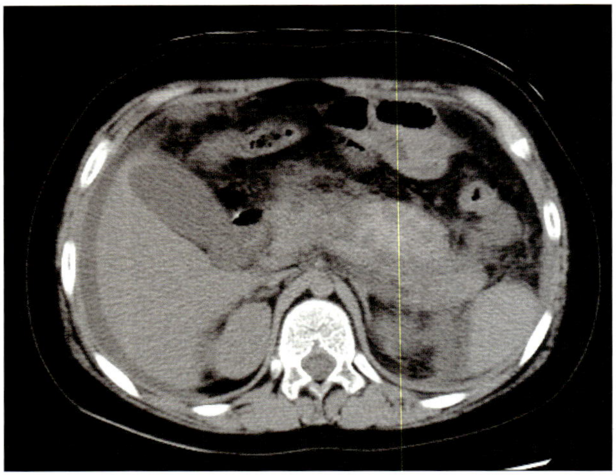

图 3-87-2 急性出血坏死性胰腺炎

男，11 岁，持续性腹痛 2 天，伴呕吐。CT 平扫示胰腺肿胀，形态不规则，呈高低混合密度，胰腺周围脂肪、筋膜模糊。腹腔积液

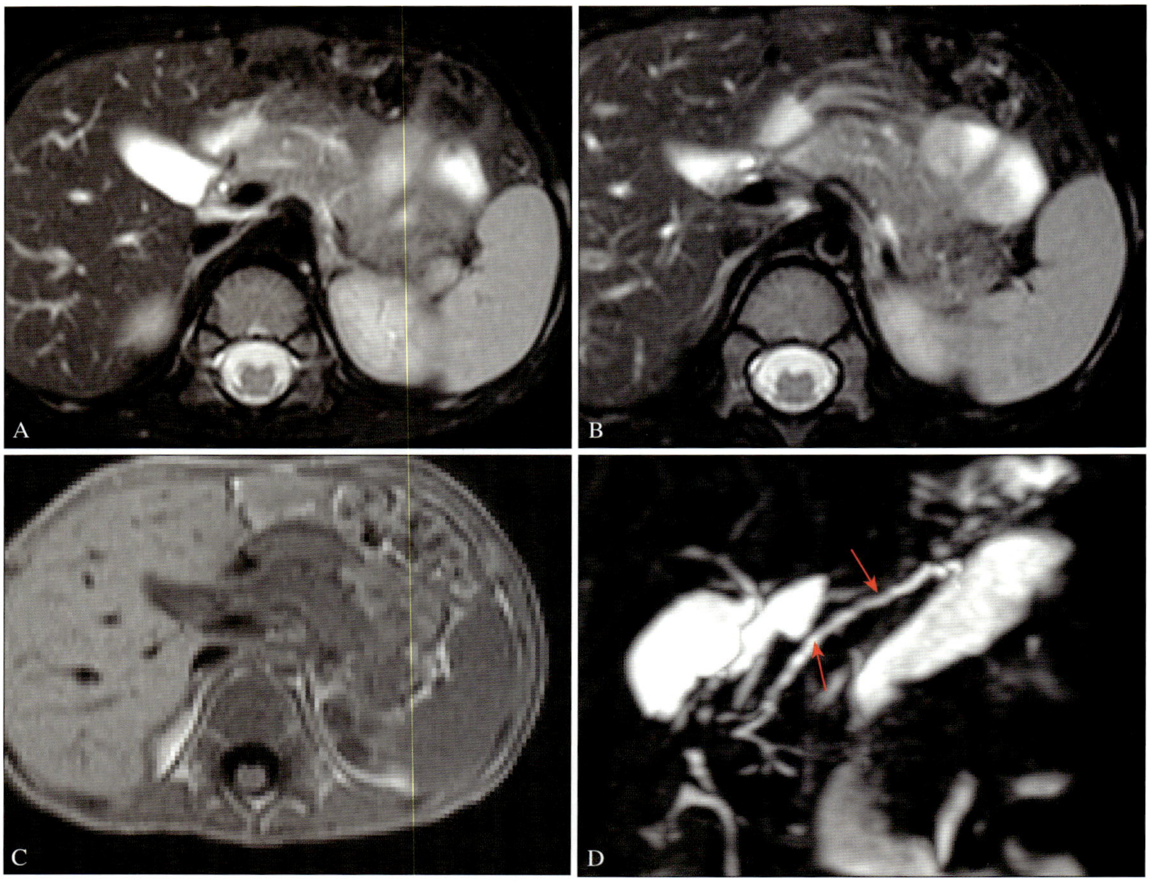

图 3-87-3 急性水肿性胰腺炎

男，2 岁，阵发性上腹痛 23 天，加重 3 天。血淀粉酶 153U/L。图 A、图 B 为 T2 脂肪抑制序列横轴位；图 C 为 T1WI 横轴位；图 D 为 MRCP。胰腺肿大，边缘模糊，呈稍长 T1 稍长 T2 信号，可见胰管扩张。MRCP 示胰管扩张，连续显示（红箭）

重点推荐文献

[1] Vaugbn DD，Jabra AA，Fisbman EK. Pancreatic disease in children and young adults：evaluation with CT. RadioGraphics，1998，18：1171-1187.

[2] Nijs E，Callahan MJ，Taylor GA. Disorders of the pediatric pancreas：imaging features. Pediatr Radiol，2005，35：358-373.

[3] Benifla M，Weizman Z. Acute pancreatitis in childhood：analysis of literature data. J Clin Gastroenterol，2003，37：169-172.

第 88 节　假性胰腺囊肿

【概念与概述】

- 假性胰腺囊肿（pancreatic pseudocyst）多继发于外伤、炎症和肿瘤。囊肿壁无上皮，囊内液体胰淀粉酶增高

【临床表现】

- 本病好发于年长儿
- 在创伤和急性炎症之后数日至数周出现恶心、呕吐、体重下降，上腹部出现包块

【影像表现】

X 线表现

- 大多数囊肿位于胰腺体尾部，曾靠钡餐造影诊断，显示十二指肠框扩大，降段内缘有压迹。胃窦部有压迹，并向前移位

CT 及 MRI 表现

- 目前 CT 及 MRI 为首选的检查方法
  - CT 平扫囊肿内单房，类圆形低密度肿块，囊肿壁边缘清楚。位于体尾部的囊肿，其前方为胃，左外侧为脾，后侧为肾。囊肿周围或一侧可见残留的胰腺组织，有外伤的有时可见胰腺的断裂呈线状低密度区。慢性胰腺炎时，可见钙化灶。囊肿内出血时，密度增高
  - 增强扫描，囊肿密度不增强（图 3-88-1）
  - MRI 表现与 CT 相似，通常 T1WI 呈低或等信号，T2WI 呈高信号（图 3-88-2）。MRCP 可清晰显示囊肿与胰腺、胰管的关系，提示诊断

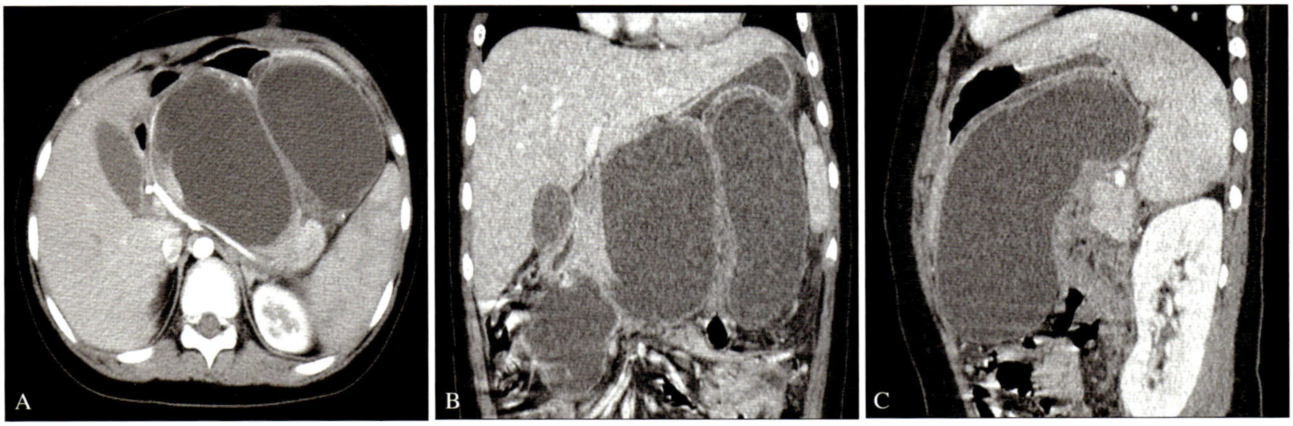

图 3-88-1　多发假性胰腺囊肿

男，10 岁，车把撞伤后发现腹部包块 17 天，明显增大 5 天。CT 增强。图 A 为横轴位；图 B 为冠状位重建；图 C 为矢状位重建，示胰腺内及胰腺周围多个大小不等的囊状低密度区，无强化。囊壁轻度强化，边缘清楚，胰腺受压向后移位，腹主动脉受压右移

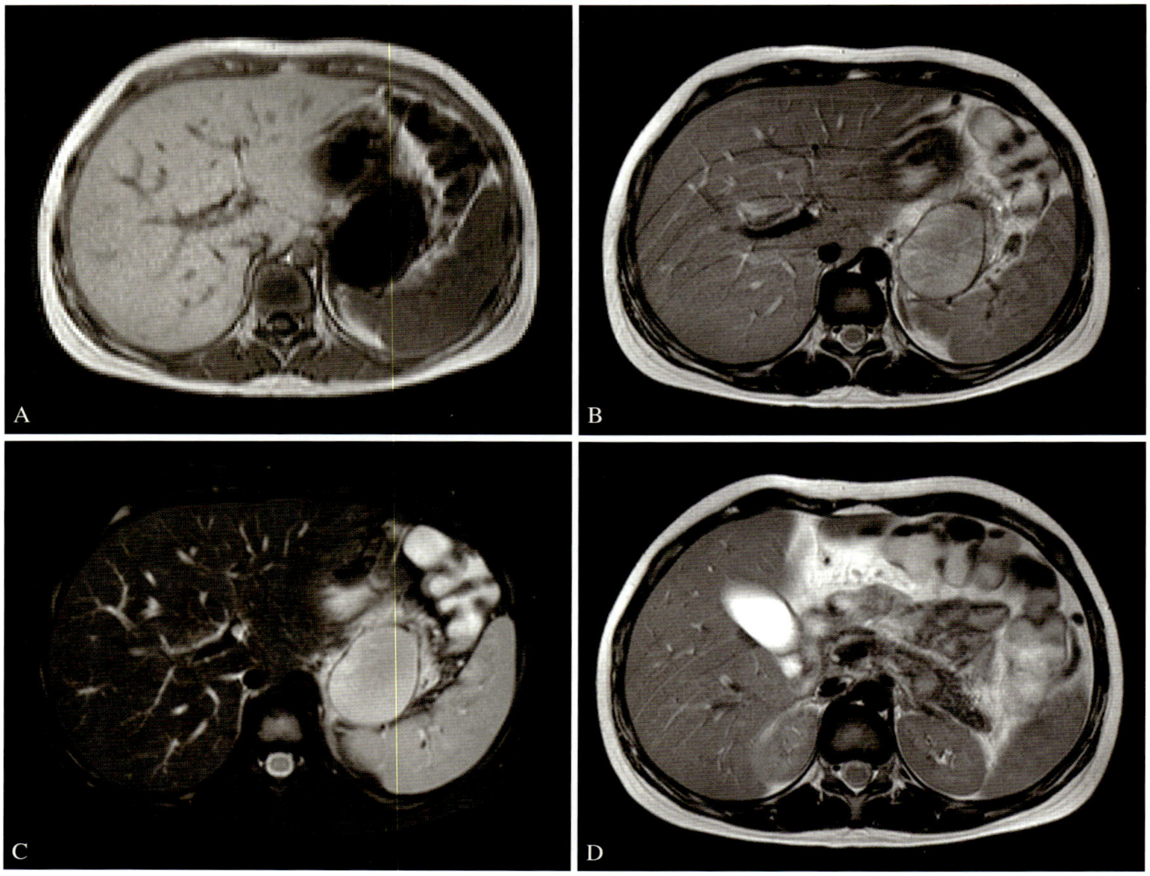

图 3-88-2 假性胰腺囊肿
男，9 岁，间断腹痛 11 天。图 A ～ C 分别为横轴位 T1WI、T2WI、T2 脂肪抑制像，示胃脾之间可见类圆形囊性长 T1 长 T2 信号，脂肪抑制像上为高信号；图 D 为横轴位 T2WI 示胰腺萎缩，其内可见长 T2 信号小囊肿

重点推荐文献

[1] Bosboom D et al. The role of imaging studies in pancreatic injury due to blunt abdominal trauma in children. Eur J Radiol，2006，59：3-7.

第 89 节 胰腺先天性囊肿

【概念与概述】

- 本病（congenital pancreatic cyst）极少见，常为单发。可伴随肝、肾囊肿成为多囊性疾病的一部分。影像学表现与假性胰腺囊肿相同。主要依靠组织学检查鉴别。囊肿内衬有上皮细胞

重点推荐文献

[1] Mortele KJ et al.Multimodality imaging of pancreatic and biliary congenital anomalies. Radiographics，2006，26：715-731.

第 90 节　胰母细胞瘤

【概念与概述】

- 胰母细胞瘤（pancreatoblastoma，PB），曾称作婴儿型胰腺癌。肿瘤可发生在胰腺各部。以头、尾部较多

【病因与病理】

- 病理：肉眼观，肿瘤一般较大 5 ~ 20cm，外围厚薄不一的纤维包膜。切面肿瘤有明显分叶，可有片状坏死，囊变及沙砾样钙化。肿瘤破坏包膜后侵犯胰腺和胰周组织，经血管和淋巴管转移。转移部位依次为肝，局部淋巴结，肺，骨，后纵隔等

【临床表现】

- 本病好发于 8 岁以下小儿，平均年龄 4 岁。曾有死产和新生儿报道，偶见于成人
- 临床多因腹胀，包块求诊，少数病例伴腹痛、黄疸、腹泻等。新生儿可伴发 Beckwith Wiedemann 综合征。多数病例血中 AFP 升高
- 胰母细胞瘤手术后分期：Ⅰ期：肿瘤局限可完整切除。无镜下肿瘤残余。Ⅱ期：肿瘤局限，肉眼无残余。有镜下残余。Ⅲ期：肿瘤侵及邻近组织，不能完全切除，无远处转移，但有腹腔内残余肿瘤。Ⅳ期：有远处转移

【影像表现】

X 线表现

- 胃肠造影所见因肿瘤部位而异。胰头部肿瘤，主要引起十二指肠弧圈扩大。胰体尾部肿瘤，胃体受压着，于大弯及后缘形成明显弧形压迹，并向前右侧移位，十二指肠正常。肿瘤区并见沙砾样，花边样或小团块状钙化

超声表现

- 示腹膜后胰腺区域，不规则肿瘤具有不均匀中等强度或低回声。少数含囊性暗区。早期边界清楚可探到瘤周包膜。晚期病例，肿瘤界限不清，甚至不能分辨正常胰腺，此外可探及带声曳的钙化，B 超同时可探查周围血管，判断肝，脾转移

CT 及 MRI 表现

- CT 平扫：胰腺不同范围，不同程度增大变形甚至与肿瘤融为一体，失去正常胰腺的均匀度。肿瘤多为单发，巨块（胰头部者偏小），不规则分叶，密度与胰腺相仿或稍低但不均匀（图 3-90-1），大多为混杂密度的实性肿块，有时见大小不一的更低密度的坏死、囊变区。半数病例有钙化或骨化，为肿瘤坏死和基质内软骨，骨样组织骨化的结果，对胰母细胞瘤的诊断有一定意义。肿瘤纤维包膜呈低密度边缘征
- 增强 CT 肿瘤不均等强化，可见小叶分隔，于肿瘤外围部更清楚。坏死区无强化对比更明显。肿瘤向周围侵犯时，肿瘤包膜不完整，与临近脏器间脂肪间隙消失。并可包绕腹膜后血管。胰头部肿瘤可致肝内胆管和胰管扩张
- MRI 可显示肿瘤的范围及转移情况，T1WI 呈低信号至中等信号，T2WI 呈高信号，合并出血及坏死时信号混杂。MRCP 可显示胰管及胆管扩张（图 3-90-2）

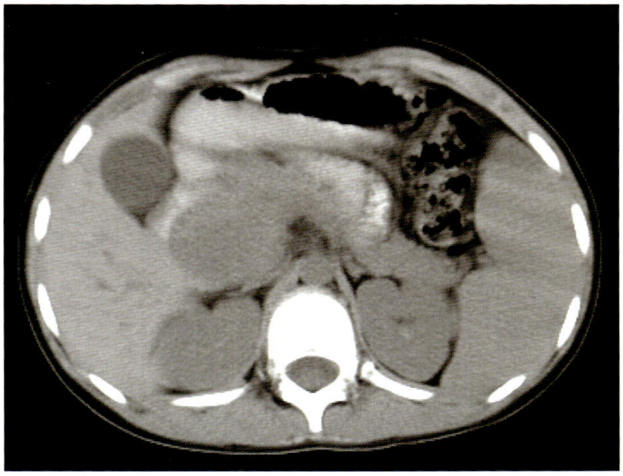

图 3-90-1　胰母细胞瘤

男，11 岁，梗阻性黄疸。CT 平扫示胰头部位类圆形稍低密度占位，边缘清楚

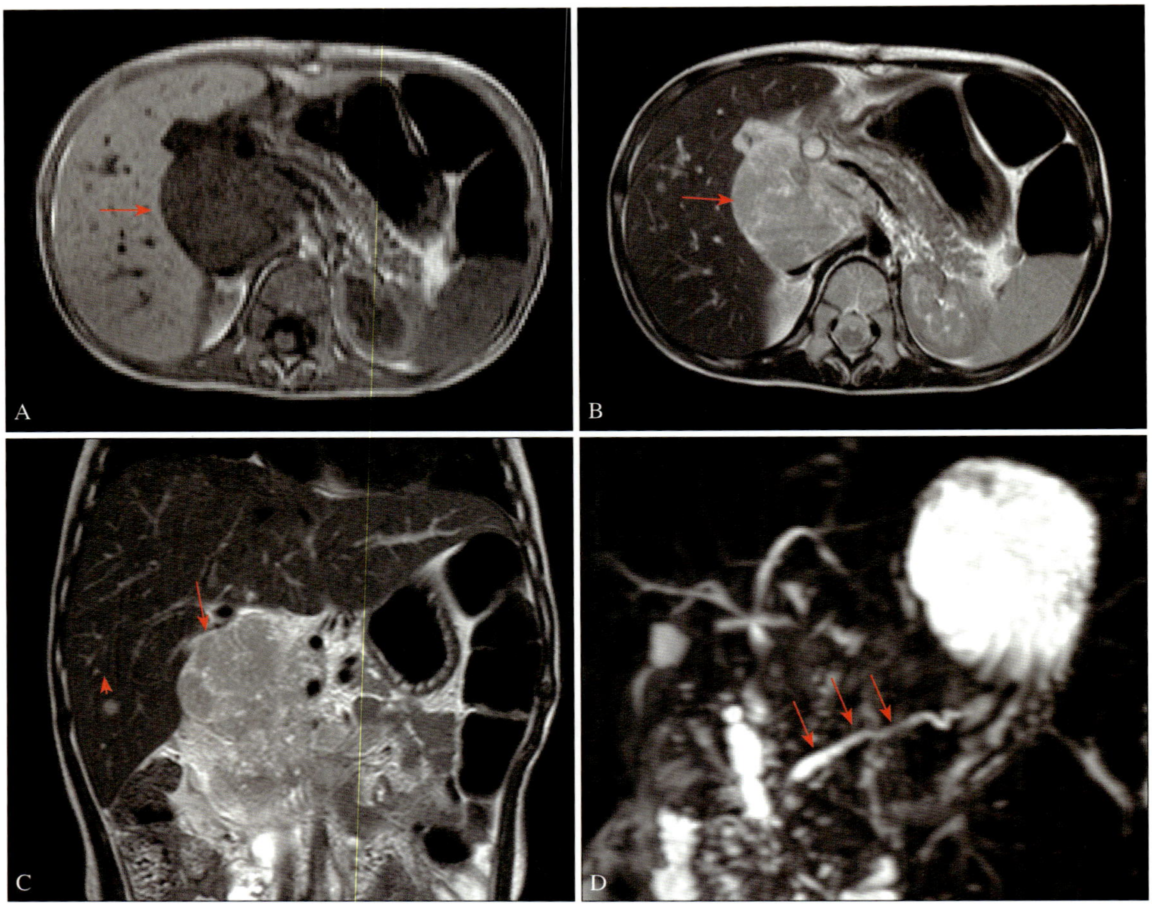

图 3-90-2 **胰母细胞瘤**

女，3 岁，梗阻性黄疸。图 A 为 T1WI；图 B、图 C 为横轴位及冠状位 T2WI，示胰头部长 T1 稍长 T2 信号实性肿块（红箭），边缘尚清，其内可见斑片状坏死呈长 T2 信号，肝内多发小结节高信号转移灶（图 C，红箭）。图 D 为 MRCP 示胰管全程显示，轻度扩张（红箭），胆总管无扩张

诊断与鉴别诊断精要

- 小年龄，巨大胰腺肿块，不均匀强化，胰管扩张

胰腺肿瘤

- 胰腺囊实性乳头状腺瘤：为低度恶性肿瘤，好发于胰体尾部，B 超和 CT 表现为有清楚包膜的囊实性肿物，多见于 10 岁以上的女孩，肿物表面凹凸不平，出血，坏死形成囊性病变较明显（图 3-90-3）
- 原始神经外胚层肿瘤（PNET）：发生率低，多发于儿童和青少年，属于高度恶性肿瘤，容易转移和复发，影像学表现缺乏特异性（图 3-90-4）
- 胰腺腺癌：小儿罕见，肿瘤多侵犯胰头部或弥漫侵及全胰。引起十二指肠相应移位。CT 扫描，其形态，密度，包括转移部位与胰母细胞瘤相似。但腺癌瘤体一般较小，境界多较模糊，罕见钙化，对化疗不敏感。④非功能性胰岛细胞瘤，可有恶变。就诊时瘤体一般较大。超声显示上腹部圆形或椭圆形低回声可有高回声边缘不同于本病。CT 平扫常为混杂密度，伴坏死，出血及钙化者不少见。但肿瘤增强较本病明显

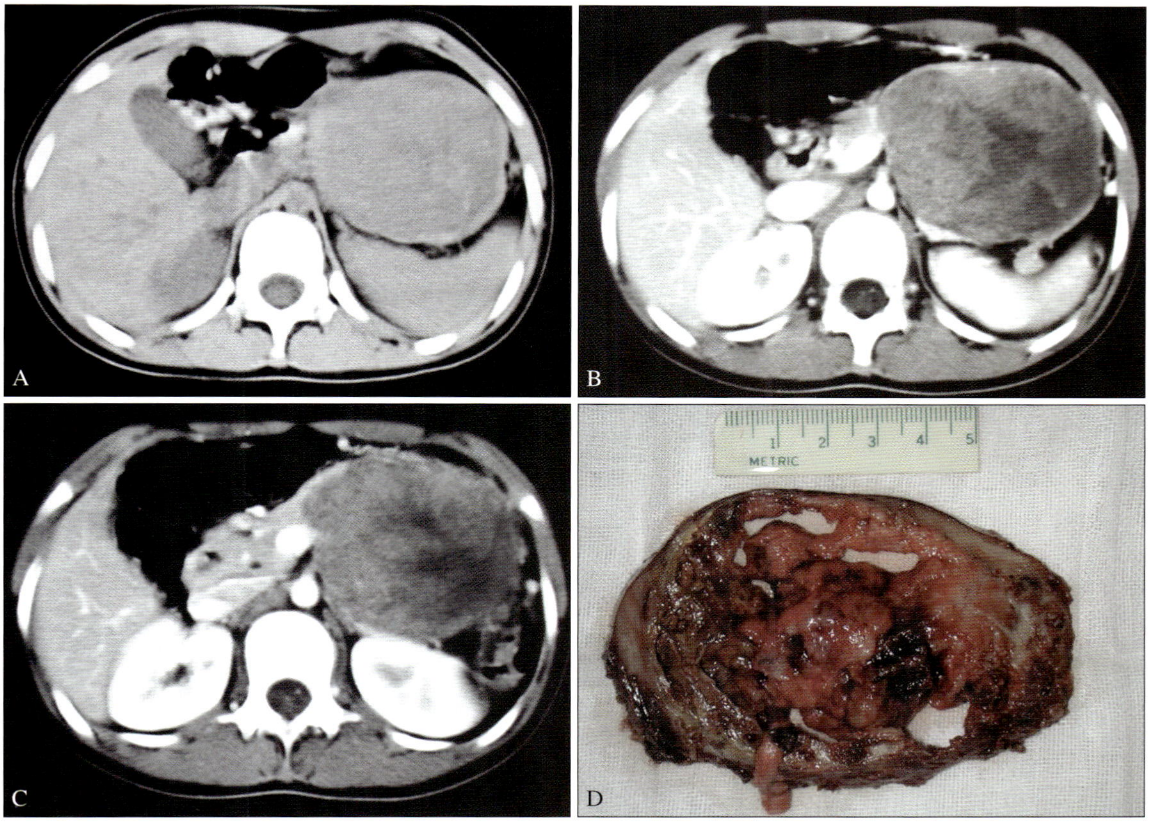

图 3-90-3 胰腺囊实性乳头状瘤

女，10 岁，腹部肿物。图 A 为 CT 平扫，示胰尾部类圆形占位，边缘清楚，其内可见片状稍低密度影；图 B、图 C 为增强扫描，肿块不均匀轻度强化，其内大片状低密度坏死囊变区无强化；图 D 为大体病理标本，示肿瘤内部多发坏死区囊变

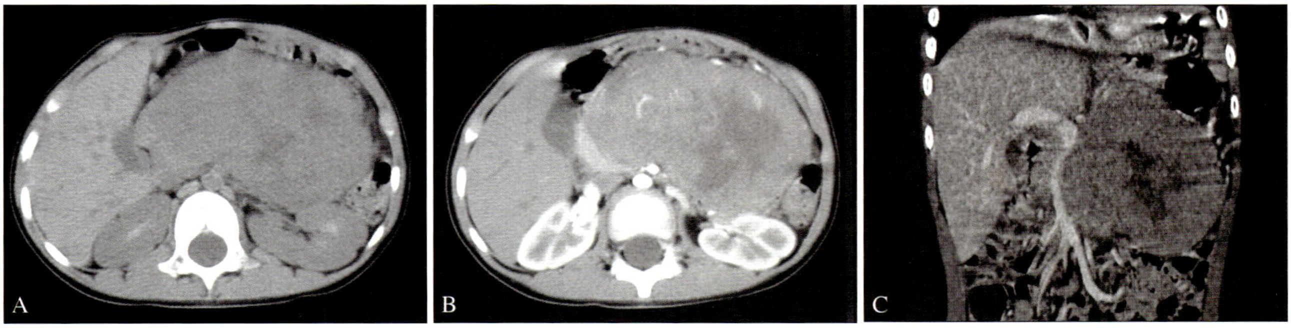

图 3-90-4 胰腺原始神经外胚层肿瘤

男，4 岁。图 A 为 CT 平扫横轴位，中腹部巨大软组织密度占位，其内见斑片状低密度坏死区；图 B、图 C 分别为增强横轴位和冠状位重建示肿瘤不均匀轻度强化，坏死区无强化，边缘清楚，胰腺体部显示欠清

腹膜后肿瘤

- 肾上腺神经母细胞瘤：位于胰尾，胰头后方，肾前间隙，外形不规则分叶，70% 钙化，与本病易混淆。但前者较早推移，压迫，侵犯肾。浸润性生长的肿物包绕肾血管及腹膜后血管，脾及肠系膜血管前移有助于两者鉴别
- 腹膜后畸胎瘤：常为囊实性，边界清楚，大囊及软组织和脂肪等混杂密度，伴块状骨化及钙化。当畸胎瘤以软组织密度为主，伴钙化而缺少脂肪时，需注意辨认胰腺结构和血管位置
- 其他尚需与胰腺头部炎症，胆总管横纹肌肉瘤

鉴别。文献报告胰母细胞的瘤体基本位于胰腺外以蒂与胰相连，和成串囊性病灶时影像学难以诊断

- 随访：小儿预后较成人好，胰母细胞瘤可长期存活但常于短期内再发和转移，因此于诊断后，前4年内必须定期随访，积极治疗

重点推荐文献

[1] Naik VR，Jaafar H，Leow VM，et al. Pancreatoblastoma：a rare tumour accidentally found. Singapore Med，J 2006，47：232-234.

[2] Kohda E，Iseki M，Ikawa H，et al. Pancreatoblastoma. Three original cases and review of the literature. Acta Radiol，2000，41：334-337.

第91节 脾的正常解剖、变异和畸形

【概念与概述】

- 小儿脾长度约5.7±0.31×年龄=厘米数。脾以韧带与胃、左肾相连。韧带内有血管。副脾为靠近脾门的小脾。尸检中占10%～15%，呈圆形或卵圆形。类似肿大淋巴结

【影像表现】

X线表现

- 腹平片可见脾位于左上腹，呈软组织密度，压迫胃泡。小婴儿腹部充气肠管较多时，可显示脾大小，外形

CT表现

- 脾位于胃的外侧后方，其内侧为胰尾和肾。于横断扫描中，正常长度不超过5个肋单元。脾密度均匀，CT值低于肝，高于肾。脾静脉沿胰腺后缘走行，至肾的前方。副脾表现为圆形或卵圆形，单或多发的结节
  - 脾位置异常多发生在全内脏转位或单纯腹部脏器转位。X线与CT显示脾胃与肝易位，居右上腹，其他腹内脏器也与正常成镜面像。游走脾又称异位脾，脾的活动过度为胃背侧系膜与后腹膜未融合引起。异位的脾最多见于左下腹，甚至肾后方
  - 脾数目异常，无脾或多脾综合征。分别形成脏器的右侧异构或左侧异构，常常合并肺分叶异常（无脾患儿，见两侧三叶肺及双侧血管上支气管，多脾者两肺均呈左肺及左主支气管形态），先天性心血管畸形，内脏转位，肠回转不良。多脾综合征出现多个圆形或椭圆形光滑的软组织包块，密度与脾相同CT值低于肝。勿误为肿大淋巴结

重点推荐文献

[1] Urban BA，Fishman EK. Helical CT of the spleen. AJR，1998，170：997-1003.

第 92 节 脾 脓 肿

【概念与概述】

- 脾脓肿（splenic abcess）少见

【临床表现】

- 临床表现为腹痛，发热，左上腹压痛

【影像表现】

X 线表现

- 腹平片显示脾大或左上腹软组织包块。左膈升高，运动受限，可有左下肺炎及胸膜反应

CT 表现

- 早期为不规则低密度区，可有环形增强，边缘不规则。如为含气囊肿，多为脓肿。否则与其他原因引起的囊肿不易鉴别，必须结合病史作诊断

重点推荐文献

[1] Urban BA，Fishman EK. Helical CT of the spleen. AJR，1998，170：997-1003.

第 93 节 脾 囊 肿

【概念与概述】

- 脾囊肿（splenic cyst）临床表现为脾大，腹痛和包块

【影像表现】

CT 表现

- CT 显示脾增大，超过 5 个肋单元，脾内可见低密度囊性病变，囊壁光滑，偶见囊壁钙化，若囊内有出血时，CT 值升高。增强扫描无强化（图 3-93-1）

MR 表现

- T1WI 囊肿为低信号，T2WI 为高信号，若囊内有出血时 T1WI 及 T2WI 均为高信号

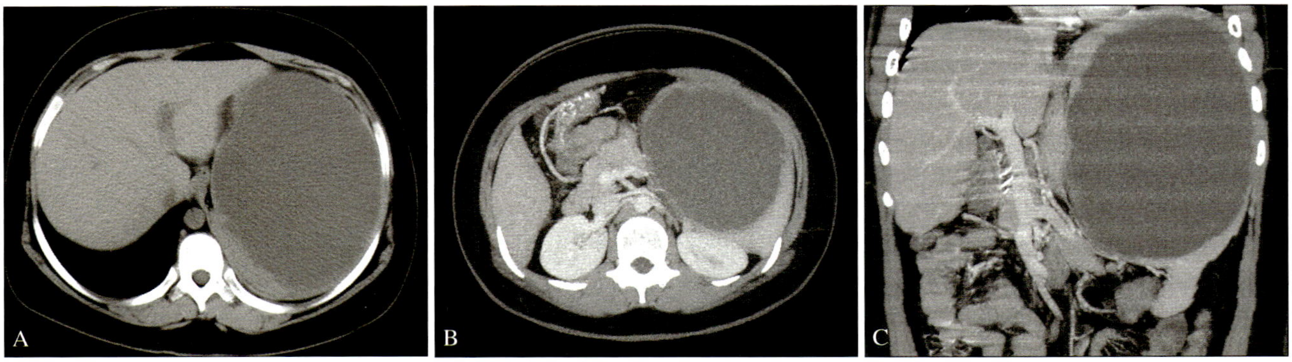

图 3-93-1 脾囊肿
男，13 岁，偶然发现脾囊性占位。图 A 为 CT 平扫，示脾内低密度类圆形占位，边缘清楚；图 B 为 CT 增强，病变无强化，与脾对比更鲜明；图 C 为冠状位重建，囊肿境界清楚，脾下极正常

重点推荐文献

[1] Urban BA，Fishman EK. Helical CT of the spleen. AJR，1998，170：997-1003.

第 94 节 脾外伤

【概念与概述】

- 脾外伤（trauma of spleen）多见于年长儿，常有休克现象

【临床表现】

- 左上腹有腹膜刺激征。左肩部疼痛时，可提示有脾的损伤。如有腹部触痛及腹胀时，提示有腹腔内出血。脾破裂亦可见于新生儿第 2 ～ 5 天，患儿突然苍白，呻吟，呼吸及循环衰竭

【影像表现】

X 线表现

- 腹平片可显示左上腹致密，有时可见肋骨骨折。左胸腔积液。随时间延长，可有腹腔内积液。肠间隙增宽，充气肠管向中线移位，结肠脾曲下移

CT 表现

- 最早期脾内血肿为等密度或稍高密度，数日后多为低密度且密度不均匀。脾撕裂伤可使脾外形不规则，有低密度裂隙区。包膜下出血多见于脾的外后缘呈新月形低密度区。增强检查包膜下血肿不增强。腹腔内出血常见于脾后侧及结肠沟内，CT 值高于腹水密度。包膜下出血可于外伤后数日发生，因此 CT 复查很重要。CT 有时可发现肋骨骨折及腹壁穿通伤（低密度裂隙）。脾外伤可合并胸腔积液及肺挫伤（图 3-94-1）。脾外伤 B 超诊断准确率高，为重要的检查方法

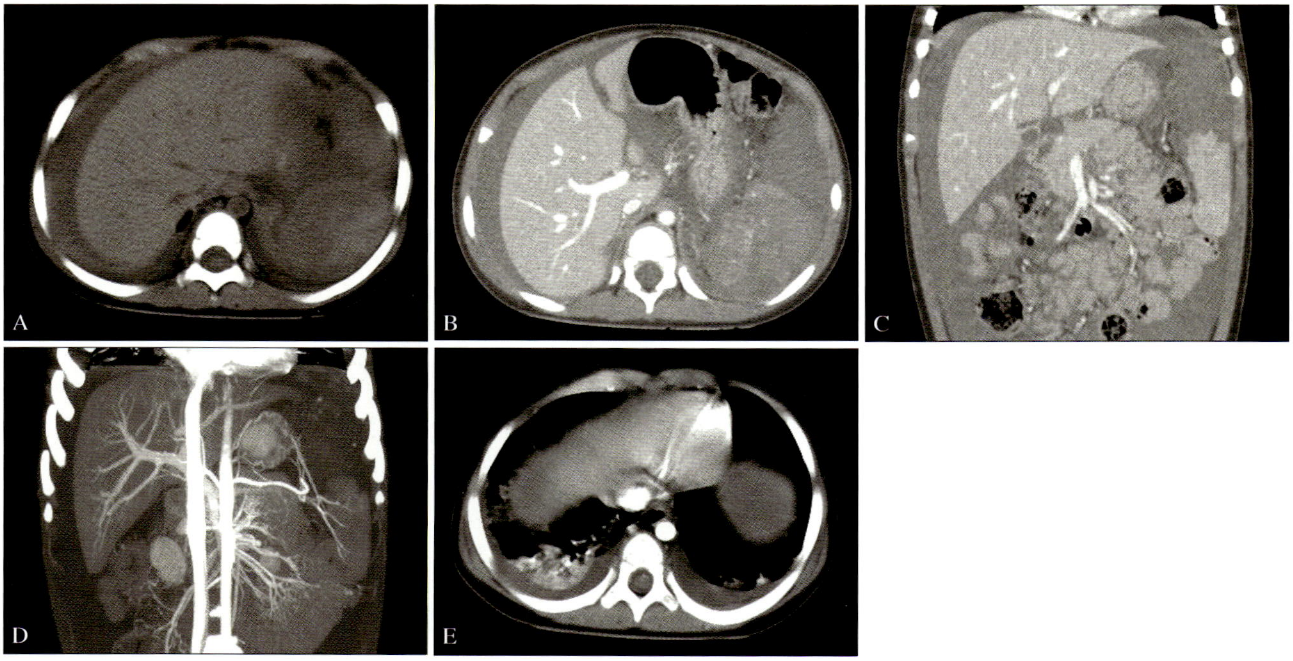

图 3-94-1 脾破裂伤

女，2 岁，车祸 5 小时。图 A 为 CT 平扫；图 B 为增强扫描横轴位；图 C、图 D 为增强扫描二维重建，示脾中上部碎裂，未见强化，脾下极部分实质可见，明显强化，密度均匀，脾动静脉完整。大量腹腔积液；图 E 为增强扫描示双侧胸腔积液，肺挫伤出血

重点推荐文献

[1] Browning JG，Wilkinson AG，Beattie T. Imaging paediatric blunt abdominal trauma in the emergency department：ultrasound versus computed tomography. Emerg Med J，2008，25：645-648.

[2] Hagiwara A，Fukushima H，Murata A et al. Blunt splenic injury：usefulness of transcatheter arterial embolization in patients with a transient response to fluid resuscitation. Radiology，2005，235：57-64.

第 95 节 脾增大

【概念与概述】

- 小儿脾大（splenomegaly）见于血液病，感染，门静脉高压，LCH 综合征等系统性疾病

【影像表现】

X 线表现

- 中度或重度增大时，左中上腹软组织包块影致密增大。胃泡和充气肠管向内下方移位

CT 表现

- 脾增大时，其前后大小常超过 5 个肋单元。脾左右径增大时可压迫胰尾部向内侧移位，左肾内移。梗死病变常为低密度。脾梗死的低密度区可呈三角形，底边在脾的外缘。脾转移瘤的密度可类似囊肿 Hu。脾囊肿内有出血时 CT 值可较高。血液病脾大常为均匀低密度（如白血病）。外伤所致脾大，外形多不规则，有不规则低密度区。门脉高压所致脾大常有胃短静脉迂曲扩张，脾静脉扩张。因此 CT 发现脾大时应注意邻近器官的改变

重点推荐文献

[1] Chen CY，Chen YC，Tang JL，et，al.Hepatosplenic fungal infection in patients with acute leukemia in Taiwan：incidence，treatment，and prognosis. Ann Hematol，2003 Feb，82（2）：93-7.

[2] Urban BA，Fishman EK. Helical CT of the spleen. AJR，1998，170：997-1003.

第 96 节 肝外梗阻型门静脉高压

【概念与概述】

- 门脉高压（portal hypertension）可分为肝外型及肝内型。肝静脉阻塞或下腔静脉阻塞是十分少见的
- 本型是小儿最常见的门静脉高压原因，多由门静脉栓塞或门静脉海绵样变引起

【临床表现】

- 常有脐炎、败血症、脱水的病史。门脉阻塞使门脉系统扩大及侧支循环形成。在肝门出现许多扩大曲张的血管。此外脾与肾，脾与后腹膜之间也有交通支。消化道出血时间平均为 7 ～ 8 岁，但也可早在 3 岁发生。可有黑便和慢性失血

【影像表现】

X 线表现

- 腹片显示脾大。钡餐检查显示食管静脉曲张可伴有胃底静脉曲张

CT 表现

- CT 动态增强扫描可很好的显示门静脉海绵样变及侧支静脉扩张。显示食管静脉曲张在食管周围有迂曲的扩张血管呈软组织密度包围着食管。胃底静脉曲张使黏膜皱襞增粗。CT 显示胃底部胃壁软组织增厚突向胃腔。脾增大超过 5 个肋单元。MSCT 现已成为首选检查方法（图 3-96-1）

超声表现

- 肝门区可见海绵状扩张静脉血管（肝内型无此征象）偶尔可见栓塞于血管内呈孤立的回声结构，此外超声检查还可显示门静脉与体静脉侧支循环如脾肾静脉扩大分流血管及脾分流向食管的侧支血管、其他侧支循环有脐静脉、胰十二指肠静脉、胆囊管静脉和网膜静脉，超声检查为迂曲扩张的无回声管道

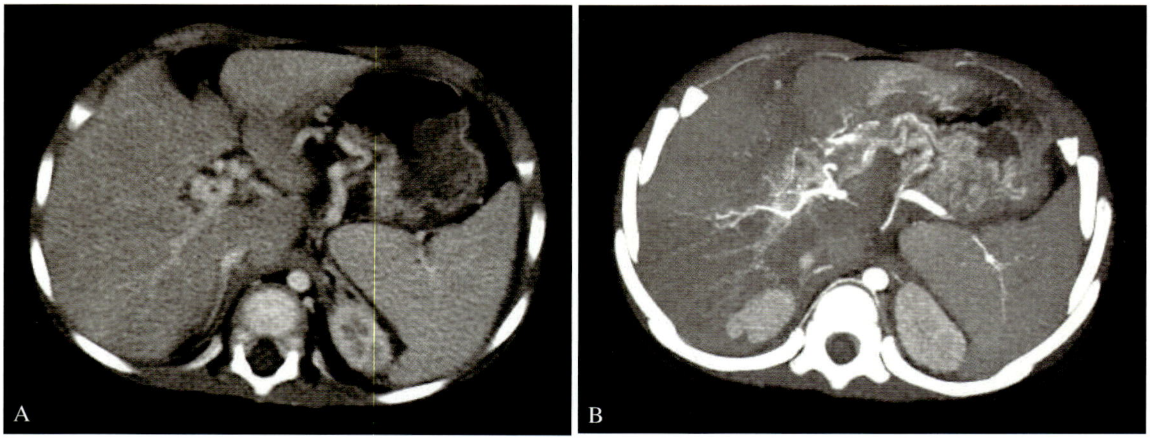

图 3-96-1 **门静脉海绵样变性，门静脉高压**
男，15 个月，间断呕血，黑便。CT 增强横轴位及血管重建示肝裂增宽，肝左右叶比例失调，脾大。肝门区可见多发迂曲网格样高密度血管影。胃左静脉扭曲扩张

重点推荐文献

[1] Khanna R，Mishra S，Khanna S et al. Inferior meso-caval shunt for portal hypertension with bleeding esophageal varices. Indian J Gastroenterol，2003，22：108-109.

[2] Akpinar E，Turkbey B，Karcaaltincaba M et al. MDCT of inferior mesenteric vein：normal anatomy and pathology. Clin Radiol，2008，63：819-823.

[3] Kim HC，Kim TK，Sung KB et al. CT during hepatic arteriography and portography：an illustrative review. Radiographics，2002，22：1041-1051.

第 97 节 肝内梗阻型门静脉高压

【概念与概述】

- 本型小儿较少见。多由肝硬化引起。平时患儿多病、生长障碍

【临床表现】

- 可有黄疸、腹水及肝功能异常。消化道出血见于晚期病例

【影像表现】

X 线表现

- 与肝外型有许多相似之处，晚期病例有肝外侧支循环形成，食管造影可有静脉曲张。腹平片可有肝、脾大、腹水

CT 表现

- 可有肝硬化或肝脂肪浸润，肝实质密度减低，肝裂增宽，肝外形异常。有不规则增强，似地图状改变，脾增大，有腹水征。门静脉增粗，其侧支静脉扩张与肝外型相似（图 3-97-1）

超声检查

- 可显示肝硬化及肝脂肪浸润

附：肝硬化

【概念与概述】

- 肝硬化（cirrhosis of liver）小儿多见于肝炎、胆汁郁积、肝淤血（如 Budd-Chiari 综合征）、代谢性疾病、化疗后等门脉高压病因。病理主要为肝细胞大量坏死，代偿性增生和纤维性修复，肝结构紊乱，体积缩小继发脾大，门脉高压等改变。临床表现：小儿营养不良，腹胀，肝脾增大，腹壁静脉显露，腹水。少数患儿可有呕血，黑便。肝功异常，脾功能亢进

【影像表现】

X 线表现

- 腹部平片肝影增大或缩小，脾不同程度增大。胃肠造影可有静脉曲张改变

CT 表现

- 肝体积正常或缩小，肝裂增宽，肝门区扩大。肝叶比例失调、尾叶、左叶相对大，肝表面可呈波浪状或分叶。增强前后密度不均匀，有时

可见结节状较高密度和低密度的脂肪浸润混杂现象

- 肝内血管影扭曲、变细、不连续。增强后更清楚
- 继发改变：A. 脾大、增厚。B. 脾门区、食管—贲门区见软组织密度的结节状、蚓状阴影，少数肝门区见成团的上述阴影系门脉区高压引起的静脉曲张所致，增强后更清楚，近年来多用CTA、CTPA来诊断
- 不等量的腹腔积液。原发病的表现如Wilson病常见肝内细点状高密度影等伴随的异常

MRI表现

- T1WI肝实质的信号改变轻微或不明显，T2WI上肝实质信号不均匀，合并腹水时在肝表面形成弧形的长T1长T2信号。脾增大时，脾实质信号降低或弥漫分布低信号结节影。门静脉与体循环之间的侧支循环血管表现为迂曲扩张或成团的血管流空信号

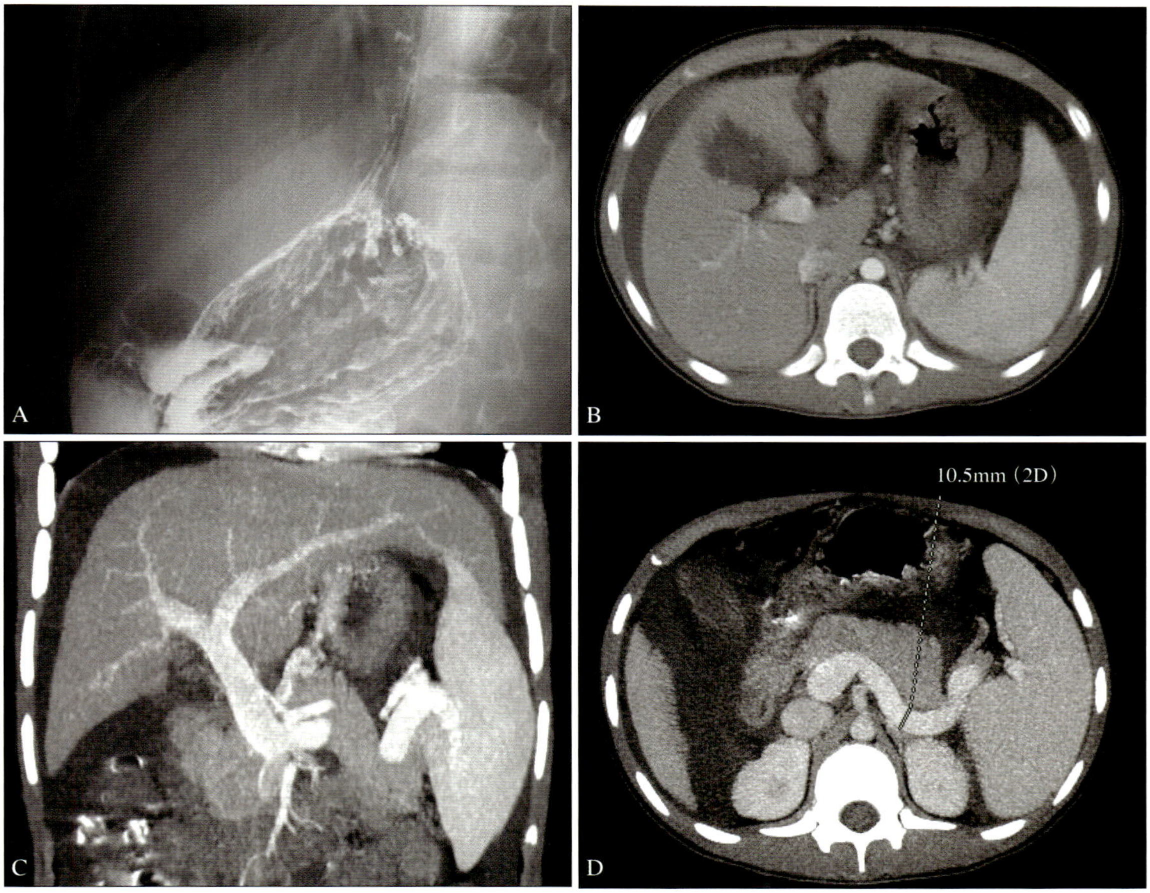

图3-97-1 **肝硬化，门静脉高压**

男，12岁，发热1天，口服退热药后出血大量呕血。图A为上消化道钡餐示，食道中下段黏膜增粗、迂曲，呈“串珠样”，胃底部黏膜增粗；图B为CT增强横轴位示肝裂增宽，左右叶比例失调，脾大，腹水；图C、图D为重建图像示门静脉增粗，胃底静脉曲张，脾静脉增粗迂曲

重点推荐文献

[1] Wolff M，Hirner A. Current state of portosystemic shunt surgery. Langenbecks Arch Surg，2003，388：141-149.

[2] Zhang XM，Zhong TL，Zhai ZH et al. MR venography of the inferior mesentery vein. Eur J Radiol，2007，64：147-151.

[3] Kim HC，Kim TK，Sung KB et al. CT during hepatic arteriography and portography：an illustrative review. Radiographics，2002，22：1041-1051.

第 98 节 脾恶性肿瘤

【概念与概述】

- 小儿脾恶性肿瘤主要为淋巴瘤、白血病及转移瘤。白血病脾大而硬，呈局部或弥漫性浸润，可伴有梗死。淋巴瘤可为结节性或弥漫性浸润

【影像表现】

X 线表现

- 腹平片显示为脾大，无特异性，IVU 可伴有肾实质增厚及肾功能低下

CT 表现

- 脾弥漫性或局部密度降低，呈多发的小低密度病灶。但肿瘤小于 1mm 者 CT 不易检出。如仅有脾大而无密度改变时，无法诊断，但脾门淋巴结肿大或脾有低密度病变时，可提示脾受累。脾转移瘤显示圆形低密度区。须结合病史作出诊断。转移瘤 CT 值 10 ~ 20Hu，与囊肿不易鉴别

MR 表现

- 脾恶性肿瘤 T1WI 上稍低于脾的信号强度，T2WI 上信号强度增高不明显

重点推荐文献

[1] Oka K，Nakamine H，Maeda K，et al：Primary histiocytic sarcoma of the spleen associated with hemophagocytosis. Int J Hematol，2008，87：405-409.

第 99 节 脐 疝

【概念与概述】

- 脐疝（umbilical hernia）为肠管经脐带血管通过的部位腹壁肌层和筋膜缺损处膨出

【临床表现】

- 多见于早产儿、克汀病、粘多糖 I 型、先天愚型及 Beckwith’s 综合征（新生儿低血糖、巨内脏、巨舌和小头综合征）等

【影像表现】

X 线表现

- 腹正位平片显示脐部圆形软组织包块影，侧位可显示内有含气肠管影。（图 3-99-1）。脐疝偶可致不全性小肠梗阻。通常不做钡餐检查，因其他原因做钡餐检查时，可见充钡小肠疝入其中。脐疝可并发于短小肠及肠回转不良

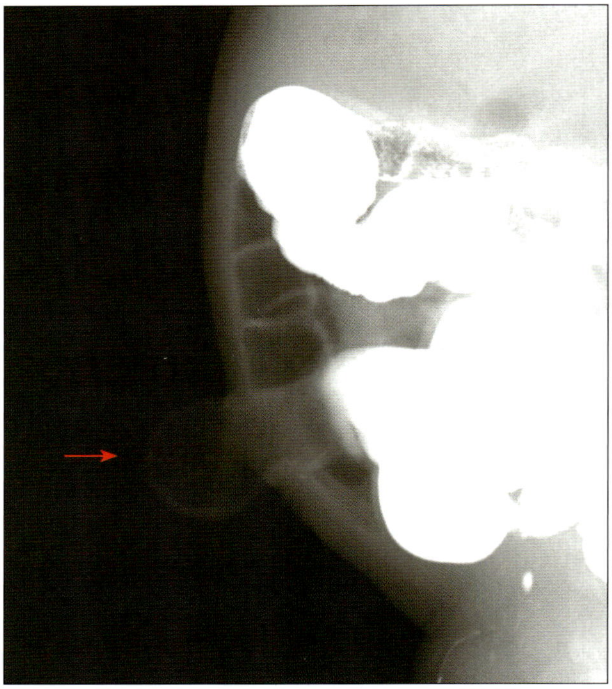

图 3-99-1 脐疝
消化道造影，腹部侧位片示含气肠管影经脐部疝出（红箭）。钡剂尚未进入其内

第 100 节 卵黄管畸形

【概念与概述】

- 卵黄管（vitelline duct）在胚胎早期连接卵黄囊与中肠袢，随胚胎发育卵黄管逐渐退化、闭合形成纤维索带并逐渐被吸收。如退化、闭合或吸收障碍可形成卵黄管畸形
- 卵黄管的两端未闭可形成回肠与脐部之间的脐肠瘘，由此可溢出肠分泌液或粪质，常继发感染而流脓
- 卵黄管两端均闭合，中央一段因分泌物不断增多可形成卵黄管囊肿（vitellointestinal cyst）
- 卵黄管外端闭合，回肠侧留有盲端则形成憩室（即梅克尔憩室 Meckel diverticulum），可有异物存留、感染
- 卵黄管退化成一束带而未被吸收，可导致绞窄性肠梗阻

【影像表现】

- 脐窦或卵黄管开放：如内侧端已闭合则仅有分泌物流出。插导管注入造影剂不能进入肠管为脐窦（umbilical sinus）。若造影剂自插入的导管进入回肠即可诊为卵黄管开放（或脐瘘 umbilical fistula），侧位观察较清晰，可显示卵黄管管径和长度
- 卵黄管囊肿：腹部脐周可触及囊性包块。B 超、CT、MR 检查可见脐部类圆形占位性病变，较光滑与肠系膜囊肿表现相似，但位于肠管的对系膜缘，囊肿位置偏前，较固定
- 梅克尔憩室：为卵黄管回肠残留的盲囊。2 ~ 3cm 长，1cm 宽。内衬回肠黏膜。目前最简便准确的诊断方法首选超声。如憩室与脐相连在 CT 上可表现为靠近腹壁或脐部的充盈液体的管状结构或软组织肿块，含胃黏膜的梅克尔憩室可用放射性核素检查
- 如退化的卵黄管形成一索带，可导致小肠梗阻，腹平片除显示小肠梗阻征象外，无法判断其原因。梅克尔憩室并可内翻、出血，引起肠套叠等急症

重点推荐文献

[1] Menezes M，Tareen F，Saeed A，et al. Symptomatic Meckel's diverticulum in children：a 16-year review. Pediatr Surg Int，2008，24：575-577.

第 101 节 急性腹膜炎

【概念与概述】

- 原发性腹膜炎（primary peritonitis）以血源感染为主，多见于 5 岁以内小儿

【临床表现】

- 表现为突发高热、恶心呕吐、腹痛、腹部压痛、肌紧张、肠鸣音消失、白细胞上升。继发腹膜炎常有肠炎，肠梗阻，溃疡病，阑尾炎等先驱症状之后出现腹膜炎症候

【影像表现】

X 线及 CT 表现

- 原发性腹膜炎，腹平片及 CT 表现以小肠、结肠均胀气，可伴有散在中小气液面。腹腔渗液可使腹部密度增高，肠间隙增宽，胀气肠管与腹壁之间距离增宽。各脏器的轮廓模糊。大量腹腔渗液使腹外形突出，密度增高，肠充气可减少；如膈上有胸膜渗出时提示有膈下脓肿。败血症所致化脓性腹膜炎可并发胸膜炎、化脓性心包炎及骨髓炎
- 继发性腹膜炎除原发性腹膜炎表现外，常可发现特殊 X 线征象，如阑尾结石穿孔腹膜炎可发现阑尾结石（钙化）；胰炎所致腹膜炎，以上腹部胃肠道。蛔虫穿孔腹膜炎于膈下游离气体中可发现蛔虫影。目前 B 超在本病的诊断中应用日益广泛

重点推荐文献

[1] Sewrey H, Bryant PA. Group A streptococcus causing primary peritonitis in a healthy infant. Pediatr Infect Dis J, 2009, 28: 1146.

第 102 节 胎粪性腹膜炎

【概念与概述】

- 胎粪性腹膜炎（meconium peritonitis）是指胎儿期胃肠道穿孔，胎粪溢出引起的化学性腹膜炎。是新生儿期的急腹症

【病因与病理】

- 胎粪溢入腹腔后引起腹腔渗出、肠粘连及胎粪钙化，如肠穿孔未愈合生后可发生气腹、液气腹、继发细菌感染。肠粘连可导致肠梗阻

【临床表现】

- 临床表现主要为呕吐、腹胀、便秘等肠梗阻症状。少数患儿可无临床症状

【影像表现】

X 线表现

- 腹部平片显示以腹部胎粪钙化及粘连性肠梗阻为其特点，可分为三型
  - 腹膜炎型：包括
    - 单纯性腹膜炎：出生时肠穿孔已愈合。主要表现为胎粪钙化，右下腹最多见；肠管广泛粘连聚集成团，有时可见大量腹水（图 3-102-1）
    - 自由气腹型：出生时穿孔未愈合。腹腔内可见大量积气、积液。胎粪钙化散在于腹腔各处
    - 包裹性气腹型：肠穿孔于出生时未愈合，但周围有较多的粘连。气体和渗液局限于腹腔的一处或几处。可有钙化，充气肠管受压移位，亦可有粘连（图 3-102-2）
  - 肠梗阻型：又可分为单纯索带粘连、局部粘连、广泛粘连及粘连绞窄 4 种表现。单纯索带粘连，有阶梯状气液面，梗阻附近可见成团的钙化影。局部粘连可见局限性肠管聚集成团，其近端肠管扩张有肠梗阻表现。广泛肠粘连时肠管扩张不连续，气液面大小不等。绞窄性肠梗阻有时可见特殊形态的肠袢，有占位征及出现腹水（图 3-102-3）
  - 单纯钙化型：腹部平片见胎粪钙化及轻度肠粘连表现，临床多无症状

近年来本病发生率明显减少。影像学检查的顺序为腹部平片，腹部 B 超及腹部 CT

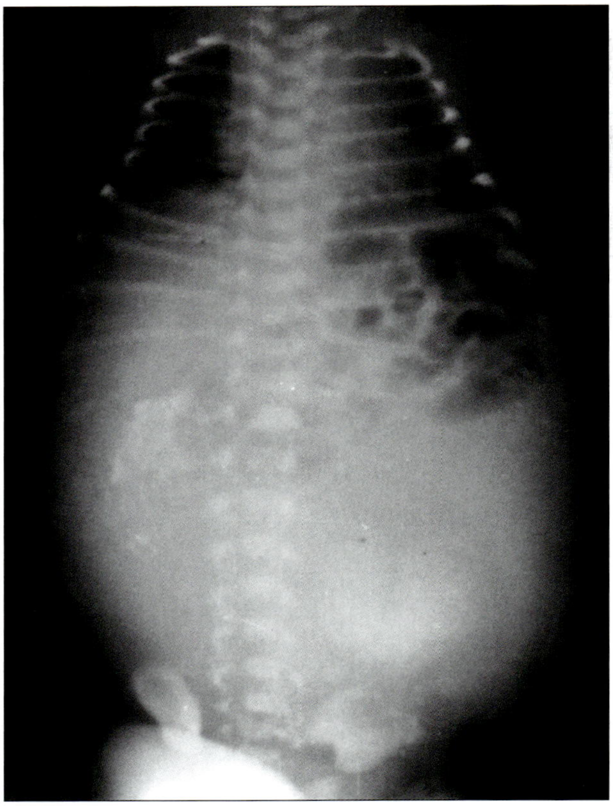

图 3-102-1 胎粪性腹膜炎（大量腹水）
男，1 天。腹立位片示腹外形膨隆，充气小肠聚集在左上腹呈粘连状。右中腹有斑片状钙化。余腹部均匀致密，为大量腹水

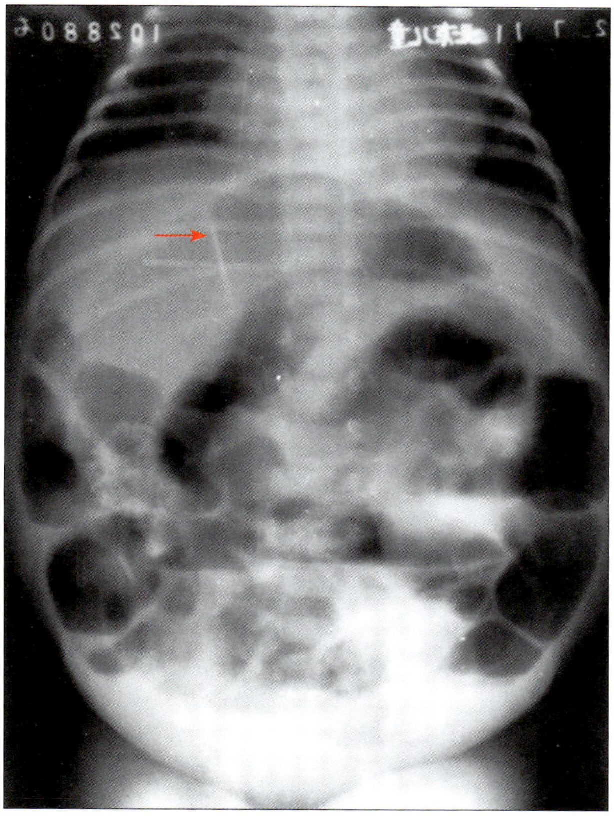

图 3-102-2　胎粪性腹膜炎（包裹性气腹）
男，15 天。腹立位片示上腹部较大气腔为包裹性气腹，内有镰状韧带呈纵行线状影（红箭），肠管淤胀，右中腹有钙化团，周围肠管粘连

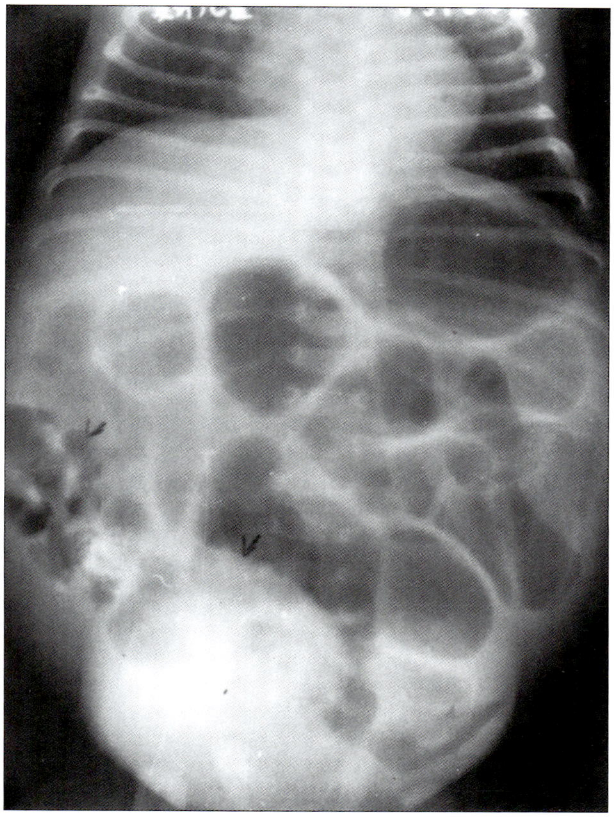

图 3-102-3　胎粪性腹膜炎（局部粘连性小肠梗阻）
男，50 天。腹卧位片示肠管普遍胀气，右下腹可见钙化，周围肠管外形不规则，呈粘连聚拢状

重点推荐文献

[1] Nam SH，Kim SC，Kim DY，et al. Experience with meconium peritonitis. J Pediatr Surg，2007，42：1822-1825.

第 103 节　气　腹

【概念与概述】

- 气腹（pneumoperitoneum）多见于消化管穿孔，少数为腹壁穿通伤及纵隔积气下行进入腹腔

【病因与病理】

- 小儿消化管穿孔常见的有胃壁肌层缺损、溃疡、坏死性小肠结肠炎、胎粪性腹膜炎、小肠梗阻、先天性巨结肠。剖腹术后气腹多于 96h 内吸收

【影像表现】

X 线表现

- 少量气腹需立位观察在膈下与肝之间有线状或新月形透亮区，或在胃底之上左膈下可见透亮区显示出胃底或结肠脾曲的外廓（图 3-103-1）。大量气腹使双膈下透亮度增加，肝脾胃内脏下降。腹中部上方可见镰状韧带呈纵形或弧线状致密影。肠管外壁清楚，锐利。如有液体立位片可见液面，下腹部致密（图 3-103-2）。卧位时腹中央透亮，外周致密。如包裹性气腹，气体局限于腹腔内一处，改变体位气体不游离，周边有肠粘连改变或可有钙化（胎粪性腹膜炎）。新生儿胃穿孔时胃泡较瘪，气腹量较大，并可见横贯全腹的大液面。巨结肠穿孔时结肠扩张不明显，腹腔积液可不多

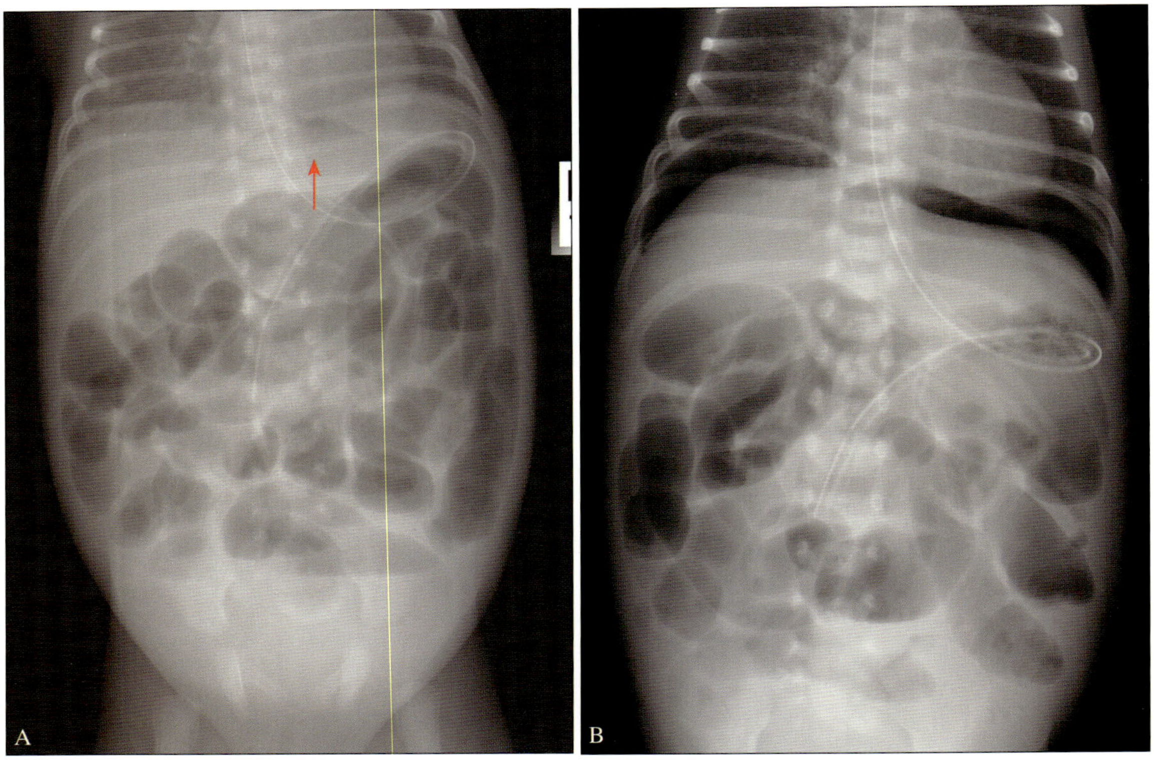

图 3–103–1 **少量气腹**

妊娠 34 周早产儿，女，7 天。图 A 为腹立位片示中上腹可见三角形异常气腔（红箭）；图 B 为次日复查腹立位片，示右膈下与肝之间及左膈下新月形透亮区

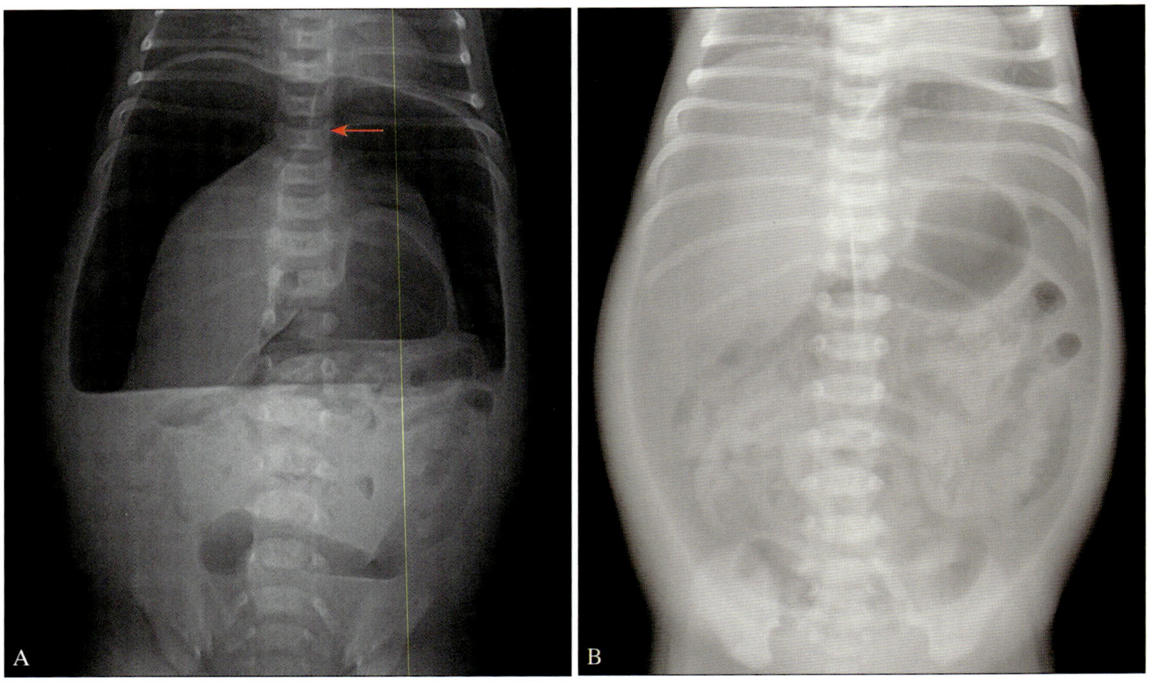

图 3–103–2 **气腹**

女，6 天，腹胀，呕吐 4 天，呕吐大便。图 A 为立位片示双膈下大量充气透亮区似马鞍形，可见横贯全腹的大液面，肝脾胃内脏下降，下腹部致密。腹中部上方可见镰状韧带呈纵形致密影（红箭）；图 B 为腹卧位片示大量气腹使透亮度增加。腹中央透亮，外周致密。肠管外形清楚，锐利

诊断与鉴别诊断精要

- 间位结肠位于膈与肝上缘之间或膈与胃之间，无液面。改变体位时看不到游离气体
- 膈下含气脓肿：膈下可见气液面，膈影常升高，运动受限。膈上往往有肺炎及胸膜炎。改变体位时气体不游离，膈影增厚与气腹不同

重点推荐文献

[1] Mendelson KG，Fallat ME. Pediatric injuries：prevention to resolution. Surg Clin North Am，2007，87：207-228.

第 104 节　腹　水

【概念与概述】

- 小儿腹水（ascites）是由多种疾病形成的，有胃肠道疾病（如肠炎、肠梗阻），泌尿系疾病（后尿道瓣膜反流性肾病，肾病综合征，外伤），心脏疾患（心力衰竭，缩窄性心包炎），肝病（肝硬化、门静脉高压、Budd-Chiari 综合征），感染性病变（腹膜炎），囊肿性病变的破裂（卵巢囊肿、肠系膜囊肿、胆总管囊肿）及腹淋巴管梗阻、畸形导致远端淋巴管扩张、破裂等均可造成腹水

【影像表现】

X 线表现

- 腹平片显示腹部密度增高，肠间隙增宽。腰大肌影、肾影、肝影及腹脂线模糊或消失。充气肠管与腹壁间距离增宽，有时可见因液体进入肠间隙形成的致密影即 1 “梳状征”。立位片显示下腹部致密，充气肠管飘浮在中上腹部。卧位时腹外围致密，充气肠管居腹中央。如腹腔少量积液或儿童无充气肠管时积液量不易估计

CT 表现

- US、CT、MRI 均可显示腹水。血性腹水 CT 值升高可达 40Hu 以上。有时可发现产生腹水的病变如肝硬化，脏器外伤，多囊肾等。CT 显示腹膜反折增厚，少量腹水多位于右侧，肝肾隐窝处或环绕肝外缘，呈新月形。大量腹水时腹腔脏器，肠管和肠系膜均集中于腹中部，脏器周围为均匀低密度影

重点推荐文献

[1] 李欣，邵剑波 . 中华影像医学儿科影像卷 . 北京：人民卫生出版社，2010.

第 105 节　腹部钙化

【概念与概述】

腹部钙化见于骨化性肌炎，结核，肿瘤，胎粪性腹膜炎，胆石，泌尿系结石，静脉石钙化。腹部钙化 CT 的 CT 值多大于 100Hu，呈高密度病变。US 呈强回声团并有声影。MRI 则为低信号强度，不易于区别其他低信号病变

- 骨化性肌炎见于上腹部胸壁肌肉及骨盆区周围肌肉钙化，点片状或条带状钙化。有的已形成

骨化出现骨皮质及骨松质结构

- 肾钙化见于甲状旁腺功能亢进，维生素 D 过量，髓质海绵肾，肾小管酸中毒、肾结石，肾肿瘤（Wilms 瘤）等。甲状旁腺功能亢进、维生素 D 中毒、肾小管酸中毒常为多发小钙化灶，散在于两肾实质内。髓质海绵肾钙化限于肾髓质内，皮质区无钙化较为特殊。肾结核钙化多见于一侧肾，可部分或全肾钙化，常可伴发同侧输尿管钙化及腹腔淋巴结钙化。肾结石钙化均位于肾盂肾盏部位，呈类圆形，多角形等。输尿管结石位于脊柱两旁，长轴与输尿管一致。膀胱结石在骨盆区呈圆形或椭圆形，单发的比较多，多呈分层状。尿道结石多位于后尿道，耻骨联合中线上
- 胎粪性腹膜炎钙化多见于新生儿，腹膜钙化上可达膈下，下可达腹股沟、阴囊。两侧可达腹脂线之内侧。腹腔内钙化愈多，肠粘连愈明显
- 腹部肿瘤钙化多见于畸胎瘤、神经母细胞瘤、Wilms 瘤、胰母细胞瘤、肝母细胞瘤等。畸胎瘤钙化可为不规则钙化，亦可为牙齿，骨骼样钙化。若有器官形成时如四肢、上颌骨、脊柱、颅骨等则为寄生胎。神经母细胞瘤钙化多见于肾上腺位置或脊柱两旁呈多发细砂状钙化。肾母细胞瘤钙化多见于较大的肾肿瘤，钙化在肿瘤的一侧，呈粗颗粒状或条片状钙化。胰母细胞瘤钙化呈点状钙化，钙化灶较少较小，位于十二指肠框内。肝母细胞瘤钙化呈多发颗粒状或不规则条片状
- 结核钙化见于腹腔结核，肠系膜淋巴结结核等。肝脾粟粒样病变亦可钙化
- 阑尾结石钙化多位于右下腹右髂窝处，似黄豆大小。与右输尿管结石须鉴别。但阑尾结石长轴不一定与脊柱平行，且位置不固定与输尿管结石不同

重点推荐文献

[1] 李欣，邵剑波．中华影像医学儿科影像卷．北京：人民卫生出版社，2010.

第 106 节 腹部创伤

【概念与概述】

- 腹部创伤（abdominal trauma）可累及实质脏器如肝、脾、肾、胰和肠管。内脏可撕裂、出血、挫伤、穿孔

【影像表现】

X 线表现

- 肠淤张：腹部肠管胀气，如肠管破裂可出现气腹。实质脏器损伤时，其邻近肠管局限性淤张。如肠壁血肿较大时，可导致不全性肠梗阻
- 腹腔内积液（血性液体、尿液、渗液）
- 实质器官损伤可见脏器增大，周围脂肪层模糊（如肾周围）
- 常合并骨折，如肋骨、脊柱、骨盆骨折

CT 表现

- 腹腔内出血多见于肝，脾外缘及结肠沟内。肝、脾、肾包膜下出血多为低密度新月形或环形阴影。但新鲜出血及肾包膜下血肿可为高密度（增强后，因脏器增强，血肿呈低密度）。陈旧性血肿可形成假性囊肿，CT 值为水样密度，囊壁呈不规则增厚。如腹腔积液密度较低，应考虑有泌尿系损伤如膀胱破裂，输尿管断裂。如合并膈破裂可出现胸腔积液。肠破裂时可出现气腹。CT 显示肝前缘有条状透亮区。有时可显示肠壁前缘有气影。应测定 CT 值以区别脂肪组织
- 实质脏器损伤 CT 显示为密度不均匀减低，边界模糊。脏器外缘不规则。少数可见脏器裂隙。有新鲜出血时可见脏器内高密度影，周围有不规则低密度水肿带。脏器增大见于肾挫伤，肝、脾增大者少见。CT 检查阴性的应密切观察患者必要时需复查以便发现新的出血

重点推荐文献

[1] Mendelson KG，Fallat ME. Pediatric injuries：prevention to resolution. Surg Clin North Am，2007，87：207-228.

第 107 节 大网膜囊肿

【概念与概述】

- 大网膜囊肿（greater omental cyst）是由于大网膜淋巴管阻塞或先天迷走的淋巴组织生长，淋巴液积聚形成巨大薄壁囊肿

【临床表现】

- 手术可见多房或单房囊肿，囊壁较薄，囊内含 1000 ～ 10 000ml 液体，囊肿可与横结肠、胃大弯及其他脏器粘连

【影像表现】

- 无痛性腹部逐渐胀大（占 80%）。病程较长
- 囊肿较大者可引起压迫症状。少数病例出现腹痛、肠梗阻、发热。腹部肿物有囊性波动感，边界不清

【影像表现】

X 线表现

- 由于大网膜囊肿位于胃及横结肠之下，小肠之前，故利用 X 线检查胃和小肠压迫移位的情况是观察本病的方法之一
  - 腹部平片显示腹外形膨隆。腹腔内呈水样密度阴影。充气肠管有受压移位表现
  - 钡餐检查：大网膜囊肿呈占位性病变，胃横置上移及向后移位，大弯侧可见不同程度压迹（占 73%）。胃底与膈距离不增宽，立卧位无改变。小肠均向后移（100%）。或推移至腹部一侧或两侧。变换体位时，受压的小肠位置较固定。76% 小肠前缘可见压迹（图 3-107-1）。囊肿呈水样软组织密度。位于腹部最前方，密度均匀，边界不清楚。结肠无前移

CT 及 MR 表现

- 大网膜囊肿表现为前腹壁下大小不等扁圆形或可塑性囊状水样密度影，MR 多表现为长 T1 长 T2 束状信号影，前缘为腹壁，后缘为受压移位的肠管和脏器，上界于胃体部下方，向下进入盆腔与膀胱相邻。囊壁菲薄（约 1mm），囊内可有细的分隔，但无软组织块影（图 3-107-2，图 3-107-3）

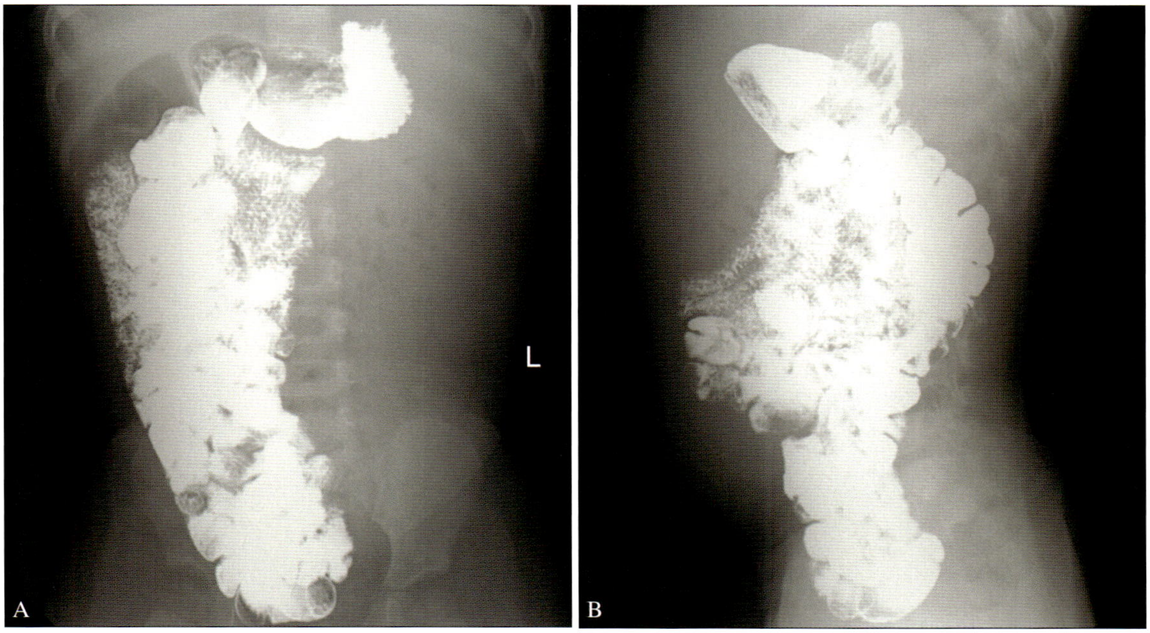

图 3–107–1 大网膜囊肿

女，2 岁，腹部进行性增大。图 A、图 B 为钡餐造影示胃上移，小肠向右后上方移位，腹腔前方为巨大包块，胃及小肠前缘弧形压迹

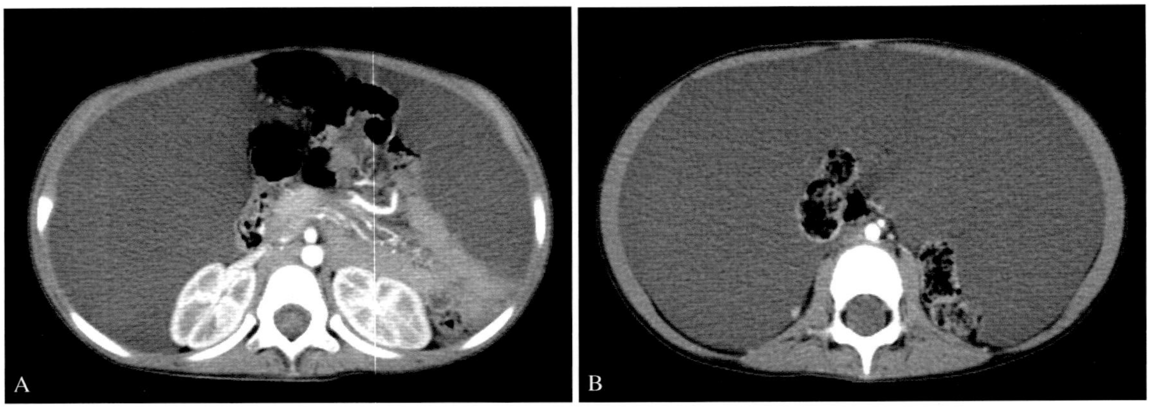

图 3-107-2 **大网膜囊肿**
女，2 岁，腹胀 2 个月。图 A、图 B 为 CT 增强扫描，两侧腹部及前腹部不规则巨大水样密度囊性病变，壁菲薄，中间无分隔，将肠管及脏器向后方及中线推移

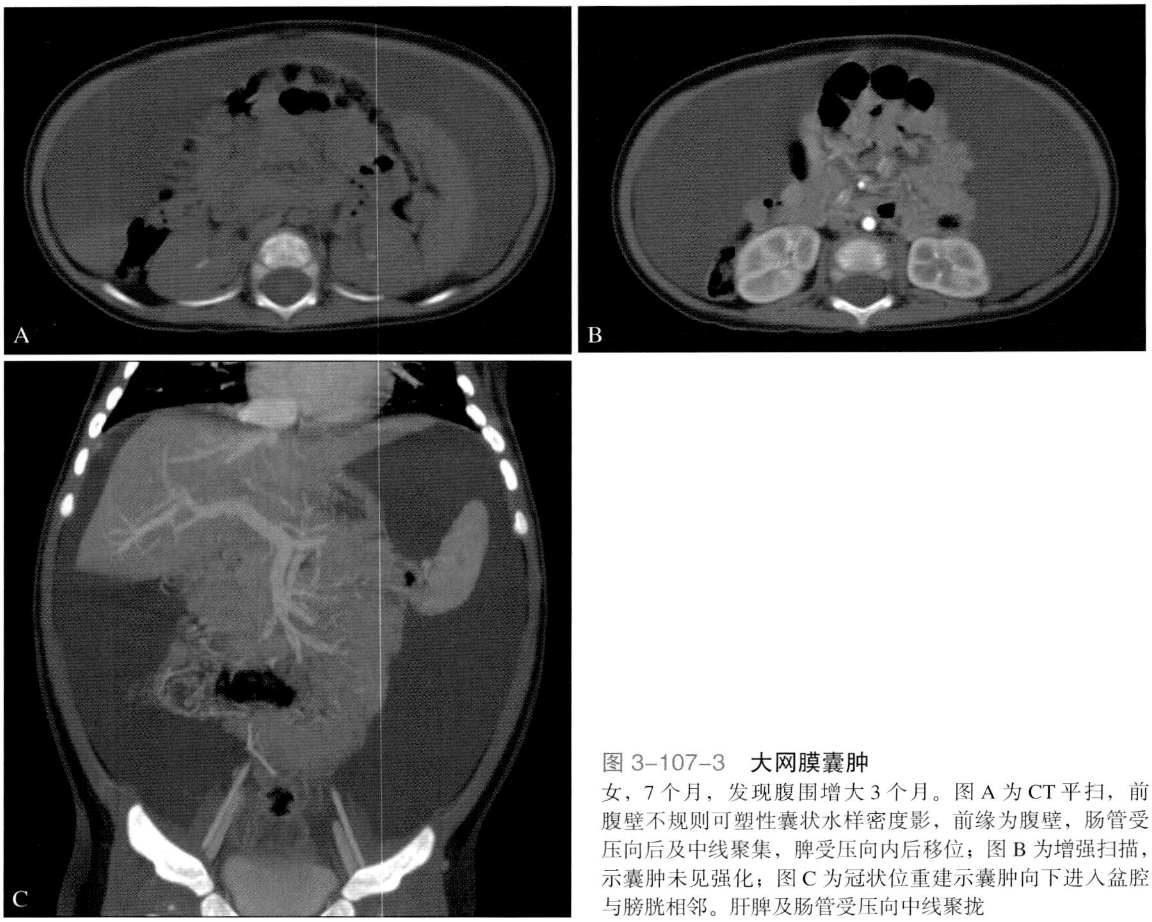

图 3-107-3 **大网膜囊肿**
女，7 个月，发现腹围增大 3 个月。图 A 为 CT 平扫，前腹壁不规则可塑性囊状水样密度影，前缘为腹壁，肠管受压向后及中线聚集，脾受压向内后移位；图 B 为增强扫描，示囊肿未见强化；图 C 为冠状位重建示囊肿向下进入盆腔与膀胱相邻。肝脾及肠管受压向中线聚拢

诊断与鉴别诊断精要

- 腹水：充气肠管或服钡检查时充钡小肠均位于腹中央，腹水位于腹部外周、膈下。肠间隙较宽，肠管无受压移位，无局限性压迹与大网膜囊肿不同
- 肠系膜囊肿：其体积较大网膜囊肿小，将肠管向周围推移，与某一段肠管关系密切。对胃的压迫不明显。侧位肿物前方可有肠管影
- 大网膜脂肪瘤，其位置与大网膜囊肿相似，但其密度较低。CT 检查脂肪瘤密度低于大网膜囊肿，无液性密度，与大网膜囊肿不同

重点推荐文献

[1] Konen O，Rathaus V，Dlugy E，et al. Childhood abdominal cystic lymphangioma. Pediatr Radiol，2002，32：88-94.

第 108 节　肠系膜囊肿

【概念与概述】

- 肠系膜囊肿（mesenteric cyst）为小儿腹腔内较常见的囊性肿物。临床可无症状，或继发感染、并发肠扭转时发现腹部囊性包块

【病因与病理】

- 主要病理改变为肠系膜淋巴管发育异常，淋巴管扩张形成大小不等的囊肿。位于肠系膜一侧或两侧，可为单房或多房病变，内含淡黄色透明液体

【影像表现】

X 线表现

- 腹平片显示囊肿呈水样密度软组织包块影，邻近肠管受压移位，受囊肿牵拉的肠管可发生扭转，出现肠梗阻征象
- 钡餐造影及钡灌肠检查：囊肿大小不等，大者可占据半个腹腔，压迫肠管向一侧或周围移位。邻近肠管可有弧形压迹或被牵拉变直。（图 3-108-1，图 3-108-2A，3-108-3A）

CT 及 MRI 表现

- 肠系膜囊肿位于肠管之间囊性病变。囊壁薄、光滑。囊内无实质结构，密度均匀，CT 值近

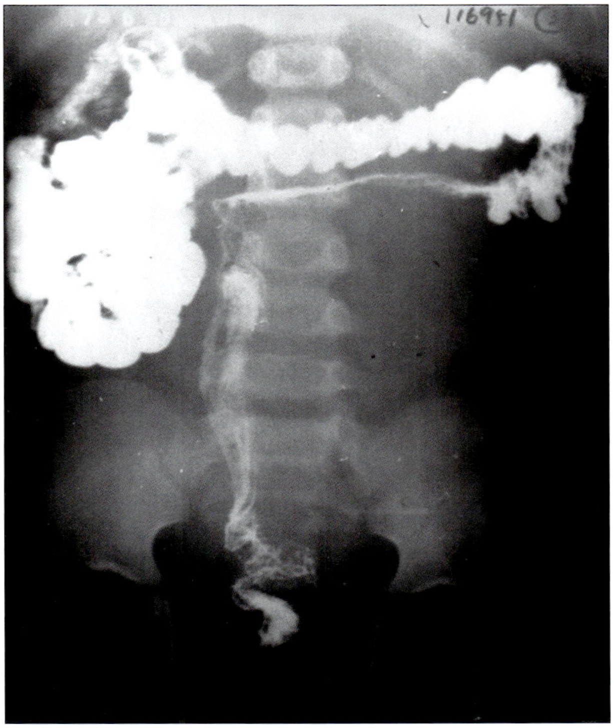

图 3-108-1　乙状结肠肠系膜囊肿

男，3 岁，腹疼半个月。钡餐示左中下腹部软组织包块，压迫乙状结肠狭窄，拉长呈直角状。手术：乙状结肠系膜囊肿大小约 10cm × 15cm，为单房囊肿

于水。MSCT 已成为诊断本病的重要方法（图 3-108-2B，图 3-108-4）。MRI 上肠系膜囊肿表现为 T1WI 主要表现长 T1 长 T2 信号，也可为 T1WI 上从水样低信号到脂肪样高信号不等（图 3-108-3B ～ D）

诊断与鉴别诊断精要

- 大网膜囊肿：本病与大网膜囊肿不同点是它位于腹腔内肠管之间而不是位于腹腔前方，囊肿与前腹壁之间可有充钡小肠（大网膜囊肿无此征象）。其次它对邻近肠管有压迫、移位，关系密切，而大网膜囊肿仅对小肠有表浅压迹，肠管变形不明显
- 肠重复畸形：肠重复畸形囊肿型与本病可十分相似。它可压迫相邻肠管使肠管变形，肠腔狭窄甚至梗阻，可诱发肠套叠。通常肠重复畸形囊肿小于肠系膜囊肿，而肠重复畸形常伴有脊柱畸形有助于鉴别
- 卵巢囊肿：若女孩肠系膜囊肿位于下腹部则与卵巢囊肿不易鉴别

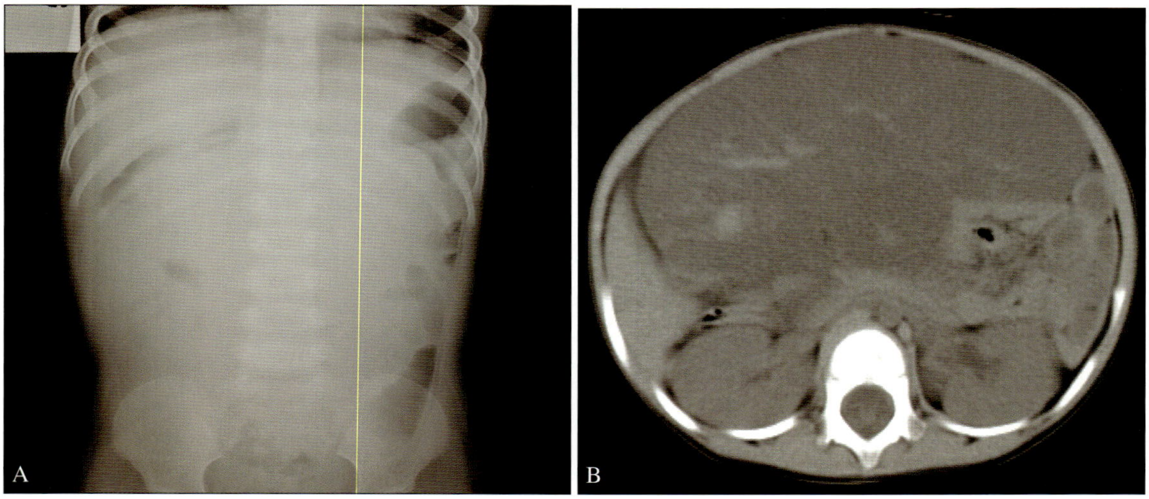

图 3-108-2 **肠系膜囊肿**

女，22 个月，发热 4 天，伴腹痛 1 天。图 A 为腹平片示全腹致密，小肠气减少，仅两侧腹见少量限局性胀气肠袢；图 B 为 CT 平扫示中下腹部巨大囊性占位，内见稍高密度不规则斑片状影。手术：腹腔内巨大多囊性肿物，大小 15cm × 20cm × 8cm，来源于横结肠系膜，横结肠横跨肿物。病理诊断：横结肠系膜囊肿，伴出血继发感染

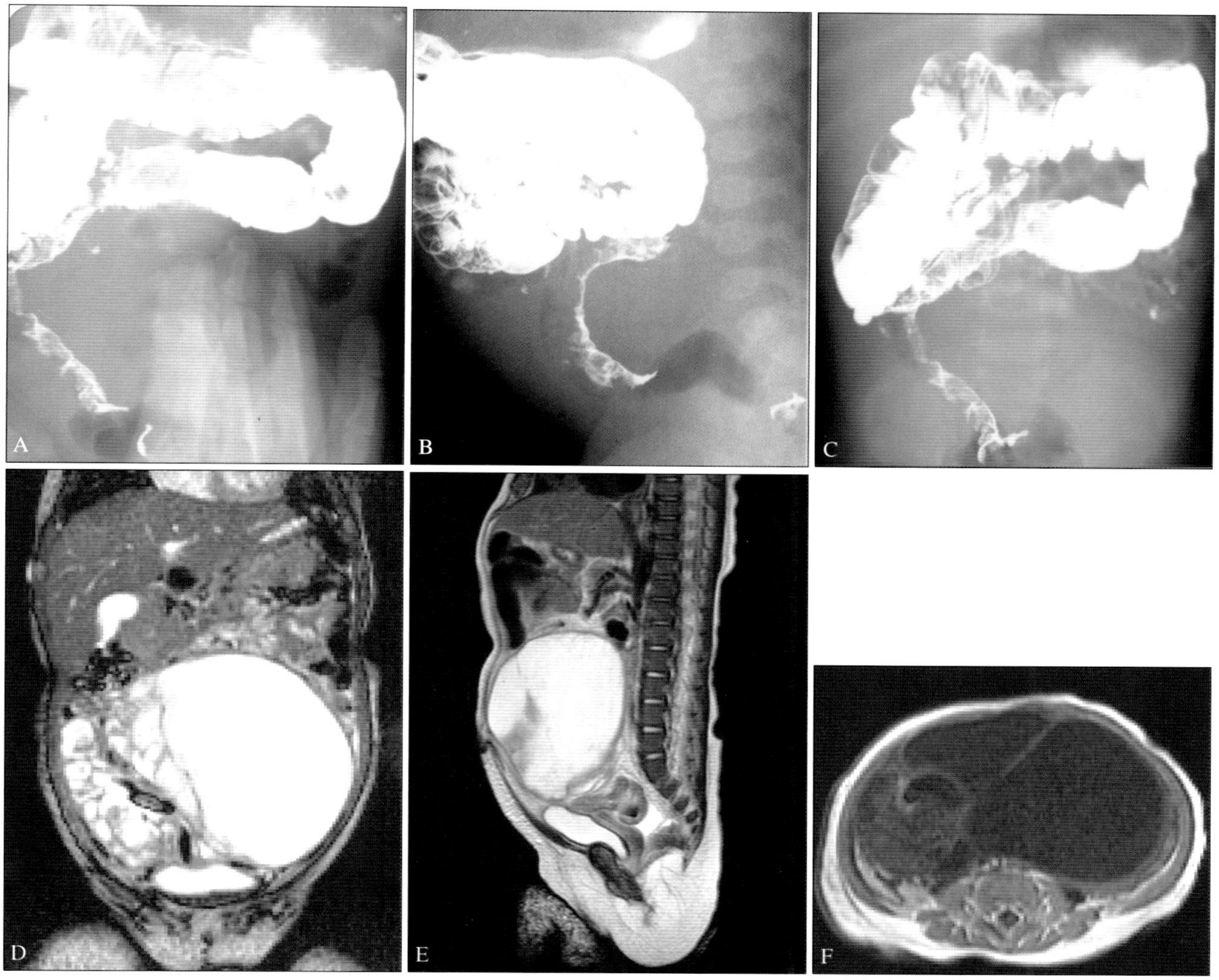

图 3-108-3 **肠系膜囊肿**
女，7 个月，发热腹胀 10 余天。图 A ～ C 为胃肠道钡餐示降结肠向内移位，乙状结肠明显向右前移位，管径变窄，左侧及背侧有明显弧形压迹；图 D ～ F 为 MRI 示左中下腹部可见一巨大长 T1 长 T2 信号囊性占位，其内可见分隔，右缘与肠管关系密切。手术病理：乙状结肠系膜囊肿

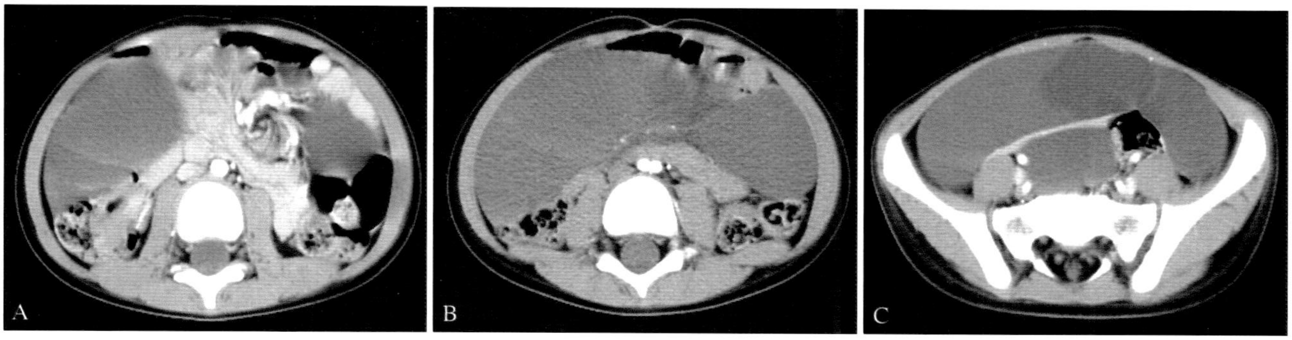

图 3-108-4 **肠系膜囊肿**
男，6 岁，大小便困难，下腹部可及包块。图 A ～ C 为 CT 增强横轴位，示中下腹部腹腔内巨大不规则囊性占位，其内分隔呈轻度到明显强化。部分肠管穿行其中。手术病理：肠系膜囊肿

重点推荐文献

[1] Iida T, Suenaga M, Takeuchi Y, et al. Mesenteric pseudocyst of the Sigmoid Mesocolon. J Gastroenterol, 2003, 38: 081-085.

第 109 节 腹膜后脂肪瘤

【概念与概述】

- 腹膜后脂肪瘤（retroperitoneal lipoma）少见

【病因与病理】

- 肿瘤由分化成熟的脂肪细胞构成。瘤体大，生长慢，常发生于肾周围、肾门旁及骨盆区

【临床表现】

- 临床除扪及腹部包块外，缺乏其他症状

【影像表现】

X 线表现

- 由于脂肪瘤主要为脂肪组织，其密度低于其他腹膜后肿瘤，亦低于肝、脾、肾密度。因此，当脂肪瘤与上述器官重叠时各脏器显示更清楚。脂肪瘤的包膜及间隔内有血管及纤维结缔组织，密度较高与脂肪形成对比，呈壳状和间隔密影。IVU 可显示正常，不显影或肾、输尿管受压移位

CT 表现

- 显示肿瘤为脂肪密度，推移或包绕肾，脂肪瘤内有线条状影为瘤内纤维性分隔。肠管及脏器向前及健侧推移，CT 值 –80 ～ –120Hu（图 3-109-1）。MRI 上脂肪瘤呈短 T1 长 T2 信号，脂肪抑制像上呈低信号

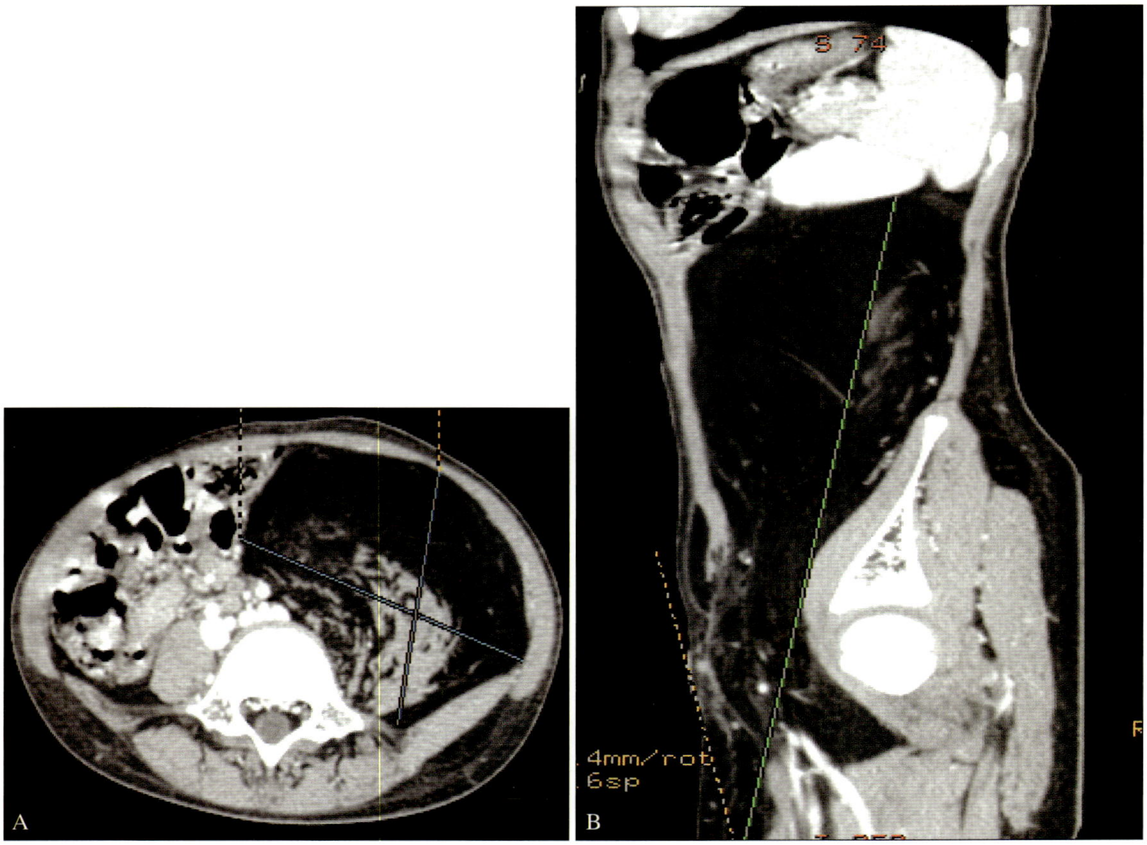

图 3-109-1 腹膜后脂肪瘤

女，5 岁，左腹部包块 1 年。图 A、图 B 分别为 CT 增强横轴位及矢状位重建，示左腹、盆腔脂肪密度占位，向下经腹股沟延伸至左侧髋关节及大腿前侧脂肪层，左侧腰大肌受累

重点推荐文献

[1] Peterson JJ, Kransdorf MJ, Bancroft LW, et al. Malignant fatty tumors: classification, clinical course, imaging appearance and treatment. Skeletal Radiol, 2003, 32: 493-503.

第 110 节　腹膜后淋巴管瘤

【概念与概述】

- 腹膜后淋巴管瘤（retroperitoneal lymphangioma）少见

【病因与病理】

- 肿瘤由扩张的淋巴管和结缔组织构成。瘤体巨大，囊内充满淋巴液

【临床表现】

- 一般无明显症状，多因腹部包块就诊

【影像表现】

X 线表现

- 肿物位于腹膜后、小网膜囊后方及骨盆区，边界不清楚。胃肠道钡餐检查可见十二指肠受压、移位，小肠向前或一侧移位。升、降结肠可前移

CT 表现

- 囊肿位于腹膜后，较大，呈水样密度，不增强。囊壁光滑，周围界限清楚。可压迫周围脏器移位

MR 表现

- 腹膜后巨大囊肿呈长 T1 长 T2 水样信号占位，边界光滑完整

重点推荐文献

[1] Fahimi H, Faridi M, Gholamin S, et al. Cystic lymphangioma of the pancreas: diagnostic and therapeutic challenges. JOP, 2010, 11: 617-619.

第 111 节　腹膜后畸胎瘤

【概念与概述】

- 在腹膜后肿瘤中，畸胎瘤（teratoma）发病率仅次于肾胚胎瘤，神经母细胞瘤居第 3 位。女孩多于男孩，好发于 5 岁以内小儿

【病因与病理】

- 腹膜后畸胎瘤多为良性，恶性占 3%

【临床表现】

- 主要症状为腹部肿物，逐渐长大。少数可有腹痛，排便困难症状

【影像表现】

X 线表现

- 腹部平片显示肿物密度不均匀，50% ~ 70% 有牙齿或骨骼样钙化
- 位于肾附近的畸胎瘤，IVU 可见肾受压移位，肾外形清楚。输尿管受压移位时亦可有积水
- 骶前畸胎瘤可压迫膀胱后缘形成压迹。钡灌肠检查直肠向前或左右移位
- 位于小网膜后方的畸胎瘤，钡餐检查时可压迫胃及十二指肠，类似胆总管囊肿或胰腺囊肿，如无骨骼或牙齿样钙化影不易鉴别

US 表现

- 囊性畸胎瘤其回声呈均匀液性暗区，囊实性肿瘤，囊性部分为液性暗区，实性部分回声不均匀，不规则强回声伴有声影，包膜完整

CT 表现

- 畸胎瘤位于右侧者，多在肾前方，肾可有移位。位于左侧的可压迫脾外移及肾后移。肿瘤边界清楚，密度不均匀。可有囊性水样密度，脂肪低密度及骨骼、钙化较高密度，同时伴有软组织密度（图 3-110-1）。骨骼、钙化及牙齿经常会出现伪影，若为囊性畸胎瘤

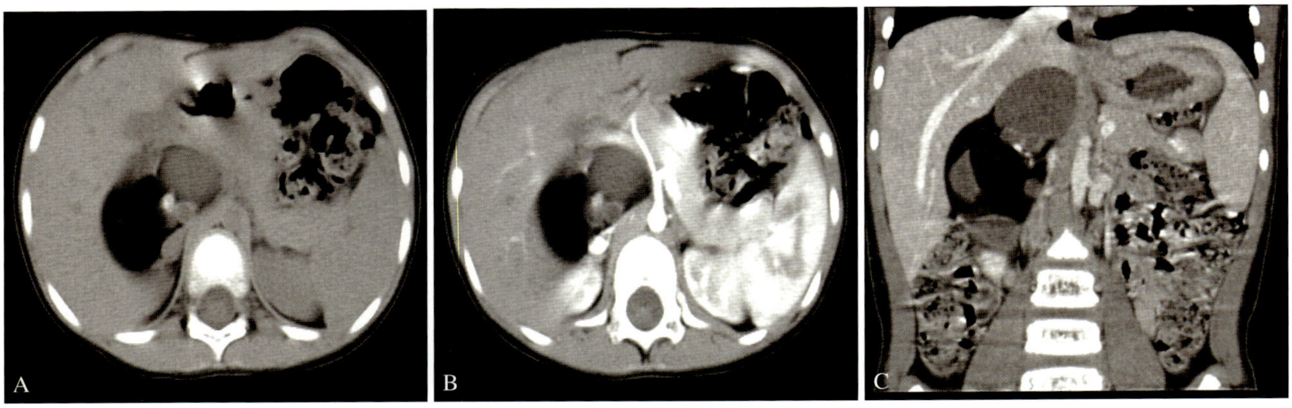

图 3-111-1 腹膜后畸胎瘤
女，3 岁，图 A 为 CT 平扫，图 B 为增强轴位，图 C 为增强冠状位重建，示腹膜后脊柱前缘偏右侧混杂密度占位，其内含脂肪、软组织及钙化影成分，下腔静脉明显弧形右移，手术证实

缺少脂肪及钙化时与胰腺囊肿或其他囊肿不易鉴别

MR 表现

- 对其脂肪、软组织、液体显示良好，但对骨骼、钙化不敏感。结合平片、B 超可以提高诊断准确率

重点推荐文献

[1] Gatcombe HG, Assikis V, Kooby D. Primary retroperitoneal teratoma: a review of literature. J Surg Oncol, 2004, 86: 107-113.

第 112 节 寄生胎

【概念与概述】

- 寄生胎（parasitic fetus）又称胎中胎。多发生于小婴儿

【病因与病理】

- 包块多在左上腹的腹膜后。外层为纤维膜，膜内有“羊水”。寄生胎多肢体粗短，头被毛发，肠管膨出体外

【影像表现】

X 线表现

- 腹部可见圆形或椭圆形软组织肿块影，含有脂肪组织时可见密度减低区。由于寄生胎有器官形成，骨骼发育较成熟，有时类似无脑儿，常可见脊柱影，四肢骨与脊柱相连。颅底骨位于脊椎头侧（图 3-112-1），颌骨上可有牙胚

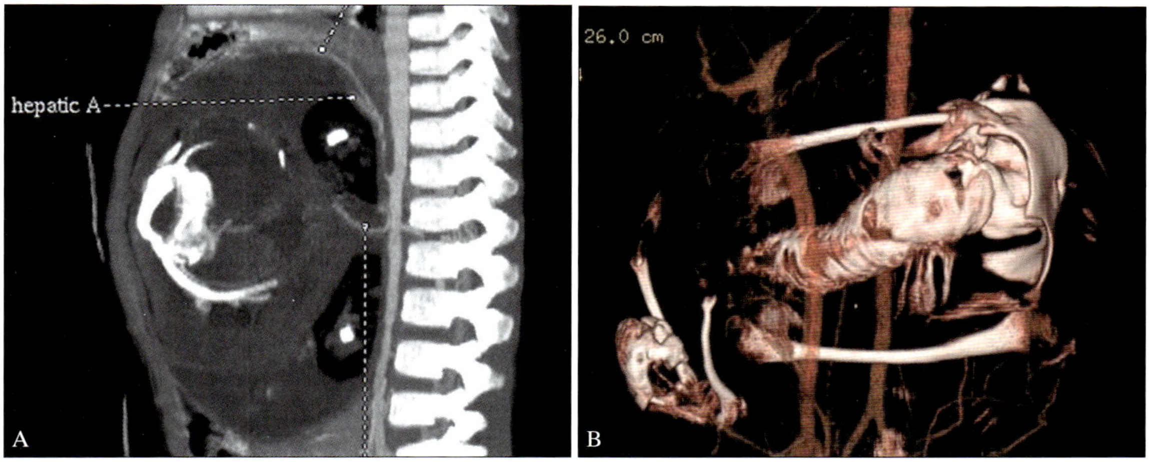

图 3-112-1 寄生胎
男，3 岁，发现腹部肿物 3 年。图 A 为矢状位重建，示腹巨大椭圆形包块，含有脂肪组织时可见密度减低区；图 B 为三维重建，示骨骼发育较成熟，可见脊柱、骨盆、长骨、部分颅骨

重点参考文献

[1] Escobar MA，Rossman JE，Caty MG. Fetus-in-fetu：report of a case and a review of the literature. Journal of Pediatric Surgery，2008，43：943-946.

第 113 节　子宫阴道积液

【概念与概述】

- 子宫阴道积液（血）（hydrometrocolpos，hemometrocolpos）系胚胎期副中肾管未空化或空化不全形成阴道闭锁，Muller 结节的上皮细胞板退化停止等引起的阴道隔致阴道宫颈闭锁，处女膜闭锁所引起。本病也可发生于尿生殖窦畸形

【临床表现】

- 新生儿期由于母体雌性激素刺激，宫颈黏液腺分泌亢进，体液蓄积在闭锁近端阴道，出现下腹部包块，严重者可引起尿储留及排便障碍，下肢水肿，尿路感染
- 至青春期表现为无月经，周期性腹痛及盆腔肿物。无孔处女膜可于阴道口有囊性肿物突出

【影像表现】

X 线表现

- 钡灌肠显示包块居膀胱和直肠间，直肠后移。在 IVU 早期肿物密度较低。在延迟摄片下尿路受压侧可有输尿管扩张

CECT 及 MRI 表现

- 横轴位 CT 扫描子宫、阴道或阴道内积液呈囊性包块，位于盆腔中部在膀胱直肠间，内壁光滑。膀胱可向前上移位。囊腔本身不强化。如积液主要限于阴道，阴道可扩张为正常的 3 ～ 5 倍，并突出盆腔至下腹部，壁薄而均匀，于其上方可见薄壁的含液子宫。矢状位重建时显示全貌子宫犹似小帽戴在膨大的阴道上方（图 3-113-1）。但大多数病例子宫和阴道扩张均较明显，呈哑铃状囊性肿物。MRI 在扩大的上部阴道和子宫腔内积液或血，分别呈长 T1 长 T2 或短 T1 长 T2 信号。有时可见输卵管积液，扭曲扩张的输卵管向前上方伸展至腹腔内

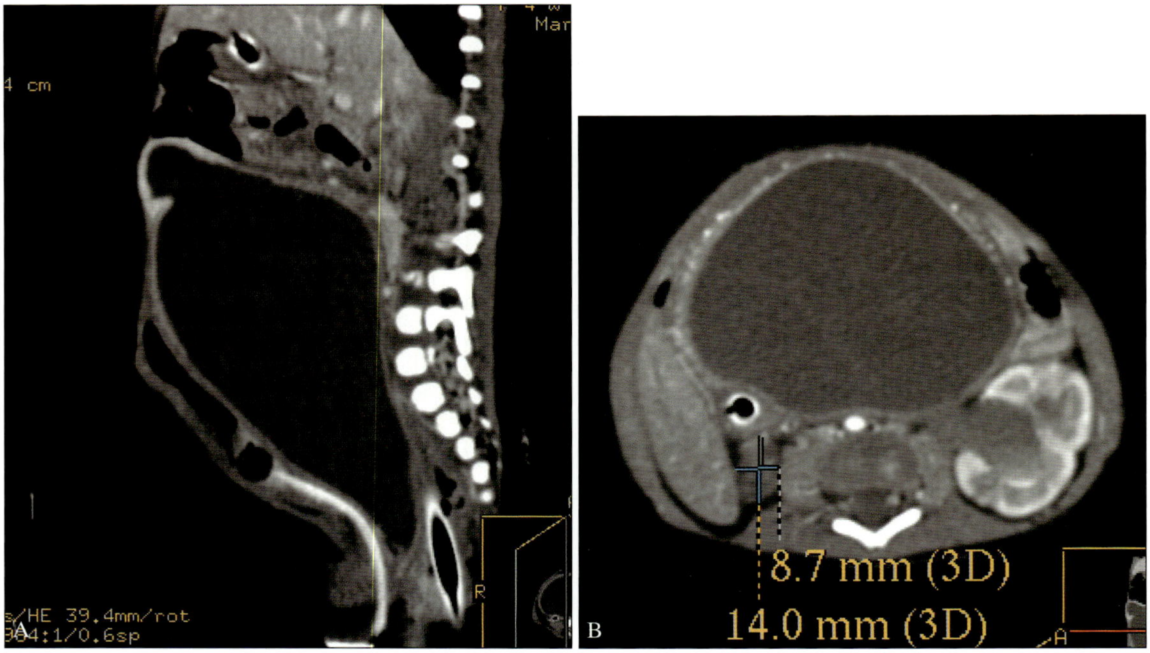

图 3-113-1 子宫阴道积液并右肾发育不良

女，1个月，发现腹部包块、排尿不畅9天。增强CT扫描，图A为矢状位重建；图B为轴位重建。示子宫阴道明显扩张，呈囊样改变，子宫壁菲薄。阴道下段闭锁造成阴道中上段极度囊状扩张，其上方连接扩张的子宫

重点推荐文献

[1] Chang SD. Imaging of the vagina and vulva. Radiol Clin North Am，2002，40：637-658.

第114节 骶尾骨前畸胎瘤

【概念与概述】

- 骶尾骨前畸胎瘤（presacral teratoma）主要临床表现为排便排尿困难，肛查可触及包块

【影像表现】

X线表现

- 腹平片显示下腹部软组织包块，可含有钙化或牙齿结构。侧位片显示骶骨前软组织包块将充气直肠向前推移。钡灌肠显示直肠受压移位，卵巢畸胎瘤直肠无移位。IVU显示不同程度的肾盂积水及输尿管扩张，下端输尿管及膀胱受压前移，后缘有弧形压迹

CT表现

- 畸胎瘤为混杂密度，有脂肪和水及骨骼、牙齿、钙化及软组织密度影。压迫膀胱前移。直肠变扁前移或左右移位。有时可伴有骶骨畸形

MR表现

- 囊性畸胎瘤T1WI信号强度高于肌肉组织。T2WI信号强度不均匀高信号。实性畸胎瘤取决于三个胚层组织成分多少而不同。含脂肪组织的T1WI、T2WI信号强度高，含钙化组织信号强度低。脂肪抑制像上脂肪信号减低（图3-114-1）

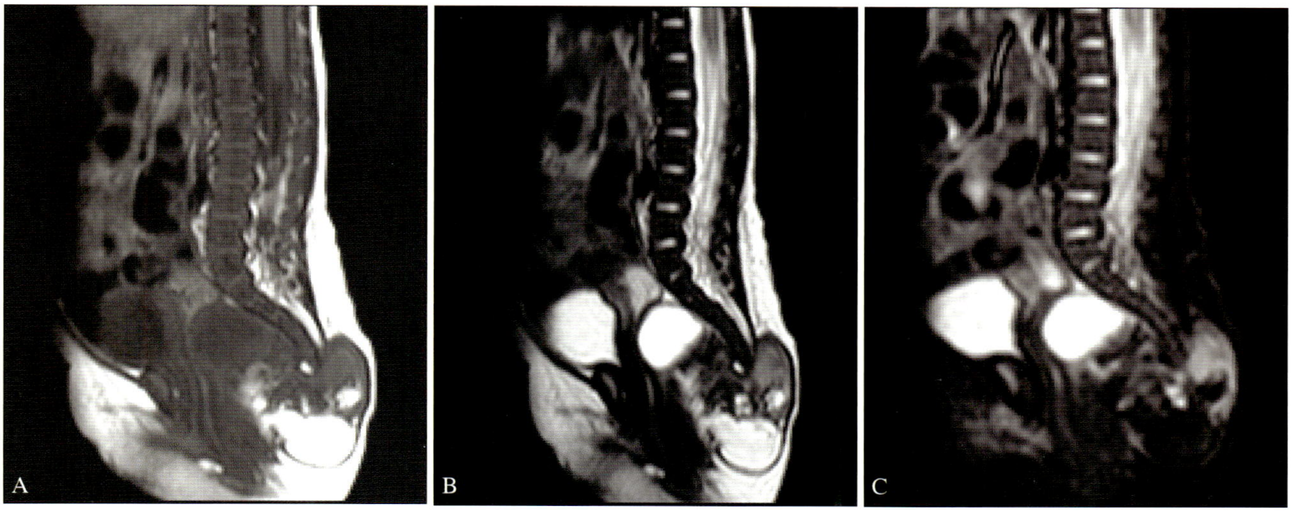

图 3-114-1 骶尾部畸胎瘤
女，1 个月，骶尾部包块。MRI 矢状位 T1WI，T2WI 和 T2 脂肪抑制像示骶尾部混杂信号占位，分叶状，内含脂肪、软组织、液体信号。直肠明显前移

重点推荐文献

[1] Ghosh J，Eglinton T，Frizelle FA，et al. Presacral tumours in adults. Surgeon，2007，5：31-38.

第 115 节　卵巢肿瘤

【概念与概述】

- 卵巢肿瘤（ovarian tumor）常见的有卵巢囊肿及畸胎瘤，内胚窦瘤罕见。多以腹部肿块就诊，如合并肿瘤扭转时可导致腹痛及腹胀

【影像表现】

X 线表现

- 腹平片显示肿瘤为软组织包块影。畸胎瘤内可有骨样钙化灶或牙齿样结构。合并扭转时可造成反射性肠管扩张，类似不完全性肠梗阻
- 钡灌肠显示乙状结肠受压向后移位并向对侧移位，但直肠无变形，无移位。肿瘤较大时盲肠受压上移
- IVU 显示输尿管下段受压移位并可发生肾盂积水

CT 表现

- 卵巢肿瘤多位于膀胱与直肠之间子宫的一侧或后侧。如为囊肿呈水样密度，边缘光滑，密度均匀肿物，囊壁极薄，无增强改变。畸胎瘤则密度不均匀有软组织密度、脂肪密度及钙化高密度混杂存在，肿瘤边界清楚（图 3-115-1）。内胚窦瘤罕见，为软组织密度（图 3-115-2）

MR 表现

- 卵巢囊肿为长 T1 长 T2 信号。卵巢畸胎瘤因含有脂肪、骨骼、钙化和囊性病理改变，故 T1WI 及 T2WI 均呈混杂信号改变

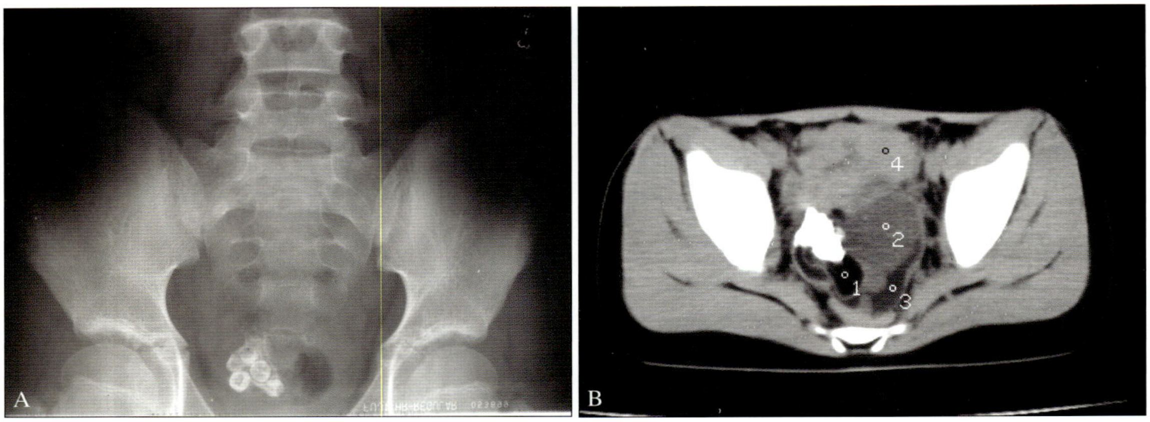

图 3-115-1 右侧卵巢畸胎瘤

女，10 岁，间断腹痛 6 小时。图 A 盆腔正位片示盆腔多个牙齿影；图 B CT 平扫横轴位示膀胱后方牙齿、脂肪、软组织混杂密度占位。手术及病理证实为右侧卵巢畸胎瘤，旋转 720°，有缺血无坏死

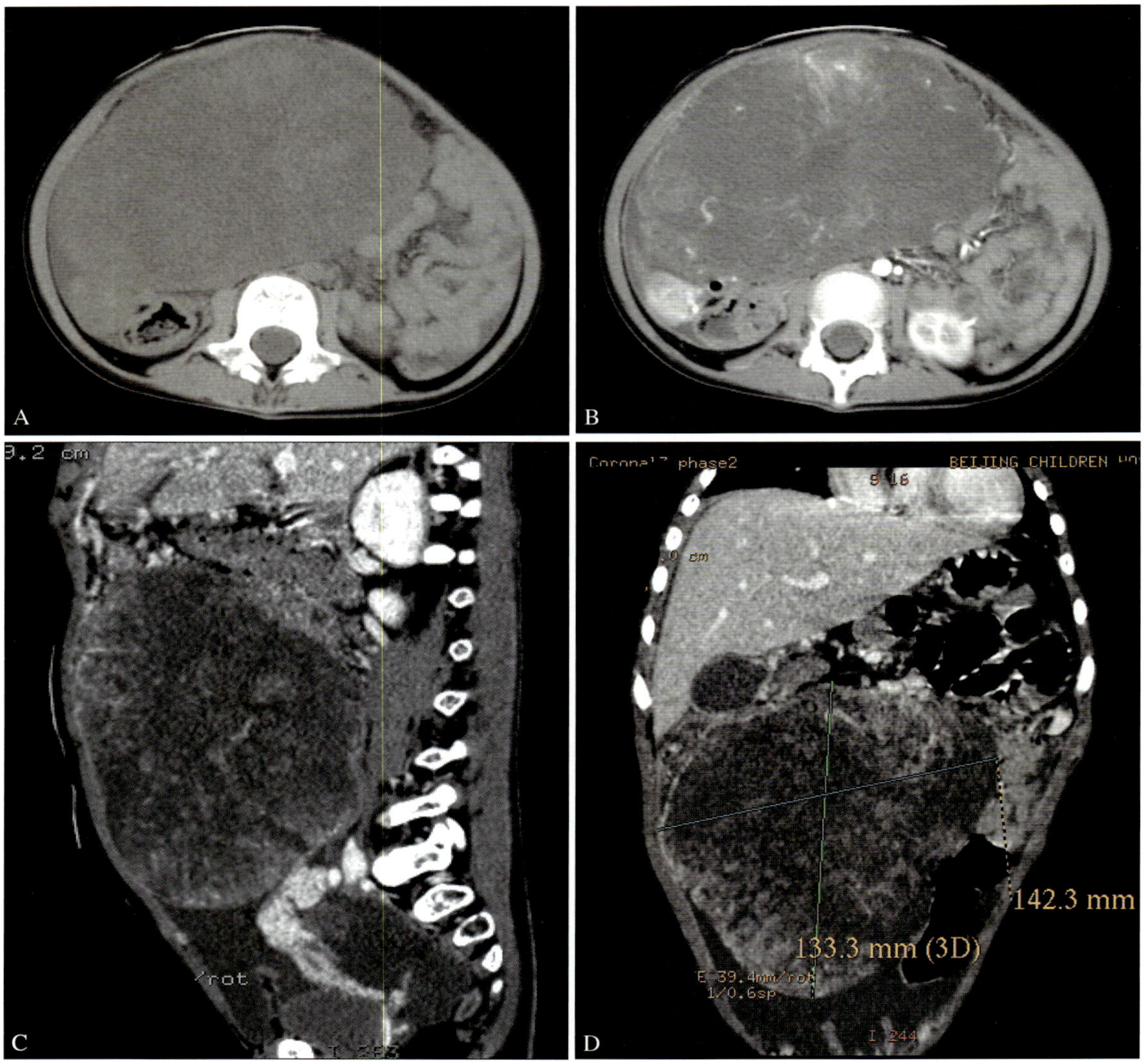

图 3-115-2 左卵巢内胚窦瘤

女，3 岁，间断阴道出血 2 个月，发现腹部包块 3 个月。图 A 为 CT 平扫；图 B 为增强横轴位；图 C、图 D 为矢状位和冠状位重建示盆腔内巨大软组织实性包块，边缘不规则，增强后轻度强化

（曾津津 段晓岷）

重点推荐文献

[1] Nakayama T, Yoshimitsu K, Irie H et al. Diffusion-weighted echo-planar MR imaging and ADC mapping in the differential diagnosis of the ovarian cystic masses: usefulness of detecting keratinoid substances in mature cystic teratomas. J Magn Reson Imaging, 2005, 22: 271-8.

[2] Kessler A, Nagar H, Graif M et al. Percutaneous drainage as the treatment of choice for neonatal ovarian cysts. Pediatr Radiol, 2006, 36: 954-958.

主要参考文献

[1] 潘恩源，陈丽英 . 儿科影像诊断学 . 北京：人民卫生出版社，2007.

[2] 徐赛英 . 实用儿科放射诊断学 . 北京：北京出版社，1998.

[3] 朱杰明 . 儿童 CT 诊断学 . 上海：上海科技出版社，2003.

[4] 李欣，邵剑波 . 儿科影像诊断必读 . 北京：人民军医出版社，2007.

[5] 胡亚美，江载芳 . 诸福棠实用儿科学 . 7 版 . 北京：人民卫生出版社，2002.

[6] 李欣，邵剑波 . 中华影像医学儿科影像卷 . 北京：人民卫生出版社，2010.

[7] 叶滨宾 . 儿科影像诊断与临床 . 北京：人民军医出版社，2009.

[8] 孙国强 . 实用儿科放射诊断学 . 2 版 . 北京：人民军医出版社，2011.

[9] Horsthuis K, Stokkers PC, Stoker J. Detection of inflammatory bowel disease: diagnostic performance of crosssectional imaging modalities. Abdom Imaging, 2007, 33: 407-416.

[10] Maglinte DD, Sandrasegaran K, Lappas JC . CT enteroclysis: techniques and applications. Radiol Clin N Am, 2007, 45: 289-301.

[11] Rogalla P (2005) CT of the small intestine. Eur Radiol, 15: D142-148.

[12] Dillman JR, Adler J, Zimmermann EM et al (2010) CT enterography of pediatric Crohn disease. Pediatr Radiol, 40: 97-105.

[13] Hiorns MP. Imaging of inflammatory bowel disease. How? Pediatr Radiol, 2008, 38: S512-517.

[14] Lohan D, Cronin C, Meehan C et al. MR small bowel enterography: optimization of imaging timing. Clin Radiol, 2007, 62: 804-807.

[15] Delaney L et al. MR cholangiopancreatography in children: feasibility, safety, and initial experience. Pediatr Radiol, 2008, 38 (1): 64-75.

[16] Mortele KJ et al. Multimodality imaging of pancreatic and biliary congenital anomalies. Radiographics, 2006, 26 (3): 715-731.

4 泌尿系统

第 1 节　泌尿系统胚胎发生

人胚第 3 周末，第 7 至 14 体节外侧的间介中胚层向腹侧移动，并与体节分离，形成生肾索。胚胎第 5 周生肾索迅速分化、发育形成尿生殖嵴，产生肾和生殖系的结构

一、肾及输尿管的发生

【概念与概述】

- 人类肾的发生经历前肾，中肾和后肾三个阶段
  - 前肾：自胚胎第 3 周末，于生肾索的头端处形成前肾，没有功能意义
  - 中肾：在胚胎第 4 周末，于生肾索内发生中肾小管，逐渐向尾侧延长至泄殖腔。中肾管在女性大部分消失。在男性则演变为附睾和输精管
  - 后肾：人体永久存在的肾为后肾，胚胎第 5 周，后肾开始发生，由输尿管芽和生后肾原基两部分构成。在中肾管近泄殖腔处，由管壁形成输尿管芽，输尿管芽向上方伸长并反复分支，形成肾盂、肾盏和集合管。同时生肾索尾端形成生后肾原基，包围在输尿管芽的末端，其外围部分演化为肾被膜，内侧部分分化为肾小管和肾小囊，与深入囊内的毛细血管共同组成肾小体。间质随毛细血管进入肾小囊，形成血管系膜。后肾发育到第 3 个月时，开始有排泄功能。后肾的原始位置较低，接近盆腔，随着输尿管芽的伸展及胚胎弯曲度的减小，肾逐渐移到腰部。同时肾门也由腹侧内旋 90°转向内侧。如肾上升或旋转异常则可形成异位肾或肾旋转异常
  - 输尿管的发生：自胚胎第 5 周起，输尿管起自中肾管，逐渐伸长呈空管样上升达肾盂，然后输尿管又由中段向头及尾侧延伸，初起输尿管与泄殖腔相连，但有隔膜分隔，以后该隔膜被吸收，使输尿管与原始膀胱相通

二、膀胱及尿道的发生

【概念与概述】

- 28 天的胚胎，中肾管已达到并汇入尿生殖窦，此时输尿管芽从中肾发生，位于输尿管芽尾端的中肾管扩大成排泄管，即三角区的前身。膀胱与三角区的分别发生，说明三角区的肌肉和输尿管的肌肉相连，而不连接于膀胱逼尿肌
- 膀胱为胚胎 6 ～ 8 周时由尿囊根部与泄殖腔腹侧上方扩大而成，其顶部有脐尿管与尿囊相通，在胎儿出生前闭锁成脐尿管索。随着膀胱逐渐扩大，中肾管末端被膀胱壁吸收，使中肾管分别开口于膀胱。尿生殖窦的中段比较窄，保持管状，构成男性尿道的前列腺部及膜部或女性尿道。原来通入膀胱的中肾管（在男性以后为输精管——射精管）的开口，移至尿道的前列腺部。尿生殖窦的下段，在女性扩大为阴道前庭，男性则参与形成尿道的海绵体部

重点推荐文献

[1] Krishan A，de Souza A，Konijeti R et al. The anatomy and embryology of posterior urethral valves. J Urol，2006，175：1214-1220.

[2] Hynes PJ，Fraher JP. The development of the male genitourinary system II：the origin and formation of the urethral plate. Br J Plast Surg，2004，57：112-121.

[3] Berrocal T，López-Pereira P，Arjonilla A et al. Anomalies of the distal ureter，bladder and urethra in children：embryologic，radiologic and pathologic features. Radiographics，2002，22：1139-1164.

第 2 节　影像学检查和应用

一、传统 X 线检查

【影像表现】

- 泌尿系平片（KUB）：上界应包括肾上腺区（相当 T10 水平），下界应包括尿道。泌尿系平片是影像学最常用的基础检查方法
- 静脉尿路造影（intravenous urography，IVU）：用于观察泌尿系的解剖结构和功能状况，为小儿泌尿系疾病常用的基本方法。禁忌证同一般碘溶液造影。造影前禁食禁水时间不宜过长，如小婴儿长时间禁水，体内缺水影响尿的生成，造影剂难以随尿进入尿路，影响尿路显影
- 排尿性膀胱尿道造影（voiding cystourethrography，VCUG）：用于观察膀胱形态、容积及排空能力，有无膀胱输尿管反流及肾内反流，以及尿道的解剖
  - 造影前应先导尿。自导尿管在透视下注入 15% 泛影葡胺 30 ~ 100ml，造影剂量视年龄大小而定。膀胱充盈后照正侧位或正斜位片。拔管之后令患儿排尿，男孩摄斜位和侧位片，女孩摄正位片
  - 有急性尿路感染时应推迟检查。对尿道狭窄及其他原因不能插导尿管时，可经膀胱穿刺或经膀胱造瘘口注入造影剂进行检查。对不合作或不能自行排尿的患儿可做逆行尿道造影
- 逆行肾盂造影（retrograde pyelography）：对输尿管病变可作为补充检查方法。当有下尿路感染及尿道狭窄时不能做此项检查
- 腹主动脉造影及选择性肾动脉造影（abdominal aortography and selective renal arteriography）：本法用于肾性高血压，肾及肾周肿瘤，肾创伤及介入治疗时。禁忌证同静脉尿路造影
- 经皮肾盂穿刺造影（percutaneous antitrade pyelography）：用穿刺针经腰背部皮肤直接刺入肾盂，抽出尿液后注入造影剂。主要用于肾盂积水术后
- 目前单纯诊断性血管造影已基本被 MSCT 取代

二、超声检查

- 超声探查小儿肾常规先采取左右侧卧经腰部作双肾纵、横切面探查肾大小、形态、结构及位置，肾盂有无扩张及肾实质厚度。继而在俯、仰卧位观察肾情况，最后探查膀胱大小、形态及充盈情况，膀胱壁厚度及光滑度。超声检查主要用于观察：①肾盂积水的有无，分度并根据输尿管扩张的情况判断梗阻的部位；②用于多囊肾及肾囊肿的诊断，了解肾受累的范围及囊肿的大小、数量；③显示肾肿瘤的形态、大小及邻近结构受累情况；④显示肾创伤肾血肿的位置和大小；⑤显示各种肾畸形，如肾缺如、马蹄肾及肾发育不良，可弥补 IVU 不显影之不足；⑥应用彩色多普勒可探查肾动脉狭窄的程度，评价肾动脉有无栓塞；⑦超声对肾结核、肾结石的诊断也有重要意义；⑧显示膀胱大小、形态、壁的厚度、膀胱内有无占位病变、结石、异物、囊肿或憩室

三、CT 扫描

【影像表现】

- 多排螺旋 CT（multiplanar spira CT，MSCT）即一次扫描同时采集 64 ~ 320 层的容积数据，缩短了扫描时间，其超薄层扫描提高了空间分辨率，动态扫描在小儿大血管畸形、微小病灶

和不合作小儿具有很大的优势

- CT尿路造影（CT urography，CTU）即在常规CT平扫之后经静脉团注非离子碘对比剂，在不同时相包括动脉期（肾皮质期），静脉期（肾实质期）和延迟期（分泌期，肾盂期），分别对泌尿系统进行螺旋扫描。除获得横断面图像外，所采集的容积数据经不同方式计算机后处理重建尿路的三维图像可显示畸形、肿瘤、外伤等疾病的泌尿系统的立体的全貌，其冠状位重建图像与IVU相同
- CT血管成像（CT angiography，CTA）是经静脉团注非离子碘对比剂，根据临床需要可取得动脉成像或静脉成像，并重建显示血管影像的技术。能显示管径在2mm以上的血管分支，在一定程度上替代了DSA血管造影，主要用于肾血管畸形、肾动脉狭窄、静脉血栓、瘤栓。观察肿瘤的供血血管及肿瘤与毗邻血管的关系，并可根据供血来源区分肾内外肿瘤

四、MRI

- 肾及肾上腺检查方法：检查前无需特殊准备，线圈中心对准剑突与脐连线中点。脂肪抑制技术能减少脂肪高信号强度影响，更好的显示肾的解剖结构。在肾横轴位的基础上，冠状位和矢状位扫描对显示肾先天畸形和重肾，肾血管，肾肿瘤及肿瘤周围的浸润等都有帮助。T1加权像常用TSE序列，T2WI扫描常用梯度回波技术，以上序列为常规扫描序列。SENSE及平衡序列可进一步了解肾内病变的性质
- 膀胱检查方法：检查前需憋尿2小时，以膀胱充盈为准。采用常规横轴位T1加权像扫描，横轴位及矢状位T2加权像序列，观察膀胱颈部时加做冠状位及矢状位T2加权像序列扫描。增强扫描主要用于肿瘤的定性及与膀胱内血块或异物的鉴别。选择合适的扫描平面，应用梯度回波技术动态增强是目前检查膀胱病变的首选方法
- 泌尿系统水造影成像技术
  - 磁共振泌尿系统水造影成像，即磁共振尿路造影（magnetic resonance urography，MRU）。MRU以重T2加权像脉冲序列为成像基础，在重T2加权像上，肾盂、输尿管和膀胱中静脉或缓慢流动的尿液呈高信号，而实质脏器和快速流动的血液呈低信号或无信号。在黑色低信号背景衬托下，高信号的尿路系统显示清晰
  - MRU检查适用于各种原因引起的尿路扩张，如肾盂和输尿管交界处狭窄所造成的肾盂积水，输尿管远端狭窄造成的输尿管肾盂积水等，但对尿路梗阻端的形态显示欠清晰，梗阻以下不含液体的尿路不显影，对尿路结石的显示欠佳，且MRU不能反映肾功能的信息。对于碘过敏，肾排泄功能损害或严重肾衰竭竭的尿路梗阻患儿可部分取代IVU的检查
  - 近年来，利用注射对比剂显示肾及尿路影像的技术被称为排泄性MRU，也被称为磁共振肾图（magnetic resonance renography，MRR），应用越来越多，由于其可以同时显示解剖及功能信息，甚至肾小球滤过率，而且无电离辐射，所以在儿科的应用有很大前景。但对于肾功能较差的患儿，要注意避免针对比剂引起的肾源性系统性纤维化（nephrogenic systemic fibrosis，NSF）

重点推荐文献

[1] Kraus Sj：Genitouinary imaging in children . Pediatr Clin North Am，2001，48：1381-1424.

[2] Riccabona M. Urinary tract imaging in infancy. Pediatr Radiol，2009，39：S436-445.

[3] Grattan-Smith JD，Little SB，Jones RA. MR urography evaluation of obstructive uropathy. Pediatr Radiol，2008，38：S49-69.

第3节 正常影像学所见

一、泌尿系平片

【影像表现】

- 婴幼儿由于腹部充气肠管重叠及肾周脂肪较薄，肾外形多显示不清。小儿肾多数位于T11～L3脊柱两侧，长轴自内向外倾斜。肾长径新生儿5cm±1cm。1岁以后肾长径按以下公式计算：长径=年龄÷2+5（cm）。10岁小儿为10cm。14岁小儿为12cm接近成人。肾宽径约为长径的1/2，为了观察方便，1～10岁小儿肾长径相当于L1～L4高度。可以L1上缘至L4下缘作为肾长径的标准。新生儿正常肾长径经常大于L1～L4的高度。大约相当于四个半椎体高度。左肾长径通常大于右肾0.5cm，极少数右肾大于左肾。新生儿及婴幼儿肾外形可有分叶状

二、分泌性尿路造影及排尿性膀胱尿道造影

【影像表现】

- 分泌性尿路造影亦称静脉尿路造影（IVU）：肾盂肾盏于注药后7～15min显示最清楚。两侧肾盂可不对称。肾盂与输尿管交界处多在L2水平。输尿管位于腰椎两侧，多不连续显影，宽度通常小于0.5cm。造影片显示膀胱呈半圆形，卵圆形或圆形，由于充气肠管压迫，膀胱顶部常有变形。在小婴儿膀胱位置较高，可向两侧腹股沟膨出，形成“膀胱耳”为正常现象（图4-3-1）
- 排尿性膀胱尿道造影（VCUG）于排尿过程中膀胱壁收缩，边缘欠光滑亦为正常表现。后尿道位于膀胱颈部之下方，耻骨联合中线上。前列腺部有时可见精阜所形成的滴状充盈缺损。尿道膜部为尿道最窄处，宽1～3mm。这也是最易受到损伤处，海绵体部宽径为2～3mm，前端有舟状窝内径稍宽，但小儿不甚明显

三、超声表现

【影像表现】

- 由于儿童直至青春期前，肾周及体内脂肪少，肾表面强回声的肾轮廓线多不显著。肾髓质锥体大，回声较低，皮髓质回声差异较大，因此两者易于分辨。新生儿及2～3个月婴儿，肾皮质回声基本与肝相等，但4个月以上肾皮质回声比肝实质回声低。肾窦为强回声区。新生儿75%单侧或双侧肾盂可有少量尿液，即肾窦回声分离，其前后径可达1cm。正常情况下膀胱后探查不到充盈之输尿管。膀胱内尿液不产生回声。充盈较好时呈圆形或椭圆形，壁薄且光滑。充盈欠佳时壁厚且不规则。黏膜为薄的强回声带，肌层为中等回声，充盈饱满时壁厚1～2mm。超声还可以看到黏膜下壁内段输尿管，正常内径1～2mm，输尿管内尿液

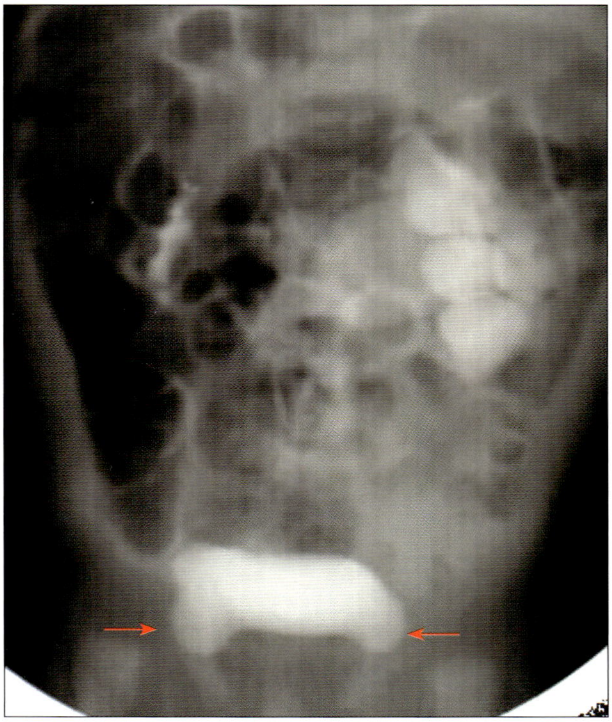

图4-3-1 膀胱耳
男，1个月。IVP示膀胱双侧向腹股沟膨出，为膀胱耳（红箭）。左侧肾盂积水

与膀胱内原有尿液比重相差 0.010 时，超声可见输尿管口喷尿现象，于单侧或双侧输尿管口自上而下后呈对角线方向间歇出现由许多光点构成的条状强回声。用微凸阵探头纵横切面观察尿道口区域，往往可见到尿道近段内有少量尿液。男孩还可以看到前列腺回声，女孩各年龄组都可以探查子宫和阴道

四、CT 表现

【影像表现】

- CT 平扫时肾实质密度均匀，略低于脾，肾盂在肾的中部略靠前，含尿液时为低密度区，增强 CT 扫描时，最初为肾皮质增强，皮髓质分界清楚，可见肾柱影，数秒后肾髓质被增强，皮髓质分界消失，肾盂肾盏充盈后密度可高于肾实质及主动脉。肾的动静脉位于肾盂前方。左肾静脉较长，在胰头或钩突水平，经腹主动脉前方进入下腔静脉，右肾静脉较短
- 输尿管从肾盂向内侧沿腰肌下行进入膀胱后方，管径≤ 5mm。膀胱容积与年龄和充盈状况有关。充满的膀胱可上升到腹腔，内壁光滑，厚不超过 2mm
- 肾周由肾包膜和筋膜构成 3 个潜在间隙，了解其结构对于诊断肾和肾周肿物的位置、周围浸润和肾周液体积聚十分重要

五、MR 表现

【影像表现】

- 在 T1 加权像上，肾皮质为中等信号强度，高信号的脂肪包绕易于分辨。髓质信号低于皮质，皮髓质交界清楚。T2 加权像上，整个肾呈高信号，高于肝接近脂肪。膀胱位于耻骨后脂肪筋膜后方，大小受尿量影响。膀胱壁于 T2 加权像上显示比较清楚。因此时尿液呈高信号，壁为中等偏低信号有良好的对比。冠状位 T1 加权像上可清楚显示肾高信号脂肪囊内帽状或三角形低信号的肾上腺结构
- MRU 为 MR 的水成像。肾盂肾盏、集合系统、膀胱呈现均匀高信号的图像，类似 IVU 所见

重点推荐文献

[1] Kraus Sj：Genitouinary imaging in children . Pediatr Clin North Am，2001，48：1381-1424.

[2] Riccabona M. Urinary tract imaging in infancy. Pediatr Radiol，2009，39：S436-445.

[3] Grattan-Smith JD，Little SB，Jones RA. MR urography evaluation of obstructive uropathy. Pediatr Radiol，2008，38：S49-69.

第 4 节　肾旋转异常

【概念与概述】

- 肾旋转异常（renalmalrotation），较常见

【病因与病理】

- 胎儿期肾从骨盆腔上升至最后位置肾窝时（相当于腰 2 水平），不旋转、旋转不足或过度，甚至反向旋转即为旋转异常。肾旋状异常常伴随其他尿路异常，如异位肾及融合肾

【临床表现】

- 肾旋转异常本身不引起症状，过多的纤维组织包绕肾盂输尿管连接部和输尿管上段以及附加的血管压迫可引起肾积水、肾绞痛、血尿、结石等

【影像表现】

- 主要显示肾盂、盏、肾门、肾轴方向位置异常，以及附带的输尿管血管异位。IVU，MRU 观察肾盂盏位置较好，CECT 和 MRI 横轴位对判断肾周和血管输尿管较为优越
- 肾不旋转或旋转不足病例，肾门继续指向前，肾盏自肾盂的两侧向外膨出，输尿管近端外移。肾轴与脊柱平行。过度旋转，指肾纵轴向内旋转＞ 90 度，肾门指向后内或后外侧，肾血管位于肾的后方。逆向旋转时，肾门朝外，近段输尿管移至外侧。肾血管位于肾的前方
- 双侧肾旋转异常，需与蹄铁形肾鉴别

诊断与鉴别诊断精要

- 肾门指向前方，肾轴与脊柱平行

重点推荐文献

[1] Boyan N, Kubat H and Uzum A. Crossed renal ectopia with fusion: report of two patients. Clin Anat 2007; 20: 699-702.

[2] Kirsch AJ, Grattan-Smith JD, Molitierno JA Jr. The role of magnetic resonance imaging in pediatric urology. Curr Opin Urol 2006; 16: 283-290.

第5节 异位肾

【概念与概述】

- 异位肾（renal ectopia），类型较多。异位肾多较固定，发育小，常伴旋转不良及输尿管、血管异常。其输尿管开口于膀胱的位置正常。异位肾易合并膀胱输尿管反流

【病因与病理】

- 异位肾为胚胎肾自盆腔上升和旋转过程中的发育障碍，成熟的肾未能达到肾窝内。位于髂窝内或腰部，称为“盆肾”，“髂肾”，“腹肾”（图 4-5-1）。越过中线至对侧为交叉异位肾，它可与对侧肾发生融合（图 4-5-2）。如肾交叉上升经横膈侧后方 Sochdalek 孔处或膈肌薄弱处伸入胸内形成胸内异位肾

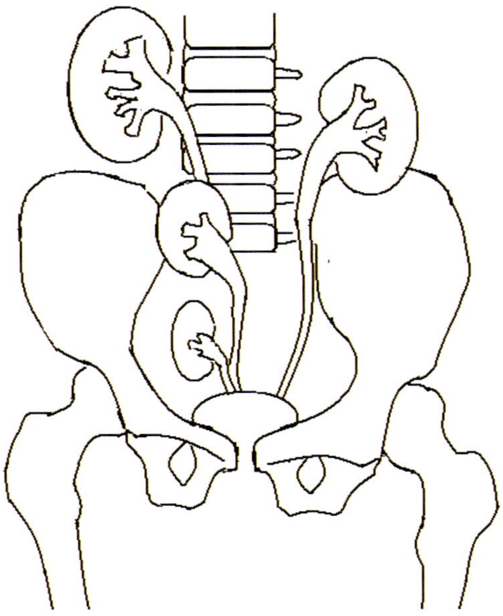

图 4-5-1 肾上升旋转示意图

【临床表现】

- 临床可有输尿管绞痛，腹部包块，尿路感染，肾积水和结石等表现。胸肾多无症状。异位肾的对侧肾大多正常，15% ~ 45% 有生殖器官畸形

【影像表现】

X 线表现

- IVU 除胸肾外，均可显示位置低下的异位肾，多位于 L3、L4 水平，位于脊柱前或稍偏中线，甚至骶岬水平和盆腔内。肾多较小，孤立异位肾则可有代偿性肥大。异位的肾常伴有不同程度的旋转异常和肾纵轴角度的改变。输尿管短仅轻度弯曲。胸内异位肾更少见，左侧较右侧稍多。异位的肾大部分位于胸部后下纵隔脊柱旁，在胸片上形成边缘光滑的软组织块影，下极偏内侧。IVU 及摄胸片可明确肾的性质（图 4-5-3，图 4-5-4）

超声、CECT 及 MR 表现

- 异位侧肾窝空虚，被邻近异位的肝、胰、脾、肠管等填充，肾上腺细而长。异位侧看不到正常的肾动静脉。于后胸内、盆腔、脊柱前则见发育不良的、具有肾密度和结构的软组织块影，可有明显增强。交叉异位肾通常位于对侧肾的下方，少数在同一高度，90% 有融合——即交叉异位融合肾，孤立交叉异位肾通常位于对侧肾窝内。MSCT 重建图像可以清晰显示异位肾，交叉异位肾，交叉异位融合肾及相关输尿管的全貌（图 4-5-5）。增强扫描还可以显示其供血动脉及静脉

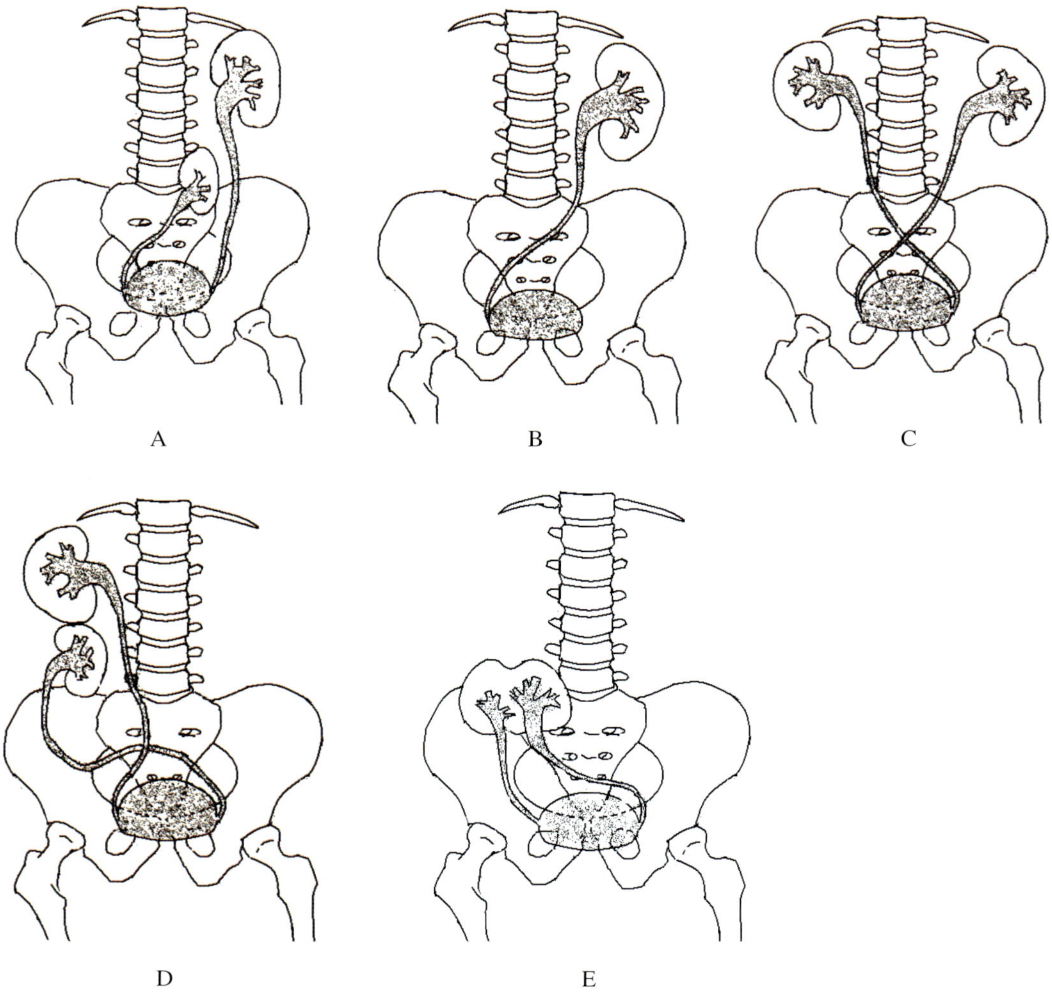

图 4-5-2 交叉异位肾示意图

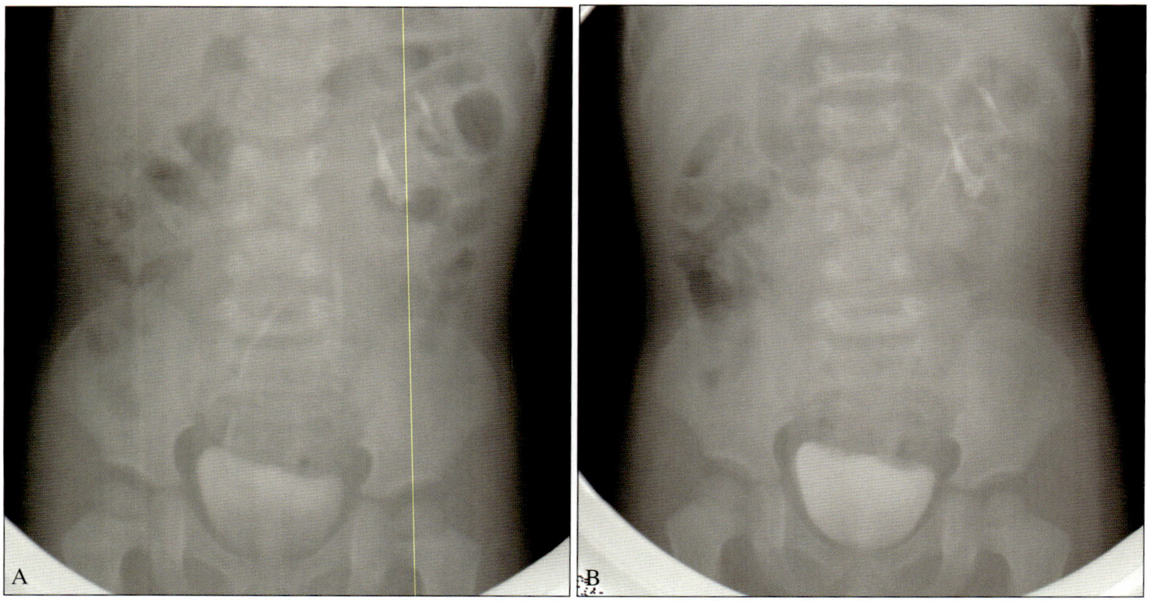

图 4-5-3 交叉异位肾

男，2 岁，右肾交叉异位至左侧并与左肾融合，右肾区未见肾盂肾盏结构显示。腰椎发育畸形

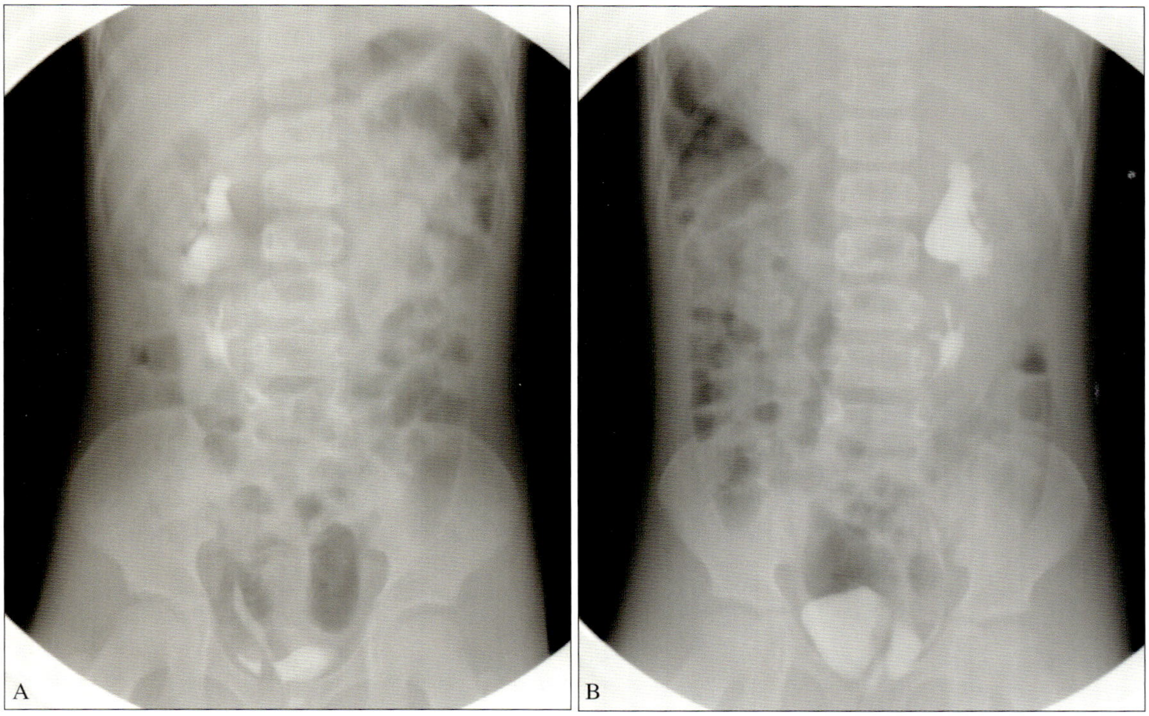

图 4-5-4 交叉异位融合肾并重复膀胱

男，5 岁，生后三天行肛门闭锁手术。IVU 检查，图 A 为仰卧位；图 B 为俯卧位，示右中腹部有两个肾盂显影，上方肾盂肾盏轻度扩张，输尿管弧形向下方走行，进入右侧膀胱，下方肾盂肾盏较小，输尿管交叉到对侧进入左侧膀胱

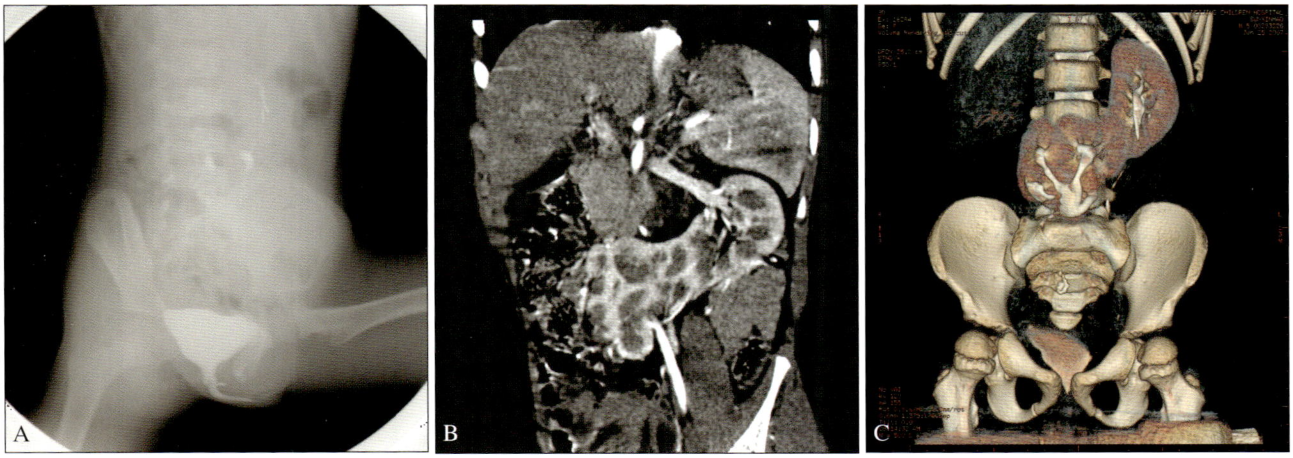

图 4-5-5 融合肾

男，5 岁，白天滴尿，图 A 为 VCUG；图 B、图 C 为增强重建图像，示右侧异位 L 型融合肾，增强 CT 显示对融合肾形态及融合部位显示更为清晰

【鉴别诊断】

- 游走肾：游走肾可位于腹部同侧或对侧肾窝以外的位置，并可发生旋转。主要不同点为肾位置不固定
- 后纵隔肿物：需与异位胸肾鉴别，CECT 和 MR 显示肾结构，鉴别不难
- 应注意的是异位肾发育较小，超声、CT、MR 异位肾窝内其他器官充填且肾血管异常时，或检查范围只限于正常肾部位时，极易误为孤立肾。因此小儿肾畸形扫描范围不宜过小，必要时包括骨盆或下胸部。CT 平扫时异位、发育不全的肾易误为腹部肿块及孤立肾。因此必须增强扫描

诊断与鉴别诊断精要

- 肾窝空虚，被邻近的肝、胰、脾、肠管等填充。于后胸内、盆腔、脊柱前见发育不良的、具有肾密度和结构的软组织块影，可有明显增强

重点推荐文献

[1] Kraus Sj：Genitouinary imaging in children . Pediatr Clin North Am，2001，48：1381-1424.

[2] Riccabona M. Urinary tract imaging in infancy. Pediatr Radiol，2009，39：S436-445.

[3] Guarino N，Tadini B，Camardi P，et al. The incidence of associated urological abnormalities in 57 children with renal ectopia. J Urol，2004，172：1757-1759.

第6节 融合肾

【概念与概述】

- 融合肾（fused kidney）并不罕见，可压迫血管，易受损伤，易伴发感染、肾盂积水、结石和肿瘤等。5% ~ 10% 可扪及包块

【病因与病理】

- 融合肾系胚胎早期，肾胚上升时发生融合，常并发旋转异位或交叉异位。最常见的融合肾为蹄铁形肾。交叉融合肾由 McDonald 和 McClellan 分型为：①单侧融合肾合并上肾异位；②乙状肾；③块状肾；④L 形肾；⑤盘状肾；⑥单侧融合肾合并下肾异位
- 铁蹄形肾（horseshoe kidney），为最常见的融合肾，亦称“马蹄肾”，90% 为两肾下极横过中线，形成肾实质或纤维性峡部。400 活产中有一例，男多于女，可见于任何年龄。1/3 病例合并其他系统如骨骼、心血管、胃肠道、生殖系统畸形

【临床表现】

- 易伴发感染、肾盂积水、结石和肿瘤等

【影像表现】

X 线表现

- IVU 双肾位置较低，下极靠近中线。双肾旋转不良，肾盂位于前方，肾盏指向后侧或内侧。下肾盏向中线靠近。输尿管起始于同侧肾盂的外前或外下方，两侧肾盂似花瓶状（图 4-6-1A）。铁蹄形肾且可并发集合系统及输尿管畸形，且易发生外伤，肿瘤

US、CT 及 MRI

- 轴位 CT 及 MRI T1WI 显示铁蹄形肾较好，于肾下极处见不同密度或信号的肾组织之峡部，位于主动脉和下腔静脉的前方，呈带状横过中线。可见双侧靠近拉长的下肾盏结构，并可合并肾积水（图 4-6-1B ~ D）。CT 平扫需注意与脊柱前方走行的含液肠管鉴别（图 4-6-2）
- 异位融合肾以 US、CT 或 MRI 冠状位扫描显示较好
- 乙状肾为交叉异位的肾位于对侧肾的下面，两肾的凸缘相接，形成“S”状。异位肾的输尿管进入原侧膀胱。L 形肾为交叉异位肾横卧于正常侧肾的下极，居中线或对侧中线旁，下腰椎的前方，肾长轴常有旋转，双侧输尿管进入各自侧的膀胱（图 4-6-3）。多数两肾盂各自引流同侧肾实质，输尿管无交叉。有时可伴输尿管囊肿（图 4-6-4）

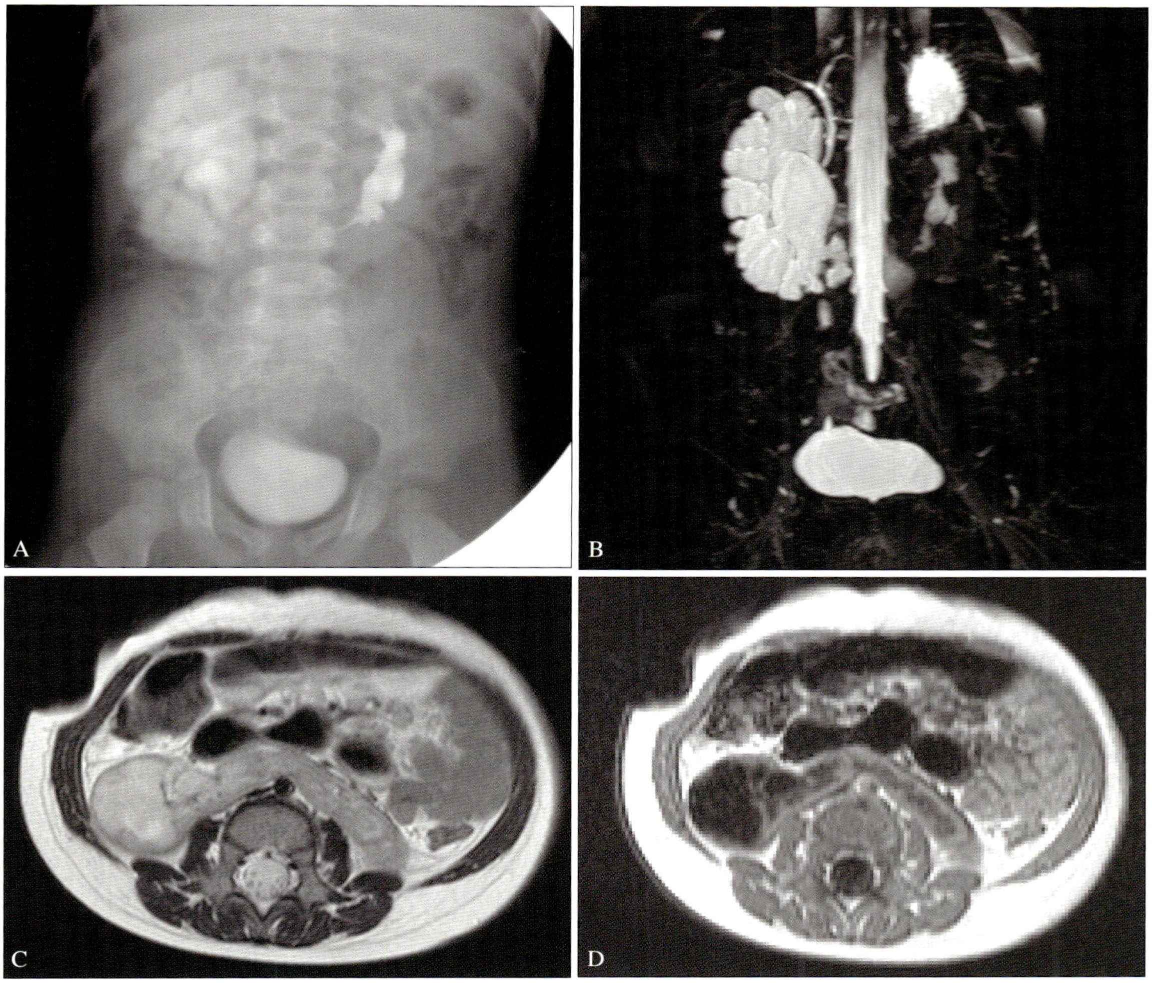

图 4-6-1 铁蹄形肾
男，22 个月。图 A 为 IVU 示双肾下极靠近；图 B 为 MRU 示右肾积水，双肾下极靠近；图 C、图 D 分别为 T2WI 和 T1WI 轴位，示双肾下极组织相连

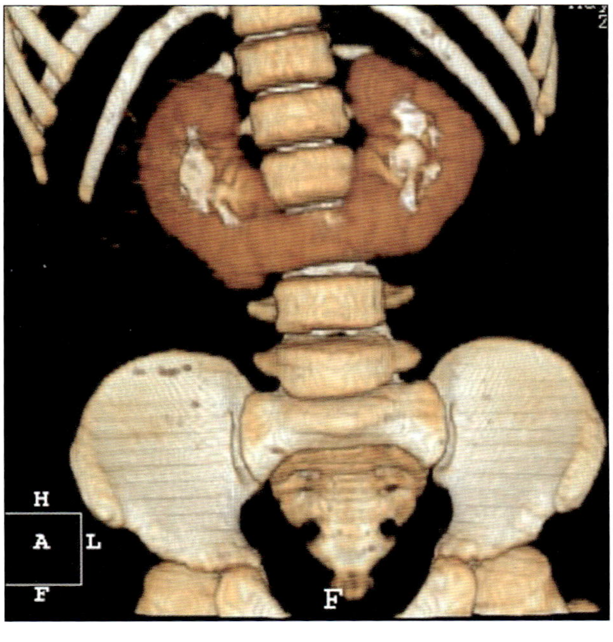

图 4-6-2 铁蹄形肾
男，7 岁。增强 CT 3 维重建，示双肾下极在椎前融合

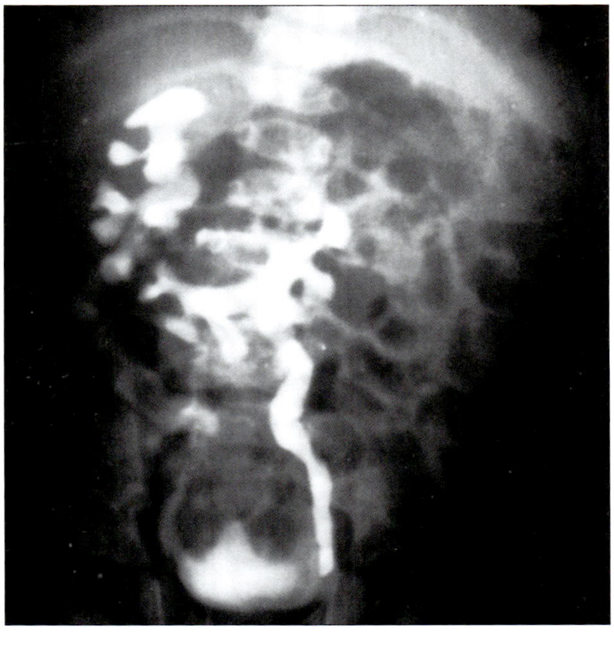

图 4-6-3 L 形融合肾
左肾移位至椎前其上极与右肾下极融合

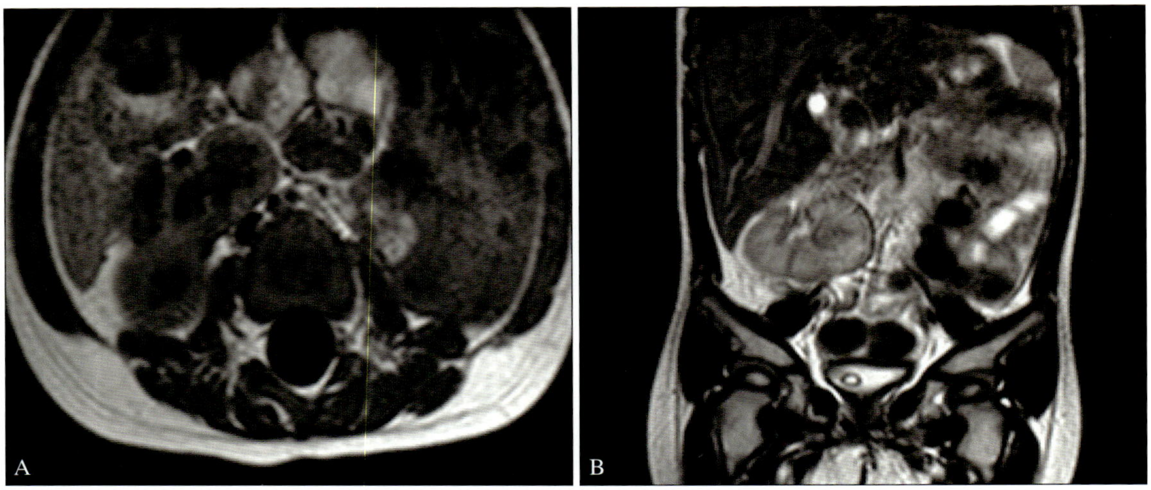

图 4-6-4 **左侧交叉异位肾，与右肾部分融合**
男，20个月。图A．横轴位T1WI，左肾异位于右肾前下方，两肾有融合；图B．冠状位T2WI，左肾异位于右肾前下方，膀胱内输尿管囊肿

诊断与鉴别诊断精要

- 肾组织横过中线双侧融合。可合并肾积水

重点推荐文献

[1] Guarino N，Tadini B，Camardi P，et al.. The incidence of associated urological abnormalities in 57 children with renal ectopia. J Urol，2004，172：1757-1759 .

[2] Kirsch AJ，Grattan-Smith JD，Molitierno JA Jr. The role of magnetic resonance imaging in pediatric urology. Curr Opin Urol，2006，16：283-290.

[3] Türkvatan A，Olçer T and Cumhur T. Multidetector CT urography of renal fusion anomalies. Diagn Interv Radiol，2009，15：127-134.

第7节 孤立肾（单侧肾未生成）

【概念与概述】

- 孤立肾（solitary kidney）或单侧肾未生成（unilateral renal agenesis），于500～1500活产中见1例．本病男多于女，对侧肾正常时可无临床症状，如有代偿性肥大，异位和旋转不良等异常时，患儿以腹部包块求诊

【病因与病理】

- 80%同侧输尿管和膀胱三角区缺如，或有输尿管萎缩、残端等其他异常。对侧肾亦可有发育畸形。部分病例可并发生殖器，直肠、肛门，骨骼系统畸形

【临床表现】

- 患儿常以腹部包块求诊

【影像表现】

X线表现 IVU

- 一侧肾盂未显影，一侧肾区局部密度于注药延迟到90分钟甚至120分钟后未见增浓。肾区有充气粪的结肠肝、脾曲充填。孤立肾大多解剖、功能正常或有代偿性肥大，并发异位、旋转异常者相当多见

CT 表现

- 团注增强扫描可明确一侧肾及其动、静脉缺如。腹膜后及盆腔内亦未见发育不良异位的小肾。患侧原肾窝内有肝、胰腺，肠管等充填。孤立肾可有肥大，旋转，积水，异位等，多数正常（图 4-7-1）

MR 表现

- 冠状和横断位 T1 加权图像可获诊断，患侧原肾窝内未见肾结构信号显示，健侧肾解剖、肾血管，并存的生殖器官异常均可有效地显示

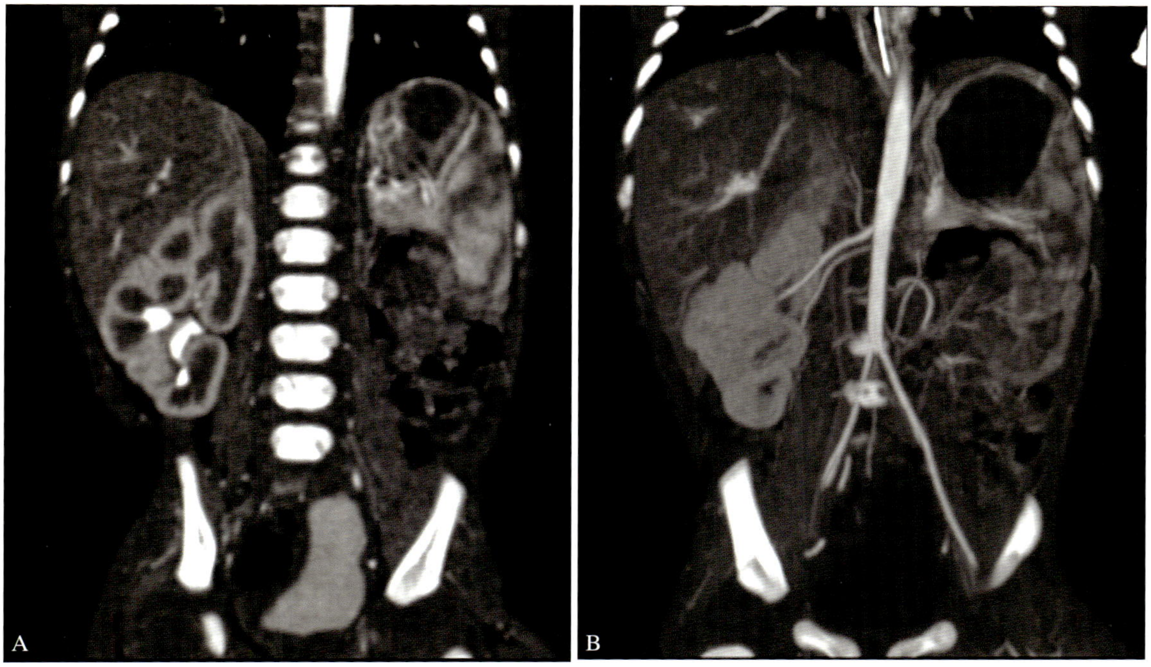

图 4-7-1 右侧孤立肾
男，10 天。图 A、图 B 为 CT 增强扫描冠状位重建，右侧肾增大，左侧肾窝内未见肾显示（图 A），右侧肾动脉显示，左侧肾动脉缺如（图 B）

诊断与鉴别诊断精要

- 一侧肾及其动、静脉缺如。孤立肾可有肥大

重点推荐文献

[1] Kraus Sj：Genitouinary imaging in children . Pediatr Clin North Am，2001，48：1381-1424.
[2] Riccabona M. Urinary tract imaging in infancy. Pediatr Radiol，2009，39：S436-445.
[3] Grattan-Smith JD，Little SB，Jones RA. MR urography evaluation of obstructive uropathy. Pediatr Radiol，2008，38：S49-69.

第 8 节 肾发育不全

【概念与概述】

- 肾发育不全包括单纯性发育不全（simple renal hypoplasia）和罕见的肾单元巨少性肾发育不全（oligomeganephronic renal hypoplasia），单乳头肾（unipapillary kidney），节段性肾发育不全（segmental renal hypoplasia，ask-upmark kidney）。其中以单纯性肾发育不全最多见。节段性肾发育不全现在渐被认为系膀胱输尿管反流（VUR）引起的慢性萎缩性肾盂肾炎的一种类型

【病因与病理】

- 单纯性肾发育不全是由于胚胎期，输尿管芽分支和后肾原基数量不足，肾叶数目和每叶所含肾单元数量减少而肾单元及导管分化正常，多数肾外形正常，但体积只是正常肾的 1/2

【临床表现】

- 单侧肾发育不全，多数不出现症状。但可因肾血管畸形或并存输尿管开口异位而表现高血压或尿失禁，感染等症状

【影像表现】

IVU 表现

- 显示患肾均匀性缩小。过小的肾常显影不良。发育不全肾的肾小盏和肾乳头数量减少（不多于 5 个），肾盂小靠近脊柱。输尿管也较细。本病可伴泌尿系畸形，如重复膀胱，输尿管异位开口等（图 4-8-1，图 4-8-2）

CECT 和 MR 表现

- 可显示肾窝内或盆腔内小肾结构和患肾发育不良的肾血管，常有助于诊断。无功能的小肾诊断较困难。对侧肾常有代偿性肥大（图 4-8-3）

【鉴别诊断】

- 慢性萎缩性肾盂肾炎：患肾明显缩小，边缘凹凸不平。肾实质厚薄不均，肾盏数无明显减少，但有变形。临床有泌尿系感染，或反流性肾病史
- 先天性肾动脉狭窄：患侧肾常有发育不良，外缘较光滑，肾盂肾盏靠近脊柱，肾盏数目无明显减少，临床有高血压史

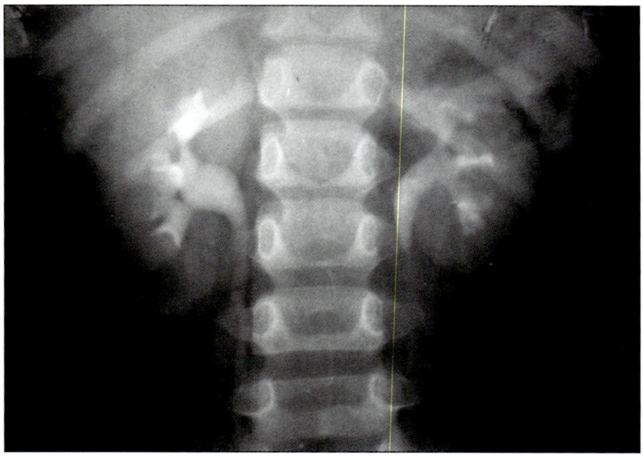

图 4-8-1 左肾发育不全
IVU 示左肾影明显小于对侧，轮廓光滑，肾盏数少，肾乳头小

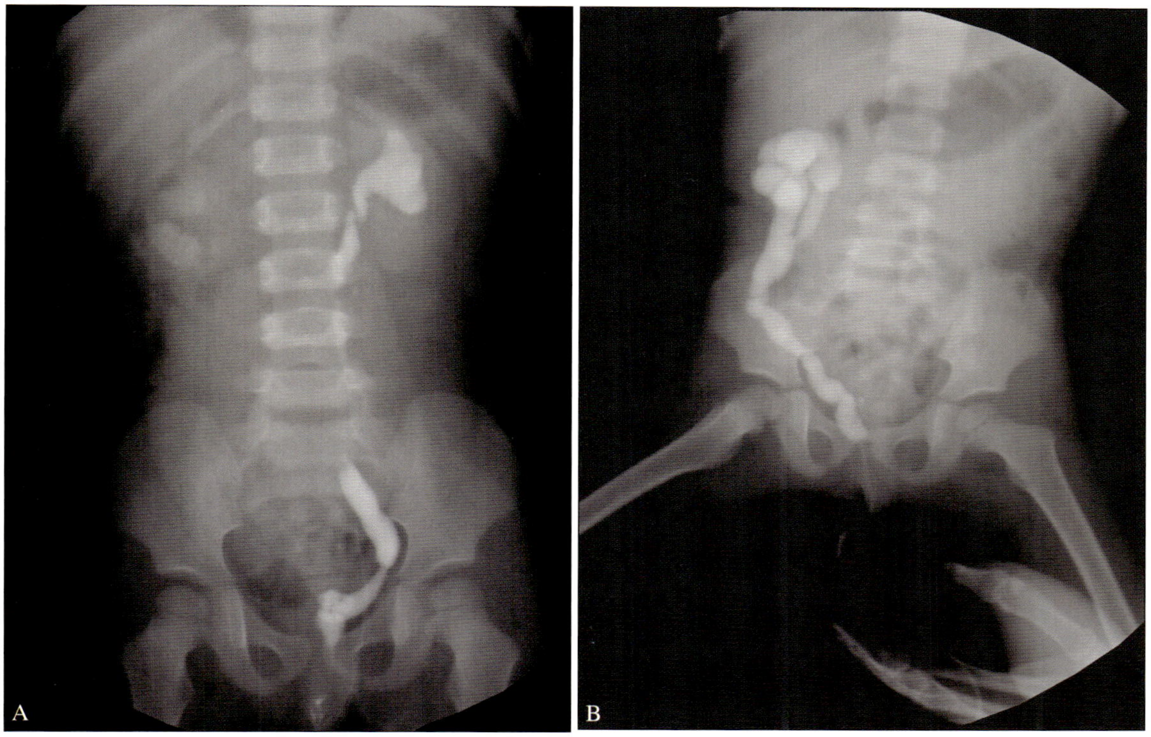

图 4-8-2 双肾发育不全
女，3 岁。图 A、图 B 为 IVU，示双肾发育不全，双侧输尿管开口异位，开口异位于会阴部

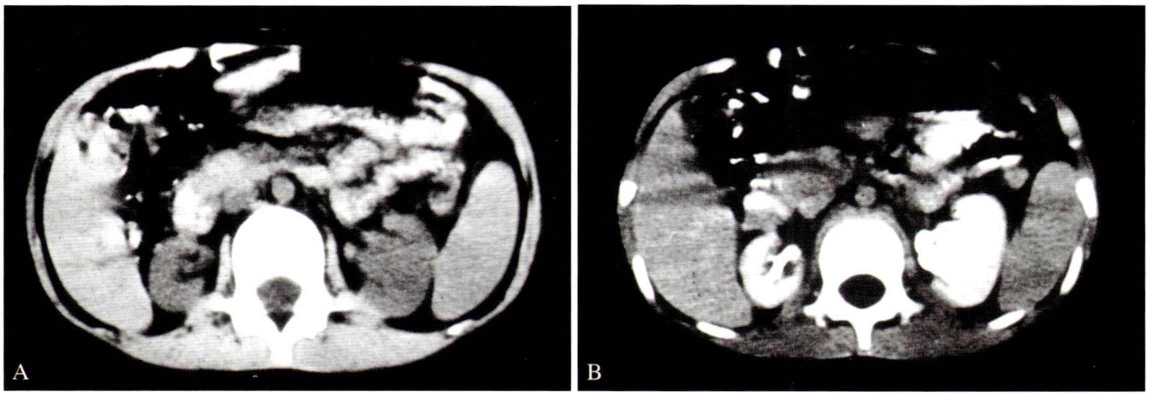

图 4-8-3 右肾发育不全伴左肾柱肥大
图 A、图 B 分别为 CT 平扫及增强横轴位，示右肾发育不全。左肾柱瘤样肥大。左肾中部实质呈瘤样隆起肾盏被推挤

诊断与鉴别诊断精要

- 肾窝内或盆腔内小肾结构和患肾发育不良的肾血管，常有助于诊断。对侧肾常有代偿性肥大

重点推荐文献

[1] Mercado-Deane MG, Beeson JE, John SD. US of Renal insufficiency in neonates. Radiographics, 2002, 22: 1429-1438.

[2] McMann LP, Kirsch AJ, Scherz HC et al. Magnetic resonance urography in the evaluation of prenatally diagnosed hydronephrosis and renal dysgenesis. J Urol, 2006, 176: 1786-1792.

[3] Grattan-Smith JD, Little SB, Jones RA. Evaluation of reflux nephropathy, pyelonephritis and renal dysplasia. Pediatr Radiol, 2008, 38: S83-105.

第9节 肾发育不良

【概念与概述】

- 肾发育不良（renal dysplasia或dysgenesis），可单独发生或并发于其他发育畸形。发育不良的肾可以实性或囊性为主。为妊娠早、中期不同水平尿路梗阻引起。肾发育不良形成一组连续性疾病，包括肾不发育，发育不全性肾发育不良及多房性肾囊性变或多囊性肾发育不良

【病因与病理】

- 肾不发育（renal aplasia）：患肾仅为一小块组织，无集合系统形成，输尿管近端为盲端，远侧细小，可有开口异位。对侧肾有时发育异常，B超常能在肾窝内发现小块回声组织。CT和MRI易误诊为孤立肾
- 发育不全性肾发育不良（hypoplasia dysplastic kidney）：比较常见。患肾小，可以实性为主或部分囊性。病变为单侧多见。以实性为主时，B超通常为强回声，多数小囊肿沿肾周边排列，IVU可有少量残余功能。肾发育不良可单独发生，但更常并发于尿路梗阻，如后尿道瓣膜，异位输尿管开口，重肾上半肾，梅干腹综合征
- 多房性肾囊性变：多房性肾囊性变或多囊性肾发育不良（multicystic dysplastic kidney, MDK），可能因胎儿早期肾盂、漏斗部，或输尿管梗阻引起。肾形态失常，由成簇的囊所取代，体积可大可小，囊间由疏松的结缔组织连接，集合系统及近端输尿管缺如或呈纤维索状，为肾生成后胚胎晚期肾盂输尿管交界部闭锁的结果。本病亦可发生在马蹄肾的一侧或重肾的上半肾。双侧病变多早夭，单侧型者多见于婴儿期或更晚，对侧肾，输尿管畸形者占10%～20%。临床常以腹部包块求治

【影像表现】

X线表现

- IVU通常患肾不显影，在延迟照片中部分病例隐见浅淡的造影剂团。可能与囊壁血供和囊间有肾单元岛有关

CT表现

- 肾区见一堆像葡萄样呈水密度的囊肿，囊肿大小不一，有分隔，无肾实质及肾盂结构，部分囊肿越过中线伸展至对侧腹部。注药后无明显强化，或囊间壁处密度稍高。对侧肾及输尿管可为正常或畸形。患侧肾体积可大可小。（图4-9-1）在病程中囊肿可增大或缩小，甚至完全退变消失

超声表现

- US显示肾区内多个大小不等的回声区、壁薄、多有分隔、无肾实质回声，输尿管可闭锁

MR表现

- 冠状或横轴位扫描显示一侧腹膜后肾窝内外，

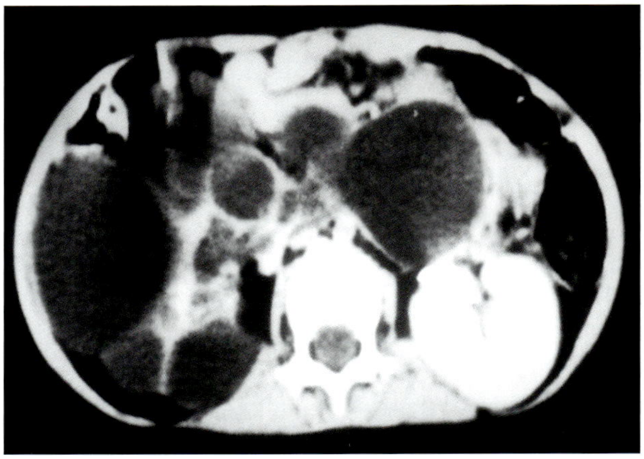

图4-9-1 多房性肾囊性变
男，1岁4个月。IVU右肾不显影。增强CT扫描示右肾呈多个大小不等囊腔。部分囊腔突向对侧。囊壁有增强

多发不规则排列的囊，呈长 T1、长 T2 信号，伴少量发育不良肾结构。近端输尿管闭锁。本病亦可表现为肾盂积水样改变

【鉴别诊断】

- 本病影像学征象有一定特征诊断较容易，有时需与肾盂积水鉴别

诊断与鉴别诊断精要

- 肾区见葡萄样囊肿，大小不一，有分隔，无肾实质及肾盂结构，无明显强化，肾体积可大可小

重点推荐文献

[1] McMann LP，Kirsch AJ，Scherz HC et al. Magnetic resonance urography in the evaluation of prenatally diagnosed hydronephrosis and renal dysgenesis. J Urol，2006，176：1786-1792.

[2] Grattan-Smith JD，Little SB，Jones RA. Evaluation of reflux nephropathy，pyelonephritis and renal dysplasia. Pediatr Radiol，2008，38：S83-105.

[3] Mercado-Deane MG，Beeson JE，John SD. US of Renal insufficiency in neonates. Radiographics，2002，22：1429-1438.

第 10 节 肾囊肿性疾病

【概念与概述】

- 肾囊肿性疾病包括一组不同原疾病，其共同特点为肾出现覆盖上皮细胞的囊肿，先天性者多数为遗传性肾结构发育异常，可在任何年龄发病。可在肾的任何部位形成囊肿，可单发或多发

【病因与病理】

- 目前尚无统一的分类，主要包括：(1) 常染色体隐性遗传性多囊肾；(2) 常染色体显性遗传性多囊肾；(3) 髓质海绵肾；(4) 单纯性肾囊肿；(5) 肾盂旁囊肿；(6) 发生于多种综合征的肾囊肿
- 常染色体隐性遗传性多囊肾 (autosomal recessive polycystic kidney)：其基本病理改变为肾集合管呈梭形囊状扩张，肝内胆小管增生、扩张、门脉周围纤维化可并发门脉高压。肾囊性病变的程度常与先天性肝门脉周围纤维化程度成反比。余尿路正常。根据肾病变范围、肝侵犯程度和发病年龄分为：婴儿型、中间型、肾小管扩张伴肝纤维化。各型间临床和影像学表现可重叠，实际上为一连续的过程

婴儿型多囊肾（infantile polycystic kidney）

- 多见于 6 个月以下的婴儿，60% 以上肾实质受累，肝病变轻微，为隐性遗传性多囊肾中最典型最常见的类型。双肾明显对称性增大，切面呈海绵状，无数集合管延长并梭形扩张，自肾髓质至肾表面放射状排列。肾盂、盏受挤压，其余尿路正常。肝内小胆管增生扩张，常有门脉周围纤维化

【临床表现】

- 患儿出生时或生后不久即有双侧腹部包块。严重病例多有 Potter 面容（指患儿有特殊面容，两眼间距增宽，两眼内上角有一异常褶纹，鼻扁平且短，下颏向后倾斜，耳巨大而软、无软骨等），因肺发育不良而出现呼吸窘迫或呼吸功能衰竭。部分病例表现为肾功能减退

【影像表现】

X 线表现

- IVU 显示双肾巨大，肾实质增厚，密度不均匀，见自肾门向周围呈弥漫性放射状排列的条状及斑状小囊构成类似海绵状致密影。造影剂分泌期延迟，肾盂、盏影淡，轮廓不清，可迟至 3 ~ 8h 渐充盈，常有变形，拉长，与巨肾

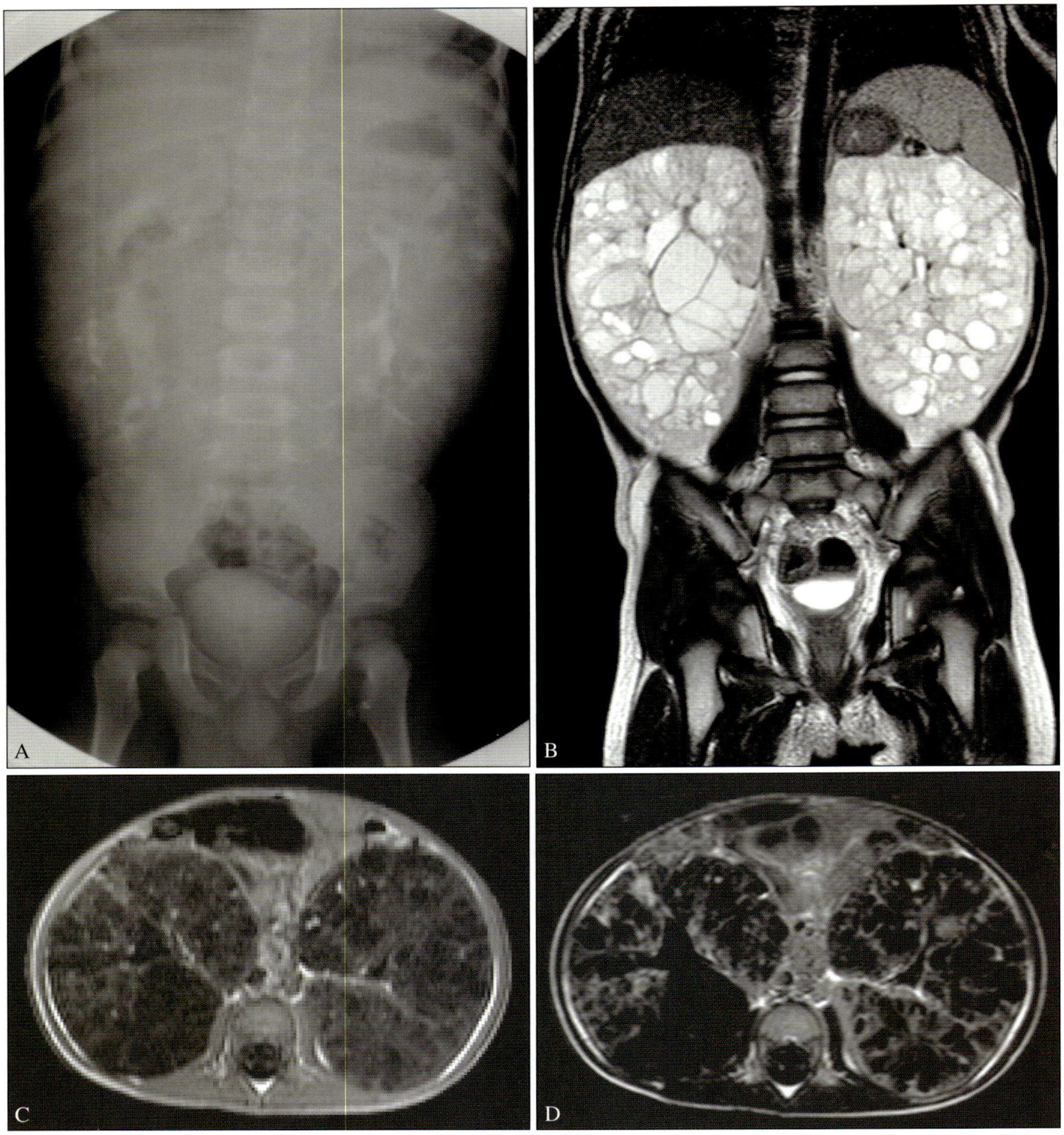

图 4-10-1 婴儿型多囊肾

男，2 岁。图 A 为 IVU，示双肾巨大，肾实质造影期明显延长，肾实质增厚，密度不均匀，可见自肾门向周围呈弥漫性放射状排列的条状及斑状小囊；图 B ～ D 分别为 MRI 冠状位 T2WI，横轴位 T1WI 及 FLAIR 像，双侧增大的肾于 T2WI 皮髓质分界不清，其内蜂窝状多囊性病灶呈高信号，T1WI 呈不甚均匀的低信号，FLAIR 像上呈低信号

重叠的输尿管常不易分辨。膀胱形态正常（图 4-10-1A）

CT 表现

- 双侧肾明显增大，轮廓光滑，密度普遍不均匀减低，肾叶间隔致密构成轮辐状。增强扫描，肾实质期延长，皮髓质分界不清，肾密度不均匀显示细网状结构，或见条形高密度影，以髓质部分明显。必要时可于 IVU 后再进行 CT 扫描

超声表现

- 肾明显增大，回声普遍增强，皮质髓质分界不清，由于囊肿过小不易分辨，肾周可见透声带。较大婴儿有时于肾中心部位见散在中等大小囊肿

MR 表现

- 双侧增大的肾于 T1 加权像见细蜂窝样结构，

皮髓质界限不清，呈不均匀的低或混杂信号，T2 加权像时呈不均匀高信号，FLAIR 像上信号减低（图 4-10-1B ～ D）

中间型多囊肾（intermediate form）

- 多见于 6 个月至 3 岁婴幼儿，其肾、肝病变掺半或肾囊性病变较突出

【临床表现】

- 临床表现肾肿大，可伴高血压，肾功能低下，肾性骨营养不良，少数病例以肝大或早期门静脉高压症状较突出

【影像表现】

X 线表现 IVU

- 显示肾增大，肾实质长条纹状阴影以肾中心部明显。肾盂、盏于延迟像时轮廓较清楚，肾盂、盏拉长，变形（图 4-10-2A）

CT 表现

- 肾影大，实质内密度低，增强后见肾实质密度不均匀等，可显示髓质内小囊状充盈及条状影。肾盂、盏可有变形（图 4-10-2B ～ D）

超声表现

- 肾实质回声增强并见小囊肿，收集系统变形。肝正常或有回声增强

MR 表现

- T1 加权像时皮髓质界限较婴儿型清楚，小囊肿以髓质部位明显，合并出血时可有高信号。T2 加权像呈不均匀高信号

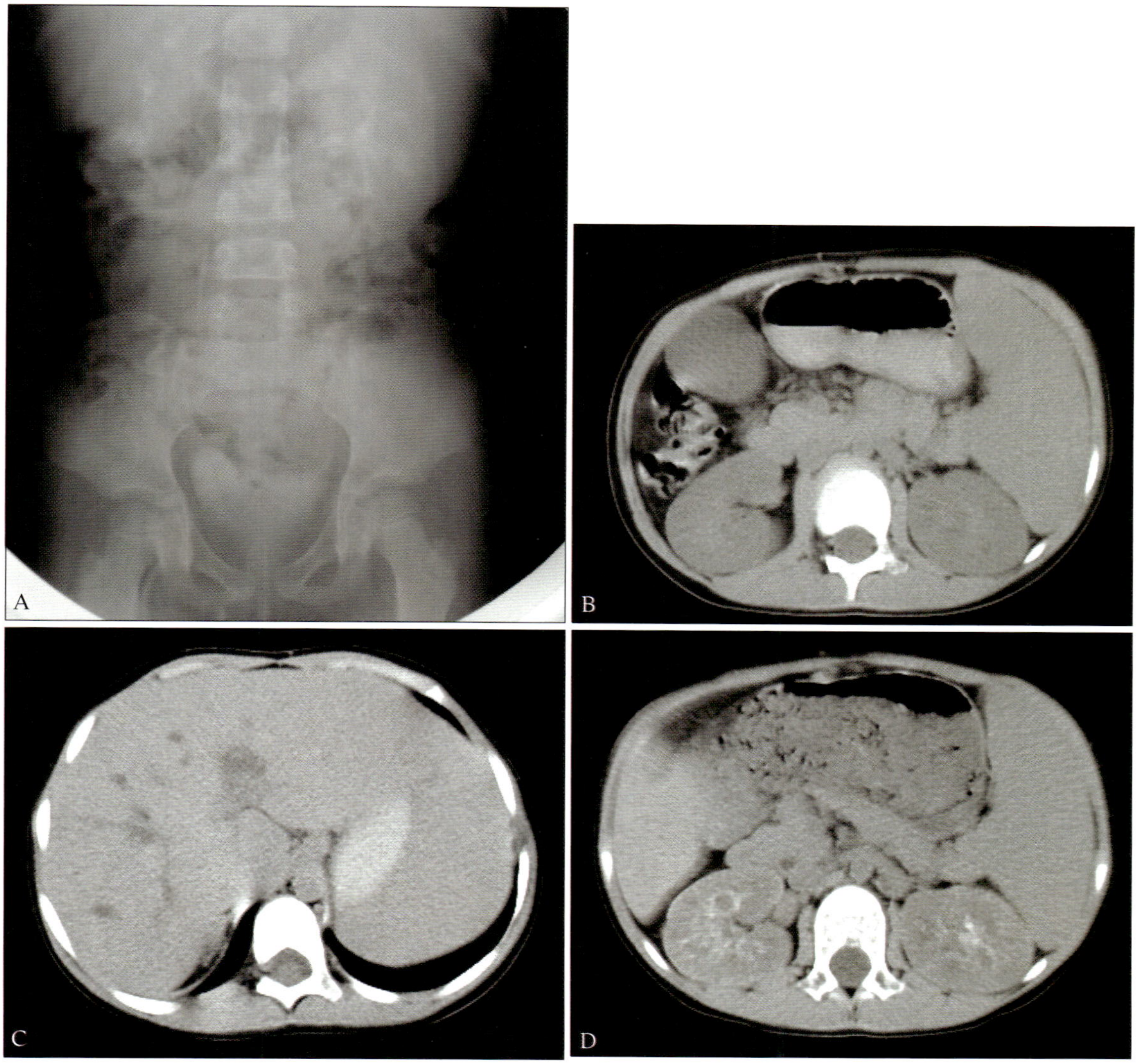

图 4-10-2　**中间型多囊肾**

女，5 岁，发现肝、脾大 4 年。图 A 为 IVU 检查；图 B、图 C 为 CT 平扫，肾影大，实质内密度低（图 B），肝内胆管囊状扩张（图 C）；图 D 为 CT 增强示肾实质密度不均匀等，条状强化影主要位于髓质内

肾小管扩张伴肝纤维化型 (renal tubular ectasia with liver fibrosis)

- 多见于 3 ~ 6 岁或年长儿童，肾小管扩张较轻，肝的胆小管弥漫性囊性发育不良及显著门脉周围纤维化，部分病例并发胆总管异常

【临床表现】

- 临床主要表现为肝、脾大，门脉高压腹壁静脉曲张

【影像表现】

X 线表现

- IVU 双肾影轻度增大，肾功能正常或稍低，增厚的肾髓质内见粗条纹状致密影，肾小盏杯口的轮廓不易分辨。有时仅在肾髓质内见散在囊肿。肾盏和漏斗部可有轻度受压与髓质海绵肾相似

超声检查

- 双肾回声增强，髓质内见小囊腔与皮质可分界。肝回声普遍增强，同时胆管扩张，有时呈囊状

CT 表现

- 肾影正常或稍大，增强扫描见肾髓质密度增高、浓染并可呈斑条状，皮髓质分界清楚。此外可见肝内胆管轻度扩张，肝硬化，门静脉高压征象（图 4-10-3）

MR 表现

- 双肾多数 T1 加权像上低信号小囊，较多见于肾乳头周围，少数囊内出血呈高信号。亦可见肝内胆管轻度扩张，肝硬化，门静脉高压征象

常染色体显性遗传性多囊肾 (autosomal dominant polycystic kidney)

常染色体显性遗传性多囊肾，即成人型多囊肾，人群发生率为 1/20 ~ 1/1000。已知致病基因在 16 对染色体上。多见于成人，也可发生于小儿，尤其有家族史者

【概念与概述】

- 囊肿起源于近端肾曲管，肾小球囊及肾小管。多为双侧受累而以一侧较突出，肾大小可正常，或随囊肿的发展而增大，表面不光滑。切

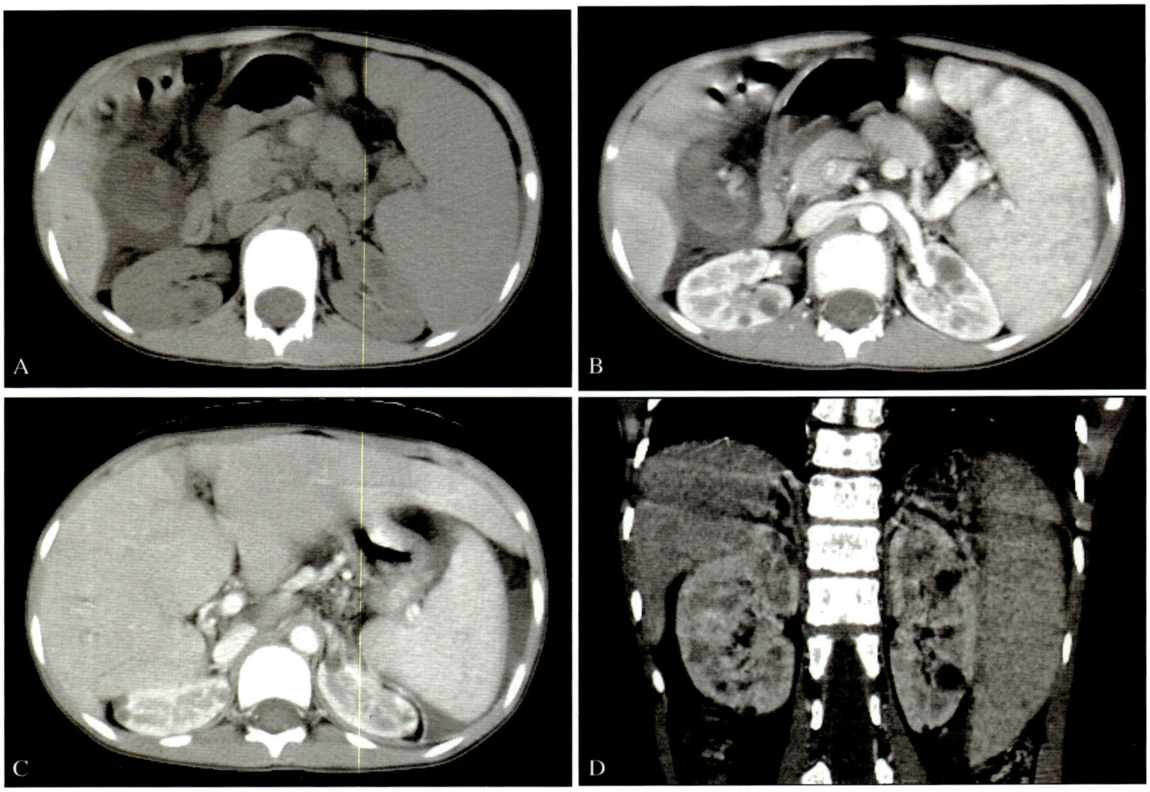

图 4-10-3 肾小管扩张伴肝纤维化

男，11 岁，发现脾大半年，进行性面色白近 1 个月。图 A 为 CT 平扫示脾大，肾内可见小囊性低密度；图 B、图 C 为 CT 增强横轴位；图 D 为冠状位重建示肾髓质密度增高，皮髓质分界清楚，肾髓内见散在囊肿，及肝硬化、脾大、门脉高压征象

面见多数大小不等的囊肿，肾实质受压影响肾功能。囊性病变也常见于肝。少数病例于胰、脾、肺、卵巢、甲状腺、睾丸、精囊内也存在囊肿，并可发生脑 Willis 血管环小动脉瘤

【临床表现】

- 临床可无症状或扪及腹部包块，或表现为肾功能不全和高血压

【影像表现】

X 线表现

- IVU 肾分泌功能大多正常。双肾可轻度增大，表面不平或不规则分叶。早期肾集合系统正常或轻度变形。晚期多数表现为肾盏漏斗部压迫变形，拉长犹似蜘蛛脚样

超声表现

- 超声可直接显示囊肿，有家族史的年幼儿，可表现为双肾增大，回声增强，类似典型婴儿型多囊肾

CT 表现

- 肾影正常或增大，轮廓较光滑或分叶，肾实质内多数分散的囊状水样密度影，境界清楚。注药后无强化。肾盂（盏）可有或无变形或拉长。囊肿内合并出血时呈现高密度。肾囊肿也可见于结节性硬化患儿（图 4-10-4）

MR 表现

- 肾轮廓不规则分叶。肾皮质和髓质内大小不等的多发性囊肿，呈蜂窝状，单纯性囊肿 T1 加权像呈低信号，T2 加权像上呈高信号，如同时有出血性囊肿时则 T1、T2 加权像可表现为混杂信号

【鉴别诊断】

- 包括一组肾双侧增大，内含低密度结节状影和肾盂肾盏受压变形的疾病，如双侧肾胚瘤、肾母细胞增生症、淋巴肉瘤、白血病。关键在区别囊性和实性病灶。参照 CT 值和 MRI 均匀的长 T1、长 T2 信号均能鉴别。婴儿型多囊肾与本病的鉴别关键在于家族史和囊肿的发展，演变。本病囊肿随年龄的增长而增大、增多，肾功能下降为特征

单纯性肾囊肿

- 单纯性肾囊肿（simple renal cysts）为发生在正常肾皮质内的单房性囊性病变，可为孤立性或多发性，分布于单侧或双侧肾内。囊肿大小悬殊，囊内含浆液性液体，壁厚 1 ～ 2mm，与肾盂肾盏间无沟通。大囊肿周围的肾实质可受压萎缩，但不合并其他泌尿系异常

【临床表现】

- 本病小儿比成人少见。临床通常无症状，偶尔有血尿，血压增高或腹部包块

【影像表现】

X 线表现

- IVU 示肾外形正常或局部外突。较大囊肿于肾实质期呈现圆形透亮区，临近肾盂肾盏可见受压移位，可见弧形压迹。位于肾两极的小于 3cm 的囊肿，IVU 可正常

超声表现

- 肾实质内见边缘光滑的透声区，后壁可见回声增强，继发感染时囊内见条状光点

CT 表现

- 单纯性肾囊肿为肾实质内边缘光滑，境界清楚之圆形薄壁低密度区。出血，感染时 CT 值增高，但无强化（图 4-10-5）

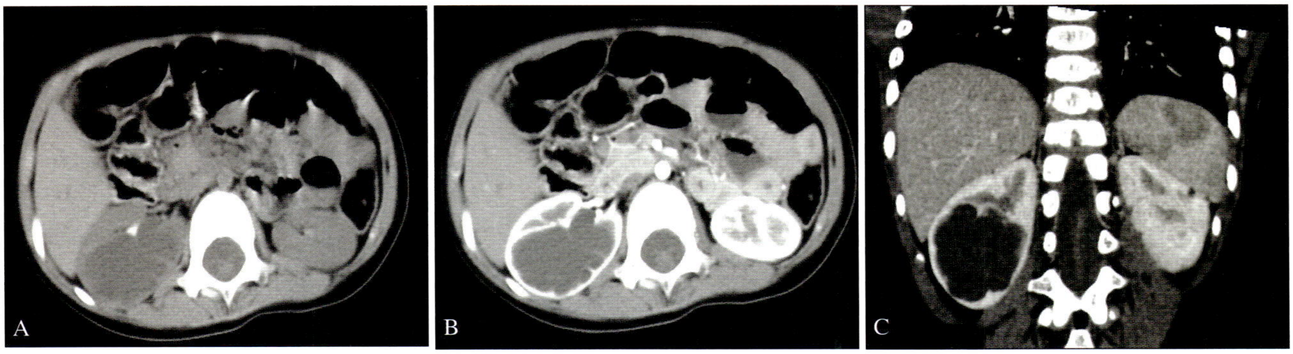

图 4-10-4　常染色体显性遗传性多囊肾

女，2 岁。图 A 为 CT 平扫，示右肾体积增大，肾实质内见囊状水样密度影；图 B、图 C 分别为 CT 增强扫描横轴位和冠状位重建，示囊肿累及肾髓质和皮质，境界清楚，无增强

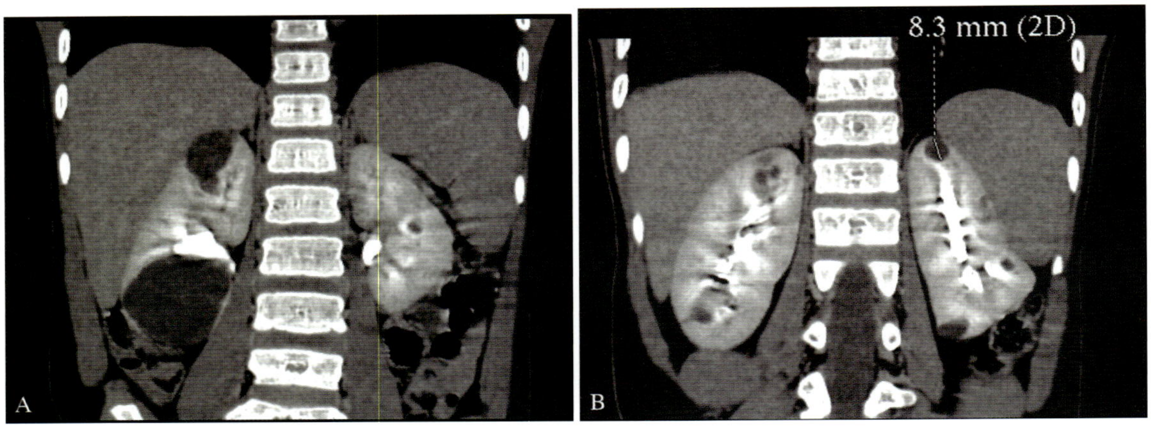

图 4-10-5 多发单纯性肾囊肿
男，6 岁。图 A、图 B 为 CT 增强扫描冠状位重建图，示双肾多发大小不等的肾皮质内囊肿

【鉴别诊断】

- 双侧多发肾囊肿，可类似成人型多囊肾，家族史可供诊断参考。肾上极单发较大肾囊肿需与重肾的上肾盂积水鉴别。后者形态不如囊肿光整。在静脉尿路造影延时照片中可见造影剂充盈。超声可区分肾囊肿与扩大肾盂

髓质海绵肾

- 髓质海绵肾（medullary sponge kidney）又称（Cacchi-Ricci 病），为非家族性疾病，以肾锥体内集合管扩张为特征，为肾髓质发育异常。发生率 1/2000 ～ 1/5000。男性较多

【概念与概述】

- 病变通常为双侧弥漫性，少数为单侧或局限于几个肾乳头。在肾锥体内扩张的集合管形成无数小囊（直径 1 ～ 3mm）或条形间隙，内含不透明胶冻样组织，钙化和结石。肝及其他泌尿器官正常。本病可发生于任何年龄，以年长儿多见

【临床表现】

- 大多无症状或有反复血尿，尿路感染，肾绞痛，病变广泛时，肾功能受损。1/3 合并高血钙症，80% 并发结石

【影像表现】

X 线表现

- 平片见肾锥体和乳头区有条状钙化和成簇小结石（< 5 ～ 10mm）。IVU 两侧肾大小正常或稍增大。大多分泌功能可。肾锥体肥大，造影剂充盈小囊呈花束或葡萄样。相邻肾小盏杯口扩大

超声表现

- 肾锥体呈强回声，结石的高回声常伴有声影。肾锥体内可见较大的囊肿

CT 表现

- CT 平扫，可清晰显示钙化、结石位于髓质内，MRI 检查显示可肾集合管形成的囊肿对肾结石帮助不大

【鉴别诊断】

- 本病肾小管钙化，结石表现需与肾小管酸中毒、高钙血症、甲状旁腺功能亢进、Cushing 氏综合征、维生素 D 中毒所致的肾髓质钙化症鉴别。本病以其特有部位的无数小结石和肾小管扩张形态为特征，结合临床、化验结果及其他骨骼改变一般不难区别
- 肾小管扩张还需与隐性遗传性多囊肾区别。后者囊肿范围比较广泛，不局限于肾锥体，罕见囊内结石而有肝纤维化等改变，有助于鉴别
- 应该注意，高血钙症伴有多量肾小管钙化或结石形成时可出现髓质海绵肾样的改变
- 此外，许多综合征可伴发肾囊肿，如结节硬化症，Jeune's 综合征，Von Hippol-Lindau 综合征，Ivemayk 综合征，常染色体畸形（13，18 三体，Turner 综合征）等
- 获得性肾囊性疾病，终末期肾疾病患儿，长期肾透析，容易发生肾囊肿，囊肿多位于肾皮质亦可累及髓质，通常双侧多发，患肾一般较小，囊肿较大时，肾影增大。囊性肾内可并发多发的良、恶性小肿瘤

诊断与鉴别诊断精要

- 肾囊肿性疾病主要包括：①常染色体隐性遗传性多囊肾；②常染色体显性遗传性多囊肾；③髓质海绵肾；④单纯性肾囊肿；⑤肾盂旁囊肿；⑥发生于多种综合征的肾囊肿
- 常染色体隐性遗传性多囊肾双侧肾明显增大，皮髓质分界不清，见细蜂窝样结构

重点推荐文献

[1] Schreuder MF，Westland R，van Wijk JA。Unilateral multicystic dysplastic kidney：a meta-analysis of observational studies on the incidence，associated urinary tract malformations and the contralateral kidney. Nephrol Dial Transplant，2009，24：1810-1818.

[2] Riccabona M. Urinary tract imaging in infancy. Pediatr Radiol，2009，39：S436-445.

[3] Hains DS，Bates CM，Ingraham S et al. Management and etiology of the unilateral multicystic dysplastic kidney：a review. Pediatr Nephrol，2009，24：233-241.

第 11 节 肾盂输尿管连接部梗阻

【概念与概述】

- 先天性肾盂输尿管连接部梗阻（congenital ureteropelvic junction obstruction，UPJO）为小儿肾盂积水最常见的原因。双侧发病占 10% ~ 40%。本病可合并其他泌尿系畸形。本病可见于任何年龄，约 25% 患儿在 1 岁以内。男孩多见

【病因与病理】

- 梗阻原因有局部肌纤维减少致节段性失动力，先天性管腔狭窄，局部黏膜和肌层折叠，形成瓣膜，粘连，纤维索带，或迷走血管压迫（常同时有先天性狭窄）以及继发性输尿管高位。梗阻导致肾盂肾盏不同程度扩张，肾盂往往较肾盏扩张明显，肾实质因受压缺血、萎缩、硬化

【临床表现】

- 临床主要表现为腹部逐渐胀大，一侧或双侧包块。腹痛，高血压，血尿，尿路感染多见于儿童。产伤或外伤可致肾破裂，出现腹水，尿瘤

【影像表现】

X 线表现

- 有肾功能存在时 IVU 显示肾实质期延长，压缩的肾集合管内滞留的造影剂构成浅淡的多个半圆形致密影（厚为 3 ~ 5mm），含尿的肾盂区相对透亮，形成特征的“花边征”，具有一定的诊断意义。随造影剂进入肾盂被尿液稀释，肾区密度增高而“花边征”消失 。延迟照片可逐渐显示印潭样分布在增大肾盂外围的囊状或半月形肾盏，肾盂境界常不清，观察不到输尿管。梗阻较轻者见肾影增大，肾实质变薄（7 ~ 10mm）。肾小盏杯口消失，肾盂扩张。俯卧位照片可见肾盂输尿管连接部狭窄、扭曲，造影剂排空延迟。在极严重的梗阻，IVU 仅于肾区显示椭圆形均匀一致水样密度的软组织影。巨大肾外型肾积水常越过中线，其外上方有时见扩张成囊的肾盏。如有尿性腹水的新生儿在延迟照片中有的可见造影剂外溢，形成尿瘤（图 4-11-1）

超声表现

- 肾增大，肾实质变薄，肾盂肾盏扩张成花盘样无回声。严重积水时，肾实质菲薄，显示不清。特征性的表现为远端输尿管不扩张。二维扫描对明确梗阻部位鉴别肾积水和多房性肾囊肿有帮助

CT 表现

- CT 主要用于巨大肾积水 IVU 显示不清或超声检查有疑问病例。CT 平扫，肾区见巨大卵圆形或宽带低密度囊性病变，壁薄而均匀

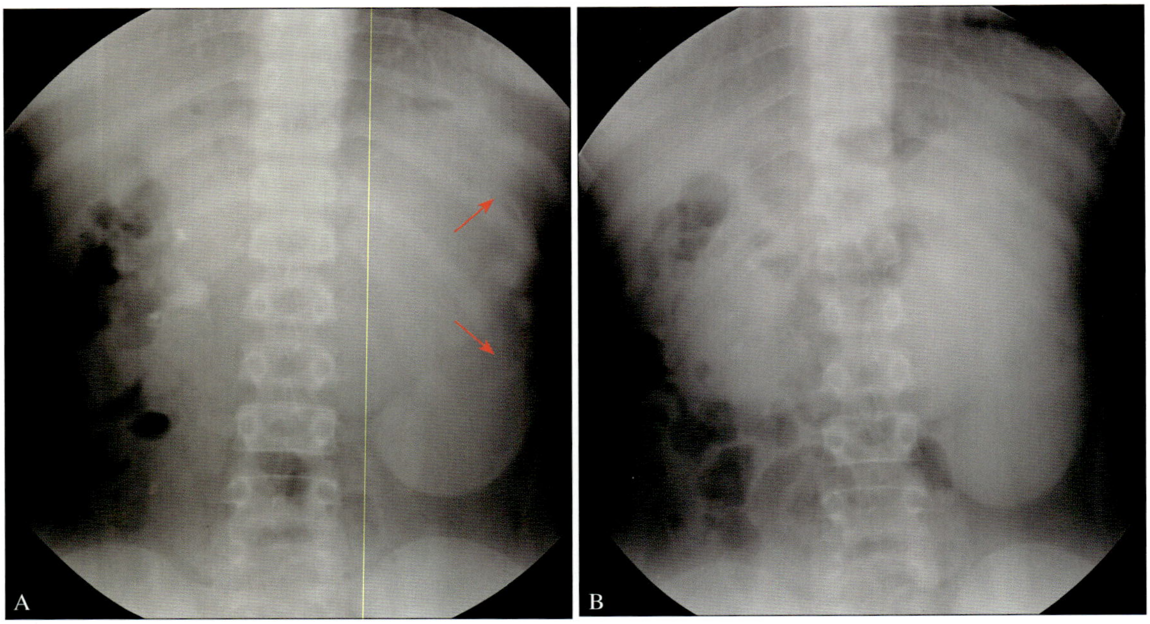

图 4-11-1 肾盂肾盂输尿管连接部梗阻
男，12 岁，间歇性腹痛伴恶心呕吐半年。图 A、图 B 为 IVU 10 分钟和 120 分钟摄片，示左侧巨大肾盂积水。图 A 示花边征（红箭）；图 B 肾区密度增高而“花边征”消失

（< 3mm），向前向内突出可超过中线，为扩大的肾盂，细查周边部壁稍厚，或有少数带状或新月形薄壁低密度影，为受压扁平的肾盏。肾实质于注药后可有轻度强化。梗阻较轻或时间较短的病例可见患肾影增大、中心性大囊状肾盂和外侧边缘区小囊状肾盏构成花砚盘形态。肾实质减薄或可见边缘性花边样强化。肾实质期延长。肾盂显影期推迟。一般看不到输尿管影（图 4-11-2）

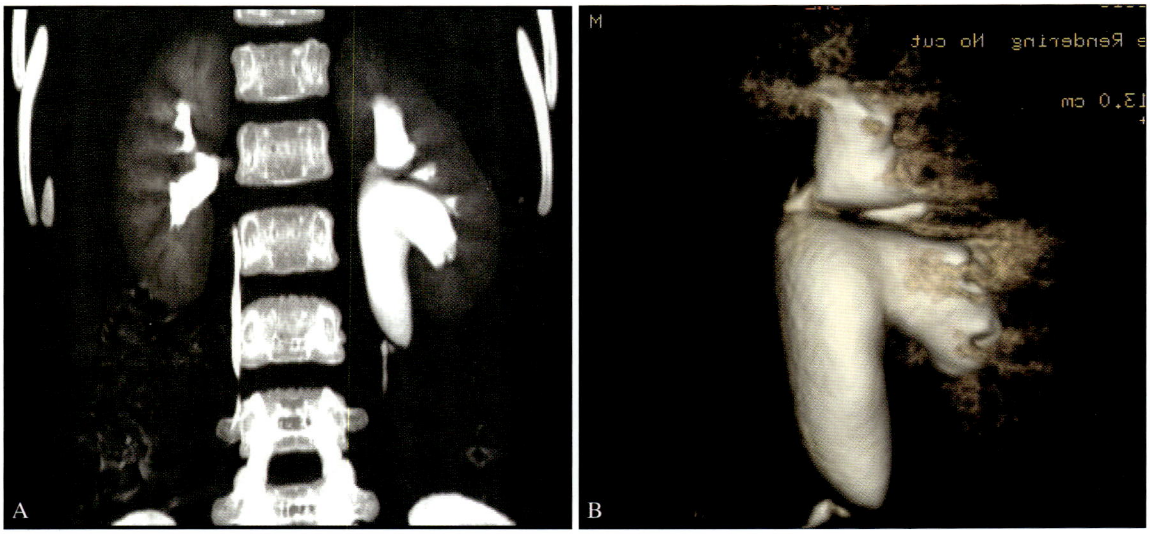

图 4-11-2 肾盂输尿管交界处梗阻
男，6 岁，增强 CT 重建可清楚显示肾外型肾盂积水，肾盂输尿管交界处狭窄（UPJO）

MR 表现

- 用于碘过敏的患儿，SE 序列 T1 加权像横轴位或冠状位扫描，可清楚显示低信号巨囊状扩大的肾盂和周边肾盏，贴近高信号脂肪囊的薄层具中等信号的肾实质。在重度病例不能分辨皮髓质结构。同时看不到扩张的输尿管。MRU 可显示输尿管梗阻部位。（图 4-11-3）

【鉴别诊断】

- 肾多房性囊性病变
- 下尿路梗阻性肾盂积水

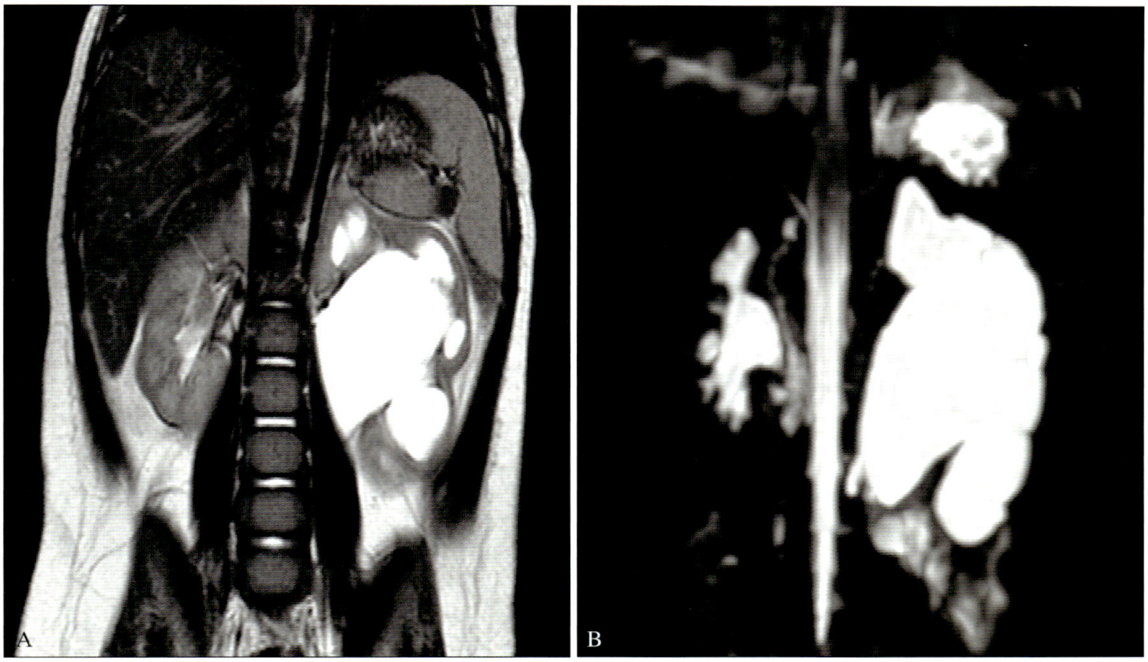

图 4-11-3 肾盂输尿管交界处梗阻

男，7 个月，产前 B 超发现左肾积水。图 A 为冠状位 T2WI 示左肾增大，肾盂明显扩张，肾盏呈囊状扩张，杯口消失，肾实质受压变薄，皮髓质分界不清；图 B 为 MRU 示左侧肾积水，未见输尿管扩张，同时可见右肾轻度积水

诊断与鉴别诊断精要

- 肾影增大、中心性大囊状肾盂，肾实质减薄，肾盂显影期推迟。一般看不到输尿管影

重点推荐文献

[1] Grattan-Smith JD，Little SB，Jones RA. MR urography evaluation of obstructive uropathy. Pediatr Radiol，2008，38：S49-69.

[2] Kirsch AJ，Grattan-Smith JD，Molitierno JA Jr. The role of magnetic resonance imaging in pediatric urology. Curr Opin Urol，2006，16：283-290.

[3] Khrichenko D，Darge K. Functional analysis in MR urography-made simple. Pediatr Radiol，2010，40：182-199.

[4] Huang WY，Peters CA，Zurakowski D et al. Renal biopsy in congenital ureteropelvic junction obstruction：evidence for parenchymal maldevelopment. Kidney Int，2006，69：137-143.

第 12 节 先天性巨肾盏畸形

【概念与概述】

先天性巨肾盏畸形（congenital megacalices）是因肾髓质锥体发育不良引起的局部肾盏扩大，临床多无症状。IVU 示局部肾盏呈球形或囊状扩张，漏斗部变短并增宽，输尿管及膀胱正常。无尿路梗阻或膀胱输尿管反流征象。病变可累及单个或多个肾盏，单侧或双侧肾。本病肾实质正常或略增厚，无局限性凹陷及肾盏颈部狭窄，因而与慢性肾盂肾炎表现不同

重点推荐文献

[1] Grattan-Smith JD，Little SB，Jones RA. MR urography evaluation of obstructive uropathy. Pediatr Radiol，2008，38：S49-69.

第 13 节 肾盏憩室

【概念与概述】

- 肾盏憩室（calyceal diverticulum）一般为单发，亦可多发。常见于慢性肾盂肾炎患儿。因此，有人推测为肾盂肾炎的灶状破坏区，破坏物质排出后，肾盂上皮化生而成。由于常伴有其他先天畸形亦有人认为是先天因素。X 线平片肾外形多无改变。IVU 显示在肾盂肾盏之外，肾乳头之间有圆形或椭圆形边缘光滑的囊状影，造影剂密度较浅，大小自数毫米至 2～3cm。有时可见与肾小盏相连的细管道影。憩室内可含有结石（图 4-13-1）

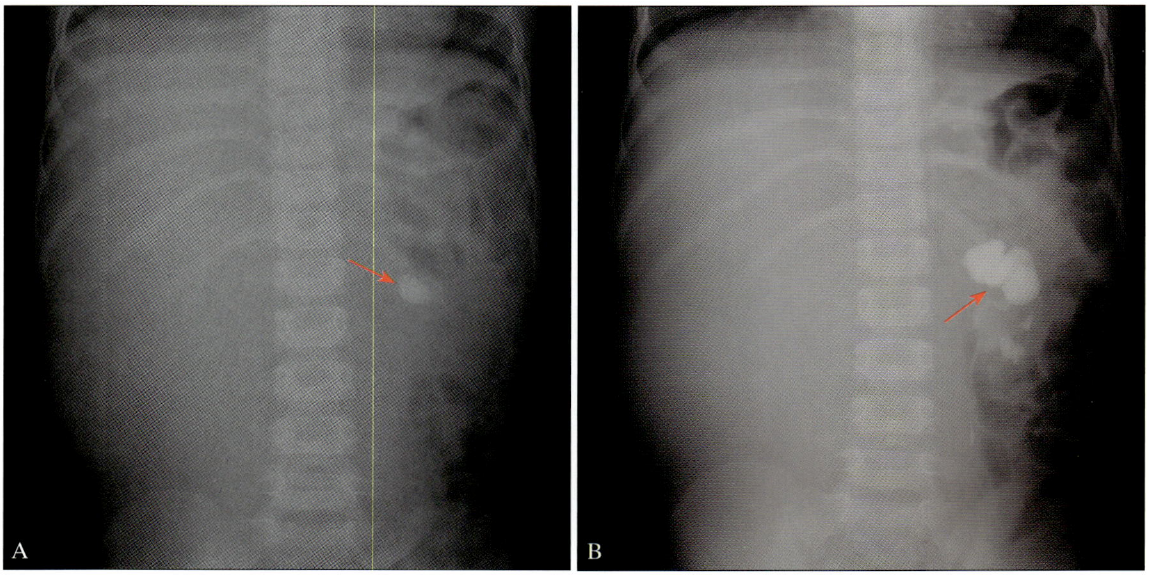

图 4-13-1 肾盏憩室

男，6 岁。图 A 为泌尿系统平片示左侧肾区卵圆形高密度结石影（红箭）；图 B 为 IVU 120 分钟摄片示左肾盂肾盏之外，肾乳头之间有类圆形囊状影，边缘光滑（红箭）。手术证实为肾盏憩室并结石

重点推荐文献

[1] Barakat AJ and Drougas JG. Occurrence of congenital abnormalities of kidney and urinary tract in 13，775 autopsies. Urology，1991，38：347-350.

[2] Daneman A and Alton DJ. Radiographic manifestations of renal anomalies. Radiol Clin North Am，1991，29：351-363.

第 14 节　肾盂及输尿管重复畸形

【概念与概述】

- 肾盂及输尿管重复畸形（pelvouerteral duplication）为常见的泌尿系先天畸形之一。尸检中每 125 人中有 1 例

【病因与病理】

- 为胚胎期输尿管芽过度分支异常。10% ～ 42% 的病例并发其他泌尿系畸形。有家族发病倾向。患肾较长，表面常有凹痕。上半肾占全肾的 15% ～ 20%，常有积水和发育不良，其所连接的输尿管常有开口异位、输尿管囊肿及膀胱输尿管反流（VUR）。下半肾盂可并发输尿管膀胱连接部（UVJ）狭窄，VUR 时也可有扩张。双输尿管分为四型（图 4-14-1）：①分支状肾盂单输尿管。②上部为两根中部合成一根输尿管为 Y 型输尿管，为部分型双输尿管畸形（图 4-14-2）。③两根输尿管在接近膀胱处或进入膀胱壁合成一根为 V 型输尿管为不完全性双输尿管畸形。④完全型双输尿管，通常上部肾盂输尿管开口于下部输尿管开口的内下方，其中之一可为盲端，多与上肾盂相连，可形成巨大输尿管

【临床表现】

- 临床多无症状，有并发症时可产生发热，血尿，脓尿，腹痛，滴尿等症状，合并积水时，腹部可及包块

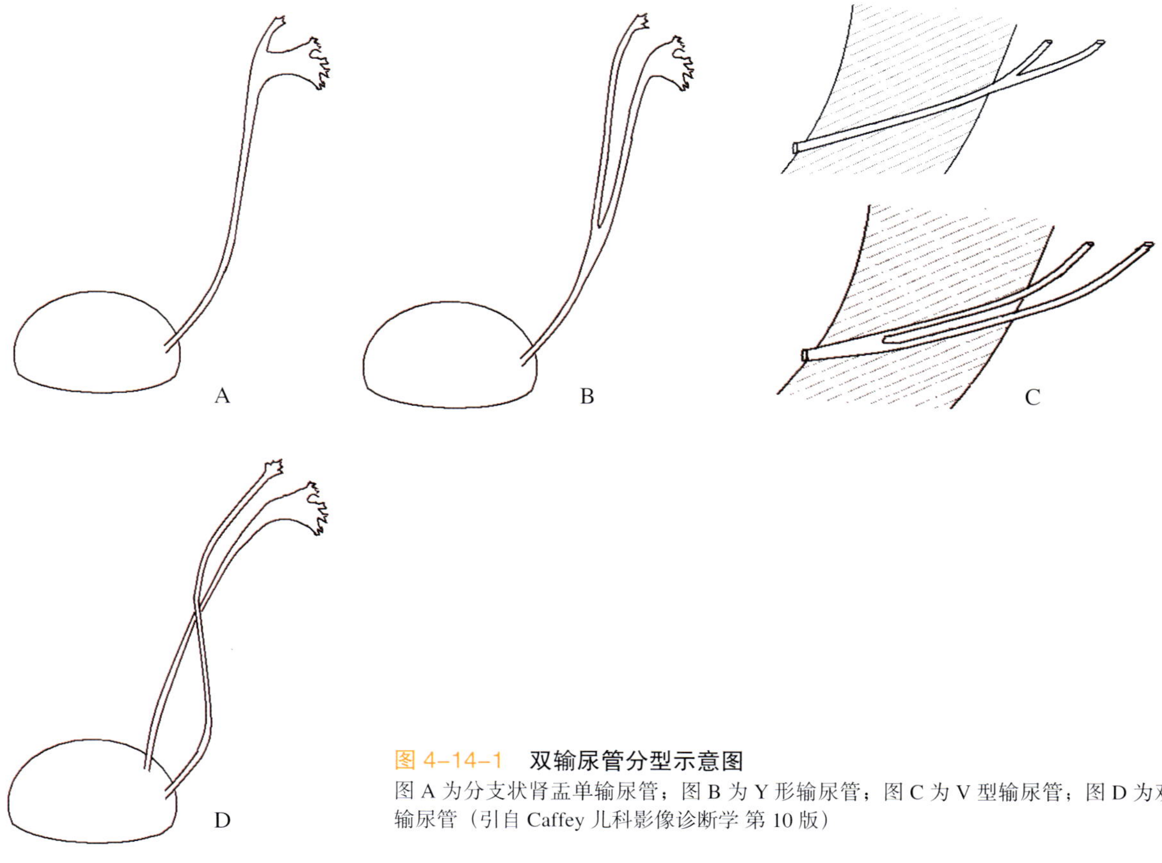

图 4-14-1　双输尿管分型示意图

图 A 为分支状肾盂单输尿管；图 B 为 Y 形输尿管；图 C 为 V 型输尿管；图 D 为双输尿管（引自 Caffey 儿科影像诊断学 第 10 版）

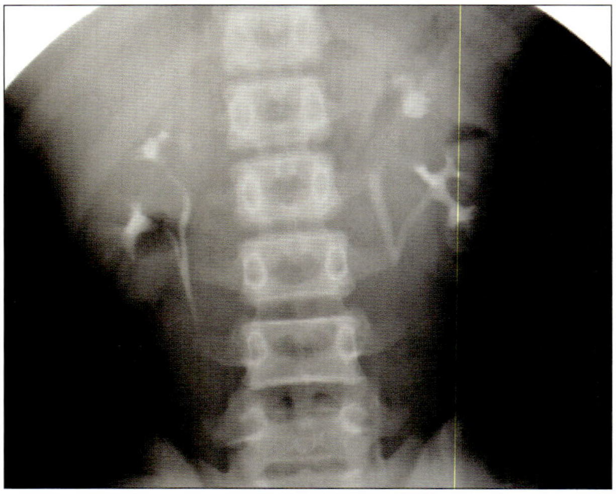

图 4-14-2 双侧肾盂及输尿管重复畸形，双侧 Y 型输尿管
男，12 岁，2 年来排尿困难。IVU 示双侧重肾合并 Y 形输尿管

【影像表现】

X 线表现

- IVU 肾可不同程度增大，无并发症时重复肾常较正常长 1 ~ 3cm，但宽径改变不大
  - 上肾盂形态可为：①小肾盂，肾盏数少，类似发育不完全肾；②管型或杵状，单肾盏肾犹如输尿管之延续；③囊状扩张示肾盂积水，可能有输尿管狭窄，VUR；④不显影，重度积水时可从下肾盂的形态位置来提示双肾盂的存在。重肾的上半肾一般较下半肾小，肾盏数少，下肾盂肾盏发育较上半肾差者少见
  - 下肾盏特点为：①肾盏数目减少；②下肾盂位置偏外下方，上肾盏短宽，指向外下侧，类似凋谢花朵；③当上部肾盂和输尿管重度积水迂曲时形成包块，下肾盂肾盏被推挤至包块外侧，形态可接近正常；④少数病例下肾盂输尿管巨大积水
  - 本病可双侧发生，两侧畸形可不对称。并发膀胱外输尿管开口异位时可见输尿管远端向下越过三角区沿膀胱壁下行，输尿管囊肿可在膀胱内形成充盈缺损（图 4-14-3，图 4-14-4，图 4-14-5A）

CT 和 MR 表现

- CT 和 MR 主要用于上肾盏不显影或伴巨输尿管病例（图 4-14-5）。CECT 可显示两个分离的肾盂系统和两个输尿管。上肾盂输尿管积水时显示扩张的输尿管沿腰大肌前方外或内侧下行至膀胱后外形成囊状影。巨大输尿管迂曲

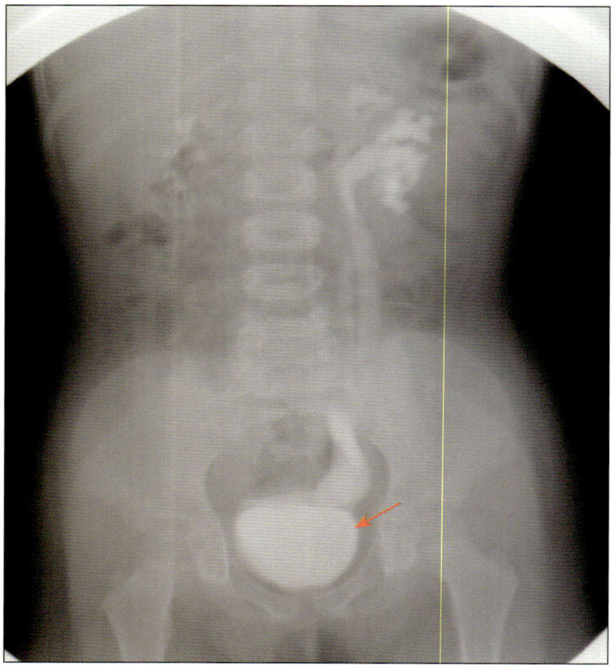

图 4-14-3 左侧重肾及双输尿管，下半肾原位输尿管囊肿
女，4 岁。IVU 示左侧重肾，上半肾小。上下半肾及输尿管积水，下半肾原位输尿管囊肿（红箭）

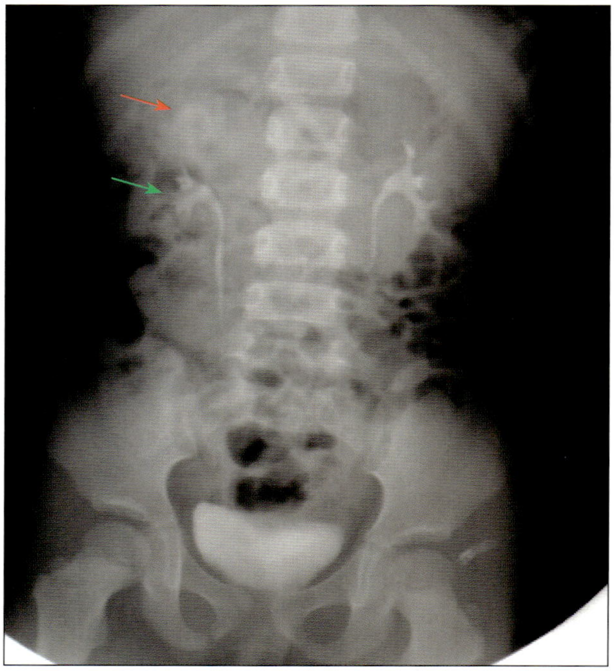

图 4-14-4 右侧重肾，上半肾积水
女，4 岁。IVU 示右侧重肾，上半肾积水（红箭），下半肾向外下方移位似凋谢花朵（绿箭）

增粗类似肠管状但壁较薄。合并输尿管囊肿患儿有时可显示膀胱输尿管开口部小囊肿突入膀胱内形成光滑的类圆形或分叶状的低密度区，CT 值同尿液。在尿液的衬托下可显示囊壁。发育不良的上半肾则于肾的上部表现为发育不完全性或发育不良性小肾（图 4-14-6）

【鉴别诊断】

- IVU 于上肾盂不显影时，下肾盂发育较好，并向外下方移位，肾盏数目无明显减少常常不能区分肾上部占位，超声、CT 和 MRI 均可明确病变性质

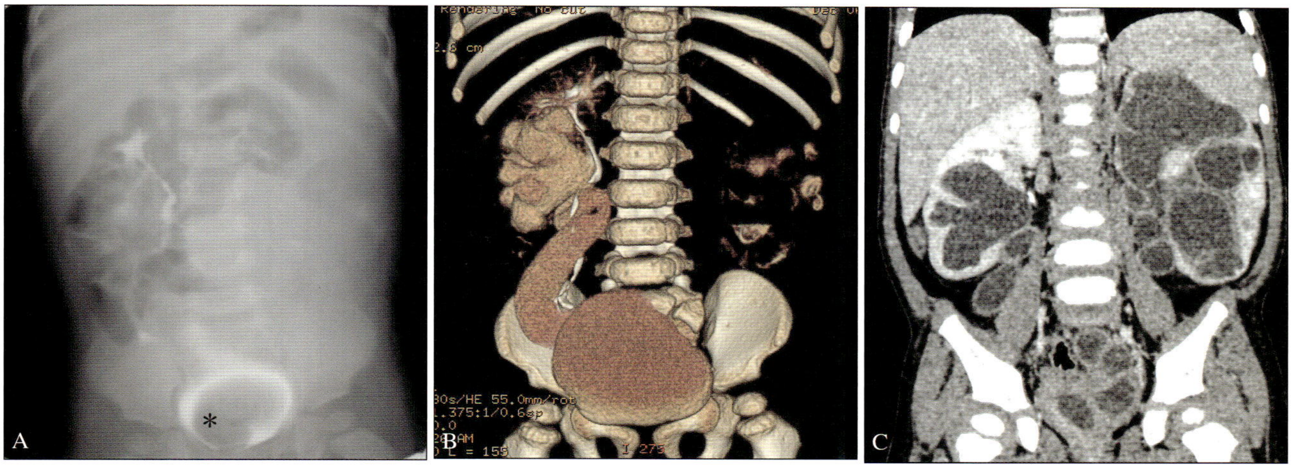

图 4-14-5 **右侧重肾、双输尿管，右下半肾输尿管积水、左肾输尿管积水**

女，8 个月，腹胀 14 小时。图 A 为 IVU 示右侧重肾畸形，上半肾输尿管迂曲无明显扩张，下半肾肾盂输尿管积水，巨大输尿管囊肿（黑星号）。左侧花边征，提示巨大肾盂积水；图 B 为 CT 增强三维重建示可清晰显示下半肾及输尿管积水，并输尿管囊肿；图 C 为 CT 增强冠状位二维重建显示右侧重肾，下半肾及输尿管积水，左侧肾盂输尿管积水，肾实质受压变薄，显影延迟

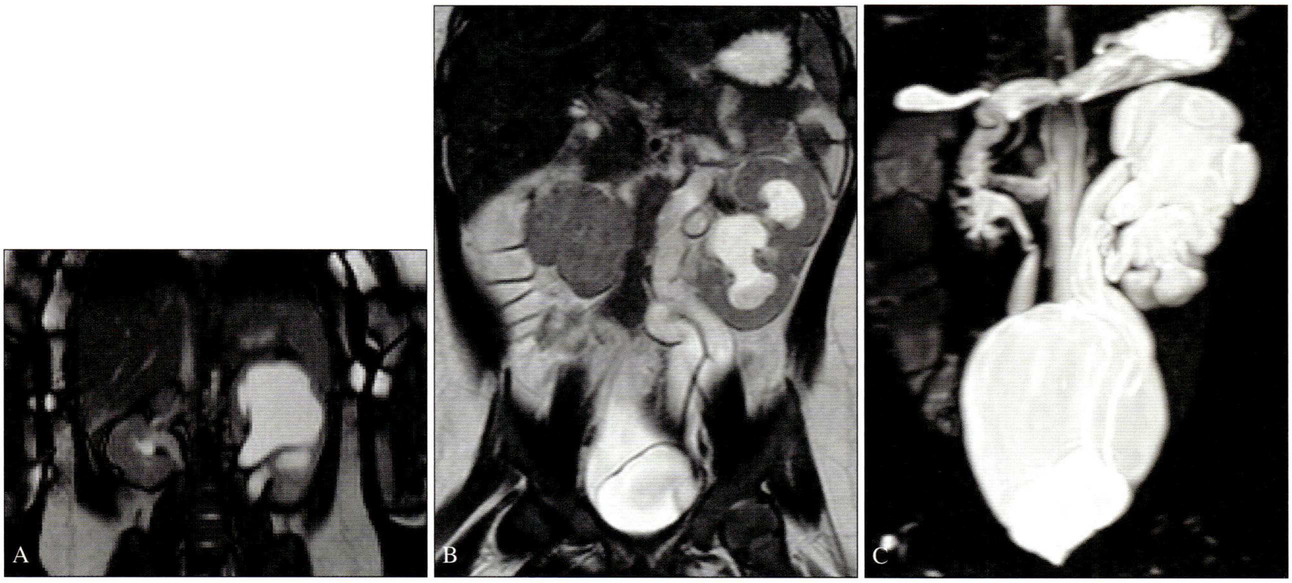

图 4-14-6 **左侧重肾、双输尿管畸形**

女，3 个月，反复泌尿系统感染。图 A、图 B 为 T2WI 冠状位；图 C 为 MRU 示左侧重肾、双输尿管畸形。左侧上、下半肾、输尿管积水，左侧上半肾异位输尿管囊肿。右肾呈分叶状

诊断与鉴别诊断精要

- 上半肾常有积水和发育不良，其所连接的输尿管常有开口异位、输尿管囊肿及膀胱输尿管反流

重点推荐文献

[1] Akay H，Akpinar E，Ergun O et al. Unenhanced multidetector CT evaluation of urinary stones and secondary signs in pediatric patients. Diagn Interv Radiol，2006，12：147-150.
[2] Zissin R，Apter S，Yaffe D，et al. Renal duplication with associated complications in adults：CT findings in 26 cases. Clin Radiol，2001，56：58-63.
[3] Grattan-Smith JD，Little SB，Jones RA. Evaluation of reflux nephropathy，pyelonephritis and renal dysplasia. Pediatr Radiol，2008，38：S83-105.

第 15 节 输尿管开口异位

【概念与概述】

- 胚胎期输尿管芽的发生异常可造成输尿管畸形，正常输尿管开口位于膀胱三角区两上侧角，若开口于其他部位称为输尿管开口异位（ectopic ureter）。可发生在膀胱内或膀胱外，多为单发。膀胱内开口异位在正常开口的外上或内下方，膀胱外开口异位多位于膀胱颈部、尿道、前庭，少数位于阴道，子宫，精囊，直肠等。本病常伴发重肾双输尿管畸形（占 3/4）、异位肾、马蹄肾等肾发育异常、输尿管闭锁等。对侧的肾、输尿管也可以并发各种畸形

【临床表现】

- 本病好发于女性。患儿出生后有正常排尿及滴尿。双侧开口异位时无成泡尿。常有反复泌尿系感染。伴发肾积水，马蹄肾，异位肾者腹部可触及包块

【影像表现】

X 线表现

- IVU 显示开口异位的输尿管所连接的肾常有发育不良或肾畸形。重肾开口异位的输尿管多与上半肾相连。由于异位开口多有狭窄，输尿管可有不同程度的扩张及肾盂积水，输尿管下端越过膀胱底部下行，有时可见与尿道相连（图 4-15-1）。膀胱内异位开口可合并输尿管囊肿。双侧输尿管开口异位于膀胱外时，膀胱不显影。如双侧输尿管口位于膀胱颈或尿道近端，因常伴有膀胱三角区与膀胱底发育不良致膀胱颈宽，内括约肌畸形使尿道宽短，几乎均见于女孩。疑有输尿管开口异位，肾盂未显影时，可行逆行造影。但由于异位开口不易寻找或管口狭窄，插管多较困难。重肾上半肾积水时，亦可行肾盂穿刺造影显示输尿管开口

CTU

- 利用曲面及多平面重建技术可以在一幅图上显示尿路的全貌。直观地显示重肾，发育不良的肾，异位肾及异位开口的输尿管（图 4-15-2）

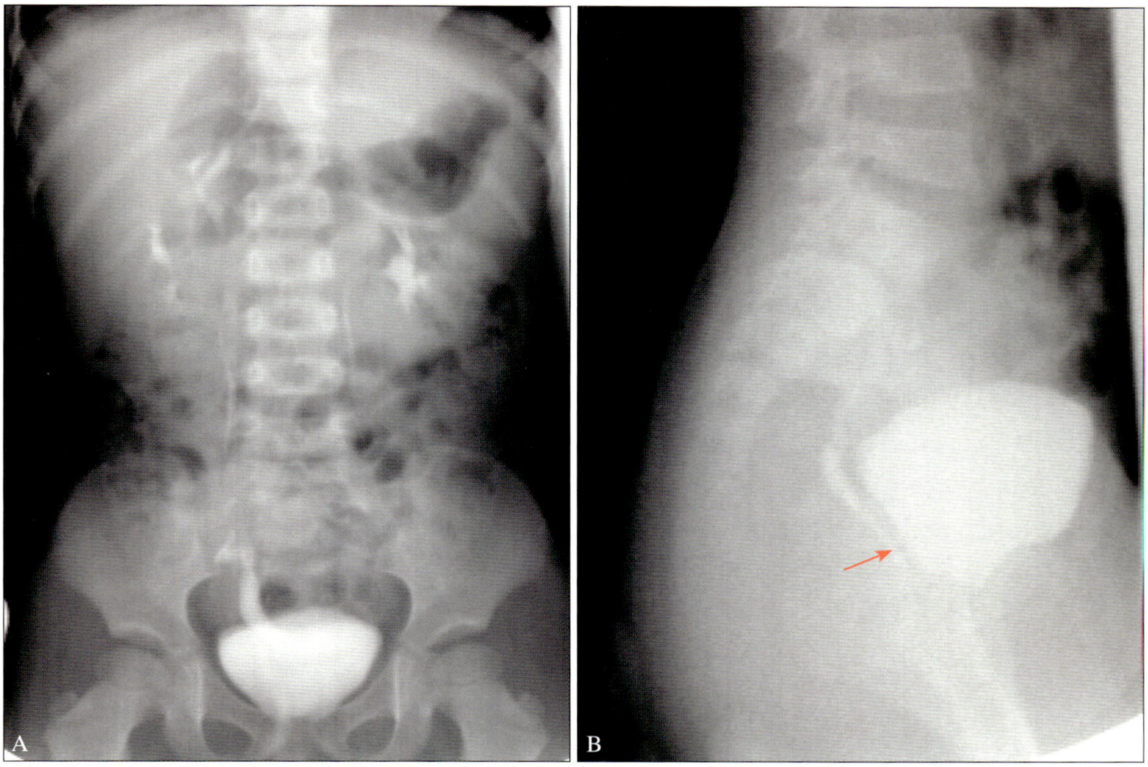

图 4-15-1　输尿管开口异位
女，3 岁。有成泡尿伴滴尿 2 年。IVU 示输尿管开口异位。右重肾，上半肾输尿管远端增粗，走行迂曲（图 A），其开口异位于膀胱下方（图 B 红箭）

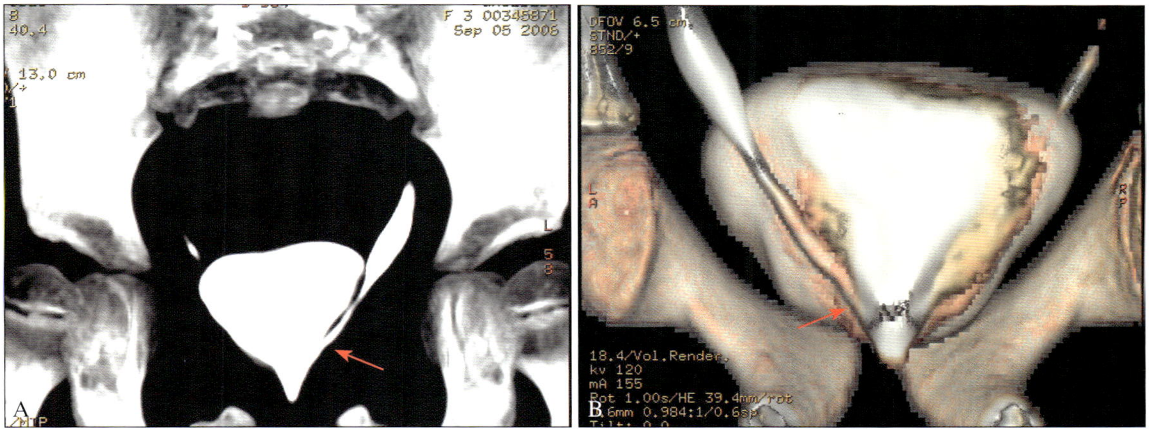

图 4-15-2　输尿管开口异位
女，3 岁，生后成泡尿并滴尿。增强 CT 扫描图，A 为冠状位二维重建，示左侧输尿管开口于膀胱颈（红箭）；图 B 为三维表面重建背侧观可直观显示左侧输尿管开口异位（红箭）

诊断与鉴别诊断精要

- 开口异位的输尿管所连接的肾常有发育不良。重肾开口异位的输尿管多与上半肾相连。输尿管可有不同程度的扩张

重点推荐文献

[1] Grattan-Smith JD，Little SB，Jones RA. MR urography evaluation of obstructive uropathy. Pediatr Radiol，2008，38：S49-69.

[2] Kirsch AJ，Grattan-Smith JD，Molitierno JA Jr. The role of magnetic resonance imaging in pediatric urology. Curr Opin Urol 2006；16：283-290.

[3] Khrichenko D，Darge K. Functional analysis in MR urography-made simple. Pediatr Radiol，2010，40：182-199.

第 16 节 输尿管囊肿

【概念与概述】

- 输尿管囊肿（ureterocele）也称输尿管膨出，指膀胱内黏膜下段输尿管末端的囊性扩张，外被膀胱黏膜，内衬输尿管黏膜，中间为薄层肌肉。输尿管囊肿形成的成因可能与胚胎性梗阻，输尿管进入尿生殖窦的延迟吸收，输尿管芽分化异常以及膨出部的肌纤维缺乏等有关（图 4-16-1）

【病因与病理】

- 根据输尿管囊肿的位置及开口情况分为 4 型：1 型，单纯输尿管囊肿，开口部接近正常，小儿较少见；2 型，异位输尿管囊肿，开口在膀胱三角区外或尿道内；3 型，输尿管囊肿自尿道口脱出，女孩多见；4 型，盲端型，出生时肾已有严重破坏。输尿管囊肿大小可自 1 ~ 2cm 至占满整个膀胱，双侧发病约占 15%，约 75% 病例伴重肾双输尿管畸形，两侧发病率相似

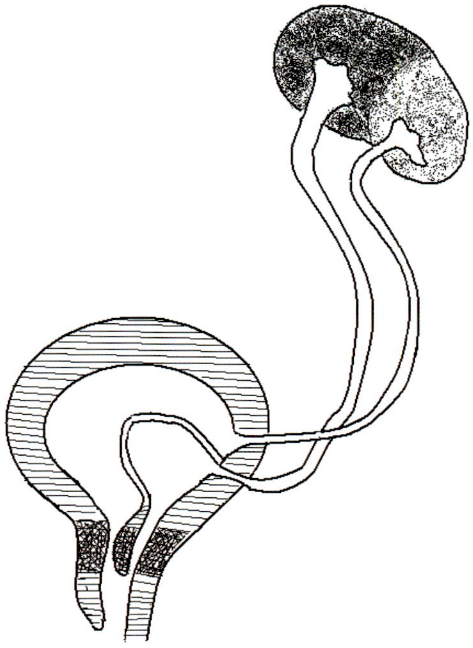

图 4-16-1 异位输尿管囊肿示意图
左侧重肾，上半肾输尿管囊肿，开口位于膀胱颈部，下半肾输尿管开口于膀胱三角区

【临床表现】

- 本病多见于女孩，可有排尿困难，尿失禁，反复尿路感染，血尿等症状，长期梗阻及尿路感染可导致肾功能损害

【影像表现】

X 线表现 IVU 及 VCUG

- 单纯性输尿管囊肿一般较小，位于正常输尿管开口处，含尿液时囊呈单或双侧椭圆形透亮影，IVU 充盈造影剂时连接轻度扩张的输尿管形成“蛇头”状改变（图 4-16-2，图 4-16-3）。与膀胱内造影剂对比下勾出环形透亮的薄壁。肾盂多无畸形，肾功能较好。因本病 3/4 患儿同时有重肾双输尿管，且与输尿管囊肿相连的肾盂输尿管多数伴不同程度积水。异位输尿管囊肿在膀胱内呈圆形或椭圆形边缘光滑的充盈缺损，少数呈分叶状，在膀胱底部偏一侧并有广底相连（图 4-16-4A，B）。囊肿较大时难以判断来自哪侧或是否为双侧性。该型常见于重肾和双输尿管畸形且与上半肾盂输尿管相连，脱出型者可见低密度影延续至膀胱颈和尿道，且与上半肾盂输尿管相连。因此凡 IVU 有重肾及上半肾功能不良者可提示为囊肿所在侧。小的囊肿如用高浓度造影剂常被遮掩。膀胱内高压也可使囊肿萎陷或内翻值得注意

US 表现

- 显示附着于膀胱后外壁的大小不等之膀胱内薄壁囊肿，显示“囊内囊”征象且与同侧发现重肾上半肾囊性病变和双输尿管同时可以诊断双侧上尿路及肾实质情况

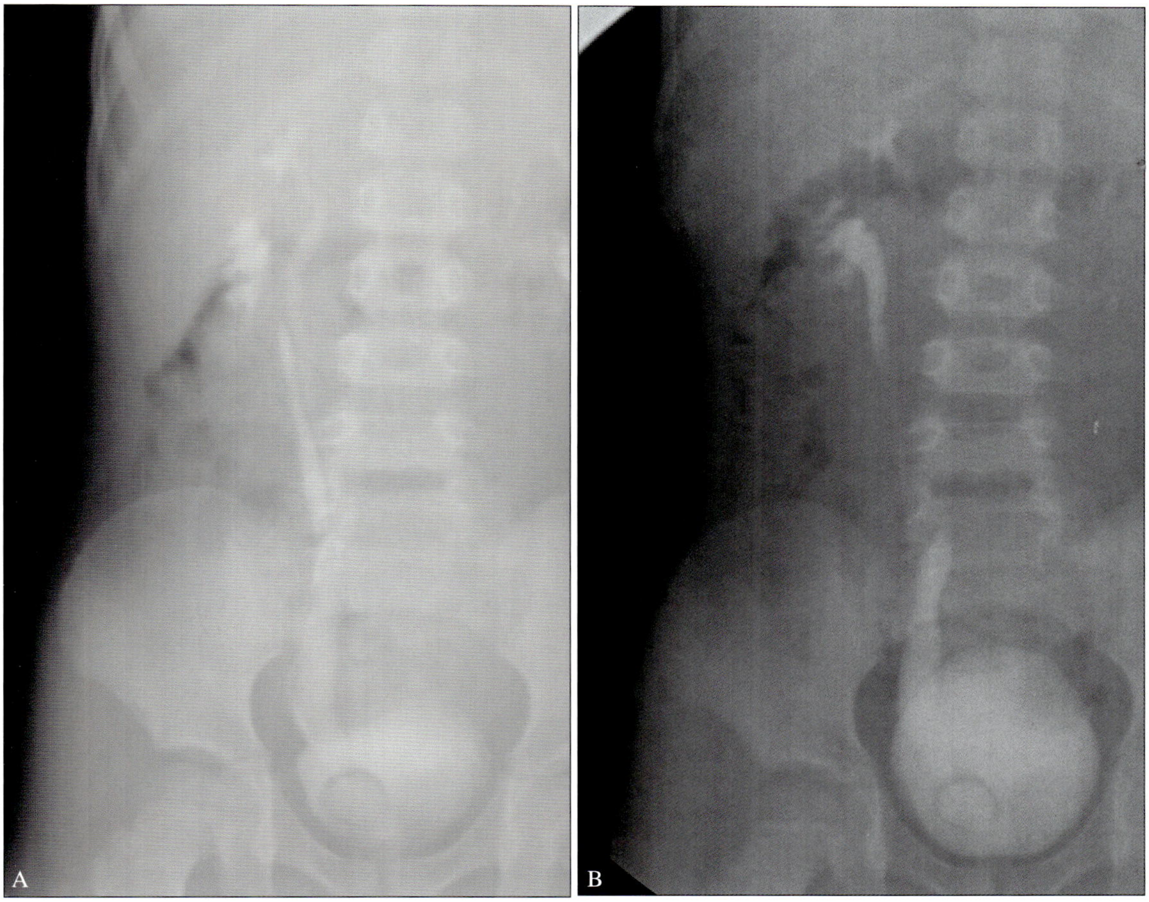

图 4-16-2　右侧原位输尿管囊肿

男，5 岁。图 A、图 B 为 IVU 检查，示右侧重肾、双输尿管，右上半肾输尿管囊肿，右侧双输尿管，偶见全程显影

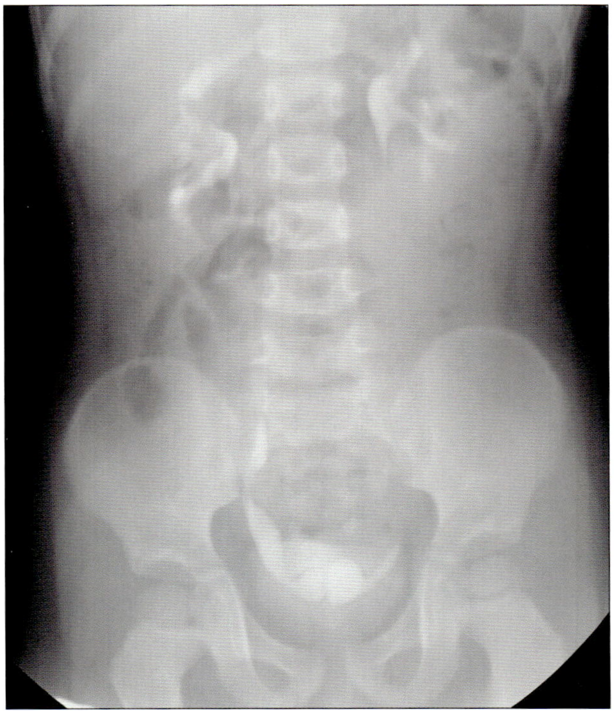

图 4-16-3　双侧原位输尿管囊肿

男，3 岁。IVU 示双侧肾及输尿管积水，合并双侧原位输尿管囊肿

CECT 或 MR 表现

- 主要用于观察上尿路肾无分泌功能的患儿。横轴或冠状位扫描直接观察肾发育情况和肾盂输尿管积液，尤其盲端型者。输尿管囊肿主要表现为附着于膀胱底部后外壁的大小不等的低密度或长 T1 长 T2 信号的薄壁囊肿，构成“囊内囊”征象（图 4-16-4C-E）

【鉴别诊断】

- 分叶状输尿管囊肿需与膀胱内血块，横纹肌肉瘤，肿瘤样膀胱炎鉴别

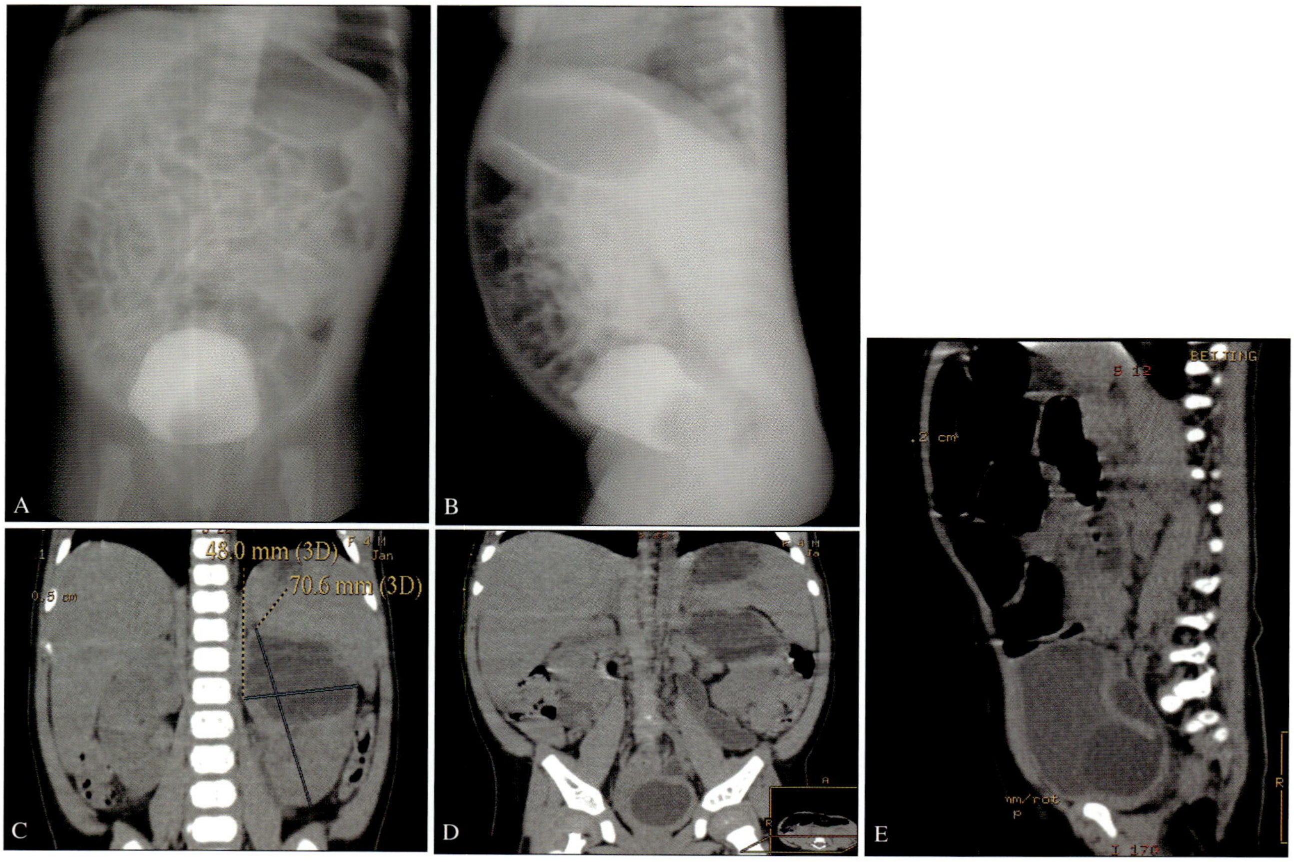

图 4-16-4 **左侧异位输尿管囊肿，并左上半肾积水**
女，4 个月。图 A、图 B 为 VCUG 检查，示左侧输尿管囊肿，未见反流征象；图 C ~ E 为 CT 二维重建，示左侧重肾，上半肾及其输尿管积水、异位输尿管囊肿

诊断与鉴别诊断精要

- 输尿管囊肿在膀胱内呈圆形或椭圆形边缘光滑的充盈缺损，形成“蛇头”状改变

重点推荐文献

[1] Grattan-Smith JD，Jones RA。MR urography in children. Pediatr Radiol，2006，36：1119-1132.

[2] Grattan-Smith JD，Little SB，Jones RA. MR urography evaluation of obstructive uropathy. Pediatr Radiol，2008，38：S49-69.

[3] Kirsch AJ，Grattan-Smith JD，Molitierno JA Jr. The role of magnetic resonance imaging in pediatric urology. Curr Opin Urol，2006，16：283-290.

第 17 节　输尿管位置异常

【概念与概述】

- 下腔静脉后输尿管：下腔静脉后输尿管（retrocaval or circumcaval ureter）是因下腔静脉（IVC）发育异常所致。本病 1500 例尸检中有一例。男性较多

【病因与病理】

- 下腔静脉的发生与胚胎后主静脉，下主静脉和上主静脉有关。三对静脉的分支相互间吻合，在两侧形成静脉环。后肾自骨盆上行时，穿过静脉环至腰部，故称之为肾环，输尿管从中穿行。正常情况下后主静脉退化，其血循环由上下主静脉及其分支负担，下腔静脉构成肾环的后部，输尿管位于下腔静脉的前方。如后主静脉不退化，替代了肾环的后部，肾环前部成为下腔静脉，输尿管异位于下腔静脉的后方。经中线走行于下腔与主动脉之间然后绕到腔静脉前方，正常行经入膀胱（图 4-17-1）

【临床表现】

- 患儿可有腰痛，血尿，泌尿系感染，结石，或偶尔被发现

【影像表现】

X 线表现

- IVU 有两种类型，第 I 型（低位）右侧输尿管自肾盂下行，靠近 IVC 分叉的后方（腰 4 水平），输尿管弯曲内移，形成鱼钩形态（图 4-17-2）。第 Ⅱ 型，腔静脉后输尿管位于肾盂水平，较少见。输尿管异位处可合并粘连，扭转，管腔狭窄，失动力等改变。其上方尿路梗阻扩张。膀胱正常

CECT 和 MR 表现

- 增强后 CT 扫描，MRI T2WI 由于大血管的流动效应，于轴位和冠状位扫描可直观 IVC 和输尿管的关系

髂动脉后输尿管

【概念与概述】

- 髂动脉后输尿管（retroiliac ureter）或称输尿管前髂动脉。可发生于单或双侧输尿管。胚胎发育异常为脐动脉原始腹支未消失，于主动脉及脐动脉远端间的背侧未形成所致（图 4-17-3）

【影像表现】

X 线表现

- IVU 显示髂动脉后输尿管一般于腰 5 水平，可见一向外下方斜行的透亮带，宽 0.5cm。侧斜位于输尿管前壁呈现切迹样改变。造影剂下行稍受阻致近端输尿管扭曲，上尿路可有轻度扩张，双侧者常较对称。必须注意正常输尿管后方髂动脉形成的压迹，也可伴近侧输尿管的轻度扩张，但于立位及俯卧位时可消失

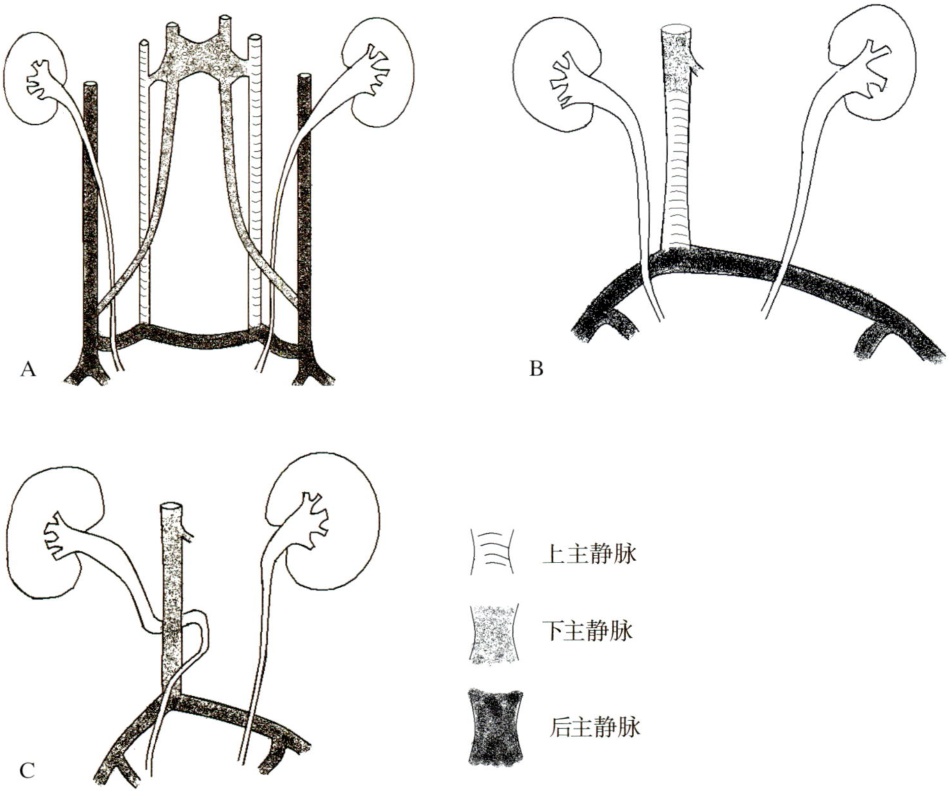

图 4-17-1 腔静脉后输尿管胚胎发育示意图
图 A 胎儿静脉环；图 B 正常下腔静脉；图 C 下腔静脉后输尿管

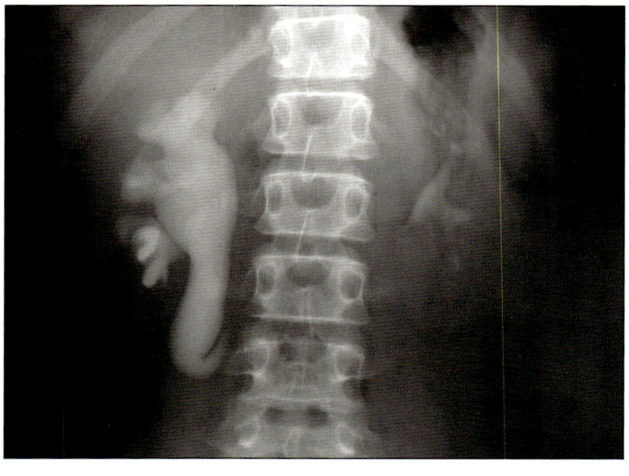

图 4-17-2 腔静脉后输尿管
IVU 显示右侧输尿管 L4 水平弯曲内移，从下腔静脉后方绕过，呈鱼钩状，再向外下进入膀胱，L4 水平以上右侧输尿管积水

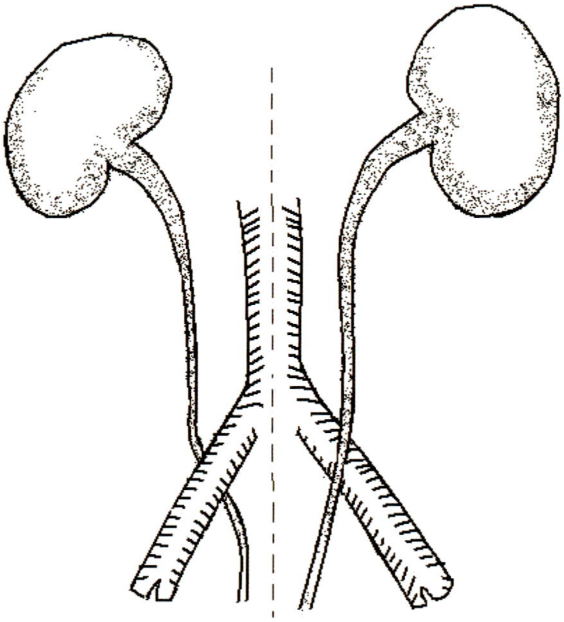

图 4-17-3 髂动脉后输尿管示意图
右侧髂动脉后输尿管，左侧正常

诊断与鉴别诊断精要

- 输尿管弯曲内移，其上方尿路梗阻扩张。膀胱正常

重点推荐文献

[1] Grattan-Smith JD, Little SB, Jones RA Evaluation of reflux nephropathy, pyelonephritis and renal dysplasia. Pediatr Radiol, 2008, 38: S83-105.
[2] Kirsch AJ, Grattan-Smith JD, Molitierno JA Jr. The role of magnetic resonance imaging in pediatric urology. Curr Opin Urol, 2006, 16: 283-290.
[3] Barakat AJ and Drougas JG. Occurrence of congenital abnormalities of kidney and urinary tract in 13, 775 autopsies. Urology, 1991, 38: 347-350.

第 18 节　先天性巨大输尿管积水

【概念与概述】

- 先天性巨大输尿管积水（congenital giant megaureter）系输尿管极度扩张、延长、迂曲，管径在正常 10 倍以上或呈 3 ~ 4 个相连的管形囊腔，输尿管远端多狭窄闭锁，输尿管近端与一无功能肾连接。本病可伴重肾双输尿管畸形

【临床表现】

- 临床症状为腹部膨胀，触及囊性分叶状包块，可并发感染。重肾病例有输尿管囊肿或异位开口，可出现排尿困难，滴尿

【影像表现】

X 线表现

- IVU 因肾多发育异常，体积小，或呈一簇葡萄状小泡，无分泌功能，于膀胱顶形成多个弧形压迹。对侧肾和集合系统正常。并发于重肾者，巨输尿管引流的多为上半肾，将下半肾肾盂肾盏推向外下方

CT 表现

- 巨大输尿管积水表现囊管形低密度腔，呈水样密度，常常超过中线，尤似扩大的肠袢，口服造影剂常可区别。肾窝内偶见发育不良的肾，注药后无强化。CT 冠状位，MRI T1 加权像或 MRU 显示腹膜后迂曲管道或连续纵行排列的囊腔具水密度及水信号。常不能显示正常肾结构。对诊断有帮助

巨输尿管症

【概念与概述】

- 巨输尿管症（megaureter）。包括一组功能性及梗阻性输尿管扩张疾病。据 1976 年国际小儿泌尿外科会议，将巨输尿管症分为反流性，梗阻性，非反流性非梗阻性三类。每一类中根据不同病因又分为原发性和继发性两个亚类。输尿管扩张可引起肾盂肾盏扩张，肾盂内压过高，出现肾内反流时可致瘢痕肾
  - 原发性巨输尿管（primary megaureter）亦称功能性巨输尿管，输尿管失松弛（ureteral achalasia）及远端无动力性输尿管。输尿管远端无器质性狭窄，组织学局部肌纤维发育不全及萎缩，胶原纤维增加，环行肌纤维增生。病变段长 3 ~ 4cm，近端输尿管扩张，肌层肥厚

【临床表现】

- 本病见于任何年龄，男性较多。通常为双侧性。临床可无症状或反复尿路感染，腹痛及血尿

【影像表现】

X 线表现

- IVU 可直接显示输尿管及肾病变（图 4-18-1）。输尿管不同程度扩张以下半段较重，其远端骤然变为短而弯曲，管径正常或稍窄，长 3cm 左右。扩张的输尿管通常较直，迂曲不明显。严重病例肾盂肾盏可有轻度扩张，肾实质变

薄。近端输尿管蠕动加强到扩张段减少。输尿管造影剂排空延缓。VCUG：示正常膀胱、尿道，偶见输尿管反流

CT 及 MRI

- 横轴位扫描可见输尿管扩张，但输尿管远端膀胱后输尿管的管径正常或狭窄。同时可了解肾盂扩张及肾实质改变，瘢痕肾。CECT 及 MRU 可显示输尿管全貌，扩张部位及程度。对输尿管远端病变 CECT 横轴位显示较清楚，观察重肾冠状位较横轴位优越

诊断与鉴别诊断精要

- 反流性巨输尿管及梗阻性巨输尿管。前者 VCUG 可显示不同程度膀胱输尿管反流，小儿最多见原发性先天性反流，指输尿管膀胱连接部防反流功能异常，无梗阻。反流性巨输尿管可继发于后尿道瓣膜和神经性膀胱。梗阻性巨输尿管 IVU 常能显示梗阻原因，如输尿管远端或输尿管膀胱交界处先天性狭窄、输尿管开口异位及囊肿。膀胱输尿管交界部（VUJ）梗阻也可继发于后尿道瓣膜及神经性膀胱，形成既有反流又有梗阻的巨输尿管。梗阻是由于输尿管壁肌肉被破坏引起。此两种巨输尿管均有明显迂曲延长等改变，不同于原发性巨输尿管，肾内反流也较多见。后者表现为自肾乳头到肾表面的细线状致密影
- 继发性非反流非梗阻性巨输尿管。指糖尿病，尿崩症，梗阻或反流性巨输尿管术后残留的输尿管扩张

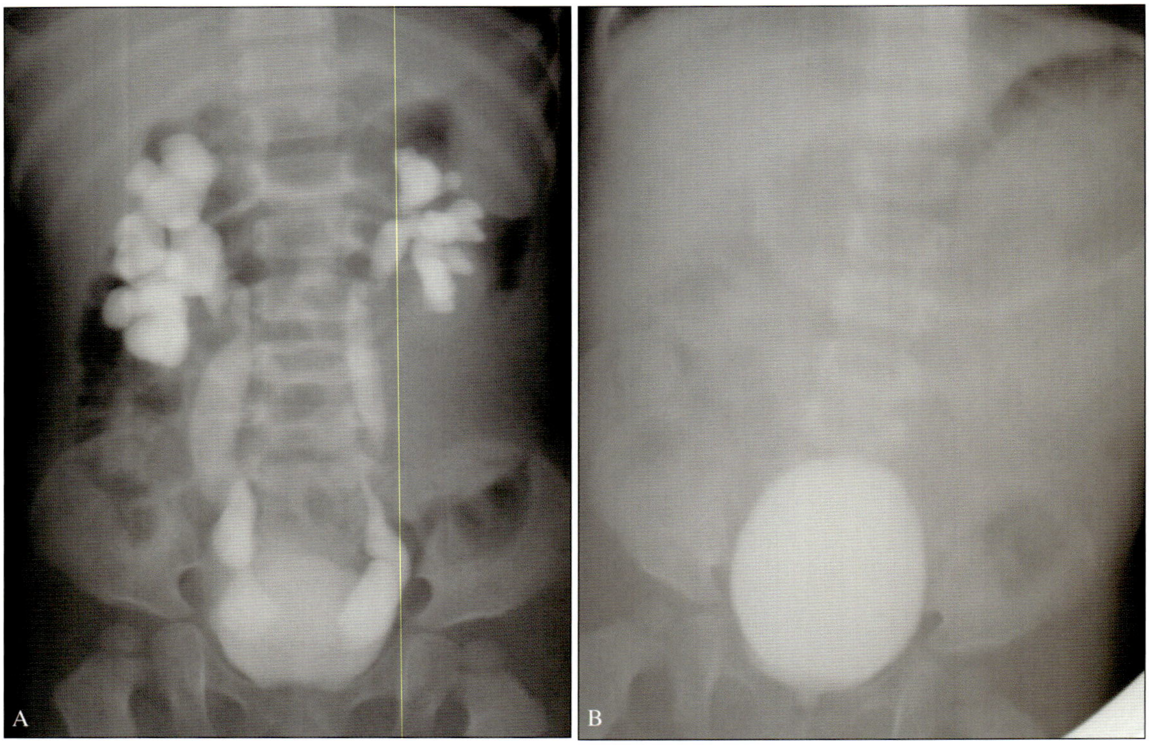

图 4-18-1 **膀胱输尿管交界处狭窄，致梗阻性巨输尿管**

女，17 个月，产前超声发现肾盂积水。图 A 为 IVU 示双侧肾盂、肾盏扩张，双侧输尿管全程迂曲扩张，远端狭窄；图 B 为 VCUG 示无膀胱输尿管反流

输尿管瓣膜

【概念与概述】

- 输尿管瓣膜（ureteral valve）多发生于输尿管两端，由黏膜横行折叠形成。瓣膜可引起尿路梗阻症状。位于输尿管上端瓣膜可引起肾盂积水。IVU 偶见输尿管上端有横行瓣膜呈线状充盈缺损，以上肾盂扩张积水。位于输尿管下端的瓣膜，IVU 显示输尿管迂曲扩张呈腊肠状，偶见瓣膜影需与输尿管迂曲后折叠鉴别

诊断与鉴别诊断精要

- 输尿管扩张，以下半段较重，但输尿管远端膀胱后输尿管的管径正常或狭窄

重点推荐文献

[1] Grattan-Smith JD，Little SB，Jones RA. MR urography evaluation of obstructive uropathy. Pediatr Radiol，2008，38：S49-69.

[2] Kirsch AJ，Grattan-Smith JD，Molitierno JA Jr. The role of magnetic resonance imaging in pediatric urology. Curr Opin Urol，2006，16：283-290.

[3] Khrichenko D，Darge K. Functional analysis in MR urography-made simple. Pediatr Radiol，2010，40：182-199.

第 19 节　原发性输尿管息肉

【概念与概述】

- 原发性输尿管息肉（ureteral polyps）是一种少见的输尿管内良性肿瘤，亦称纤维上皮性息肉，约占输尿管肿瘤的 1%。多位于输尿管上段

【病因与病理】

- 病因不明，可能与梗阻、创伤、慢性炎症和发育不良有关。息肉多呈柱状或分枝状，有蒂，漂浮于输尿管腔内。继发性输尿管息肉，为结石合并息肉，小儿少见

【临床表现】

- 临床表现为腰痛、无痛性间歇性全程肉眼血尿

【影像表现】

X 线表现

- IVU 显示输尿管腔内充盈缺损，呈长条状或不规则状，境界清楚，有蒂，可活动（图 4-19-1）。病变以上输尿管及肾盂可扩张积水，病变段输尿管壁光整，蠕动正常。典型者透视下可见管腔内充盈缺损可随输尿管的蠕动而发生变化

超声表现

- 对输尿管息肉的诊断准确率为 45% ~ 97%，目前为主要的影像学检查手段

CT 及 MRI 表现

- CT 平扫较难发现病变。增强扫描病变可轻度强化，延迟期显示更清晰，表现为高密度对比剂衬托下的低密度结节（图 4-19-2）。MRI 对输尿管息肉有重要诊断价值，T1WI 上表现为等信号，T2WI 表现为低信号，增强扫描病变轻度强化。MRU 可从不同角度观察息肉蒂的存在

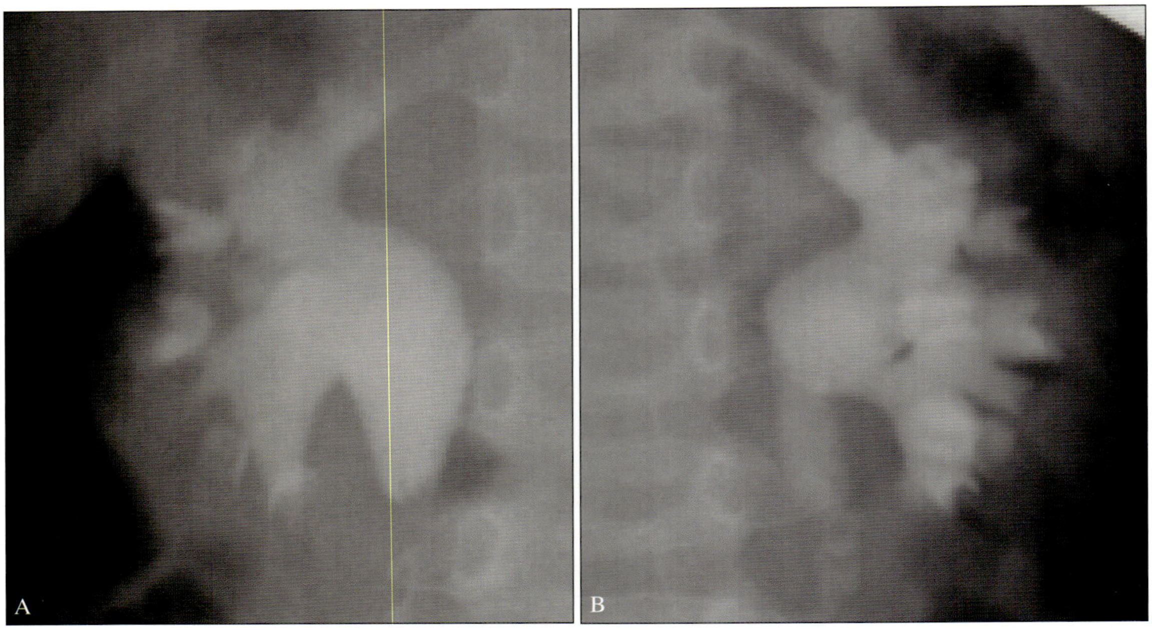

图 4-19-1 **输尿管息肉**
男，6 岁，因腹痛当地 B 超发现左肾积水。图 A、图 B 分别为 IVU 仰卧及俯卧位片示左肾积水，左输尿管近端梗阻输尿管内可见不规则形充盈缺损

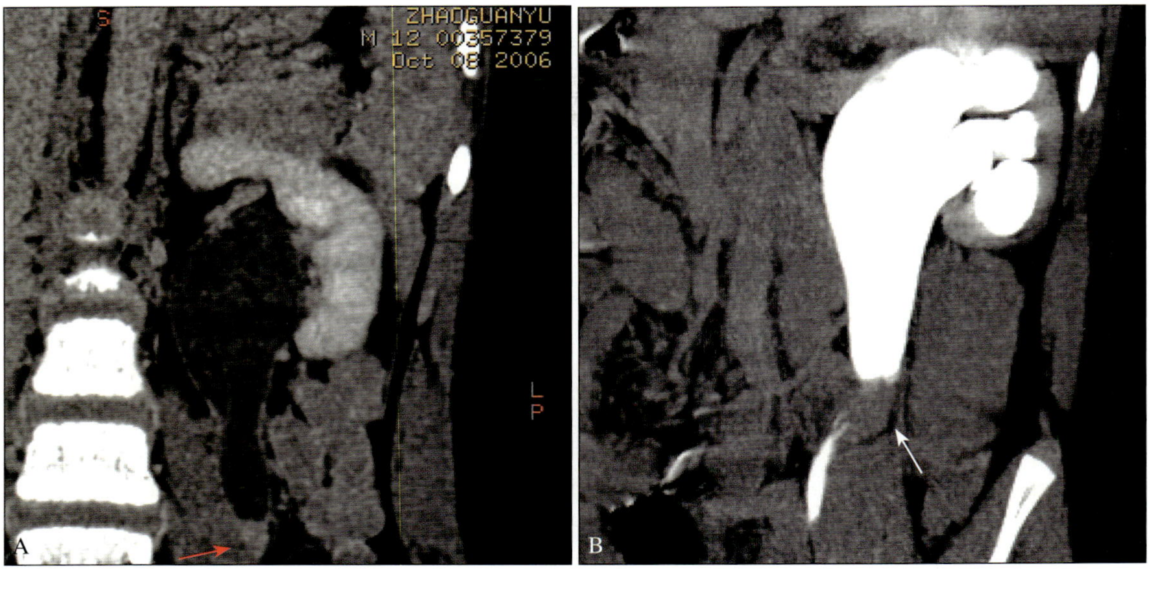

图 4-19-2 **输尿管息肉**
男，6 岁，因腹痛当地 B 超发现左肾积水。图 A、图 B 分别为 CT 增强扫描冠状位及矢状位重建图像，示右侧输尿管近端软组织密度充盈缺损，轻度强化（红箭及白箭）

诊断与鉴别诊断精要

- 输尿管腔内充盈缺损，长条状或不规则状，病变以上输尿管及肾盂可扩张积水

重点推荐文献

[1] Akay H，Akpinar E，Ergun O et al. Unenhanced multidetector CT evaluation of urinary stones and secondary signs in pediatric patients. Diagn Interv Radiol，2006，12：147-150.

[2] Grattan-Smith JD，Little SB，Jones RA. MR urography evaluation of obstructive uropathy. Pediatr Radiol，2008，38：S49-69.

[3] Grattan-Smith JD，Little SB，Jones RA Evaluation of reflux nephropathy，pyelonephritis and renal dysplasia. Pediatr Radiol，2008，38：S83-105.

第 20 节　膀胱重复畸形

【概念与概述】

- 膀胱重复畸形（bladder duplication）为胚胎 5 ~ 7 周膀胱开始发育时出现不同方向额外尿直肠隔或膀胱始基发育过程中，黏膜皱襞过多并融合所致。也可能与后肠重复有关。重复的膀胱都有正常的膀胱壁结构，可分为完全重复型，不完全重复型和多房型重复（图 4-20-1）。本病常合并结肠重复畸形，脊柱畸形；女性可有双子宫，双阴道。并可继发感染，梗阻和结石

【影像表现】

IVU 和 VCUG 表现

- 完全重复型可见两个膀胱，大多为左右并列。各有一侧输尿管，经各自尿道排尿（图 4-20-2，图 4-20-3）。因此，90% 有双尿道。其一侧也可不与尿路相通而形成肿块，同侧肾萎缩。不完全重复型膀胱内可见纵、横或矢状三种分隔，但仅有共一尿道

CT 和 MRI 表现

- 一般经 IVU 和 VCUG 即可获诊断。CT 和 MRI 可显示上尿路异常、与尿道不通的膀胱重复，显示膀胱壁各层。女性膀胱重复畸形行 MRI 冠状及轴位扫描可发现双子宫，双阴道畸形
- 消化道造影用于检查合并的结肠重复的存在

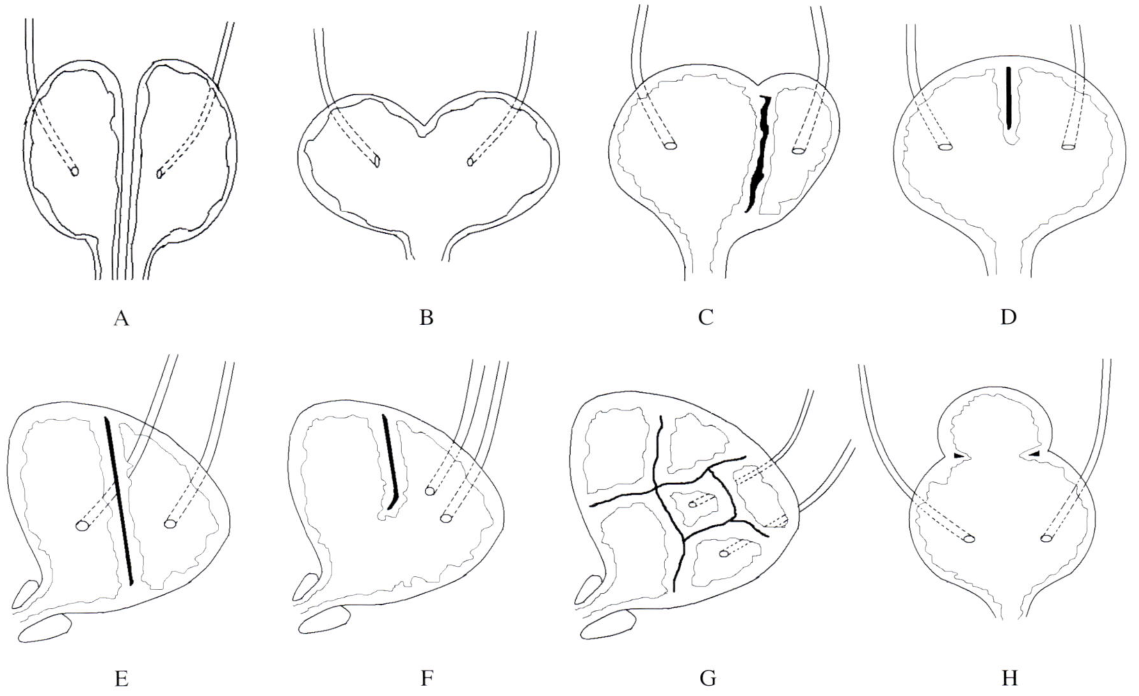

图 4-20-1　重复膀胱示意图

图 A 完全性重复，有重复尿道；图 B 不完全重复；图 C 完全性矢状分隔；图 D 不完全性矢状分隔；图 E 完全性额状分隔；图 F 不完全性额状分隔；图 G 多房状分隔；图 H 葫芦状分隔

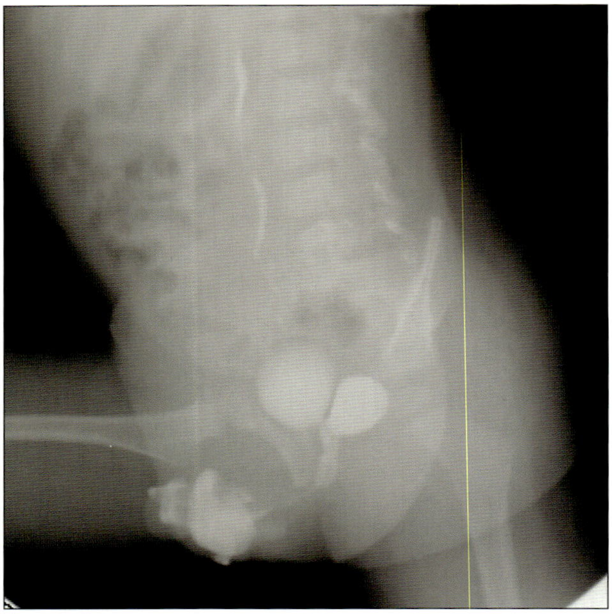

图 4-20-2 重复膀胱
男，2 岁，VCUG 示重复膀胱合并部分尿道重复

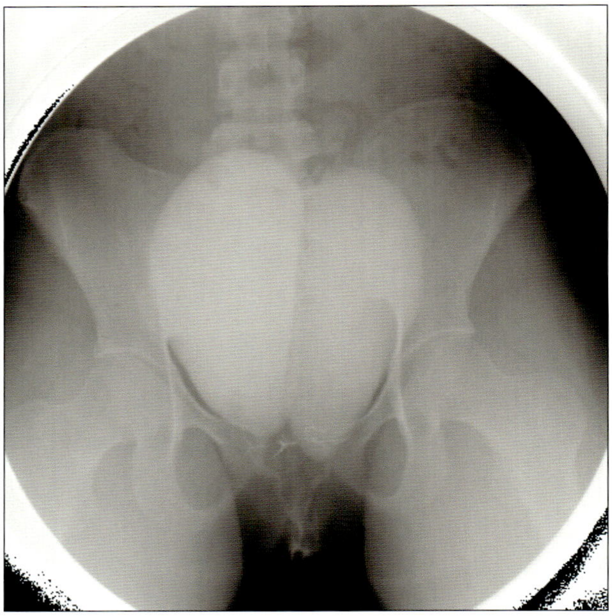

图 4-20-3 重复膀胱
女，17 岁，耻骨联合分离，腹壁疝，膀胱外翻，双尿道双阴道，双子宫，髂骨截骨内翻缝合术后。VCUG 示重复膀胱合并部分尿道重复

诊断与鉴别诊断精要

- 两个膀胱，大多为左右并列。各有一侧输尿管，经各自尿道排尿

重点推荐文献

[1] Berrocal T，López-Pereira P，Arjonilla A et al. Anomalies of the distal ureter，bladder and urethra in children：embryologic，radiologic and pathologic features. Radiographics，2002，22：1139-1164.

[2] Kirsch AJ，Grattan-Smith JD，Molitierno JA Jr. The role of magnetic resonance imaging in pediatric urology. Curr Opin Urol，2006，16：283-290.

[3] Khrichenko D，Darge K. Functional analysis in MR urography-made simple. Pediatr Radiol，2010，40：182-199.

第 21 节 膀胱憩室

【概念与概述】

- 膀胱憩室（bladder diverticulum）是由于先天或获得性原因引起的膀胱壁薄弱或黏膜自逼尿肌纤维之间向外突而成，可并发结石，感染，肿瘤

【病因与病理】

- 憩室可为原发性，继发性或医源性

【临床表现】

- 临床表现为分段排尿，膀胱刺激症状或血尿

【影像表现】

VCUG 或 IVU 表现

- 憩室表现为自膀胱壁外突的囊状阴影。原发性憩室多见于男性，憩室多位于三角区，为与膀胱壁相连的单腔，颈部较短。有时憩室可大于

膀胱数倍，随膀胱收缩，憩室增大，膀胱排空后憩室内的造影剂可缓慢进入膀胱。最常见的输尿管旁 Hutch 憩室，多为双侧性，输尿管的开口靠近憩室颈部。如憩室增大时，输尿管开口可移至憩室内。半数以上患儿合并膀胱输尿管反流（图 4-21-1，图 4-21-2）。继发性憩室多见于下尿路梗阻及神经性膀胱，在肥厚的肌小梁间有多个小囊，为假性憩室。可发生于任何部位，尤以输尿管旁区为多，排尿后围绕膀胱像个花环。医源性憩室多发生在原手术部位，多为单发。当憩室较大位于膀胱出口附近时，增大的憩室可压迫尿道影响排尿的通畅。憩室内合并结石造影前平片可显示，肿瘤则于造影片示憩室内密度不均匀和不规则充盈缺损。此外，由于脐尿管膀胱端闭合不全，其膀胱侧残腔与膀胱顶部相连可形成憩室样影（图 4-21-3，图 4-21-4）

- 膀胱憩室需与膀胱不完全性重复畸形和前列腺囊区别。排尿过程中膀胱缩小而憩室增大有助于区别膀胱或憩室。此外膀胱与尿道，输尿管相连与憩室不同。前列腺囊蒂与后尿道相连可帮助区别

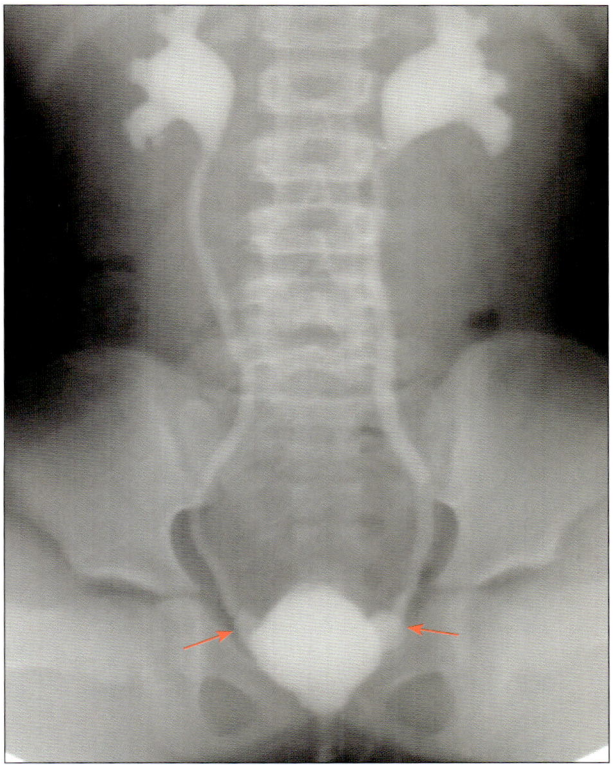

图 4-21-1 膀胱 Hutch 憩室

女，6 岁，双侧膀胱输尿管反流。VCUG 示双侧膀胱输尿管反流 III 级。膀胱 Hutch 憩室（红箭）

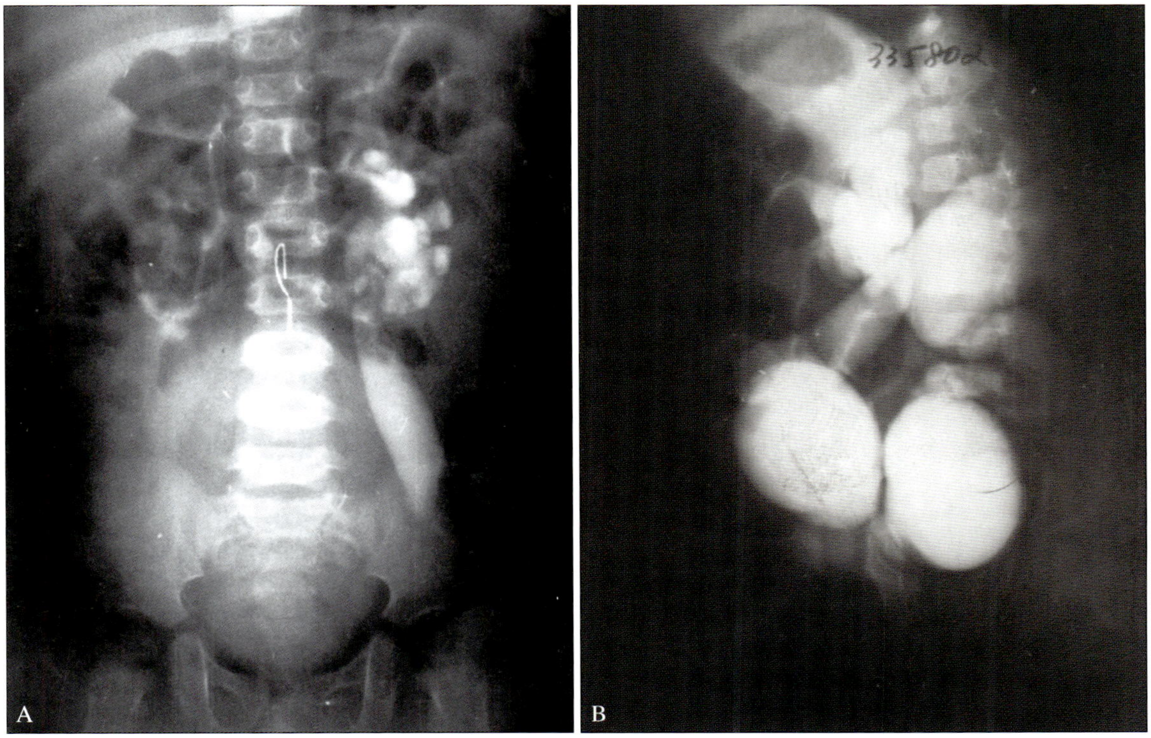

图 4-21-2 膀胱 Hutch 憩室

男，1.5 岁，自幼滴尿，加重 2 个月。图 A IVU 示双肾及输尿管积水，左侧明显，膀胱容积大，顶部平 L3 水平；图 B 为 VCUG 排尿后摄片，膀胱大部排空，造影剂充盈双侧憩室，并有 V 级 VUR

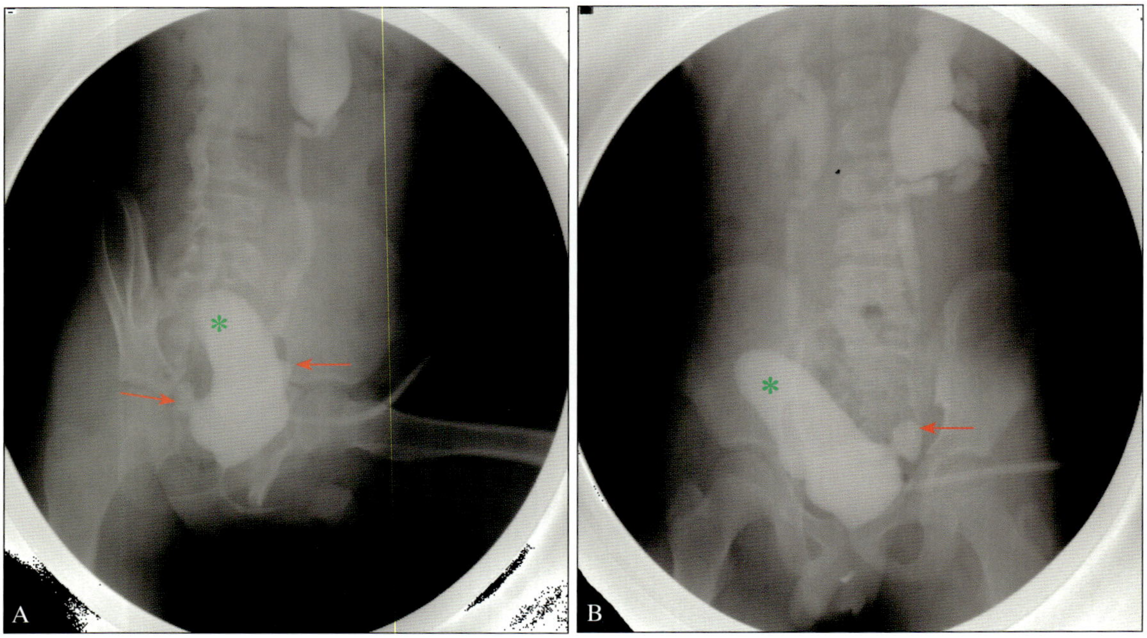

图 4-21-3 **双侧膀胱 Hutch 憩室，膀胱顶部憩室**
男，10 岁，后尿道瓣膜切除术后，出现排尿困难，经膀胱造瘘口注入造影剂，VCUG 检查示双侧膀胱输尿管反流，右侧Ⅲ级，左侧Ⅳ级。双侧膀胱 Hutch 憩室（红箭）。膀胱顶部憩室（绿色星号）

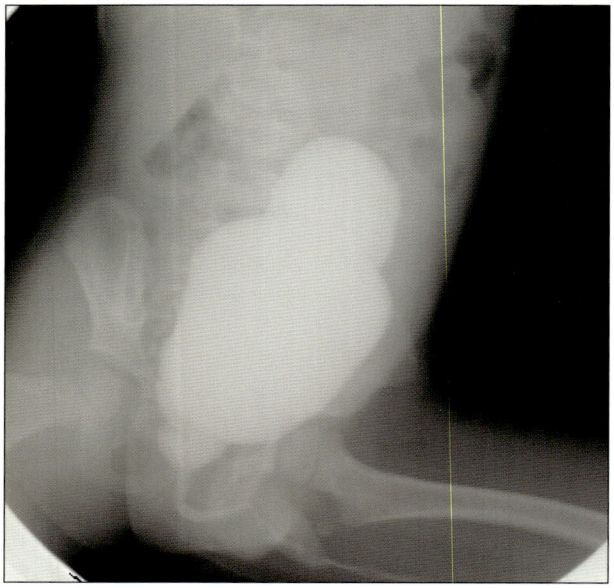

图 4-21-4 **膀胱顶部憩室**
男，4 岁，VCUG 示膀胱顶部憩室，后尿道增宽——瓣膜

CT 和 MRI 表现

- 一般病例 IVU 和 VCUG 足以诊断。CT 和 MRI 表现为膀胱壁局限性向腔外突出的囊袋影。其密度信号与膀胱内尿液一致。MRI 以矢状位显示较佳。憩室内并发结石时，CT 上呈现高密度圆形或椭圆形影，并发肿瘤时，憩室腔内出现不规则的异常密度或信号影

诊断与鉴别诊断精要

- 膀胱壁局限性向腔外突出的囊袋影。其密度信号与膀胱内尿液一致

重点推荐文献

[1] Berrocal T，López-Pereira P，Arjonilla A et al. Anomalies of the distal ureter，bladder and urethra in children：embryologic，radiologic and pathologic features. Radiographics，2002，22：1139-1164.

[2] Kirsch AJ，Grattan-Smith JD，Molitierno JA Jr. The role of magnetic resonance imaging in pediatric urology. Curr Opin Urol，2006，16：283-290.

第 22 节　膀胱外翻

【概念与概述】

- 膀胱外翻（extrophy of bladder）本病少见。常有尿道上裂及其他生殖系统畸形。由于脐下腹壁及膀胱前壁缺损，使膀胱后壁黏膜外露。自输尿管口不断有尿液流出，常造成上行性感染，甚至死亡。本病可合并脊柱裂及直肠、肛门畸形

【影像表现】

IVU 表现

- 多数肾盂正常，但可显示重肾畸形，肾发育异常，马蹄肾，肾盂肾炎，肾盂积水等。骨盆骨常有发育畸形，耻骨联合分离可达 5 ~ 9cm，使骨盆呈方形（图 4-22-1）

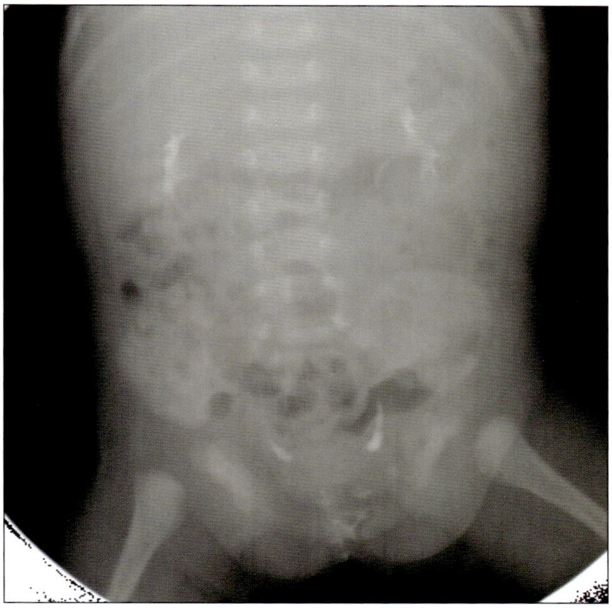

图 4-22-1　**膀胱外翻**
女，22 天，下腹壁及膀胱前壁缺如，腹壁可见外翻的膀胱黏膜和喷尿的输尿管口。IVU 示双侧肾盂肾盏与脊柱距离增宽，膀胱区未见造影剂充盈。双侧坐耻骨形态欠规则，耻骨联合分离

诊断与鉴别诊断精要

- 下腹壁及膀胱前壁缺损，耻骨联合分离

重点推荐文献

[1] Nazif O，MacNeily AE. Agenesis of the bladder with solitary renal dysplasia：management of a challenging condition. Can J Urol，2004，11：2220-2222.

[2] Kirsch AJ，Grattan-Smith JD，Molitierno JA Jr .The role of magnetic resonance imaging in pediatric urology. Curr Opin Urol，2006，16：283-290.

[3] Berrocal T，López-Pereira P，Arjonilla A et al. Anomalies of the distal ureter，bladder and urethra in children：embryologic，radiologic and pathologic features. Radiographics，2002，22：1139-1164.

第 23 节 脐尿管异常

【概念与概述】

- 胚胎第 6 周由尿生殖窦上方部分演化为膀胱。膀胱自脐部沿前腹壁下降时，有一细管连接脐部与膀胱顶部，即脐尿管（urachus）。以后脐尿管退化成为脐正中韧带。如脐尿管完全不闭锁，则脐部有管道与膀胱相通，称脐尿管瘘（urachal fistula）。如脐尿管仅在脐部未闭则形成脐窦（urachal sinus）。如脐尿管近膀胱处未闭则形成膀胱脐尿管憩室（urachovesical diverticulum）。如脐尿管两端闭锁，中段有管腔残存则形成脐尿管囊肿（urachal cyst），由管壁上皮分泌液积储扩张而成。位于横筋膜与腹膜之间

【临床表现】

- 囊肿小时无症状，较大的囊肿于脐下可及包块，继发感染时出现腹痛，发热，局部压痛

【影像表现】

X 线表现

- 膀胱和脐瘘口造影常可明确脐窦和脐尿管开放的诊断。脐瘘口注入造影剂，显示造影剂自脐部向下进入膀胱，瘘管呈不规则状及漏斗状。造影剂也可自膀胱内注药上行至脐瘘处（图 4-23-1）。脐尿管囊肿常见脐下前腹软组织包块压迫膀胱顶部形成弧形压迹。脐尿管膀胱憩室则于膀胱造影时，膀胱顶部见一指状或尖角状向前突起，壁光滑

超声表现

- 脐尿管囊肿为腹壁的囊性包块，可为囊状或管状，一端可见索带样低回声延续至脐部，下端多数与膀胱不通。脐尿管瘘时，见自脐部向腹壁深层延伸的一个管道样低回声，无管腔结构

CT 和 MRI 表现

- 用于传统造影方法不能显示脐尿管囊肿。CT

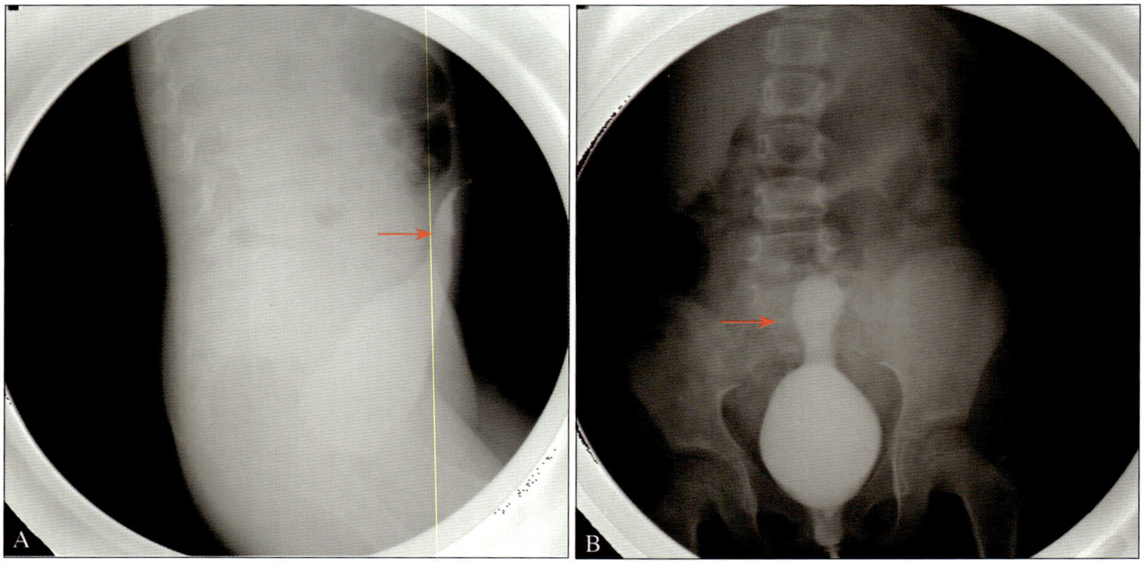

图 4-23-1 脐尿管瘘

女，5 岁。图 A、图 B 分别为 VCU 侧位及正位片，示膀胱前上方可见一角状突起（红箭），伸向脐部，脐部可见造影剂溢出

于脐下中线部位腹壁深处膀胱上方见大小不等的囊性包块，壁薄而光滑，呈液性均匀低密度，CT 值 20Hu。并发感染时密度可增高（图 4-23-2）。注药后无强化

- MRI 尤其矢状位成像可明确显示囊肿部位，大小与膀胱腹壁的关系，囊肿壁光滑，囊肿信号均一致，在 T1，T2 加权像时信号可与膀胱内尿液相同

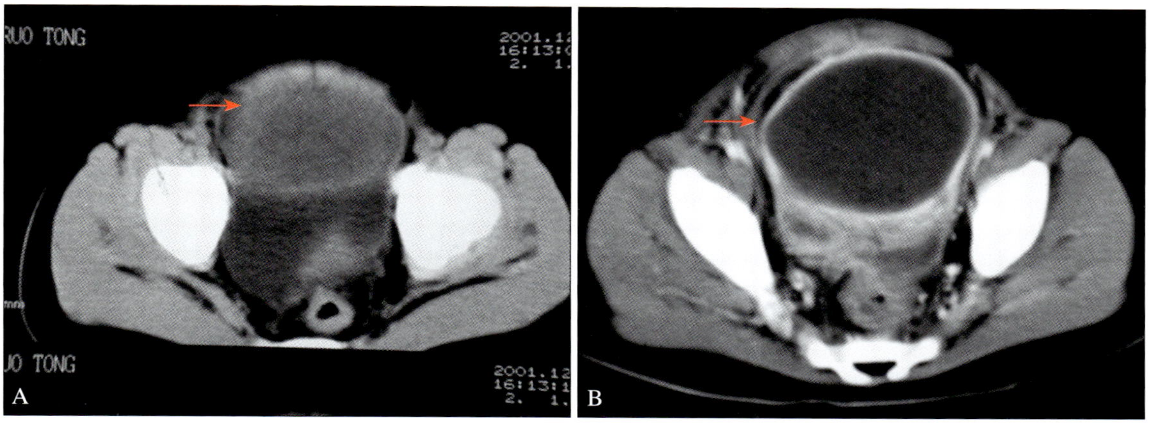

图 4-23-2 脐尿管囊肿

女，10 岁，发热，腹部包块。图 A 为 CT 平扫示下腹部中线膀胱前方可见一类圆形囊性占位，边缘清楚（红箭）；图 B 为增强后，示囊壁明显强化（红箭）。膀胱排空

诊断与鉴别诊断精要

- 脐尿管囊肿为腹壁的囊性包块，包块壁薄而光滑，呈液性均匀低密度，下端多数与膀胱不通

重点推荐文献

[1] Kirsch AJ，Grattan-Smith JD，Molitierno JA Jr. The role of magnetic resonance imaging in pediatric urology. Curr Opin Urol，2006，16：283-290.

[2] Berrocal T，López-Pereira P，Arjonilla A et al. Anomalies of the distal ureter，bladder and urethra in children：embryologic，radiologic and pathologic features. Radiographics，2002，22：1139-1164.

[3] Hynes PJ，Fraher JP. The development of the male genitourinary system III：the formation of the spongiose and glandar urethra. Br J Plast Surg，2004，57：203-214.

第 24 节 后尿道瓣膜

【概念与概述】

- 后尿道瓣膜（posterior urethral valve）是引起小儿下尿路梗阻的常见原因。常见瓣膜起自精阜远端止于膜部尿道的前外侧壁，中间仅留一间隙。其他类型瓣膜极少见。约半数患儿年龄在 1 岁以内

【临床表现】

- 主要为排尿困难，滴尿，尿失禁，可继发泌尿系感染，肾功能不良。梗阻严重者新生儿期可出现尿性腹水、腹部包块及严重电解质紊乱，发育迟缓

【影像表现】

X 线表现

- VCUG 见后尿道明显扩张、延长。有时可见后尿道瓣膜影。前尿道因充盈不良而变细。严重的瓣膜狭窄可导致膀胱壁肥厚、膀胱小梁及

多发性憩室形成（图 4-24-1）。约半数病例合并膀胱输尿管反流（VUR）。（图 4-24-2，图 4-24-3）。IVU 显示肾功能受损时，可有显影延迟。双肾可有不同程度的积水。当合并反流性肾病时可见到瘢痕肾的改变。双侧输尿管积水、扩张、扭曲，有时可合并输尿管远端梗阻。IVU 还可显示并发肾畸形。双肾功能不良时可不显影。由于肾功能不全可引起肾性骨营养不良，X 线片显示骨质稀疏伴有骨硬化及佝偻病改变

- US 可显示双肾及输尿管积水

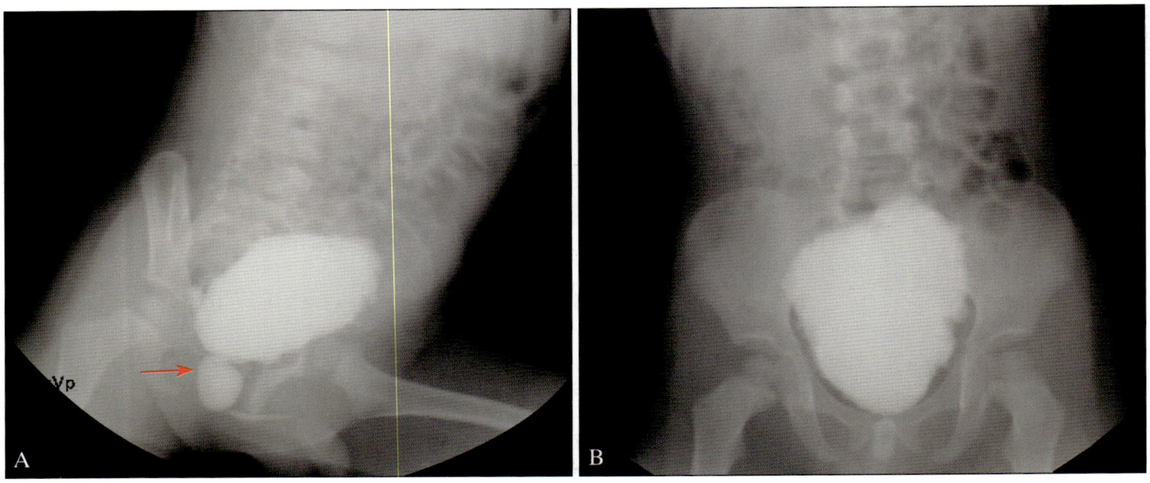

图 4-24-1 **后尿道瓣膜，梗阻性膀胱**
男，2 岁，2 年来排尿费力。图 A、图 B 为 VCUG 排尿中和排尿后照片。图 A 示后尿道增宽（红箭），随压力升高宽度增加，以远尿道较细。膀胱充盈，壁不光整；图 B 示排尿后膀胱内可见大量造影剂残留，可见小梁及憩室形成

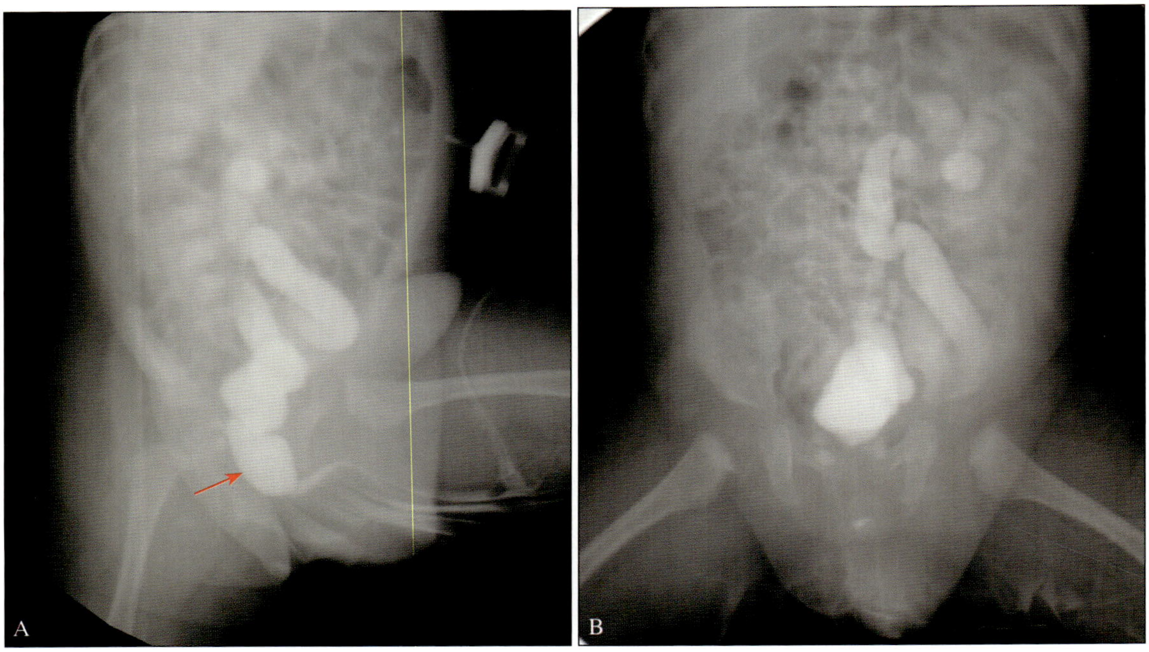

图 4-24-2 **后尿道瓣膜合并左侧膀胱输尿管反流**
男，4 个月，生后排尿困难，呈滴沥状。图 A、图 B 分别为 VCUG 排尿中和排尿后照片。图 A 示后尿道明显扩张（红箭），以远尿道略细。图 A、图 B 示左侧膀胱输尿管反流 V 级

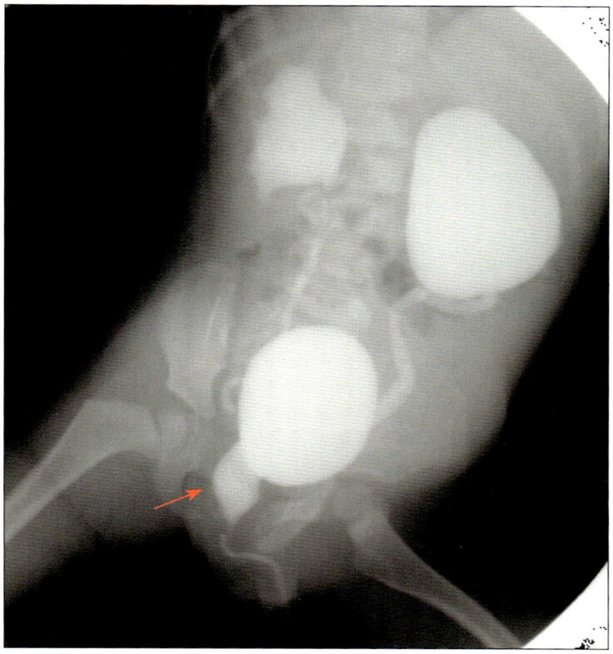

图 4-24-3 后尿道瓣膜合并双侧膀胱输尿管反流，左肾发育不良

男，20 个月，VCUG 示后尿道明显扩张（红箭），以远尿道略细。双侧膀胱输尿管反流 III-IV 级。左肾盂明显增宽，肾盏未见明确显示

诊断与鉴别诊断精要

- 神经性膀胱，有时与本病相似，尤其后尿道扩张呈漏斗型时，但尿道造影后尿道无扩张及延长，无尿线变细不同于本病
- 外伤性后尿道狭窄多见于尿道膜部，X 线所见与本病相似。但尿道狭窄处轮廓可不光滑或伴有瘘管，几乎均有骨盆骨折，可作为佐证后尿道明显扩张、延长。前尿道因充盈不良而变细。膀胱壁肥厚、膀胱小梁及多发性憩室形成。约半数病例合并膀胱输尿管反流

重点推荐文献

[1] Berrocal T，López-Pereira P，Arjonilla A et al. Anomalies of the distal ureter，bladder and urethra in children：embryologic，radiologic and pathologic features. Radiographics，2002，22：1139-1164.

[2] Ward VL，Strauss KJ，Barnewolt CE et al. Pediatric radiation exposure and effective dose reduction during voiding cystourethrography. Radiology，2008，249：1002-1009.

[3] Krishan A，de Souza A，Konijeti R et al. The anatomy and embryology of posterior urethral valves. J Urol，2006，175：1214-1220.

第 25 节 前尿道瓣膜

【概念与概述】

- 前尿道瓣膜（anterior urethral valve）是男性患儿中另一种较常见的下尿路梗阻，可伴发前尿道憩室。瓣膜多位于阴茎与阴囊交界处尿道腹侧。临床表现为排尿困难和滴尿，并发上尿路积水时可有肾功能损害。前尿道瓣膜的 1/3 伴发尿道憩室，广口憩室在被尿液充满时，远侧唇构成瓣膜，伸入尿道腔引起梗阻

【影像表现】

X线表现

- VCUG显示膀胱尿道造影显示尿道球部与海绵体部交界处以上尿道扩张，海绵体部尿道因充盈不良而变细。前尿道瓣膜常合并尿道憩室，多位于尿道腹侧。膀胱可扩张，成小梁，部分可有膀胱输尿管反流及反流性肾病（图4-25-1）。IVU可了解上尿路扩张程度，肾功能情况及肾实质病变

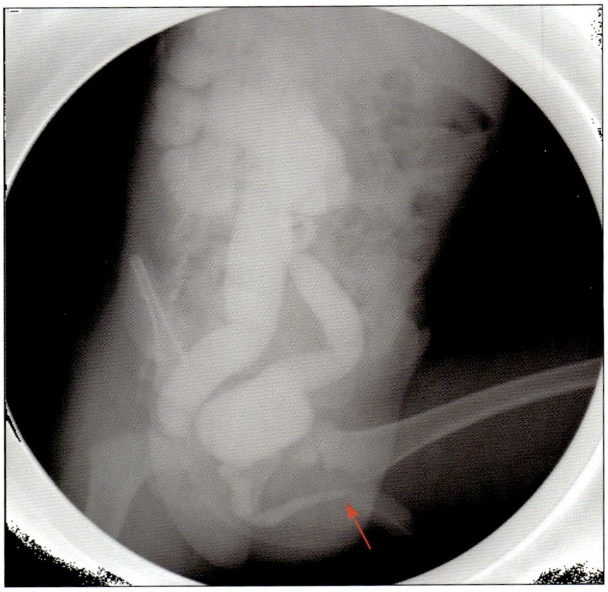

图 4-25-1 **前尿道瓣膜，并双侧膀胱输尿管反流Ⅴ级**
男，2岁10个月，自幼排尿困难。VCUG示尿道球部以上尿道扩张，远端尿道变细。双侧膀胱输尿管反流Ⅴ级（红箭）

诊断与鉴别诊断精要

- 尿道球部与海绵体部交界处以上尿道扩张，膀胱可扩张，有小梁，可有膀胱输尿管反流

重点推荐文献

[1] Berrocal T，López-Pereira P，Arjonilla A et al. Anomalies of the distal ureter，bladder and urethra in children：embryologic，radiologic and pathologic features. Radiographics，2002，22：1139-1164.

[2] Ward VL，Strauss KJ，Barnewolt CE et al. Pediatric radiation exposure and effective dose reduction during voiding cystourethrography. Radiology，2008，249：1002-1009.

[3] Krishan A，de Souza A，Konijeti R et al. The anatomy and embryology of posterior urethral valves. J Urol，2006，175：1214-1220.

第 26 节 尿道憩室

【概念与概述】

- 小儿尿道憩室（urethral diverticulum）多位于前尿道腹侧壁，也可位于后尿道。多为单发，偶为多发。广口憩室远端有一瓣膜样唇，尿液充盈憩室时，该唇抵于尿道背侧，造成尿路梗阻。细颈憩室则因引流不畅并发结石与感染。患儿生后即可出现排尿困难，排尿时阴囊部可及肿物。约15%并发憩室结石。当有感染和结石时，可有尿道炎症状及脓尿

【影像表现】

X线表现

- 尿道区平片可了解有无结石。VCUG尿道憩室多位于前尿道腹侧。广口憩室呈“桔瓣”样扩张，远端上缘与尿道有唇状间隔。憩室远端尿流变细。细颈憩室呈球形扩张，有一细颈与尿道相连，尿道可有扩张。后尿道憩室多继发

于炎症、外伤、尿道梗阻等后天因素，可引起梗阻。膀胱可扩张，成小梁。本病可合并膀胱输尿管反流及反流性肾病（图 4-26-1）

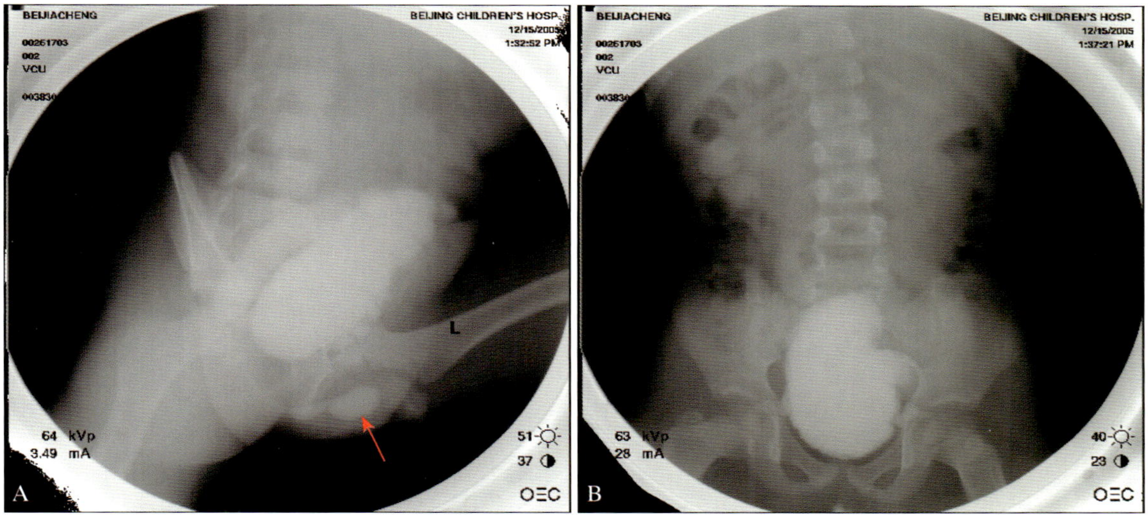

图 4-26-1　**前尿道瓣膜合并尿道憩室，梗阻性膀胱，双侧膀胱输尿管反流**

男，7 岁，排尿困难，排尿时阴茎腹部有肿物。图 A、图 B 分别为 VCUG 排尿中和排尿后照片。图 A 示后尿道充盈不良，膜部及前尿道球部扩张，前尿道球部腹侧可见一长椭圆形造影剂充盈区（红箭）。膀胱外形不规则，呈竖立状，小梁增粗，多个大小不等膀胱憩室形成。双侧膀胱输尿管反流；图 B 示大量造影剂残留于膀胱内

诊断与鉴别诊断精要

- 尿道憩室多位于前尿道腹侧。憩室远端尿流变细

重点推荐文献

[1] Ward VL. Patient dose reduction during voiding cystourethrography. Pediatr Radiol，2006，36：S168-172.

[2] Ward VL，Strauss KJ，Barnewolt CE et al. Pediatric radiation exposure and effective dose reduction during voiding cystourethrography. Radiology，2008，249：1002-1009.

[3] Krishan A，de Souza A，Konijeti R et al. The anatomy and embryology of posterior urethral valves. J Urol，2006，175：1214-1220.

第 27 节　巨 尿 道

【概念与概述】

巨尿道（megalourethra）为尿道的局限性扩张，根据形态可分为两型

- 梭形巨尿道：为阴茎海绵体或尿道海绵体的缺如或严重缺陷所致。排尿时阴茎体增大、变扁，尿线无力。造影时阴茎部尿道呈梭形膨大，两端移行至正常尿道。尿道球部也可有扩张，这种畸形有时见于梅干腹综合征
- 舟状巨尿道：远较上型多见，为局部尿道海绵体发育不良所致。排尿时可见阴茎下方膨出。局部尿道呈舟状扩张，逐渐向两端移行，近端尿道可轻度扩张。本病也可见于梅干腹综合征

重点推荐文献

[1] Ward VL. Patient dose reduction during voiding cystourethrography. Pediatr Radiol，2006，36：S168-172.
[2] Berrocal T，López-Pereira P，Arjonilla A et al. Anomalies of the distal ureter，bladder and urethra in children：embryologic，radiologic and pathologic features. Radiographics，2002，22：1139-1164.

第 28 节 先天性后尿道息肉

【概念与概述】

- 先天性后尿道息肉（posterior urethral polyps）为良性错构瘤性病变，起自精阜区，可长达几厘米。排尿时可移动。患儿多于 3 ~ 6 岁出现排尿困难，间歇性排尿、尿潴留及血尿

【影像表现】

X 线表现

- 尿道造影示后尿道延长，腔内可见移动性充盈缺损，排尿时息肉可降至后尿道末端，偶可达球部。排尿末息肉可因尿道外括约肌收缩而回到膀胱出口水平
- IVU 可了解尿道梗阻所致的上尿路病变

重点推荐文献

[1] Ward VL. Patient dose reduction during voiding cystourethrography. Pediatr Radiol，2006，36：S168-172.
[2] Berrocal T，López-Pereira P，Arjonilla A et al. Anomalies of the distal ureter，bladder and urethra in children：embryologic，radiologic and pathologic features. Radiographics，2002，22：1139-1164.

第 29 节 尿道重复畸形

【概念与概述】

- 尿道重复（urethral duplication）畸形常并发于膀胱重复畸形，或双阴茎每个阴茎各有一尿道。双尿道可为单纯部分性或完全性副尿道。按两个尿道的排列位置可分为上下位及左右并列位尿道重复，其中多见于上下排列。两个尿道中多是一个位置正常，另一个发育差，称之为副尿道。上下位尿道重复中副尿道多位于背侧。临床表现为尿失禁及尿路感染，外生殖器畸形可有两个尿道外口

【影像表现】

X 线表现

- 根据其开口位置在阴茎背侧或腹侧分为尿道上裂或下裂型。副尿道多数位于阴茎背侧，海绵体上部。主尿道位于阴茎腹侧。副尿道与主尿道近端或远端可有交通（图 4-29-1）。副尿道近端可呈闭锁状，一般较细。此外尚可有其他各种变异，如尿道与肛门会阴形成瘘管等。本病易伴发其他泌尿系畸形，腰椎畸形及耻骨联合分离等

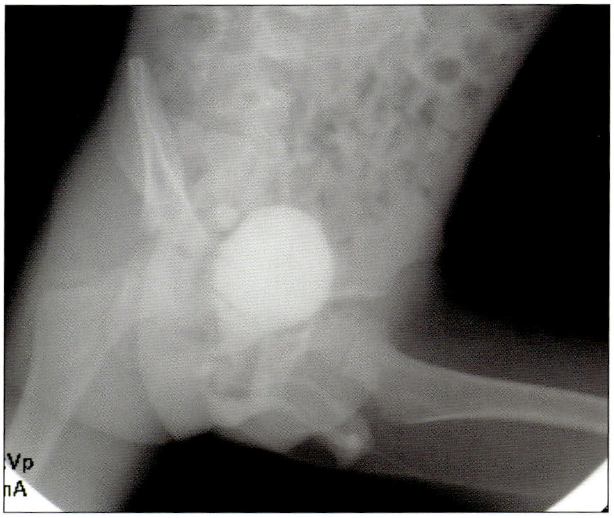

图 4-29-1 尿道重复畸形
男，4 岁。VCUG 示完全重复尿道畸形，下方尿道迂曲，稍粗，上方尿道稍细，双尿道之间可见一个线状瘘管影，连接于上方尿道的近端和下方尿道的远端，排尿顺利，尿道通畅，未见膀胱输尿管反流

诊断与鉴别诊断精要

- 副尿道多数位于阴茎背侧，主尿道位于阴茎腹侧。副尿道与主尿道可有交通。副尿道一般较细。易伴发其他泌尿系畸形

重点推荐文献

[1] Ward VL。Patient dose reduction during voiding cystourethrography. Pediatr Radiol，2006，36：S168-172.
[2] Berrocal T，López-Pereira P，Arjonilla A et al. Anomalies of the distal ureter，bladder and urethra in children：embryologic，radiologic and pathologic features. Radiographics，2002，22：1139-1164.

第 30 节　前列腺囊

【概念与概述】

- 前列腺囊（prostatic cyst）也称副中肾管囊肿（mullerian duct cyst）是发生在重度尿道下裂的合并症。为副中肾管（mullerian duct）退化不全或尿生殖窦男性化不全的遗迹。囊肿出血，感染或压迫相邻器官时可引起症状

【影像表现】

X 线表现

- VCUG 排尿期显示在尿道前列腺部精阜水平后方的囊腔，可向侧方突出，向上可达膀胱水平。侧位在膀胱后方。囊腔壁光滑，开口在尿道前列腺部或其稍下方呈一弯曲细管相连（图 4-30-1，图 4-30-2）。排尿后造影剂滞留，可并发结石

CT 和 MRI 表现

- 轴位 CT 显示中线部位膀胱后下方含液囊腔。CT 值与尿液相仿，MRI 矢状位中见长 T1 长 T2 的囊腔起自尿道前列腺，精阜水平处向后

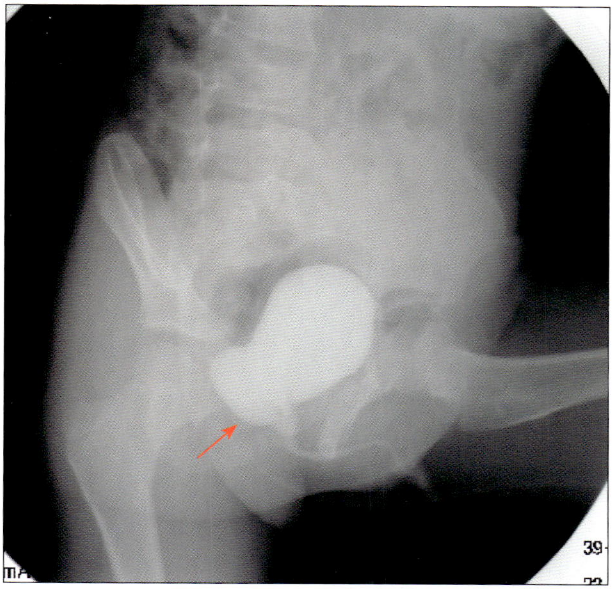

图 4-30-1　前列腺囊
男，6 岁，小儿有遗尿。VCUG 示尿道前列腺部后方可见囊状造影剂充盈区（红箭），尿道前列腺部有通道与囊肿相连。排尿后造影剂未排出

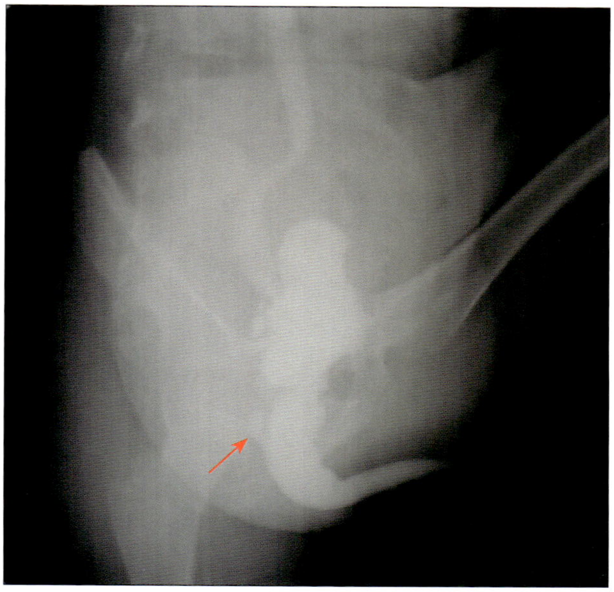

图 4-30-2　前列腺囊
男，8 岁，尿道下裂术后，尿道狭窄，双侧肾积水。VCUG 示尿道前列腺部后方可见小囊状造影剂充盈区（红箭），排尿后造影剂未排出。左侧膀胱输尿管反流

突出，囊内含黏液时 T1 信号增高

【鉴别诊断】

- 应考虑精囊囊肿，膀胱重复畸形，膀胱憩室。前者位置较高，不居中线。完全性膀胱重复畸形共一尿道时，排尿后腔内无造影剂滞留。膀胱憩室排尿时腔反增大，排尿后也有造影剂滞留，但与膀胱相连，位置较前列腺囊高。且临床无尿道下裂

诊断与鉴别诊断精要

- 尿道前列腺部精阜水平后方的囊腔，囊腔壁光滑，开口在尿道前列腺部。排尿后造影剂滞留，可并发结石。轴位 CT 显示中线部位膀胱后下方含液囊腔。CT 值与尿液相仿

重点推荐文献

[1] Berrocal T，López-Pereira P，Arjonilla A et al. Anomalies of the distal ureter，bladder and urethra in children：embryologic，radiologic and pathologic features. Radiographics，2002，22：1139-1164.

[2] Kato H，Masayoshi H，Furuya S et al. Anatomical and histological studies of so-called Mullerian duct cyst. Int J Urol，2005，12：465-468.

[3] Hynes PJ，Fraher JP. The development of the male genitourinary system III：the formation of the spongiose and glandar urethra. Br J Plast Surg，2004，57：203-214.

第 31 节 梅干腹综合征

【概念与概述】

- 梅干腹综合征（prune belly syndrome）又称三联征（triad syndrome），Eagle-Banett 综合征，先天性腹肌缺陷综合征。其三大主征为：腹肌缺陷，尿路畸形及双侧睾丸未降。发病机制不清。病理改变为腹壁，膀胱和输尿管的肌纤维部分或全部缺失，胶原纤维增加。肾畸形多为囊性发育不全性发育不良及肾积水，两侧可不对称。输尿管迂曲、扩张，以远侧端较明显。膀胱大，顶部可有假性憩室或脐尿管开放。膀胱三角区大，两侧输尿管开口分离。75% 有单或双侧膀胱输尿管反流。后尿道近侧 1/2 扩张，远侧部分大小正常。前尿道通常正常，但也可合并巨尿道。睾丸位于腹内，精索短。本病可合并胃肠道，心血管，肌肉骨骼系统，肺发育畸形。典型临床表现为腹部向一侧或两侧膨出，表面多数皱纹，形似梅干，常伴有反复尿路感染，可有肾功能不良，阴囊内无睾丸

【影像表现】

X 线表现

- IVU 显示肾功能正常或减退，肾积水时肾增大，两侧多不对称。肾盂肾盏多表现为形态怪异，一些肾盏漏斗部伸长呈蜘蛛脚状。肾盏数少，甚至似输尿管的延长部而缺少肾盏结构。输尿管常明显扩张，向外迂曲，以下部 1/2 较重，也可为囊性扩张和狭窄段交替，并可出现扭结，蠕动及排空功能差。膀胱容积大，壁光滑（图 4-31-1）。VCUG 表现为膀胱松弛无力，顶部可见指状憩室样充盈，膀胱顶部宽位置高，收缩排空不良。半数以上病例有中度输尿管反流。显示异常的肾盂肾盏及明显囊状扩张的输尿管。后尿道扩张示前列腺发育不良，以上段明显与下段有明显分界成角，但无梗阻征象。多数前尿道正常，少数可有巨尿道或尿道局限性膨大为阴茎和尿道海绵体发育异常所致

CT 和 MRI 表现

- 本病大多数诊断可通过 IVU 和 VCUG 确立，对下列情况如肾功能减退，一或双侧肾发育不良患儿观察肾实质，尿道梗阻不宜做 VCUG 者，碘过敏患儿。检查隐睾时，B 超、CT 和 MRI 可明显补充传统 X 线检查的不足

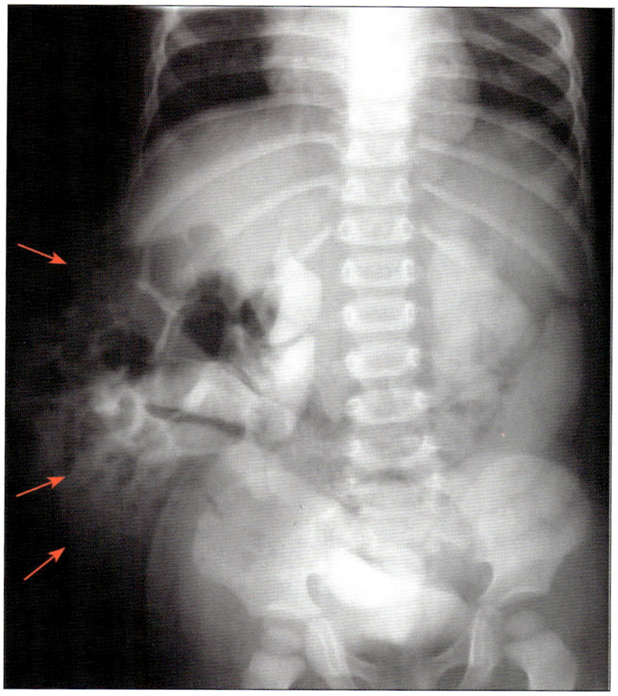

图 4-31-1 **梅干腹综合征**
男，10 天。IVU 示双侧输尿管不规则扩张迂曲，双肾盂肾盏囊性扩张，形态怪异。右侧腹壁膨隆，肠管聚集于腹部膨隆处（红箭）

诊断与鉴别诊断精要

- 腹壁膨隆，双侧睾丸未降，输尿管扩张，向外迂曲，以下部 1/2 较重

重点推荐文献

[1] Berrocal T，López-Pereira P，Arjonilla A et al. Anomalies of the distal ureter，bladder and urethra in children：embryologic，radiologic and pathologic features. Radiographics，2002，22：1139-1164.

[2] Hynes PJ，Fraher JP. The development of the male genitourinary system Ⅲ：the formation of the spongiose and glandar urethra. Br J Plast Surg，2004，57：203-214.

[3] Maudgil DD，McHugh K. The role of computed tomography in modern paediatric uroradiology. Eur J Radiol，2002，43：129-138.

第 32 节 隐睾畸形

【概念与概述】

- 隐睾畸形（cryptorchidism）也称睾丸未降或下降不全。指睾丸未能沿正常发育途径自腰部腹膜移行至阴囊内。正常睾丸于胚胎第 7 月时下降至腹股沟管。睾丸下降不全见于 30% 早产婴和 3% ～ 4% 足月儿，1 岁时大多数已正常下降

【病因与病理】

发生隐睾的原因可能与内分泌异常和（或）某些解剖因素有关，如精索过短，引带异常等。1/3 为双侧性，可有家族史。未降睾丸 60% ～ 70% 位于腹股沟管内，阴囊上方约 20%，腹部 15%，缺如 2% ～ 3%。未降睾丸常发育不全，少数可萎缩。患侧可伴发腹股沟疝，10% ～ 20% 且有尿路畸形。睾丸易发生扭转，肿瘤发生率较正常高 20 ～ 40 倍。临床大多无症状。患侧阴囊空虚

【影像表现】

CT 表现

- CT 诊断未降睾丸主要在预期睾丸下降行经处，

发现长轴与之一致的卵圆形软组织影。未降睾丸较正常侧小，发育较小的睾丸 CT 值偏低，可明显萎缩，睾丸的密度近似腹壁肌肉。位于腹股沟内的睾丸呈椭圆形，边缘光滑，密度较均匀，同时见患侧阴囊内空虚，精索较细

MR 表现

- 以冠状位和轴位扫描显示较佳，T1 加权像异位的睾丸具有低，中度信号，周围有高信号的脂肪包围。T2 加权像时信号升高，外围低，中等信号的边缘或睾丸隔（白膜），借此与肿大淋巴结的周围肌肉区分。萎缩的睾丸则在 T2WI 像上呈现异常低信号。因 2/3 隐睾患儿伴腹股沟疝，80% ~ 90% 的新生儿，50% 婴儿存在鞘膜突，常在未降睾丸的前外侧形成含液的囊腔，值得注意。因缺乏脂肪，且有肠管等干扰。CT 和 MRI 对骨盆较高处和腹部睾丸的诊断比较困难，MRI 对隐睾的敏感性达 90% 以上，较 CT 优越。睾丸异常肿大时应考虑恶性肿瘤

重点推荐文献

[1] Hynes PJ, Fraher JP. The development of the male genitourinary system Ⅲ: the formation of the spongiose and glandar urethra. Br J Plast Surg, 2004, 57: 203-214.

[2] Tasian GE, Hittelman AB, Kim GE, et al. Age at orchiopexy and testis palpability predict germ and Leydig cell loss: clinical predictors of adverse histological features of cryptorchidism. J Urol, 2009, 182: 704-709.

第 33 节 泄殖腔畸形

【概念与概述】

- 泄殖腔畸形为胚胎早期尿囊直肠隔发育停顿，使近端尿道（膀胱），上部阴道，直肠进入一共同腔，开口于会阴部，又称一穴肛畸形（cloacal malformation）。膀胱阴道直肠会合区高低不一，可会合在膀胱颈部或三角区。多见于女性，外生殖器正常，偶有假两性畸形，部分病例伴泌尿、骨骼肌肉、心血管、中枢神经系统、脊髓及胃肠道畸形。小婴儿常常因腹胀，腹部包块或会阴部异常就诊

【影像表现】

X 线表现

- 积聚尿液的子宫或阴道于下腹部形成软组织密度肿块或含气液面的囊腔。一穴腔 VCUG 可表现为球形囊腔或 2 ~ 3cm 长的管道，或为长的窦道。尿道与一穴腔的近端相通，似正常女性尿道。阴道呈直管与共腔相连。如近端狭窄引起阴道子宫积液可压迫膀胱和直肠。直肠以细的窦道与阴道下部相通或直接进入共腔，或与分隔的阴道下部相连（图 4-33-1）。VCUG 并可显示膀胱输尿管反流。此外 IVU 用于观察上尿路畸形

MR 表现

- 矢状位扫描于 T1 加权图像可见三大腔的大小以及存在的尿道、阴道子宫扩张。同时观察脊髓、脊柱畸形。冠状位及横轴位可见扩张的肾盂、输尿管。由于 MR 软组织分辨力高，可用以发现子宫畸形，区别真假两性畸形。膀胱可有假性憩室与脐部相连，部分病例可合并脐尿管异常。膀胱三角区大，两侧输尿管开口距离加大。约 3/4 患儿可有膀胱输尿管反流

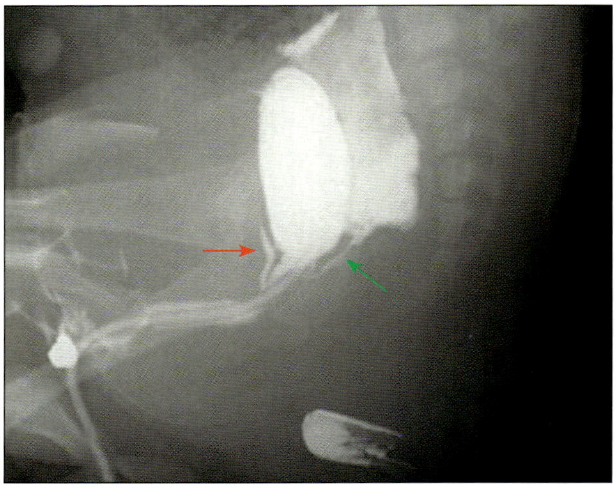

图 4-33-1 一穴肛

女，6 个月。经会阴部瘘口插管造影，管头进入阴道，上方为子宫，其前方细线影为尿道（红箭），后方细线影与直肠相通（绿箭），下方高密度影为肛门隐窝处标记

诊断与鉴别诊断精要

- 膀胱，上部阴道，直肠进入一共同腔，开口于会阴部，多见于女性，阴道子宫扩张

重点推荐文献

[1] Barakat AJ and Drougas JG. Occurrence of congenital abnormalities of kidney and urinary tract in 13，775 autopsies. Urology，1991，38：347-350.

[2] Daneman A and Alton DJ. Radiographic manifestations of renal anomalies. Radiol Clin North Am，1991，29：351-363.

[3] Hynes PJ，Fraher JP. The development of the male genitourinary system III：the formation of the spongiose and glandar urethra. Br J Plast Surg，2004，57：203-214.

第 34 节　膀胱输尿管反流

【概念与概述】

- 膀胱输尿管反流（vesicoureteral reflux，VUR）在各种泌尿系疾患中占 14% ～ 31%，在女孩尿路感染中占 30% ～ 50%。早期诊断及时治疗可减少肾损害

【病因与病理】

- 反流的原因有
  - 原发性反流，由于先天性输尿管膀胱连接部发育不良所致，多见于小婴儿，部分病例有泌尿系其他异常，如梅干腹，输尿管旁憩室
  - 继发性反流，如神经性膀胱、下尿路梗阻伴感染
  - 输尿管膀胱连接部防反流机制较弱并感染
  - 医源性

VUR 更使感染难以控制。VUR 可为单侧性或双侧性，一侧偏重

【影像表现】

VCUG 表现

- 反流可出现于膀胱造影剂充盈或排尿期，反流之造影剂沿输尿管上行达肾盂，常能清楚显示反流程度，观察输尿管径大小及膀胱壁形态及下尿路异常
  - 根据反流的严重程度可分为 5 级：（图 4-34-1）Ⅰ级：反流至输尿管远端，通常无临床意义；Ⅱ级：反流进入肾盂肾盏但无扩张，临床可有肾盂肾炎；Ⅲ级：反流进入肾盂肾盏并有轻度扩张，肾小盏穹隆部钝；Ⅳ级：肾盂肾盏中度扩张穹隆部消失但乳头压迹仍可见，输尿管扩张、迂曲。Ⅴ级：肾盂肾盏重度扩张，呈球囊状，肾实质明显变薄，输尿管迂曲扩张较重（图 4-34-2）。Ⅱ级以上 VCUG 可显示肾内反流，Ⅲ～Ⅳ级以上多有慢性肾盂肾炎和进行性肾损害—反流性肾病（图 4-34-3）。50%VUR 有减轻或消失之倾向，包括少数Ⅲ～Ⅳ级（10% ～ 30%）病例。一般Ⅰ～Ⅱ级反流且 IVU 正常者预后较好。反流可随年龄增长而消失。部分长期 VUR 病例可伴有输尿管远端纤维化，管壁增后导致管腔狭窄

IVU 表现

- 可表现正常，当出现以下征象时可提示有反流存在
  - 输尿管下段，尤其在排尿后的照片中持续扩张
  - 有输尿管开口旁憩室
  - 原因不明的肾盂输尿管积水
  - IVU 后期肾盂密度增高
  - 肾实质内有造影剂反流
  - 瘢痕肾改变

放射性核素扫描

- 国内外采用 ^{99}mTc-DTPA ^{99}m-Tc DMSA ^{99}m-

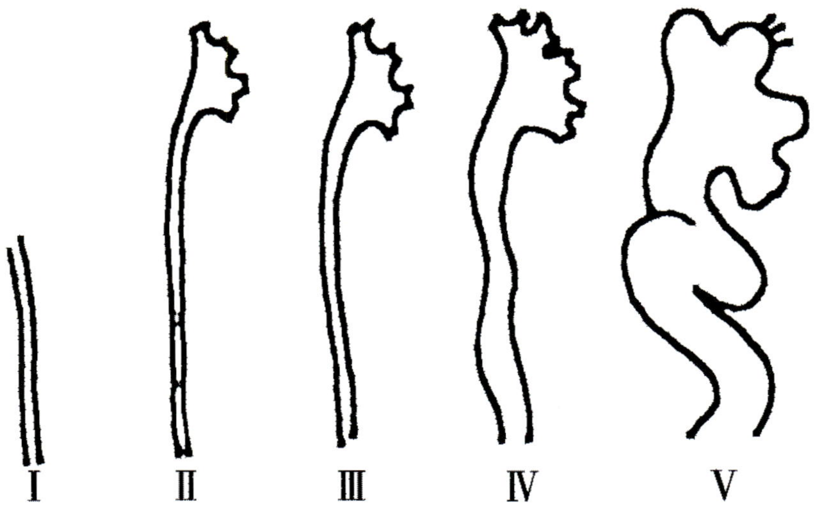

图 4-34-1 膀胱输尿管反流分级示意图
肾乳头处向外呈放射状线显示肾内反流

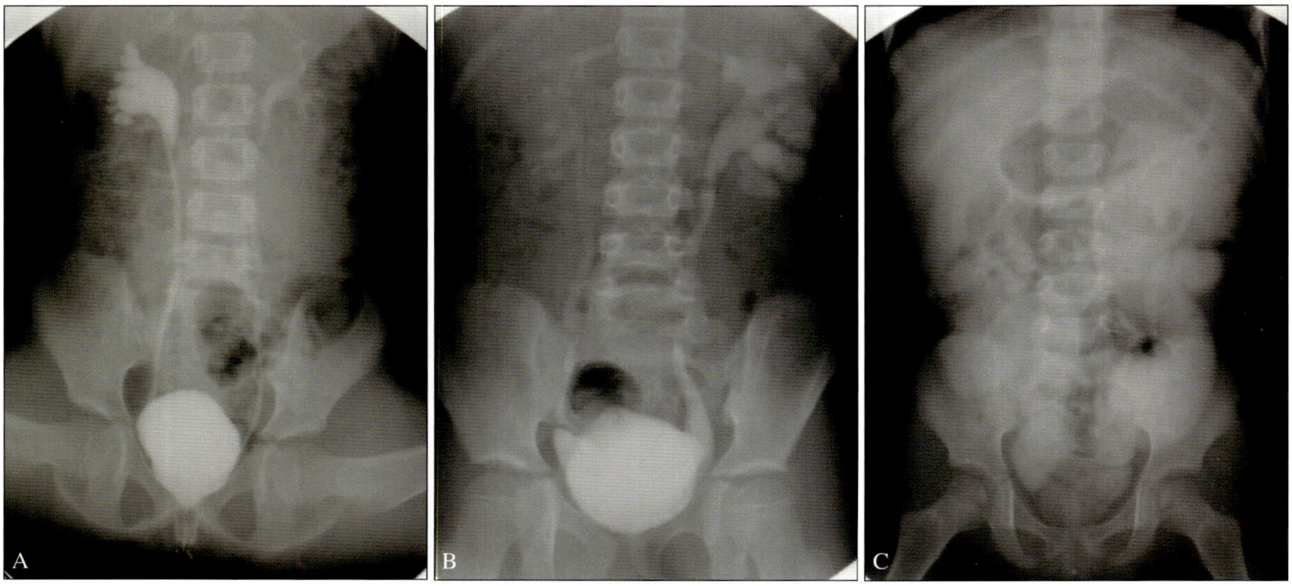

图 4-34-2 膀胱输尿管反流
图 A 左侧为Ⅱ级，右侧为Ⅲ级；图 B 右侧为Ⅱ级；左侧为Ⅳ级；图 C 为Ⅴ级

Tc-GH 和硫化锝胶体等做肾动态功能显影剂，通过肾血管，肾实质及尿路排尿过程的系列图像，判断泌尿系解剖功能情况。如上尿路放射性示踪物于排尿后明显上升为有反流之征。肾实质动态图像可了解肾功能及肾实质异常。硫化锝胶体与 ^{99}mTc-DTPA 一类药联合应用对输尿管，肾盂扩张患儿有无器质性梗阻存在。因放射性核素可连续示踪较长时间，便于了解 VUR 发生、增多和减少的时间，同时了解泌尿系解剖与功能。因此核素 VCUG 比 X 线 VCUG 有较大优越性

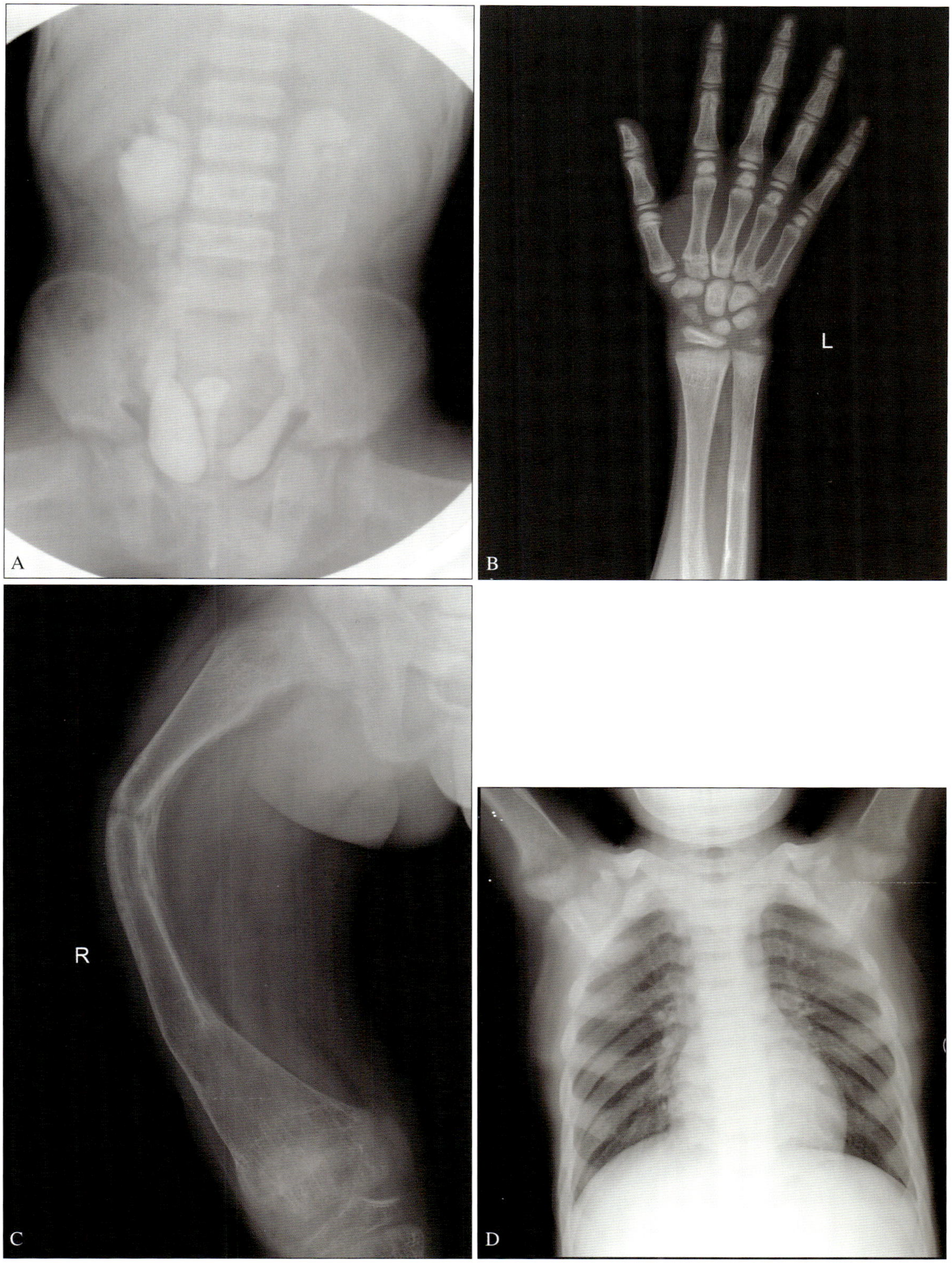

图 4-34-3 膀胱输尿管反流性 IV–V 级，并肾性佝偻病

男，16 岁，双下肢弯曲 12 年，多饮、多尿 1 年。图 A 为 VCUG 示双侧膀胱输尿管反流；图 B 为腕骨片，示尺桡骨干骺端增宽，呈杯口样改变，边缘毛糙；图 C 为右侧股骨正位片，合并病理性骨折，弯曲畸形；图 D 为胸部正位片，示合并多发肋骨病理性骨折

诊断与鉴别诊断精要

- 膀胱输尿管反流在女孩尿路感染中占 30% ~ 50%，VCUG 反流可出现于膀胱造影剂充盈或排尿期，反流之造影剂沿输尿管上行达肾盂，能清楚显示反流程度

重点推荐文献

[1] Grattan-Smith JD，Little SB，Jones RA. MR urography evaluation of obstructive uropathy. Pediatr Radiol，2008，38：S49-69.

[2] Grattan-Smith JD，Little SB，Jones RA Evaluation of reflux nephropathy，pyelonephritis and renal dysplasia. Pediatr Radiol，2008，38：S83-105.

[3] Kirsch AJ，Grattan-Smith JD，Molitierno JA Jr. The role of magnetic resonance imaging in pediatric urology. Curr Opin Urol，2006，16：283-290.

第 35 节 肾内反流

【概念与概述】

- 肾内反流（intrarenal reflux）指尿液自肾盂、盏逆流入肾小管及其周围间质引起肾损害。本病发生于 4 岁以下小儿，更多见于婴儿期，在膀胱输尿管反流中占 10%。主要见于重度 VUR（Ⅳ ~ Ⅴ级）或膀胱内压显著增高病例

【影像表现】

X 线表现

- 肾内反流可在 IVU 或 VCUG 时出现。造影剂自肾盏进入肾小管或肾小管周围间质内，形成自肾乳头向肾表面扩展的线状或聚合成尖端指向肾乳头之楔状暗影。反流多见于肾上下极，可能与肾极处有较多的复合性肾乳头，Bellini 肾小管具圆形开口有关。累及全肾时使肾实质密度增高，并可见多处条纹状密度增高影自肾乳头向外扩展。有明显肾功能损害时，肾内反流仅见于 VCUG，常伴随输尿管扩张，迂曲等膀胱输尿管反流征象（图 4-35-1）

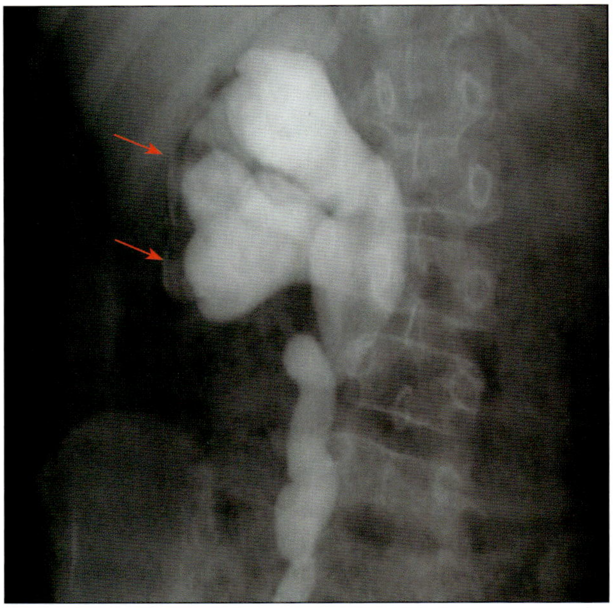

图 4-35-1 肾内反流
VCUG 示肾中下盏条状高密度影自肾乳头向外扩展（红箭）

诊断与鉴别诊断精要

- 造影剂自肾盏进入肾小管或肾小管周围间质内，形成自肾乳头向肾表面扩展的线状或楔状影

重点推荐文献

[1] Grattan-Smith JD，Little SB，Jones RA Evaluation of reflux nephropathy，pyelonephritis and renal dysplasia. Pediatr Radiol，2008，38：S83-105.
[2] Kirsch AJ，Grattan-Smith JD，Molitierno JA Jr. The role of magnetic resonance imaging in pediatric urology. Curr Opin Urol，2006，16：283-290.
[3] Khrichenko D，Darge K. Functional analysis in MR urography-made simple. Pediatr Radiol，2010，40：182-199.

第 36 节　反流性肾病（肾瘢痕形成及慢性萎缩性肾盂肾炎）

【概念与概述】

- 根据国外文献报告反复泌尿系感染患儿 30% ~ 40% 可见 VUR，VUR 合并泌尿系感染者 30% ~ 60% 可有瘢痕肾（scarring kidney）。有瘢痕肾的患儿 85% ~ 90% 有 VUR 及泌尿系感染史。另外有Ⅳ ~ Ⅴ级反流患儿即使无泌尿系感染也可引起进行性瘢痕肾改变

【病因与病理】

- 瘢痕肾形成可导致高血压及肾衰竭竭及反流性肾病（reflux nephropathy）。瘢痕可为灶性或节段性，侵犯肾任何部位。瘢痕区与周围肾实质界限分明，呈尖端指向肾乳头的楔形。广泛瘢痕引起弥漫性肾萎缩，患肾缩小或呈小型肾，肾功能不良

【影像表现】

X 线表现

- 平片及 IVU 显示患肾缩小，表面凹凸不平，呈裂隙状沟或局部过于平坦，其下方肾小盏杯口变钝或呈杵状，肾乳头萎缩（图 4-36-1）。患区肾小盏靠近肾表面，或相互靠拢，使肾小盏的连线中断。当肾上极萎缩使肾极靠近脊柱。儿童早期之肾瘢痕均伴有膀胱输尿管反流，而在年长儿反流可不明显。可能与年龄增大防反流机制发育成熟使反流减轻有关。肾功能减退时，肾盂、肾盏显影延迟，密度低，轮廓不清晰。输尿管常有扩张迂曲，远端可有狭窄。造影剂排空延迟。膀胱可见原发病改变

CT 表现

- 单或双侧肾体积缩小，外形不光滑，肾实质厚度不均匀，并可见肾发育不良性改变
- 附：膀胱输尿管连接部（UVJ）防反流机制

正常 UVJ 解剖结构对于防止 VUR 起到重要作用。正常远端输尿管呈斜角穿过膀胱肌层后在黏膜下潜行。膀胱壁内段输尿管只有纵行肌纤维缺少螺旋形肌纤维，输尿管穿过膀胱壁时，由纤维鞘包绕下行附着在三角区深层。当膀胱内压升高时，黏膜下隧道的顶、底壁靠拢，并通过局部肌肉作用的加强，使 UVJ 连接部起到活瓣的作用。输尿管孔径大小、适当的斜角、壁内段的长度、管径及隧道的可弯度、膀胱壁肌肉的支撑在防反流中均非常重要。正常无反流时，黏膜下端输尿管长度与管径之比为 5 ∶ 1，至少 3 ∶ 1 可防止反流，有反流患儿仅 1.5 ∶ 1。一般输尿管口越大，黏膜下段输尿管越短，反流越严重

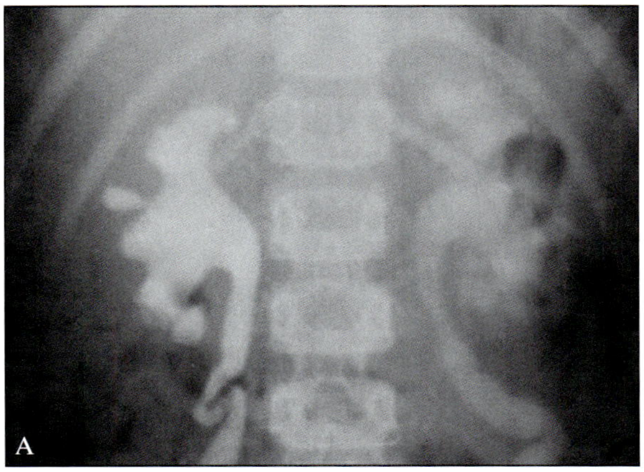

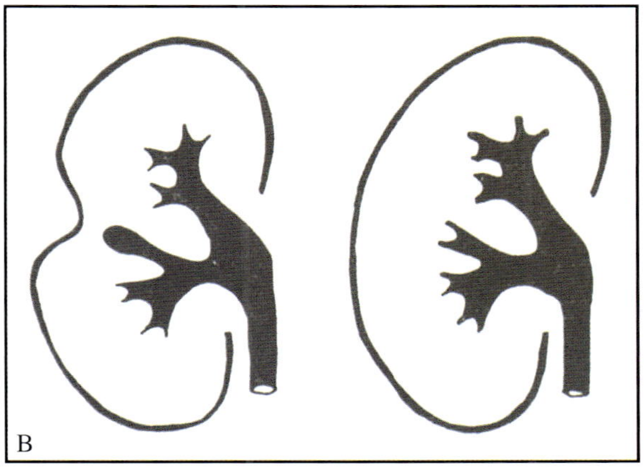

图 4-36-1　右侧反流性肾病
图 A 为 IVU 显示右肾缩小，肾小盏杯口变钝或呈杵状，肾乳头回缩；图 B 为反流性肾病瘢痕肾示意图

诊断与鉴别诊断精要

- 单或双侧肾体积缩小，外形不光滑，儿童早期之肾瘢痕均伴有膀胱输尿管反流

重点推荐文献

[1] Darge K，Moeller RT，Trusen A et al. Diagnosis of vesicoureteric reflux with low-dose contrast-enhanced harmonic ultrasound imaging. Pediatr Radiol，2004，35：73-78.

[2] Grattan-Smith JD，Little SB，Jones RA. Evaluation of reflux nephropathy，pyelonephritis and renal dysplasia. Pediatr Radiol，2008，38：S83-105.

第 37 节 泌尿系异物

【概念与概述】

- 泌尿系异物（foreign body of the urinary tract）主要见于男孩，由于好奇、神秘感将异物如塑料线绳、笤帚枝等自尿道外口插入尿道，进入膀胱，待发生膀胱炎、尿路感染引起尿痛、尿频时就诊。膀胱区平片有时可见不透光异物影如发卡，或已有钙化的透光异物影（4-37-1）。膀胱造影时显示异物存在及膀胱炎改变，如膀胱壁不光滑（图 4-37-2）

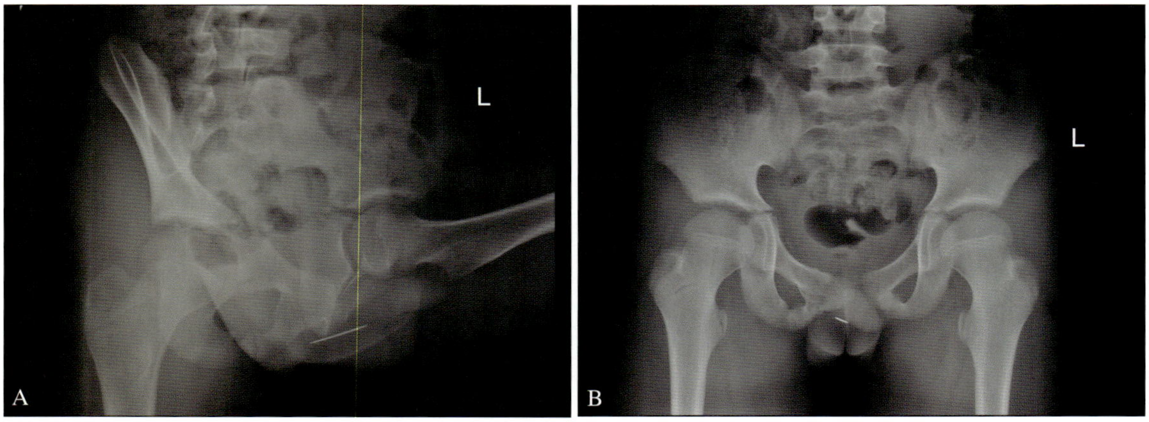

图 4-37-1 尿道异物

男，12 岁，缝衣针插入尿道 10h。图 A．尿道斜位片；图 B．尿道正位片，示前尿道起始部钢针异物影

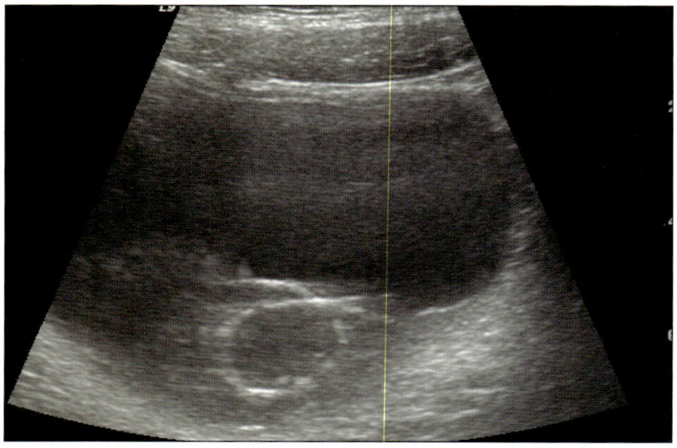

图 4-37-2 膀胱异物

男，12 岁，间断发热。B 超示膀胱充盈佳，壁黏膜增厚，腔内可见一扭曲强回声条，粗 2.7mm。术后证实为电线

重点推荐文献

[1] Akay H, Akpinar E, Ergun O et al. Unenhanced multidetector CT evaluation of urinary stones and secondary signs in pediatric patients. Diagn Interv Radiol, 2006, 12: 147-150.

[2] Maudgil DD, McHugh K.The role of computed tomography in modern paediatric uroradiology. Eur J Radiol, 2002, 43: 129-1381.

第 38 节　急性肾盂肾炎

【概念与概述】

- 急性肾盂肾炎（acute pyelonephritis）多数患儿为来自下尿路的上行性感染（大肠埃希菌），少数如新生儿常为血源性感染（葡萄球菌）。病理表现可为弥漫性或灶性（节段性）肾实质增厚，有水肿及炎性细胞浸润，肾盂黏膜充血，有脓性分泌物，肾周水肿

【临床表现】

- 女孩多见
- 可有发热，腰痛，尿路感染症状
- 小婴儿主要表现全身症状

【影像表现】

IVU 表现

- 肾盂肾盏形态可正常
- 肾盂肾盏显影浅淡
- 肾盂肾盏输尿管扩张呈低张状态。输尿管全长充盈，缺少蠕动
- 肾盂肾盏充盈不良，肾盏狭小，肾盂细长呈“收缩”或“激惹”状态，造影剂排空加速
- 肾实质部分或弥漫性增厚

CT 表现

- 急性尿路感染一般不需要做 CT 检查。对疗效不著需明确或除外肾脓肿或局灶性肾炎时，CT 扫描有帮助。增强扫描，炎症区不增强或仅见少量片条形增强，于肾实质内形成不同大小的低密度区，与周围正常增强后肾实质形成鲜明对比，境界一般不甚清楚。炎症向周围扩展时可使肾筋膜增厚。治疗后病灶可吸收或遗留纤维瘢痕

重点推荐文献

[1] Grattan-Smith JD, Little SB, Jones RA Evaluation of reflux nephropathy, pyelonephritis and renal dysplasia. Pediatr Radiol, 2008, 38: S83-105.

[2] Kirsch AJ, Grattan-Smith JD, Molitierno JA Jr. The role of magnetic resonance imaging in pediatric urology. Curr Opin Urol, 2006, 16: 283-290.

第 39 节　慢性肾盂肾炎

【概念与概述】

- 慢性肾盂肾炎（chronic pyelonephritis）可由急性肾盂肾炎迁延或尿路梗阻、膀胱输尿管反流、尿路畸形所致

【病因与病理】

- 病理改变为肾实质的慢性炎症改变，纤维性瘢痕形成，皮髓质萎缩，患侧肾变小，表面凹凸不平。肾盂肾盏扭曲、僵直，输尿管迂曲、狭窄或扩张

【临床表现】

- 反复尿路感染
- 有时有高血压、肾功能不全等

【影像表现】

IVU 表现

- 肾盂肾盏显影延迟、较淡，严重时可不显影
- 部分肾盏扩大，局部肾实质变薄
- 肾盂肾盏变形，边缘不规则
- 输尿管可有不规则变窄、迂曲、变形

VCUG

- 膀胱输尿管反流、神经性膀胱、下尿路梗阻及其他畸形改变

CT 表现

- 患侧肾变小，肾实质普遍或不均匀变薄，集合系统可有变形或轻度积水

重点推荐文献

[1] Grattan-Smith JD，Little SB，Jones RA Evaluation of reflux nephropathy，pyelonephritis and renal dysplasia. Pediatr Radiol，2008，38：S83-105.

第 40 节 肾及肾周脓肿

【概念与概述】

- 肾脓肿（renal abscess）是肾实质的局限性化脓性感染。可以局灶性急性细菌性肾盂肾炎起病，由多数小脓肿融合成较大脓腔，多为单侧发病。炎症扩展至肾周间隙时产生肾周脓肿，炎症并可穿破肾筋膜或通过髂窝区蔓延至前、后肾旁间隙

【临床表现】

- 似急性肾盂肾炎。病前常有发热史
- 有时泌尿系感染症状不明显，而脊肋角区饱满，触痛，或以局部“包块”就诊
- 尿常规及培养阴性并不能排除本病

【影像表现】

X 线表现

- 肾脓肿，腹平片及尿路造影见肾影增大。肾造影期，局部肾功能低下。密度减低，肾盏充盈不全，大的脓肿可使肾盏移位，拉长类似肾内肿物。位于肾极内 3cm 以下之早期小脓肿，静脉尿路造影可无阳性发现。肾周脓肿时，肾轮廓及腰大肌边缘模糊至消失。肾不随呼吸上下移动。肾区密度增加，脊柱弯向患侧。患侧且可有胸腔积液，膈肌位置上升。尿路造影 80% 有异常征象，肾影周围之炎性肿块使肾移位，且常伴肾盂积水

超声表现

- 超声可显示肾影增大，肾实质内不均等回声。脓肿形成表现为内含液性暗区的不规则包块，腔内可有碎屑形成点及条状回声，偶见气泡之强回声。邻近肾实质水肿。炎症向肾包膜外扩展时可显示肾周脂肪炎症改变，肾周间隙炎症肿块及圆形或椭圆形脓肿。超声检查不能区分早期肾脓肿与局灶性肾盂肾炎

CT 表现

- CT 诊断肾脓肿及评估炎症扩展范围有重要意义。急性肾盂肾炎发展为脓肿时见肾影增大，局部膨起，于肾实质内形成外形不甚规则或圆形之低密度区，增强不明显。感染累及肾周组织或肾脓肿破裂时，于肾之外后方，可见软组织肿块或内含低密度区之厚壁肿块。内部可有分隔或含气。肾轮廓及邻近软组织界限不清，肾筋膜增厚。无明显增强，肾周及肾旁间隙脓肿不同于包膜下积液，压迫肾使之变扁，但可有移位，腰大肌周围可有水肿（图 4-40-1，图 4-40-2）

MR 表现

- 早期在肾周间隙可见长 T1 长 T2 信号的液体积聚，可有气体。脓肿形成期在 T1WI 呈较均匀低信号，脓肿壁厚薄不匀，T2WI 为高信号，中心可有小片状低信号。肾包膜下脓肿可压迫肾，肾周脓肿常局限在肾筋膜囊内，亦可突破肾筋膜侵及邻近的器官和间隙，累及同侧的膈肌脚和腰肌

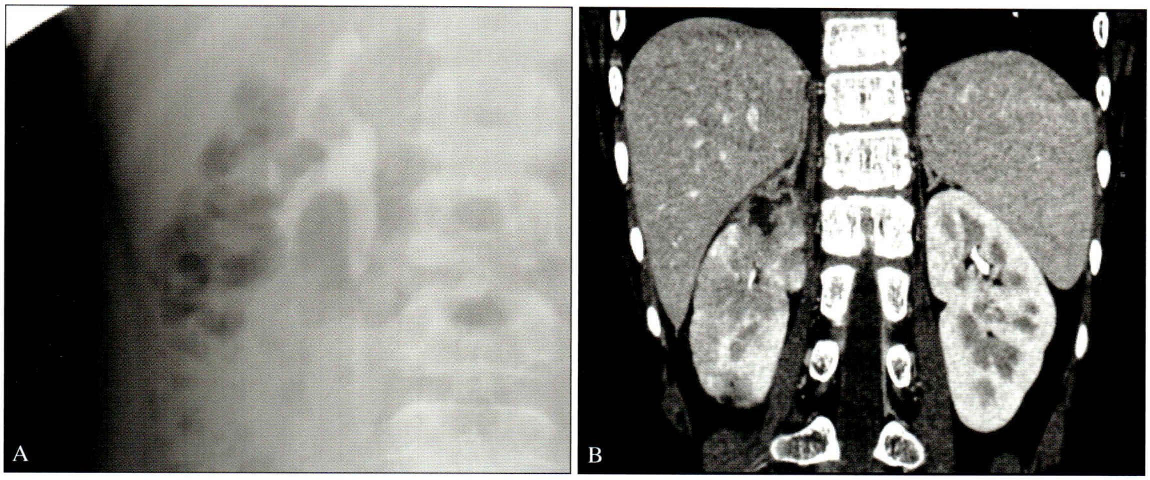

图 4-40-1　右肾脓肿

男，9 岁，间断发热腹痛 22 天，高热 5 天。图 A 为 IVU 示右肾上下极区，局部密度减低，肾盏充盈不全，下极肾盏拉长略呈抱球状；图 B 为 CT 增强冠状位重建，示右肾上下极脓肿，上极形成不规则脓腔

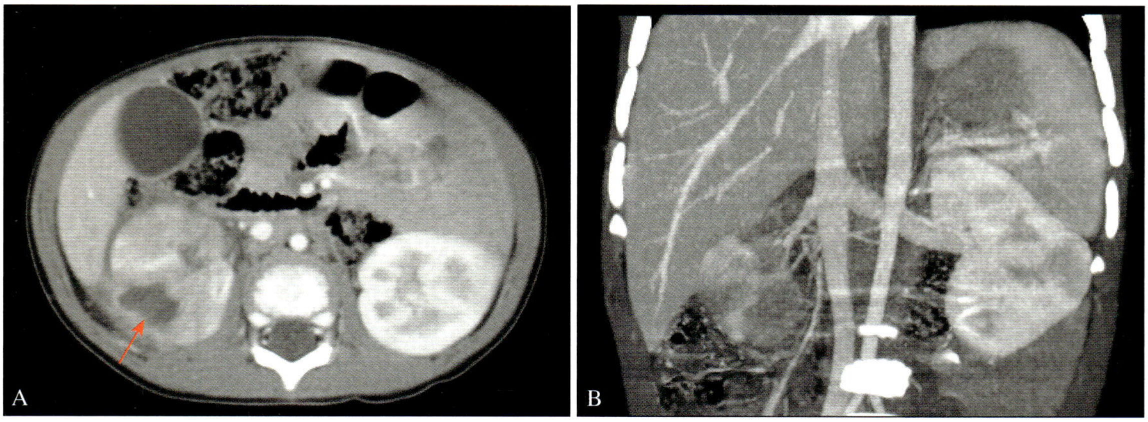

图 4-40-2　双肾脓肿

男，12 个月，发热伴尿检异常 12 天，蛋白 2+，潜血 3+，白细胞 3+。图 A 为 CT 增强横轴位，示双肾脓肿，右侧可见脓腔形成（红箭）；图 B 为 CT 冠状位重建示双肾多发脓肿形成

诊断与鉴别诊断精要

- 重肾之上半肾积水感染，超声有助于鉴别
- 肾或腹膜后肿物和早期肾脓肿及肾周感染需结合临床表现，并短期随访鉴别肾影增大，局部膨起，于肾实质内形成外形不甚规则或圆形之低密度区，增强不明显

重点推荐文献

[1] Shimizu M，Katayama K，Kato E，et al. Evolution of acute focal bacterial nephritis in to a renal abscess. Pediatr Nephrol，2005，20：93-95.
[2] Uehling DT，Hahnfeld LE，Scanlan KA. Urinary tract abnormalities in children with acute focal bacterial nephritis. BJU Int，2000，85：885-888.
[3] Cheng CH，Tsai MH，Su LH，et al. Renal abscess in children：a 10 year clinical and radiologic experience in a tertiary medical center. Pediatr Infect Dis J，2008，27：1025-1030.

第 41 节 泌尿系结核

【概念与概述】

- 泌尿系结核（tuberculosis of the urinary tract）常为继发感染，原发灶多在肺。目前发病较少，主要见于较大儿童。当身体抵抗力下降时，肾皮质结核结节扩大融合，发生干酪样坏死，并可形成空洞。与肾盂相通后形成肾盂、输尿管及膀胱结核。晚期整个肾可充满脓液及干酪坏死。若穿破包膜可形成肾周脓肿。尿频、尿急、尿痛，血尿和脓尿是典型临床症状，输尿管被血块或干酪物质阻塞时可发生绞痛。脓肾及肾周脓肿可伴发热及中毒症状。尿涂片和培养找到结核分枝杆菌是肾结核的诊断依据

【影像表现】

X 线表现

- 肾结核
  - 腹平片脓肾时肾影增大并呈分叶状。晚期肾结核广泛纤维瘢痕形成时肾影可缩小。肾脓肿钙化可呈云絮状，边缘不清楚。肾结核空洞钙化可呈多边形、絮状及斑点状。一侧肾弥漫性钙化常见于“自家肾截除”（图 4-41-1）
  - IVU 显示肾盂肾盏显影淡或不显影。肾盂肾盏边缘呈虫蚀状。肾实质内出现造影剂弥散区为肾实质脓腔与肾盏相通。结核性病变有时可引起肾盂肾盏内腔狭窄，使局部肾盏扩大积水或一组肾盏不显影
- 输尿管结核
  - 腹平片：输尿管区可有钙化，沿输尿管分布，形态不规则，边缘不光滑，偶可类似结石，复查时位置不变
  - IVU：早期管腔粗细不均，边缘不整。晚期输尿管管壁纤维化使输尿管短缩，僵硬呈喇叭状或串珠状，形态固定不变，终将引起狭窄及梗阻，多在下端。近端输尿管和肾盂扩张、积脓
- 膀胱结核
  - 膀胱造影显示：早期病变限于黏膜可表现正常，当病变侵及肌层引起纤维化及疤痕收缩时，使膀胱体积缩小，壁失去弹性，边缘不规则，可有假性憩室形成，常伴膀胱输尿管反流。偶见膀胱壁钙化。膀胱结核可蔓延至对侧输尿管远端引起健侧输尿管肾盂积水（图 4-41-2）

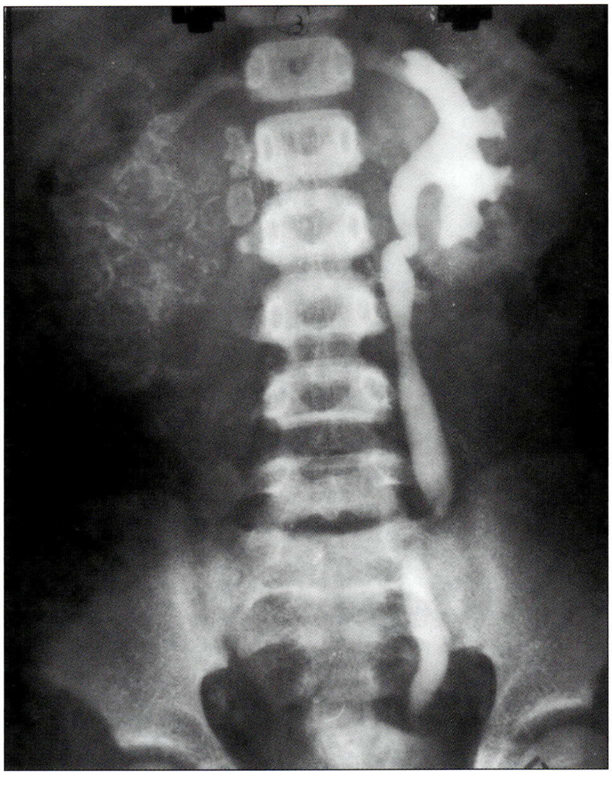

图 4-41-1 肾结核右肾截除
IVU 示右肾影增大，广泛云朵状钙化伴对侧肾盂输尿管积水。脊柱旁及盆腔部结节状淋巴结钙化

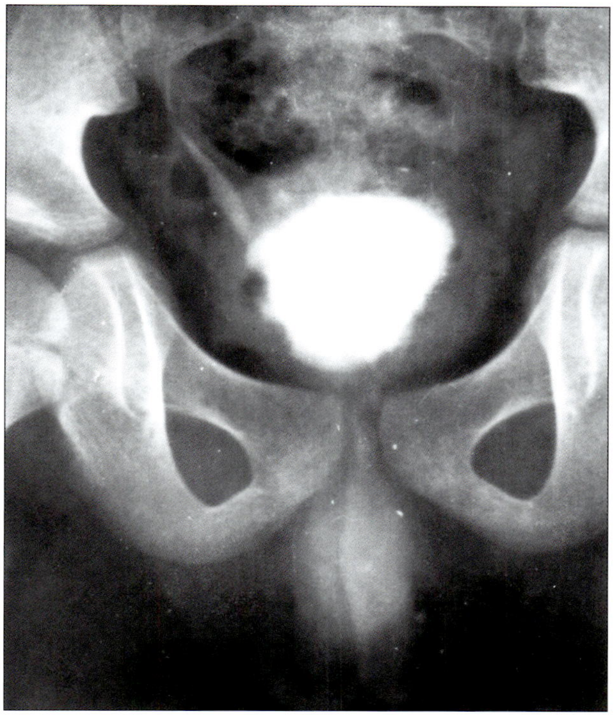

图 4-41-2 膀胱结核
男，8 岁，尿频，排尿困难 1 年。膀胱造影示膀胱缩小，边缘僵直不光整，右侧轻度膀胱输尿管反流

CT 表现

- CT 示肾体积可增大或缩小，肾内可有不规则多房腔（扩张的肾盂或干酪空洞）及钙化。肾周围软组织增厚及腰大肌变形。膀胱壁增厚，不规则

MR 表现

- 早期肾影稍增大，晚期则缩小，形态不规则，肾内可见空洞，壁形态不规则，T1WI 呈低信号，T2WI 呈高信号，由钙化形成的“自家肾截除”可呈花瓣状，T1WI 呈低或等信号，T2WI 可为混杂信号

诊断与鉴别诊断精要

- 腹平片晚期肾结核钙化可呈多边形、絮状及斑点状。IVU 显示肾盂肾盏边缘呈虫蚀状。肾实质内出现造影剂弥散区

重点推荐文献

[1] Cheng CH，Tsai MH，Su LH，et al. Renal abscess in children：a 10 year clinical and radiologic experience in a tertiary medical center. Pediatr Infect Dis J，2008，27：1025-1030.

[2] Grattan-Smith JD，Little SB，Jones RA. MR urography in children：how we do it. Pediatr Radiol，2008，38：S3-17.

[3] Nolte-Ernsting CC，Adam GB，Gunther RW.MR urography：examination techniques and clinical applications. Eur Radiol，2001，11：355-372.

第 42 节 尿路结石症

【概念与概述】

- 小儿尿路结石（urolithiasis）以肾、膀胱、尿道多见。膀胱及尿道结石绝大多数发生在男孩。而上尿路结石性别差异较小。近年来下尿路结石明显减少。95% 的尿路结石含有钙质，在 X 线平片上显影，少数为透 X 光的阴性结石

【病因与病理】

- 结石形成的因素可能是综合性的，甲状旁腺功能亢进，尿路梗阻、感染、异物等与结石形成的关系已肯定，气候、水质和遗传等因素与结

石形成有关。双肾结石约占20%。结石可引起肾盂肾盏的损伤和感染，当结石发生在肾盂输尿管连接处，则可引起肾盂积水。合并肾先天畸形的约占12%

【临床表现】

- 血尿，腰或腹股沟放射性痛
- 偶见肾结石以急性无尿为首发症状
- 输尿管结石症状与肾结石相同
- 膀胱结石可致排尿困难和排尿疼痛，脓尿并常见终末血尿
- 尿道结石可致急性尿潴留
- 尿路结石病例继发感染时可有低热，持续性或反复发生脓尿

【影像表现】

X线表现

- 泌尿系平片是诊断结石的首选方法。肾结石可为单个或多个，单侧或双侧。绝大多数结石位于肾盂或肾盏内，极少数位于肾实质内。肾实质和肾小盏内结石一般呈小圆形，髓质海绵肾多发小结石呈簇状聚集在肾乳头周围（图4-42-1）。输尿管结石多由肾结石下移造成，易停留在输尿管的生理狭窄处。常为黄豆大或米粒大的高密度阴影，其长轴与输尿管走行一致。膀胱结石为圆形或卵圆形，居膀胱最低处，可随体位移动（图4-42-2）

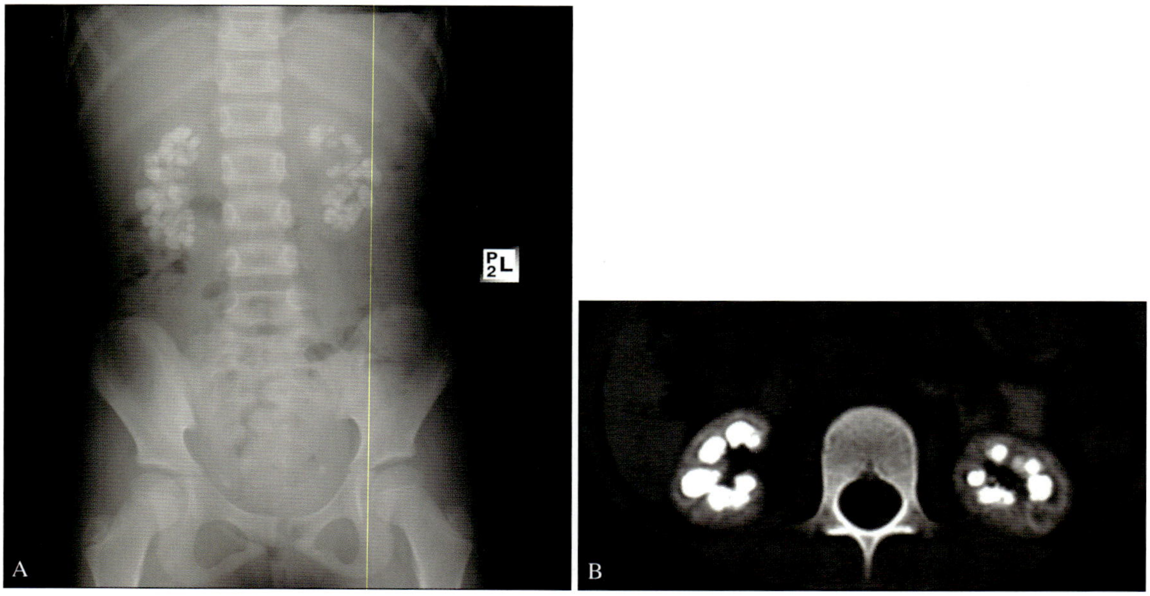

图4-42-1 双肾结石

图A．泌尿系平片，双肾小，肾实质内见大量结节状高密度，盆腔内双输尿管远端可见斑点状高密度影；图B．CT平扫，示高密度结节影位于肾实质内，以髓质为主，肾皮质薄

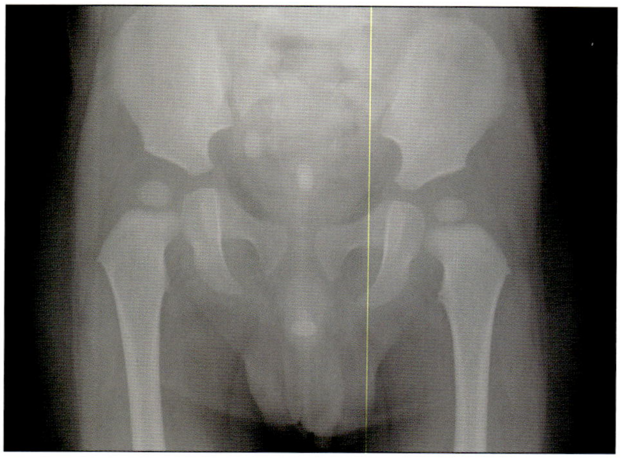

图4-42-2 右侧输尿管远端、膀胱、尿道多发结石

男，1岁，排尿困难。平片示右侧输尿管远端，膀胱区、尿道各见一个椭圆形X线阳性结石

- IVU：有助于肾内阴性结石的诊断，表现为肾盂、肾盏内的充盈缺损，并可了解有无继发感染或肾积水、发现输尿管内阴性结石及输尿管梗阻程度

CT 表现

- CT 可检出平片不易发现的阴性结石，CT 值均在 100Hu 以上

【鉴别诊断】

- 尿路结石根据部位、形态、密度可与胆囊结石、腹部淋巴结钙化、消化道 X 线阳性异物、阑尾粪石和盆腔部静脉石等鉴别。必要时超声检查，采用不同体位摄片或尿路造影助诊，此外必须注意与肾钙化症鉴别

诊断与鉴别诊断精要

- 泌尿系平片是诊断结石的首选方法。肾结石绝大多数位于肾盂或肾盏内，输尿管结石易停留在输尿管的生理狭窄处，其长轴与输尿管走行一致。膀胱结石为圆形或卵圆形，可随体位移动。CT 可检出平片不易发现的阴性结石

重点推荐文献

[1] Akay H，Akpinar E，Ergun O et al. Unenhanced multidetector CT evaluation of urinary stones and secondary signs in pediatric patients. Diagn Interv Radiol，2006，12：147-150.

[2] Smaldone MC，Corcoran AT，Docimo SG et al. Endourological management of pediatric stone disease：present status. J Urol，2009，181：17-28.

第 43 节　神经性膀胱

【概念与概述】

- 神经性膀胱（neurogenic bladder）是中枢或周围神经调节膀胱的功能受到损害或由于椎管内占位使逼尿肌——尿道括约肌协同失调及逼尿肌收缩无力时所发生的排尿障碍
- 小儿多见于
  - 脊柱及脊髓发育畸形
  - 椎管内占位
  - 脊髓病变及外伤
  - 盆腔手术后

【临床表现】

- 排尿困难，尿潴留，滴尿。常合并泌尿系感染，反流性肾病
- 可有肛门松弛，下肢功能障碍，会阴部感觉消失等

【影像表现】

X 线表现

- 腹部平片：平片于下腹部可见蓄尿胀满的膀胱影或腰骶椎畸形提示诊断。肾影通常无明显增大。结肠内可有多量气粪影
- VCUG 表现：早期轻度病例膀胱形态等近乎正常。较晚期时，膀胱常不能充分扩张，张力过高呈光滑圆形或有膀胱壁增厚，有小梁形成，伴多发假性憩室。膀胱外形变长似“松塔”，尖端指向上、右方。膀胱容积取决于尿道阻力以及有无感染。多数患儿不能随意开始和终止排尿，需于下腹部加压后排尿。排尿时由于尿道外括约肌过度收缩，局部呈间歇性或持久性狭窄，（亦可因局部去神经 denervation，肌萎缩或纤维变引起）膀胱颈及近端尿道常扩张，形成尖端向下的漏斗状，颇似后尿道瓣膜。球海绵体肌肉痉挛还可引起尿道球部功能性狭窄。18% ~ 60% 病例见单或双侧、不同程度 VUR，排尿后常见多量残余之造影剂

（图 4-43-1，图 4-43-2）

- IVU：肾盂正常或有不同程度扩张积水，肾实质变薄，输尿管正常或扩张、迂曲，后者多见于有 VUR 的病例。膀胱壁增厚及膀胱成梁，可引起膀胱输尿管交界部阻塞、肾盂输尿管扩张。晚期病例因反流性和阻塞性肾病可见单或双侧肾功能减低，显影延迟，并可见反流性肾病征象。于静止状态下膀胱颈部漏斗状改变，

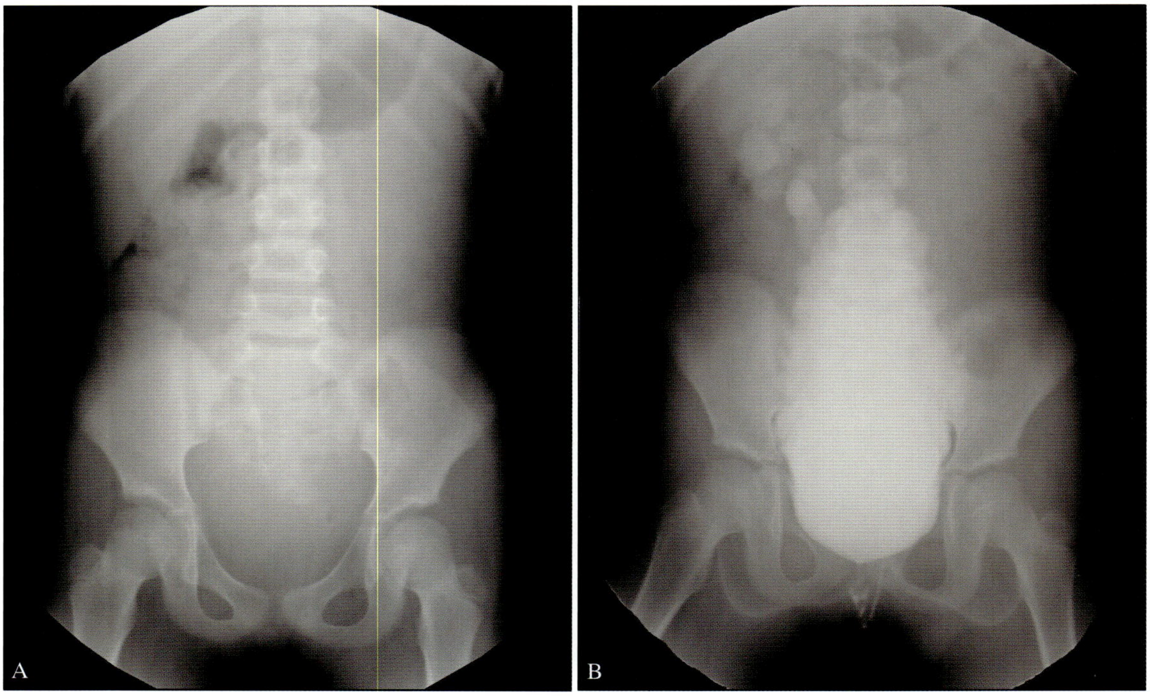

图 4-43-1 神经性膀胱

女，8 岁，发现肾积水 6 年，遗尿、尿频 5 年。图 A 为平片示腰 5 以下椎板裂，骶椎发育畸形；图 B 为 VCU 示，膀胱容积增大，呈“松塔状”，壁不光整，憩室形成。右侧膀胱输尿管反流Ⅳ级

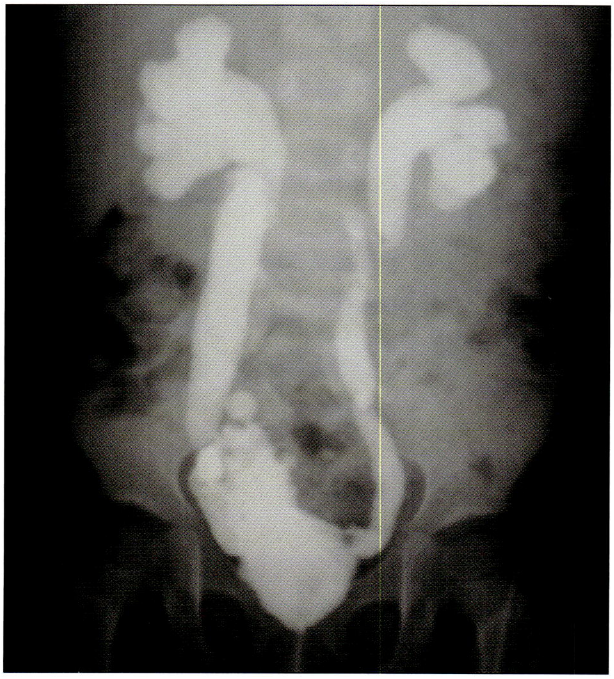

图 4-43-2 神经性膀胱

女，2 岁，生后 6 天行“脊膜膨出”手术，VCUG 显示膀胱体积缩小，位置偏右，多发小梁及憩室形成，双侧肾盂输尿管反流Ⅳ级

系造影剂进入尿道近端所致

CT 及 MRI 表现

- 观察腰骶椎畸形、椎管内病灶有优势，可显示膀胱外形胀大，膀胱壁增厚及憩室形成对诊断提供帮助（图 4-43-3）

【鉴别诊断】

膀胱尿道排尿障碍，首先要区别器质性或功能性

- 后尿道瓣膜漏斗状尿道扩张与本病相似，但前者形态可变，膀胱功能正常，尿线较细不同于本病
- 不稳定膀胱，6 ~ 8 岁女孩多见，系不能随意控制逼尿肌收缩但外括约肌正常。膀胱尿道造影见膀胱容积小，张力高，可轻度成梁。外括约肌一过性收缩致近端尿道扩张与本病相似。但一般排尿正常，无造影剂残余，上尿路正常，可自愈
- 逼尿肌——外括约肌不协调，亦称作非神经源性神经性膀胱或 Hinman 综合征。逼尿肌与外括约肌活动不协调，两者同时收缩，致膀胱内压增高，引起膀胱和上尿路阻塞性改变，与典型神经性膀胱相似。X 线所见难与本病鉴别。儿童晚期随可好转，但上尿路已有严重损害

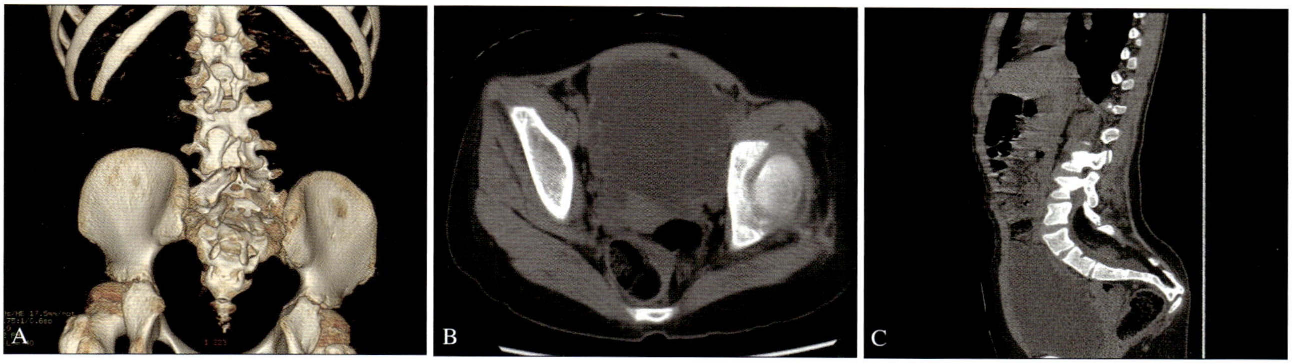

图 4-43-3　神经性膀胱

女，11 岁。图 A 为 CT 三维重建，腰骶椎多发畸形；图 B 为 CT 横轴位二维重建，示膀胱胀大，多发憩室形成；图 C 为 CT 矢状位二维重建，膀胱竖立状，多发憩室形成，腰骶椎管内脂肪组织堆积

诊断与鉴别诊断精要

- 膀胱壁增厚，有小梁形成，伴多发假性憩室

重点推荐文献

[1] Berrocal T, Gaya F, Arjonilla A et al. Vesicoureteral reflux: diagnosis and grading with echo-enhanced cystosonography versus voiding cystourethro-graphy. Radiology, 2001, 221: 359-365.

第 44 节　肾性高血压

【概念与概述】

- 肾性高血压（renal hypertension）占小儿继发性高血压的 80%。它可由肾实质或肾血管病变引起

【病因与病理】

- 肾实质性高血压多见于反流性肾病、肾发育不良、各种肾慢性炎症、慢性肾盂肾炎。肾血管性高血压儿童较成人多见，最常见肾动脉疾病

有肾动脉肌纤维增生症，大动脉炎（Takayasu 动脉炎），还有外伤性动脉瘤，动静脉瘘，神经纤维瘤病，血栓栓塞，腹膜后肿物亦可压迫肾动脉引起高血压

【临床表现】

- 主要表现为终末器官改变如左心室肥厚，视网膜血管异常或肾功能不良
- 常因高血性脑病或心功能不全就诊

【影像表现】

X 线表现

- 胸部平片：心脏可有不同程度增大，表现为主动脉型或主动脉普大型。大动脉炎患儿有时见降主动脉呈波浪形增宽
- 腹部平片及 IVU：患侧肾常较对侧小，两肾长径相差 1.2 ~ 4.0cm（正常相差< 1cm），患侧肾盂肾盏可延迟至注药 15min 后才充盈饱满。患侧肾盂排空有时也晚于对侧。肾动脉分支病变引起肾梗死时常致相应部分肾外形凹陷，肾动脉侧支循环血管可压迫输尿管致近段管径粗细不均。但肾大小正常及肾显影良好者仍不能排除肾动脉狭窄，需行血管造影
- 腹主动脉造影
  - 肾动脉肌纤维综合征造影表现
    - 肾动脉主干不显影，形成盲端
    - 肾动脉狭窄（0.2 ~ 0.3cm）和动脉瘤样扩张。小儿与成人不同，常呈局灶性，环形狭窄，单或多发，多在肾动脉开口处，但也可见于肾动脉各段或分支部分。狭窄处可有血栓形成
    - 侧支循环形成，侧支循环大多于肾上极内侧形成，走行不规则、管径粗细不一、迂曲之血管团。肾内动脉多数亦较细小
  - 大动脉炎在儿科常引起无脉症，主动脉缩窄等症状。绝大多数有肾动脉狭窄及肾性高血压。狭窄大多限于肾动脉起始部。长短不一，如邻接的主动脉有扩张与狭窄或波浪状改变，主动脉的其他分支同时有狭窄或闭塞和形成侧支循环即可确诊为大动脉炎。造影后可摄泌尿系片。肾实质期可清楚显示肾大小和外形。（图 4-44-1）

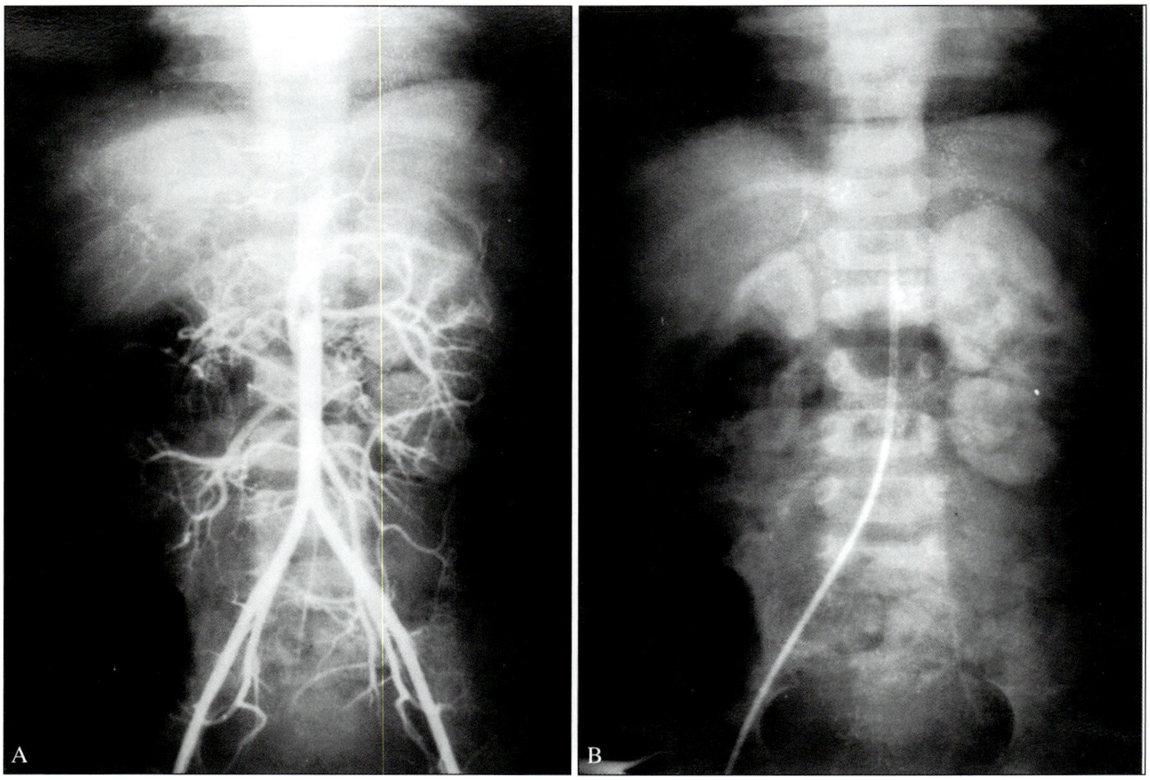

图 4-44-1 **肾性高血压右肾动脉重度狭窄**

女，3 岁，食欲缺乏 6 个月，活动后气促 2 个月，BP17.3/13.3kPa（130/100mmHg），B 超右肾萎缩。图 A 为肾腹主动脉造影，动脉期见右肾动脉炎，呈节段性狭窄后肾内动脉亦较细，并见侧支形成；图 B 肾实质期示两侧肾大小不一，右肾小，左肾代偿性肥大

肾动脉狭窄可采用球囊导管术或送入支架等介入治疗方法。为此手术前了解狭窄程度范围，有无动脉瘤及患肾功能非常重要

超声表现

- 超声可直接显示肾动脉内径宽度，通过多普勒并可了解其血流减少程度和涡流情况

CT 表现

- MSCT 之 CTA 及 3D 重建可以立体显示肾动脉及大分支狭窄的全貌，在我院为首选的检查方法。基本取代了腹主动脉造影

首先应区别为肾实质性或血管性肾性高血压。通过动脉造影大多能鉴别大动脉炎和肾动脉肌纤维增生症。结合临床外伤性肾动脉闭塞、狭窄、断裂的诊断也无困难

诊断与鉴别诊断精要

- 肾实质性高血压多见于反流性肾病、肾发育不良。肾血管性高血压儿童较成人多见，有肾动脉肌纤维增生症，大动脉炎等。肾常较小，肾动脉狭窄

重点推荐文献

[1] Lanzman RS，Kröpil P，Schmitt P et al. Nonenhanced freebreathing ECG-gated steady-state free precession 3D MR angiography of the renal arteries：comparison between 1.5T and 3T，2010，AJR 194：794-798.

第 45 节 肾静脉血栓

【概念与概述】

- 肾静脉血栓（thrombosis of renal vein）多见于脱水，高渗，肾病综合征之高凝状态。可单侧或双侧受累，首选超声检查。超声可显示肾影增大，初期因肾水肿，出血致回声增强，1 ~ 2 周后回声减低，皮髓质分界不清。多普勒超声可显示肾静脉及肾内分支血流减少，肾静脉或下腔静脉内血栓回声或狭窄及不规则等
- IVU 显示肾影大，功能低下，肾实质密度持续增高，肾盂显影不良，有时见腹水征
- 增强 CT 显示肾大且无增强，下腔静脉及肾静脉增粗，内有软组织密度影。下腔静脉造影可见下腔静脉闭塞、肾静脉内充盈缺损等特异性改变。同时因腔静脉压增高阻塞远心段静脉支可大量充盈造影剂显影
- 多数病变可以恢复，部分病例可发生细胞浸润及纤维性变。肾逐渐萎缩变小，肾内可出现钙化。此时超声呈小而回声强的肾。钙化可呈网状自肾门向外分支。超声呈肾实质内线性反射

重点推荐文献

[1] Goldhaber SZ，Tapson VF. A prospective registry of 5,451 patients with ultrasound-confirmed deep vein thrombosis. Am J Cardiol，2004，93：259-262.
[1] Wagoner RD，Stanton AW，Holley KE，et al. Renal vein thrombosis in idiopathic membranous glomerulopathy and nephrotic syndrome：Incidence and significance. Kidney Int，1983，23：368-374.

第 46 节 肾创伤

【概念与概述】

- 近年来泌尿系（urinary injury）外伤增多，大多因车祸、坠落、挤压等引起的闭合性钝伤。常常多部位、多器官同时受伤，病情严重。泌尿系外伤相当常见，其中尤以肾及男性尿道创伤为多。影像学检查对诊断、决定治疗方法，观察创伤愈合及并发症起到重要作用
- 小儿肾外伤（renal injury）机会较成人多且严重，多数伴其他脏器损伤。若有先天性肾发育异常，即使轻微外伤也可发生肾破裂

【临床表现】

- 血尿，出血量常能反映肾实质损伤的程度。但50% 肾蒂损伤患儿可无血尿
- 腰腹痛
- 后腰部包块
- 当合并多脏器损伤时，患者可有休克
- 影像学检查对了解外伤程度、范围、估计预后具有重要参考价值，分级见表 4-46-1

【影像表现】

X 线表现

- 腹部平片：只有 30% 能提示肾创伤的可能。如肾外形稍增大，有时可见肾区软组织包块，肠管可有淤张移位，患侧膈影上抬，腰椎侧凸等为腹膜后血肿或尿外渗的间接或直接征象。少数可见肋骨、腰椎骨折
- IVU 有助于了解患侧肾的解剖形态及分泌功能，尿外渗等。可在 CT 增强后拍腹平片，作为增强 CT 的补充。目前肾动脉造影基本被 MSCT 取代。IVU 表现包括
    - 肾轻度外伤患侧肾影可轻度增大
    - 肾实质显影期局部肾实质密度减低
    - 肾盂肾盏充盈不良或呈痉挛状态
    - 当肾内有较大血肿时，相邻肾盂肾盏受压移位。肾盏向两极明显分离可为肾横断之征。肾盂完全不显影可能为血管损伤或严重裂伤，需行 CT 扫描明确原因
    - 对比剂外渗：为肾实质裂伤波及肾集合系统引起，对比剂自集合系统进入肾实质内时，引起局部不规则密度增高影，肾内较大裂伤及血肿可表现为成团的对比剂潴留，对比剂自实质进入包膜下时则可见围绕肾影之弧线状影，此后发展成为肾盂积水和尿瘤
    - 外伤前存在的肾异常如马蹄肾、肾积水、肾肿瘤等，也可由尿路造影提示

超声表现

- 于肾外伤急性期，超声检查可显示肾实质撕裂及肾断裂，血或尿的异常积聚（血肿或尿瘤），肾盂内血块或肾静脉栓塞。超声检查也可用于急性期确诊或伤后的随诊复查，如血肿或尿瘤的吸收情况及有无继发于输尿管梗阻的肾积水等

CT 表现

- 应常规进行平扫和增强检查，明确肾损伤的程度及范围，了解腹部及盆腔内其他脏器情况
    - 肾挫伤：肾影呈局灶性或普遍性肿大，局部肾实质影不连续，其内有高密度之斑片出血影及水肿引起的低密度区。增强后挫伤的肾组织表现灌注不足之低密度区，也可有造影剂染色，肾周脂肪正常
    - 撕裂伤：增强扫描见肾实质内线性或楔形状

表 4-46-1 肾创伤分级

分级及发病率 /%	创伤范围
轻度（肾挫伤或轻度撕裂）85%	肾实质挫伤，小而浅之皮髓质撕裂，肾包膜完整（靠近穹窿部者与集合系统相通）
重度（肾裂伤）10%	大且深的部分或全层肾裂伤，与集合系统相通可有尿外渗及肾周血肿
极重度（肾碎裂）3%	肾实质碎裂呈数块，裂缝伸入集合系统及包膜有明显肾周血肿
（肾蒂损伤）2%	肾血管内膜剥离、痉挛、血栓、断裂、肾盂输尿管连接部撕裂

引自 Silverman FN. et al. Caffey's Pediatric X-ray Diagnosis god. 9 ed. Vol2. st Louis，Mosbg 1993

或不规则形低密度区，可限于皮质或深达髓质及集合系统，患肾甚至完全断裂分离，致造影剂外溢并肾内外血肿和尿瘤（图4-46-1）

- 肾碎裂：肾碎片可被血块分离或包绕但仍在包膜内，使得密度更加不均匀，造影密度均等之斑片状影像，肾实质于动态扫描之毛细血管期较易分辨，常伴肾周血肿
- 血肿：新鲜血肿为高密度影，可位于肾内外，被膜下。肾内出血或小血肿表现为局限性间质积血。肾包膜下的血肿可为半圆形或双凸状的高密度影，肾周围血肿可浸润肾周脂肪并向周围扩张或呈偏心性包绕肾。肾外血肿推压肾使之前移，压迫结肠向下，血肿多不超过中线
- 尿外渗：多继发于集合系统和肾盂输尿管连接部裂伤。低密度的尿液泄漏至肾实质，聚集在肾包膜下，肾筋膜内，肾周、肾前间隙、腰大肌前方等。有时形成尿瘤。增强CT扫描，上述部位于肾盂充盈期造影剂外溢而密度增高，并可见尿瘤与肾盂间交通（图4-46-2）
- 肾蒂损伤：CT增强扫描，可见肾动脉中断，肾门区血肿，患肾不强化。急性肾静脉栓塞示肾影增大，肾功能减退或肾造影期延长，于扩张的肾静脉内并可见血栓引起的充盈缺损（图4-46-3）

此外，CT还可发现外伤前已存在的肾畸形或肿瘤和伴随的腰大肌、腹壁等软组织和椎体肋骨的外伤。肾挫裂伤于3～4周左右可有明显吸收、修复

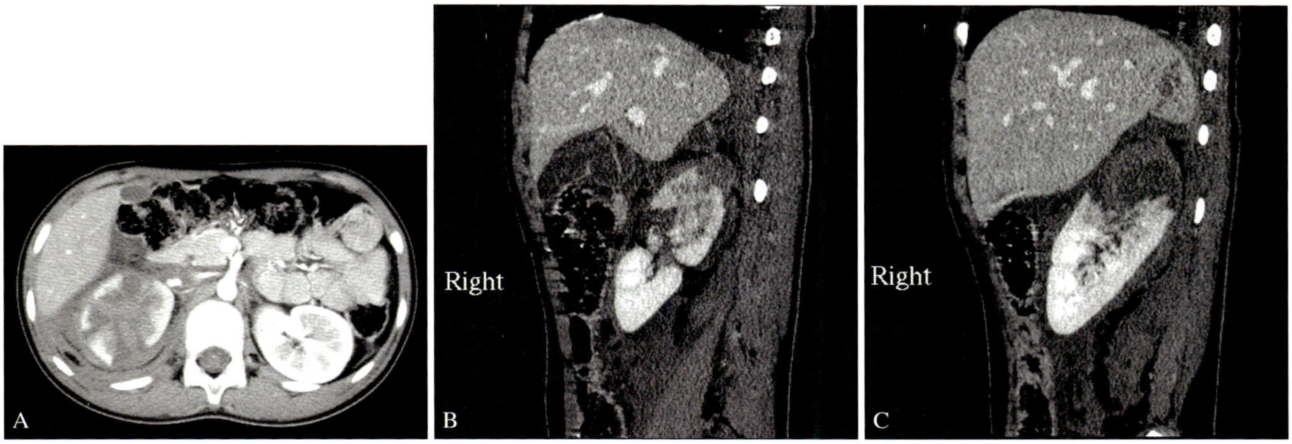

图4-46-1　**右肾撕裂伤**

女，1岁，车祸中撞伤4小时。CT增强扫描。图A为横轴位；图B、图C为矢状位重建，示右肾上极不规则形低密度区，下方可见线样低密度，贯穿肾实质，致造影剂外溢并肾内外血肿和尿瘤

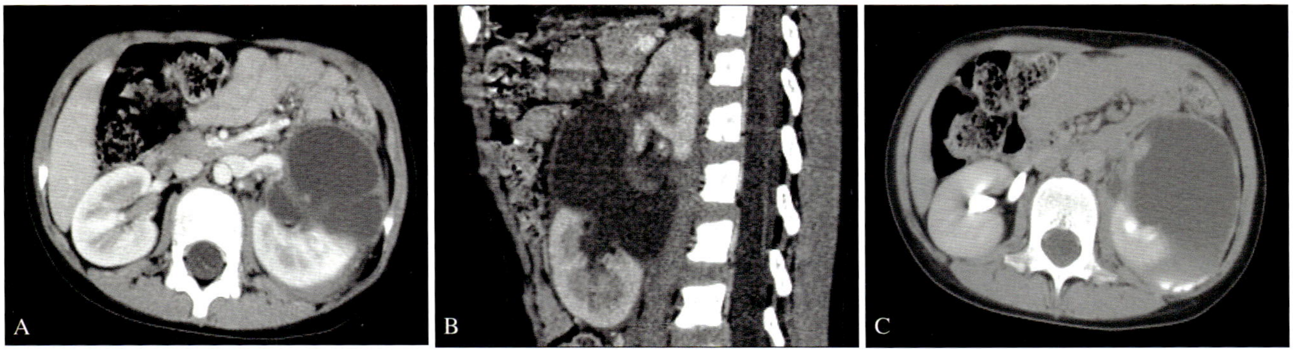

图4-46-2　**肾撕裂伤（重度）**

男，7岁，左肾外伤20天。图A为CT增强横轴位肾实质期，示左肾全层断裂，尿瘤形成并与肾盂相通；图B矢状位重建，示上下两部分肾功能尚可；图C延迟期扫描，示造影剂进入尿瘤

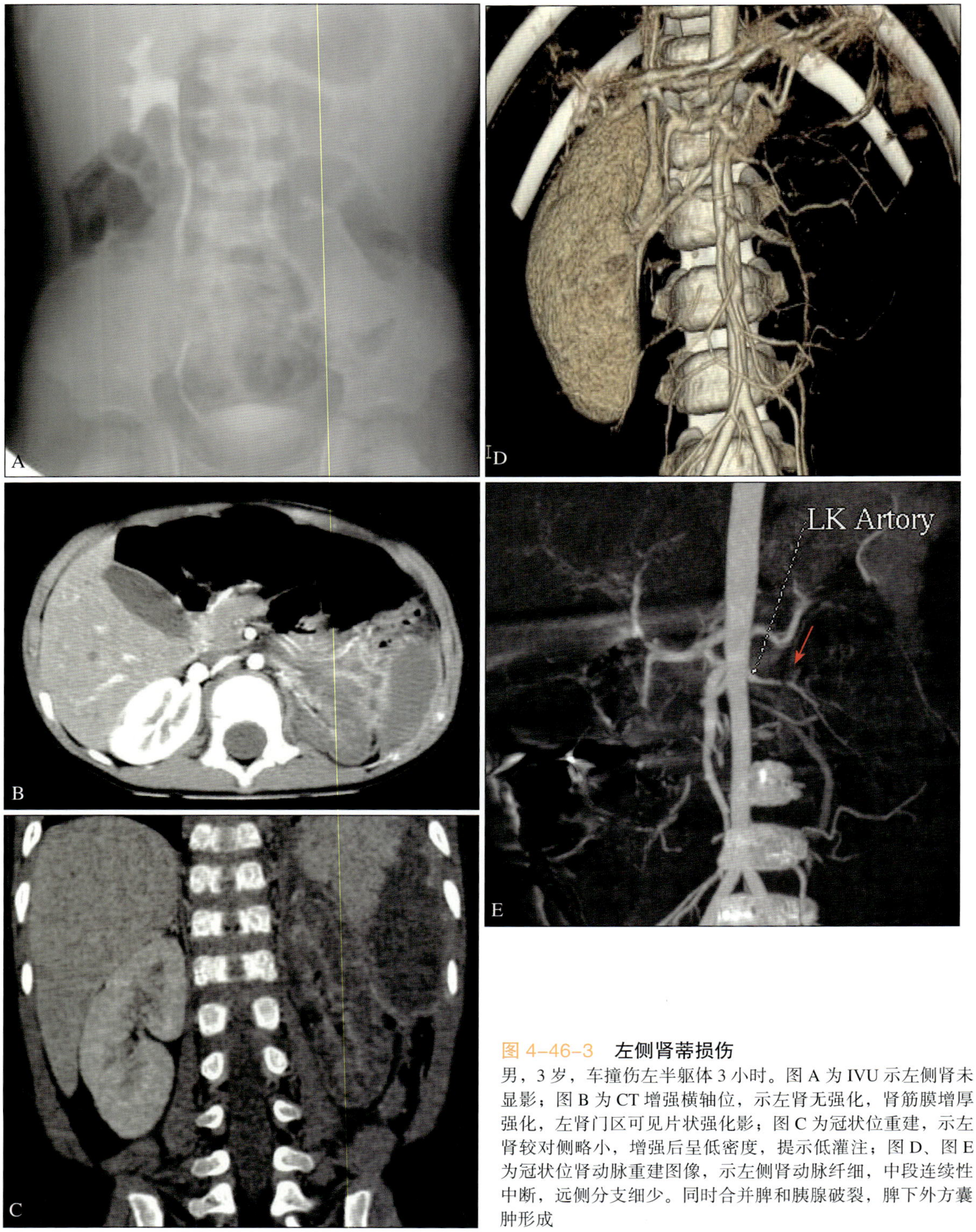

图 4-46-3 左侧肾蒂损伤

男，3岁，车撞伤左半躯体3小时。图A为IVU示左侧肾未显影；图B为CT增强横轴位，示左肾无强化，肾筋膜增厚强化，左肾门区可见片状强化影；图C为冠状位重建，示左肾较对侧略小，增强后呈低密度，提示低灌注；图D、图E为冠状位肾动脉重建图像，示左侧肾动脉纤细，中段连续性中断，远侧分支细少。同时合并脾和胰腺破裂，脾下外方囊肿形成

或遗有尿瘤

MRI 表现

- 可显示肾损伤的部位、程度、肾周血肿、尿瘤等。可观察到肾皮质中断、包膜下或肾周血肿、尿液外渗。MRI 有助于肾内血肿分期、亚急性期时信号强度不均匀，T1WI 和 T2WI 血肿信号均为高信号或为外周高，中间低，中间信号混杂。肾周血肿限于肾周筋膜内，因肾裂伤慢性渗血及渗液，造成肾周血肿常为混杂信号，大的血肿可推挤肾移位，血肿可向髂窝及盆腔扩散。当严重肾撕裂累及肾盂肾盏时，尿液外渗到肾周间隙产生尿瘤，MRI 信号均匀，呈长 T1 长 T2 信号

诊断与鉴别诊断精要

- 腹部平片：只有 30% 能提示肾创伤，应常规行 CT 增强检查

重点推荐文献

[1] Santucci RA，Fisher MB. The literature increasingly supports expectant（conservative）management of renal trauma-a systematic review. J Trauma，2005，59：493-503.

[2] Maudgil DD，McHugh K. The role of computed tomography in modern paediatric uroradiology. Eur J Radiol，2002，43：129-138.

[3] Grattan-Smith JD，Jones RA. MR urography in children. Pediatr Radiol，2006，36：1119-1132.

第 47 节　输尿管创伤

【概念与概述】

- 输尿管创伤（ureteral injury）少见，可为创伤性或医源性。创伤性输尿管破裂或完全断裂常发生在肾盂输尿管连接部或近段 4cm 之内

【临床表现】

- 患侧腰部胀痛
- 肉眼或镜下血尿。急性期尿外溢可形成尿瘘或继发感染形成脓肿

【影像表现】

X 线表现

- 平片示腰大肌轮廓模糊，脊柱侧凸及局部肿块
- IVU 显示 90% 可见损伤部位的造影剂外溢，显示输尿管扭曲、狭窄、移位。后期瘢痕收缩及粘连可牵拉输尿管扭曲造成梗阻，7% ~ 10% 引起上段输尿管扩张或肾盂积水。逆行肾盂造影和经皮肾盂穿刺造影可显示损伤部位及程度（图 4-47-1）

超声及 CECT 表现

- 有助于确定肾门下、输尿管旁尿液积聚或尿瘤（图 4-47-2）。患侧肾盂扩张，腰大肌前内侧未见输尿管影。继发感染时见腰大肌及周围形成软组织肿块或厚壁之囊腔，后期因瘢痕收缩粘连引起输尿管梗阻

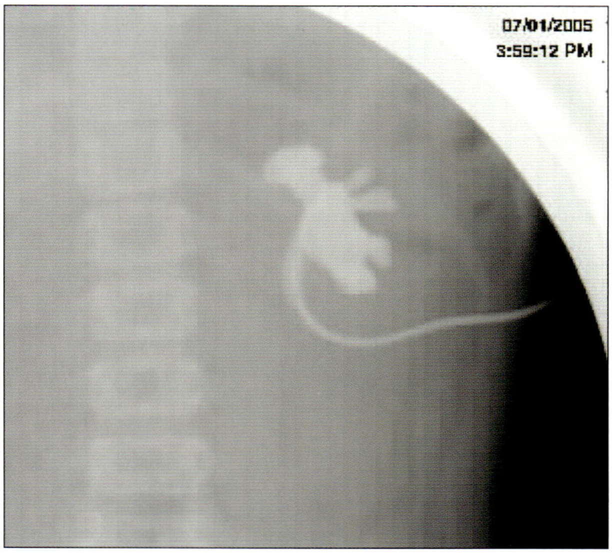

图 4-47-1　**输尿管近段断裂**
男，10 岁，经左肾造瘘管注入造影剂，左侧输尿管近段显影，未见造影剂下行，左肾盂肾盏增宽

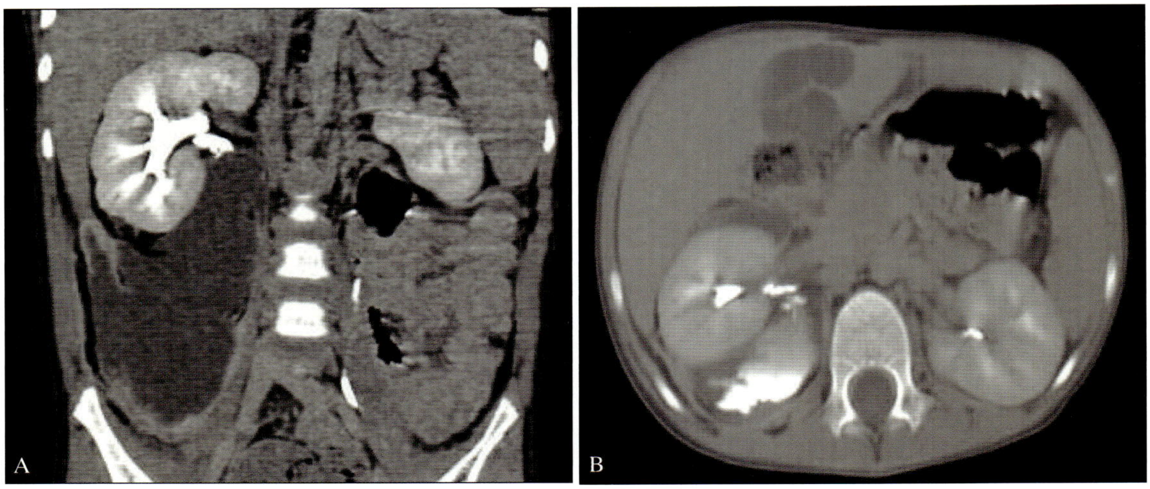

图 4-47-2 **肾盂输尿管交界处断裂，尿瘤形成**
男，5 岁，车祸外伤。图 A 为 CT 增强冠状位重建示右肾盂输尿管交界处断裂，下方巨大尿瘤形成；图 B 延迟扫描示造影剂自输尿管近端进入尿瘤

诊断与鉴别诊断精要

- 应常规行 CT 增强检查，延迟扫描可显示造影剂自输尿管近端进入尿瘤

重点推荐文献

[1] Bixby SD, Callahan MJ, Taylor GA. Imaging in pediatric blunt abdominal trauma. Semin Roentgenol, 2008, 43: 72-82.

[2] Maudgil DD, McHugh K. The role of computed tomography in modern paediatric uroradiology. Eur J Radiol, 2002, 43: 129-138.

[3] Grattan-Smith JD, Jones RA. MR urography in children. Pediatr Radiol, 2006, 36: 1119-1132.

第 48 节 膀胱创伤

【概念与概述】

- 膀胱损伤（bladder injury）儿科少见。小儿膀胱位置较高，膀胱充盈或胀满时，顶部易受外力引起挫伤或破裂。挫伤仅限于黏膜或肌层。破裂口可位于腹膜内和（或）腹膜外，以腹膜外型较多见

【临床表现】

- 膀胱挫伤可无明显症状或仅有轻微血尿
- 膀胱破裂腹膜内型表现为尿性腹膜炎
- 腹膜外型症状局限于下腹部。合并骨盆骨折患儿可伴排尿障碍，大量血尿少见

【影像表现】

X 线表现

- 腹平片可表现为肠管淤涨及腹水征象
- 骨盆骨折，尤其耻骨上支多见

VCUG 表现

- 经导尿管注入适量（20% ~ 35%）非离子碘造影剂溶液，透视下观察造影剂自膀胱壁裂口外溢
  - 腹膜内膀胱破裂时外溢造影剂可进入肠间隙或结肠周围隐窝，显示肠管外壁轮廓
  - 腹膜外膀胱破裂造影剂进入膀胱周围间隙

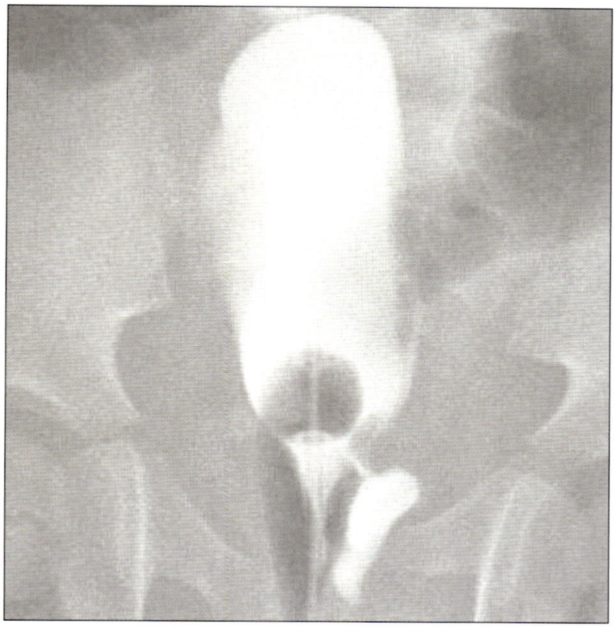

图 4-48-1 **膀胱颈破裂，造影剂进入左侧盆腔**
女，3 岁，墙砸伤 9 小时，血尿。VCUG 示膀胱颈破裂，造影剂外溢进入左侧盆腔。骨盆骨折变形

及邻近脏器（图 4-48-1）

- 如膀胱子宫瘘或膀胱阴道瘘等。患儿于注造影剂进膀胱时，可见后方阴道显影。造影剂出空较膀胱缓慢，不同于生理性排尿时造影剂进入阴道之所见
- 检查时若造影剂注入量不足，小的破裂口已闭合或破裂口已被大网膜或肠管覆盖，堵塞，可造成假阴性结果。为了解上尿路损伤，有时需先作 IVU 检查

CT 表现

- 膀胱造影检查，辅以重建技术可良好显示膀胱损伤部位，范围以及与邻近组织关系（图 4-48-2）

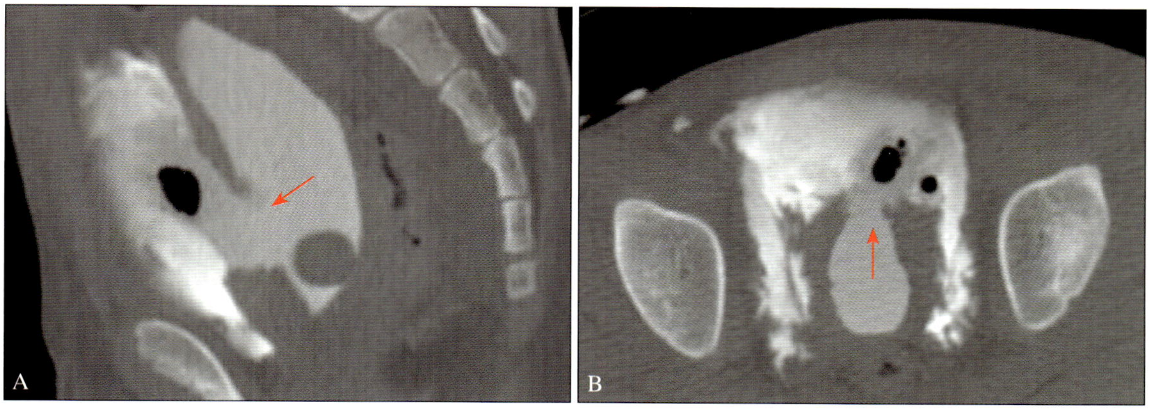

图 4-48-2 **膀胱体部破裂**
男，9 岁，腹部撞伤 4 小时。图 A、图 B 为 CT 膀胱造影重建像示膀胱形态不规则，前部约 18mm × 16mm 缺损区（红箭），造影剂经此流至盆腔

诊断与鉴别诊断精要

- VCUG 可观察造影剂自膀胱壁裂口外溢。CT 膀胱造影可很好显示膀胱损伤部位

重点推荐文献

[1] Mendelson KG，Fallat ME. Pediatric injuries：prevention to resolution. Surg Clin North Am，2007，87：207-228.
[2] Maudgil DD，McHugh K. The role of computed tomography in modern paediatric uroradiology. Eur J Radiol，2002，43：129-138.
[3] Bixby SD，Callahan MJ，Taylor GA. Imaging in pediatric blunt abdominal trauma. Semin Roentgenol，2008，43：72-82.

第 49 节 尿道创伤

【概念与概述】

- 儿童尿道损伤（urethral injury）较常见，常伴有骨盆骨折或骑跨伤。尿道损伤可分为挫伤、裂伤或完全断裂。前尿道损伤以球部多见，多由骑跨伤所致。后尿道损伤多为骨盆骨折所致，尤其多为耻骨骨折所伤。大多发生于膀胱颈部、前列腺部及膜部，少数累及球部。女孩尿道损伤较少，常于下腹部外伤时，膀胱尿道阴道隔撕裂，引起膀胱尿道部完全性或部分性断裂

【临床表现】

- 血尿、会阴部及下腹部疼痛、肿胀、淤血、排尿困难及尿潴留
- 尿道完全断裂时可有尿外渗
- 医源性损伤常发生在阴茎阴囊交界部

【影像表现】

X 线表现

- 对疑有上尿路损伤者可先行 IVU 检查。尿道造影可将导管插进尿道外口，注入少量造影剂
  - 尿道未完全断裂时，造影剂可进入膀胱。未见造影剂外溢时，可将导管送入膀胱，行 VCUG 检查。当见到外溢时，须注意外溢的部位及方向。尿道完全断裂时可行膀胱穿刺造影，观察断端的近端，再行尿道插管造影观察断端远端的起始部（图 4-49-1）
  - 急性前尿道损伤可见尿道狭窄，造影剂沿阴茎或会阴散开
  - 尿道球部损伤时，造影剂进入阴囊及下腹（图 4-49-2）。轻度挫伤造影正常，但日后可出现尿道狭窄
  - 后尿道损伤时可见局部狭窄，还可见造影剂溢至前列腺或阴囊周围。膀胱也可受压上抬
  - 女孩尿道损伤除可见造影剂外溢至周围软组织外，还可见尿道阴道瘘，向尿道注药时见造影剂充盈阴道

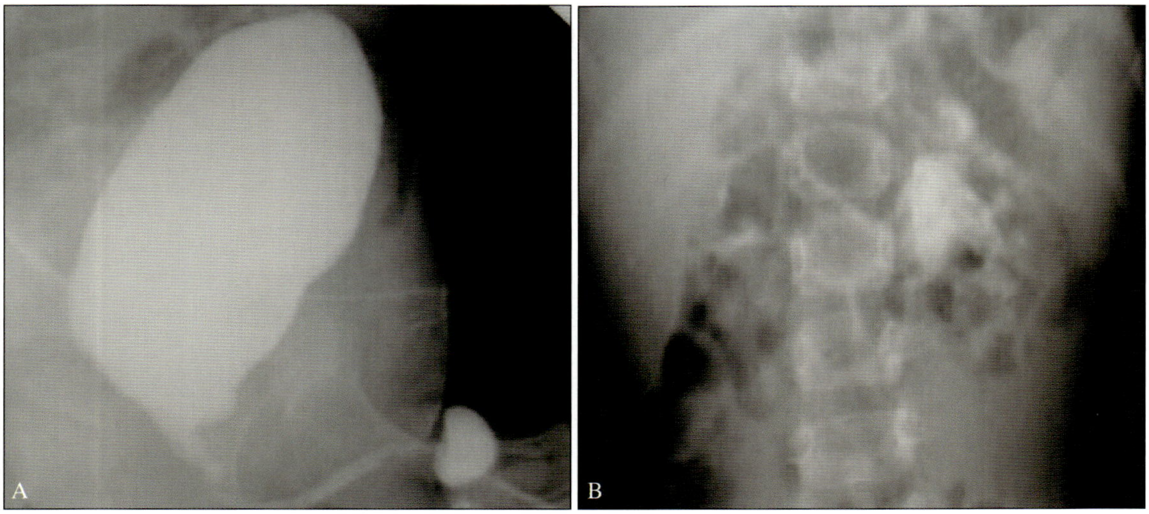

图 4-49-1 尿道膜部断裂，左肾轻度积水
男，4 岁，外伤后尿道闭锁，膀胱造瘘术后半年。图 A 经膀胱造瘘管注入造影剂示，膀胱竖立状，壁光整，嘱患儿做排尿动作，造影剂进入至尿道膜部受阻，经尿道插管注入造影剂示，造影剂至尿道膜部受阻，两侧盲端距离约 2mm；图 B 为 IVU 检查示左肾轻度积水

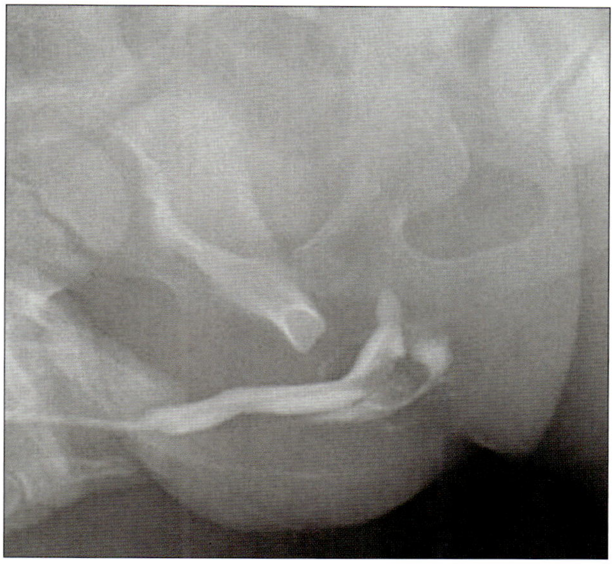

图 4-49-2 **尿道球部不全断裂，骨盆骨折**
男，7 岁，骑跨伤，无尿。经尿道插管至前尿道球部，注入造影剂，尿道球部背侧可见一充盈缺损，可见造影剂溢出，拔管排尿，尿道通畅

诊断与鉴别诊断精要

- 尿道造影可显示尿道损伤。尿道完全断裂时可行膀胱穿刺造影

重点推荐文献

[1] Mendelson KG，Fallat ME. Pediatric injuries：prevention to resolution. Surg Clin North Am，2007，87：207-228.

[2] Berrocal T，Gaya F，Arjonilla A et al. Vesicoureteral reflux：diagnosis and grading with echo-enhanced cystosonography versus voiding cystourethro-graphy. Radiology，2001，221：359-365.

[3] Ward VL，Strauss KJ，Barnewolt CE et al. Pediatric radiation exposure and effective dose reduction during voiding cystourethrography. Radiology，2008，249：1002-1009.

第 50 节　创伤后尿道狭窄

【概念与概述】

- 尿道创伤后遗狭窄（urethral stenosis after injury）是由损伤的尿道及其周围组织瘢痕挛缩造成。以后尿道球膜部狭窄为主

【临床表现】

- 排尿困难、尿潴留、尿失禁

【影像表现】

X 线表现

- VCUG 见局部尿道狭窄，壁不规则，近端尿道扩张
- 严重狭窄造影剂不能通过时，可同时做膀胱造影（穿刺或经造瘘口）及尿道逆行造影以观察尿道狭窄的范围和部位。膀胱可胀大或继发小梁形成，有时形成假性憩室
- 部分病例尿道狭窄处可见造影剂外溢或精囊显影，亦可显示瘘管的部位和方向及膀胱输尿管反流（图 4-50-1，图 4-50-2）
- 观察上尿路情况可行 IVU 检查

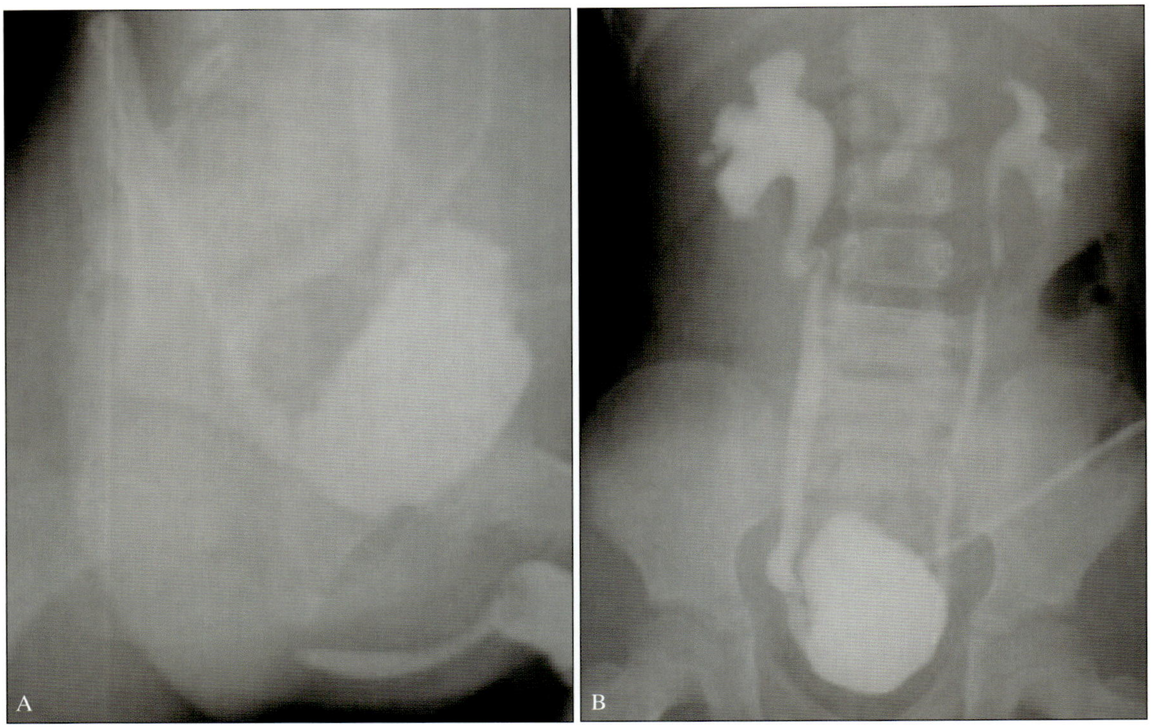

图 4-50-1 **外伤后后尿道闭锁，膀胱输尿管反流**
男，8 岁，外伤后尿道狭窄闭锁膀胱造瘘术后。图 A、图 B 经膀胱造瘘管注入 15% 泛影葡胺约 100ml，膀胱充盈，可见小梁及憩室形成，双侧膀胱输尿管反流。经尿道外口插管注入造影剂，前尿道充盈，形态可，排尿时后尿道未见显示

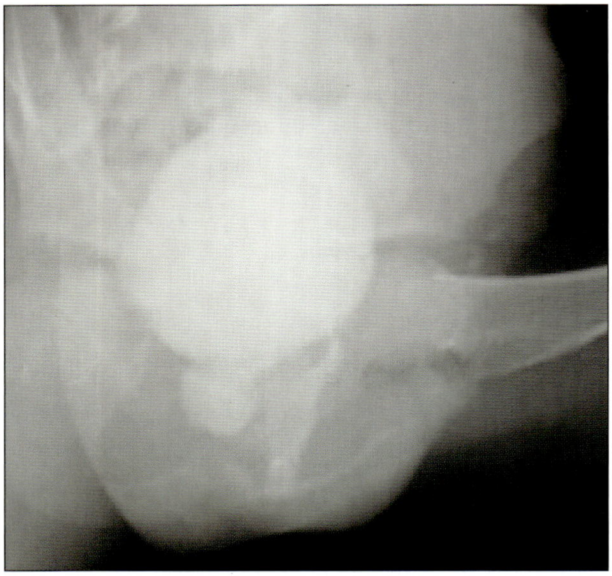

图 4-50-2 **尿道膜部狭窄，骨盆骨折**
男，9 岁。VCUG 示膀胱充盈，膀胱左前壁限局性膨出，壁光滑，排尿时后尿道膜部狭窄，狭窄段长约 7.4mm，其近端尿道扩张，狭窄段以远尿道形态可，排尿后膀胱内大量造影剂残留

诊断与鉴别诊断精要

- 尿道造影可显示局部尿道狭窄，壁不规则，近端尿道扩张

重点推荐文献

[1] Ward VL, Strauss KJ, Barnewolt CE et al. Pediatric radiation exposure and effective dose reduction during voiding cystourethrography. Radiology, 2008, 249: 1002-1009.

[2] Berrocal T, Gaya F, Arjonilla A et al. Vesicoureteral reflux: diagnosis and grading with echo-enhanced cystosonography versus voiding cystourethro-graphy. Radiology, 2001, 221: 359-365.

[3] Grattan-Smith JD, Jones RA. MR urography in children. Pediatr Radiol, 2006, 36: 1119-1132

第 51 节　肾母细胞瘤

【概念与概述】

- 肾母细胞瘤（nephroblastoma）又称肾胚胎瘤或 Wilms 瘤（WT），为婴幼儿最常见的腹部恶性肿瘤，可为散发或遗传性（15% ~ 20%）。可有先天性虹膜缺如，偏侧肥大，神经纤维瘤病，称 Beckwith Wiedemann 综合征，泌尿生殖系统畸形的患儿易得本病

【病因与病理】

- 肾母细胞瘤系恶性胚胎性混合瘤，肿瘤大多始自肾包膜下肾皮质，始自肾盂者少见。肿瘤多单发，4% ~ 10% 为双侧性。外生型肾胚瘤，肿瘤主要向肾外生长（eophyte）。起源于异位的肾胚细胞肾外型罕见。肿瘤呈圆形或椭圆形，直径大多在 4cm 以上。周围有纤维组织和其他肾组织构成的假包膜。瘤内出血，坏死、囊变较常见，甚至可占瘤体的大部分。5% ~ 15% 肿瘤内有钙化灶，多位于坏死区域或周边被膜下。组织学见未分化的肾胚胎组织，由胚芽、间叶、上皮三种成分构成，预后好的组织类型，有上皮型、间叶型、胚芽型、混合型或囊肿型，其两年生存率可达 92%，其中胚芽型稍差，两年生存率为 61.5%。瘤细胞有间变者称间变型或未分化型（anaplasia），预后不良。NWTS*-IV [注 *NWTS（National Wilms Tumor Study）美国 Wilms 瘤研究组。] 已将肾恶性杆状细胞瘤排除，透明细胞肉瘤与肾母细胞瘤亦分别研究
- 肿瘤在肾实质内呈膨胀性生长。首先破坏假性包膜进入肾窦，肾内淋巴管和血管。肿瘤穿破肾包膜后侵犯肾周围间隙和相邻组织器官。少数肿瘤侵犯肾盂和输尿管可种植或扩散到远侧尿路。肿瘤经淋巴系统扩散可侵及肾门、主动脉旁淋巴结。5% ~ 20% 侵犯肾静脉及下腔静脉，甚至在右心房内形成瘤栓。远处血行转移以肺部最常见，初诊时发现者占 8% ~ 15%。治疗随访过程中 8% ~ 10% 患者转移至肝。骨及脑、骨髓内转移罕见

【临床表现】

- 肾胚瘤发病高峰为 1 ~ 3 岁，75% 见于 5 岁以下，90% 发生在 7 岁之前，新生儿极为罕见
- 腹胀或无痛性包块，表面光滑
- 肿瘤巨大时可过中线或入盆腔并引起压迫症状
- 少数有轻度腹痛，血尿（30%）、高血压、贫血、发烧等症状
- 肾母细胞瘤的临床分期（NWTS-V）：
  - Ⅰ期：肿瘤局限于肾内，完整切除。肾包膜完整，术前或术中无肿瘤破溃。肾床内无肿瘤。肾窦的血管未受侵犯
  - Ⅱ期：肿瘤侵及肾外但可完整切除。如肿瘤穿破到肾周组织；肾外血管内有瘤栓或被肿瘤浸润；术前或术中有针刺活检，或瘤组织有溢出，但限于肾窝，切除边缘无肿瘤残存
  - Ⅲ期：腹部有非血源性肿瘤残存。肾门、主动脉旁淋巴结受侵；腹膜有种植转移；肿瘤穿通腹膜面呈隆突结节；在肿瘤切缘肉眼或镜下观有肿瘤残存；由于肿瘤浸润周围重要组织，未能完全切除；术前肿瘤自发破裂或术中损伤破裂，肿瘤溢出严重污染盆腔、腹腔者
  - Ⅳ期：有血管淋巴转移至肺、肝、骨、脑及远处淋巴结
  - Ⅴ期：双侧肾母细胞瘤。每侧按上述标准分期

【影像表现】

X 线表现

- 泌尿系平片：示患侧肾影增大变形或表现为肾区或腹部占位病变。约 1/7 病例越过中线。充气肠管影受压移位，结肠多数前移，3% ~ 5%

肿物内可见钙化

- IVU：主要通过肾盂肾盏位置，形态等间接征象确定其为肾内肿物，其主要征象有肾轮廓失去正常形态，肾盂肾盏可有移位、变形和扩张等改变。其中伸长、变形即所谓“爪形征”即提示为肾内肿物。(图 4-51-1)。肿瘤压迫或侵入肾盂（盏）或输尿管时，可引起部分或全部肾盂（盏）轻度或中度扩张。肾盂（盏）被肿瘤侵蚀时外形模糊，形态不完整。本法对肿瘤的定性诊断仅 60% ~ 70%，对于分期有较大的限度。双侧肾母细胞瘤少见，有时其中一侧的肿瘤较小，易被忽略（图 4-51-2）。小肾胚瘤经肾盏进入肾盂可呈息肉状生长形成，肾盂分叶状充盈缺损。输尿管可随肾盂移位、拉长，甚至向对侧移位。偶见输尿管受侵和（或）肿瘤向膀胱内扩展 / 种植形成之充盈缺损（图 4-51-3）

B 超表现

- 大多肾胚瘤表现为圆形或类圆形的实性、中等强度回声或稍高回声
- 瘤内出血，坏死。肾盂扩张表现为低回声或无回声区

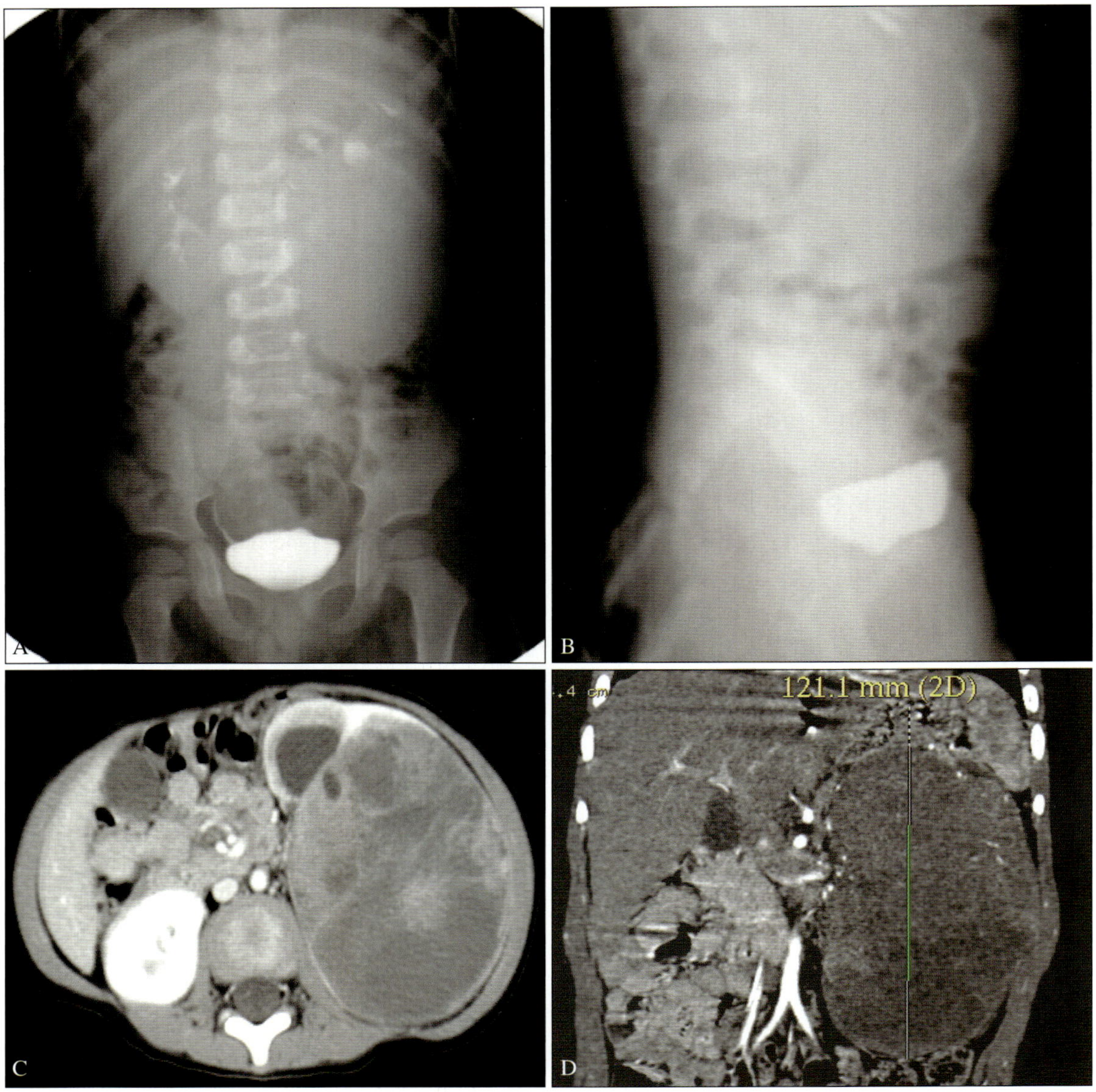

图 4-51-1 **左侧肾母细胞瘤**

男，2 岁。图 A、图 B 为 IVU 正侧位片，示左肾增大，肾盂肾盏移位、伸长、分离、变形；图 C、图 D 为 CT 增强轴位及冠状位重建，示左肾肿瘤位于中下部，呈分叶状，不均匀强化

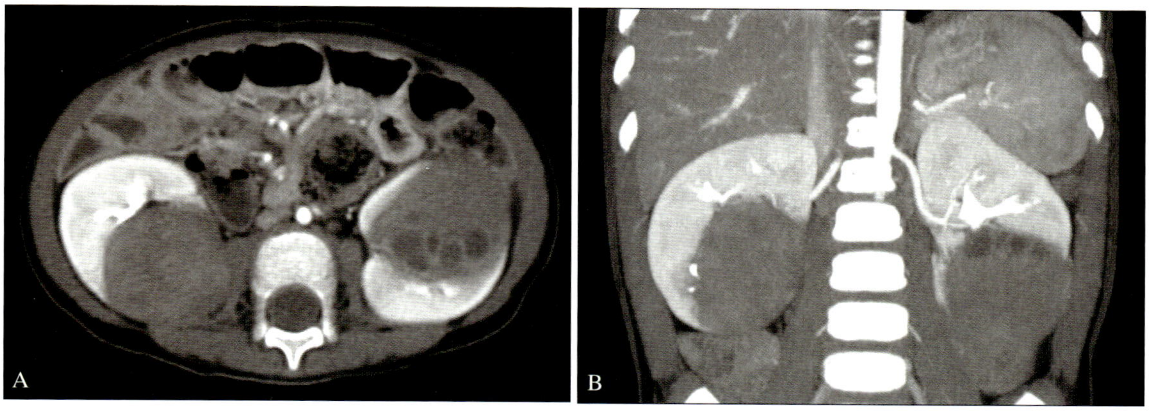

图 4-51-2 **双侧肾母细胞瘤**
女，20 个月，发现左上腹部包块 1 个半月。图 A 为 CT 增强横轴位；图 B 为冠状位重建，示双肾占位，轻度强化，与残肾界限清楚，左侧占位内空间多发小囊性变

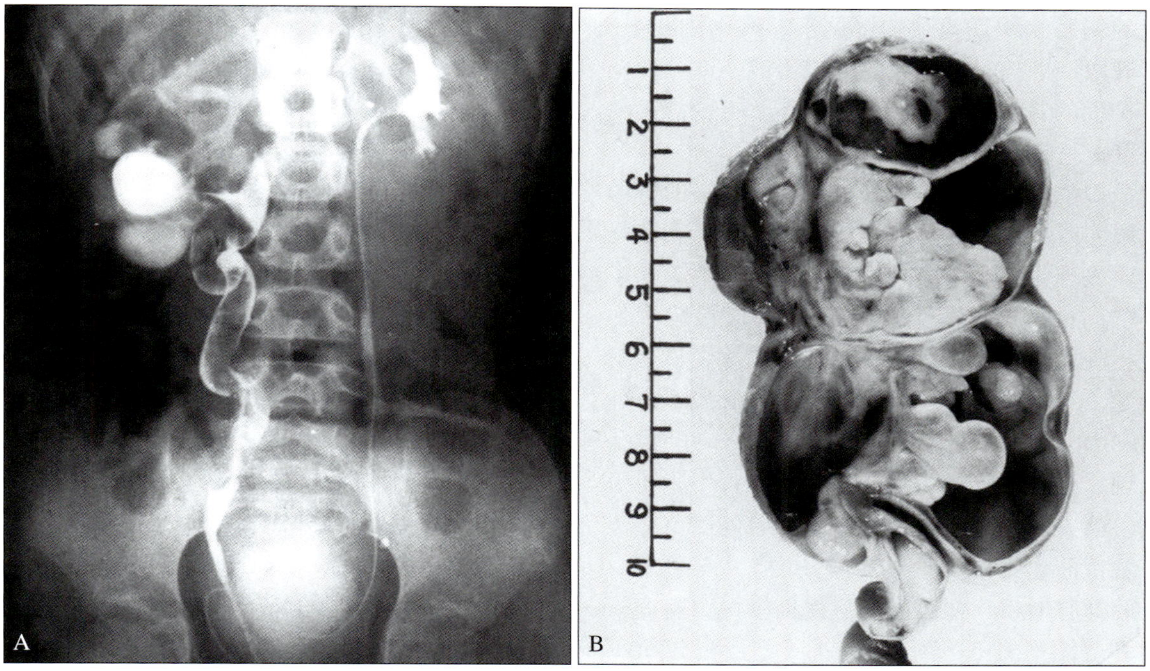

图 4-51-3 **右侧肾母细胞瘤，右肾盂输尿管瘤栓**
男，7 岁，反复血尿 4 年。IVU 右肾不显影。图 A 为逆行肾盂造影，肿瘤侵犯肾盂输尿管及部分肾盏，形成长条形充盈缺损，余肾盏积水；图 B 为大体病理，肾盂输尿管内瘤栓形成，肾包膜尚完整

- 钙化灶产生强光点。瘤周可探到残留受压的肾实质，肾盂（盏）可有轻或重度扩张，变形，肾盏张开，拉长即所谓“爪征”
- 通过不同切面探查，可清楚肿瘤扩展到肾静脉及（或）下腔静脉内并显示瘤栓位置，大小及形态，区别于下腔静脉受压
- 少数患儿可发现肝，脾及腹膜后淋巴结转移灶和肿瘤对周围组织浸润

CT 表现

- 平扫表现为肾区向周围生长的实性或囊实性肿物，少数则以囊性病变为主（囊肿型）（图 4-51-4），瘤体一般较大，轮廓多较光滑，或大分叶，肿瘤密度低于或接近肾，瘤内可见条纹状、漩涡状、片块状不同密度影，有时见分隔，出血、坏死、囊变可形成瘤内更低密度区，5% ~ 15% 肿物内钙化，7% 可见低密

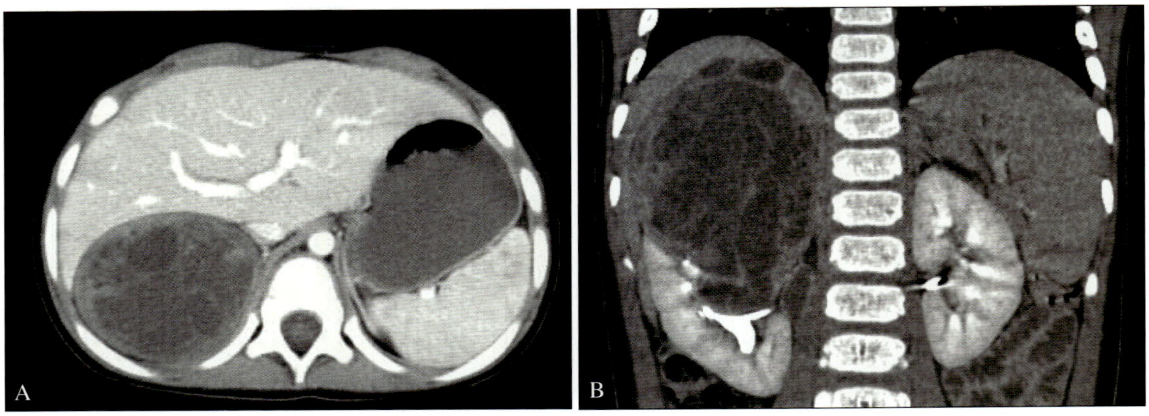

图 4-51-4 右侧囊性肾母细胞瘤
图 A、图 B 分别为 CT 增强横轴位及冠状位重建像，右肾上极可见囊性为主占位，其内可见轻度强化的粗细不等的分隔。残肾位于位于外下方，肾盏受压变形

度的脂肪组织。残余的肾见于瘤体周围或上、下极内，平扫时与肿瘤的分界不清。部分病例含扩大的肾盂（盏）。少数肿瘤早期经肾盏突入肾盏呈息肉状生长

- 增强扫描显示肿瘤实体部分与明显增强的肾形成鲜明对比，能勾出清楚的肿物边界。剩余肾实质表现为肿瘤周边的新月形或厚薄不等的半环状高密度影，称“边缘征”。肿瘤包膜可强化，肿瘤内出血、坏死，囊变区无强化显示更清楚。于肾盂显影期（注药后 2min）可见肿瘤对肾盂、盏的压迫、撑长、移位、扩张等表现。肿瘤包膜的边缘如不完整或肾周脂肪模糊、消失、肾筋膜增厚，提示肿瘤外侵
- 血管侵犯于增强早期显示较清楚。4% ～ 10% 下腔静脉增粗，如腔内充盈缺损多提示有瘤栓存在（图 4-51-5，图 4-51-6）。文献报告 40% 侵犯肾静脉，瘤栓可经下腔静脉进入右心房形成圆形低密度灶。肾门、腹膜后淋巴结肿大可由淋巴管转移或肿瘤直接蔓延所致
- 腹部 CT 应同时细察其他脏器以及对侧肾情况，发现有无小肿瘤及肝内转移
- 肿瘤破裂可致腹膜后或腹腔种植。肿瘤侵犯腹膜时，表现为大小不等斑片样增厚或结节状软组织密度病灶，且常常伴随腹腔积液。肠系膜或大网膜肿块通常为散在结节，分叶状肿块，或为浸润性病变，肿块密度可均匀或不均匀
- 初诊小儿应同时行胸部 CT 扫描，发现肺内单或多发结节状大小不等的转移灶，有助于确定治疗计划（图 4-51-7）

MR 表现

- 肾母细胞瘤的 MR 图像大多信号不均匀，其 T1 和 T2 弛豫时间都有延长。在 T1WI 肿瘤呈境界清楚的低或等信号区；坏死、囊变的信号更低；灶性出血区可表现为高信号。T2WI 肿瘤信号增高，坏死和囊变呈高信号，出血区信号变化较大。冠状位扫描判断肿瘤的起源较重要，鉴别残余肾，显示肾盂（盏）积水、变形，输尿管和膀胱受侵均较清楚。MR 还可清楚显示移位后血管的位置和行径。发现血管内信号与原发瘤相仿时，提示瘤栓，有助于手术方案的制订。MR 判断肾包膜完整性有一定限度。Gd-DTPA 增强，在 T1 加权像上，肿瘤信号增高可清楚显示肿瘤边缘，对小淋巴结转移和血管内瘤栓检出敏感
- 典型的肾母细胞瘤经 CT 扫描，诊断正常率高至 90% 以上，肾胚瘤的不寻常表现，仍为本病诊断的难点
  - 肾盂内 WT：肿瘤起源于肾盂（至今已有 10 余例报道），或肾实质内 WT 肿瘤早期突破肾盏进入肾盂呈息肉样肿块，需与肾盂内其他疾病鉴别。如横纹肌肉瘤，黄色肉芽肿性肾盂肾炎，肾盂内机化性血肿，负性结石。后三种情况通过不同影像学检查方法均与本病易于区分，尤其当肿物长入输尿管或有肾实质破坏，肿瘤的诊断可确立，但与横纹肌肉瘤的鉴别需病理检查

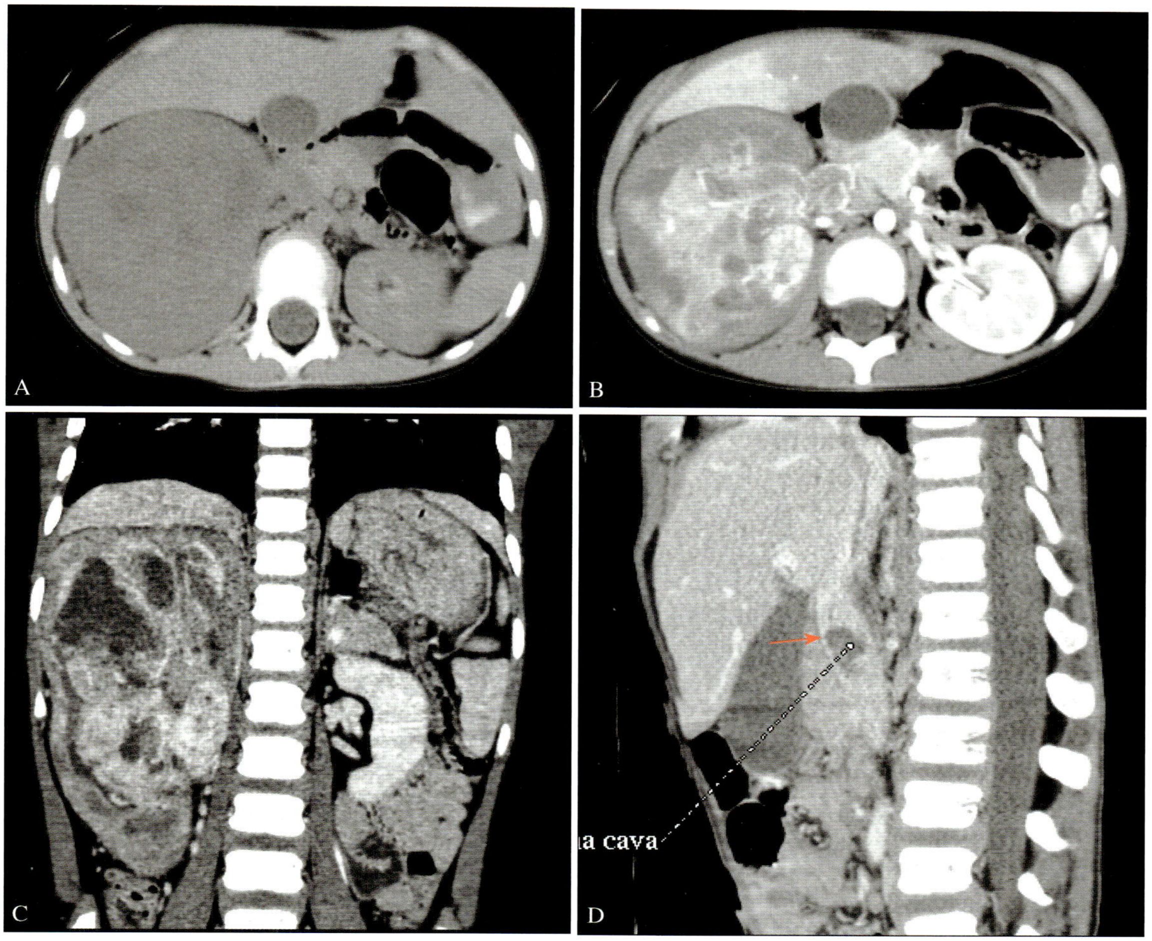

图 4-51-5　右肾母细胞瘤并下腔静脉瘤栓

男，2 岁，发现右肾肿物。图 A 为 CT 平扫，右肾实性占位，密度不均匀，略低于肾实质，与残肾分界不清；图 B 为 CT 增强轴位，肿瘤呈轻度不均匀强化，残肾因功能差，强化程度低于肿瘤，下腔静脉增粗，内见充盈缺损；图 C、图 D 为冠状位及矢状位重建像，可清晰显示肿瘤的轮廓及腔静脉内瘤栓（图 D 红箭）

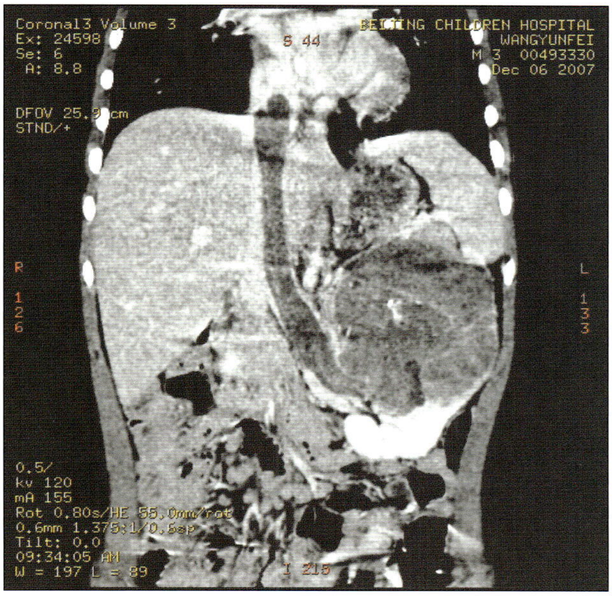

图 4-51-6　左侧肾母细胞瘤，下腔静脉瘤栓形成

男，3 岁，间歇无痛性全程肉眼血尿 25 天。CT 增强冠状位重建，示左肾上中部巨大实性占位，轻度强化，残肾位于下方明显强化，下腔静脉内长条状充盈缺损，达右心房

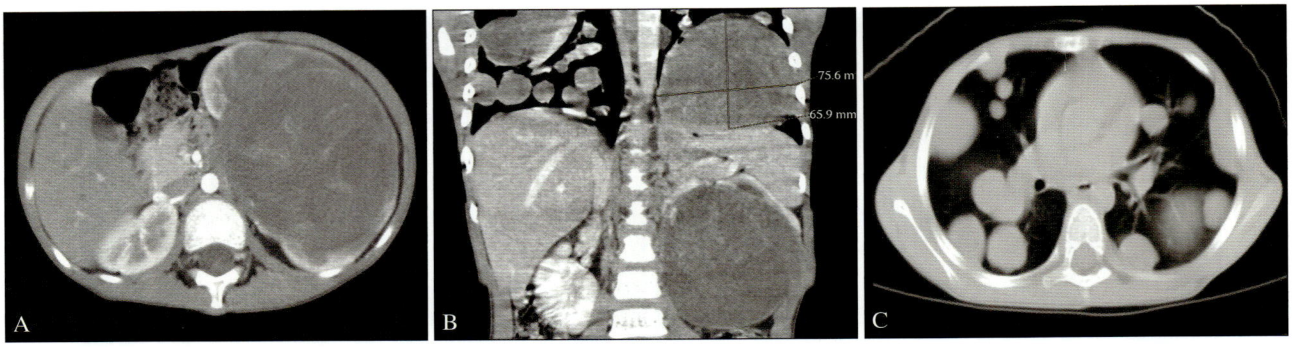

图 4-51-7 左侧肾母细胞瘤并肺转移

女，6 岁，右腹部肿物。图 A 为 CT 增强横轴位示左肾巨大实性占位，轻度强化，残肾明显强化呈“边缘征”；图 B 为冠状位重建示肿物位于肾中下部，并伴多发随肺转移；图 C 为肺窗示肺内多发大小不等球形转移灶，合并胸膜下结节

（图 4-51-8）

- 神经母细胞瘤：肾上腺神经母细胞瘤与本病同为 5 岁以下小儿常见的肿瘤，系肾外肿物，对肾以压迫移位为主，肾盂肾盏变形轻，肾功能多数正常。肿物界限不清，外形多不规则。钙化，脊柱旁软组织增宽的“三角征”多见。超声和 CT 见肿瘤呈浸润性生长，其内有不规则钙化，肿瘤包绕大血管，跨越脊柱前，沿脊柱旁沟向上、下蔓延等征象少见于肾母细胞瘤，但肾上极或外生性肾母细胞瘤与肾上腺神经母细胞瘤浸润肾上极或全肾时，CT 不易区别
- 肾母细胞增生症：与肾母细胞瘤同为肾内肿瘤。本病多见于 2 岁以下小儿，病变多为双侧性，位于肾包膜下或肾内，IVU 见双肾增大，表面光滑或结节状，肾盂（盏）向内移位或似“多囊肾”改变。B 超扫描见皮质下混合性高或低回声病灶，肿瘤无包膜。增强 CT 扫描，病变不强化，病灶多数分布在肾周缘部，肾盂（盏）向内移位。可资鉴别。但叶内型者鉴别不易，且该病可伴发于肾母细胞瘤

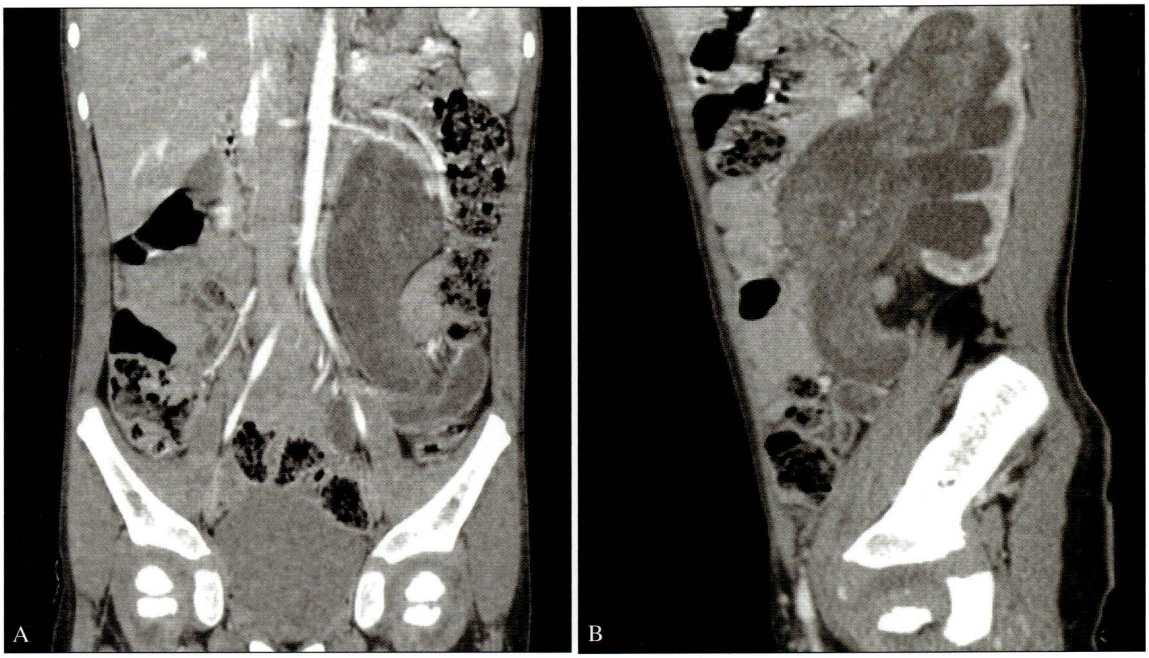

图 4-51-8 左侧肾盂型肾母细胞瘤，输尿管瘤栓形成

女，3 岁，一年来间断性腹痛。图 A、图 B 分别为 CT 增强冠状位及矢状位重建，示轻度强化的肿瘤呈塑形性生长，自肾盂沿输尿管蔓延，并肾盏积水

- 先天性中胚叶肾瘤：肾母细胞瘤影像学表现与本病不易鉴别，临床发病年龄偏小，因此1岁以下，尤其3～4个月以内小儿肾内肿瘤应考虑到本病。其囊变较多见，周围浸润及远处转移较少，本病相对良性
  - 多房性囊性肾瘤：IVU示肾盂（盏）变形，与肾母细胞瘤极相似，IVU造影早期见肿物内低密度区，有密度稍高的边缘与分隔。此外可见弧形钙化。B超和CT扫描见境界清楚的多房性囊性肿物内有大小不等，互不相通的囊腔，CT可因囊内容物成分不同而异。囊内为黏液时CT值可与软组织肿物相仿，囊肿＜1cm时B超无囊性特征。北京儿童医院5例间隔内均有肾母细胞瘤组织。迄今仍普遍认为本病介于先天畸形和肿瘤之间，影像学检查与囊性肾母细胞瘤也较难区别。术后囊隔组织学检查非常重要
  - 罕见的肾内肿瘤如肾横纹肌肉瘤，周围型原始神经外胚层肿瘤（PNET）等影像学与本病难以区别
  - 肾癌：详见肾癌节
  - 转移瘤：瘤体一般较小或多发。常有原发瘤存在。小儿肾转移瘤不多见
  - 腹膜后其他肿物
    - 部分无功能的重复肾盂畸形。上半肾常有发育不良或肾盂积水IVU所见均易于本病混淆
    - 肾脓肿，特别是脓液黏稠时，B超可显示为实性肿块，与肾内肿瘤鉴别困难
    - 腹膜后畸胎瘤，平滑肌瘤等

预后：肾母细胞瘤对化疗（长春新碱，放线菌素和阿霉素等）及放疗敏感。术前化疗可使肿瘤缩小，一般1～4周左右肿瘤能缩小1/3～1/4。B超和CT扫描能观察肿瘤缩小程度，有无囊变、坏死或钙化以及与大血管的关系，提供选择手术时机（一般化疗后2～3月）及估计手术可能性

肾母细胞瘤的预后取决于患儿诊断时的年龄（＜2岁者预后好），组织学分型和分期，此外还与肿瘤细胞DNA含量和染色体异常有关。术后2年内定期随访对提高治愈率有重大意义。一般每3～6个月拍胸部片并做腹部B超，半年至1年CT扫描。局部复发包括肾复发和转移淋巴结，应用CECT有助于诊断纤维疤痕或肿瘤，优于B超。复查时应特别注意对侧肾的情况，有无双侧肾母细胞瘤。对有先天性偏侧肥大症多灶性肾母细胞瘤和有明显肾母细胞瘤增生结节，及有家族史等肾母细胞瘤高危人群，应用B超密切监测到10岁

诊断与鉴别诊断精要

- CT增强扫描显示肿瘤实体部分与明显增强的肾形成鲜明对比，能勾出清楚的肿物边界。剩余肾实质表现为肿瘤周边的新月形或厚薄不等的半环状高密度影，称“边缘征”。要注意血管侵犯和下腔静脉瘤栓存在

重点推荐文献

[1] Lowe LH，Isuani BH，Heller RM et al. Pediatric renal masses：Wilms tumor and beyond. Radiographics，2000，20：1585-1603.

[2] Scott DJ，Wallace WH，Hendry GM. With advances in medical imaging can the radiologist reliably diagnose Wilms' tumours? Clin Radiol，1999，54：321-327.

[3] Qualman SJ，Bowen J，Amin MB et al. Members of the Cancer Committee，College of American Pathologists. Protocol for the examination of specimens from patients with Wilms tumor (nephroblastoma) or other renal tumors of childhood. Arch Pathol Lab Med，2003，127：1280-1289.

第 52 节 肾母细胞增生症

【概念与概述】

- 肾胚胎生成（nephrogenesis）在妊娠 34 ~ 36 周完成。如出生后持续有后肾胚基，尤其延续到婴儿期时可在肾实质内引起一些组织学相关的病理改变。如生肾残余（nephrogenesis rests，NRs）即后肾胚基较多且有汇合者称之为肾母细胞增生症（anephroblastomatosis），可发展为恶性肿瘤。90% ~ 95% 双侧肾母细胞瘤和 30% ~ 44% 的单侧肾母细胞瘤内有 NRs。单侧肾母细胞瘤之伴随 NRs 者 16% 发展为双侧肾母细胞瘤。由于并非所有 NRs 需手术治疗，化疗不能完全制止其转变为肾母细胞瘤（WT）。因此影像学诊断和随访十分重要

【病因与病理】

- Beckwith 根据病变的部位分为肾叶周，肾叶内，连合和普遍 4 型。病变分布以多灶性和弥漫性多见。组织学又可分为静止、成熟 / 硬化、增生及肿瘤等 4 个亚型。前两型为镜下所见；增生型 NRs 大体为斑块状或凹凸不平透镜状；结节状或发展增大者为肿瘤型 NRs，包括良性腺瘤或早期 WT

【影像表现】

X 线表现

- IVU 许多病例表现正常，大的灶性病变使肾轮廓不光滑或分叶，压迫肾盂（盏），类似多囊肾形态。弥漫性 NRs 可使肾影增大，肾盂（盏）内移

B 超表现

- 大多数叶周型弥漫性病变的回声与肾实质相仿，包围双肾，仅有肾集合系统变形，或只表现为肾影增大。灶性者少数呈结节状稍强回声或等、低回声。正常皮、髓质分界不清。B 超假阳性率高，检出率低。小结节或斑块状病灶难以被发现

CT 表现

- NRs 灶表现为单或双侧肾内斑块或大小不等的结节状低密度均匀性病变。注药后病灶无强化，与正常肾实质之分界更清楚。弥漫性 NRs 增生，双侧肾对称或不对称性弥漫性增大，增强扫描于肾盂周围或肾包膜下见均匀的低密度带，其余肾实质及集合系统受压变形，肾盂（盏）内移

MR 表现

- NRs 在 T1WI 像上表现为均匀一致的低信号强度，与肾髓质相仿。硬化或退化中的病灶，因存在胶原组织和沙粒样钙化而示中等或明显的 T2WI 低信号。增生及肿瘤性的生肾残余组织由于多细胞的特点，在 T2WI 像上构成等（与肾皮质相等）或高信号，增强扫描有助于与相邻肾皮质区分。经多次化疗后的病变，含有丰富的含铁血黄素颗粒，含铁巨噬细胞及浓密的胶原疤痕而呈长 T1 短 T2 信号。MR Gd-DTPA 增强后的 T1WI 像，由于 NRs 不强化病灶显示更清楚，且检出率高。MR 检查的敏感性为 57%，正确性 65%

至今 CT 和 MRI 增强扫描为本病重要检查手段。但肾母细胞瘤周围的 NRs 病灶和小于 4mm 的病灶，CT 和 MRI 均不能显示

诊断与鉴别诊断精要

- 肾母细胞瘤：本病的 NRs 病变与 WT 的不同点为 CT 和 MR T1 加权像的增强前后均为均匀一致的低密度和低信号灶，无强化效应，且 NRs 多数呈周围分布。而肾母细胞瘤大多密度、信号不均等。且有不均等强化
- 其他：淋巴肉瘤和白血病，多为双侧肾内多处受累或呈弥漫性病变

重点推荐文献

[1] Flynn JT. Neonatal hypertension：diagnosis and management. Pediatr Nephrol，2000，14：332-341.

[2] Charles AK，Vujanic GM，Berry PJ. Renal tumors of childhood. Histopathology，1998，32：293-309.

[3] Lowe LH，Isuani BH，Heller RM et al. Pediatric renal masses：Wilms tumor and beyond. Radiographics，2000，20：1585-1603.

第 53 节　先天性中胚叶肾瘤

【概念与概述】

- 先天性中胚叶肾瘤（congenital mesoblastic nephroma）亦称胎儿或间叶性错构瘤。本病好发于新生儿或婴儿早期，占小儿肾肿瘤的 2.8% ~ 3.9%，罕见于年长儿及成人

【病因与病理】

- 病理为肾内的实性肿瘤，多数包膜完整，切面苍白、质韧或鱼肉样，由片状及螺旋状排列的结缔组织组成，如平滑肌肉瘤或纤维瘤。组织学上分为典型的平滑肌瘤型，肿瘤细胞类似平滑肌或成纤维细胞，其中散在发育不良的肾小球和肾小管以及软骨组织。肿瘤内有囊腔并有新生血管。其中 1/3 肿瘤主要由密集的短梭形肿瘤细胞组成，排列无序，核分裂多，呈不典型的细胞型，比较恶性

【临床表现】

- 腹部肿块
- 血尿
- 偶有高血钙。母孕期常有羊水过多史

【影像表现】

X 线表现

- IVU 表现为肾内软组织包块，可有钙化及少量造影剂聚集。正常肾实质及集合系统被压移位及变形

B 超表现

- 肿瘤呈现混杂回声，常伴有低回声或无回声的囊变区

CT 表现

- 平扫见肾内低密度肿块，外围正常受压的肾实质及集合系统，60% 有囊变，小钙化多见。注造影剂后，肿瘤表现为肾内低密度稍不均匀肿块，周边部可有增强，也可于延迟图像中见有少量造影剂分泌。这是因陷在基质内的肾小球、肾小管分泌造影剂之故，仅见于典型的平滑肌瘤类型。此种情况罕见于其他肾内原发肿瘤，因而有一定特征性（图 4-53-1）。

不典型细胞型可于诊断后 1 年内局部复发或肺、骨、脑部转移

诊断与鉴别诊断精要

- 先天性中胚叶肾瘤和肾母细胞瘤影像学表现不易鉴别，临床发病年龄偏小，因此 1 岁以下，尤其 3 ~ 4 个月以内小儿肾内肿瘤应考虑到中胚叶肾瘤。延迟图像中见有少量造影剂分泌。本病相对良性

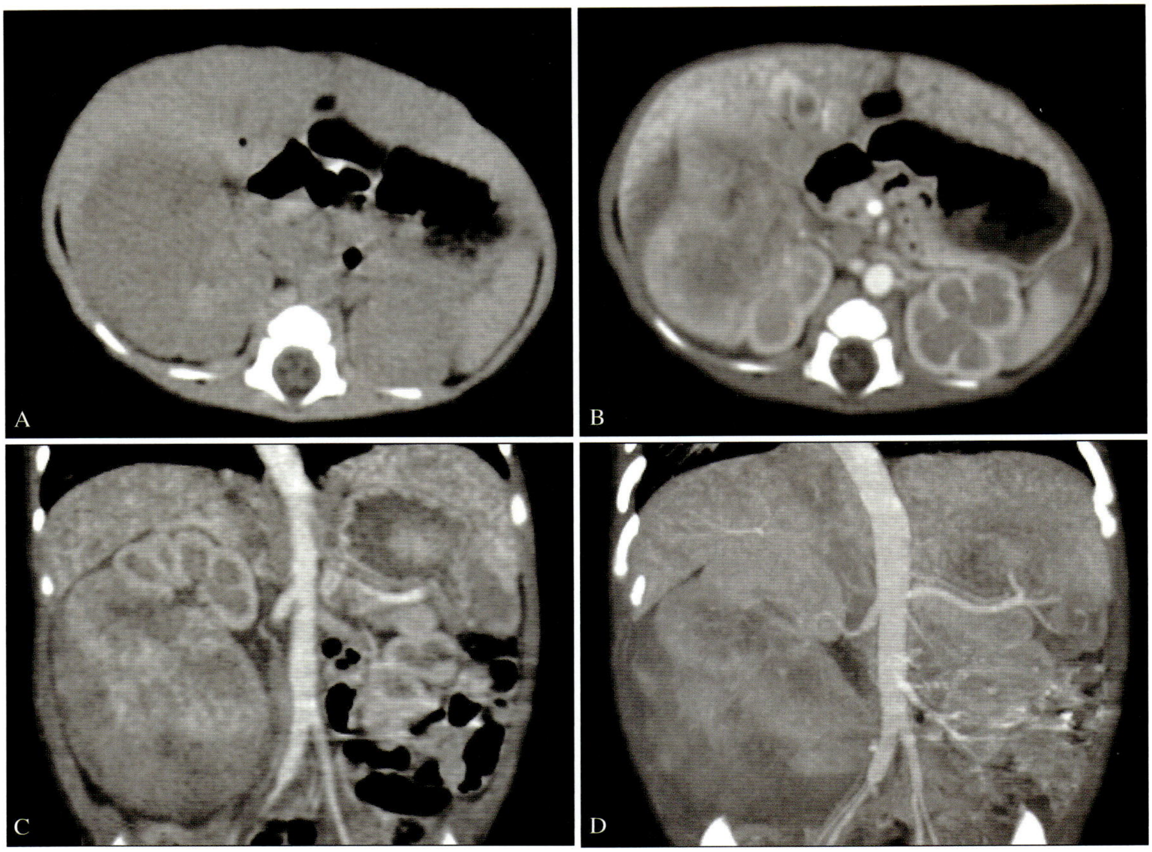

图 4-53-1 **右肾先天性中胚叶肾瘤**
男，7 天，发现右上腹包块 4 天。图 A 为 CT 平扫横轴位，示右肾前部不规则占位，与肾密度接近；图 B 为增强扫描横轴位，示肿瘤边缘明显强化，中央坏死无明显强化，与正常肾界限不清；图 C 为冠状位重建，示肿瘤位于肾中下部；图 D 为冠状位血管重建像，示右肾动脉供血

重点推荐文献

[1] Vujanic GM，Delemarre JF，Moeslichan S et al. Mesoblastic nephroma metastatic to the lungs and heart - another face of this peculiar lesion：case report and review of the literature. Pediatr Pathol，1993，13：143-145.
[2] Glick RD，Hicks MJ，Nuchtern JG et al.Renal tumors in infants less than 6 months of age. J Pediatr Surg，2004，4：522-525.
[3] Daskas N，Argyropoulou M，Pavlou M et al. Congenital mesoblastic nephroma associated with polyhydramnios and hypercalcemia. Pediatr Nephrol，2002，17：187.

第 54 节 恶性杆状细胞瘤

【概念与概述】

- 恶性杆状细胞瘤（malignant rhabdoid tumor），又称恶性横纹肌样瘤，是一种少见的恶性度高的肿瘤。它好发于婴幼儿

【病因与病理】

- 最初由 Haas 于 1980 年描述。过去曾被归入肾母细胞瘤肉瘤型中，近年来已认定本瘤并非起源于后肾胚基，不属于肾母细胞瘤的范畴。肿瘤大多单侧，亦可为双侧性。切面观与肾母细胞瘤相似，但周围浸润和出血、坏死更多见。镜下肿瘤细胞形态较一致，圆形或椭圆形，部分核内有空泡，以及细胞核旁胞浆内有嗜酸性包涵体为特征

【临床表现】

- 腹部包块、血尿
- 本病预后差

【影像表现】

X 线表现

- IVU 由于肿瘤好发于肾门区 IVU 常见肾盂充盈不全，肾盂外移并可侵犯输尿管使之呈锯齿状，边缘不完整，外移的肾影可增大

B 超表现

- 肿瘤为混杂信号，有时见周围包膜下液性暗区

CT 表现

- 肿瘤可发生在单侧或双侧肾内。多数居肾中心部位，肾门周围，侵犯肾髓质及集合系统，瘤体偏大（3 ～ 14cm）平均直径 8cm。边缘清楚或模糊（肿瘤呈浸润性生长）肿瘤密度不均等，常有分叶。据文献记载 70% 有包膜下血肿或肿瘤周围坏死腔，勾出分叶之肿瘤边缘。部分病例肿瘤边缘有点状及弧线形钙化。增强扫描示不均匀肿瘤强化，血肿、坏死区无增强（图 4-54-1、图 4-54-2、图 4-54-3）

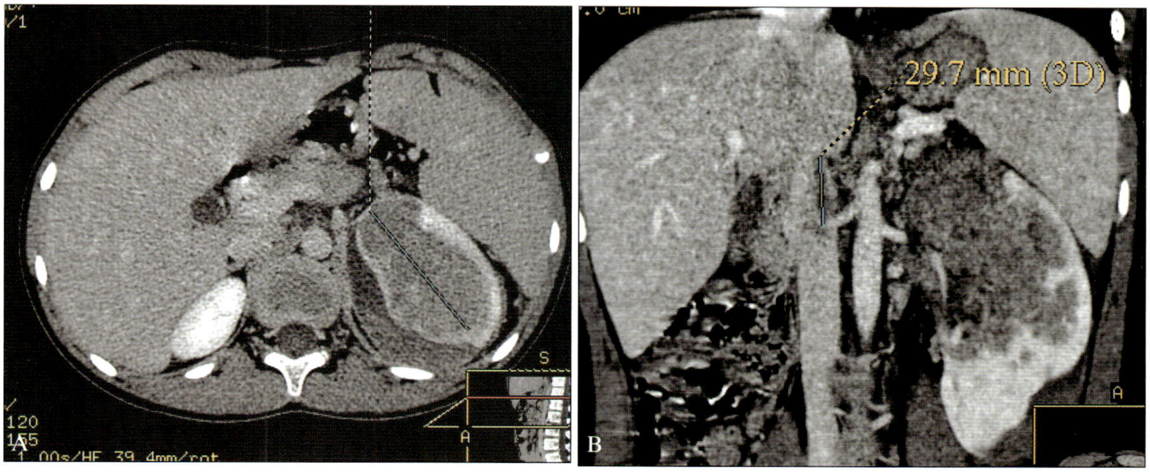

图 4-54-1　左肾恶性杆状细胞瘤
男，10 岁，腹痛 6 小时，伴呕吐。图 A、图 B 为 CT 增强轴位和冠状位重建，示左肾强化较正常肾实质低的肿瘤，边界尚清楚

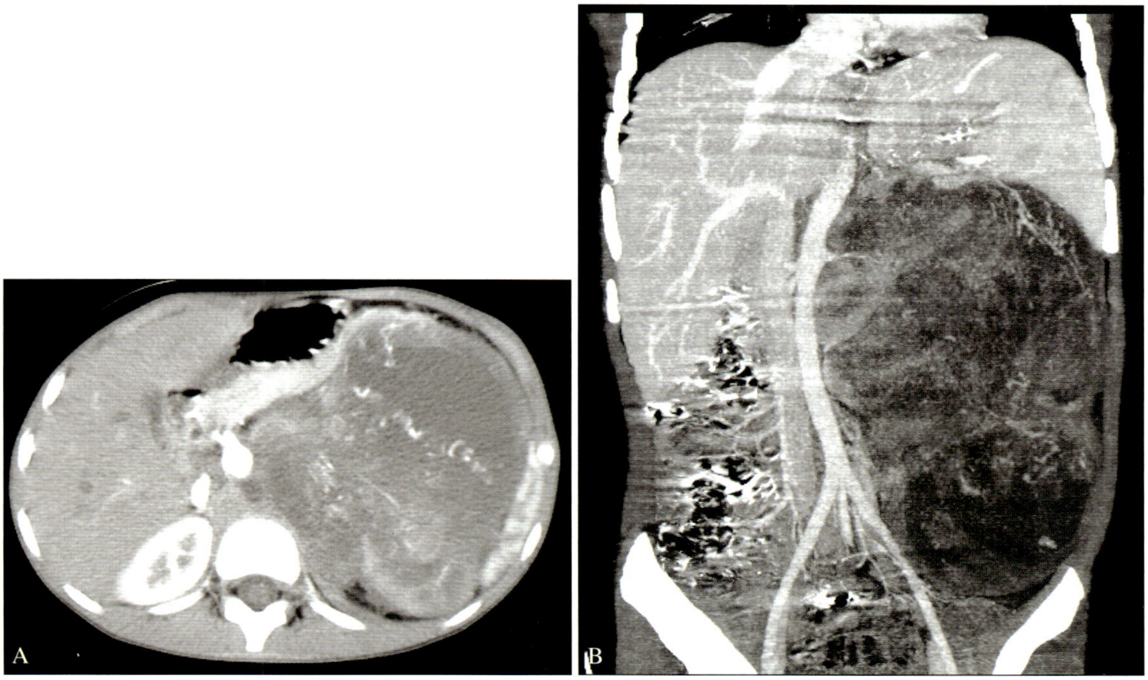

图 4-54-2　左肾恶性杆状细胞瘤
男，8 岁，腹部肿块 9 个月。图 A 为 CT 增强横轴位，示左肾巨大占位，其内可见迂曲小血管影，肿瘤呈轻度絮状强化；图 B 为冠状位重建，示肿瘤对周围组织及血管呈压迫改变，病理为左肾恶性杆状细胞瘤

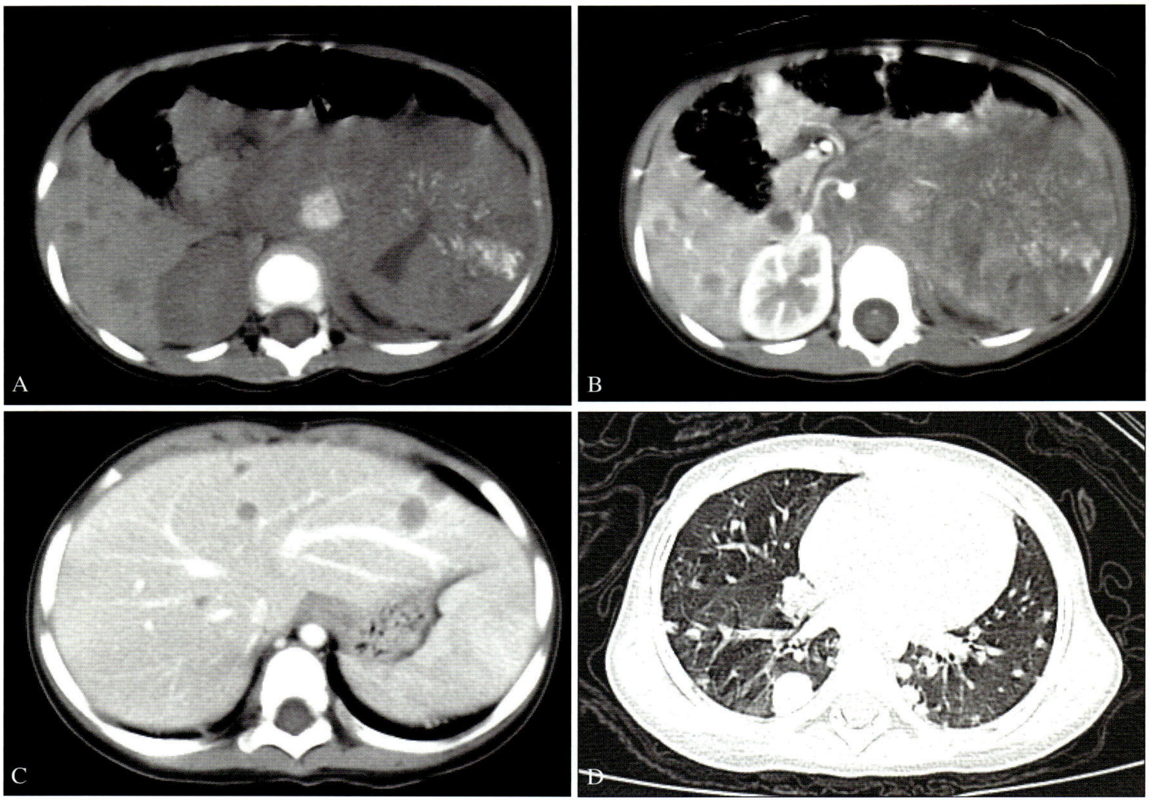

图 4-54-3 左肾恶性杆状细胞瘤
女，20 个月，右肾包块来诊。图 A 为 CT 平扫横轴位示左肾巨大分叶状肿块，边界不清，其内可见片状及线样钙化；图 B 为 CT 增强横轴位示肿瘤呈轻度片絮状强化，腹主动脉及右侧肾动脉右移包绕变细；图 C 为增强横轴位；图 D 为肺窗横轴位，示肝及肺转移

MR 表现

- T1WI 上肿物为中等强信号，介于肌肉与肝之间，掺杂低信号灶。低信号的包膜下液体内可混有片状或块状高信号影示出血或高蛋白性物质。T2WI 上肿瘤信号稍强，接近脾，高于肝，混有高信号的坏死区和低信号的纤维化灶。包膜下液体基本上为较均匀的高信号。肾外型罕见。可发生于肝，胸壁，胸腺，颈部软组织，心及骨盆等部位

文献报告 50% 并发颅内第二肿瘤。因此当疑及本病时应常规行头颅 MR 或 CT 检查。其中以髓母细胞瘤多见。本病发展迅速，早期可有远处血行和淋巴管转移。作者近期遇一例，CT 检查时已有广泛肺及骨转移

诊断与鉴别诊断精要

- 肾母细胞瘤：恶性杆状细胞瘤具有年龄小、发展快、自肾中心向周围浸润性生长，多见肾包膜下血肿或肿瘤坏死等特点，但并非特异性。至于合并 CNS 原发或继发性肿瘤，尤其后颅凹中线脑肿瘤，罕见于其他包括肾母细胞瘤在内的小儿原发性肾肿瘤
- 先天性中胚叶肾瘤：1 岁以下的病例影像学所见可与本瘤相仿。唯中胚叶肾瘤大多比较良性，周围浸润及远处转移少见
- 神经母细胞瘤：本肿瘤应与肾上腺神经母细胞瘤鉴别
- 恶性杆状细胞瘤年龄小，自肾中心向周围浸润性生长，有包膜下血肿或肿瘤周围坏死腔

重点推荐文献

[1] Winger DI, Buyuk A, Bohrer S et al. Radiology-Pathology Conference: rhabdoid tumor of the kidney. Clin Imaging, 2006, 30: 132-136.

[2] Glick RD, Hicks MJ, Nuchtern JG et al.Renal tumors in infants less than 6 months of age. J Pediatr Surg, 2004, 4: 522-525

[3] Lowe LH, Isuani BH, Heller RM, et al. Pediatric Renal Masses: Wilm's Tumor and Beyond. Radiographics, 2000, 20: 1583-1603.

第 55 节　透明细胞肉瘤

【概念与概述】

- 肾透明细胞肉瘤（clear cell sarcoma of kidney, CCSK）又称作小儿骨转移性肾肿瘤（bone-metastasizing renal tumor of childhood），即往曾归属于肾母细胞瘤。但其细胞来源不明。北京儿童医院 380 例肾肿瘤中占 30 例（7.9%）

【病因与病理】

- 病理大体和切面同肾母细胞瘤，镜下肿瘤细胞胞浆和核均为透明空泡样。肿瘤细胞巢由细薄的网状纤维组织分割，其内有丰富的毛细血管

【临床表现】

- 腹部肿块
- 血尿、高血压罕见
- 年龄分布同肾母细胞瘤，男孩稍多

【影像表现】

- 影像学所见同其他肾内实性肿瘤，肿瘤通常为单侧，体积较大时直径可达 16cm，含有坏死及不同大小和数目的囊性病变。25% 有钙化
- 因肿瘤血管丰富。增强扫描时，可有中度强化。其两大特点为易发生骨转移，如初检时发现骨转移，有利于本病的诊断（图 4-55-1）
- 值得注意的是骨转移的 X 线形态并无特异性，需要与骨髓炎，Ewing 氏肉瘤鉴别

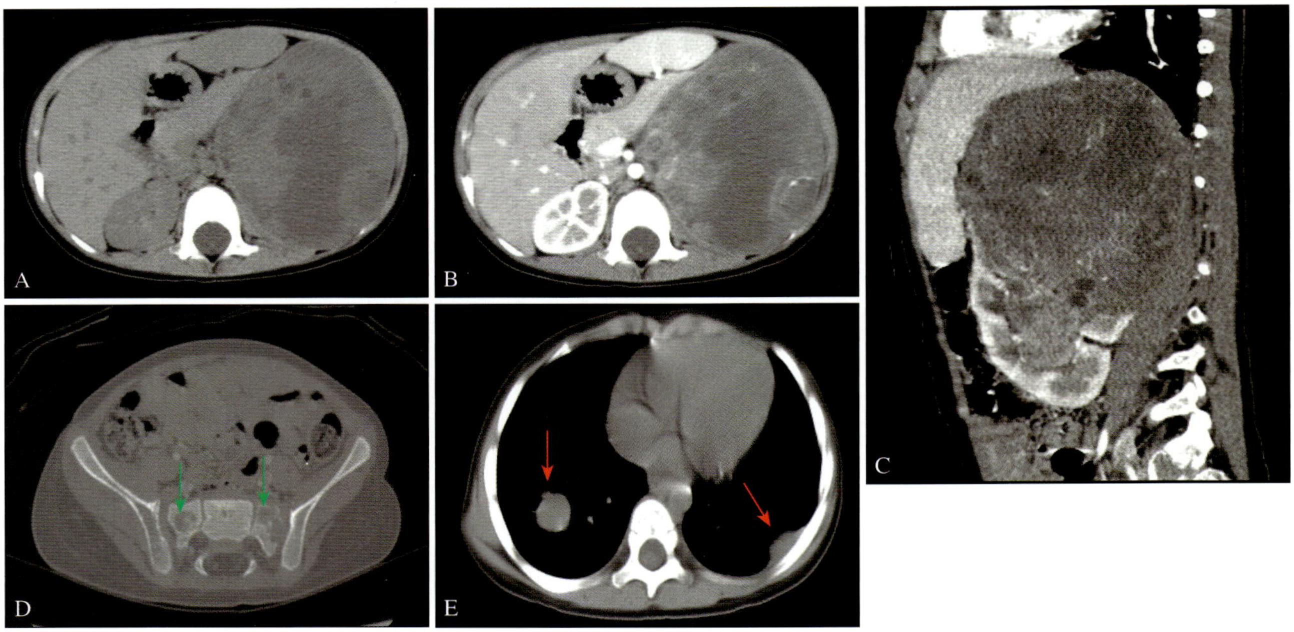

图 4-55-1 左肾 CCSK，骨转移，肺内、胸膜转移

男，3 岁，间断腹痛 1 个月，腿痛，左上腹包块。图 A．CT 平扫横轴位，示左肾类圆形囊实性占位，瘤内见低密度片状坏死；图 B．CT 增强，实性部分呈絮状轻度强化，坏死部分无强化；图 C．矢状位重建，示肿瘤位于左肾中上部，边缘较清楚；图 D、图 E．CT 平扫，图 D 示骶髂骨破坏（绿箭）；图 E 示肺及胸膜转移（红箭）

诊断与鉴别诊断精要

- 肾透明细胞肉瘤影像学所见和其他肾内实性肿瘤类似，增强扫描时，可有中度强化。其特点为易发生骨转移，如初检时发现骨转移，有利于本病的诊断

重点推荐文献

[1] Lowe LH，Isuani BH，Heller RM，et al. Pediatric Renal Masses：Wilm's Tumor and Beyond. Radiographics，2000，20：1583-1603.

[2] Charles AK，Vujanic GM，Berry PJ. Renal tumors of childhood. Histopathology，1998，32：293-309.

[3] Glick RD，Hicks MJ，Nuchtern JG et al.Renal tumors in infants less than 6 months of age. J Pediatr Surg，2004，4：522-525.

第 56 节 囊性部分分化性肾母细胞瘤

【概念与概述】

- 囊性部分分化性肾母细胞瘤（cystic partially differentiated nephroblastoma，CPDN），CPDN 多发生于 1 岁以内，完全由大小不等的囊构成，从影像学表现无法与多房囊性肾瘤（multilocular cystic nephroma）鉴别。治疗方法为完整切除，罕有复发。如有残留应按肾母细胞瘤预后好的组织类型化疗。作者遇到双侧 CPDN 2 例，单侧 CPDN 1 例，病理上囊壁可以找到胚芽成分（图 4-56-1，图 4-56-2）

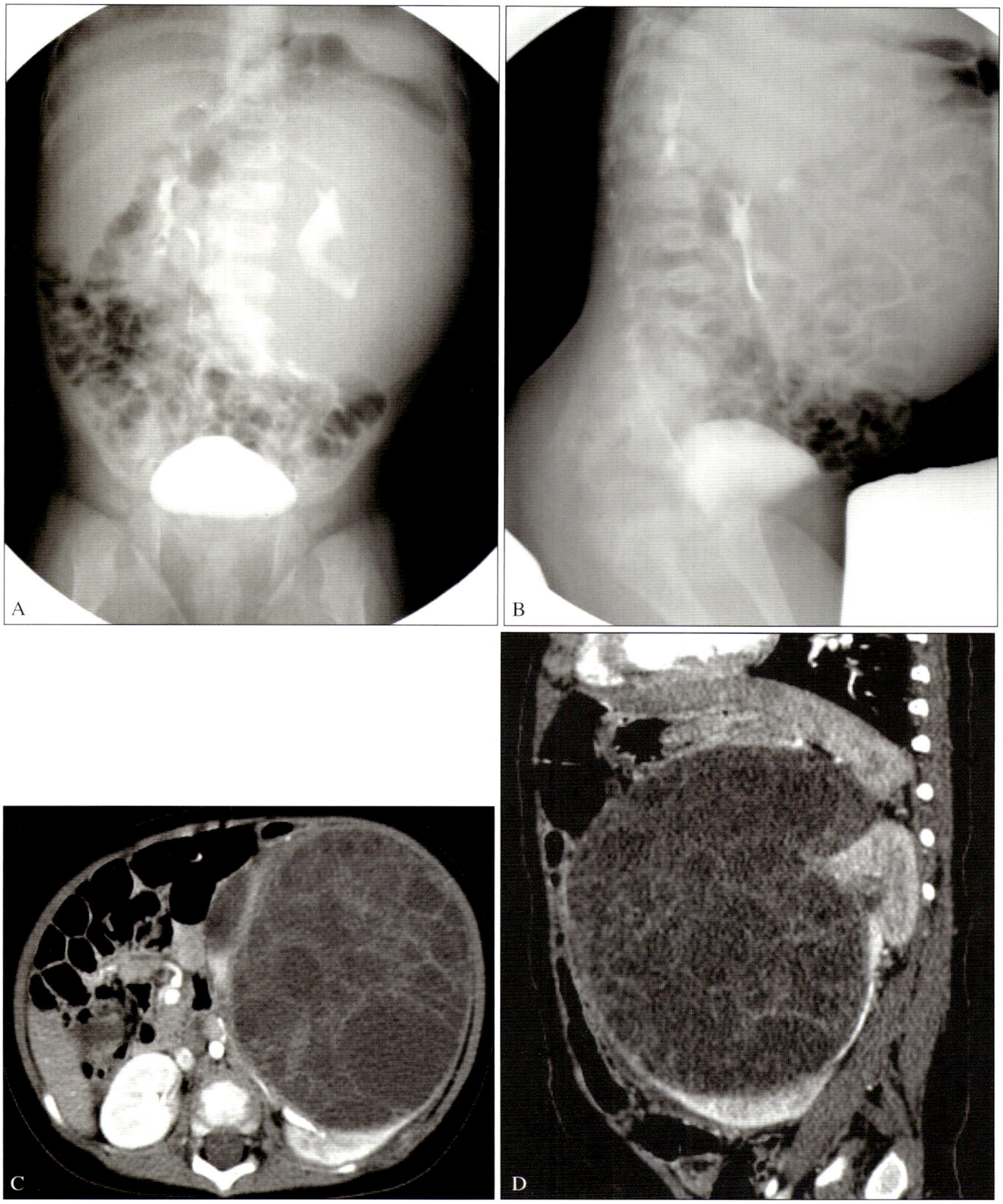

图 4-56-1　左侧 CPDN

男，8 个月，腹部包块 1 个月。图 A、图 B 为 IVP 正侧位片，示左肾影增大，左肾盂肾盏拉长变形，内缘可见条片状高密度残肾影；图 C、图 D 为 CT 增强横轴位及冠状位重建，示左侧肾可见巨大多囊实性占位，囊壁及边缘轻度强化

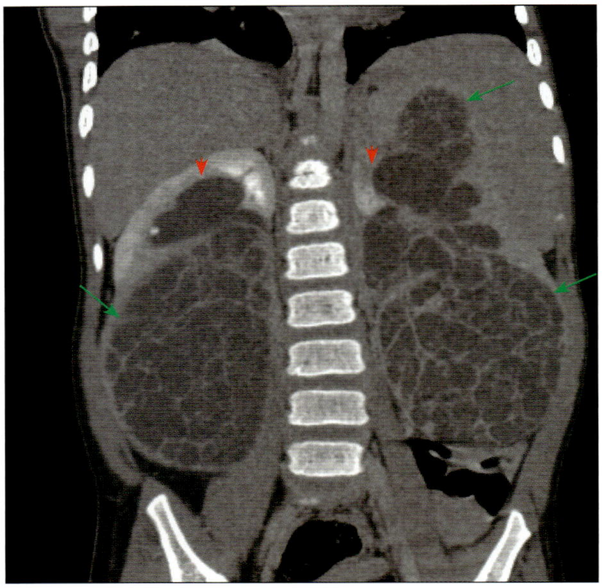

图 4-56-2 双侧 CPDN
女，2 岁，腹部包块。CT 增强冠状位重建示右肾中下部、左肾上部及中下部各一个多囊性为主占位，囊壁及边缘轻度强化（绿箭），双侧肾盂肾盏积水（红箭）

重点推荐文献

[1] Lowe LH，Isuani BH，Heller RM，et al. Pediatric Renal Masses：Wilm's Tumor and Beyond. Radiographics，2000，20：1583-1603.

[2] Charles AK，Vujanic GM，Berry PJ. Renal tumors of childhood. Histopathology，1998，32：293-309.

[3] Glick RD，Hicks MJ，Nuchtern JG et al.Renal tumors in infants less than 6 months of age. J Pediatr Surg，2004，4：522-525.

第 57 节 淋巴瘤和白血病

【概念与概述】

- 肾淋巴瘤和白血病（renal lymphoma and leukemia）继发于全身性淋巴瘤和白血病。多见于急性淋巴性白血病和非霍奇金淋巴瘤（NHL），少数为原发性。肾侵犯可为白血病和淋巴瘤的首发表现或初诊 NHL 后 1 周或数年后出现

【病因与病理】

- 肿瘤侵犯肾主要为血行扩散，最初肿瘤在间质内，于肾单位之间，沿肾小管和血管浸润生长，肾形态结构保持正常。肿瘤继续呈膨胀性生长，出现肿块，互相融合破坏肾实质的正常结构。少数为腹膜后淋巴结直接蔓延侵犯肾。因此病变可为孤立或多发结节，灶性或弥漫性浸润，肾被腹膜后淋巴结直接侵犯或包埋，或单纯弥漫性肾增大

【临床表现】

- 腹部包块
- 肾功能损害
- 偶见血尿

【影像表现】

X 线表现

- IVU 示双肾不同程度增大，轮廓光滑或稍分叶。通常无钙化。腰大肌轮廓清晰。肾功能减退，肾盂（盏）显影延迟，浓度低。肾盂（盏）且有受压、拉长，变形（图 4-57-1A）。肾功能明显低下者可不显影。输尿管及膀胱正常，常伴有肝、脾增大

B 超表现

- 于增大肾内，可探得多数椭圆形或圆形低回声区，境界不甚锐利。有时双肾弥漫性增大，回声减低，皮髓质分界模糊不清。部分病例肝，脾，淋巴结肿大

CT 表现

- CT 扫描时见双肾对称性或不对称性肿块状、分叶状或弥漫性增大。肾实质明显增厚，肾盂

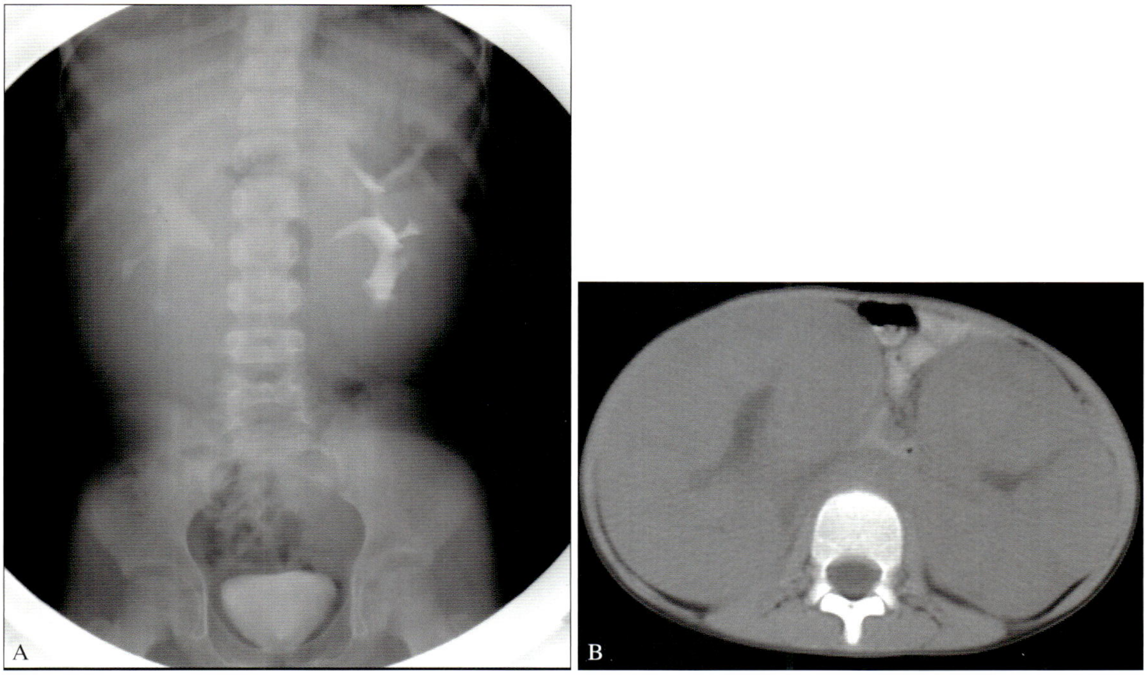

图 4-57-1 淋巴瘤白血病（病理：普通 B 淋巴细胞表型）
男，4 岁，发现腹部包块 1 个月，双足肿痛 1 周。图 A 为 IVU 示双肾弥漫性增大，肾盏、盂受压及牵拉变形；图 B 为 CT 平扫，示双肾明显增大，肾实质增厚

（盏）不易分别（图 4-57-1B）。肾实质密度欠均匀，有时见肾实质内多发稍高密度的结节灶（图 4-57-2A）。增强扫描时，于增大肾影内见弥漫性或多发大小不一的卵圆形低密度区。多发性结节为最常见的 CT 表现（图 4-57-2B）。其次为腹膜后及后纵隔肿大淋巴结，融合成团（图 4-57-2A ～ C），侵犯肾门时将肾向外前方推移，甚至包绕肾。侵犯肾窦包绕输尿管时，可致肾盂积水。增强扫描时肾周围肿瘤组织呈低密度，分界清楚。肾周筋膜可有结节状增厚单发低密度结节（10% ～ 20%）及局灶性境界模糊不规则片状浸润均较少见。弥漫性浸润表现为双侧肾增大，密度减低或增高并不规则增强（5%）。白血病儿常常同时有肝脾肿大。肾肿块伴腹膜后，肠系膜淋巴结肿大有助于淋巴瘤的诊断

MR 表现

- 常规 SE 序列，在 T1WI 像上，浸润性病变或多个肿物结节与肾实质相比呈等或稍低信号。病灶使皮髓质分界消失。T2WI 上病变呈高信号或低于肾组织。骨髓质受侵时于椎体和髂骨内见异常信号（图 4-57-2D ～ F）

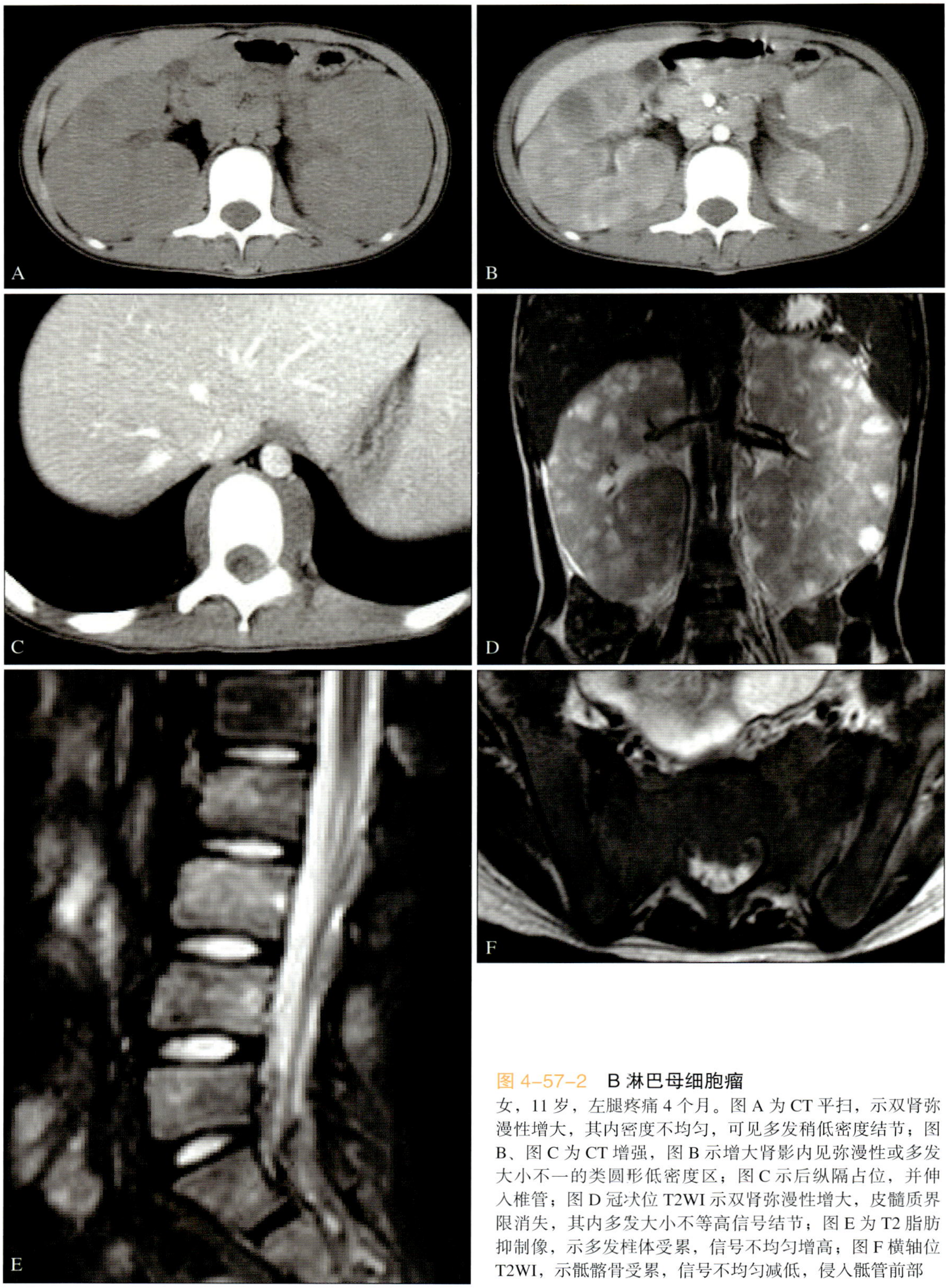

图 4-57-2 B 淋巴母细胞瘤

女，11 岁，左腿疼痛 4 个月。图 A 为 CT 平扫，示双肾弥漫性增大，其内密度不均匀，可见多发稍低密度结节；图 B、图 C 为 CT 增强，图 B 示增大肾影内见弥漫性或多发大小不一的类圆形低密度区；图 C 示后纵隔占位，并伸入椎管；图 D 冠状位 T2WI 示双肾弥漫性增大，皮髓质界限消失，其内多发大小不等高信号结节；图 E 为 T2 脂肪抑制像，示多发椎体受累，信号不均匀增高；图 F 横轴位 T2WI，示骶髂骨受累，信号不均匀减低，侵入骶管前部

诊断与鉴别诊断精要

- 双侧肾肿大的肿瘤性疾病
- 肾母细胞瘤，双侧可同时或不同期出现。两侧肿物不等大多见。病变密度 / 信号不均等，单灶者多见。同时肝脾、淋巴结肿大少见
- 肾母细胞增生症，多数表现为肾皮质内低密度增生结节，邻近正常肾实质受压内移，与本病不同
- 其他转移瘤：小儿肾转移瘤少见，可为血行转移或直接侵犯，前者多有血管内瘤栓。邻近肿瘤侵犯肾最常见于神经母细胞瘤，发现原发瘤是鉴别诊断的关键
- 双侧肾肿大的非肿瘤性疾病：弥漫性浸润病例，B 超和 CT 单纯表现为肾普遍性增大时需与肾炎，肾病，Beckwith-Wiedemann 综合征等鉴别。本病大多为双侧对称性病变。当单侧结节性病灶融合，或一侧偏重时与肾母细胞瘤不易鉴别。需注意腹部淋巴结肿大，肝、脾等影像学改变，尤其椎体骨髓异常信号，以利鉴别
- 于增大肾影内见弥漫性或多发大小不一的多发性结节为最常见的 CT 表现。其次为腹膜后及后纵隔肿大淋巴结，融合成团

重点推荐文献

[1] Moon LD，Brenner C，Ancliff P et al. Non-Hodgkin's lymphoma presenting with uterine and renal enlargement in a young girl. Pediatr Radiol，2004，34：277-279.

[2] Smets AM，de Kraker J. Malignant tumours of the kidney：imaging strategy. Pediatr Radiol，2010，40：1010-1018.

第 58 节　肾　癌

【概念与概述】

- 肾癌（renal cell carcinoma，RCC）偶见于小儿，占小儿恶性肾肿瘤的 1% 以下，见诸于文献者约 100 例。平均年龄为 9 岁。肿瘤多为单个实性病灶，瘤体一般较小，初诊时很少大于 4cm。可有纤维性假包膜，瘤内可有出血、坏死、囊变及钙化

【病因与病理】

- 其病理改变与成人肾癌相仿。肿瘤侵犯邻近组织，10% 同侧肾上腺受累。远处转移至肺、脑、肝、皮肤、甲状腺等

【临床表现】

- 血尿
- 疼痛
- 包块

【影像表现】

X 线表现

- 腹平片及静脉尿路造影可见肾轮廓改变。肾盏颈部受压变形，肾小盏杯口破坏消失，有类似蜘蛛足样改变，10% 可见钙化。较大的肿瘤可使肾盂肾盏及输尿管同时受压变形，完全阻塞或明显移位

超声表现

- 肿瘤呈圆形或分叶、葫芦状，边界清楚。内部回声以中等偏强回声为主，肾盂肾盏受压拉长。与肾母细胞瘤及血肿机化鉴别较难

CT 表现

- 肿瘤呈圆形或不规则形低（或稍高）密度实性肿块，使局部皮质隆起，密度不均，边缘不清，20% ~ 60% 可有较大中心性钙化。肿瘤的增强明显低于正常肾实质，使癌肿范围显示更清楚，肿瘤不均匀强化，肾癌可侵及肾周组织、肾静脉和下腔静脉，形成瘤栓时使静脉管腔增粗，呈软组织密度条状充盈缺损。转移至腹膜后、主动脉、下腔静脉旁、膈脚内淋巴结时，引起结节状肿大。转移的淋巴结内也可有钙化（图 4-58-1，图 4-58-2）

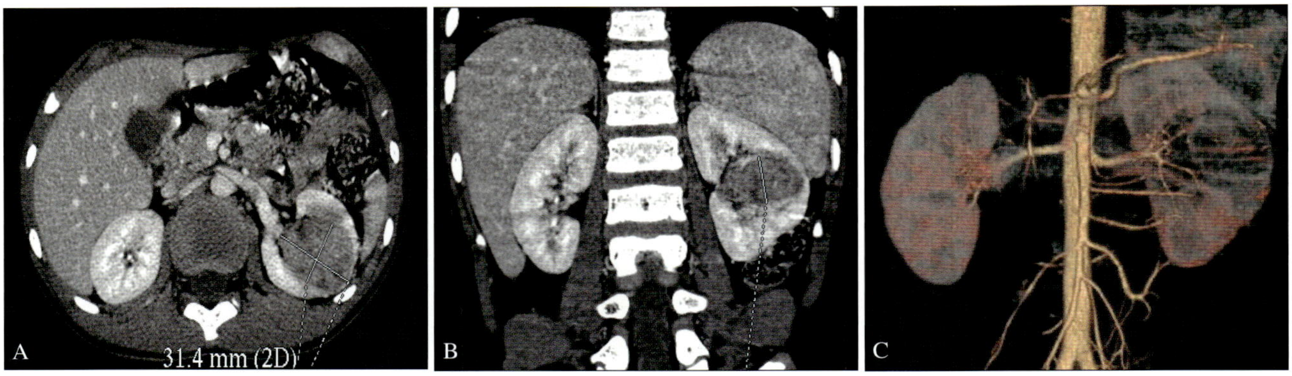

图 4-58-1 左肾乳头状细胞癌

男，10 岁，血尿 4 天。图 A、图 B 为 CT 增强横轴位及冠状位重建，示左肾门水平肾实质内类圆形轻度增强占位，强化程度明显低于肾实质；图 C 为三维重建，肿瘤为左肾动脉供血

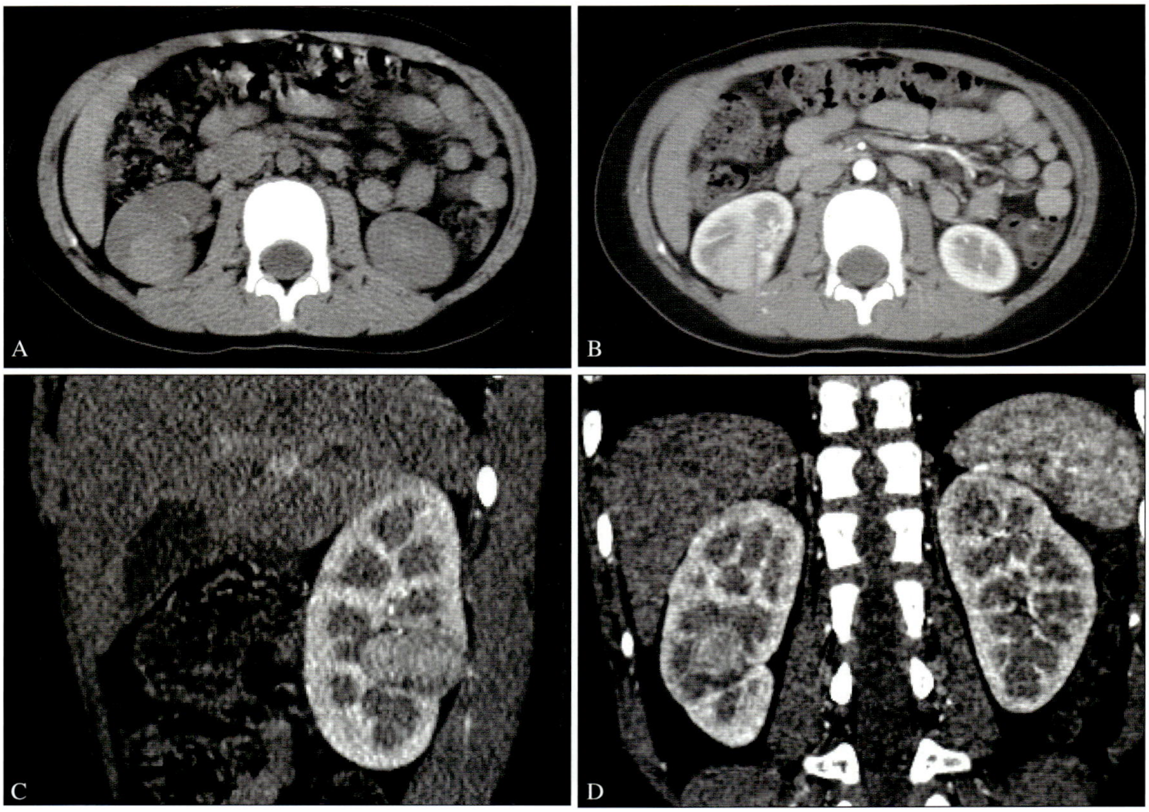

图 4-58-2 右肾癌

男，6 岁，肉眼血尿。图 A 为 CT 平扫示右肾实质内稍高密度类圆形占位；图 B 为增强扫描横轴位示肿瘤轻度强化，皮髓质均受累；图 C、图 D 为矢状位及冠状位重建，示肿瘤边缘清楚，位于右肾中下部

诊断与鉴别诊断精要

- 肾癌与肾母细胞瘤均为肾内肿瘤，鉴别较困难。如 CT 上肿物境界不清，以及中心性大块钙化和腹膜后淋巴结钙化，结合临床发病年龄较大，初诊时瘤体一般较小，血尿多见提示本病之可能

重点推荐文献

[1] Smets AM, de Kraker J. Malignant tumours of the kidney: imaging strategy. Pediatr Radiol, 2010, 40: 1010-1018.

[2] Charles AK, Vujanic GM, Berry PJ. Renal tumors of childhood. Histopathology, 1998, 32: 293-309.

第 59 节　肾血管肌肉脂肪瘤

【概念与概述】

- 小儿肾血管肌肉脂肪瘤（renal angiomyolipoma）常发生于结节硬化症患儿（50%），肿瘤内含平滑肌、血管、脂肪，有时并有结构紊乱的肾小管及肾小球，钙化常见

【影像表现】

X 线表现

- 静脉尿路造影示双肾增大，形态有时不光滑，密度不均匀匀，集合系统变形并见钙化灶。可单发或双侧多发

CT 表现

- CT 表现为双侧肾内单或多发性小肿块，境界清楚具有不同密度组织，低密度脂肪至高密度之钙化，构成特殊形态。注药后肿瘤的血管及软组织部分增强，脂肪密度不变。有时可与多发性肾囊肿并存。少数病例可侵犯局部软组织或进入下腔静脉

MR 表现

- 由于肿瘤内血管、肌肉、脂肪成分多少不一，MR 显示血管信号较 CT 敏感，其中具有特征性的脂肪信号，T1WI 呈高信号，T2WI 呈中等信号，其内可有分隔，肿瘤可突破肾包膜伸入肾周间隙。MR 在显示肿瘤内的肌肉信号缺乏特征性

重点推荐文献

[1] Lowe LH, Isuani BH, Heller RM et al. Pediatric renal masses: Wilms tumor and beyond. Radiographics, 2000, 20: 1585-1603.

[2] Charles AK, Vujanic GM, Berry PJ. Renal tumors of childhood. Histopathology, 1998, 32: 293-309.

[3] Geller E, Smergel EM, Lowry PA. Renal neoplasms of childhood. Radiol Clin North Am, 1997, 35: 1391-413.

第 60 节 多房囊性肾瘤

【概念与概述】

- 多房囊性肾瘤（multilocular cystic nephroma），亦称囊性错构瘤，多房性肾囊肿。系单侧局灶性囊性发育不良。本病见于任何年龄，无性别差异

【病因与病理】

- 肉眼观，肾内多房性囊性肿块，被膜完整，周围肾实质被推挤或萎缩，肿块无浸润性。切面见大小不等的囊腔，囊腔大小自数毫米至数厘米，囊间互不相通，内含草绿色或血性液体。囊壁覆盖扁平或立方形上皮细胞，间隔内可含原始间胚叶成分，结节性肾胚基，不成熟的肾小管、肾小球，有时并有 Wilms 瘤结节，偶见平滑肌细胞，间质为疏松结缔组织，囊隔内可有钙化

【临床表现】

- 通常无症状或以腹部包块求诊，少数有腹痛、高血压。如肿物疝入肾盂可有血尿

【影像表现】

X 线表现

- IVU 示肾盂（盏）变形，造影早期有时见肿物内低密度区，有密度稍高的边缘和分隔。囊壁或间隔上可有弧形钙化

超声和 CT 表现

- 超声表现为肾内多房性囊性占位，具中等回声的囊隔厚薄不一，囊腔之间无交通，邻近之肾受压变薄似爪状或握持状，两者分界十分清楚为本病之特征性所见。CT 所见与 B 超相似，也表现为分隔完全厚薄不一，边界清楚的多房性囊性病变，CT 值可因囊内容物的成分不同而各异。囊内为黏液时 CT 值与实性软组织肿物相仿。增强扫描时，肿块包膜和囊隔增强，同时受压的肾实质明显增浓，囊腔内不强化。囊肿如疝入肾盂可引起肾盂积水

MRI 表现

- 为肾内或部分向肾外突出的长 T1、长 T2 或信号不一致的多囊性病变，与肾实质分界清楚

迄今普遍认为本病介于先天畸形和肿瘤之间，其发展和肾母细胞瘤有关。治疗以手术切除为主，术后囊间隔病检至关重要

重点推荐文献

[1] Lowe LH, Isuani BH, Heller RM et al. Pediatric renal masses: Wilms tumor and beyond. Radiographics, 2000, 20: 1585-1603.

[2] Qualman SJ, Bowen J, Amin MB et al. Members of the Cancer Committee, College of American Pathologists. Protocol for the examination of specimens from patients with Wilms tumor (nephroblastoma) or other renal tumors of childhood. Arch Pathol Lab Med, 2003, 127: 1280-1289.

[3] Sodhi KS, Suri S, Samujh R, et al. Case report: bilateral multilocular cystic nephromas: a rare occurrence. Br J Radiol, 2005, 78: 450-452.

第 61 节 下尿路横纹肌肉瘤

【概念与概述】

- 横纹肌肉瘤（rhabdomyosarcoma，RMS）为小儿下尿路肿瘤发病率最高的恶性肿瘤。占小儿全部 RMS 的 10% ~ 24%。多发生在膀胱，其次为后尿道、前列腺、盆底肌肉

膀胱横纹肌肉瘤

【概念与概述】

膀胱横纹肌肉瘤大多为胚胎型的葡萄状肉瘤变异型。大体形态为带蒂或无蒂的息肉样肿块，膀胱壁的灶性或弥漫性浸润。通常起源于膀胱三角区、颈部及尿道内口。少数发生于膀胱顶部（25%）。肿瘤位于黏膜下层及表浅肌层，向上或向下蔓延侵犯尿道和输尿管，引起尿路梗阻和扩张。病变向周围浸润，侵犯骨盆、腹腔等。远处转移发生于肿瘤晚期

【临床表现】

- RMS 多见于男孩

- 通常于 2 ～ 3 岁时出现排尿障碍、血尿、反复尿路感染、下腹部或直肠指检时触及肿块
- 女孩肿瘤可脱出至尿道外口

【影像表现】

X 线表现

- IVU 及 VCUG 示膀胱不同程度扩大，通常在膀胱底部见边缘锐利的充盈缺损，多数为葡萄状，肿物侵占膀胱之后下部，三角区输尿管入口处。当肿瘤巨大充满整个膀胱时，膀胱轮廓不完整，似一粗大的网袋状。肿瘤侵蚀膀胱壁，使膀胱壁毛糙，不光整且僵硬（图 4-61-1，图 4-61-2A、B）。常可阻塞输尿管远端，引起输尿管、肾盂轻至中度扩张。膀胱下缘与耻骨联合之间距增宽（达 1cm 以上）。肿物可脱垂进入尿道或直接侵犯尿道，为了解膀胱外肿物扩展需其他影像学检查

超声表现

- 从纵轴及横切面扫描胀满尿液的膀胱，可见膀胱底、颈部突入于腔内之结节状或分叶状肿物，内部回声均匀或含液性暗区。膀胱壁不规则增厚提示肿瘤浸润

CT 表现

- RMS 的 CT 表现为膀胱腔内乳头状肿块，起自膀胱后下壁，膀胱壁呈灶性或弥漫性不均等增厚。肿瘤密度和肌肉相仿。如盆腔内脂肪组织双侧不对称，或有软组织肿块自膀胱侵入相邻器官或组织，提示肿物向膀胱外扩展。区域淋巴结肿大示淋巴结转移（图 4-61-2C ～ D）

MR 表现

- 肿物在 T1WI 示中等强度信号，T2WI 呈高信号且稍不均等。肿瘤可有明显增强效应。并可见盆腔内淋巴结肿大

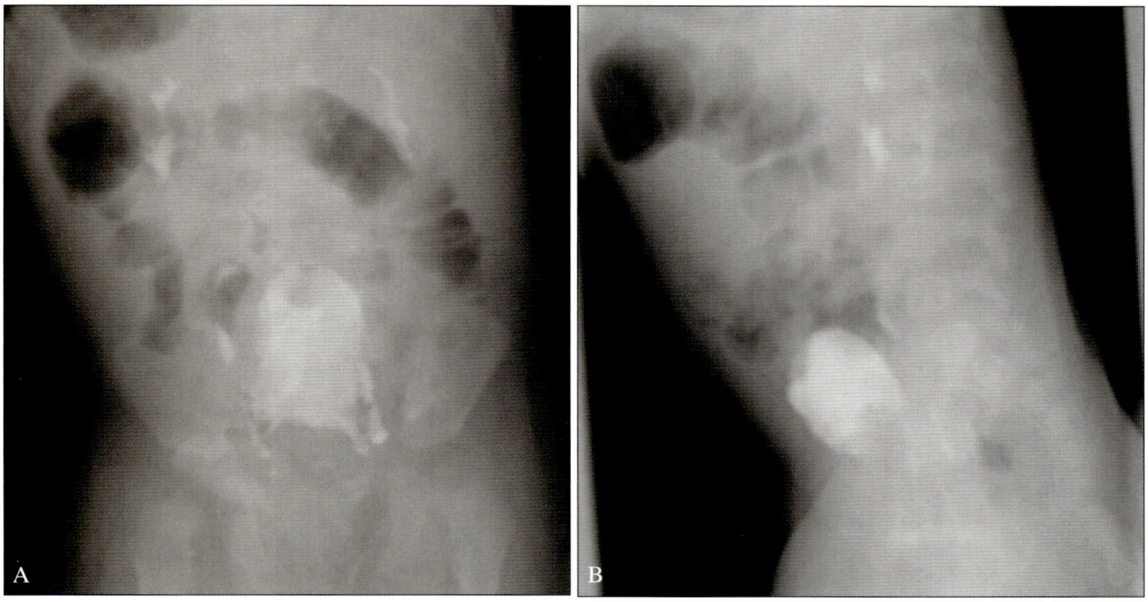

图 4–61–1　膀胱横纹肌肉瘤

男，5 个月，排尿滴尿 2 个月加重 1 周。图 A、图 B 为 IVU 正侧位片示膀胱呈竖立状，膀胱壁欠光滑，膀胱下后壁可见分叶状不规则充盈缺损区，边缘欠光滑

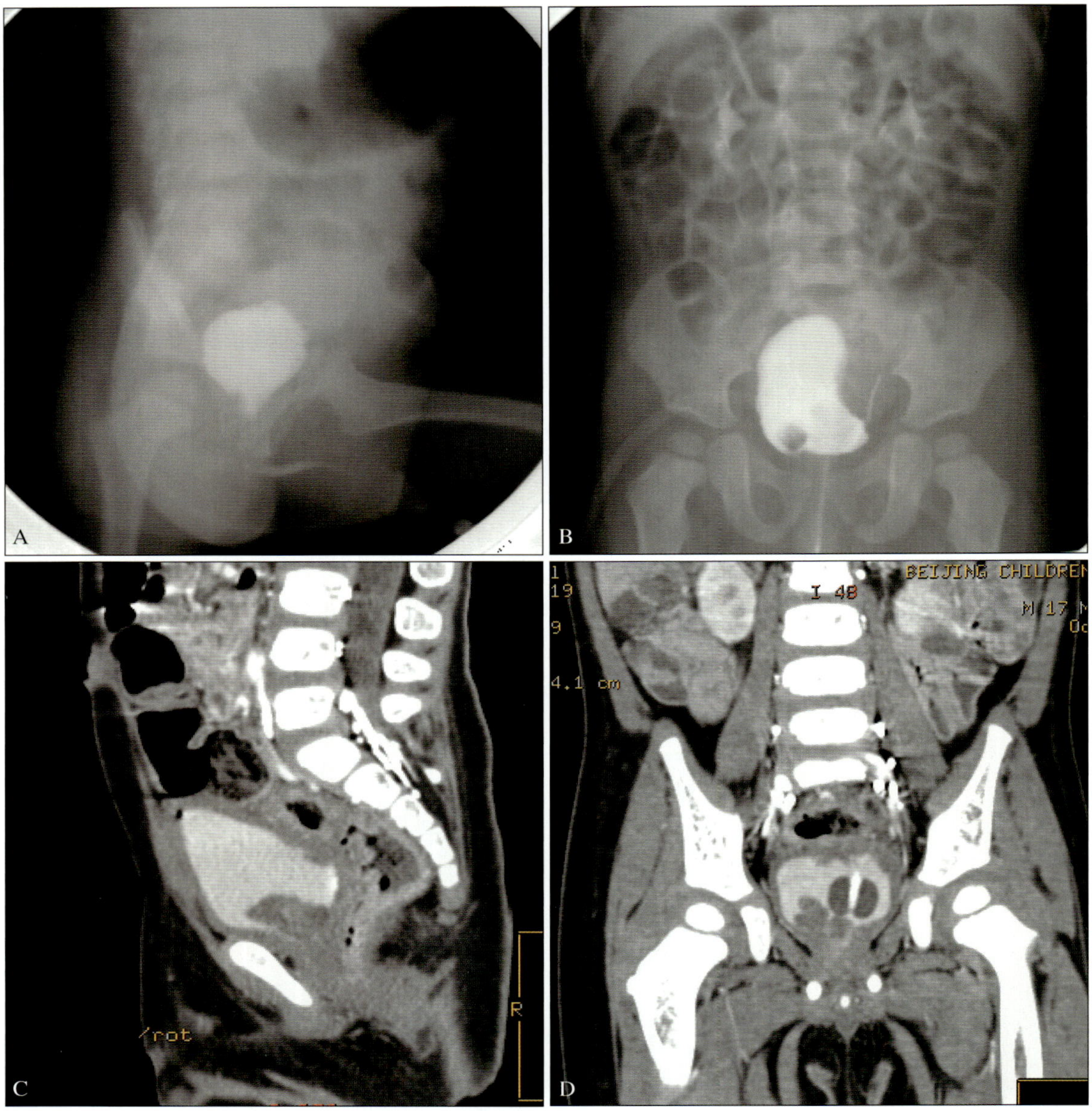

图 4-61-2 膀胱颈横纹肌肉瘤

男，17 个月，排尿困难 3 个月。图 A、图 B 为 IVU 正侧位片示膀胱颈部充盈缺损；图 C、图 D 为 CT 增强矢状位、冠状位重建示由膀胱颈向膀胱腔内生长的乳头状肿块，密度与肌肉接近

诊断与鉴别诊断精要

- 膀胱肿瘤大多为恶性肿瘤，除 RMS 外，移行性乳头状细胞癌、平滑肌肉瘤儿童均不多见。白血病浸润以及原发或继发性淋巴瘤需考虑鉴别。此外肿物样药物性出血性膀胱炎，应注意鉴别，尤其化放疗后病例影像学表现弥漫性或局限性膀胱壁增厚
- CT 表现为膀胱腔内乳头状肿块，膀胱壁呈灶性或弥漫性不均等增厚。肿瘤密度和肌肉相仿

重点推荐文献

[1] McHugh K, Boothroyd AE. The role of radiology in childhood rhabdomyosarcoma. Clin Radiol, 1999, 54: 2-10.

[2] Ognjanovic S, Linabery AM, Charbonneau B, et al. Trends in childhood rhabdomyosarcoma incidence and survival in the United States, 1975-2005. Cancer, 2009, 115: 4218-4226.

第 62 节　前列腺横纹肌肉瘤

【概念与概述】

- 前列腺横纹肌肉瘤（prostatic RMS）半数于 5 岁内发病

【临床表现】

- 尿频、尿流不畅、血尿、尿潴留
- 侵犯直肠周围时可引起排便障碍

【影像表现】

X 线表现

- VCUG 或膀胱造影可见膀胱底部上移，后尿道延长、膀胱颈以上扩张及膀胱内分叶状充盈缺损（图 4-62-1A，B）

CT 表现

- CT 横轴位扫描见膀胱下方前列腺部为肿瘤侵占，肿物外形不规则，呈软组织密度。CT 值近似肌肉（图 4-62-1C）。可含中心性低密度区，类似囊性病变，偶尔见钙化，肿瘤与邻近器官间脂肪界面消失并有瘤块侵入时，可确认为肿瘤之向外扩展。肿瘤向上生长可侵犯膀胱颈部，引起膀胱扩张，底壁增厚不规则（图 4-62-2）。转移时可见盆腔淋巴结肿大

MR 表现

- 肿瘤于 T1 加权像呈中等信号与肌肉相等或稍高，T2 时呈高信号。有囊变时信号不均等。冠状位示膀胱底部上抬，矢状位能清楚显膀胱壁的完整性和直肠周围间隙的浸润，横轴位观察淋巴结转移较好

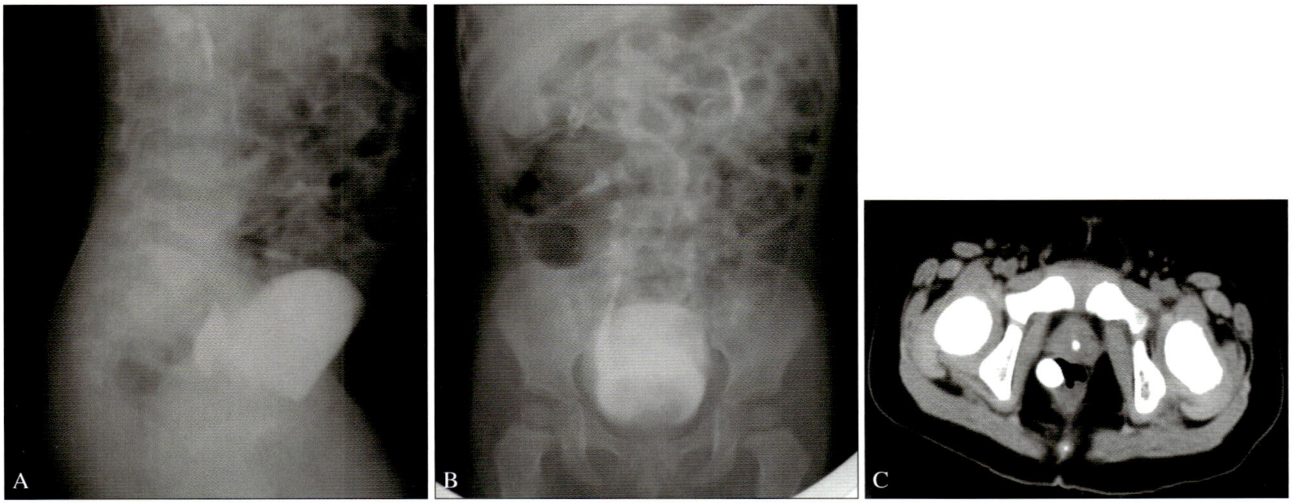

图 4-62-1　前列腺胚胎性横纹肌肉瘤
男，21 月，发现下腹部肿物 1 年。图 A、图 B 为 IVU 侧位及正位片，示膀胱颈部充盈缺损，可见弧形压迹，突向膀胱腔内，边缘尚光整；图 C 为 CT 横轴位图像，示前列腺增大，密度欠均匀

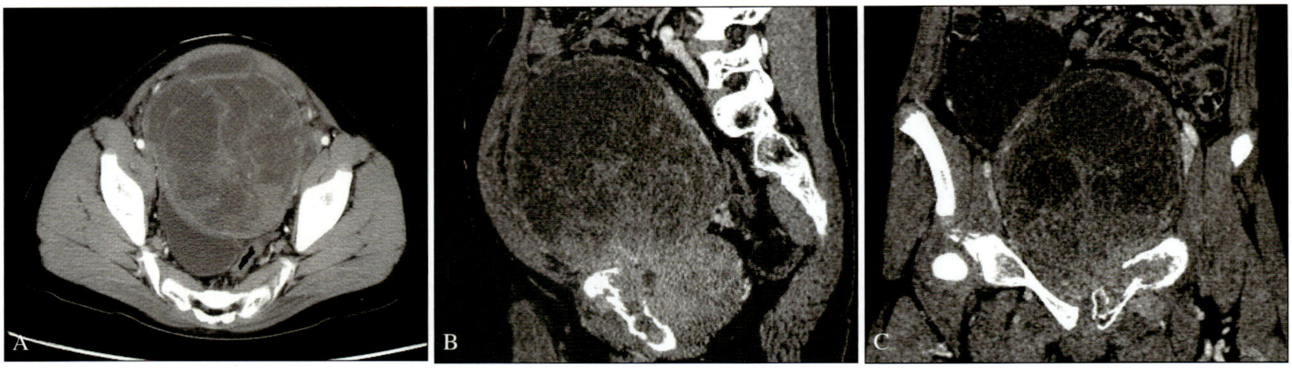

图 4-62-2 前列腺横纹肌肉瘤
男，11 岁，腹泻，发现腹部包块 5 天。图 A 为 CT 增强横轴位；图 B、图 C 为矢状位及冠状位重建，示前列腺横纹肌肉瘤，增强后呈轻度不均匀强化，下部呈实性为主，上部为囊实性，其内可见条絮状增强影。左趾骨骨质破坏，膀胱受压向右后方移位

诊断与鉴别诊断精要

- 前列腺肿物外形不规则，CT 值近似肌肉，肿瘤与邻近器官间脂肪界面消失并有瘤块侵入时，可确认为肿瘤之向外扩展。膀胱壁增厚

重点推荐文献

[1] McHugh K，Boothroyd AE. The role of radiology in childhood rhabdomyosarcoma. Clin Radiol，1999，54：2-10.
[2] Ognjanovic S，Linabery AM，Charbonneau B，et al. Trends in childhood rhabdomyosarcoma incidence and survival in the United States，1975-2005. Cancer，2009，115：4218-26.

第 63 节 盆腔横纹肌肉瘤

【概念与概述】
- 盆腔横纹肌肉瘤（intrapelvic rhabdomyosarcoma）一般较大，自盆腔向腹部生长

【临床表现】
- 肿瘤向周围侵袭可致排尿困难，大便变细
- 直肠前、侧壁常可触及肿物

【影像表现】

X 线表现
- IVU 示下腹部巨型肿物（大于 10cm），境界不清而密度增高。中下段输尿管对称性外移，近侧尿路常有轻至中度积水。肿瘤推移膀胱前移；侵及后壁时，膀胱后缘轮廓不光滑，有时在正位摄片中酷似腔内息肉样充盈缺损。肿物向下可通过骨盆底累及外生殖器和会阴部，男性引起阴囊水肿

CT 表现
- 平扫肿物与盆腔肌肉关系密切，呈软组织密度或偏低，形态不规则，境界不清，中心部可见坏死囊变区。CT 可同时观察膀胱、直肠壁侵犯情况以及盆腔、腹膜后淋巴结转移，对肿瘤分期具有重要意义

MR 表现
- 轴位、矢状位扫描可清楚分辨直肠周围间隙，区别肿物起源。肿瘤形态不规则，T1 加权像上呈中等强度信号，T2 加权像上则为高信号。静注 Gd-DTPA 后 T1 加权像，肿瘤有明显强化

重点推荐文献

[1] Lowe LH，Isuani BH，Heller RM et al. Pediatric renal masses：Wilms tumor and beyond. Radiographics，2000，20：1585-1603.

[2] Ognjanovic S，Linabery AM，Charbonneau B，et al. Trends in childhood rhabdomyosarcoma incidence and survival in the United States，1975-2005. Cancer，2009，115：4218-4226.

第 64 节　下尿路良性肿瘤

【概念与概述】

- 膀胱良性肿瘤中最常见者为血管瘤，表现为自膀胱顶部隆起的孤立的肿块，常见血尿，20% ~ 30% 皮肤有血管瘤，此外尚有神经纤维瘤、平滑肌瘤、嗜铬细胞瘤、尿道息肉、前列腺平滑肌瘤等

第 65 节　正常肾上腺影像学所见

【概念与概述】

- 肾上腺位于双侧肾上极，肾筋膜之中，右侧呈三角形，左侧呈新月形或“八”字形。CT、MR 是检查肾上腺的可靠方法，正常肾上腺显示率高达 85% 以上。通常用 5mm 以下薄层扫描。通常右肾上腺呈一“，”状或蝌蚪尾状，位于肾上 1cm 左右。左侧肾上腺呈倒“V”字形或倒“Y”字形，后外侧为肾上极
- 肾上腺的密度通常与肾组织密度相似
- 新生儿及婴儿肾上腺相对较大，边缘外凸。3 岁后肾上腺边缘较直或略凹陷。小儿肾上腺尚无正常测量值供参考，通常在 2 ~ 3 个层面上显示
- 增强扫描肾上腺 CT 值明显低于肾。小儿由于肾上腺周围缺少脂肪显示较差。肾上腺形态，边缘有无结节存在对判断肾上腺疾病较之测量大小更有意义
- MRI 肾上腺因肾周脂肪包绕形成自然对比，以 T1 加权像上显示为佳，正常肾上腺与肝信号相等或稍低，T2 加权像信号稍增高但低于脂肪。T2 加权更有利于观察病理变化

重点推荐文献

[1] MR imaging of the kidneys and adrenal glands. Radio Clin North Am，2003，41：145-159.

第 66 节　神经母细胞瘤

【概念与概述】

- 小儿肾上腺髓质的肿瘤主要包括神经母细胞瘤、神经节母细胞瘤及嗜铬细胞瘤。肾上腺皮质的肿瘤主要包括肾上腺皮质增生、腺瘤及肾上腺皮质癌。小儿肾上腺肿瘤最多见的是发生在肾上腺髓质的神经母细胞瘤及神经节母细胞瘤，约占 95%，在腹膜后肿瘤中仅次于肾母细胞瘤占第 2 位，其次为肾上腺皮质增生、嗜铬细胞瘤、腺瘤和肾上腺皮质癌。肾上腺转移瘤较少见
- 神经母细胞瘤（neuroblastoma）是 5 岁以下小儿常见的实体瘤，占腹部肿瘤的第 2 位。起源于形成交感神经系统及肾上腺髓质的神经嵴细胞。据 Bousvaros 统计，原发瘤位于腹部者占 60% ~ 75%，其中 2/3 发生在肾上腺髓质，余起自脊柱旁交感链或嗜铬体（zuckerkandle organ），胸部主要发生在后纵隔占 15%，盆腔和颈部交感神经丛最多占 5%，大脑 0.2%。少

数病例（2% ～ 12%）肿瘤广泛转移，而原发瘤很小甚至难以发现

【病因与病理】

- 病理表现：神经母细胞瘤表面呈结节状，外被血管丰富的结缔组织包膜。切面呈灰白色的髓样组织，间有出血、坏死及钙化。镜下，未分化型肿瘤，由小圆形蓝色核深染的母细胞呈密集分布。如混合细胞质丰富成熟的神经节细胞，即为神经节母细胞，如完全由神经节细胞组成，则为良性神经节细胞瘤。后两者多见于肾上腺以外的部位。神经母细胞瘤恶性度高发展快，早期穿破包膜侵犯腹膜后组织器官，侵犯、压迫、包绕输尿管、肾盂及大血管。脊柱旁沟肿瘤沿神经根可侵入椎管，肿瘤可沿淋巴管转移至局部及远处淋巴结。本病较早出现血行转移至肝（新生儿多见），骨（50% 为幼儿）等处。肺部转移较少见。神经母细胞瘤有自发或药物诱导成熟为神经节细胞或消退倾向，多见于婴儿，占恶性肿瘤的首位

【临床表现】

- 神经母细胞瘤 5 岁以下小儿占 74.5%，可于新生儿期发病
- 临床半数病例腹部可触及坚硬、结节状肿块，常超过中线。可伴腹痛、腹胀
- 部分患儿初诊时表现转移症状，如头部包块、眼球突出、肝大、四肢痛，可有发热、贫血，10% 有高血压、多汗、心悸、腹泻等症状，尿 VMA（+）
- 神经母细胞瘤的预后与发病年龄、肿瘤分期（见表 4-66-1）、发病部位（肾上腺预后差）以及与肿瘤细胞内 N-MYC 肿瘤基因复制扩增数有关

【影像表现】

X 现表现

- IVU 腹部肿物境界不清，约 50% 于肿瘤内可见细砂状钙化。而以位于肾上腺部位、脊柱旁的散在或聚集之细砂状钙化最多见且最具特征性。肾上腺神经母细胞瘤患侧肾常受压移位，绝大多数（90%）肾分泌功能良好。少数肾因肿瘤之浸润包埋而不显影。肾盂、肾盏通常向外下方移位旋转，输尿管常外移绕行，少数有虫蚀状破坏，积水等改变。肿瘤较大时常超越中线引起健侧肾移位旋转和（或）输尿管外移。交感神经链肿瘤按位置高低的不同，可引起同侧肾向上或向下及向外移位，输尿管向前、外方弧形推移。中线部位肿瘤则使双侧肾盂和输尿管对称或不对称的向外下方移位
- 肿瘤蔓延扩散征象包括
  - 肿瘤向上经过横膈裂孔进入纵隔，形成骑跨于膈上下的肿物
  - 肿瘤沿脊柱向下伸展时不仅使肾盂输尿管移位，并侵蚀肾盂、输尿管引起虫蚀状充盈缺损
  - 脊柱旁肿瘤有椎体侵蚀，椎间孔扩大时为哑铃状或肿瘤向椎管内延伸之征象
  - 单或双侧下胸脊柱旁软组织呈三角形增宽，简称“三角征”。腰大肌轮廓消失，两侧不对称，均为肿物侵袭脊柱旁软组织或膈角后淋巴结肿大引起

表 4-66-1 神经母细胞瘤 Evans 分期

分期	病变范围
Ⅰ	肿瘤限于原发器官或组织
Ⅱ	肿瘤扩散至原发器官或组织附近，但不超过中线。有同侧区域淋巴结转移。中线部位肿瘤有一侧淋巴结受侵
Ⅲ	肿瘤超过中线，有双侧淋巴结转移。中线部位肿瘤伴双侧扩散，椎管内肿块或双侧淋巴结转移。侵犯大血管
Ⅳ	远处转移到骨骼、骨髓、软组织、实质器官淋巴结
Ⅳ S（特殊Ⅳ期）	Ⅰ或Ⅱ期原发瘤伴肝、皮肤或骨髓受侵犯，放射性核素扫描骨髓照片无骨髓转移的 1 岁以下婴儿
Ⅴ	多中心肿瘤

改良 Evans 分类参考 Evans AE，Dangio GI. Rando’ Ph. J：Cancer 1971：27：374.

- 此外不少病例于尿路造影片上见骨骼转移灶。肝影增大。IVU 不能判断肿物大小，确切范围和内部结构。均需进一步作 CT 检查（图 4-66-1，图 4-66-2）

B 超表现

- 神经母细胞瘤肿物多数较大，境界不清，看不到包膜的高回声带。肿瘤通常呈均匀一致的中等偏强回声型，分散而粗大的钙化灶可伴声影。复合的回声图则见于有坏死，出血的病例。B 超尚可显示肿瘤向周围扩展，邻近器官的移位，侵蚀，大血管的移位包绕，淋巴结肿大，肝转移等情况。偶尔神经母细胞瘤的原发瘤或肝转移表现为明显的低回声区，甚至无回声的囊性病变，显示后壁透声增强。所谓囊性神经母细胞瘤多见于新生儿

CT 表现

- CT 平扫见肿瘤多起源于肾前上方，脊柱旁及腹膜后中线部位者少见。形态不规则，呈大结节状，大部境界不甚清楚。肿瘤密度与肾相比呈低、等或稍高密度，均匀或不甚均匀。CT 值（36 ~ 50Hu）平均 44Hu，坏死形成更低密度区（22 ~ 28 Hu）。75% ~ 80% 瘤块内有多种形态不同的钙化（图 4-66-3A）。增强扫描，肿瘤轻度不均匀强化。CT 值 60 ~ 95Hu，少数为均匀强化，低密度区无增强较平扫更清楚（图 4-66-3B）

肿瘤向周围浸润性生长，侵犯肾时使之向外、下、后方移位，前后径可变扁并旋转，肾门转向前方。部分病例与肾分界不清。引起肾盂积水时，肾影增大，增强后残肾实质轻度强化（图 4-66-3C，D）。肿瘤跨越脊柱前缘时可向前、向两侧生长，甚至瘤块主要侵占中腹部，与起自腹交感链者不易区分。肿物向前推移压迫脾、肾静脉、下腔静脉和或主动脉。或包绕大血管及其主要分支，使之分离，移位（图 4-66-3B、C）。胰腺轮廓显示不清，胰头体部可明显前移。肿瘤常累及多数腹膜后大血管旁，膈脚后淋巴结。膈脚可外膨，破坏而不连续，大的淋巴结常融合成结节状团块，其内常见钙化（图 4-66-4）。肿瘤向上经横膈裂孔伸入胸部形成后纵隔内肿块，于冠状或矢状位重建图像上显示较清楚。腰骶交感链及嗜铬体神经母细胞瘤，位置偏低，靠近肾水平者使肾向两侧推移稍微外旋。容易侵入椎管，患处硬膜囊变平或移位。相应部位椎间孔常增大，同时可显示骨破坏。CT 对原发瘤的诊断正确率达 100%。增强扫描有助于观察肿瘤与肾及大血管的关系，分辨腹膜后肿大淋巴结（图 4-66-4）。囊性神经母细胞瘤多见于新生儿，多发生于肾上腺区（图 4-66-5），应与肾上腺出血相鉴别

MRI 表现

- 神经母细胞瘤常表现为均匀或混杂信号，后者

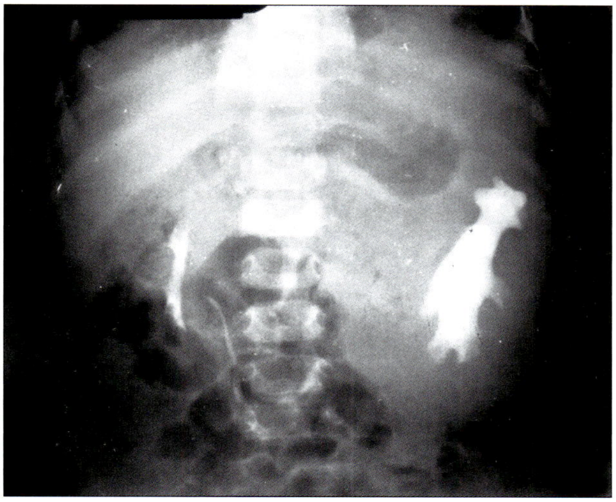

图 4–66–1　左肾上腺神经母细胞瘤（钙化及三角征）
男，2 岁余，发现左上腹包块数月，渐大，近 1 个月发热，食欲缺乏。 IVU 双肾区照片示左中上腹包块，境界不清，越中线，内细点状钙化分布于脊柱两旁及左上腹，下胸脊柱旁见“三角征”，左肾轮廓不清，肾盂扩张外移旋转，右肾盂轻度旋转，输尿管未显影

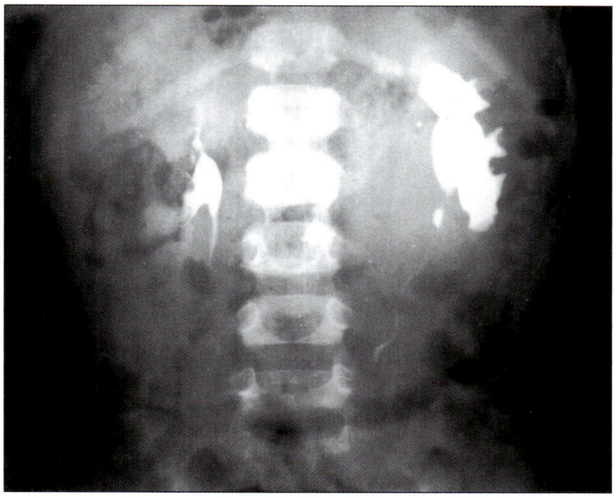

图 4–66–2　左侧交感链神经母细胞瘤
IVU 示左脊柱旁软组织包块，边界不清，内有细沙粒状钙化，左肾向外上方移位，肾盂积水。输尿管中上段僵直

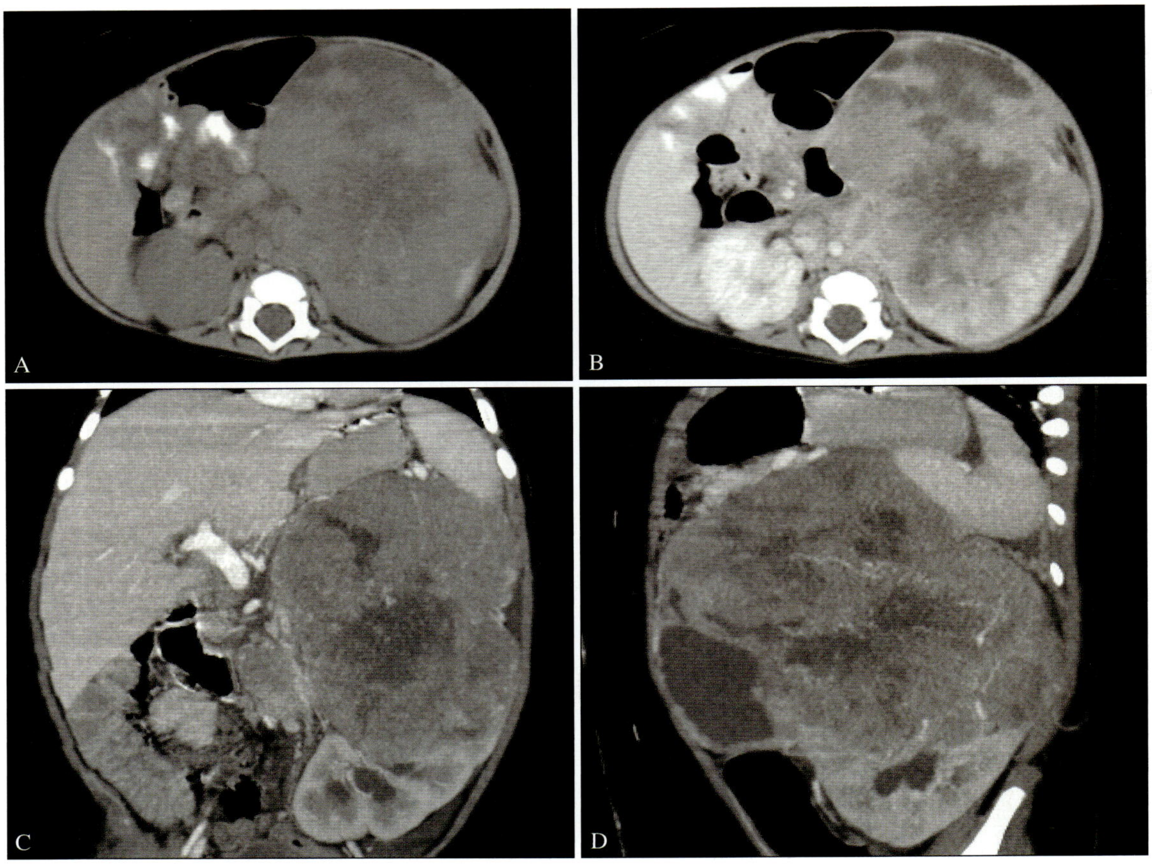

图 4-66-3 左侧肾上腺神经母细胞瘤（Ⅲ期）
男，3 个月，反复间断发热 1 周，腹泻 2 周。图 A 为 CT 平扫示左侧腹膜后巨大囊实行占位，左侧边缘可见高密度钙化影；图 B 为增强扫描示肿瘤不均匀强化，坏死区无强化，前部包膜下低密度区提示包膜下破溃，主动脉被包绕变细；图 C、图 D 为增强扫描二维重建图像，左肾实质破坏并肾盂肾盏积水，及大血管包绕

示肿瘤内出血，坏死。钙化灶呈低信号不易分辨。在 T1 加权或 IR 序列时肿瘤信号与肾髓质相仿，稍低于肌肉、肝和肾皮质。于 T2 加权图像上，信号比肝稍高，和肾相仿。可见肾移位、受侵、累及肾门、腹膜后淋巴结、腹部血管移位、伸长、阻塞、消失等征象。MRI 并可发现椎管内肿块和脊髓移位卒中。肝内转移灶，在 SE 序列之 T1 加权像及 IR 序列上显示低信号。MR 对骨髓转移较为敏感，可见椎体松质骨内异常长（等）T1 及长 T2 信号。由于肾周围脂肪膜于 T1 加权图像上呈高强信号，与周围组织形成自然对比，因此冠状位扫描能较明确的区别肾内、外肿瘤

- 转移：神经母细胞瘤初诊时 40% ~ 70% 病例已有远处转移。最常见于骨、肝、颅等部位，10% 以下病例肺内转移。少数胸膜、纵隔淋巴结及心包转移
  - 早期骨转移是本病重要特点之一，核素闪烁扫描配合骨髓穿刺及 X 线照片可提示骨转移诊断，特异性和正确性达 96%。骨转移可侵犯全身骨骼，但以颅骨、股骨及骨盆骨发生最早，发病率最高。早期骨转移表现为骨小梁毛糙不整齐，继之出现骨破坏伴轻度骨质增生。常同时累及多数骨骼。广泛而显著者可有对称性骨皮质缺损或层状骨膜增生，以长骨干骺端最明显。近年来应用 I^{131} 标记的单克隆抗体核素扫描，对神经母细胞瘤骨髓转移有高度特异性，显示病灶区放射性活性增强。MR 虽同样敏感，但缺乏特异性，在 SE T1 加权像上表现为弥漫或多灶性骨髓信号减低区。T2WI 及 T2 脂肪抑制像上高信号区
  - 头颅转移：颅骨平片可见广泛虫蚀样破坏和增生，有时并见垂直于颅板的日光状骨针。

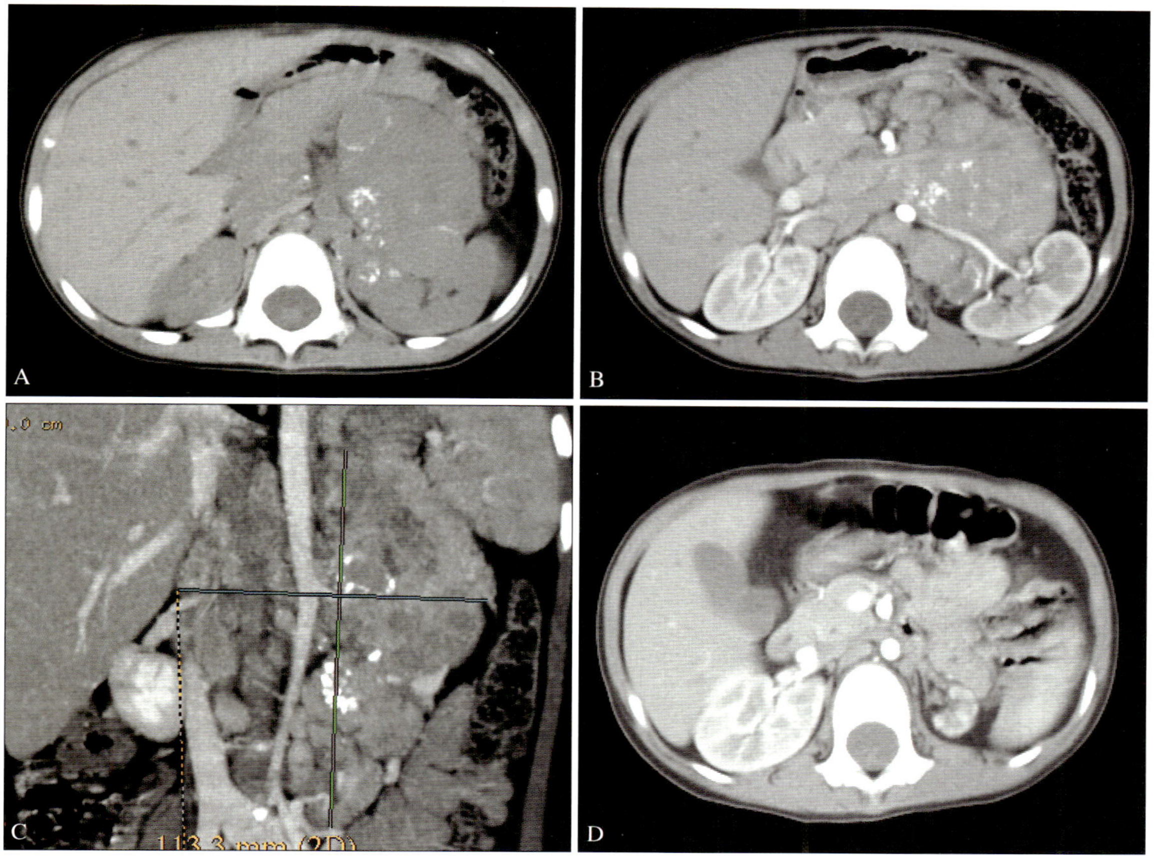

图 4-66-4　左侧肾上腺神经母细胞瘤，化疗后减小

女，3 岁，发现白细胞减少 1 个月。图 A 为 CT 平扫横轴位示左侧肾上腺区巨大不规则形占位，其内多发斑点状及环状钙化；图 B 为 CT 增强横轴位；图 C 为 CT 冠状位重建图像示肿瘤呈不均匀轻度强化，包绕大血管，并多发腹膜后淋巴结转移；图 D 为 CT 增强横轴位，化疗一年后复查，肿块明显减小，腹膜后淋巴结减少钙化。左肾萎缩

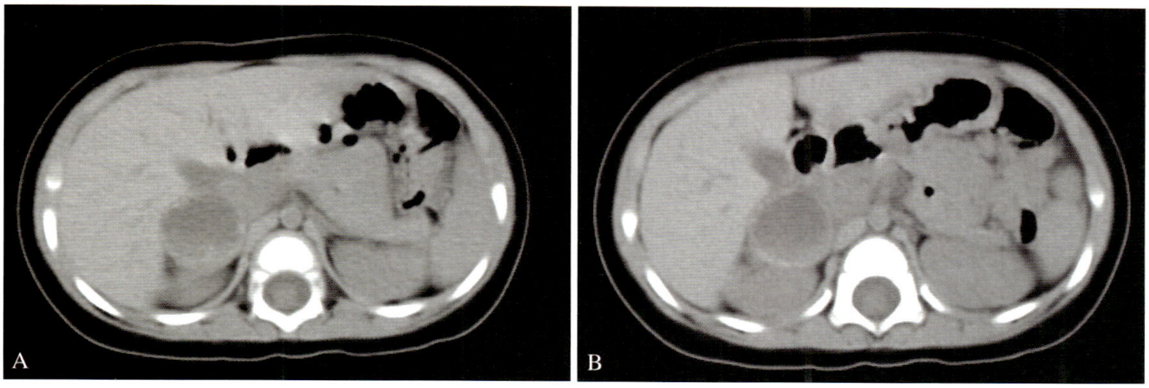

图 4-66-5　右侧肾上腺囊性神经母细胞瘤

女，6 个月，呕吐 6 个月。图 A、图 B 为 CT 平扫，示右侧肾上腺区可见囊性占位，囊壁呈稍高密度，厚薄欠均匀，囊内呈低密度

部分病例颅缝分离，系硬膜外转移伴颅骨及颅缝缘之侵蚀所致

- 颅 CT 扫描可显示
  - 颅骨破坏增生，骨窗显示较好
  - 硬膜外转移灶表现为紧贴颅骨内板密度均匀之半圆形高密度影。与脑皮层之间有弧线的被膜为界，可有轻度增强
  - 并发硬膜下出血及肿物压迫所致的脑梗死等。部分病例有脑内、眶内转移（图 6-66-6）

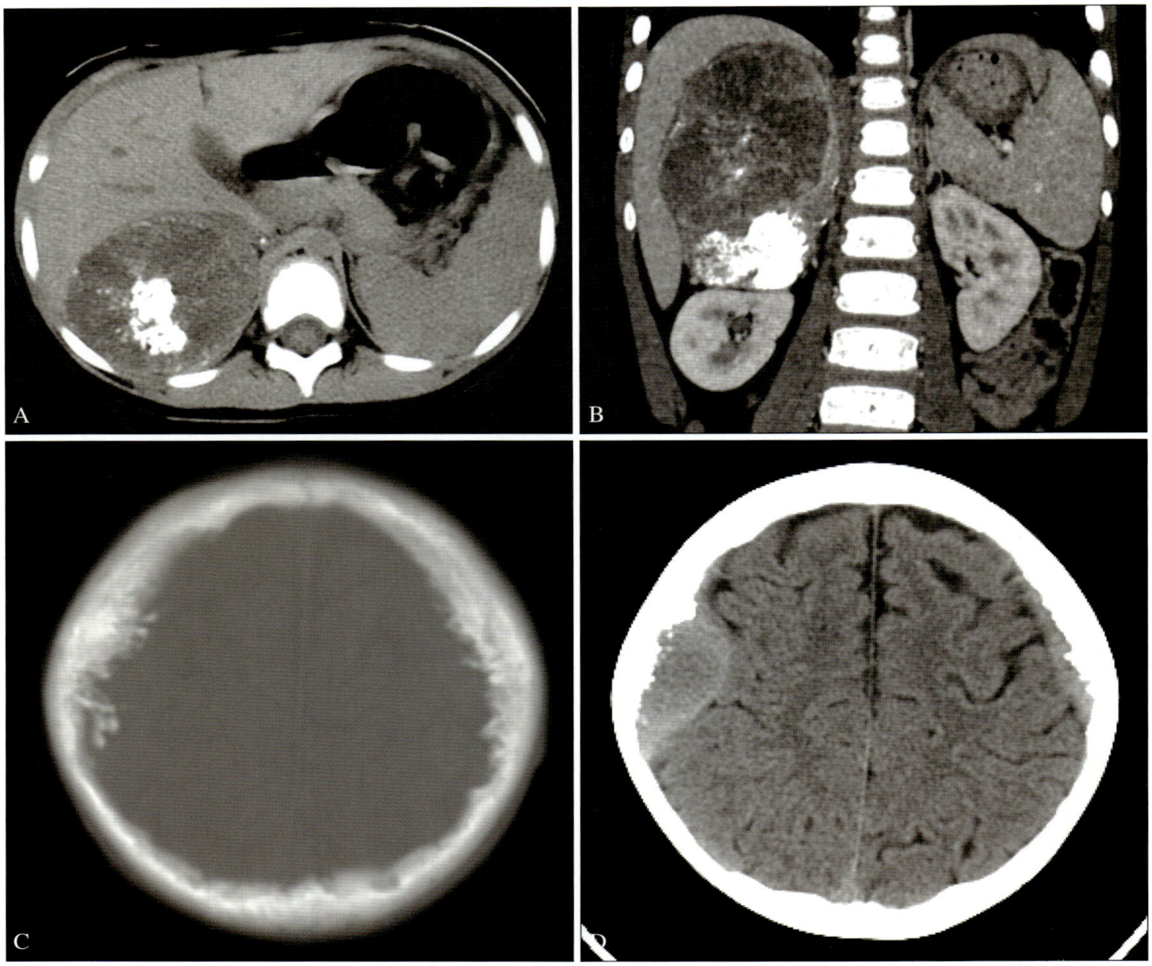

图 4-66-6 **右肾上腺神经母细胞瘤，颅骨及硬膜外转移**

女，3 岁。图 A 为 CT 平扫横轴位；图 B 为增强冠状位重建，示右肾上腺肿块，其内团块状及点状钙化，右肾受压下移；图 C、图 D 头颅 CT 横轴位骨窗及软组织窗，示颅骨及硬膜外转移

- 婴儿期肝转移较骨转移更常见。超声示肝增大，肝内见低回声或伴低回声晕的高回声结节，或弥漫性不均匀回声。CT 扫描则见多个分散或融合成团块的结节状低密度灶，其境界模糊不清，亦可表现为弥漫分布之斑点状低密度区，注药后有轻度强化。弥漫性肝转移在 MR 之 T1 加权图像上见肝静脉、胆管变形、肝形态异常和弥漫结节（详见肝转移瘤）
- 胸内转移，本病经淋巴、血管扩散引起肺转移少见（< 10%）

- 弥漫性网结影
- 肺间质增厚，淋巴管扩张征象
- 大小不等的结节阴影（< 2cm）。值得注意的是胸部转移不一定同时有骨转移。尸检肺部转移可达 23%，CT 检查可提高肺内转移灶的检出率，肺转移被认为是预后不良之兆。胸膜转移可形成胸膜下结节，胸膜波浪形增厚或胸腔积液。心包转移可致心包积液。少数引起纵隔淋巴结肿大或由腹部肿瘤经横膈裂孔侵入后纵隔

【鉴别诊断】

- 肾上腺出血：多见于新生儿及幼婴，常为创伤、缺氧、败血症，凝血障碍引起，可因腹部肿块来诊，与肾上腺神经母细胞的区别是出血多为双侧性。CT 示软组织肿块，CT 值与出血时间有关，1 ~ 3 周后肿物缩小，出现边缘性钙化，随出血的吸收，钙化收缩，肾上腺形态恢复，不同于本病。与囊性肾上腺神经母细胞瘤有时区别较困难
- 其他肾上腺肿瘤：小儿比较多见的有嗜铬细胞瘤、肾上腺皮质癌，腺瘤。无功能性肾上腺肿

瘤极为罕见

- 嗜铬细胞瘤：多见于 6 ～ 14 岁小儿，但也有婴儿病例报告。70% ～ 75% 发源于肾上腺髓质的嗜铬细胞。尿中 VMA、HVA 阳性，需与本病鉴别。与本病不同点：CT 检查肿瘤直径通常为 2 ～ 4cm，相对小。肿块为境界清楚之实性或厚壁囊样改变，肿物以良性居多，30% ～ 70% 为双侧性。钙化较少。临床常以高血压求诊
- 肾上腺皮质癌：临床表现腹部包块。北京儿童医院见 16 例。患儿平均年龄 6 岁。CT 扫描表现为肾前上方的大块软组织密度肿块，边缘清楚，可为圆形或分叶。内含低密度之坏死区，少数有钙化及囊性变呈现混杂密度，一般不超过中线。临床表现库欣综合征或女性男性化或男性假性性早熟，女孩多见。不同于本病。作者近期见 1 例无功能性囊性皮质癌甚属罕见
- 节神经细胞瘤：与本病同源，为良性肿瘤。超声和 CT 所见如Ⅰ期神经母细胞瘤，但也可绕下腔静脉等大血管而妨碍完整切除。肿物多发生在肾上腺外部位及年长儿童，仅偶尔引起脊髓压迫症状
- 其他腹膜后肿物
  - 肾母细胞瘤：与神经母细胞瘤同为小儿腹膜后常见的恶性肿瘤，主要区别点为肾母细胞瘤位于肾内。形态大多光滑，边缘清楚，钙化少见。CT 上残余肾可位肿物之前，内侧很少数超过中线，侵犯血管引起瘤栓较多而少见包埋性改变。肿物上下蔓延不显著，大血管旁及膈脚后淋巴结侵犯较少且发生较晚。但位于肾上极外生性肾肿瘤或神经母细胞瘤包绕侵犯肾，肾功能丧失时，两者不易区别，但神经母细胞瘤在 CECT 上均可见残肾，超声及 MRI 多维检查，根据特有的解剖和组织的分辨力，有助于原发肿瘤起源的判断
  - 肾重复畸形：重肾之上肾盂积水，压迫下部肾盂向下外方移位。X 线形态与神经母细胞瘤相似。但常伴输尿管异位开口和囊肿。超声检查可见重肾结构及扩张的上部肾盂及输尿管畸形
  - 肾脓肿发生在肾上极时 IVU 见肾上极增大，密度增高，并可引起肾盂盏移位早期需与肾上腺肿瘤区别。CT 根据其肾内肿块且累及肾周筋膜时及腰大肌轮廓模糊，应结合临床，警惕感染征象并短期随访
  - 淋巴瘤：淋巴瘤引起腹膜后淋巴结肿大融合时，需与本病鉴别。肿大淋巴结推移压迫包绕主动脉、下腔静脉，使肾外下移与本病相仿。但如肾包膜完整，肾周间隙正常，下腔静脉和（或）主动脉前移较轻，大部分肿物位于其前方时不同于神经母细胞瘤，且 CT 表现为低密度的结节状融合的淋巴结，也不同于大块分叶的肿物。此外淋巴肉瘤极少侵犯膈角后淋巴结，一般不出现钙化不同于本病。因神经母细胞瘤也可引起腹膜后淋巴结肿大，尤其当原发肿瘤小而不易查见时，需结合其他临床资料鉴别
  - 畸胎瘤：IVU 示发生在中线部位或向一侧突出之肾外肿物，可压迫推移肾向任何方向移位，甚至不显影。CT 上典型畸胎瘤可呈现混杂密度含钙化，囊性软组织及脂肪成分，包膜清楚较易分辨

- 预后及随访
  - 本病的预后较肾母细胞瘤差。预后与年龄、分期和 N-MYC 肿瘤基因复制数（> 10 者预后差）有关，总治愈率为 30% ～ 50%。1 岁以内者 75%，大儿童 10%。据报道，最高的两年存活率在 1 岁以内小儿的Ⅰ期患者为 92%，Ⅳ期最低者仅 3%。至今广泛腹膜后淋巴结转移和血管包绕仍为手术治疗的难点。肾上腺以外的神经母细胞瘤特别是位于后纵隔者预后相对较好。有肺、骨转移者预后不良，仅数例获永久性治愈。婴儿肝转移预后相对较好。患者在完全切除原发瘤 1 ～ 2 年后不发生肿瘤复发可能已属治愈，仅少数可于几年之后复发
  - 随访检查方法和初诊相同，通常在术后 3 ～ 4 个月开始，每隔 3 ～ 6 个月做全面检查，继之按情况而定。B 超、CT 及 MRI 可用来评价治疗效果，对术后残余病变进行测量评价，探查复发患者的肝、淋巴结和

颅内转移。必要时 PET 检查

- 在随访中常可见肿瘤缩小和密度、CT 值等改变，如囊变增多，钙化浓聚等。Cohen 报道化疗后最早在 2 ~ 6 周后肿瘤即明显缩小，血管移位消失，肿瘤信号低于肝。Frankren 发现Ⅳ s 期的 18 例中 3 例肿瘤被“销蚀”，即在肉眼和镜下肿瘤普遍地缩小，而不是转变为良性肿瘤。Dietrich 报道 6 例放疗及化疗后 MRI 显示各种不同的并发症，如肾盂积水；放疗照射区脊柱骨髓号减低，活检证明为骨髓纤维化；插管化疗后可有 IVC 血栓形成，在 IVC 内出现中度信号的栓子并使血管扩张，此外如硬膜转移导致矢状窦旁脑梗死及硬膜下出血；1 例继发星形细胞瘤，但 MR 不能区别肿瘤复发和术后改变。1 例化疗放疗后 4 个月患侧肾因肿瘤缩小而显露，但仍为低信号，组织学示肾纤维化

诊断与鉴别诊断精要

- CT 平扫见肿瘤多起源于肾前上方，75% ~ 80% 瘤块内有多种形态不同的钙化。增强扫描，肿瘤轻度不均匀强化。肿瘤向周围浸润性生长，肿瘤跨越脊柱前缘时可向前、向两侧生长，包绕大血管及其主要分支，使之分离，移位

重点推荐文献

[1] Ayres FJ，Zuffo MK，Rangayyan RM et al. Estimation of the tissue composition of the tumor mass in neuroblastoma using segmented CT images. Med Biol Eng Comput，2004，42：366-377.

[2] Peretz GS，Lam AH. Distinguishing neuroblastoma from Wilms tumor by computed tomography. J Comput Assist Tomogr，1985，9：889-893.

[3] Sofka CM，Semelka RC，Kelekis NL et al. Magnetic resonance imaging of neuroblastoma using current techniques. Magn Reson Imaging，1999，17：193-198.

[4] Rha SE；Byun JY；Jung SE. Neurogenic tumors in the abdomen：tumor types and imaging characteristics，Radiographics，2003，23：29-43.

第 67 节　嗜铬细胞瘤

【概念与概述】

- 嗜铬细胞瘤（pheochromocytoma）小儿不常见。常有家族史为常染色体显性遗传。发生于 6 ~ 14 岁。半数以上肿瘤为多发。70% 为发源于肾上腺髓质的嗜铬细胞瘤，30% 为肾上腺外肿瘤。8% 同时有肾上腺内外肿瘤。双侧占肿瘤 30%。国外也有报告达 70% 者。大约 10% 为恶性。肾上腺外肿瘤大多发生在肠系膜下动脉与主动脉分叉水平的主动脉旁的嗜铬体，罕见于膀胱等部位

【病因与病理】

- 肿瘤大小 1 ~ 10cm，多半小于 5cm，有完整包膜，血供丰富。常伴出血、坏死

【临床表现】

- 主要症状与分泌儿茶酚胺、肾上腺素有关。表现为高血压，多汗，面红，心悸，腹泻等。有时可触及腹部包块
- 尿中儿茶酚胺（VMA）和高香草酸（HVA）升高有助确诊
- 本病可伴随神经纤维瘤病或其他神经皮肤综合征。伴多发性内分泌腺瘤者儿科较少见

【影像表现】

X 线表现

- 平片及 IVU 多无异常，肿瘤较大时肾上腺区可见软组织包块。压迫肾旋转移位

超声表现

- 肿瘤回声均匀与肾相似。偶尔回声不均匀，高回声区代表出血与钙化，陈旧出血及坏死则形成低回声区

CT 表现

- CT 定位诊断正确率可达 90%。肿瘤大多位于肾上腺内，呈圆形或椭圆形，边界清楚、有包膜，大小 2 ~ 5cm。瘤体可完全实性。呈均匀密度约占半数。肿瘤也可为囊实性致密度不均匀。囊性区多为陈旧性出血坏死引起。完全囊性肿瘤表现为厚壁囊肿，为中心性坏死之故。少数病例有钙化（< 5%）。双侧之肿瘤大小不等（图 4-67-1），囊性病变也可发生于一侧。肾上腺外肿瘤多发生在腹主动脉周围，有时与主动脉旁淋巴结肿大不易区别。多发嗜铬细胞瘤可位于同侧或双侧，可互相靠近或远离。良性与恶性肿瘤不易区分。只有肿瘤密度不均匀，边缘不规则，包绕邻近大血管或出现淋巴结转移时，方可判断为恶性嗜铬细胞瘤
- 增强 CT 扫描嗜铬细胞瘤可呈弥漫性、点状或环形增强。因注射造影剂可提高血中儿茶酚胺诱发高血压危象，注射前最好预先给 α- 肾上腺能阻滞剂

MR 表现

- 肾上腺内、外肿块 T1 加权像稍低于肝信号强度，T2 加权像肿瘤信号强度明显增高，亦可显示出血信号强度
- 为检查多发性嗜铬细胞瘤用[3] IMIBG 放射性核素扫描有帮助

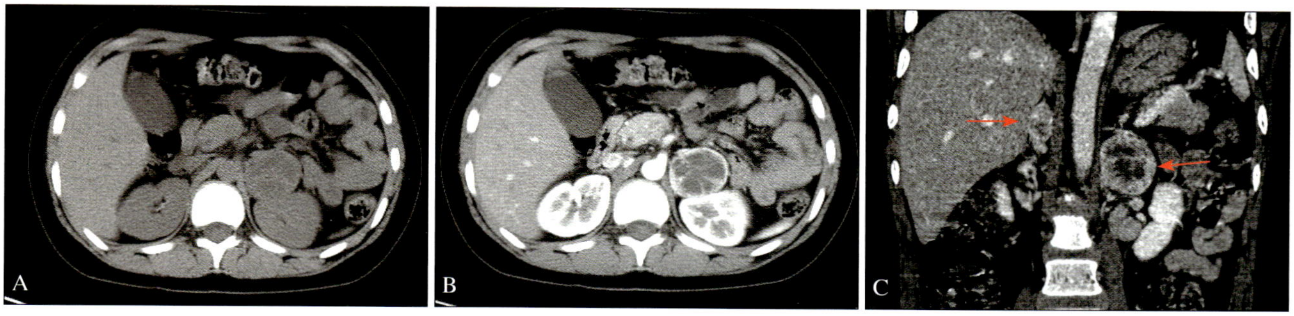

图 4-67-1　**双侧肾上腺区嗜铬细胞瘤**

男，11 岁，高血压，视物模糊 1 周，伴头晕、头痛。图 A 为 CT 平扫横轴位，左侧肾上腺可见类圆形肿瘤，边缘清楚，密度不均匀；图 B 为 CT 增强横轴位，示病变实性部分明显强化，其内液化坏死无强化；图 C 为冠状位重建像，清晰显示双侧肾上腺均有肿瘤，右侧肿瘤较左侧小（红箭）

诊断与鉴别诊断精要

- 表现为高血压，尿中儿茶酚胺（VMA）和高香草酸（HVA）升高，肿瘤大多位于肾上腺内，呈圆形或椭圆形，边界清楚、有包膜，大小 2 ~ 5cm

重点推荐文献

[1] Prys-Roberts C. Phaeochromocytoma - recent progress in its management. Br J. Anaesth，2000，85：44-57.

[2] Kizer JR，Koniaris LS，Edelman JD，et al. Pheochromocytoma crisis，cardiomyopathy，and hemodynamic collapse. Chest，2000，118：1221-1223 .

第 68 节 肾上腺皮质癌

【概念与概述】

- 肾上腺皮质癌（adrenocortical carcinoma）小儿较少见，肿瘤有包膜，癌内可有出血、坏死

【临床表现】

- 几乎全有内分泌功能异常。本病多见于 6 岁左右小儿。5 年存活率为 5% ～ 30%。临床表现为库欣综合征（60% ～ 80% 婴儿及幼童之库欣综合征可由本病引起），还可有女性男性化或男性假性性早熟，上腹部包块，有时有腹痛。尿 17- 酮类固醇升高有助诊断

【影像表现】

X 线表现

- 平片及 IVU 肾区上部有时可见软组织包块影，骨质稀疏。肾受压移位。区别肝、肾、肾上腺肿物较为困难

超声表现

- 肾上腺区较大实性、轻度分叶状肿块，境界清楚。其内回声不均匀，可见低回声之出血坏死区，1/5 病例有钙化。有时肿物可有包膜样边缘，中心性瘢痕呈星芒状回声

CT 表现

- 肿瘤通常较大，直径（3 ～ 22cm）一般为 7 ～ 10cm 的类圆形实性肿块，很少超过中线。大多肿瘤密度不均匀，内有低密度坏死区，出血及钙化；肿瘤边缘不规则或较光滑，境界清楚（图 4-68-1，图 4-68-2）。肿瘤可压迫肾和大血管，并使之移位。甚至下腔静脉内瘤栓形成。就诊时可有局部浸润，肝、肾、淋巴结转移。作者近遇 1 例囊性无功能性的肾上腺皮质癌，实属罕见

诊断与鉴别诊断精要

- 本病临床表现为库欣综合征，还可有女性男性化或男性假性性早熟，尿 17- 酮类固醇升高有助诊断。肿瘤通常较大，密度不均匀，内有低密度坏死区，出血及钙化以及下腔静脉内瘤栓形成

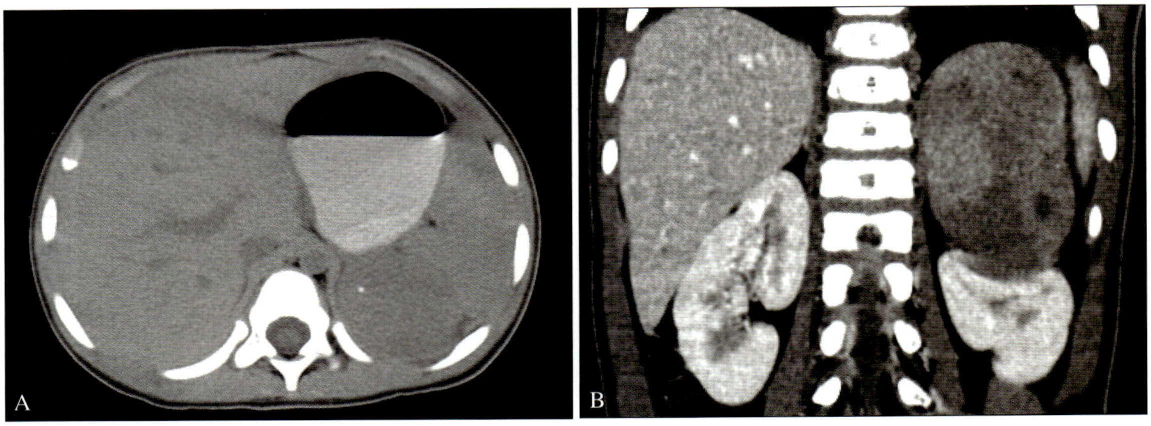

图 4-68-1 左侧肾上腺皮质癌

女，19 个月，阴毛发育 2 个月。图 A 为 CT 平扫横轴位，示左侧肾上腺类圆形软组织密度占位，边缘清楚，内见点状钙化；图 B 为增强后冠状位重建，示肿瘤不均匀强化，坏死部分不强化，左肾受压变形下移

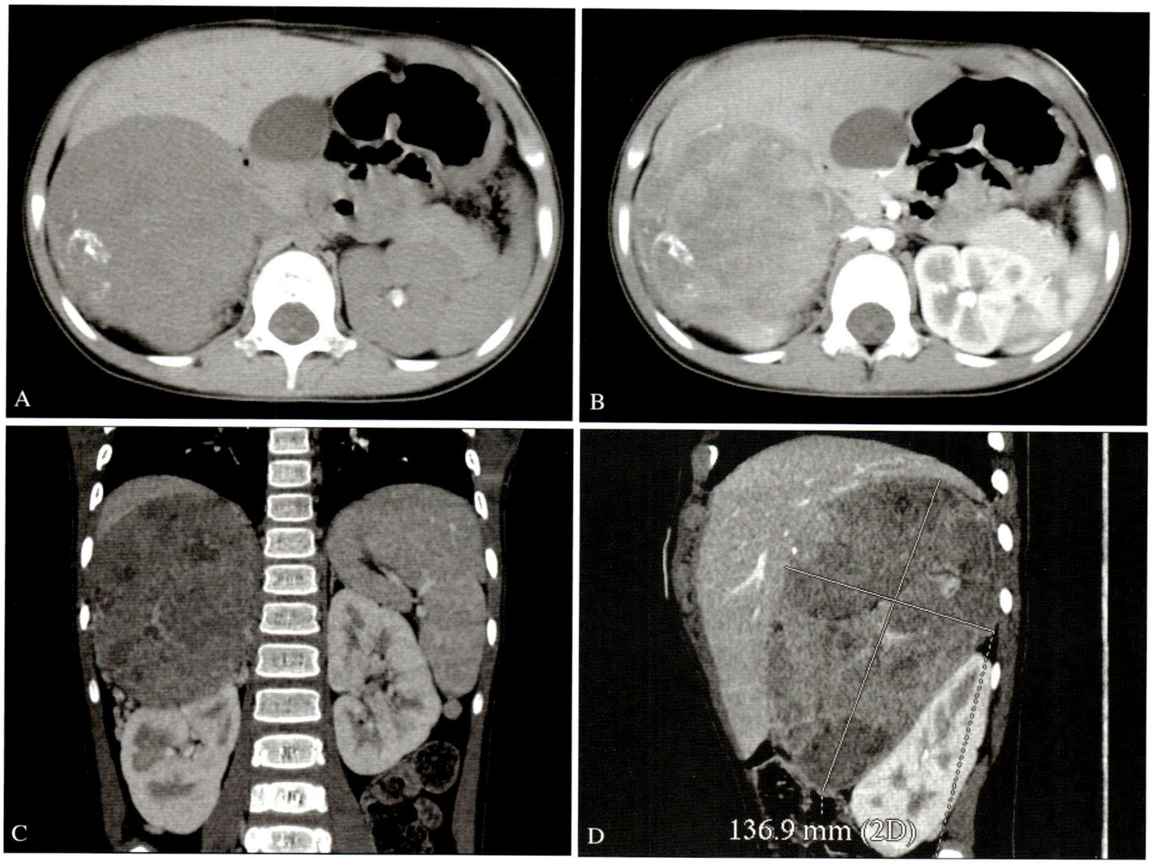

图 4-68-2 右侧肾上腺皮质癌

男，3 岁，腹痛。图 A 为 CT 平扫横轴位，示右侧肾上腺区巨大实性占位，边缘清楚，其内可见斑片状钙化；图 B 为 CT 增强横轴位，肿块呈不均匀强化，其内可见低密度坏死区；图 C、图 D 为冠状位、矢状位重建图像，示肿物边缘清楚，右肾受压向下后移位

重点推荐文献

[1] Ribeiro R，Figueiredo B. Childhood adrenocortical tumours. Eur J Cancer，2004，40：1117-1126.

[2] MR imaging of the kidneys and adrenal glands. Radio Clin North Am，2003，41：145-159.

第 69 节 肾上腺皮质增生、腺瘤和有关综合征

【概念与概述】

- 肾上腺皮质增生（adrenal cortical hyperplasia）可为特发性或继发于促肾上腺皮质激素（ACTH）增加，后者可为垂体功能异常、垂体腺瘤，长期应用 ACTH 或异位 ACTH 综合征。肾上腺腺瘤可引起库欣综合征，肾上腺性腺综合征及原发性醛固酮增多症。而无内分泌功能之肾上腺肿瘤儿科极为罕见

【影像表现】

CT 与 MR 表现

- 肾上腺皮质增生多为双侧性，表现为肾上腺粗大、变长，轮廓变钝，基本保持肾上腺形态，少数可有小结节状增生，亦有少数病例肾上腺大小形态未变。肾上腺增大程度与病因有一定关系（图 4-69-1，图 4-69-2）
- 肾上腺腺瘤（adrenal adenoma）可分为有功能性与无功能性腺瘤。功能性肿瘤中醛固酮腺瘤较小（直径 0.5 ～ 2cm），密度较低（CT 值 -14 ～ +18Hu）。皮质醇腺瘤多数为中等大小（2 ～ 4cm），中等密度（CT 值 30 ～ 60Hu），肿瘤边缘锐利，周围衬托大量脂肪，对侧肾上腺可有萎缩。无功能腺瘤可较大（1 ～ 6.5cm），CT 值 7 ～ 34Hu，多数密度均匀，对侧肾上腺可不萎缩（图 4-69-3）

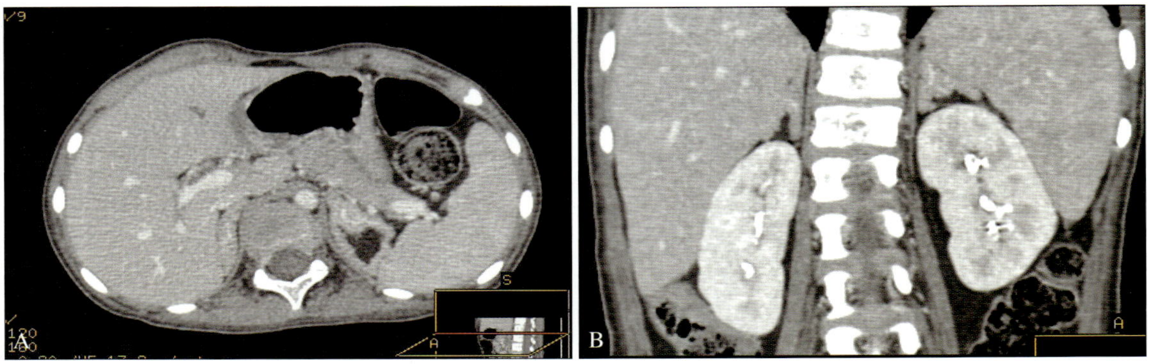

图 4-69-1 双侧肾上腺增生

男，4 岁，四肢无力、阴茎增大 4 年余，阴毛出现 3 个月。图 A、图 B 分别为 CT 增强横轴位及冠状位重建图像，示双侧肾上腺增粗，左侧肾上腺结节状改变

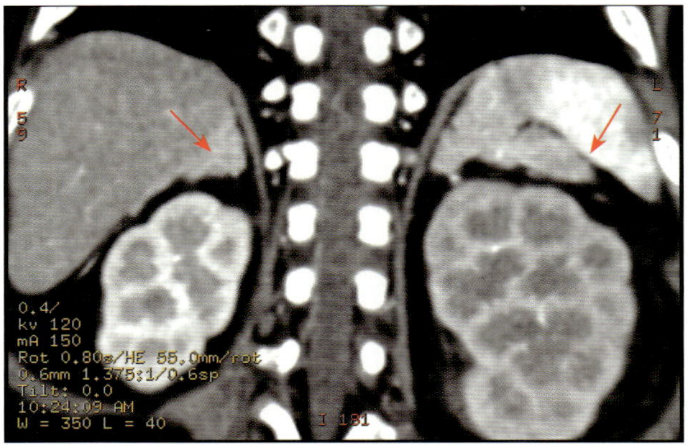

图 4-69-2 双侧肾上腺增生

男，9 个月，发现生长迟缓 2 个月。CT 增强重建示双侧肾上腺增大增粗，左侧著（红箭）

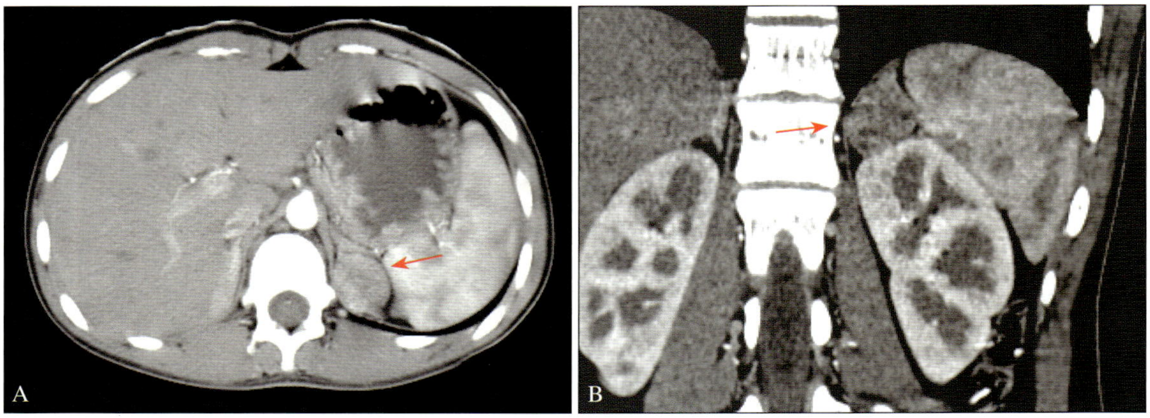

图 4-69-3 左侧肾上腺腺瘤

女，10 岁，女性男性化。左侧肾上腺结节状改变。图 A 为 CT 增强横轴位，示左侧肾上腺内侧支卵圆形腺瘤；图 B 为冠状位重建，示腺瘤不均匀轻度强化，位于左肾上腺内侧支，左肾上极轻度受压

诊断与鉴别诊断精要

- 肾上腺皮质增生多为双侧性，表现为肾上腺粗大，肾上腺腺瘤可分为有功能性与无功能性腺瘤。功能性肿瘤中醛固酮腺瘤较小，皮质醇腺瘤多数为中等大小，无功能腺瘤可较大

重点推荐文献

[1] MR imaging of the kidneys and adrenal glands. Radio Clin North Am，2003，41：145-159.
[2] Escobar-Morreale HF，Sanchón R，San Millán JL. A prospective study of the prevalence of nonclassical congenital adrenal hyperplasia among women presenting with hyperandrogenic symptoms and signs. J Clin Endocrinol Metab，2008，93：527-533.

第 70 节　肾上腺出血

【概念与概述】

- 新生儿肾上腺相对大，易受外伤，此外围生期缺氧，败血症，原发性凝血机制障碍均可引起肾上腺出血（adrenal hemorrhage）。较大儿童亦可并发于肿瘤。血肿可使肾上腺增大，CT 值 50 ~ 90Hu。血肿吸收后呈低密度囊肿性改变。MRI 检查可分辨肾上腺出血的范围和血肿大小，出血的亚急性期 T1 及 T2 加权像均呈高强信号，US 早期出血部位为无回声区。肾上腺血肿于 1 ~ 3 周内缩小，周边部开始钙化，当出血吸收时，钙化区收缩再现肾上腺三角形（图 4-70-1）

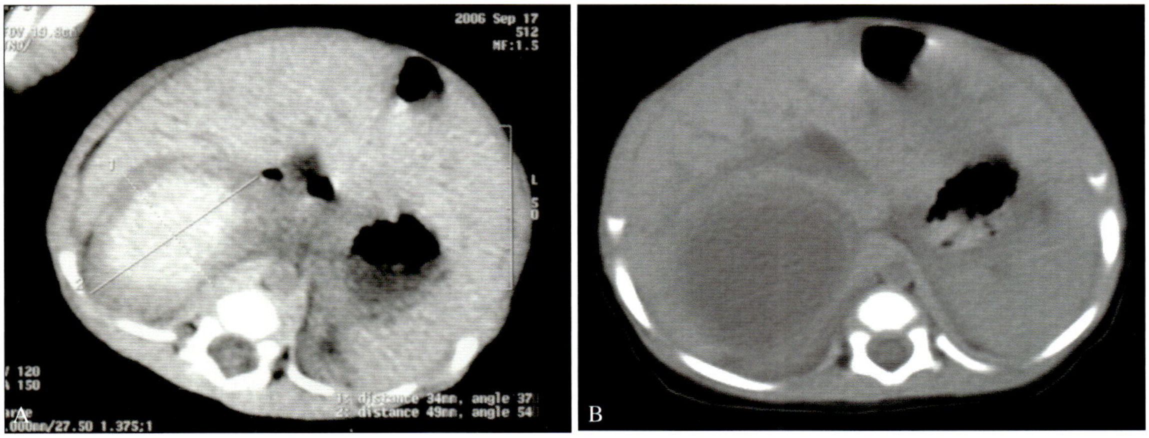

图 4-70-1　右侧肾上腺出血
男，6 天，巨大儿，生后哭声弱，贫血，高胆红素血症。图 A 为生后第 2 天 CT 平扫横轴位，示右侧肾上腺区片状高密度影，周围稍低密度环，有占位效应；图 B 为生后 14 天 CT 平扫横轴位，示病变区囊性变，密度减低

（曾津津　段晓岷）

重点推荐文献

[1] Duman N，Oren H，Gulcan H，et al. Scrotal hematoma due to neonatal adrenal hemorrhage. Pediatr Int，2004，46：360-362.
[2] Velaphi SC，Perlman M. Neonatal adrenal hemorrhage：clinical and abdominal sonographic findings. Clin Pediatr，2001，40：545-548.

主要参考文献

[1] 潘恩源，陈丽英 . 儿科影像诊断学 . 北京：人民卫生出版社，2007.
[2] 徐赛英 . 实用儿科放射诊断学 . 北京：北京出版社，1998.
[3] 朱杰明 . 儿童 CT 诊断学 . 上海：上海科技出版社，2003.
[4] 李欣，邵剑波 . 儿科影像诊断必读 . 北京：人民军医出版社，2007.
[5] 胡亚美，江载芳 . 诸福棠实用儿科学 . 7 版 . 北京人民卫生出版社，2002.
[6] 李欣，邵剑波 . 中华影像医学儿科影像卷 . 北京：人民卫生出版社，2010.
[7] 叶滨宾 . 儿科影像诊断与临床 . 北京：人民军医出版社，2009.
[8] 孙国强 . 实用儿科放射诊断学 . 2 版 . 北京：人民军医出版社，2011.
[9] Kraus Sj：Genitouinary imaging in children . Pediatr Clin North Am，2001，48：1381-424.
[10] Riccabona M. Urinary tract imaging in infancy. Pediatr Radiol，2009，39：S436-445.
[11] Akay H，Akpinar E，Ergun O et al. Unenhanced multidetector CT evaluation of urinary stones and secondary signs in pediatric patients. Diagn Interv Radiol，2006，12：147-150.
[12] Grattan-Smith JD，Little SB，Jones RA. MR urography evaluation of obstructive uropathy. Pediatr Radiol，2008，38：S49-69.
[13] Grattan-Smith JD，Little SB，Jones RA Evaluation of reflux nephropathy，pyelonephritis and renal dysplasia. Pediatr Radiol，2008，38：S83-105.
[14] Kirsch AJ，Grattan-Smith JD，Molitierno JA Jr. The role of magnetic resonance imaging in pediatric urology. Curr Opin Urol，2006，16：283-290.
[15] Khrichenko D，Darge K. Functional analysis in MR urography-made simple. Pediatr Radiol，2010，40：182-199.

神经系统 5

第1节 概 述

【概念与概述】

1895 年伦琴发现 X 线以来，影像检查技术经历了飞速发展，图像形式亦多种多样，这种发展在神经放射学中表现得尤为突出。传统放射诊断方法（包括 X 线照相术、脊髓 X 线造影、局部血管造影和放射性核素造影术）已被超声、CT、MRI 所取代。尽管如此，传统放射检查仍不应被淘汰，它们在帮助认识正常解剖、变异及观察颅、脊柱病变中非常重要。因此，本章还包括了 X 线照相术的最新知识

当面对一系列可利用的成像方式时，儿科放射学医师有义务选择一种适当的和伤害最小的检查方法，既保证明确诊断且放射辐射最小（ALARA 概念）。方式的选择是重要的，因为我们要研究解剖、生化功能、生理学。超声多普勒已经成为儿童镰状细胞疾病的一种重要检查方法，对患有血管痉挛和周期性偏头痛的成人也有帮助。US 通过探测血流速率显示生理参数

CT 是诊断脑外伤的首选方法。它显示蛛网膜下腔出血优于 MRI，但诊断急性脑出血的能力稍差。CT 显示颅内钙化仍优于 MRI。随着三维重建技术的应用，CT 成为验证先前进行的普放诊断和颅缝早闭随访的重要方法。CT 和 MRI 均用于颞骨病变

MRI 作为最重要神经系统成像方式，它显示更细微细节和正常髓鞘形成过程。弥散加权成像（DWI）被广泛应用于急性脑卒中。DWI 能更早的发现病变。弥散张量成像（DTI）显示脑内白质连接。尽管 DTI 仍处于发展阶段，但 DTI 和纤维束成像能提供很多潜在的临床迹象，包括先天性脑发育畸形、脑白质发育不良和神经发育障碍。MRI 显示髓鞘化形成障碍和脱髓鞘过程优于其他技术。核磁共振附带生物化学（MR 波谱）和生理学信息（功能 MRI）

有了 MRS，诊断特殊的代谢性疾病成为可能，像乳酸代谢障碍或脑白质疾病，例如卡纳万病（海绵状脑白质营养不良症，中枢神经系统海绵状变性病）。用 MRS 的持续旋转能力去鉴别各种脑代谢病已成为一个广阔的研究领域

核磁共振血管成像（MRA）已使传统血管造影明显减少，尽管普通血管造影显示是金标准。MRA 在血管疾病、动脉瘤、动静脉畸形诊断上是有帮助的

功能 MRI 应用于研究脑生理学。最初用于神经外科手术过程中，其提供运动皮层中枢信息是重要的。其他程序和技术提高使我们具有在手术中指导外科医生的能力。这些技术（STEALTH、CT 融合、MRI、PET 成像）给予外科医生更多信心，在脑手术中以避开特殊区域或彻底切除肿瘤

MR 灌注成像用于脑灌注评估，相对脑血流量、局部脑血流、平均通过时间被评估，T1 加权动态对比增强灌注、动脉自旋标记和 T2 加权动态磁化技术可被使用

MRI 是显示脊柱病变最好的方法，避免了侵入性技术使用。多种先天性脊髓病变在多平面成像上很好显示

PET 可显示生理学异常，当 CT 或 MRI 显示异常时，PET 通过描绘出脑内异常点，帮助提高外科

手术的准确性。随诊深入研究，PET 可用来治疗疾病，如自闭症。更多的应用在第 47 章讨论

脑磁波描绘器和磁源成像将可能成为重要方法在婴儿与而儿童脑功能成像上发挥作用。目前临床应用于癫痫病的评估、治疗及语言中枢区的外科术前制图

通过各种成像方法可获得更多信息。适当的方法选择取决于利益与风险的比率，因为这些检查是非常昂贵的。放射医师有义务了解新旧技术的优势与劣势（见第 47 章）。这部分提供了中枢神经系统影像的综合回顾，同时，还希望成为放射医师进行进一步诊断的基础

第 2 节 胼胝体发育不良

【概念与概述】

- 胼胝体发育不良（corpus callosum agenesis）并不罕见
- 胼胝体起始于胚胎第 6 周，胚胎第 11 ~ 12 周胼胝体膝后部的神经纤维首先突跨越中线，以后膝部前部和体后部则同时形成，然后是压部，最后是嘴部。了解发育顺序在评价胼胝体畸形中是很重要的

【病因与病理】

- 一般发病机制：脑连合的正常发育过程被干扰，三个脑连合全部或其中任何组合的发育均可受影响。胼胝体可以完全缺如或部分发育
- 遗传学：胼胝体和它的前体在胚胎第 6 周到 20 周内形成，大脑和小脑的大部分也在此阶段形成。从基因的观点看，许多基因参与引导轴突到特定位置，并且引导胼胝体纤维跨越中线。因此，多种突变可引起胼胝体未发育或发育不良
- 相关异常：常见者为 Chiari I 型畸形、Dandy-Walker 畸形、神经元移行和构成异常、脑膨出和中线面部畸形

【临床表现】

- 最常见症状：单纯的胼胝体不发育可以没有症状，在复杂的神经学检查或其他原因的神经影像检查中才能发现；常见症状包括
  - 智力障碍（60%）；视力障碍（33%）；语言发育迟缓（29%）；癫痫（25%）；肌张力异常（25%）和喂养困难

【影像表现】

MRI 表现

虽然轴位可以显示本畸形，但矢状位和冠状位 MRI 显示胼胝体畸形的解剖结构较好（图 5-2-1）

- 轴位可见额角向外弯曲；侧脑室体部平行；脑室脱垂；第三脑室向上伸入侧脑室之间的半球间裂；第三脑室与半球间裂的交通在轴位上也能发现。但较轻的胼胝体畸形用轴位很难确定
- 正中矢状位可见正常胼胝体结构消失（未发育）或部分消失（发育不良）；侧脑室变形，三脑室上抬；冠状位显示侧脑室前、后角分离
- 胼胝体缺如的 MR 征象还包括：扣带回持续外翻；大脑内侧面脑沟呈放射状伸向第三脑室；由于内置的 Probst 束挤压侧脑室内侧壁，导致侧脑室的新月形改变；颞叶内侧海马形成时旋转不完全，侧脑室颞角的内下扩大，第三脑室伸入半球间裂
- 因为可以冠状位和矢状位成像，在显示胼胝体畸形的解剖异常方面，磁共振和超声比 CT 更好。胼胝体发育不良的严重程度在正中矢状位上可以得到很好评价（图 5-2-2，图 5-2-3）

推荐影像学检查

- MRI 检查，特别是矢状位 T1 序列检查。如果需要，可进行弥散张量成像

诊断与鉴别诊断精要

- 常见症状包括：智力障碍（60%）；视力障碍（33%）；语言发育迟缓（29%）；癫痫（25%）；肌张力异常（25%）和喂养困难
- 磁共振正中矢状位可见正常胼胝体结构消失（未发育）或部分消失（发育不良）或变薄；侧脑室变形，三脑室上抬；冠状位显示侧脑室前、后角分离，胼胝体横行纤维缺失

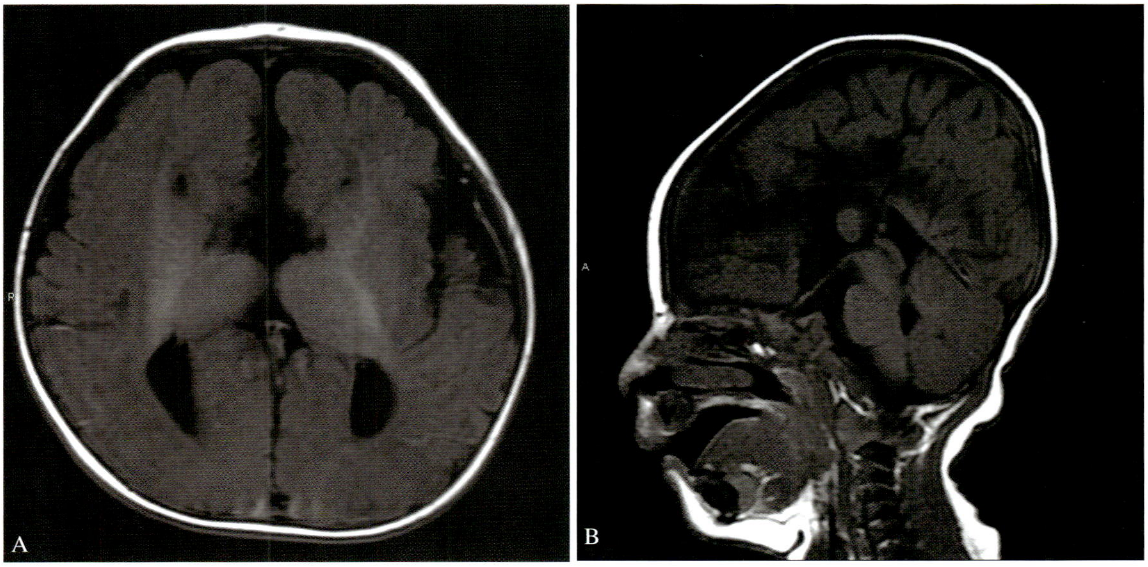

图 5-2-1　胼胝体缺如

图 A 轴位可见大脑前裂贯通至第三脑室，两侧脑室前角分开；图 B 矢状位可见胼胝体阙如

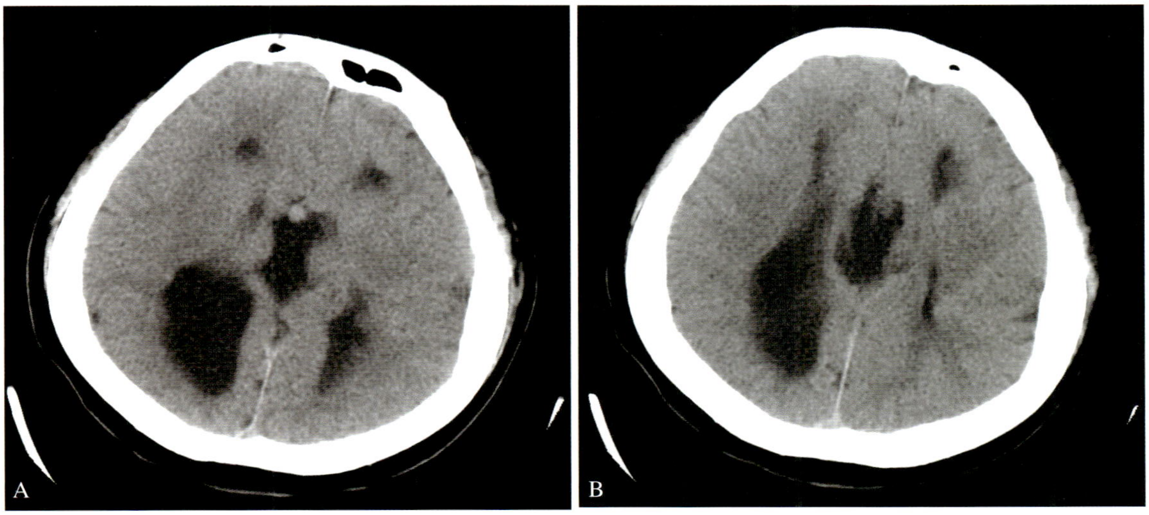

图 5-2-2　胼胝体缺如

图 A 和图 B 轴位可见两侧脑室体部分裂，下角扩张呈水滴状

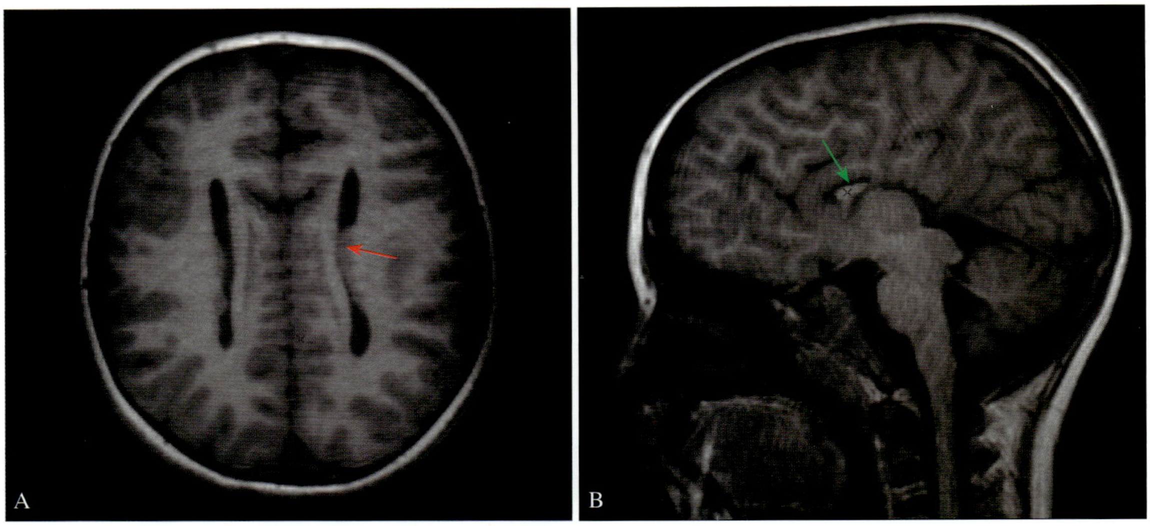

图 5-2-3 胼胝体发育不良
图 A 轴位可见两侧脑室体部开裂，室管膜下可见灰质信号（合并灰质移行障碍）（红箭）；图 B 矢状位仅见胼胝体膝部（绿箭）

重点推荐文献

[1] Hatten ME. Central nervous system neuronal migration. Ann Rev Neurosci，1999，22：511-539.

[2] Rubinstein D，Youngman V，Hise JH，Damiano TR. Partial development of the corpus callosum. Am J Neuroradiol，1994，15：869-875.

[3] 肖江喜，袁新宇译. 儿科神经影像学（A. James Barkovich）. 北京：中国科学技术出版社，2009，217-224.

第 3 节 颅内脂肪瘤

【概念与概述】

- 中线脂肪瘤（midline lipoma）被认为是来源于原始脑膜，即包围着发育中的脑间叶细胞异常分化造成的畸形

【病因与病理】

一般特征

- 一般发病机制：正常情况下，原始脑膜分化成为脑脊膜和蛛网膜下腔。当原始脑膜分化出脂肪时，则形成颅内脂肪瘤。
- 病因学：病因不明
- 相关异常
  - 胼胝体发育不良或不发育，有时也合并额部脑膨出和皮下脂肪瘤
  - 颅面部中线发育不良

大体病理及手术所见

- 因为来源于原始脑膜，故颅内脂肪瘤都位于蛛网膜下腔。这些“脂肪瘤”实际上是发育畸形，而不是真正的肿瘤，故脂肪细胞不再增殖（但可能随患者体重增加而肥大），且不会压迫邻近结构
- 几乎总有血管和神经经过它们
- 颅内脂肪瘤的最常见部位为半球间裂深处（40% ～ 50%），四叠体和小脑上池（20% ～ 30%），鞍上池或脚间池（10% ～ 20%），桥小脑角池（约 10%）和侧裂池（约 5%）

【临床表现】

- 最常见症状：单独存在常无症状
- 手术有很高的风险，极少主张做手术

【影像表现】

X 线表现

- 颅内脂肪瘤患者的头颅 X 线平片可能正常。有时，显示为脂肪密度透亮区旁可见点状或曲线样钙化

CT 表现

- 脂肪瘤表现为脑池中边界清晰的极低密度。半球间脂肪瘤可向下伸入侧脑室脉络丛，向前到

达胼胝体膝部前方，或者向后到压部后面。钙化在半球间脂肪瘤常见，尤其在有纤维包膜时。钙化可为曲线样包绕脂肪瘤外周，或呈结节样位于脂肪瘤中心（图 5-3-1）

- CT 在评价颅面部骨骼畸形和手术重建术前计划极具优势

MRI 表现

- 只有 MRI 才能充分观察脂肪瘤的全部范围和相关的胼胝体发育不良
- 脂肪瘤在 MRI 上表现为 T1W 高信号肿块。在长 TR 的序列上，TE 延长使信号变低。化学位移伪影所致的极高和极低信号提示病变为脂肪及没有血管。压脂序列使脂肪瘤变成比灰质更低的信号，从而确定诊断（图 5-3-2）
- 脂肪瘤附近的胼胝体通常发育不良，脂肪瘤伸入到胼胝体后部；脂肪瘤背侧或后方无胼胝体纤维

推荐影像学检查

- 颅脑 MRI 和（或）CT 检查

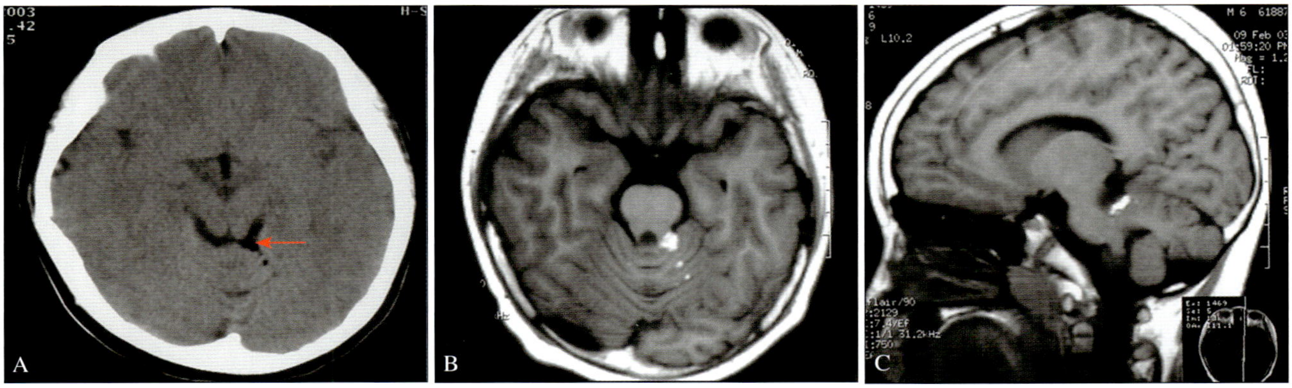

图 5-3-1　颅内脂肪瘤

图 A．CT 平扫可见左侧四叠体池内极低密度灶（红箭）；图 B 和图 C. MRI T1WI 可见四叠体池高信号影，证实为脂肪成分

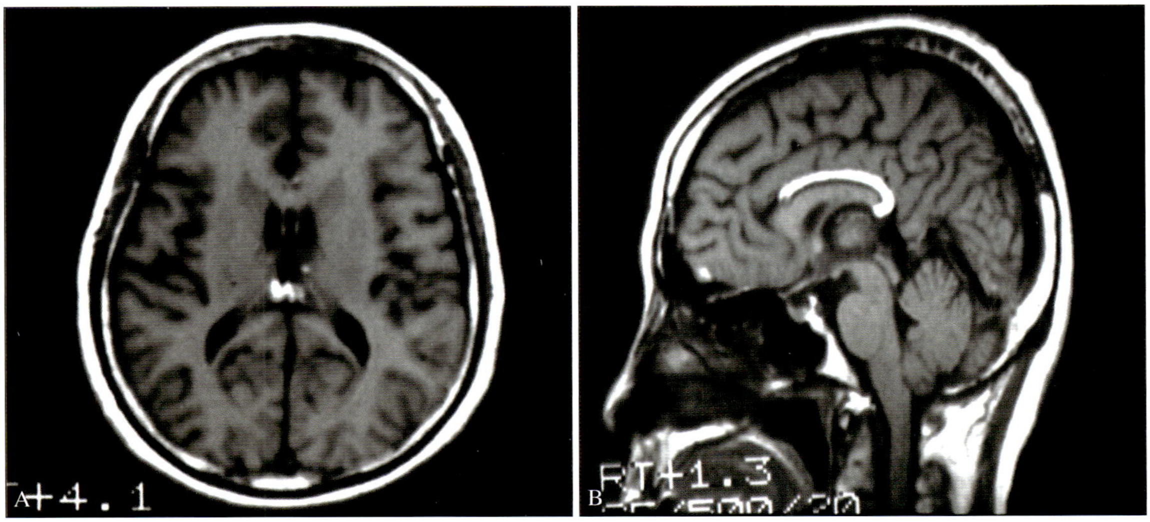

图 5-3-2　颅内脂肪瘤

图 A 和图 B. MRI T1WI 可见胼胝体上方弧形高信号影，为脂肪成分

诊断与鉴别诊断精要

- CT 图像上，脂肪瘤表现为脑池中边界清晰的极低密度
- 脂肪瘤在 MRI 上表现为 T1W 高信号肿块。在长 TR 的序列上，TE 延长使信号变低。化学位移伪影所致的极高和极低信号提示病变为脂肪及没有血管。压脂序列使脂肪瘤变成比灰质更低的信号，从而确定诊断

重点推荐文献

[1] Barkovich AJ. Pediatric neuroimaging. 4th ed. Philadelphia：Lippincott Williams &Wilkins，2005.

[2] Truwit CL，Barkovich AJ. Pathogenesis of intracranial lipoma：An MR study in 42 patients. AJNR，1990，11：665-674.

[3] Naidich TP，Mclone DG，Bauer BS，et al. Midline craniofacial dysraphism：midline cleft upper lip，basal encephalocele，callosal agenesis，and optic nerve dysplasia. Cncepts Pedat Neurosurg，1983，4：186-207.

第 4 节 脑 膨 出

【概念与概述】

- 脑膨出（cephaloceles）指颅骨和硬膜缺损并颅内结构向外突出，常发生于中线
- 脑膨出分为四类，脑膜脑膨出（meningocephalocele）是脑脊液，脑组织和脑膜通过颅骨缺损疝出；脑膜膨出（meningocele）指只有脑膜和脑脊液疝出；闭合性脑膨出由硬膜、纤维组织和退变的脑组织形成，在顶 - 枕区常见；胶质膨出由包裹着脑脊液的胶质囊肿组成

【病因与病理】

一般特征

- 一般发病机制：脑膨出的发生机制还未完全明了。部分学者认为，脑膨出源于原始神经管中线闭合不全；另一些学者则认为，神经管闭合异常应引起脑组织神经上皮分化排列异常，但本病神经结构发育良好，不支持以上学说。这些作者相信，脑膨出发生于神经管闭合后，脑组织从将要形成颅盖和硬膜的间充质缺损处疝出
- 流行病学调查表明，东南亚常见前组筛窦脑膨出（前顶性）。脊髓脑膜膨出远较脑膨出更常见
- 相关异常：最常见者包括透明隔缺如和胼胝体发育不良。其他畸形还包括 Dandy-Walker 综合征、Chiari Ⅲ型畸形、神经元移行障碍、小脑扁桃未发育或缺如和视神经萎缩

【临床表现】

- 最常见症状：突出颅腔外的包块随年龄增长而增大。患儿安静时囊壁柔软，哭闹时包块张力增高，说明包块与颅腔相通

人口统计学

- 年龄：出生后即可发现
- 性别：男＞女

【影像表现】

概述

- 产前可通过超声和磁共振作出诊断，产后 CT 和磁共振有助于发现囊内容物（图 5-4-1）。增强磁共振有助于在手术前显示脉络丛、硬膜窦和动脉

CT 表现

- 在显示皮肤窦道穿行鼻隔到骨的关系时更有优势（图 5-4-2）
- 需要用＜ 1mm 层厚扫描；蛛网膜下腔注射造影剂能帮助发现颅内肿块
- 鞘内造影剂 CT 扫描有助于鉴别软组织肿块是否与蛛网膜下腔相连；此时，＜ 1mm 的矢状位重建效果最好

MRI 表现

- 薄层（< 2mm）T1 和 T2 图像是评价鼻部皮肤窦道的理想方法
- 清晰显示相关的颅内（表）皮样囊肿；并且不需要鞘内注射造影剂
- MR 检查时应该用 1 ~ 2mm 层厚，矢状位、冠状位和轴位三个方向。快速自旋回波 T2 图像最好，因为来源于空气、骨头和脑的磁敏感性伪影最小。快速自旋回波的薄层容积扫描没有间隔，能够重建任何的层面。皮样囊肿与脑组织相比为等或高信号（图 5-4-3）
- FLAIR 比 T1 自旋回波和快速自旋回波在发现囊性肿瘤方面更敏感，但是不能清楚显示与颅盖的关系。3D 傅立叶转换扰相梯度回波序列（MP-RAGE、SPGR、3DFLASH、T1FAST）可以得到更薄的层厚，但是在颅内容物和骨、空气交界处会受到磁敏感性伪影的影响。为了减少这些伪影，应使用尽可能短的回波时间
- 磁共振在评价脑膨出和鼻部胶质瘤方面优于 CT，因为它能直接显示脑膨出中脑组织通过骨质缺损延伸的程度和鼻部胶质瘤此征象的缺乏。矢状位最佳。鼻部胶质瘤的信号强度与表皮样囊肿和脑组织相近；因此，在区别它们时解剖学知识比信号特点更重要
- MR 在显示有无其他脑发育畸形方面优于 CT，这些畸形可能是重要预后影响因素

推荐影像学检查

- MRI 薄层扫描

【鉴别诊断】

- 顶枕部脑膜膨出需与头皮肿瘤、头皮表皮样囊肿和颅骨囊肿；鼻根部和眶部脑膜膨出则需与相应部位肿瘤相鉴别

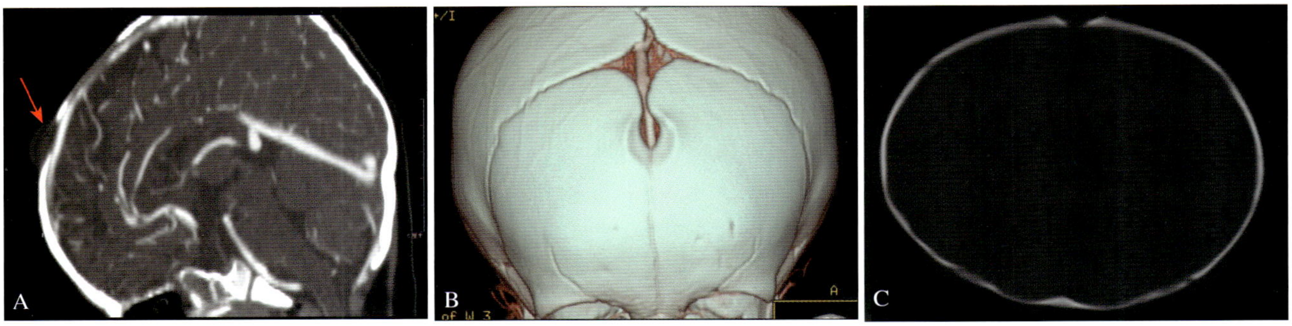

图 5-4-1 脑膨出

图 A. CT 增强矢状位重建可见顶部颅骨缺损，脑组织从该处膨出（红箭）；图 B. 三维重建图像可见顶囟前方颅骨缺损；图 C. CT 骨窗可见颅骨中断

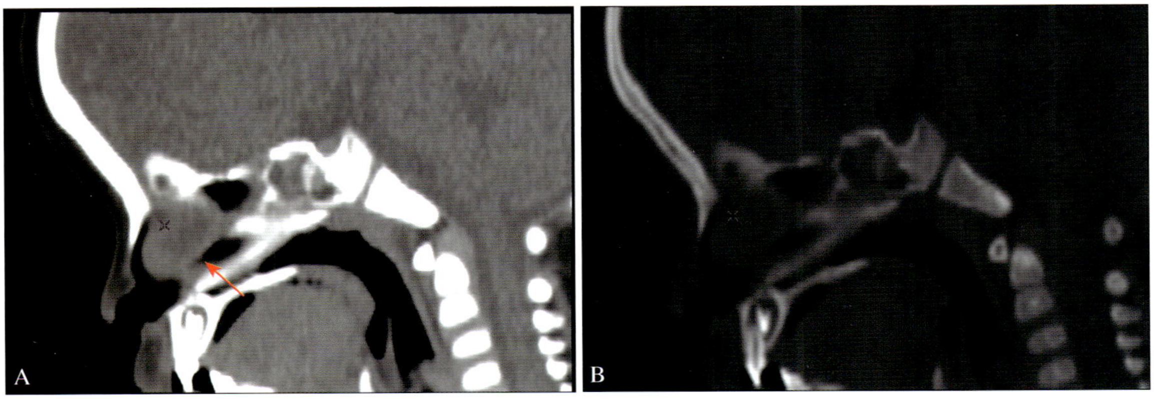

图 5-4-2 脑膨出

图 A. CT 矢状位重建可见部分脑组织经筛板处膨入鼻腔（红箭）；图 B 与图 A 相同层面的骨窗可见前颅底骨质缺损

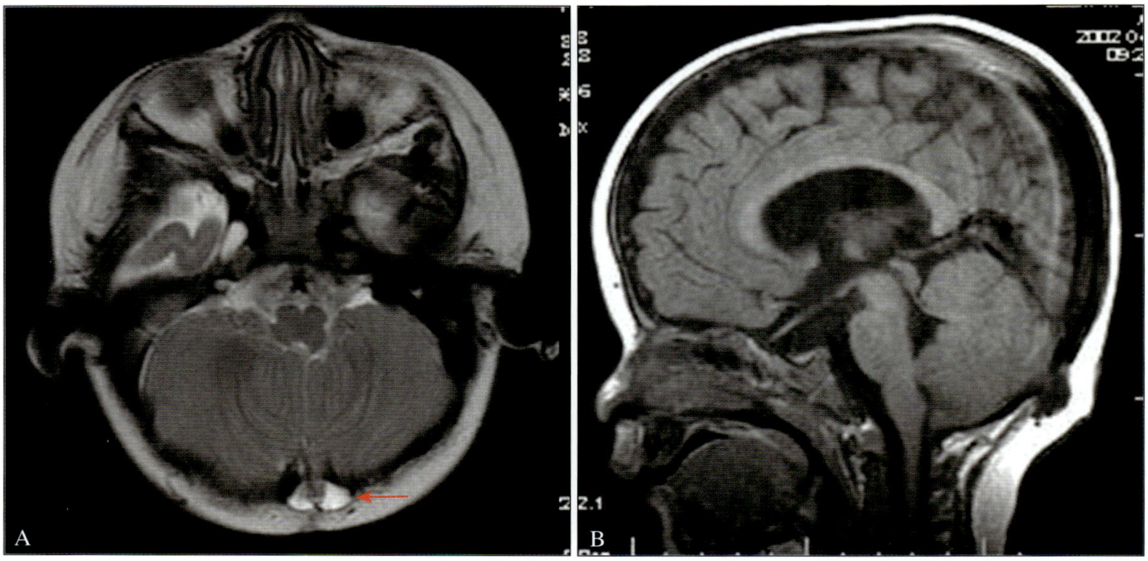

图 5-4-3 脑膨出

图 A. MRI 轴位可见枕部脑膜脑膨出（红箭）；图 B. MRI 矢状位可见枕骨局部缺损，部分脑组织膨出

诊断与鉴别诊断精要

- 最常见症状：突出颅腔外的包块随年龄增长而增大。患儿安静时囊壁柔软，哭闹时包块张力增高，说明包块与颅腔相通
- 根据发生部位不同，具有不同表现。主要为病变部位颅板缺损，颅内结构经缺损处疝出

重点推荐文献

[1] Barkovich AJ. Pediatric neuroimaging. 4th ed. Philadelphia；Lippincott Williams &Wilkins，2005.

[2] Larsen CE，Hudgins PA，Hunter SB.Skull-base meningoencephalocele presenting as a unilateral neck mass in a neonate.AJNR Am J Neuroradiol，1995，16：1161-1163.

[3] Patterson RJ，Egelhoff JC，Cron KR，Ball WS Jr.Atretic parietal cephaloceles revisited：an enlarging clinical and imaging spectrum? AJNR Am J Neuroradiol，1998，19：791-795.

第 5 节 脑裂畸形

【概念与概述】

- 脑裂畸形（schizencephaly），有时也称为发育不全性脑穿通畸形，用来描述灰质形成的裂隙。裂隙从侧脑室室管膜下一直延伸到皮层表面软脑膜，穿过整个半球

【病因与病理】

一般特征

- 一般发病机制：当患者有多种畸形时，脑裂畸形可能由基因和获得性因素引起。有些病例中畸形出现于细胞增殖期，有些则出现细胞移行期，还有部分病例出现于皮层形成期
- 遗传学：具有家族性倾向，可能与 EMX2 同源异形基因突变有关，该基因位于 10 号染色体短臂（10q26），在大脑新皮层生殖基质中得到表达

大体病理及手术所见

- 脑裂两侧灰质发育不良，无正常皮质板层结构。脑裂可为单侧或双侧，最常位于中央前、

后回附近

【临床表现】

- 癫痫发作，轻偏瘫和不同程度发育迟缓。症状严重程度与受累范围有关
- 单侧闭唇型患者一般表现为癫痫，可能出现轻度偏瘫，但发育正常；单侧开唇型患者表现为头大和轻偏瘫，最终出现癫痫（大于 80%），轻到中度发育延迟。这些症状取决于脑裂发生部位
- 双侧脑裂畸形患者早发癫痫，严重发育迟缓和运动异常，常合并失明（1/3）

【影像表现】

概述

- 增宽的脑裂通过受累半球；脑裂两侧灰质隆起，且灰白质界线不规则。闭唇型灰质唇通过整个皮层时，类似于贯穿皮层的灰质异位（图 5-5-1）
- 脑裂附近的脑回结构异常，脑沟放射状指向脑裂。伸入侧脑室的脑回成为室管膜下灰质异位
- 如脑裂为闭唇型或开口很窄的开唇型，则与侧脑室连接处出现一个凹陷。该凹陷有助于闭唇型脑裂畸形的诊断，提示脑裂与侧脑室相延续，并成为脑裂畸形与大脑贯穿性灰质异位或多微小脑回畸形的深部皱折相鉴别的要点（图 5-5-2）

推荐影像学检查

- 颅脑 MRI 检查，至少在两个以上方向成像

【鉴别诊断】

- 巨大开唇型脑裂畸形需与脑穿通畸形相鉴别

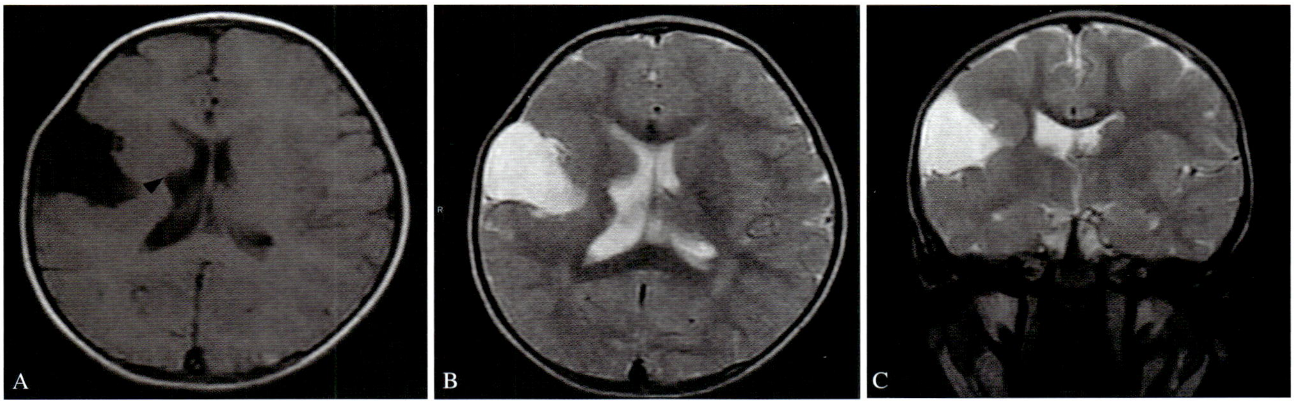

图 5-5-1 闭唇型脑裂畸形

图 A 和图 B. MRI 轴位可见右侧裂扩张，未见与侧脑室相通，但侧脑室相应部位可见喙状突起；图 C. 冠状位可见脑裂两端闭合

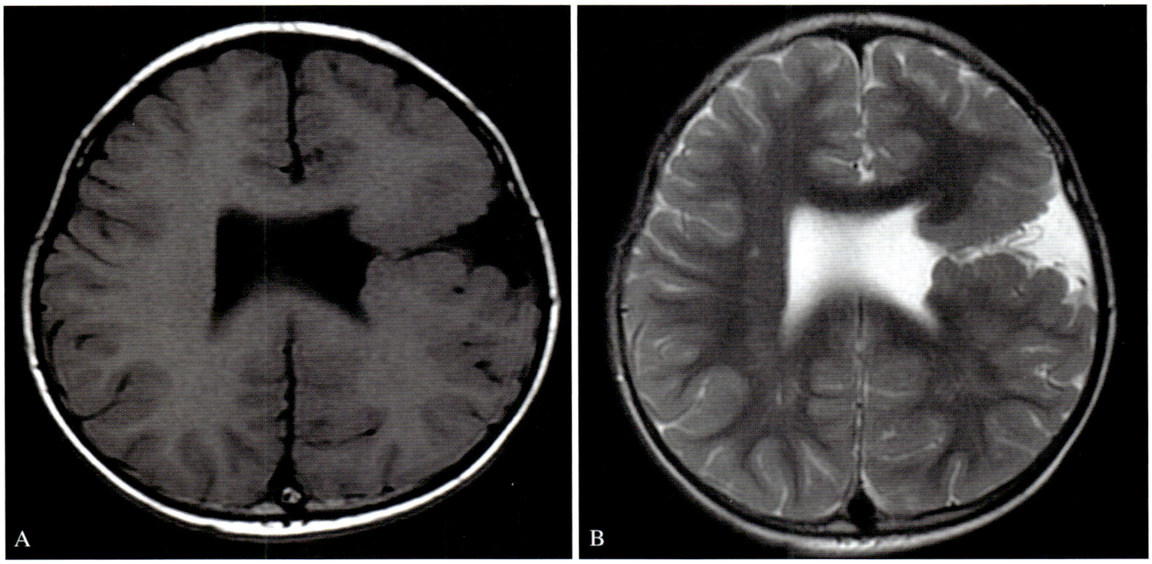

图 5-5-2 开唇型脑裂畸形

图 A 和图 B. MRI 轴位可见左侧裂扩张与侧脑室相通

诊断与鉴别诊断精要

- 最常见症状：癫痫发作，轻偏瘫和不同程度发育迟缓。症状严重程度与受累范围有关
- 增宽的脑裂通过受累半球；脑裂两侧灰质隆起，且灰白质界线不规则

重点推荐文献

[1] Barkovich AJ. Pediatric neuroimaging. 4th ed. Philadelphia：Lippincott Williams &Wilkins，2005.

[2] Barkovich AJ，Norman D. MR imaging of schizencephaly.AJR Am J Roentgenol，1988，150：1391-1396.

[3] Packard AM，Miller VS，Delgado MR. Schizencephaly：correlations of clinical and radiological features.Neurology，1997，48：1426-1434.

第 6 节 脑回畸形

【概念与概述】

- 指无脑回畸形（lissencephaly）和（或）巨脑回畸形（pachygyria）以及多小脑回畸形（polymicrogyria）
- 无脑回畸形为大脑表面光滑，无脑回结构，多见于顶枕叶
- 巨脑回畸形指大脑脑回宽大，脑沟浅小，皮层增厚，多见于额叶
- 多小脑回畸形则指脑回细碎，多层重叠，脑沟浅小，皮层变薄，可见于任何脑叶

【病因与病理】

一般特征

- 一般发病机制：大脑皮层细胞移行过程发生异常或神经元“修剪”异常所致
- 显微镜下观察，可见大脑皮层结构异常，皮层结构分层不完全或不分层，常见不成熟神经细胞。白质中可发现异位神经元，有时呈现结节状

【临床表现】

- 最常见症状：智力低下和癫痫

【影像表现】

- 影像学检查可见，大脑表面光滑，无脑回结构（无脑回畸形）（图 5-6-1），有时仅见浅小中间裂；脑回宽大，脑沟浅小（巨脑回畸形）（图 5-6-2）；脑回细碎，多层重叠分布，脑皮层变薄，脑沟浅小（多小脑回畸形）（图 5-6-3）。前两者还可见脑皮层增厚，有时可在 MRI 图像中发现分层状信号，提示皮层分层不良。部分病例可合并灰质异位

推荐影像学检查

- 颅脑 MRI 检查常规 T1 和 T2 加权像

【鉴别诊断】

- 无脑回和巨脑回畸形有时需与脑萎缩相鉴别，两者均出现脑室扩张和脑池增宽，但前者无脑沟可资鉴别

诊断与鉴别诊断精要

- 影像学检查可见，大脑表面光滑，无脑回结构（无脑回畸形），有时仅见浅小中间裂；脑回宽大，脑沟浅小（巨脑回畸形）；脑回细碎，多层重叠分布，脑皮层变薄，脑沟浅小（多小脑回畸形）

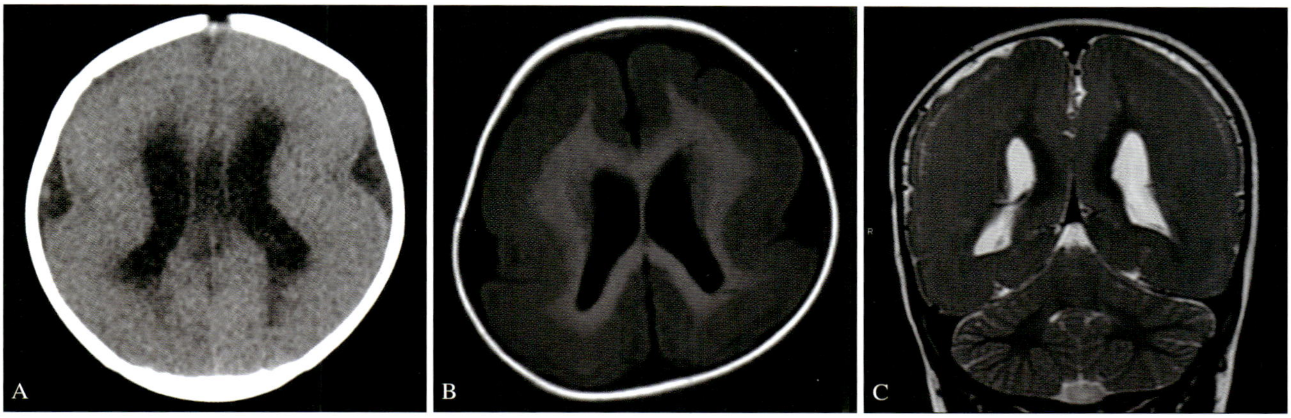

图 5-6-1　光滑脑
图 A. CT 平扫可见侧裂锥形，无脑沟回形成；图 B. MRI 轴位可见枕叶皮层内带状 T1 低信号，提示皮层形成不良；图 C. 冠状位 T2WI 序列可更清晰显示皮层结构异常

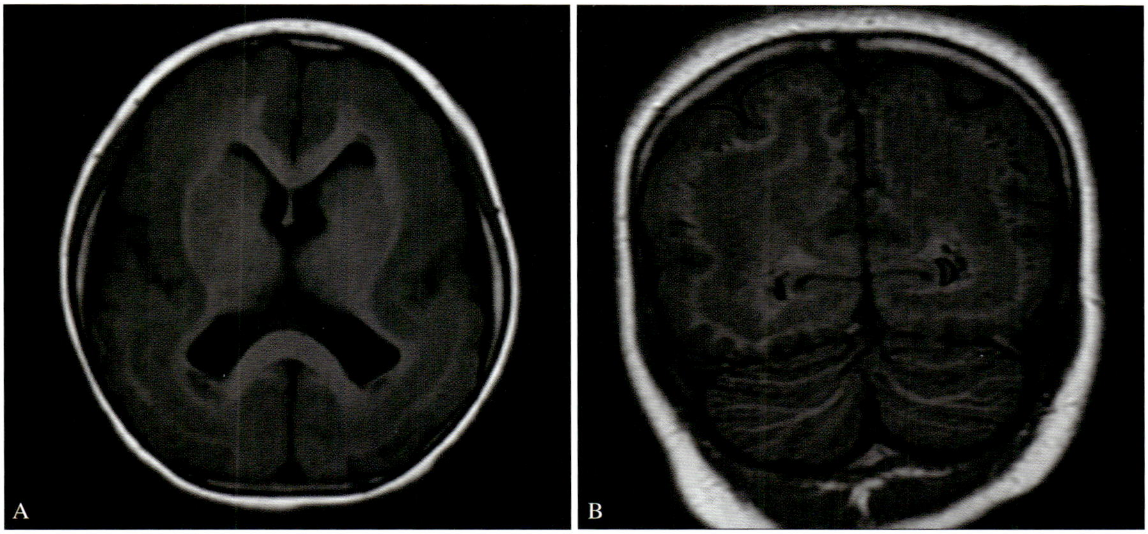

图 5-6-2　巨脑回畸形
图 A. MRI 轴位可见脑回宽大且数量减少，枕叶灰质呈分层状；图 B. 冠状位 T1WI 序列可更清晰显示皮层结构异常

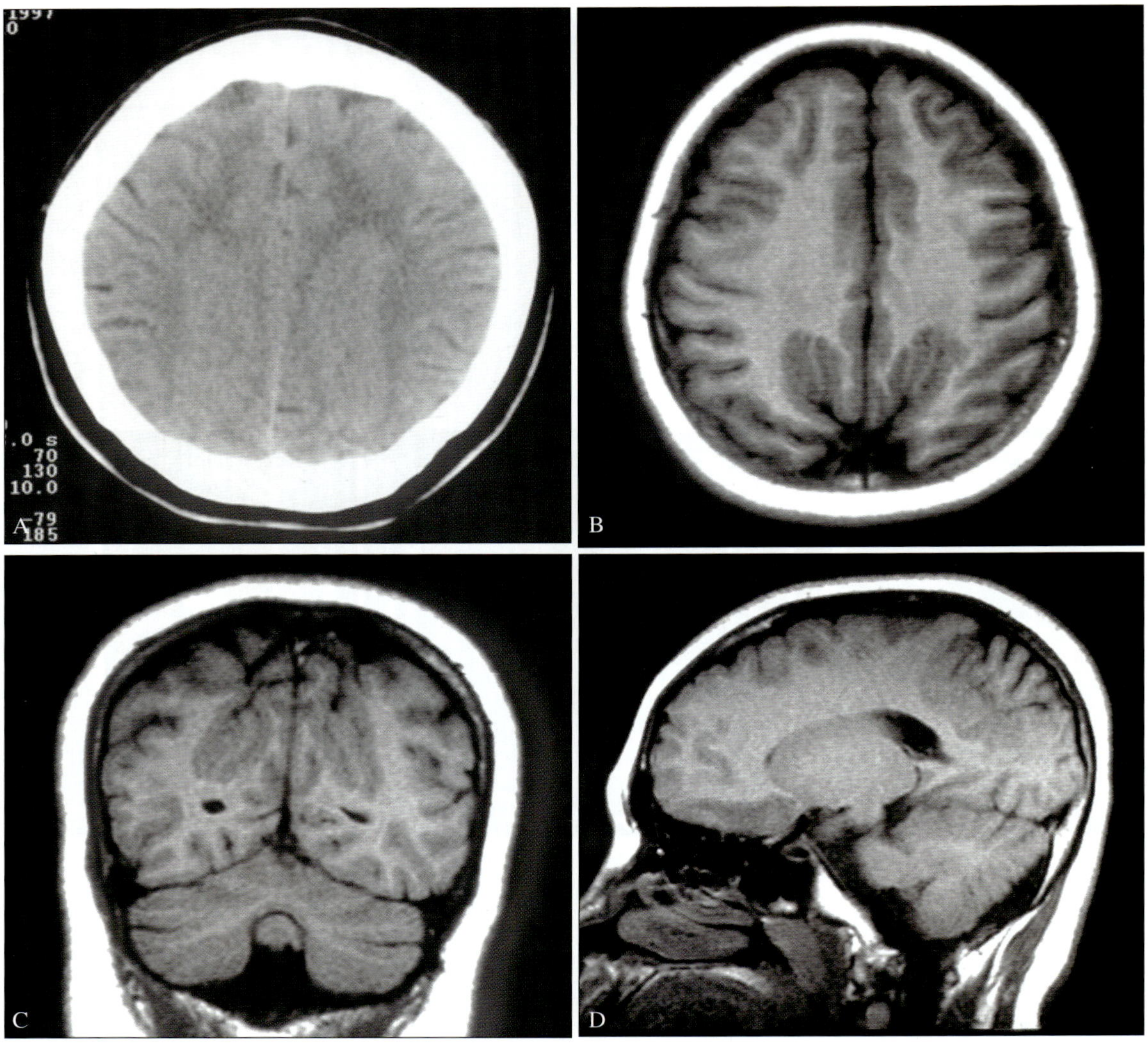

图 5-6-3 多小脑回畸形

图 A. CT 轴位可见枕叶脑回深入，脑回细碎；图 B、图 C 和图 D. MRI 不同方向图像显示枕叶局部脑回数量增多且细碎

重点推荐文献

[1] Jung HH. Smooth mosaics：genotype and phenotype in lissencephaly.Neurology，2007，31；69：425-426.

[2] Reiner O，Lombroso PJ. Development of the cerebral cortex：II. Lissencephaly. J Am Acad Child Adolesc Psychiatry，1998，37：231-232.

[3] de Rijk-van Andel JF，Arts WF，Barth PG，et al. Diagnostic features and clinical signs of 21 patients with lissencephaly type 1. Dev Med Child Neurol，1990，32：707-717.

第 7 节 灰质异位

【概念与概述】

- 灰质异位（gray matter heterotopia）是神经元放射状移行过程中神经细胞在异常位置的聚集。灰质异位可以单独存在或与其他结构性畸形并存

【病因与病理】

- 相关异常：脑裂畸形、透明隔阙如、胼胝体缺如

【临床表现】

- 最常见症状：难治性癫痫

【影像表现】

CT 表现

- 室管膜下或脑白质出现灰质团块，也可在鞍上池内。团块大小不等，密度与灰质相同，周围无水肿和占位效应（图 5-7-1）

MRI 表现

- 脑白质或室管膜下与灰质信号相同的团块灶（图 5-7-2）

【鉴别诊断】

- 孤立性灰质异位需与脑实质占位病变相区别，前者多位于室管膜下，且增强前后均与灰质密度（信号）相同；无占位效应为鉴别要点

诊断与鉴别诊断精要

- 最常见症状：难治性癫痫
- CT 表现室管膜下或脑白质出现灰质团块，也可在鞍上池内。团块大小不等，密度与灰质相同，周围无水肿和占位效应
- MRI 表现脑白质或室管膜下与灰质信号相同的团块灶

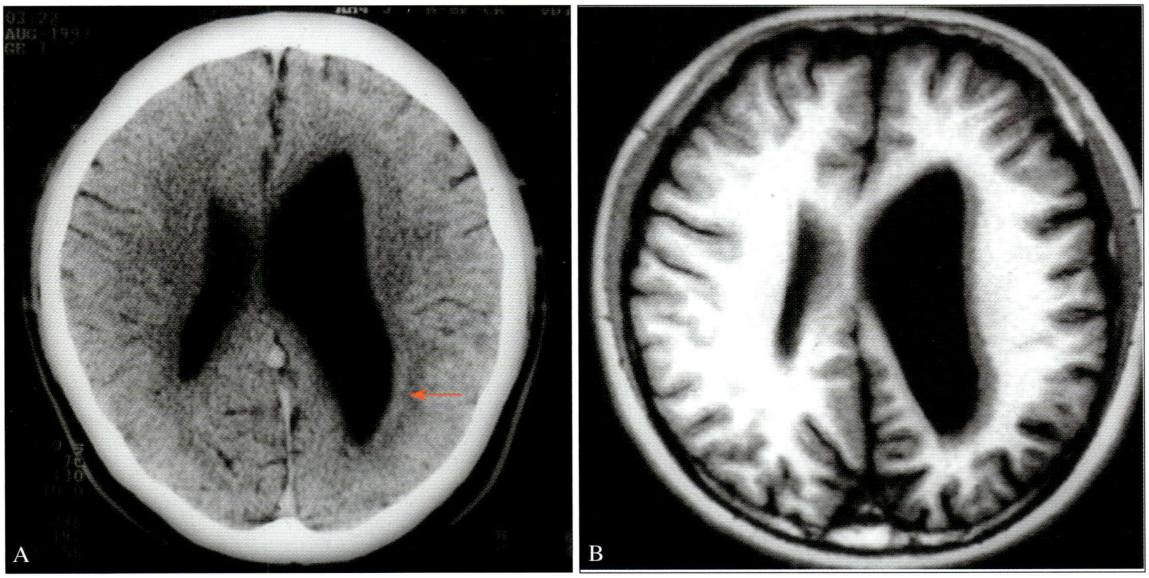

图 5-7-1 室管膜下灰质异位

图 A. CT 轴位可见左侧脑室后部室管膜下灰质密度带（红箭）；图 B. MRI T1WI 可见室管膜下灰质信号带

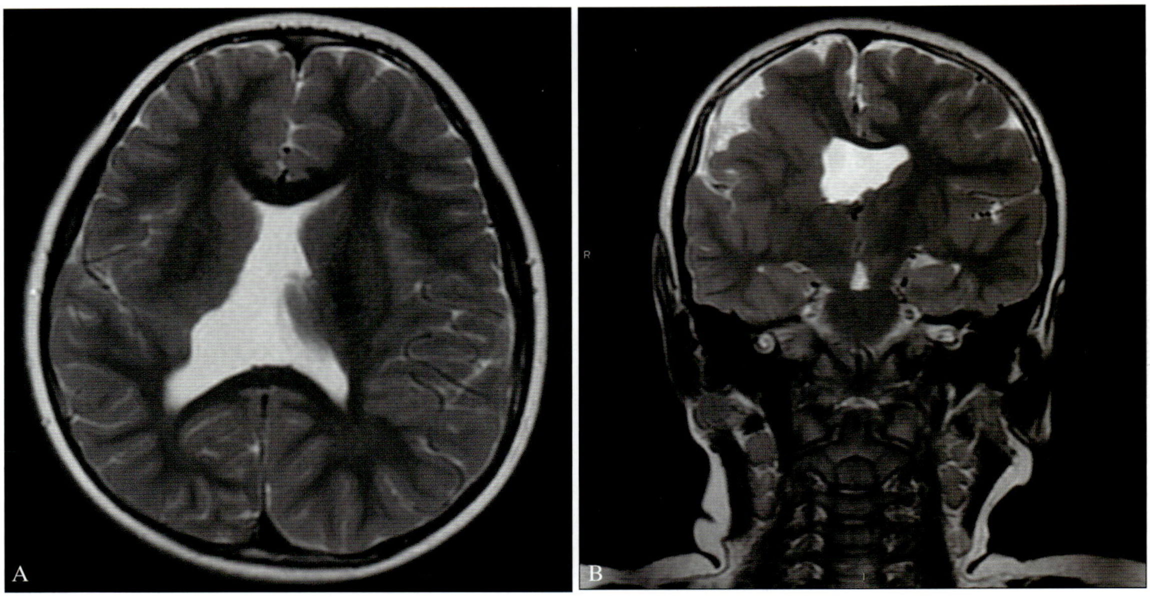

图 5-7-2 灰质异位
图 A. MRI 显示右侧脑室旁白质内灰质信号影；图 B. 冠状位可见灰质信号带贯穿右侧大脑半球

重点推荐文献

[1] Barkovich AJ. Pediatric neuroimaging. 4th ed. Philadelphia：Lippincott Williams &Wilkins，2005.

[2] Mikhael MA，Mattar AG. Malformation of the cerebral cortex with heterotopia of the gray matter. J Comput Assist Tomogr，1978，2：291-296.

[3] Smith AS，Weinstein MA，Quencer RM，et al. Association of heterotopic gray matter with seizures：MR imaging. Radiology，1988，168：195-198.

第 8 节 前脑无裂畸形

【概念与概述】

- 前脑无裂畸形（holoprosenecephaly）指前脑分裂和分化异常的一组疾病
- DeMyer 将前脑无裂畸形分为三个型：无脑叶型，半脑叶型和脑叶型

【病因与病理】

一般特征

- 一般发病机制：在神经管闭合之前，早期前颅将来发育为间脑和端脑结构，正常情况下形成大脑的最前内侧部，一旦失败则成为前脑无裂畸形

遗传学

- 人类中最常见的致畸因素是母亲糖尿病
- 前脑无裂畸形常为某些基因综合征的组成部分，最常见的是 Patau's 综合征（13 号染色体三联体），较少见是 Edward's 综合征（18 号染色体三联体）
- 家族性前脑无裂畸形中至少有五个基因位点突变可能与本病有关：染色体 21q22.3 的 HPE1，2p21 的 HPE2（SLX3），7q36 的 HPE3（SHH），18p 的 HPE4（TGIF）及 13q32 的 HPE5（ZIC2）
- 报道的其他相关染色体位点突变还见于 1，3，5，6，14 和 20 号染色体
- 13 号染色体（13q32）的 ZIC2 基因突变是目前研究清晰的突变。HPE 各类型患儿中均可见该基因突变，包括脑叶型、半脑叶型、无脑叶型和融合端脑。实际上，SHH 基因作用于神经管的腹侧，而 ZIC2 基因作用于神经管的背侧，两者均导致 HPE，提示 HPE 是由于前脑腹侧和背侧诱导失衡所引起

【临床表现】

- 临床症状取决于畸形严重程度。严重病例出生时即有面部畸形、巨头（源于脑积水）或新生

儿癫痫；而较轻病例则多因癫痫、运动异常或发育落后就诊

- 无脑叶型前脑无裂畸形是前脑无裂畸形中最严重的一种
- 大多数患儿严重异常，表现为癫痫，异常新生儿反射，生后肌张力异常。患儿可见面部前上颌发育不良所致的严重面部中线畸形和眼距过短。在极端病例中，双侧眼球和眼眶融合，造成独眼畸形
- 半脑叶型前脑无裂畸形中，脑部畸形程度较无脑叶型轻，面部畸形也较轻或没有。患儿因为小头，大头（常与背侧囊肿有关）或发育迟缓就诊。运动异常多表现为上肢舞蹈手足徐动症和下肢痉挛状态
- 脑叶型前脑无裂畸形患儿的临床表现比前两型都轻。典型表现为轻到中度发育迟缓，下丘脑垂体功能低下，或视觉障碍。一些患者最初被归类为“脑瘫”

大体病理及手术所见

- 患儿大脑腹内侧部未形成（如额叶前下部，尾状核、下丘脑和基底节），因此，双侧下丘脑和基底节融合，导致第三脑室缺如（无半球间裂，大脑镰或胼胝体）。最常表现为大脑由颅盖前端薄饼样组织构成。多数病例无大脑侧裂，如有则位于大脑最前端近中线处。新月形单脑室和占据颅内背侧的大囊腔相通。大脑由直接发自颈内动脉和基底动脉的多支小动脉供血。较轻病例中可见大脑前动脉和中动脉分离，前动脉均为单支血管，由主干分支供应双侧半球

【影像表现】

概述

- 影像学检查显示，脑后部可见部分半球间裂和大脑镰形成，而脑前部仍融合，呈现未能发育状态（图 5-8-1）
- 所有类型前脑无裂畸形中出现透明隔缺如
- 额叶发育极差，大脑外侧裂异常前移（图 5-8-2）
- 胼胝体压部存在，但体部或膝部在许多半脑叶型前脑无裂畸形中缺如
- 半脑叶型前脑无裂畸形是唯一一种胼胝体后部形成而无前部的畸形
- 脑叶型前脑无裂畸形额角发育较半脑叶型更完全，因此，侧脑室额角存在（尽管有发育不良），侧裂正常或接近正常。深部大脑核团发育接近完全

推荐影像学检查

- 颅脑 MRI，至少包括轴位和冠状位

【鉴别诊断】

- 本病主要与积水性无脑畸形相鉴别，前者缺乏大脑镰和透明隔可资鉴别

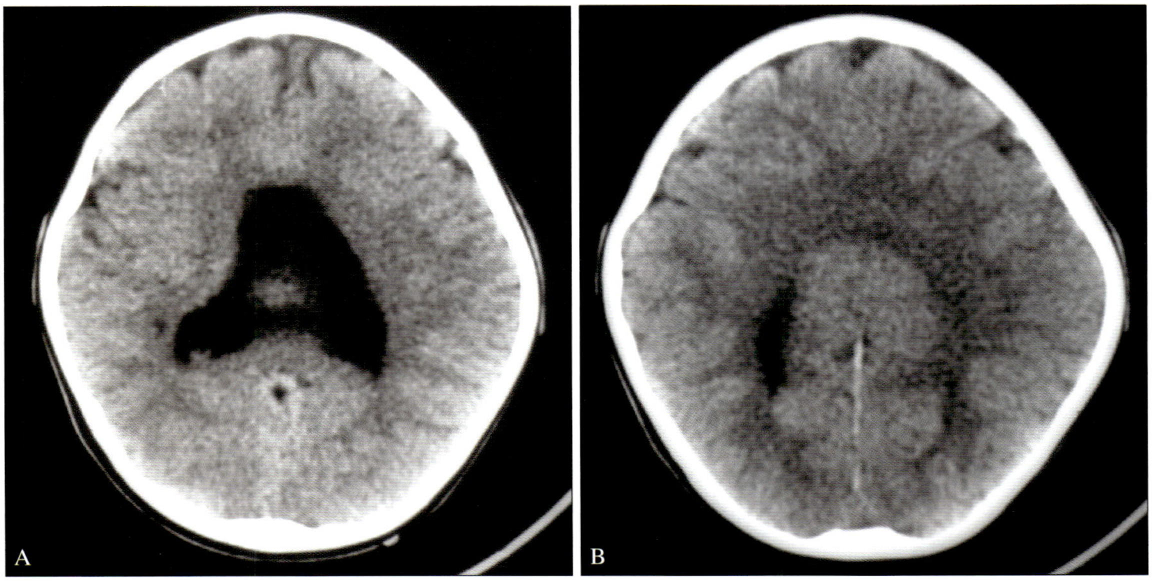

图 5-8-1 前脑无裂畸形
图 A 和图 B. CT 显示大脑前部无前纵裂，两侧脑室融合

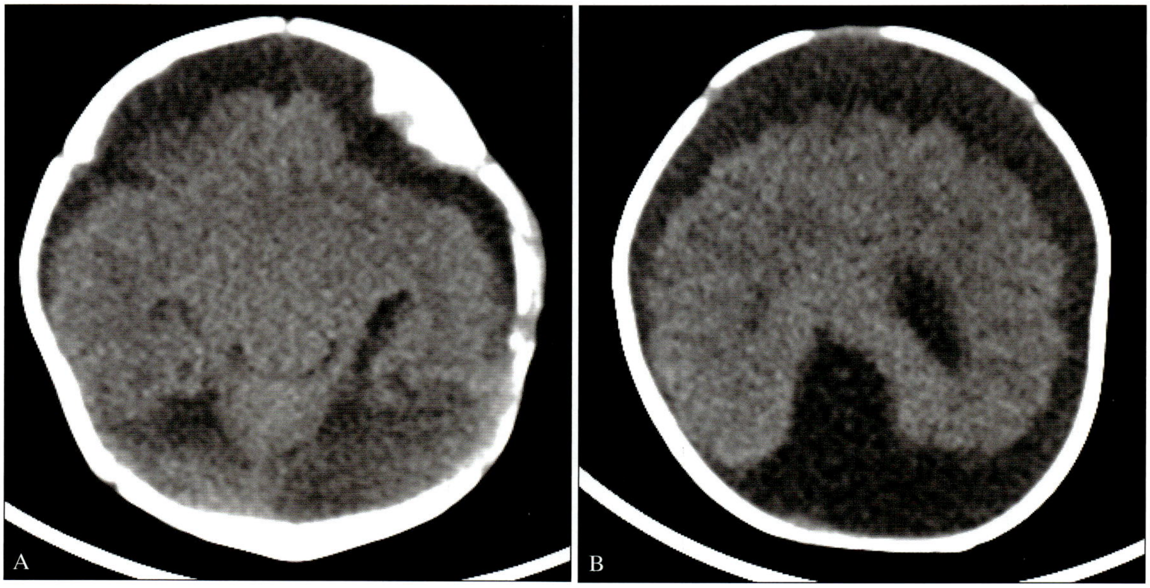

图 5-8-2 前脑无裂畸形
图 A 和图 B. CT 显示大脑前部无前纵裂

诊断与鉴别诊断精要

- 脑后部可见部分半球间裂和大脑镰形成，而脑前部仍融合，呈现未能发育状态
- 所有类型前脑无裂畸形中出现透明隔缺如和不同程度胼胝体发育不良

重点推荐文献

[1] Dubourg C, Bendavid C, Pasquier L, et al. Holoprosencephaly. Orphanet J Rare Dis, 2007, 2: 8.
[2] Hahn JS, Plawner LL. Evaluation and management of children with holoprosenceph- aly. Pediatr Neurol, 2004, 31: 79-88.
[3] Yokota A, Oota T, Matsukado Y. Dorsal cyst malformations. Part I. Clinical study and critical review on the definition of holoprosencephaly. Childs Brain, 1984, 11: 320-41.

第 9 节 视隔发育不良

【概念与概述】

- 视隔发育不良（septo-optic dysplasia）是脑前部中线结构畸形，1956 年 de Morsier 首先报道
- 同义词：de Morsier 综合征

【病因与病理】

一般特征

- 一般发病机制：视隔发育不良被认为是前脑无裂畸形中的一型，因为它也是前脑组织异常诱导所致
- 大体病理及手术所见：透明隔发育不全，同时出现视泡腔及视交叉、视神经、漏斗发育不全而导致神经管狭小

【临床表现】

表现

- 癫痫和肌张力低下。眼底检查可见双侧视盘发

育不良

- 近一半患儿可见尿崩症，常见下丘脑垂体病变
- 甲状腺刺激素和生长激素不足可造成侏儒
- 临床病史：通常为健康母亲的第一个产儿

人口统计学

- 年龄：生后数天内即可发病
- 性别：绝大多数为女孩

【影像表现】

概述

- 影像学上，可见透明隔完全缺如或发育低下。侧脑室前角呈箱形（图 5-9-1，图 5-9-2）

CT 表现

- 统计表明，一半病例 CT 表现正常

MRI 表现

- 透明隔部分缺如以及皮层发育畸形（如脑裂畸形和灰质异位）高发
- 透明隔完全缺如和脑白质发育低下（常导致脑室扩张但皮层正常）
- 大脑镰前部或胼胝体膝部发育低下

推荐影像学检查

- 颅脑 MRI 检查

【鉴别诊断】

- 常需与透明隔阙如、透明隔囊肿和胼胝体发育不全时扩大、上抬的第三脑室相鉴别

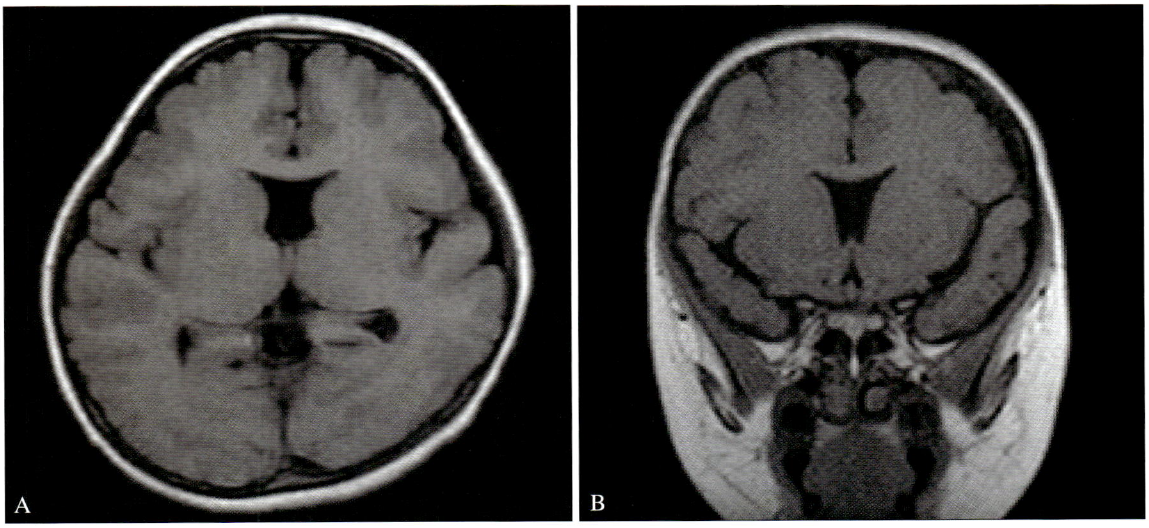

图 5-9-1 视 – 隔发育不良
图 A 轴位和图 B 冠状位可见双侧脑室前角融合

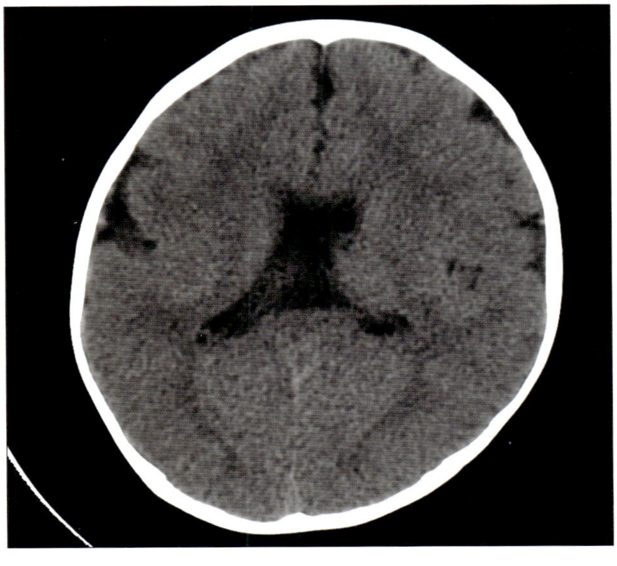

图 5-9-2 视 – 隔发育不良
CT 可见两侧脑室融合，透明隔缺如。双侧大脑回宽大，脑沟浅小，提示脑回发育畸形

诊断与鉴别诊断精要

- 影像学上，可见透明隔完全缺如或发育低下。侧脑室前角呈箱形

重点推荐文献

[1] Barkovich AJ. Pediatric neuroimaging. 4th ed. Philadelphia；Lippincott Williams &Wilkins，2005.

[2] Lepinard C，Coutant R，Boussion F，et al. Prenatal diagnosis of absence of the septum pellucidum associated with septo-optic dysplasia. Ultrasound Obstet Gynecol，2005，25：73-75.

[3] Williams J，Brodsky MC，Griebel M，et al. Septo-optic dysplasia：the clinical insigni -ficance of an absent septum pellucidum. Dev Med Child Neurol，1993，35：490-501.

第 10 节 Chiari 畸形

【概念与概述】

- Ⅰ型 Chiari 畸形（Chiari malformation Type Ⅰ）包括小脑扁桃体经枕大孔向下移位，下端超过颅底下面和颅后点的连线。10 岁以内儿童，下端超过该连线 6mm 者被视为异常，10 ~ 30 岁者超过 5mm 和 30 ~ 80 岁者超过 4mm 均为异常表现
- Ⅱ型 Chiari 畸形（Chiari malformation Type Ⅱ）是新生儿和婴儿最常见的类型。根据 Chiari 的叙述，小脑向下突出的部分还包括蚓部并伴有第四脑室延长，小脑进入椎管。几乎所有Ⅱ型 Chiari 畸形患儿均可见脑膜脊髓膨出

【临床表现】

- 症状与脑干、小脑或脊髓或脊髓空洞症（见于 60% 病例中）有关。头痛、四肢感觉降低或麻痹及乏力是常见症状
- 合并肌肉骨骼异常包括，Klippel-Feil 综合征、颅底凹陷、扁颅底、寰枢椎半脱位和斜坡先天性异常

【影像表现】

CT 表现

- 花格平顶颅 可见于绝大多数 Chiari Ⅱ畸形患儿，该征象通常提示脑膨出、脑膜膨出或脊髓膨出，常于 6 个月时消失。某些区域较薄，特别是颅顶上半部分。在 CT 上采用骨窗观察可提高显示质量
- 正常岩尖部后表面向后膨隆被扁平或凹陷性塌陷所取代。内听道变短、岩骨嵴和颈静脉管常扩张。塌陷在新生儿期较轻，而在年长儿中则十分明显
- 约 75% 患儿可见枕大孔扩大，大脑镰常表现为部分缺如、发育不良或开窗
- 在增强轴位 CT 扫描上，大脑镰发育不良因缺乏强化而显得十分明显。大脑镰开窗则表现为线样镰影中断
- 几乎所有患儿均可见小脑幕发育不良，幕叶发育不良导致异常切迹出现，切迹很大，从一边延伸到另一边，并在矢状方向上延长。左右小脑幕间的宽大分隔在增强轴位 CT 扫描上十分明显

MRI 表现

- Ⅰ型 Chiari 畸形：矢状位薄层磁共振扫描是理想的影像检查方法（图 5-10-1）。在 T1 和 T2 加权像上扁桃体信号正常。长期压迫可使小脑扁桃在枕大孔狭窄以下的部分为长 T1 长 T2 信号。脊髓空洞症通常见于颈段脊髓，25% ~ 60% 的病例中可见此征象。脊髓内有时可见胶质带形成水平隔
- Ⅱ型 Chiari 畸形
  - 注射对比剂后进行冠状位扫描，可见小脑幕位置降低，后颅窝变小。多方向磁共振更好地观察宽大切迹
  - 所有 Chiari Ⅱ畸形的患儿均可见中脑异常，中脑背侧呈鸟嘴状伸长，这种鸟嘴状异常

在中脑陷入小脑水平以下显示最佳

- 多种小脑畸形。小脑中线部分内陷容纳鸟嘴状中脑。小脑经宽大切迹向后上方抬高导致出现类似肿块的心形结构。在冠状位上观察这种塔形小脑，表现为中线幕上肿块，常合并小脑周围池扩张。小脑可在两个游离的幕叶间向前生长，脑干包绕脑干外侧边缘
- 中脑和海马分离。由于向外侧生长接近脑桥，桥小脑角池内似乎可见肿块。小脑边缘可覆盖基底动脉前部。小脑表面波动，中线旁区凹陷类似脑沟，为小脑幕上或小脑幕水平的小脑前缘折叠和鸟嘴状中脑引起的小脑中线内陷所致。大脑常见脑回异常，表现为脑回数量增多而脑沟浅小
- 第四脑室变长、矢状方向变扁平，常延伸至颈部椎管内。第三脑室通常中度扩张，中间块常增大，靠近 Monro 孔。与侧脑室相比，第三脑室较小。第三脑室壁接近平行或双面凸出形，在插入中间块出向外突出最大。导水管狭窄或堵塞导致脑积水。几乎所有 Chiari Ⅱ型畸形患儿均可见侧脑室扩张。扩张为双侧非对称性，体部和枕角扩张较明显。头顶和枕角周围皮层非常薄；前角因尾状核头部而显示为锯齿状，冠状位断层上可见脑室下缘锐利并向外突出
- 40% 病例出现透明隔缺如
- 大多数患儿可见胼胝体发育不良，主要为压部和嘴部
- 26% 病例中可见幕切迹顶端中线出现一个钻石形脑池，由中间帆腔、上蚓部池和扩张的环池翼汇合而成或脑室体部内面皮层包绕而成。其侧边向两侧凸出为特点
- Chiari Ⅱ型患儿半球间裂形态各异。扩张的侧脑室可使该裂隙完全消失，但在颅内压增高或头围增大的患儿中，该裂隙也可增宽。20% 以上的患儿可见相邻两侧脑回相互交叉引起的锯齿状半球间裂

推荐影像学检查

- 颅脑 CT 和 MRI 检查，推荐增强扫描

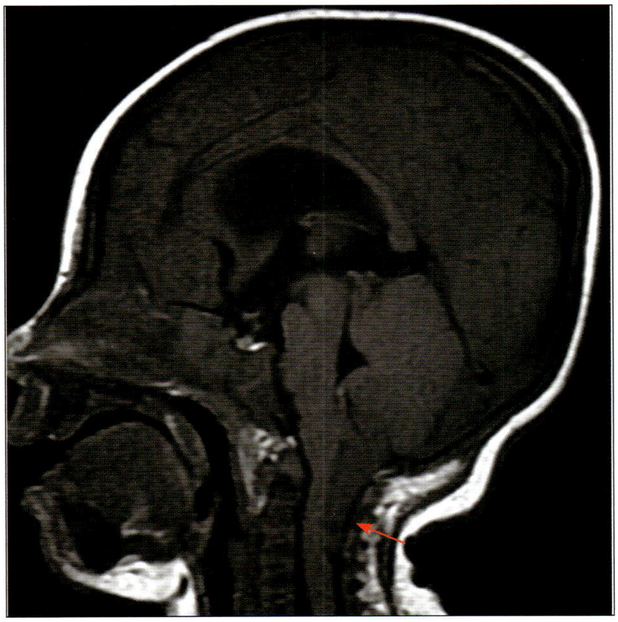

图 5-10-1 Chiaris 畸形（Ⅰ型）
MRI 矢状位可见小脑扁桃经枕骨大孔向下疝入椎管（红箭），前方脊髓受压变形。第四脑室正中孔闭合，幕上脑室扩张

诊断与鉴别诊断精要

- 影像检查发现，小脑扁桃经枕骨大孔疝入髓腔。可并发多种脑畸形

重点推荐文献

[1] Barkovich AJ. Pediatric neuroimaging. 4th ed. Philadelphia：Lippincott Williams &Wilkins，2005.

[2] deSouza RM, Zador Z, Frim DM. Chiari malformation type I：related conditions. Neurol Res，2011，33：278-84.

[3] Strahle J，Muraszko KM，Kapurch J，et al. Chiari malformation Type I and syrinx in children undergoing magnetic resonance imaging. J Neurosurg Pediatr, 2011, 8：205-13.

第 11 节 小脑发育不良

【病理与病因】

- 许多原因可导致弥漫性小脑发育不全（cerebellar agenesis），其中多数为先天代谢异常、先天感染或严重染色体畸形的结果。其他原因还包括，小脑结构不全或细胞移行障碍。单侧半球发育不全可能因胚胎早期损伤或基因突变伴有镶嵌现象所致。孤立性小脑蚓部发育不良较孤立半球发育不良或弥漫性发育不良更为罕见

【临床表现】

- 小脑畸形的程度与临床综合征的严重程度不对应，例如，许多患者有单侧和双侧小脑发育不良，但少见或没有小脑症状和体征，智能也可正常

【影像表现】

概述

- 小脑体积变小，脑外间隙增宽。小脑沟回变少。第四脑室大小通常正常

推荐影像学检查

- 颅脑 MRI 检查（图 5-11-1）

【鉴别诊断】

- 本病需与后颅窝蛛网膜囊肿和大枕大池相鉴别。后颅窝蛛网膜囊肿可见局部颅板受压变薄和突出，后颅窝饱满；大枕大池无小脑脚变细，以及小脑蚓部变小

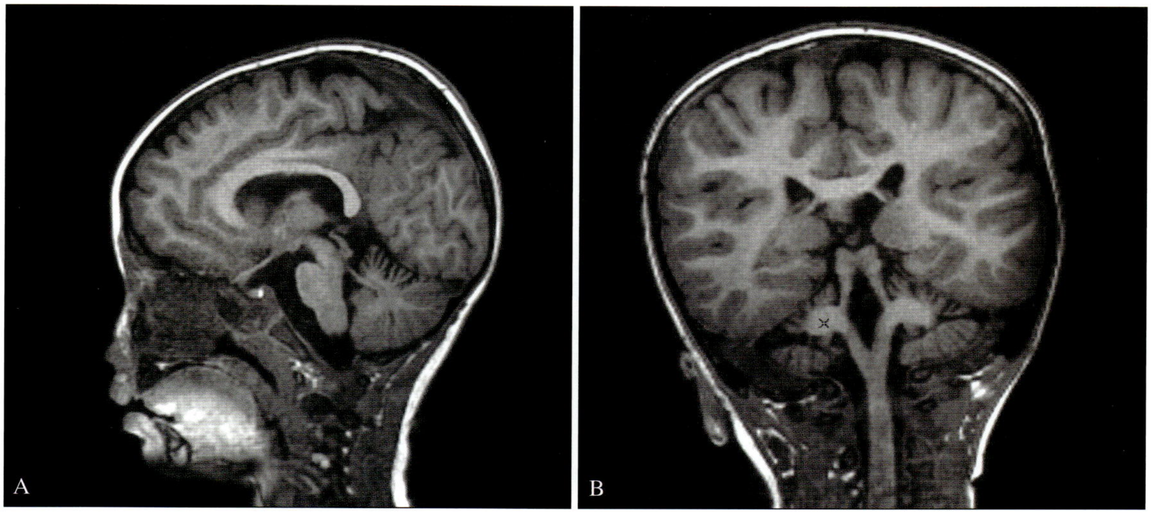

图 5-11-1 小脑发育不良

图 A 矢状位和图 B 冠状位可见小脑上叶体积小且脑沟增深、增多。小脑上脚纤细

诊断与鉴别诊断精要

- 小脑体积变小，脑外间隙增宽。小脑沟回变少。第四脑室大小通常正常

重点推荐文献

[1] Barkovich AJ. Pediatric neuroimaging. 4th ed. Philadelphia：Lippincott Williams &Wilkins，2005.

[2] Patel S，Barkovich AJ. Analysis and classification of cerebellar malformations. AJNR Am J Neuroradiol，2002，23：1074-1087.

[3] Barkovich AJ，Maroldo TV. Magnetic resonance imaging of normal and abnormal brain development. Top Magn Reson Imaging，1993，5：96-122.

第 12 节　颅缝早闭

【概念与概述】

- 头颅外形畸形发生于骨性颅缝变化之前。仅有部分骨性颅缝需要闭合的称为颅缝早闭（craniosynostosis）
- 舟状头：矢状缝早闭时，头颅变长、狭窄
- 三角牙头：额缝早闭导致头颅额部呈三角形（不是圆形前额并额嵴重叠）
- 斜头：单侧冠状缝早闭导致同侧前额和枕区变扁、“丑角眼”（蝶骨向闭合的颅缝方向牵拉并增厚）、同侧颞骨膨隆和颊部突出、对侧前额圆隆以及鼻部偏离闭合侧
- 短头：双侧冠状缝早闭引起短头畸形（头颅变短、变宽）。上眶环和前额凹陷，双颞部和上额骨膨隆
- 斜头：人字缝早闭同侧枕骨扁平，颅缝所在位置的上下轴代偿性膨出
- 三叶草头：鳞状缝以外的所有颅缝均提早闭合时，可见 kleeblattschadel 畸形或“三叶草”头，导致颞骨和头顶极度膨出以及眼球突出
- 小头畸形或神经颅部畸形：所有颅缝闭合，常伴脑发育停滞

【病因与病理】

一般特征

- 一般发病机制：颅缝相关的硬膜基质确定颅缝发育。硬膜可提供骨诱导生长因子（如变形生长因子 - β 或成纤维细胞生长因子 -2）和细胞成分。妊娠 13 周时即可产前诊断颅缝发育异常所致的头颅畸形
- 遗传学：颅缝早闭可合并基因异常，也可为多种全身疾患的继发表现
- 病因学：骨缝提前闭合的确切原因目前还不清楚
- 流行病学：发生率为（343 ～ 476）/ 1 000 000 成活儿
- 相关异常：颅面畸形的分类中包括面部和颅骨发育异常，常与手的畸形（特别手指）一起发生

【临床表现】

表现

- 最常见症状：头颅外形异常。部分患儿可见智力运动发育障碍
- 临床病史：出生后头颅外形正常，以后随年龄增长，出现头颅外形异常

治疗

- 单纯颅缝早闭患儿通常发育正常，仅因为美观原因才进行手术纠正。多条骨缝早闭患儿需手术保证大脑生长，这些患儿再次手术的几率也较单条颅缝闭合者大

【影像表现】

概述

- 单纯矢状缝、额缝或者单侧冠状缝闭合可依据临床表现和头颅平片做出诊断，轴位断层影像检查对这些畸形的诊断帮助不大

X 线表现

- 最基本的检查应包括头颅前后位、Caldwell 位、Towne 位和双侧位片，矢状缝早闭可见圆颅和

沿着矢状缝的骨嵴；额缝早闭可见三角颅和沿着额缝的骨嵴；冠状缝早闭可见眼眶外上壁抬高，给人一种“丑角眼”的印象

CT 表现

- 三维 CT 可有助于制定头颅重建计划。为尽量控制放射剂量应采用低毫安技术进行颅骨检查
- 颅骨重建技术应注重（1）解决颅缝闭合；（2）重建颅骨；（3）有效改变颅骨异常长径和（4）积极扩张颅骨的狭窄区域（图 5-12-1）

推荐影像学检查

- 头颅平片和三维 CT 重建

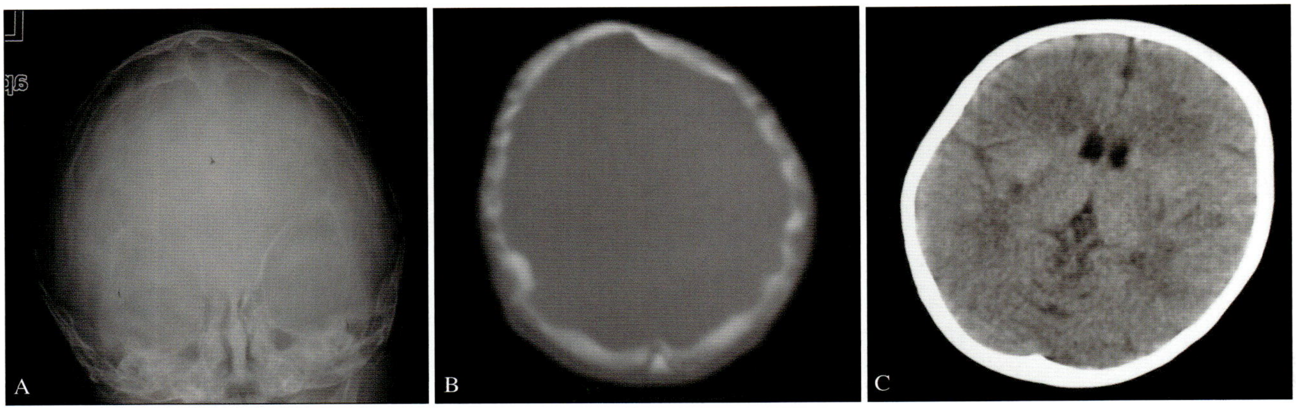

图 5-12-1 颅缝早闭

图 A. 头颅 X 线片可见颅缝闭合，颅板指压迹明显；图 B. CT 平扫骨窗可见人字缝和冠状缝闭合，颅板骨化不良；图 C. CT 脑组织窗可见颅内脑组织饱满，脑外间隙和脑裂消失

诊断与鉴别诊断精要

- 矢状缝早闭可见圆颅和沿着矢状缝的骨嵴；额缝早闭可见三角颅和沿着额缝的骨嵴；冠状缝早闭可见眼眶外上壁抬高，给人一种“丑角眼”的印象

重点推荐文献

[1] Cohen Jr MM. Craniosynostosis update 1987. Am J Med Genet 1988；4[supple]：99-148.

[2] Berghton P. Inherited disorders of the skeleton. Edinburgh：Churchill-Linvingstone，1988.

[3] Bixler D，Ward RE. Craniosynostosis. In：Myrianthopoulos NC，ed. Malformations. New York：Elsevier，4987；113-28.

第 13 节 Dandy-Walker 畸形

【概念与概述】

- Dandy-Walker 畸形包括后颅窝扩大，小脑幕高位，小脑蚓部发育不良或不发育，第四脑室囊样扩大几乎填充整个后颅窝

【病因与病理】

一般特征

- 相关异常：相关畸形中以多指畸形和心脏畸形最常见

- 大多数 Dandy － Walker 复合畸形具有小脑发育不全，小脑可表现为发育不良或发育不全
- 脑积水在出生时不常见，但 75% 患儿可在生后 3 个月内出现；90% 患儿在诊断时出现脑积水
- 约 32% 患儿可见胼胝体不发育或发育不良
- 5% ～ 10% 患儿出现多微小脑回畸形或灰质异位
- 枕部脑膨出的发生率可高达 16%
- 如果囊肿阻塞枕骨大孔，则导致脊髓空洞产生

【临床表现】

表现

- 发育迟缓，其程度与脑积水控制水平、相关幕上畸形及蚓部分叶状况有关，分叶正常者智力较好，而分叶异常者智力较差
- 癫痫，视觉和听觉障碍，全身畸形和其他中枢神经系统畸形与智力发育差有关
- 四个危险因素中有两个危险因素存在的患儿，智力处于临界或低水平的概率为 94%

【影像表现】

概述

- 影像学上，典型的 Dandy-Walker 畸形表现为小脑蚓部发育不全或缺如，小脑半球发育不良，第四脑室显著扩张以及后颅窝增大（高位小脑幕）（图 5-13-1）
- 脑干受压变形，并紧贴于斜坡上
- 小脑轻度～重度发育不良
- 正中矢状位图像中不见完整的小脑蚓部（图 5-13-2）
- 轴位或冠状位图像能显示小脑半球的位置，但无法发现半球间蚓部。寻找幕上畸形很重要，因为不伴有幕上畸形者预后较好

推荐影像学检查

- 颅脑 MRI 检查

【鉴别诊断】

- 与大枕大池的鉴别为后者有正常蚓部（依据大小、分叶和方向）
- 二者均需要与 Blake’s 腔囊肿鉴别，Blake’s 腔囊肿的下部通过 Magendie 孔疝入小脑谷和后蚓部池。然而，没有一个确切的征象可以把大枕大池同 Dandy-Walke 畸形和 Blake’s 腔囊肿区分开来

诊断与鉴别诊断精要

- 影像学上，典型的 Dandy-Walker 畸形表现为小脑蚓部发育不全或缺如，小脑半球发育不良，第四脑室显著扩张以及后颅窝增大（高位小脑幕）

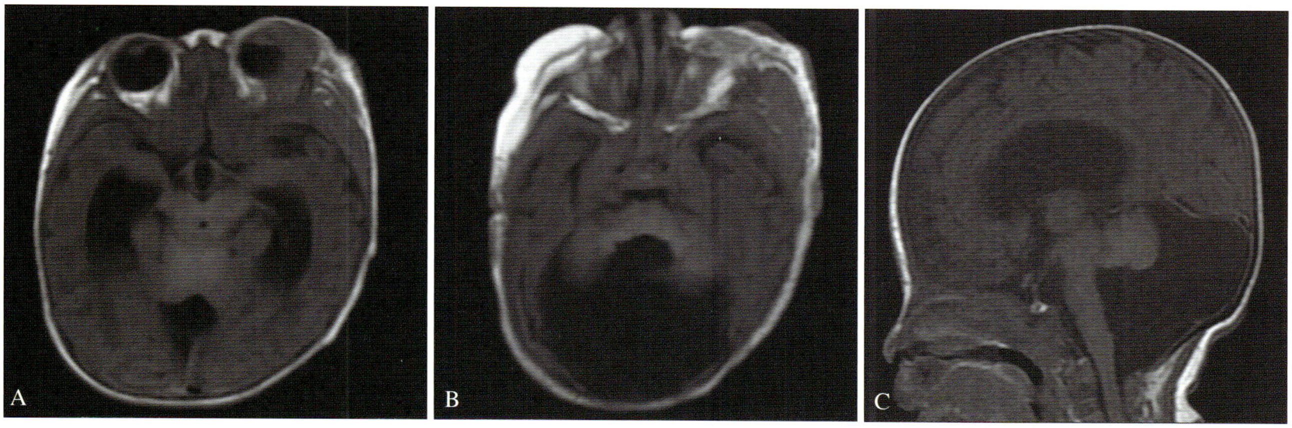

图 5-13-1　Dandy-Walker 综合征

后颅窝扩大，被大囊填充并与第四脑室相通，三脑室上抬，幕上脑室扩张。小脑体积缩小

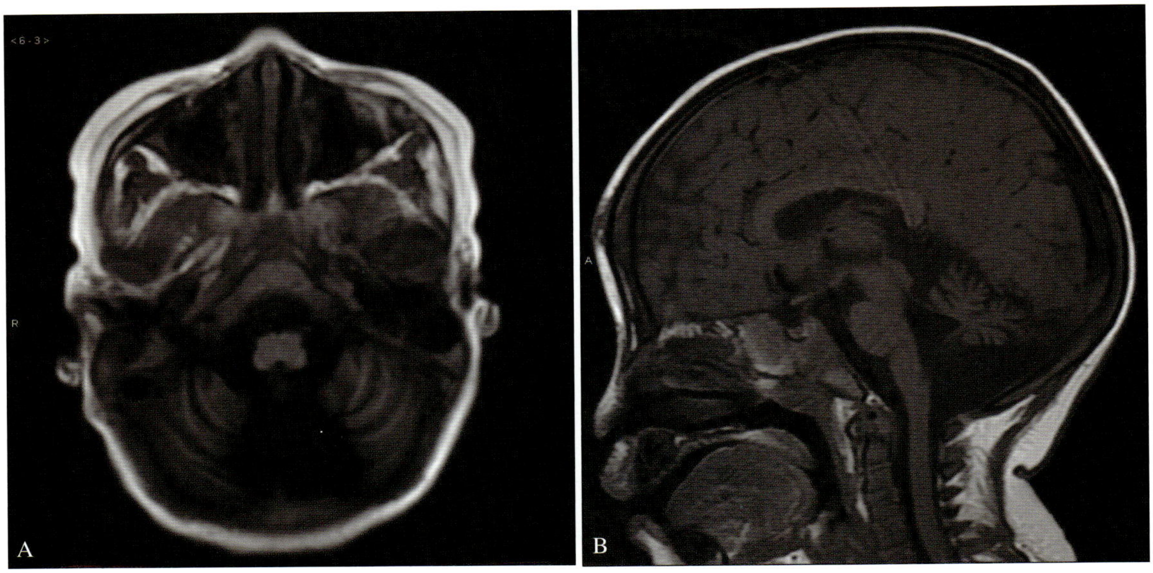

图 5-13-2 Dandy-Walker 综合征（变异型）
后颅窝扩大，被大囊填充并与第四脑室相通，小脑体积缩小。无三脑室上抬和幕上脑室扩张

重点推荐文献

[1] Patel S，Barkovich A. Analysis and classification of cerebellar malformations. AJNR，2002，23：1074-1087.
[2] Demaerel P.Abnormalities of cerebellar foliation and fissuration：classification，neurogenetics and clinicoradiological correlations. Neuroradiology，2002，44：639-646.
[3] Hart MN，Malamud N，Ellis WG. The Dandy-Walker syndrome. A clinicopathological study based on 28 cases. Neurology，1972，22：771-780.

第 14 节 Joubert 综合征

【概念与概述】

- Joubert 综合征患儿小脑蚓部发育不良、中线裂，小脑核团发育不良和异位，几乎没有锥体束交叉，下橄榄核、三叉神经束降部、孤束和背柱核结构

【病因与病理】

一般特征

- 遗传学：部分患儿可见 9 号染色体突变（9q34.3）
- 相关异常：肾畸形（包括青少年肾消耗病，或多囊性肾发育不良）；眼球畸形（视网膜畸形和缺损）；肝纤维化和囊肿；下丘脑畸形或口和指（趾）畸形

【临床表现】

表现

- 最常见症状：部分蚓部发育不良和小脑上脚发育不良的患儿在出生后 2 岁内出现眼震、眼球运动障碍

【影像表现】

概述

- 后颅窝内的多种综合征均相似，如果不能明确诊断，就归入 Joubert 综合征中
- 对所有出现鼹鼠齿畸形的患儿应该观察幕上机构异常（下丘脑错构瘤、多微小脑回畸形或其他皮层发育畸形）、眼、肝和肾疾病
- 依靠是否合并其他畸形做出诊断，也可进行基因分析

CT 和（或）MRI 表现

- 鼹鼠齿畸形患儿的影像学表现很典型。矢状位显示，小脑蚓部细小，位置异常抬高，四脑室顶位于脑桥上部或脑桥中脑结合部。薄层矢状位显示，峡部（脑桥中脑结合部）明显变细。

小脑蚓部小叶异常

- 冠状位显示蚓部中线为裂隙状
- 轴位可见蚓部发育不良导致第四脑室中部呈三角形，上部呈蝙蝠翼状。在发育不良的小脑蚓部之下，两侧小脑半球于中线相对。小脑上脚在背侧中脑处跨越中线，体积增大，几乎处于水平位置，在中脑和小脑之间伸展时清晰显示。中脑前后径小，中线附近尤为显著。这种中脑的典型表现，和增大的小脑上脚加上交叉部缺如，在轴位上被叫做“鼹鼠齿征”（图 5-14-1）

推荐影像学检查

- 颅脑 CT 和（或）MRI 检查

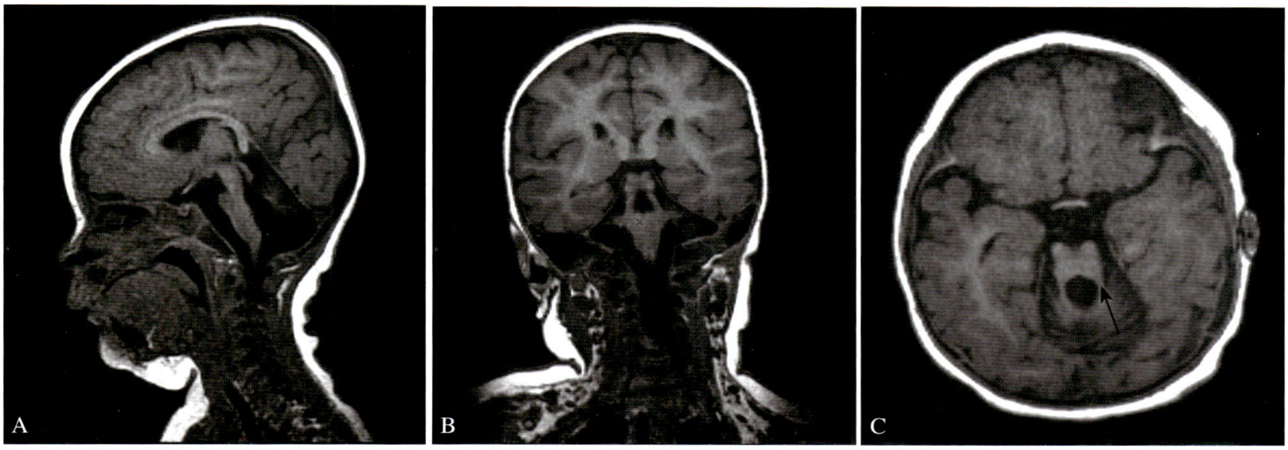

图 5-14-1　Joubert 综合征
小脑体积缩小，小脑上脚纤细，轴位可见“鼠齿征”

诊断与鉴别诊断精要

- 小脑脚细小，呈鼹鼠齿状；小脑半球发育不良，第四脑室扩张

重点推荐文献

[1] Kendall B，Kingsley D，Lambert SR，et al. Joubert syndrome：A clinical-radiological study. Neuroradiology，1990，31：502-506
[2] Yachnis A，Rorke L. Neuropathology of Joubert syndrome. J Child Neurol，1999，14：655-659
[3] Gleeson J，Keeler L，Parisi M，et al.Molar tooth sign of the midbrain junction：occurrence in multiple distant syndromes. Am J Med Genet，2004，125A：125-134

第 15 节 大枕大池

【概念与概述】

- 大枕大池（giant greater occipital cistern）包括后颅窝和大枕大池扩大，蚓部和第四脑室均正常

【临床表现】

- 无症状或发育迟缓，头围增大或脑积水的症状和征象

【影像表现】

概述

- 枕大池体积增大，重要的是观察大枕大池患儿小脑蚓部大小；蚓部发育不全可导致大枕大池样改变

推荐影像学检查

- 颅脑 CT 或 MRI 检查

【鉴别诊断】

- 与后颅窝蛛网膜囊肿的鉴别在于后者可见局部颅板变薄以及相邻脑组织受压改变

诊断与鉴别诊断精要

- 枕大池体积增大，小脑蚓部大小

重点推荐文献

[1] Barkovich AJ. Pediatric neuroimaging. 4th ed. Philadelphia：Lippincott Williams &Wilkins，2005.

[2] Thapa R，Mallick D，Biswas B，Ghosh A. Mega cisterna magna in ectrodactyly，ectodermal dysplasia and cleft lip/palate syndrome. Indian J Pediatr，2010，77：706.

[3] Bolduc ME，Limperopoulos C. Neurodevelopmental outcomes in children with cerebellar malformations：a systematic review. Dev Med Child Neurol，2009，51：256-267.

第 16 节 神经垂体异位

【概念与概述】

- 垂体柄阻断综合征（pituitary stalk interruption syndrome，PSIS）是指垂体柄缺如并垂体后叶异位，下丘脑分泌的激素不能通过垂体柄输送至正常垂体后叶所致的临床系列综合征
- 同义词：垂体柄阻断综合征

【病因与病理】

一般特征

- 遗传学：由于在双胞胎中同时发现本病，推测本病有先天遗传因素，但未发现致病基因
- 病因学：发病机制尚不清楚。多数作者认为常见病因为下丘脑垂体区损伤，包括围产期异常因素（如臀先露或足先露、剖宫产等）和颅脑外伤
- 流行病学：活产新生儿的发病率为 1/10 000 ~ 1/4000
- 相关异常：常见的脑内畸形主要是中线结构异常，如 Chiari 畸形、胼胝体发育不良、颅咽管发育不良等，其他的合并畸形有腭裂、视神经发育不良、先天性白内障、泌尿系统及心脏发育异常（如房间隔缺损、单一心室等）等

【临床表现】

表现

- 最常见症状：本病可致内分泌紊乱症状，主要表现为垂体前叶激素分泌异常或尿崩症，生长激素缺乏为最常见症状，多种垂体激素缺乏（MPHD）比单独生长激素激素缺乏（IGHD）常见。据报道 PSIS 在特发性垂体性生长激素缺乏症中的发病率为 34.7% ~ 84.8%

【影像表现】

MRI 表现

- 自 MRI 应用以来才逐步认识本病，下丘脑垂体区 MRI 表现较为特异
- 正中矢状位可见，T1WI 图像中神经垂体未见正常高信号，而于第三脑室漏斗隐窝和正中隆起发现 T1 高信号结节。可见垂体柄纤细或阙如（图 5-16-1）

推荐影像学检查

- 颅脑正中矢状位 MRI 薄层（< 2mm）平扫和增强扫描

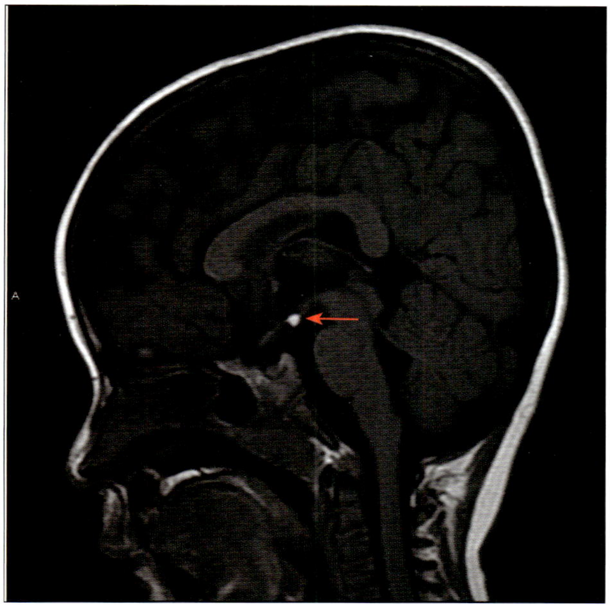

图 5-16-1 神经垂体异位

MRI 矢状位可见垂体窝内正常神经垂体 T1 高信号消失，在灰结节处出现高信号（红箭）

诊断与鉴别诊断精要

- 临床出现内分泌紊乱症状
- MRI 检查发现垂体后叶异位

重点推荐文献

[1] Siegel SF, Ahdab-Barmada M, Arslanian S, et al. Ectopic posterior pituitary tissue and paracentric inversion of chromosome 1 in twins. Eur J Endocrinol, 1995, 133: 87-92.

[2] 刘影，李传福，张扬，等. 垂体柄阻断综合征的 MRI 诊断. 中华放射学杂志，2006，40：324-325.

[3] 田静，王光彬，李桂梅，等. 垂体柄阻断综合征的 MRI 诊断. 实用放射学杂志，2007，23：1153-1154.

第 17 节 髓母细胞瘤

【概念与概述】

- 髓母细胞瘤（medulloblastoma）是高度恶性后颅窝原始神经外胚层肿瘤。19 世纪早期 P. Bailey 和 Cushing 将这些未分化细胞命名为髓母细胞，由此就产生了“髓母细胞瘤”的名称

【病因与病理】

一般特征

- 流行病学：占儿童颅内肿瘤的 15% ～ 20%，儿童后颅窝肿瘤的 30% ～ 40%

大体病理及手术所见

- 约 2/3 儿童髓母细胞瘤位于小脑蚓部
- 肿瘤常表现为小脑蚓部肿物，引起小脑扁桃体间隙扩张
- 约 1/3 患儿常可见肿瘤经第四脑室直接蔓延而累及脑干，肿瘤还常经脑脊液通路传播而侵犯软脑膜，文献报道发生率可达到 100%
- 蛛网膜下腔肿瘤播散最多见于大脑侧裂池和后颅窝脑池。蛛网膜下腔肿瘤表现为软脑膜上灰色小斑片或连续的肿瘤霜
- 40% 患儿可见脊髓蛛网膜下腔和马尾种植转移，多发生于胸段和腰骶段
- 全身转移少见。多发生于肿瘤复发后，骨骼最易受累，其次为淋巴结和肺

显微镜下特征

- 半数肿瘤为经典型，完全由未分化细胞构成
- 约 25% 为促结缔组织生成性髓母细胞瘤；常见于 10 ～ 20 岁患儿，多发生于小脑半球
- 20% ～ 25% 肿瘤中出现胶质或神经元分化，或出现具有大圆核及核仁明显的大细胞，提示预后较差

【临床表现】

表现

- 恶心、呕吐和头痛
- ＜ 1 岁儿童以头围增大为常见症状
- 共济失调是年长儿童和成人最早出现的症状
- 临床病史：症状出现时间较短。约半数仅在诊断前 1 个月内出现症状

人口统计学

- 年龄
  - 6 ～ 11 岁年龄组儿童最常见的肿瘤，占该年龄组儿童脑肿瘤的 25%
  - 占成人脑肿瘤的 0.4% ～ 1.0%；
- 性别

男：女 =（2 ～ 4）：1

自然病史与预后

- 约 30% 初诊者可见脊髓转移，提示预后极差
- 自从在局部治疗基础上增添了全身化疗后，髓母细胞瘤罕见血行转移
- 一般在初次治疗后一年以上方可见中枢神经系统外肿瘤转移，其间隔期中值为 12 ～ 32 个月

【影像表现】

概述

- MR 已经取代平片和 CT 脊髓造影成为发现脊髓和马尾种植转移的首选影像学方法
- 在诊断原发脑肿瘤的蛛网膜下腔播散方面，MR 也较 CSF 细胞学检查更敏感；然而，CSF 细胞学检查在诊断血源性肿瘤（如白血病和淋巴瘤）播散时更敏感

CT 表现

- 典型表现为小脑蚓部和（或）半球内边界清楚的，高密度肿物（图 5-17-1）。单独累及小脑半球者少见。平扫时密度几乎均较周围白质高或相等。90% 患儿可见轻 - 中度脑组织水肿，95% 病例于发病时出现脑积水。90% 以上患儿增强扫描后可见弥漫性或片状强化
- 60% 病例的 CT 图像中可见“非典型”特征，包括钙化（20%）、囊变（50%）以及坏死或未强化区域
- 肿瘤内出血罕见

MRI 表现

- T1 加权像上最常见的表现为圆形、轻度分叶肿块，与正常脑灰质信号相似。肿瘤最常出现于小脑蚓部下方，有时则起源于下髓帆。T2 加权像的典型表现为不均质低或等信号包块（与灰质比较）
- 静脉注入顺磁性对比剂后，肿瘤强化形式不一，可为均匀强化或片状强化
- 髓母细胞瘤通常弥散受限（图 5-17-2）

- 平扫时不易发现肿瘤脑脊液播散。因此，在肿瘤切除前后均应利用顺磁性对比剂进行检查。颅内转移最常见的部位是小脑蚓部和基底池、侧脑室室管膜下和额下区。脑室内转移（室管膜下）常表现为限局性强化，在临床中该征象不应与室管膜下异位混淆，因为后者是一种很罕见的偶然征象
- 推荐影像学检查
- 颅脑 CT 和 MRI 扫描

【鉴别诊断】

- 星形细胞瘤：虽然肿瘤内出现囊变、未强化区可能使放射科医生倾向于诊断星形细胞瘤，但应该注意的是，星形细胞瘤实性部分平扫常为低密度，而髓母细胞瘤则为等 - 高密度。CT 平扫时的肿瘤密度是鉴别这些肿瘤的最可靠方法。MRI 扫描髓母细胞瘤弥散受限

诊断与鉴别诊断精要

- 最常见症状为恶心、呕吐和头痛。< 1 岁儿童以头围增大为常见症状；共济失调是年长儿童和成人最早出现的症状
- 影像学发现小脑蚓部下方的圆形包块，密度或信号与脑灰质相近，有强化，弥散受限

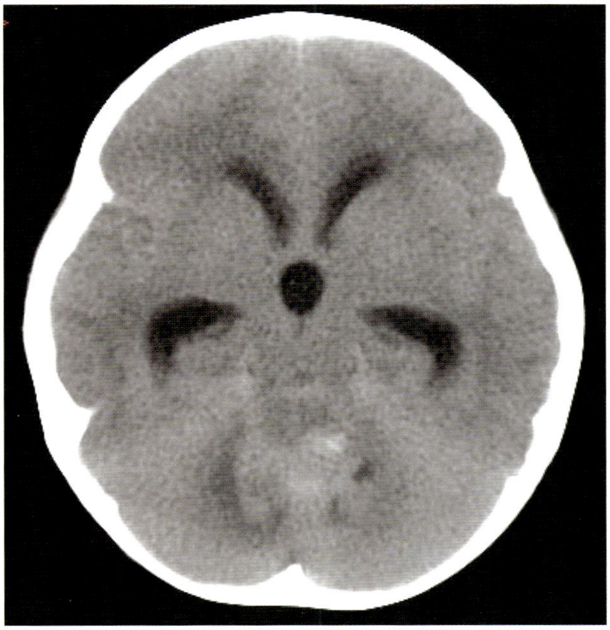

图 5-17-1　小脑髓母细胞瘤

CT 平扫可见小脑中线第四脑室后高密度占位病灶，第四脑室消失，幕上脑室扩张

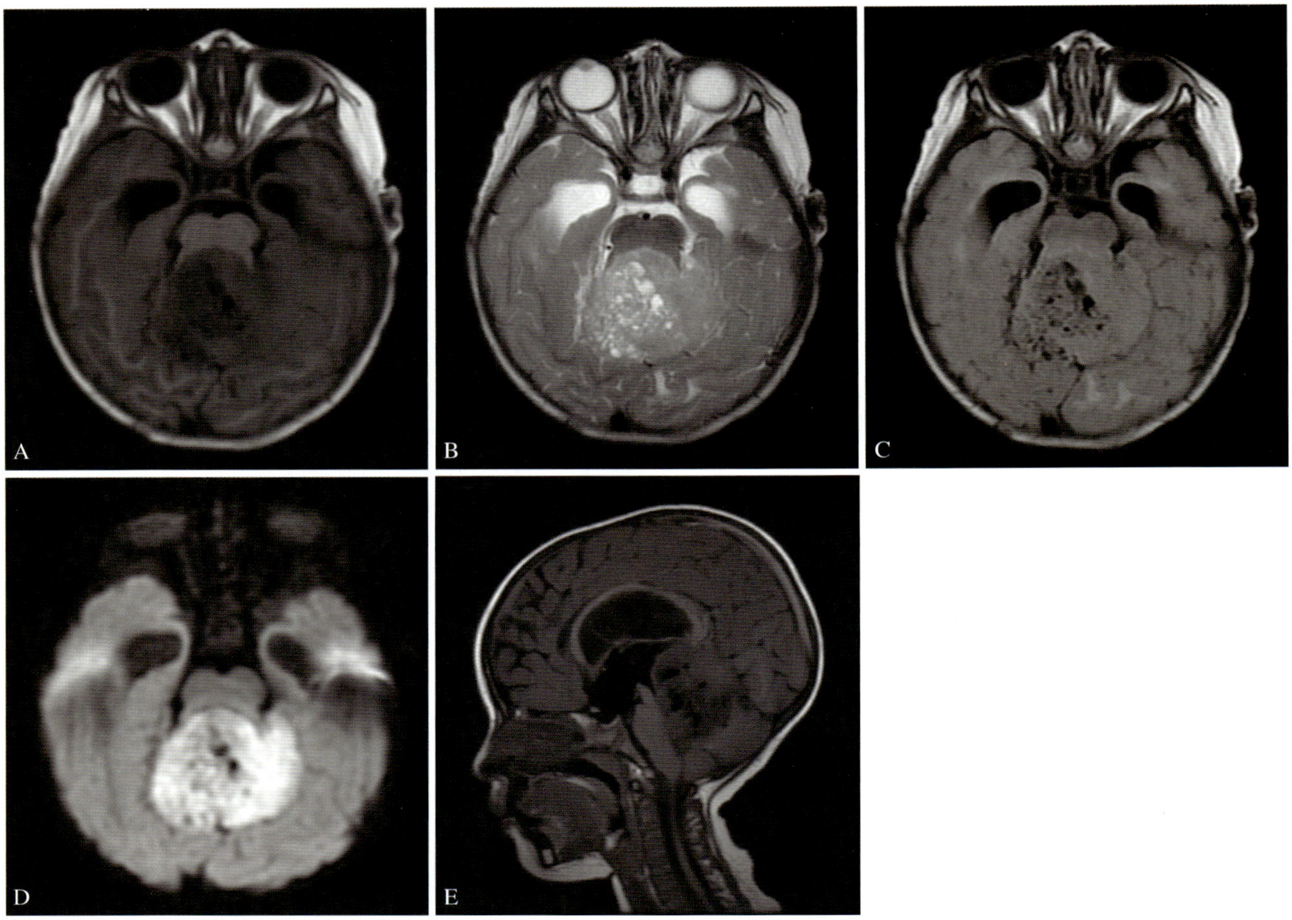

图 5-17-2 小脑髓母细胞瘤

MRI 平扫可见小脑中线第四脑室后长 T1 等 T2 信号占位病灶，其中可见点状长 T1/T2 信号的坏死灶。第四脑室消失，幕上脑室扩张

重点推荐文献

[1] Roberts RO，Lynch CF，Jones MP，et al. Medulloblastoma：a population-based study of 532 cases. J Neuropath Exp Neurol，1991，50：134-144.

[2] Meyers SP，Wildenhain SL，Chess MA，et al. Postoperative evaluation for intracranial recurrence of medullo-blastoma：MR findings with gadopentetate dimeglumine. AJNR，1994，15：1225-1234.

[3] Meyers SP，Kemp SS，Tarr RW. MR imaging features of medulloblastomas. AJR，1992，158：859-865.

第 18 节 室管膜瘤

【概念与概述】

- 室管膜瘤（ependymoma）主要发生于儿童和青年的肿瘤，由肿瘤性室管膜细胞构成

【病因与病理】

一般特征

- 占儿童中枢神经系统原发肿瘤的 8% ～ 12% 和儿童后颅窝肿瘤的 8% ～ 15%
- 发生率随儿童年龄增长而下降，可见于任何年龄组
- 儿童期幕下室管膜瘤较幕上多见（7 ∶ 3），颅内较髓内多见

大体病理及手术所见

- 肿瘤可以起源于脑室内室管膜或其他有室管膜细胞残留的部位

- 绝大多数为实性，50% 以上后颅窝室管膜瘤可见钙化，20% 出现囊变。约 20% 室管膜瘤很软并可变形
- 肿瘤可沿蛛网膜下腔、血管和神经生长，常包绕并侵蚀这些结构
- 室管膜瘤常生长到第四脑室外，进入周围脑池和孔

【临床表现】

表现

- 脑积水、颅压升高（90% 病例）引起的恶心、呕吐
- 斜视和共济失调
- 临床病史：后颅窝室管膜瘤患儿临床病史较长，起始症状隐匿可延误诊断

人口统计学

- 年龄：后颅窝室管膜瘤有两个发病高峰
  - 1 ～ 5 岁
  - 45 岁左右
- 性别：男性＞女性

自然病史与预后

- 起源于后颅窝外侧的室管膜瘤较起源于中线者预后差
- 良性室管膜瘤很少经脑脊液发生蛛网膜下腔转移（10% ～ 12%），蛛网膜下腔转移的发生与组织学（高度肿瘤更常见）和患儿年龄（年幼者更常见）相关。当出现蛛网膜下腔转移时，应考虑为退行性室管膜瘤或室管膜母细胞瘤

【影像表现】

CT 表现

- CT 平扫特征性地表现为与脑灰质密度相等或稍高密度的第四脑室内肿块，伴有点状钙化和小囊
- 增强后可见中度不均匀强化
- 15% 瘤内出现小腔，约 50% 可见多中心小钙化灶；偶见丛状大钙化灶。约 10% 患儿可见肿瘤内出血

MRI 表现

- 表现为均质或不均质。T1WI 常显示为较脑实质稍低信号的肿块，有时可见更低信号灶。T2WI 则显示为与灰质信号相等的肿块，肿瘤内可见高信号（坏死或囊变）和低信号（钙化或出血）。有时囊内可见液 - 液层面
- 肿瘤和周围脑实质缺乏良好对比，FLAIR 图像无特殊帮助；
- 肿瘤可经第四脑室流出孔向周围延伸，肿瘤经正中孔和枕骨大孔进入颈椎管背侧蛛网膜下腔，居于颈髓后方是室管膜瘤特异性征象
- 肿瘤经侧孔进入桥小脑脚池并围绕血管和颅神经也支持室管膜瘤的诊断

推荐影像学检查

- 颅脑 CT 或 MRI 检查（图 5-18-1）

【鉴别诊断】

- 髓母细胞瘤：也可延伸入四脑室流出孔，但他们不能像室管膜瘤一样向孔外伸出窄舌样组织
- 星形细胞瘤：常可伸入颈椎管，但位于髓内（即在髓内，而非其背侧）。虽然外生性延髓背侧星形细胞瘤可经枕大孔进入颈椎管并滞留在颈髓后方，但仔细检查可发现，延髓肿瘤起源于正中孔下方并向上推举第四脑室

诊断与鉴别诊断精要

- 最常见症状为脑积水、颅压升高（90% 病例）引起的恶心、呕吐；斜视和共济失调
- 起源于脑室内的肿瘤，CT 表现为等高密度，MRI 显示为等信号；肿瘤内多发钙化、出血和囊囊变；增强后可见不均匀强化。肿瘤沿神经和血管匍行生长

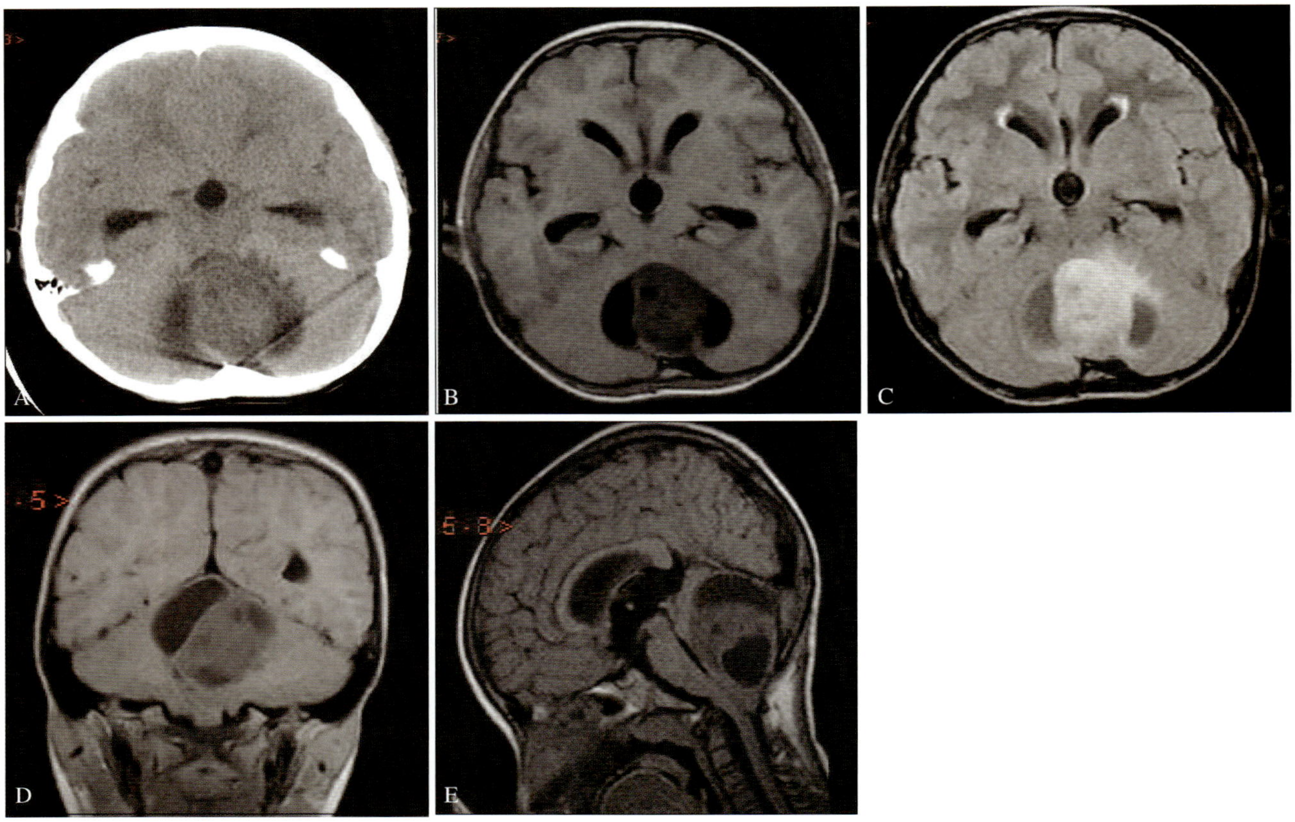

图 5-18-1 第四脑室室管膜瘤
图 A．CT 平扫可见第四脑室内等密度占位病灶；图 B ～ E．MRI 平扫可见肿块呈现长 T1/T2 信号，矢状位可见肿物向下疝入椎管

重点推荐文献

[1] Armington WG，Osborn AG，Cubberley DA，et al. Supra-tentorial ependymoma：CT appearance. Radiology，1985，175：367-372.
[2] Swartz JD，Zimmerman RA，Bilaniuk LT. CT of intracranial ependymoma. Radiology，1982，143：97-101.
[3] Spoto GP，Press GA，Hesselink JR，Salomon. Intracranial ependymoma and subependymoma：MR manifestations，AJNR 1990，11：83-91.
[4] Pleger MJ，Gerson LP. Supratentorial tumors in children. Neuroimaging Clin North Am，1993，3：671-687.

第 19 节 小脑星形细胞瘤

【概念与概述】

- 约 60% 的儿童星形细胞瘤位于后颅窝，其中 40% 位于小脑、20% 位于脑干

【病因与病理】

大体病理及手术所见

- 大多数小脑星形细胞瘤（astrocytoma）为一种特殊的组织学类型，被称为“青少年毛状形星形细胞瘤（JPA）”，是一种独立的肿瘤并被国际卫生组织定为一级肿瘤。JPAs 是中枢神经系统最良性的星形胶质肿瘤
- 小脑恶性星形细胞瘤，甚至胶质母细胞瘤（四度星形胶质肿瘤），也可见于儿童且预后极差
- 绝大多数儿童小脑星形细胞瘤起源于中线；30% 肿瘤可侵入小脑半球，其中 15% ～ 30% 仅发生于小脑半球
- 小脑星形细胞瘤可为囊性、实性或实性伴中心坏死。多数囊性病变可压迫小脑组织，并在囊壁内发现肿瘤结节，其余壁则为非肿瘤性组织。伴有壁结节的囊性星形细胞瘤占儿科小脑星形细胞瘤的一半。其余 40% ～ 45% 小脑星

形细胞瘤则由环形实性肿瘤和囊性坏死中心组成。肿瘤中心坏死有时是不完全的，偶可产生多囊表现。无坏死的实性肿瘤不到 10%

- 大体表现与组织学类型无关
- 20% 小脑星形细胞瘤组织学检查中可见钙化，绝大多数出现于实性部分。肿瘤出血非常少见。肿瘤在被发现时通常已经很大，平均直径大于 5cm

显微镜下特征

- 毛状形星形细胞瘤在组织学上不同于绝大多数低级星形细胞瘤之处在于，其中内皮细胞具有开放的紧密相连和网格状结构。这些血管壁上的"孔"在影像中可引起肿瘤出现明显强化

【临床表现】

表现

- 无论哪种组织学类型的小脑星形细胞瘤均出现晨起头疼、呕吐、暂时性肥胖和病态，最终成为持续性症状和急性病状态
- 小脑征象（如共济失调或轮替运动障碍）常可确定病变在小脑

人口统计学

- 年龄
- 发病高峰为出生到 9 岁，但直到 15 岁仍较常见
- 退行性星形细胞瘤（约占儿科小脑星形细胞瘤的 5% ～ 15%）更常见于年长儿，通常为 10 ～ 20 岁儿童
- 性别：男孩 = 女孩（青少年毛状形星形细胞瘤）

自然病史与预后

- 囊性 JPAs 患儿预后较好，25 年生存率接近 90%
- 25% 实性小脑星形细胞瘤患儿的预后更值得注意，25 年生存率约为 40%
- 极少见良性小脑星形细胞瘤发生恶变

治疗

- 外科对毛状形星形细胞瘤实行全切术通常可达到治愈效果。25% 以上的小脑星形细胞瘤可延伸至脑干，因难以完全切除而降低了长期存活率
- 外科不能解决的肿瘤可采用定向放疗

【影像表现】

概述

- 小脑星形细胞瘤的典型表现为小脑蚓部或半球的巨大肿瘤，主要为囊性结构

CT 表现

- CT 平扫可见肿瘤实性成分密度与正常白质相等或偏低，毛细胞型肿瘤几乎均为低密度；高级别肿瘤则可为高密度（图 5-19-1）
- 增强扫描时表现为不均匀强化，半数病变显示为混杂密度。除了囊变、肿瘤坏死以及肿瘤实性部分的不均匀强化可导致不均质外，肿瘤的强化程度也常有所不同。毛细胞型细胞瘤的实性部分明显强化
- 当囊性肿瘤带有壁结节时，囊为圆形或椭圆形，壁结节可为圆形、椭圆形或板状。增强扫描后，结节显示明显均匀强化。由于被压缩的小脑组织构成囊肿壁，故在 CT 上囊肿壁为稍高密度影且不强化；在这些病例中，囊肿壁的病理检查几乎从未显示为肿瘤。如果囊壁强化，则其中常包含肿瘤。当囊肿来源于星形细胞瘤实性部分坏死时，可为单房或多房，整个囊壁由肿瘤组成，无边界清楚的壁结节。囊肿周边肿瘤强化并延伸至小脑，范围超过了囊肿的轮廓
- 实性肿瘤一般为圆形或椭圆形、分叶状、边缘模糊的肿块，平扫为等或低信号，可均匀或不均匀强化。无强化者罕见；不产生强化的肿瘤就不是毛细胞型细胞瘤

MRI 表现

- 小脑星形细胞瘤的 MR 表现多变，取决于大体病理表现。肿瘤大小不一，可较小，也可很大。像 CT 一样，MR 也可确定肿瘤的实性和囊性成分
- 一般来说，实性部分在 T1WI 上表现为低信号团块（虽然没有 CSF 那样低），而在 T2WI 和 FLAIR 序列上表现为高信号（也不像 CSF 那样高）。高级别肿瘤在 T2WI 上表现为低信号，类似于髓母细胞瘤。注意，毛细胞型肿瘤在 FLAIR 图像中并非为极高信号，所以 FLAIR 图像在鉴别毛状形星形细胞瘤和高级别肿瘤方面的作用尚不及常规 T2WI
- 和 CT 中应用碘对比剂一样，注入顺磁性对比剂后肿瘤实性部分强化。MR 也像 CT 一样可鉴别肿瘤为实性肿瘤伴中心坏死，还是囊性肿瘤，坏死灶的边缘常不规则形且欠光滑。囊壁强化也提示存在肿瘤成分。（图 5-19-2）当肿

瘤实性部分均匀时，MR 平扫有时难于鉴别实性和囊性团块。即使未见强化，也不能仅仅因为肿瘤在 T1WI 上表现为低信号而在 T2WI 上表现为高信号而确定为囊性。需要寻找进一步的证据（如与 CSF 弥散度相等、液体波动产生的波浪结构或液液层面）做出更可靠的鉴别

推荐影像学检查

- 头颅 CT 和 MRI 检查

【鉴别诊断】

- 与小脑髓母细胞瘤和室管膜瘤鉴别：本肿瘤 CT 平扫常为低密度，MRI 显示为长 T1/T2 信号；本肿瘤常见形态为囊并壁结节，结节强化明显
- 与血管网状细胞瘤鉴别：后者常见于成人，可有家族史。多位于小脑半球内，肿瘤多无占位效应，边缘锐利

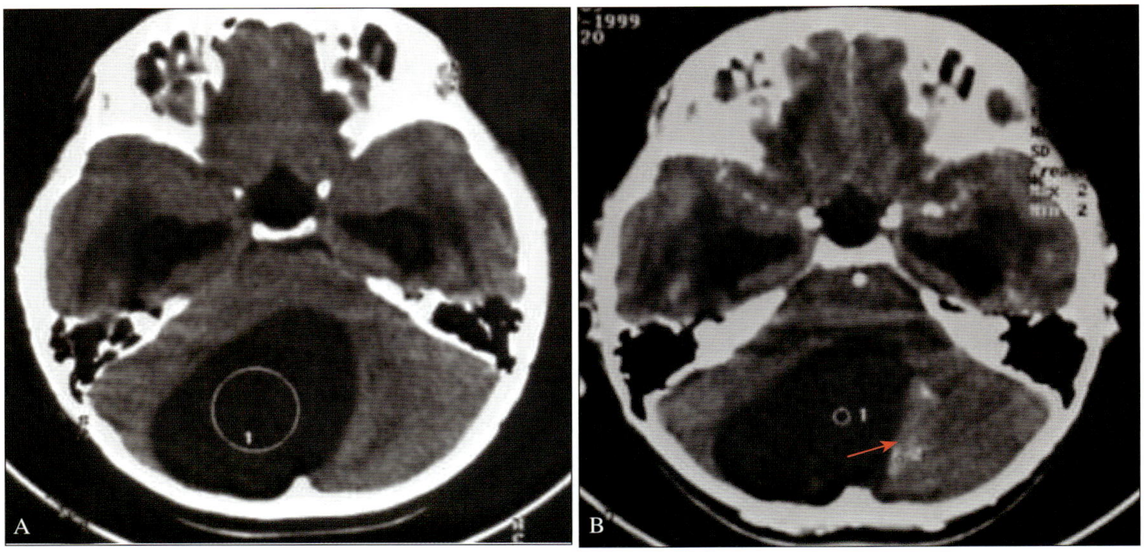

图 5-19-1　小脑星形细胞瘤
CT 平扫及增强可见右侧小脑半球内低密度为主的肿瘤，其中可见壁结节结构强化（红箭）

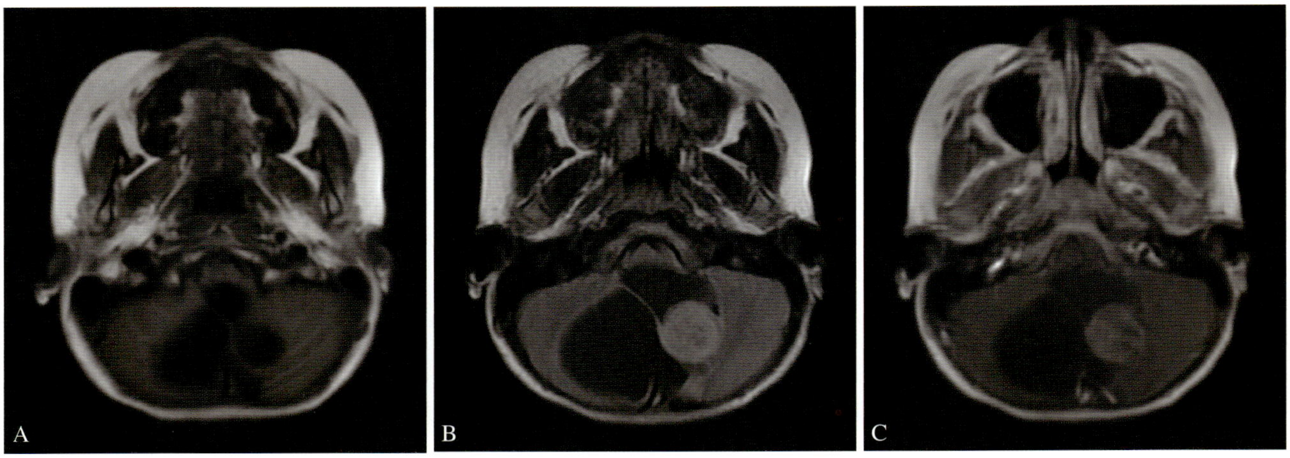

图 5-19-2　小脑星形细胞瘤
MRI 平扫及增强可见右侧小脑半球内 T1 低信号为主的肿瘤，其中可见等 T2 信号壁结节，并强化

诊断与鉴别诊断精要

- 临床出现晨起头疼、呕吐和小脑征象（如共济失调或轮替运动障碍）
- 影像学检查发现小脑蚓部或半球的巨大肿瘤，CT 平扫常为低密度，MRI 显示为长 T1/T2 信号，形态为囊并壁结节，结节强化明显者

重点推荐文献

[1] Barkovich AJ. Pediatric neuroimaging. 4th ed. Philadelphia：Lippincott Williams &Wilkins，2005.

[2] Lee YY，Van Tassel P，Bruner JM，et al. Juvenile pilocytic astrocytomas：CT and MR characteristics. AJR，1989，152：1263-1270.

[3] Coakley KJ，Huston J III，Scheithauer BW，et al. Pilocytic astrocytomas：well-demarcated magnetic resonance appearance despite frequent infiltration histologically. May Clin Proc，1995，70：747-751.

[4] Zattara-Cannoni H，Gambarelli D，Lena G，et al. Are juvenile pilocytic astrocytomas benign tumors? A cytogenetic study in 24 cases. Cancer Genet Cytogenet，1998，104：157-160.

第 20 节　儿童脑干肿瘤

【概念与概述】

- 脑干肿瘤（brainstem tumor）不应被认为是一种独立疾病，它至少应被分为四种：延髓肿瘤、脑桥肿瘤、中脑肿瘤，神经纤维瘤病 1 型相关性肿瘤

【病因与病理】

一般特征

- 流行病学：脑干胶质瘤占所有儿童中枢神经系统肿瘤的 15%，占幕下肿瘤的 20% ～ 30%

大体病理及手术所见

- 多种不同组织类型的肿瘤（如星形细胞瘤、神经节胶质细胞瘤、血管网状细胞瘤、PNETs、朗格汉斯细胞组织细胞增生症、生殖细胞瘤、淋巴瘤和胶质母细胞瘤等）可发生于脑干，但绝大多数为星形细胞肿瘤。大多数脑桥（脑干肿瘤的最常见部位）星形细胞肿瘤具有纤维组织成分
- 弥漫性肿瘤占所有脑干肿瘤的 60% ～ 75%，组织学检查通常为Ⅲ级或Ⅳ级纤维性星形细胞瘤，它们多使受累区域均匀扩大，而不是局部外生性生长。肿瘤边缘不清，在轴位脑干受侵的最大层面的上累及脑干超过 50%（经常 75%）。进而，肿瘤越过边界侵入相邻的节段或结构（如脑桥肿瘤进入延髓或中脑；延髓肿瘤进入脑桥或颈髓）。肿瘤强化轻微或无强化，但放疗后可见强化
- 局部肿瘤一般边缘清楚，在轴位上侵犯脑干面积不足 75%。局部肿瘤常见强化，但不跨越分界线进入相邻节段和结构。肿瘤生长可导致局部外生性膨胀。组织学上，绝大多数为低级（Ⅰ或Ⅱ级）星形细胞瘤，但退行性神经节胶质细胞瘤和原始神经外胚层肿瘤有时也可出现这种表现。总的来讲，局限性肿瘤比弥漫性肿瘤预后好

【临床表现】

表现

- 最常见症状：根据受累部位不同而出现不同表现，可见运动障碍、抽搐等

人口统计学

- 年龄：儿童和成人均可发病，但发病高峰在 3 ～ 10 岁
- 性别：男 = 女

自然病史与预后

- 治疗：在许多医院中，这种肿瘤无需活检即可治疗

【影像表现】

MRI 表现

- 由于可进行多方向成像和消除颅底骨结构伪影，MRI 成为检查脑干肿瘤的常用方法。当采用 MR 检查脑干肿瘤时，所采集的矢状 T2 和 FLAIR 图像最有助于全面显示肿瘤范围，从而制定适当的治疗计划，他们还最有助于区分肿瘤是弥漫性的，还是局部性的（图 5-20-1）
- MRI 简化了脑干肿瘤的诊断，并提供了新的信息，使我们可以对脑干肿瘤进一步分类，不同亚型的治疗方法和预后均不相同
- 脑干肿物的不典型特征，特别是治疗前出现显著强化；肿瘤出现时发生蛛网膜下肿瘤播散，慢性血管产物（正铁血红蛋白所产生的边缘清晰的短 T1 信号影和含铁血黄素产生的短 T2 信号影），或超急性出血都可提示非胶质性肿瘤（如海绵状血管瘤、脓肿和非星形细胞性肿瘤）的存在。肿瘤科医生在进行治疗前应充分考虑这些特点
- 一般情况下，背侧外生性肿瘤和其他部位的显著强化的肿瘤为毛状形星形细胞瘤；由于这些肿瘤可被完全切除，故应对其作出特异性诊断

推荐影像学检查

- 颅脑 MRI 检查

【鉴别诊断】

- 脑炎（病毒，自身免疫或原虫）、脓肿、脱髓鞘、继发于 NF1 的髓鞘形成障碍，朗格汉斯细胞组织细胞增生症、错构瘤、血肿吸收、海绵状血管畸形和结核瘤
- 由于对血液及其分解产物的敏感，MR 可轻易区别脑干星形细胞瘤与血管畸形及亚急性出血。目前可利用弥散加权图像（脓肿的弥散减低，而肿瘤中囊变 / 坏死灶的弥散增高）和质子波谱（脓肿可见氨基酸峰，而肿瘤则不出现）鉴别脓肿
- 脱髓鞘、继发于 NF1 的髓鞘形成障碍和朗格汉斯细胞组织细胞增生症则通过其他病变、既往病史或复发病史来鉴别
- 典型的结核瘤则可通过其中心干酪样部分的短 T2 信号进行鉴别

诊断与鉴别诊断精要

- 根据受累部位不同而出现不同表现，可见运动障碍、抽搐等
- 影像检查：脑干出现弥漫性或局限性膨大，或脑干内出现局限性异常信号区

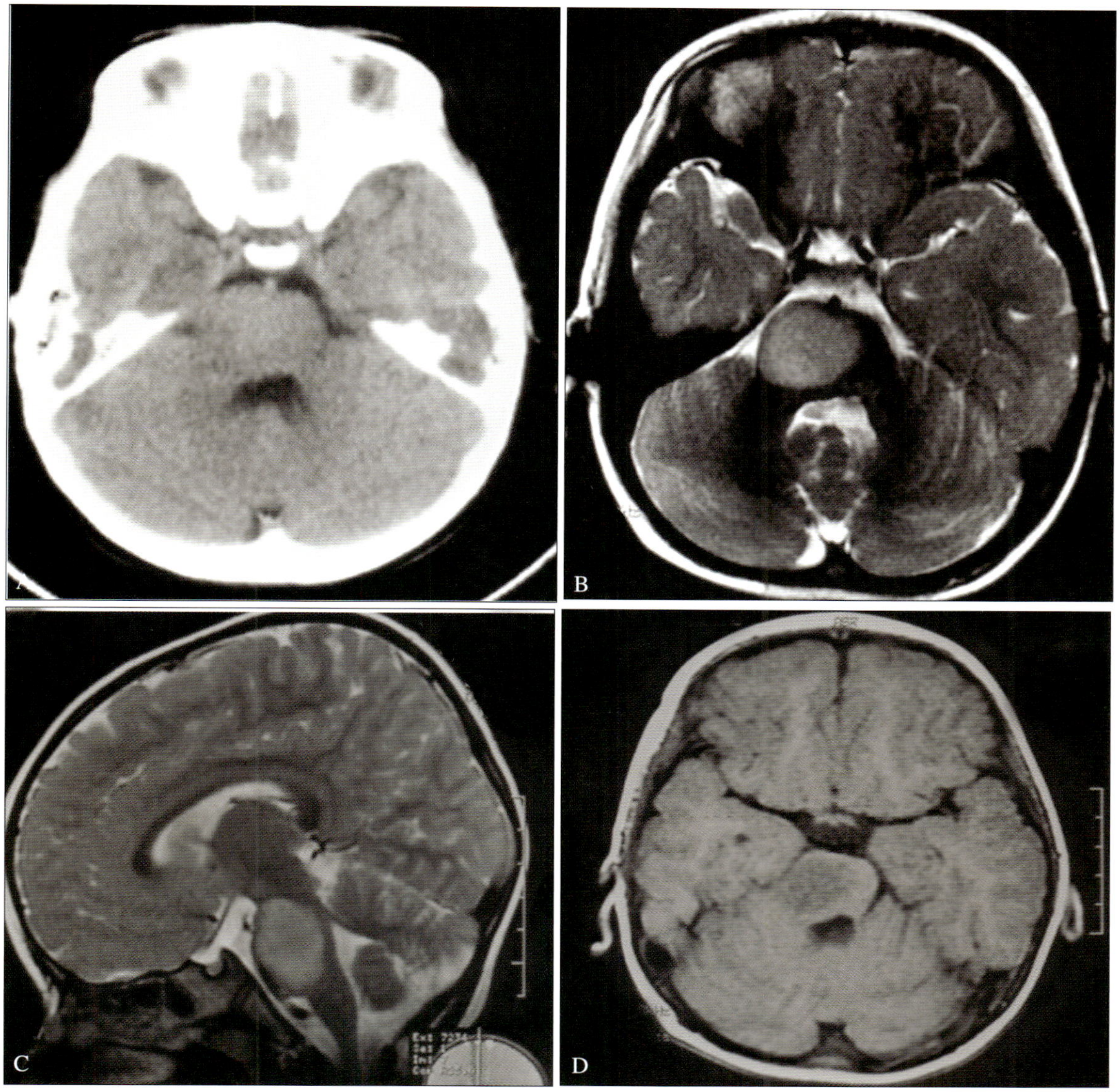

图 5-20-1 脑干肿瘤

图 A. CT 平扫可见脑干局部饱满，向外膨出；图 B ~ D. MRI 平扫可见脑干右侧长 T1/T2 信号病灶，局部向外生长，边缘清晰

重点推荐文献

[1] JalloG，Biser-Rohrbaugh A，Freed D. Brainstem gliomas. Childs Nerv Syst，2003.

[2] Fischbein NJ，Prados MD，Wara W，et al. Radiologic classification of brainstem tumors：correlation of magnetic resonance imaging appearance with clinical outcome. Pediatr Neurosurg，1996，24：9-23.

[3] Barkovich AJ，Krischer J，Kun LE，et al. Brainstem gliomas：a classification system based on MRI. Pediatr Neurosci，1990，16：73-83.

第 21 节 下丘脑错构瘤

【概念与概述】

- 下丘脑错构瘤（hypothalamic hematoma）由正常神经组织构成，位于乳头体和下丘脑灰结节之间

【病因与病理】

一般特征

- Valdueza 等提出一种下丘脑错构瘤临床 - 局部解剖分型。Ia 型错构瘤较小，有蒂与灰结节相连；Ib 型错构瘤为有蒂与乳头体相连的小肿瘤。两者均可无症状或仅出现性早熟。IIa 型错构瘤是无蒂肿瘤，直径通常大于 1.5cm，位于三脑室底部和乳头体。IIb 型错构瘤为大的无蒂肿瘤，通常大于 1.5cm，累及第三脑室壁和底部相关异常
- Pallister-Hall 综合征（一种与染色体 7p13 基因 GLI3 突变有关的常染色体显性遗传病）的多指（趾）畸形。患儿骨龄多较实际年龄高大

大体病理及手术所见

- 下丘脑错构瘤为边界清楚的圆到卵圆形包块，从第三脑室底伸出并进入鞍上区或脚间池；有时可向上进入第三脑室。肿瘤可有蒂，通过细柄与灰结节或乳头体相连，或为下丘脑内的无蒂包块，它们的大小可从几毫米到几厘米不等

显微镜下特征

- 组织学上，下丘脑错构瘤由异位的大、小不同的神经元、星形细胞和少突神经胶质细胞按构成正常神经组织的比例构成。肿瘤内可见髓鞘化和未髓鞘化的神经元，提示肿瘤与其他部分脑组织的联系。肿瘤与灰结节组织学表现极为相似。钙化少见，未见出血报道

【临床表现】

表现

- 最常见的症状为同性青春期早熟；实际上，下丘脑错构瘤是中枢性性早熟的最常见原因。性早熟多出现于 2 岁以内的男孩和稍大些的女孩
- 癫痫，虽然典型者为痴笑型（发笑性癫痫），但如未对下丘脑进行适当检查，则患儿最初可表现为部分性复杂型癫痫，甚至婴儿痉挛症。同时，患儿出现多种类型癫痫，包括非典型失张力性，全身强直 - 阵挛性、部分运动性和倾倒发作。当肿瘤超过 10mm 时，性早熟和癫痫更常见。有些作者推测，性早熟最常见于那些起源于灰结节的有蒂错构瘤患儿，而癫痫则见于下丘脑内错构瘤患儿。事实上，痴笑型癫痫可出现于下丘脑内较小错构瘤患儿，而不伴有性早熟
- 与下丘脑错构瘤相关的其他症状还包括神经发育延迟和多动症。Ⅱa 患儿典型表现为痴笑性或全身性癫痫。Ⅱb 患儿除痴笑性和混合型癫痫外，还出现智力和行为异常

人口统计学

- 性别：男性患儿多见

自然病史与预后

- 治疗虽然首选药物治疗，但有些作者建议采用肿瘤切除来治疗难治性癫痫。越来越多的人将采用外科疗法治疗难治性癫痫和发育性疾病，特别是当有更新和更安全的方法出现以后

【影像表现】

CT 表现

- CT 只对较大的下丘脑错构瘤敏感。来源于第三脑室底部的无蒂小错构瘤在轴位 CT 上不能被显示
- 错构瘤在 CT 上表现为密度均匀、边界清楚的圆形包块，位于鞍上池和脚间池，与脑组织密度相同。增强后无强化。囊性成分很少伸入相邻侧裂池，此时，在囊肿引流前无法确定这种实性、无强化肿瘤的性质

MRI 表现

- 下丘脑错构瘤在 MR 上表现为边界清楚的圆形到卵圆形包块，位于下丘脑内。肿瘤多累及乳头体区，并可向前上方进入第三脑室，向下贴近第三脑室底部，或进入下丘脑外侧壁（向前推移穹隆后联合和下丘脑灰质）。在 T1WI 上，肿瘤与灰质等信号；在 IP GRE T1 序列中为低信号；在 T2WI 上为等到稍高信号。肿瘤大小可从几毫米到 3 ~ 4 厘米
- 较大错构瘤在 T1/T2WI 上常显示不均匀，病变区域在 T2WI 和 FLAIR 序列中可表现为很高信号
- 增强后无强。偶尔，位于鞍上池的大囊可进入

中颅窝。依据肿瘤的特征性位置，与正常脑组织等信号以及增强后肿瘤实性部分无强化可作出诊断（图 5-21-1）

- 单发错构瘤 PMRS 表现与正常脑组织相似。文献报道，与相邻的丘脑和额叶正常脑组织相比，肿瘤波谱中肌醇轻度增高且 NAA 降低

推荐影像学检查

- 下丘脑 MRI 检查，特别是正中矢状位增强扫描

【鉴别诊断】

- 依赖影像学检查，与下丘脑朗格汉斯细胞组织细胞增生症鉴别困难，但后者常出现尿崩症，而本病则以性早熟为主要表现

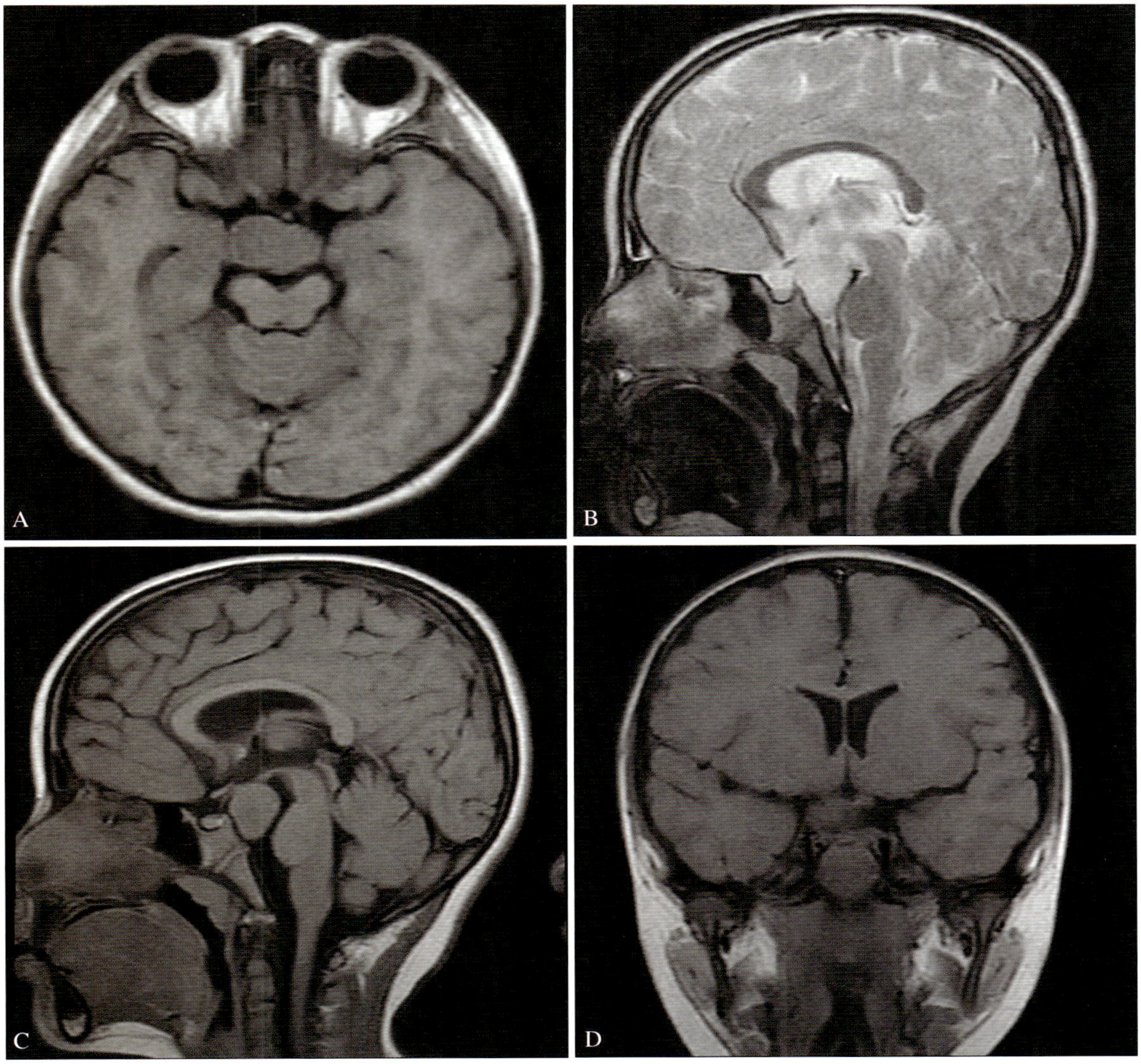

图 5-21-1　错构瘤
灰结节可见信号强度与脑实质相同的占位病灶

诊断与鉴别诊断精要

- 最常见的临床表现为青春期性早熟
- 下丘脑、灰结节局限性生长

重点推荐文献

[1] Ng S，Kumar Y，Cody D，et al. Cranial MRI scans are indicated in all girls with central precocious puberty. Arch Dis Child，2003，88：414-418.

[2] Mullatti N，Selway R，Nashef L，et al. The clinical spectrum of epilepsy in children and adults with hypothalamic hematoma. Epilepsia，2003，44：1310-1319.

[3] Lin S-R，Bryson MM，Goblen RP，et al. Radilogic findings of hematomas of the tuber cinereum and hypothalamus. Radiology，1978，12：309-314.

第 22 节　儿童鞍区肿瘤（颅咽管瘤）

【概念与概述】

- 蝶鞍区包括许多不同的组织，每一组织都有其自身复杂的胚胎发育特征。基于此种多样性的原因，儿童这一区域会发生多种肿瘤或瘤样病变。原发中枢神经系统肿瘤或瘤样病变可能起源于胚胎细胞、神经上皮、腺垂体、周围骨质、血管或软脑膜。另外，这一区域集中了多种激素及神经功能，因此产生了不同的甚至特征性的症候群。儿童鞍旁区域的肿瘤大约占儿童脑部肿瘤的 25%，虽然大多数鞍旁肿瘤为良性病变，但是由于此区域存在许多重要结构，从而使这一区域的肿瘤的预后不容乐观
- 颅咽管瘤（craniopharyngioma）是儿童最常见的幕上肿瘤之一，肿瘤起源于神经上皮组织的良性肿瘤

【病因与病理】

一般特征

- 一般发病机制：目前认为颅咽管瘤来源于颅咽管残留组织，可发生于从第三脑室底部与垂体间垂体柄的任何部位
- 流行病学：颅咽管瘤占儿童所有颅内肿瘤的 3%，幕上肿瘤的 15% 和鞍上肿瘤的 50%

大体病理及手术所见

- 颅咽管瘤分为两种组织学类型，造釉质瘤样型和乳头型；有些是混合型
- 造釉质瘤样型颅咽管瘤一般发生于儿童和青少年，为多囊（通常很大）的分叶状团块，常包绕 Willis 环血管，本型肿瘤常见钙化并易于累及下丘脑；多数起源于三脑室底部。肿瘤体积变化很大；小肿瘤表现为位于灰结节、漏斗和蝶鞍内的实性或部分囊性结节，而大肿瘤则主要为囊性，常向上进入第三脑室或向后下进入脑干水平的脚间池和桥前池。囊内液体可为黄色或褐色机油样物质，富含胆固醇结晶
- 乳头型颅咽管瘤常出现于成人，肿瘤主要为实性；囊变小并含黄色液体。因为肿瘤常来源于垂体柄，故鞍背和鞍结节常受累
- 外科医生按照部位将颅咽管瘤分为三种：鞍区、鞍上视交叉前区和鞍上视交叉后区。鞍区颅咽管瘤常较小；它们可累及垂体但不侵犯视神经、视交叉或大脑前动脉。鞍上视交叉前区颅咽管瘤向前生长位于视神经之间，向后推移视交叉并向上抬升大脑前动脉；很少压迫第三脑室。鞍上视交叉后区颅咽管瘤则向后推移视交叉靠近鞍结节，填充第三脑室，进入脚间池和桥前池。很少情况下，颅咽管瘤可发展为斜坡、鼻咽部或蝶骨肿物

【临床表现】

表现

- 症状与肿瘤位置和患者年龄有关
- 典型症状包括头痛和继发于视交叉和通路受压的视野缺损
- 还可见由于垂体前叶和下丘脑 - 垂体系受压造成垂体前叶功能紊乱所致的生长缓慢以及下丘脑功能紊乱引起的尿崩症。诊断时即出现下丘脑功能紊乱、严重脑积水，患儿年龄多小于 5 岁与下丘脑高发病率有关

人口统计学

- 年龄：第一发病高峰为 10 ～ 14 岁，第二高峰为 40 ～ 60 岁
- 性别：男孩多于女孩

【影像表现】

CT 表现

- 造釉质瘤样型肿瘤最常见于鞍上区，90% 可见囊肿及部分钙化。钙化可为环绕囊肿的薄环状或实性部分内的团块状。90% 病例增强后

出现强化（图 5-22-1）

- 鞍上区囊性伴有钙化的可强化病变几乎均为颅咽管瘤

MRI 表现

- 典型者表现为鞍上区多分叶状的多囊性肿物。在 T1WI 上与脑组织相比，囊肿可为等信号或稍高、稍低信号；如果出现短 T1 信号，则原因为囊内蛋白含量较高。虽然囊性和实性成分在 T2WI 上均为高信号，但囊性区比实性区信号更高
- 肿瘤实性成分在 T1WI 平扫中呈颗粒状，也可因小囊和钙化表现为不均匀。增强后，实性部分不均匀强化；囊肿薄壁可见强化（图 5-22-2）
- 约 25% 的颅咽管瘤可延伸至中颅窝、前颅窝或后颅窝（桥前池）。肿瘤的这些伸展征象则提示颅咽管瘤的诊断；对那些表现为后颅窝症状的患儿而言，肿瘤的磁共振图像对外科医生作出正确诊断和判断肿瘤起源尤为重要
- 极少情况下，颅咽管瘤原发于第三脑室或视交叉。肿瘤特征性的分叶状、多囊性表现以及囊肿显示短 T1 信号（如果出现），有助于诊断
- 儿童颅咽管瘤的 MRS 与其他鞍上肿瘤不同。波谱显示无正常代谢产物，仅在 1ppm ~ 2ppm 出现宽大脂峰，这与鞍上星形细胞瘤有所差别，后者显示一个大胆碱峰和降低的 NAA 峰

推荐影像学检查

- 颅脑 CT 和（或）MRI 检查

【鉴别诊断】

- （上皮）皮样肿瘤虽也为囊性密度伴有钙化，但无强化
- 鞍上蛛网膜囊肿因缺乏钙化和强化而可与颅咽管瘤相鉴别
- Rathke's 裂囊肿和出血性垂体腺瘤为起源于该区域并出现 T1WI 高信号的唯一可供鉴别的其他病变。因为 Rathke's 裂囊肿表现为小的鞍区病变，靠近蝶骨，故鉴别鞍内颅咽管瘤和 Rathke's 裂囊肿完全为理论上的。出血性腺瘤可由于出血在 T2WI 和梯度回波序列上为明显低信号而与颅咽管瘤鉴别。当颅咽管瘤的囊肿在 T1WI 上表现为黑色时，则难于与鞍上星形细胞瘤相鉴别。实性部分出现钙化、肉芽状和肿瘤实性部分信号不均匀，囊肿壁强化，以及肿瘤向鞍内延伸导致鞍结节扩大均可提示颅咽管瘤的诊断

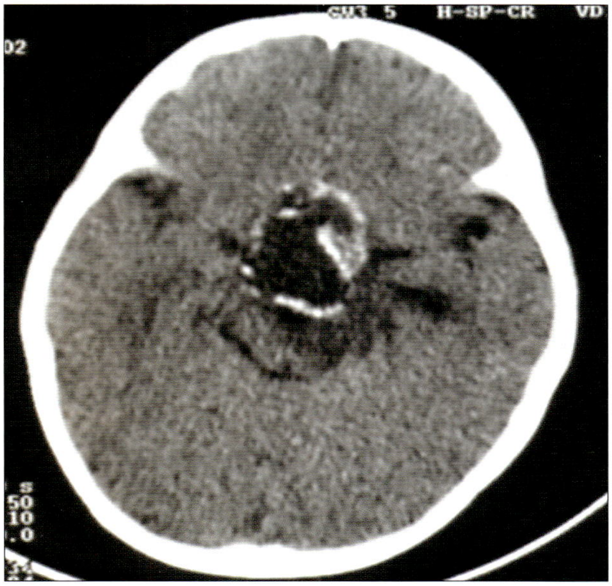

图 5-22-1　**颅咽管瘤**
CT 平扫可见鞍上池内低密度占位病灶，特征性蛋壳样钙化

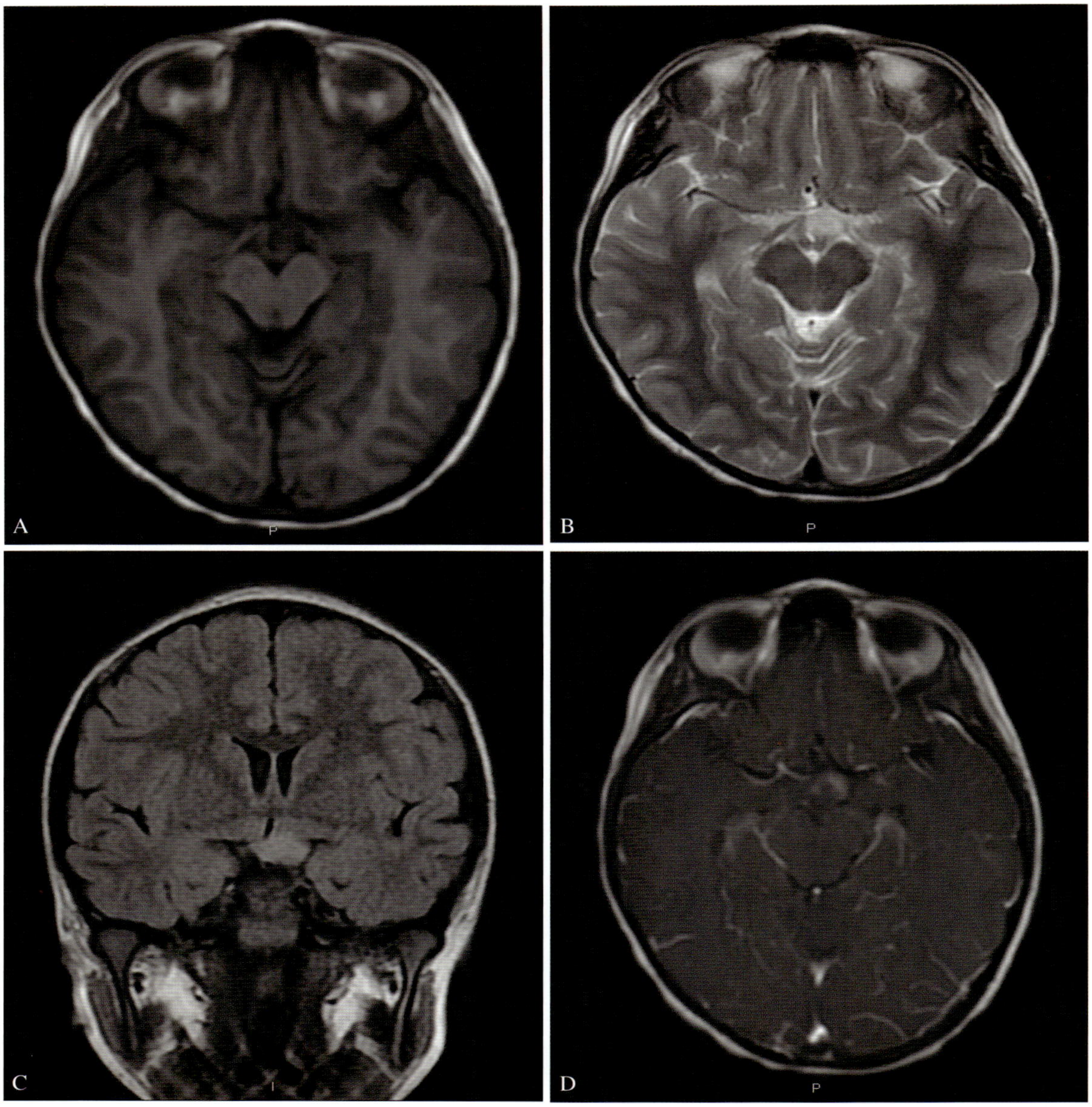

图 5-22-2 **颅咽管瘤**
MRI 平扫及增强可见肿瘤呈长 T1/T2 信号，可见不完全环形强化

诊断与鉴别诊断精要

- 典型症状包括头痛和继发于视交叉和通路受压的视野缺损
- 鞍上区囊性伴有钙化的可强化病变几乎均为颅咽管瘤

重点推荐文献

[1] Barkovich AJ. Pediatric neuroimaging. 4th ed. Philadelphia: Lippincott Williams &Wilkins, 2005.

[2] Sener RN, Dzelzite S, Migals A. Huge craniopharyngioma: diffusion MRI and contrast-enhanced FLAIR imaging. Comput Med Imaging Graph, 2002, 26: 199-203.

[3] Tsuda M, Takahashi S, Higano S, et al. CT and MR imaging of craniopharyngioma. Eur Radiol, 1997, 7: 464-469.

第 23 节　小脑幕上肿瘤

【概念与概述】

- 幕上肿瘤通常被分为大脑半球肿瘤、脑室内肿瘤、鞍区肿瘤和松果体区肿瘤。以上肿瘤在神经系统分册中被详细介绍，故本节仅简略介绍少数儿童常见的肿瘤，其中最常见的肿瘤多发生于大脑半球和鞍区（后面介绍），故本节仅介绍大脑半球肿瘤中最常见的星形细胞瘤
- 发生于儿童大脑半球的最常见肿瘤为星形细胞瘤，在新生儿和婴儿中也应考虑其他诊断。在新生儿中，当肿物为不均质肿瘤或内部出现钙化或脂肪时，常应考虑畸胎瘤；在婴儿中，如肿物实性部分在 CT 上显示为高密度，且 MRI 显示与脑灰质信号相似，则还应考虑非典型畸胎样 / 横纹肌样肿瘤、室管膜瘤、促纤维增生性幼稚型节细胞胶质瘤和 PNETs。最后，如皮质肿瘤患儿伴有长期癫痫发作病史，诊断时则应考虑神经节神经胶质瘤和胚胎发育不良性神经上皮肿瘤（DNET）

【病因与病理】

一般特征

- 流行病学在儿童中，大脑半球星形细胞瘤约占幕上肿瘤的 30%

大体病理及手术所见

- 伴有中心坏死的实性肿瘤或有壁结节的囊性肿瘤
- 虽然胶质母细胞瘤也可见于儿童，且预后较成人好，但绝大部分儿童大脑半球星形细胞瘤为低组织学分级肿瘤
- 肿瘤无特征性发病部位，多数位于半球深部；较成人更多累及基底神经节或丘脑，累及范围可超过一个脑叶。肿瘤被发现时往往已经很大
- 儿童星形细胞瘤（即使病理分级较低）在发现时常为多中心分布，可能为肿瘤发生蛛网膜下腔或脑室内转移所致。原发肿瘤位于下丘脑时，常出现多中心分布

【临床表现】

表现

- 常见症状
  - 肿瘤位置决定患儿症状和体征，虽然癫痫、局限性神经损伤和颅压升高症状为最常见的症状（颅压增高症状包括头疼、呕吐和感觉改变），但也可见眼科症状和认知异常
  - 当肿瘤位于额叶或颞叶皮质时，癫痫为首发症状

人口统计学

- 年龄：7 ~ 8 岁为小高峰期，但所有年龄均可发病
- 性别：男性患儿稍多

【影像表现】

CT 表现

- CT 表现多种多样。肿瘤可完全为实性，实性伴中心坏死，或囊性伴有可强化的实性成分。当囊肿很大时，则难以判断肿瘤位于实质外还是实质内（图 5-23-1）
- 平扫主要显示为等或低密度
- 实性部分在增强中可表现为完全、部分或无强化。发现囊性成分后进行增强扫描非常重要，一旦出现强化的壁结节，即可诊断“囊性星形细胞瘤”
- 仅依据 CT 表现不能鉴别大脑星形细胞瘤的良、恶性。恶性肿瘤常较大，且多见于婴幼儿，其中实性成分呈高密度，但以上特点均不足以判断肿瘤性质
- 高级别幕上星形细胞瘤有时可见出血

MRI 表现

- 星形细胞瘤典型表现为大脑半球内长 T1/T2 信号的包块
- 多数位于深部，但也可发生于大脑皮层
- 仅依赖 MR 平扫难以区分囊性和实性肿瘤；出现肿瘤内液体搏动所致的液波或液 - 液平面则可确定囊肿存在
- 毛状型星形细胞瘤在 T2WI 和 FLAIR 图像中表现为极高信号，周围脑白质无血管源性水肿，增强扫描可见显著强化且合并大小不等的囊肿
- 其他组织类型的低级星形细胞瘤为均质性肿瘤，边界清楚，无出血，无强化；周围可见轻度或无水肿带
- 高级肿瘤由于坏死和出血而显示不均质，血管源性水肿较广泛

- 弥散加权图像对区分低级和高级星形细胞瘤有一些帮助，低级肿瘤含有紧密连接的细胞较高级肿瘤实性部分少，所以可表现出更高的弥散度
- 一些证据表明，神经胶质瘤 PMRS 上出现低 NAA/Cho 比值与肿瘤级别较高有关；但毛状型星形细胞瘤 NAA/Cho 比值也较低，单独关注该值变化毫无意义

推荐影像学检查

- 颅脑 CT 和 MRI 检查

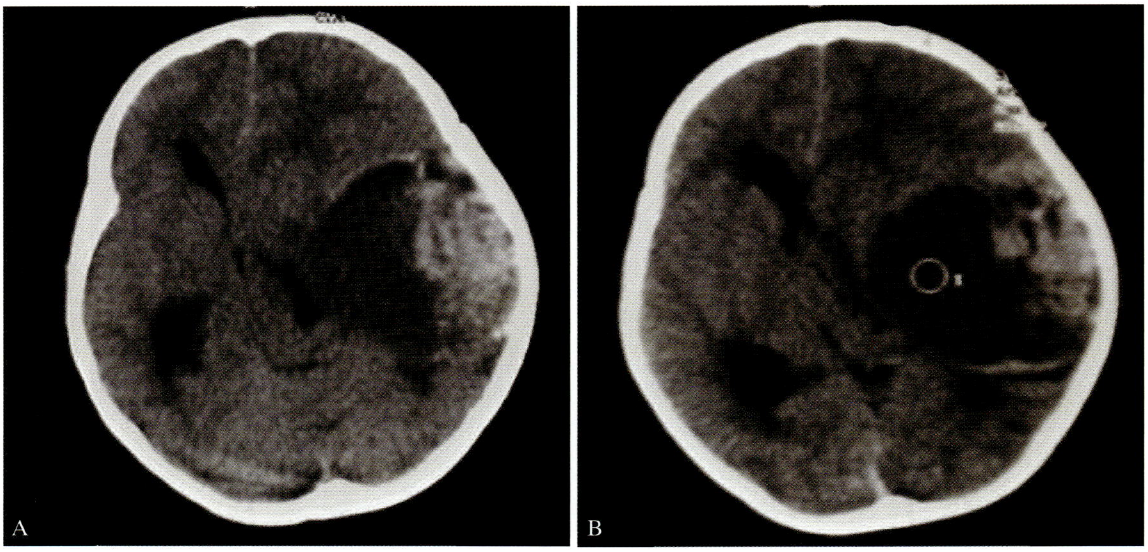

图 5-23-1 **幕上肿瘤**
CT 平扫可见左侧大脑半球内囊性为主的肿瘤，其中实性部分为高密度，可疑出血

诊断与鉴别诊断精要

- 临床出现癫痫和局限性神经损伤
- 影像学检查发现，大脑半球实质内低密度（CT）或长 T1/T2 信号肿块，边缘清晰，内部均匀或不均匀

重点推荐文献

[1] Ellison D，Love S. Astrocytic neoplasms，In Neuropathology，Mosby International，Barcelona，1998，pp 35.1-35.15.
[2] Dean BL，Drayer ，Bird CR，et al. Gliomas：Classification with MR imaging. Radiology，1990，174：411-415.
[3] Castillo M，Seatliff JH，Buldin TW，et al. Radiologic-pathologic correlation：intracranial astrocytomas. AJNR，1992，3：1609-1661.

第 24 节 郎格汉斯细胞组织细胞增生症——在神经系统的表现

【概念与概述】

- 郎格汉斯细胞组织细胞增生症（Langerhans cell histiocytosis）最常累及鞍区，常同时伴有全身性疾病。在本节中，我们将主要叙述它在颅内的最常见表现——累及垂体柄

【病因与病理】

大体病理及手术所见

- 中枢神经系统 LCH 早期表现为蛛网膜下腔形成肉芽肿，随后出现下丘脑和漏斗受侵。最终，肉芽肿可遍及脑实质、脑膜、脉络丛、松果体腺和脊髓。LCH 侵犯垂体柄和下丘脑时，病变大小不一，可表现为从垂体柄轻度增粗到明显的下丘脑包块

【临床表现】

表现

- 最常见症状：当下丘脑室旁核和视上核中 80% 以上的神经元被破坏时，患儿出现尿崩症；5% 患儿在确诊时、10% ～ 50% 患儿在随访检查中将出现这种情况
- 多系统疾病患儿最易出现中枢神经系统受累

治疗

少数患者可以通过放疗控制症状及疾病进展

【影像表现】

CT 表现

- CT 平扫中很难发现垂体柄增粗，特别是只进行轴位扫描时。如进行冠状位增强扫描，则可观察到垂体柄增粗和强化
- 平扫上呈等密度，显示为正中隆起处的孤立肿块
- 受累漏斗部可伴有增强

MRI 表现

- MR 为一种可供选择的影像学方法，即使垂体柄轻度增粗，也能在矢状位和冠状位图像上得到显示
- 较大的下丘脑包块很容易被发现，一般位于垂体柄上方中央部
- 无论肿瘤大小，增强后均出现明显强化（图 5-24-1）
- 出现尿崩症前，神经垂体为正常的短 T1 信号。出现尿崩症后，神经垂体正常的 T1 高信号则消失

【鉴别诊断】

- 郎格汉斯细胞组织细胞增生症位置比较固定，引起漏斗部增厚。最终需要临床、实验室、病理综合诊断

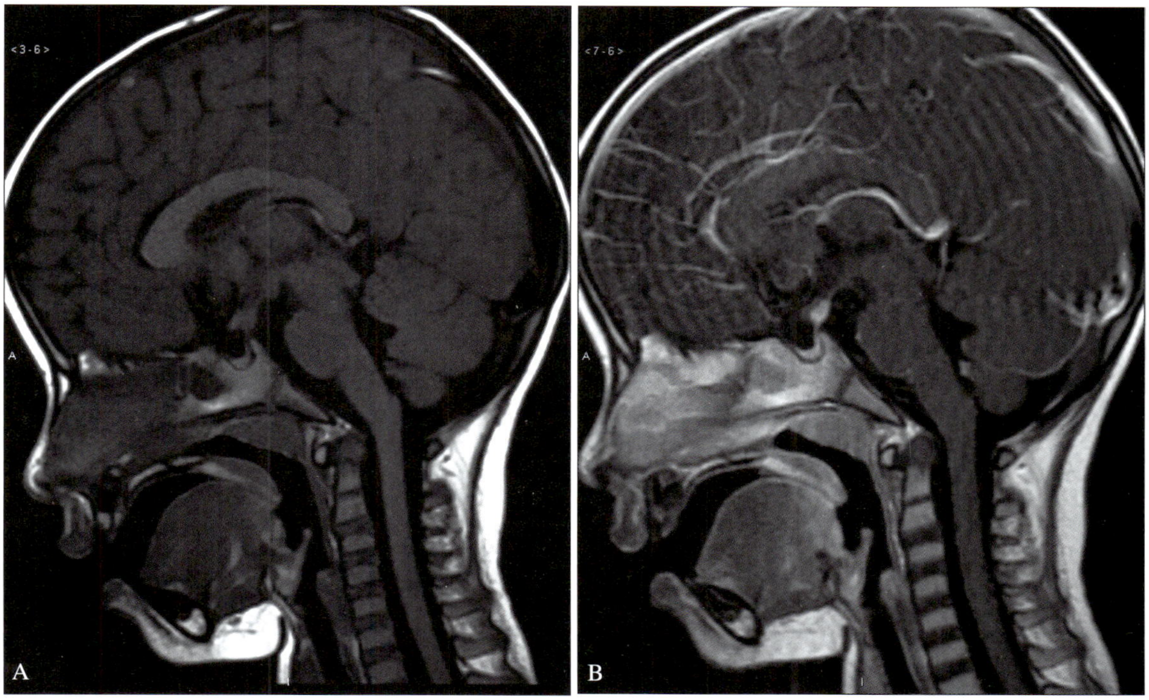

图 5-24-1 郎格汉斯细胞组织细胞增生症

MRI 平扫及增强扫描可见垂体柄增粗并强化。垂体后叶正常 T1 高信号消失

重点推荐文献

[1] Dunger D，Broadbent V，Yeoman E. The frequency and natural history of diabetes insipidus in children with Langerhan-cell histiocytosis. N Engl J Med，1989，321：1578-1582.

[2] Manelfe C，Louvet JP. CT in diabetes insipidus. J Comput Assist Tomogr，1979，3：309-316.

[3] Tien R，Newton TH，McDermott MW，et al. Thickened pituitary stalk on MR images in patients with diabetes insipidus and Langerhans cell histiocytosis. AJNR，1990，11：703-708.

第 25 节　结节性硬化

【概念与概述】

- 结节性硬化症（tuberous sclerosis）是侵犯多器官系统的常染色体显性遗传疾病
- 同义词：Bourneville 病

【病因与病理】

一般特征

- 遗传学：结节性硬化患儿可见两个独立的基因突变或缺失：TSC1 基因位于 9q34 为错构瘤蛋白的编码，TSC2 基因位于 16p13.3 为马铃薯球蛋白的编码
- 病因学：这两种基因突变成为绝大多数（如果不是全部）结节性硬化病例的原因
  - TSC1 突变仅占已确定突变的小部分（13% ~ 18%）。TSC1 突变在散发病例中稍少，而在家族性病例中稍多。发生 TSC1 突变患儿智力损害危险度低，癫痫发作频率低，室管膜下结节、皮层结节和视网膜错构瘤少见，面部血管纤维瘤也较轻
  - TSC2 突变患儿肾囊变发生率高。TSC2 基因位于成年发病的多囊性肾疾患（PKD1）基因 DNA 内 48 个碱基对中。当患儿出现 TSC2 和 PKD1 基因连续缺失时，则具有很严重的临床表型，多囊性肾疾患早期发病及发生肾衰竭
- 流行病学：发病率约为 1/6000
- 相关异常：多囊性肾疾患

大体病理及手术所见

- 本病脑部特征性病理改变为神经胶质增生性硬化结节，呈错构瘤样 伴有钙质沉着，广泛发生于大脑皮层、皮层下、白质、脑室室管膜下。病灶可多发，大小不一，以室管膜下钙化结节最常见。少数病例见于小脑、脑干和脊髓
- 本病有 1.7% ~ 14% 并发脑肿瘤，多为孟氏孔区室管膜下巨细胞星形细胞瘤 其发病部位具有诊断特征性。病理上多为良性错构瘤样病变含有不成熟神经细胞和胶质细胞

显微镜下特征

- 脑活检证实，皮质或皮质下错构瘤样病灶内含有异常巨细胞，为不成熟干细胞异常分化的结果，是癫痫的病理基础

【临床表现】

- 最常见症状为典型三联征：智力发育迟缓、癫痫和特征性皮肤病变即皮脂腺瘤

【影像表现】

概述

- 神经影像学在结节性硬化诊断中发挥重要作用，95% 患儿具有特征性的神经影像学改变。中枢神经病变于出生前即可被检出，而皮肤改变（如皮脂腺瘤）常于儿童晚期出现。所有不明原因的婴儿痉挛症患儿均应进行神经影像学检查，结节性硬化症的早期诊断极为重要，并可影响治疗。目前建议对这类患儿每三年进行一次颅脑影像检查，每三年进行一次肾超声检查（因为部分肾血管平滑肌瘤可逐渐增大）

CT 表现

- 结节性硬化 CT 特征性改变为室管膜下和（或）脑实质内钙化或非钙化结节，结节主要存在于外侧壁或室间孔附近，可向脑室内突出。结节特点为多发性，双侧性，大小不一。绝大多数病例见室管膜下多发结节，少数仅有皮层及皮质下结节。非钙化性结节表现为等密度 病变较小，CT 平扫较难显示

MRI 表现

- 室管膜下结节：在 T1WI 上表现为凸入脑室的高信号结节与周围低信号的脑脊液形成鲜明对比，易于观察。 而在 T2WI 上，结节为等或

低信号，受到高信号脑脊液的部分容积效应的影响，反而不易被察觉（图 5-25-1）

- 皮质和皮质下结节：脑回面包圈样病灶，表现为脑回肿胀、表面变平。皮层或皮层下结节增强扫描均无强化
- 脑白质：放射状线状、楔形或不定形长 T2 信号灶
- 室管膜下巨细胞星形细胞瘤：瘤体呈现 T1 等信号，T2 轻度到明显高信号。增强后可见均匀明显强化（图 5-25-2）

推荐影像学检查

- 颅脑 MRI 增强扫描

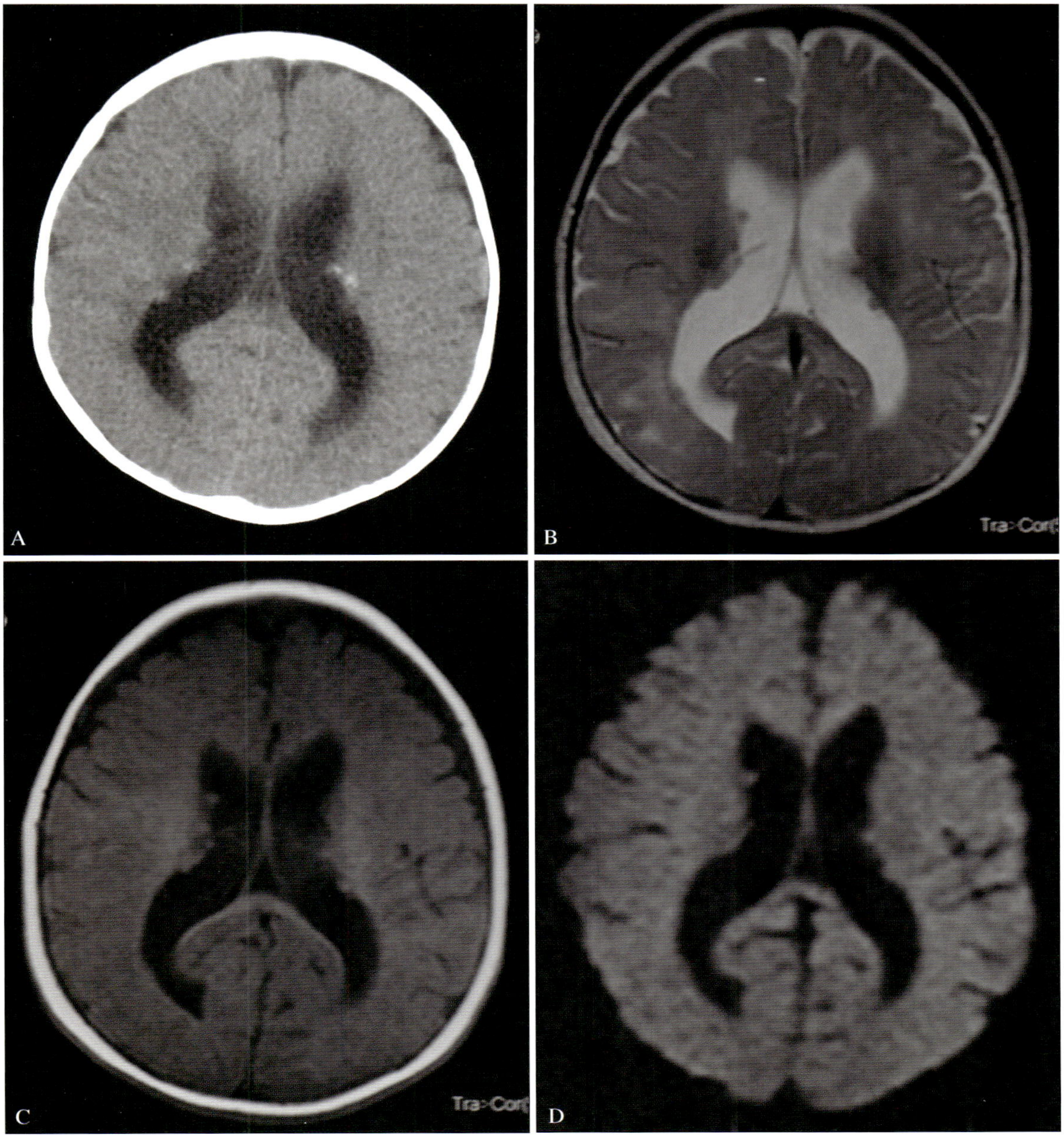

图 5-25-1　结节性硬化

图 A．CT 平扫可见室管膜下多发高密度结节；图 B ～ D．MRI 平扫可见等 T1 低 T2 信号。在 DWI 序列中显示为稍高信号

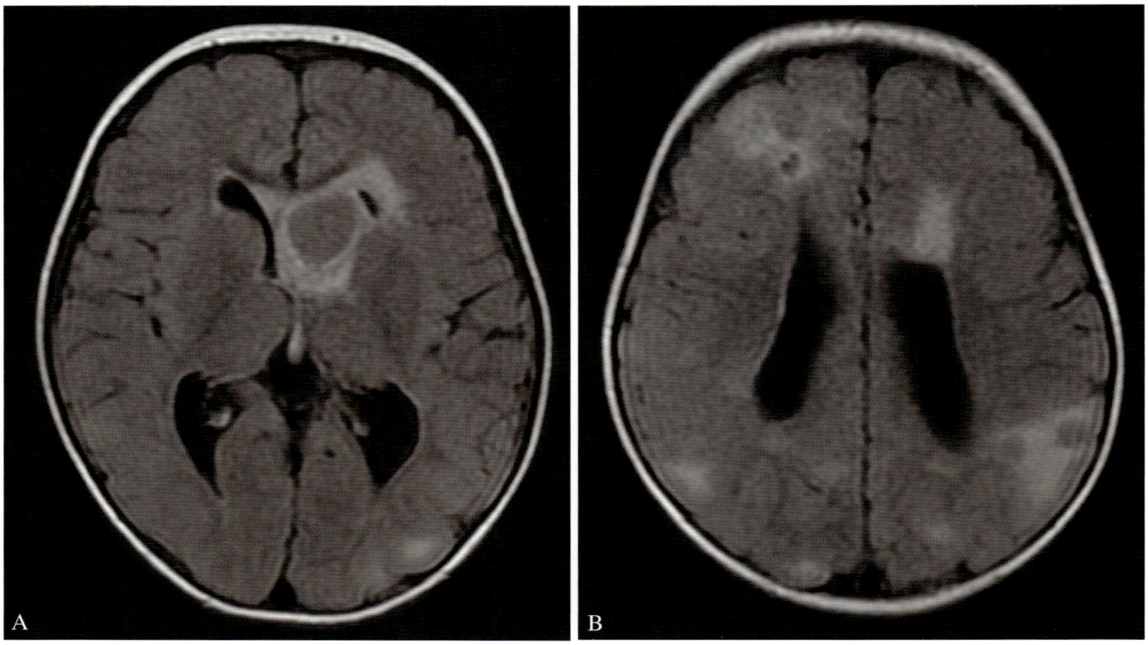

图 5-25-2 巨细胞星形细胞瘤
MRI T2FLAIR 序列可见左侧脑室室间孔巨大肿瘤，其他脑叶皮层下白质内可见散在异常信号灶

诊断与鉴别诊断精要

- 典型临床三联症表现
- 影像检查发现皮质下、室管膜下多发胶质结节，增强后可见强化

重点推荐文献

[1] Yagishita A，Arai N. Cortical tubers without other stigmata of tuberous sclerosis：imaging and pathological findings. Neuroradiology，1999，41：428-432.
[2] 肖江喜，郭雪梅，王霄英，等 . 结节性硬化症的磁共振影像学表现 . 实用放射学杂志，2003，19：202-204.
[3] 袁向东，张月华 . 结节性硬化症研究进展 . 医学综述，1999，10：460-462.

第 26 节　神经纤维瘤病

【概念与概述】

- 神经纤维瘤病（neurofibromatosis，NF）为源于神经嵴细胞分化异常而导致的多系统损害的常染色体显性遗传病，是常累及神经、肌肉、骨骼、内脏、皮肤的一种先天性发育不良疾病
- 同义词：多发性神经纤维瘤

【病因与病理】

一般特征

- 一般发病机制
  - NF Ⅰ型基因产生一种被称为“神经纤维瘤蛋白”的蛋白质，在 NF Ⅰ患儿中该蛋白表现为无活性的肿瘤抑制基因。少突神经胶

质细胞髓磷脂糖蛋白，作为一种主要的髓磷脂蛋白被包埋于 NF Ⅰ 基因 27b 内含子中。另外，神经鞘细胞似乎需要神经纤维瘤蛋白才能进行正常髓磷脂化。故 NF Ⅰ 患儿中可出现脑白质异常

- NF Ⅱ 型基因可能具有加强细胞间以及细胞与基质间的黏附功能，在某种条件下参与生长抑制反应，如果其功能丧失，则导致生长抑制弱化，导致肿瘤形成

- 遗传学：常染色体显性遗传
- 病因学：NF Ⅰ 型基因定位在 17q11-2；NF Ⅱ 型基因定位在 22q11.2-12，它们均属于抑癌基因，病变染色体可见易位和断裂突变
- 流行病学：0.000 29% ~ 0.000 33%，其中 15% ~ 19.8 合并中枢神经系统肿瘤及其他恶性肿瘤

【临床表现】

表现

- 皮下多发型神经纤维瘤
- 皮肤牛奶咖啡色斑
- 骨骼畸形：骨质缺损、脊柱侧突、颅骨凹陷和胫腓骨假关节形成
- 中枢神经系统肿瘤和畸形

人口统计学

- 年龄：任何年龄
- 性别：男性多于女性

治疗

- 目前尚缺乏预防或逆转 NF 特征性病变的有效方法

【影像表现】

CT 表现

- CT 能客观地反映出神经纤维瘤病的各种病理改变。颅脑 CT 扫描可显示颅神经的多发性神经纤维瘤和（或）并发的脑膜瘤、神经鞘瘤、胶质瘤等，亦可发现颅内非肿瘤性钙化斑及颅骨异常，包括眶窝、颅底骨质缺损和内板增厚等

MRI 表现

- NFI 型神经系统 MR 表现：约半数以上 NF Ⅰ 型患者有颅脑或眼眶区异常，视神经或视路下丘脑胶质瘤是 NF Ⅰ 型特征性表现，视神经的增粗，扭曲，视交叉或下丘脑肿块，增强扫描有中度到重度强化（图 5-26-1）
- NF Ⅱ 型的 MRI 表现以双侧前庭神经瘤常见，其次是脑膜瘤，少数 NF Ⅱ 型可合并其他颅神经瘤，但是，30% 左右肿瘤仅局限在内听道者，CT 可能漏诊，NF Ⅱ 患者颅内可能会出现一些非肿瘤的钙化，如脉络膜丛钙化，小脑皮质钙化，CT 在显示钙化方面明显优于 MRI，而 MRI 在显示内听道听神经瘤和大脑凸面或颅底的脑膜瘤则明显优于 CT

推荐影像学检查

- 颅脑 MRI 和 CT

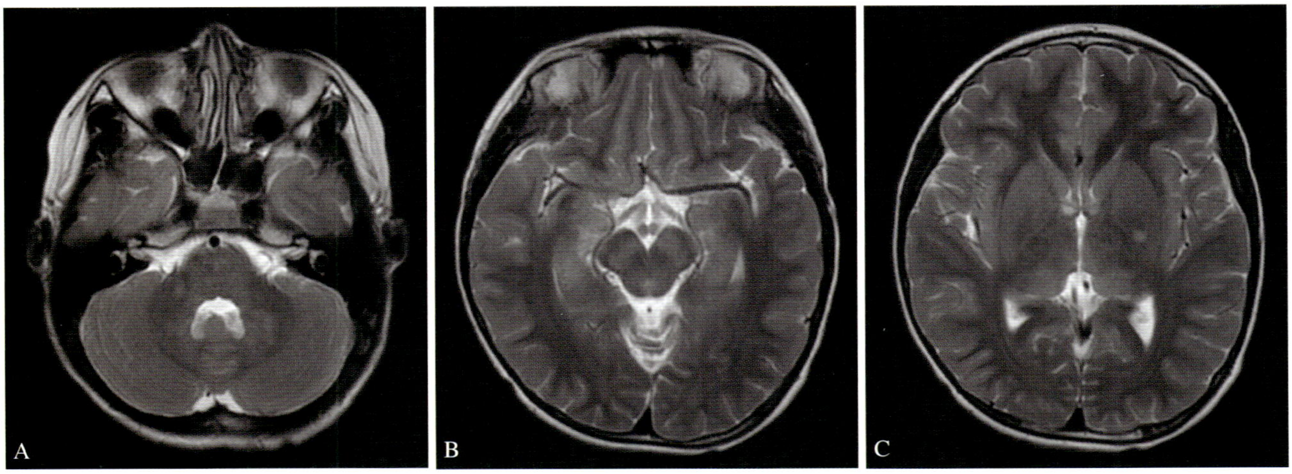

图 5-26-1　神经纤维瘤病 Ⅰ 型
MRI T2 序列可见各脑叶皮层及皮层下白质内可见散在异常信号灶

诊断与鉴别诊断精要

- 依照 NIH 有关神经纤维瘤病的诊断标准做出诊断

重点推荐文献

[1] 吕京光，殷天文，张凤霞，等. 神经纤维瘤病的脑部CT评价. 医学影像学杂志，2001，11：299-231.
[2] 李玉华，张永平，薛建平，等. 神经纤维瘤病的颅脑和脊柱的MRI表现. 中国医学影像技术，2003，19：745-747.
[3] Aoki S，Barkovich AJ，Nishimura K，et al. Neurofibromatosis types 1 and 2：cranial MR findings. Radiololgy，1989，172：527-534.

第 27 节 Sturge-Weber 综合征

【概念与概述】

- Sturge-Weber 综合征，又称为脑 - 三叉神经血管瘤病、脑膜 - 面部血管瘤病，是以面部、眼脉络膜及软脑膜血管瘤为特征的发育性疾病

【病因与病理】

一般特征

- 一般发病机制：确切发病机制尚不清楚，可能与基因、环境和产前因素有关
- 遗传学：虽然有家族性发病的报道，但目前并未发现遗传证据
- 病因学：病因不明
- 流行病学：0.002% 或更低

大体病理及手术所见

- 脑膜血管缠结（常被认为是血管瘤），通常发生于软脑膜。其病理过程为多发毛细血管和小静脉在大脑表面缠结（动脉较少受累）并出现纤维化倾向。颜面部和软脑膜血管瘤同时出现可能为妊娠 4 ～ 8 周时所出现的原始窦状血管通道结构持续存在的结果，构成颜面上部皮肤的外胚层覆盖了形成大脑颞枕部的神经管外胚层
- 皮质钙化仅出现于血管瘤相邻区域，起始于皮层下白质，以后逐渐发展入皮质，多累及第二和第三层皮质。病变常见于大脑的颞、顶、枕部，在大脑其他区域也可发生。20% 以上患儿钙化为双侧。虽然钙化原因尚不明确，但很可能是静脉回流受阻引起的慢性缺血所造成的

【临床表现】

表现

- 面部鲜红斑痣（以前被称为血管瘤或葡萄酒色痣）可累及部分或整个面部。颜面血管痣由薄壁毛细血管丛组成，出生时即出现。多为单侧，偶为双侧，常位于面部中央，两侧出现几率相近。病变形态不随年龄增长而变化。文献所报道的颜面和眼部受累而无大脑病变或大脑及眼部受累而无颜面改变的病例被认为是本综合征的部分型
- 癫痫发作、偏瘫、偏盲和智力发育障碍。在全身性或局限性癫痫发作出现之前，Sturge-Weber 综合征患儿生长发育基本正常。约 90% 患儿于生后 1 年内出现婴儿痉挛，继而发展为张力性癫痫、无张力性癫痫和肌阵挛性癫痫，随时间推移逐步发展为难治性癫痫。约 30% 癫痫患儿出现进行性偏瘫，常伴有同侧偏盲。大多数患儿可见智力发育迟缓。双侧大脑半球受累或一侧半球大部受累者预后差
- 30%Sturge-Weber 综合征患儿可见眼球异常，表现为眼部疼痛、青光眼引起的眶后疼痛或视网膜脱落所致的视力减退。如青光眼始于宫内，则眼压增加可引起眼球增大，称为“牛眼征”

人口统计学

- 年龄：可见于任何年龄
- 性别：发病无性别差异

【影像表现】

概述

- 主要依赖颅脑 CT 和 MRI 检查，有时也利用 PET 来观察患儿脑代谢情况。另外，本病血管瘤还可累及其他部位皮肤以及内脏

CT 表现

- 大脑皮层内脑回样或曲线样钙化
- 婴儿期患儿在钙化出现前进行增强 CT 扫描，可见皮层内脑回状强化
- 受累皮层可见脑萎缩，相邻白质显示为低密度。脑萎缩常造成病变侧颅骨增厚、鼻旁窦及乳突气房增大
- CT 增强扫描还可发现室管膜下和脑室旁血管扩张
- CT 还发现同侧眼球增大

MRI 表现

- 增强 MRI 为显示软脑膜血管瘤的最佳影像学方法。MRI 较 CT 可更敏感地显示钙化范围。静脉注射对比剂后，在 MRI 上血管瘤表现为填充于蛛网膜下腔的强化区域，覆盖脑回表面，充填脑沟。由于确定血管瘤范围对于判断预后和皮质切除术至关重要，因此，所有准备采用手术治疗控制癫痫的患儿均应进行增强 MRI 扫描（图 5-27-1）
- 钙化最常见于单侧大脑半球后部，有时 T1 加权像难以显示钙化，而在 T2 加权像，尤其是 T2* 加权像上则较易被发现，因为 T2* 加权像对正常脑组织与钙化之间的磁化系数差异更敏感。采用更敏感的技术可显示受累区域皮质内或皮质旁低信号带
- 磁共振动态灌注研究结果表明，软脑膜血管瘤的脑组织平均通过时间延长
- 磁共振质子波谱可正常或显示 NAA 峰降低
- 血管瘤同侧脉络丛常出现异常明显强化。在 MR 的长 TR 序列中，受累脉络丛增大且信号较脑实质高
- 与正常脑组织相比，婴儿期血管瘤下脑白质的 T2 信号明显缩短
- 偶尔，MRI 上也可见室管膜下和脑室旁血管扩张
- MRI 除可见眼球巨大或稍大外，还可显示脉络膜血管瘤。脉络膜血管瘤与双侧发病及面部受累有关，而与颅内软脑膜血管瘤的大小无关，在平扫 T1 加权像中，脉络膜血管瘤表现为眼球后壁增厚；在 T2 加权像第一回波中表现为眼球后壁稍高信号；而在压脂增强 MRI 中显示为眼球后部轻度强化

核医学表现

- ^{18}F PET 显像研究可知，疾病早期受累区域为高代谢，但随即便转为低代谢。研究者认为，如准备手术治疗顽固性癫痫和发育障碍，PET 有助于手术计划的制订。与增强 MRI 相比，PET 的价值尚不确定

推荐影像学检查

- 颅脑 CT 和 MRI 扫描

诊断与鉴别诊断精要

- 临床出现癫痫和沿三叉神经分布的毛细血管瘤
- 影像学检查发现，同侧脑膜血管瘤及脑萎缩

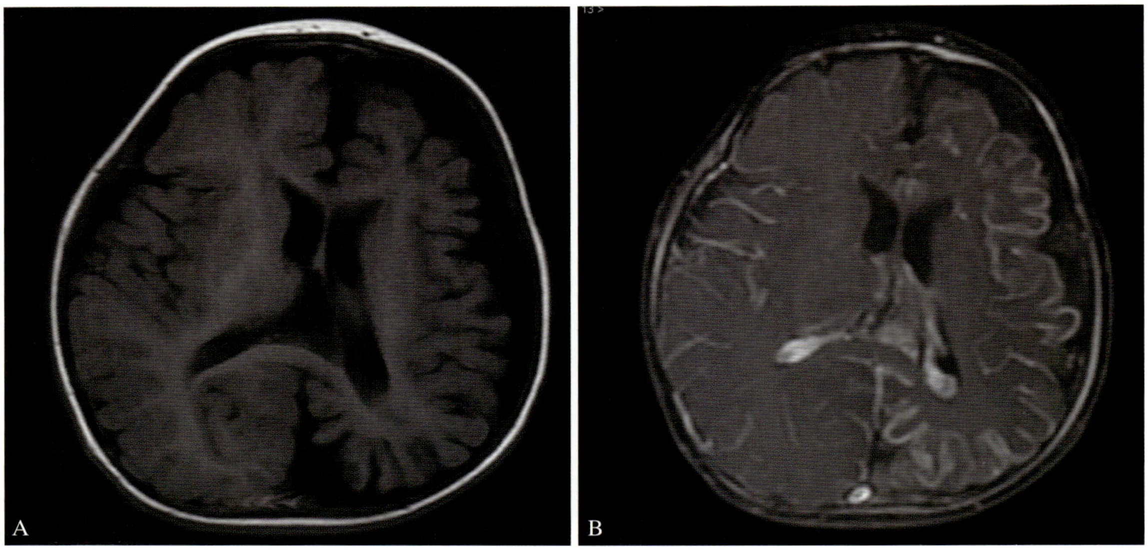

图 5-27-1 Sturge-Weber 综合征

MRI 平扫可见左侧大脑半球萎缩，增强后可见左侧柔脑膜强化明显

重点推荐文献

[1] Di Rocco C，Tamburrini G. Sturge-Weber syndrome. Childs Nerv Syst，2006，22：909-921.

[2] Griffiths PD. Sturge-Weber syndrome revisited：the role of neuroradiology. Neuropediatrics，1996，27：284-294.

[3] Griffiths PD，Boodram MB，Blaser S，et al. 99 mTechnetium HMPAO imaging in children with the Sturge-Weber syndrome：a study of nine cases with CT and MRI correlation. Neuroradiology，1997，39：219-224.

第 28 节 肝豆状核变性

【概念与概述】

- 肝豆状核变性（Hepatolenticular degeneration，HLD）是一种常染色体隐形遗传性先天性铜代谢缺陷病
- 同义名：Wilson 病

【病因与病理】

一般特征

- 一般发病机制：线粒体内铜沉积引起的自由基和氧化损伤
- 遗传学：致病基因为 ATP7B，位于 13q4.3-21 号染色体

【临床表现】

表现

- 儿童期常以肝功衰竭为首发症状（黄疸或门脉高压）
- 神经系统症状多在 10 岁或 20 岁出现，且病程较肝型进展缓慢
- 最常见的症状包括构音困难和吞咽困难，也可出现智能障碍和情绪紊乱
- 角膜出现绿色色素沉着环（K-F 环），具有确诊价值

【影像表现】

CT 表现

- 基底神经核低密度
- 不同程度脑白质萎缩

MRI 表现

- 儿童患者可见双侧苍白球、中脑背侧对称性的短 T1 信号
- 青少年或青壮年患者表现为双侧苍白球、中脑背侧、丘脑、大脑脚、小脑上脚和屏状核出现长 T1 长 T2 信号。Barkovich 等认为，屏状核和丘脑外侧在病程的早期受累（图 5-28-1）

- 常见脑白质萎缩，有时可在大脑半球的白质内出现局灶性的长 T1 长 T2 信号，以额叶和颞叶多见
- 未治疗患者 MRS 检查可见所有代谢产物均轻度下降，NAA/Ch 和 NAA/Cr 的比值较正常下降

推荐影像学检查

- 颅脑 MRI 扫描

【鉴别诊断】

- 本病需与所有出现对称性基底节信号异常的疾病相鉴别，临床检查眼底，出现 K-F 环具有确诊意义

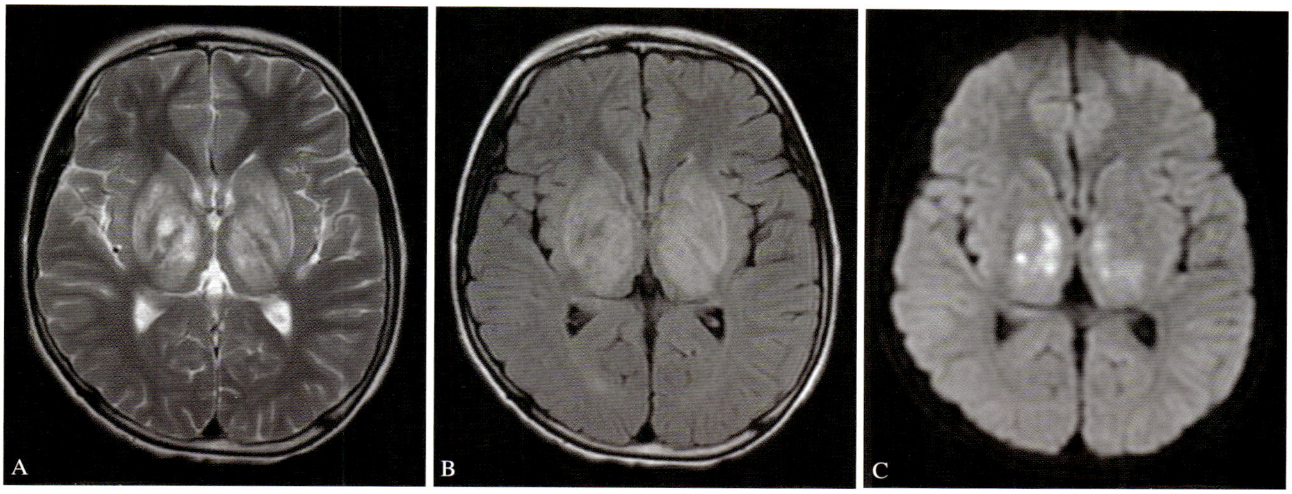

图 5-28-1　肝豆状核变性

MRI 平扫可见双侧基底节异常高 T2 信号，在 FLAIR 序列中亦显示为高信号。DWI 可见部分区域弥散受限

诊断与鉴别诊断精要

- 最常见的症状包括构音困难和吞咽困难，也可出现智能障碍和情绪紊乱；角膜出现绿色色素沉着环（K-F 环），具有确诊价值
- 儿童患者可见双侧苍白球、中脑背侧对称性的短 T1 信号；青少年或青壮年患者表现为双侧苍白球、中脑背侧、丘脑、大脑脚、小脑上脚和屏状核出现长 T1 长 T2 信号

重点推荐文献

[1] Hancu A，Mihai MC，Axelerad AD. Wilson's disease：a challenging diagnosis. Clinical manifestations and diagnostic procedures in 12 patients. Rev Med Chir Soc Med Nat Iasi，2011，115：58-63.

[2] Li XH，Lu Y，Ling Y，et al. Clinical and molecular characterization of Wilson's disease in China：identification of 14 novel mutations. BMC Med Genet，2011，12：6.

[3] Lorincz MT. Neurologic Wilson's disease. Ann N Y Acad Sci，2010，1184：173-187.

[4] Prashanth LK，Sinha S，Taly AB，et al. Spectrum of epilepsy in Wilson's disease with electroencephalographic，MR imaging and pathological correlates. J Neurol Sci，2010，291：44-51.

第 29 节 维生素 K 缺乏脑出血

【概念与概述】

- 晚发性维生素 K（VitK）缺乏症指发生于新生儿晚期，由于 VitK 缺乏引起的多发出血性疾病

【病因与病理】

一般特征

- 一般发病机制：95% 以上为母乳喂养小儿，少数为奶粉喂养。因胎儿期 VitK 储量低，（母乳中 VitK 含量低，仅为牛奶的 1/4），或因腹泻、肠炎影响 VitK 吸收；早产儿，黄疸时肝功能不良使凝血因子合成减少等均可诱发 VitK 缺乏症导致凝血障碍及出血不止
- 遗传学：未见遗传倾向报道
- 病因学：VitK 的基本结构为甲萘醌，是肝合成Ⅱ、Ⅶ、Ⅸ、Ⅹ凝血因子所必需的辅酶，当其缺乏时，上述凝血因子活性降低，造成自发性出血

【临床表现】

表现

- 颅内出血症状：抽搐、烦躁、呕吐、嗜睡、昏迷、面色苍白、前囟饱满、肌张力增高、瞳孔不等大
- 后遗症包括智力及运动障碍

人口统计学

- 年龄：生后 20 ～ 90 天
- 性别：男多于女（4.6 ∶ 1）

治疗

- 本病若早期诊断及时给予 VitK 治疗，预后良好。治疗不及时的可死亡，存活的病例可导致外部性脑积水、脑软化、脑萎缩、脑穿通畸形或脑发育不良。单纯蛛网膜下腔出血预后较好

【影像表现】

CT 表现

- 蛛网膜下腔出血，硬膜下出血和实质出血。硬膜外出血、脑室内出血略少见。本病颅内出血特点为出血量大，多发部位出血：脑实质出血呈团块状不均匀高密度影，提示为新鲜出血，若出现液平面时提示为亚急性出血。通常出血量大常有占位征。基底节、丘脑、小脑较少出血；蛛网膜下腔出血多见于纵裂池、侧裂池、小脑上池、小脑天幕等处呈高密度影，血液吸收后显示蛛网膜下腔间隙增宽；硬膜下血肿呈镰刀形高密度影，亚急性期可见液平面，上方为脑脊液密度，下方为高密度；其他包括硬膜外出血、脑室内出血、脑内散在小片出血均无明显特异性（图 5-29-1）
- 脑缺血缺氧改变和脑梗死是本病第二个特点，占 14% ～ 20%，表现为一侧大脑普遍或大片低密度。这是由于出血后血液分解产物引起脑血管痉挛，脑小动脉和毛细血管痉挛脑，脑组织缺血缺氧导致脑水肿成广泛小片低密度灶，或由于血管闭塞导致脑梗死呈大面积甚至半球缺血性改变。由于出血量较大及严重的脑水肿常导致脑疝形成，脑室受压，中线结构移位，对侧脑室扩大，环池闭塞，鞍上池变形，钩回疝入鞍上池。此时患儿常有昏迷及瞳孔不等大，预后不良

MRI 表现

- MRI 是检查晚发 VitK 急性颅内出血最安全可靠及无创性的理想检查工具。早期应用 MRI，能早期确诊，及早采用适当的治疗措施，对提高治愈率，减少并发症和后遗症有重要价值。婴儿正常睡眠较多，颅内出血神经系统呈抑制状态时易被忽视，维生素，所致颅内出血多为微小血管渗出，早期出血量少时，临床可不典型，及早使用 MRI 诊断，及早治疗，效果良好
- MRI 对新鲜出血的分辨力较低，由于新鲜血肿内主要为氧合血红蛋白，T1 加权像上仅表现为等信号或稍低信号，在 T2 加权像上表现为高信号。7 ～ 10 天后，氧合血红蛋白转变为脱氧血红蛋白和高铁血红蛋白，血肿在 MRI 中的信号也随之变化，在 T1 和 T2 加权像上均表现为高信号。因此，MRI 中不同的出血信号，可以估计出血时间。弥散加权成像和磁敏感加权成像对诊断也很有帮助

超声表现

- 研究结果显示，超声对诊断脑室内出血和室管膜下出血的敏感性最高，这与超声对颅脑中心部位高分辨率的诊断特性以及对低血红蛋白浓度具有较高敏感性有关。研究显示，当脑脊液

中血细胞比容低至 0.2% 时，超声仍可分辨并作出诊断，因此超声诊断颅内出血的时间通常可延至出血后 3 个月或更久

- 室管膜下出血显示为丘脑尾状核沟部位回声增强，而脑室内出血则表现为脑室内异常回声增强

推荐影像学检查

- 颅脑超声和 MRI 检查

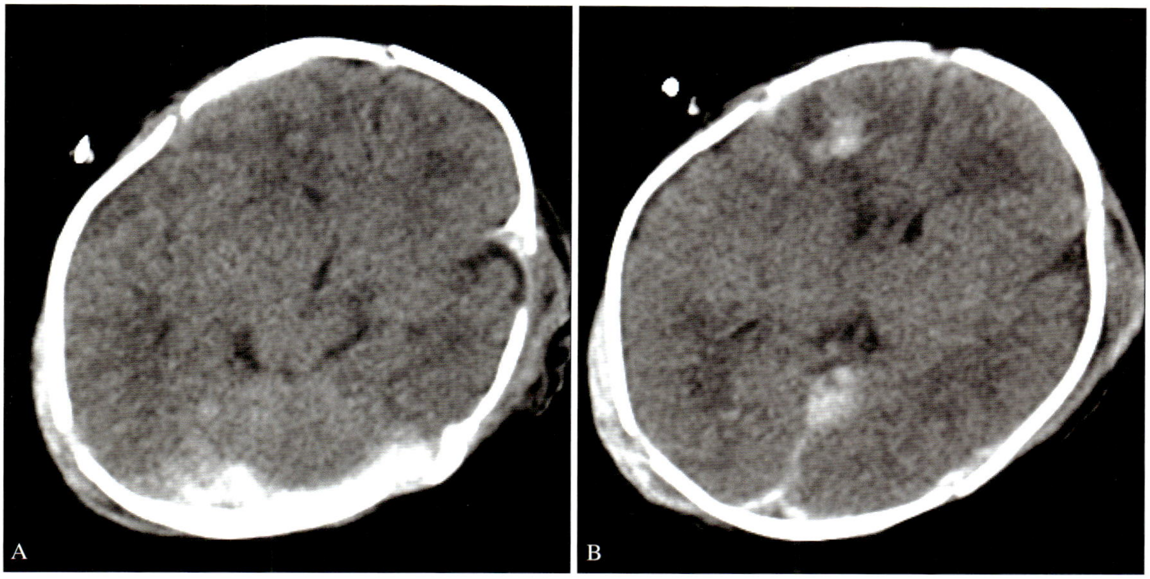

图 5-29-1 晚发维生素 K 缺乏颅内出血
CT 平扫可见蛛网膜下腔和脑实质内多发出血

诊断与鉴别诊断精要

- 母乳或奶粉喂养的生后 20 ~ 90 天小儿；常有早产、黄疸、腹泻历史；皮肤黏膜出血或针刺部位出血不止
- 凝血时间及凝血酶元时间延长，血性脑脊液
- 影像检查显示，广泛、多发、大量颅内出血，脑水肿、脑梗死等广泛低密度病变

重点推荐文献

[1] Barkovich AJ. Pediatric neuroimaging. 4th ed. Philadelphia：Lippincott Williams &Wilkins，2005.
[2] 谢丽娟，陈惠金，陈冠仪，等. 新生儿颅内出血的超声、CT 及 MRI 的诊断特性比较. 中国当代儿科杂志，2003，5：550-552.
[3] 陈国安，丘豪明. 新生儿颅内出血的 MRI 诊断及应用价值. 中国临床医学影像杂志，2000，11：195-196.

第 30 节 戊二酸尿症

【概念与概述】

- 戊二酸尿Ⅰ型（glutaric acaduria type Ⅰ）是一种因戊二酰 -CoA 脱氢酶缺乏引起的常染色体隐性遗传性疾病

【病因与病理】

一般特征

- 一般发病机制：本病因戊二酰 -CoA 脱氢酶缺乏引起的，位于线粒体内与 L- 赖氨酸，L- 羟赖氨酸和 L- 色氨酸代谢有关
- 遗传学：常染色体隐性遗传
- 病因学：病因基因 GCDH 位于 19 号染色体的短臂上（19p13.2）

大体病理及手术所见

- 除了出现大脑白质的海绵样变性之外，还表现为基底节的神经元丢失和星形胶质细胞增生

【临床表现】

表现

- 最常见症状：急性脑病、巨头或渐进性神经系统退化，包括张力减退、进行性张力障碍、舞蹈手足徐动症以及四肢瘫痪
- 临床病史：大多数患者会在 12 个月左右（从 2 ～ 37 个月不等）出现急性脑病危象

自然病史与预后

- 急性病例的追随发现大多数的运动技能已经丧失并表现为严重的张力障碍

【影像表现】

概述

- 神经影像检查对疾病诊断和生化分析提供线索，表现为额 - 颞部脑脊液间隙扩大和双侧外侧裂前部 / 颞极蛛网膜囊肿

MRI 表现

- 基底节（最多见于壳核，其次为尾状核，而苍白球罕见）和脑室周围白质内的长 T2 信号改变，脑白质的改变在病程的早期可不出现。波谱检查对诊断也很有帮助（图 5-30-1）
- 髓鞘化延迟
- 随着病程的进展，基底节出现萎缩和脑沟扩大
- 有报道，20% ～ 30% 的患者有慢性硬膜下血肿，典型地表现在相对轻微地外伤后出现，并且常常合并有视网膜出血
- 最终发展为弥漫性脑萎缩

核医学表现

- FDG PET 扫描表现为基底节、丘脑、脑岛和颞盖皮层区葡萄糖摄取减低

推荐影像学检查

- 颅脑 MRI 和 PET 检查

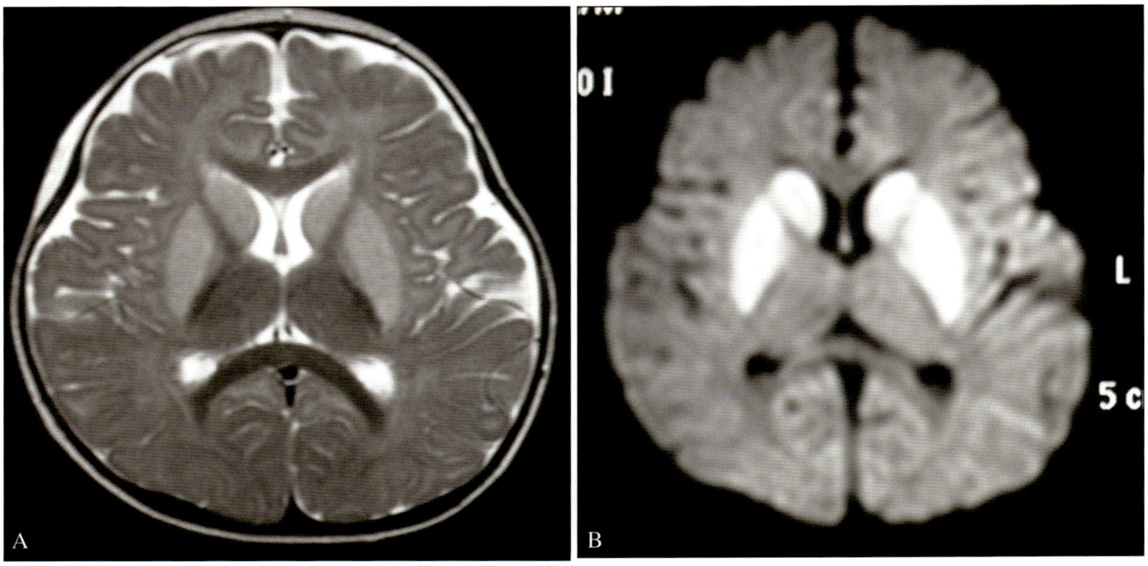

图 5-30-1 戊二酸尿症
MRI 平扫可见双侧基底节对称性长 T2 信号改变，DWI 显示弥散受限。双侧额叶萎缩

诊断与鉴别诊断精要

- 临床表现为急性脑病、巨头或渐进性神经系统退化，包括张力减退、进行性张力障碍、舞蹈手足徐动症以及四肢瘫痪
- 颅脑 MRI 可见基底节（最多见于壳核，其次为尾状核，而苍白球罕见）和脑室周围白质内的长 T2 信号改变，脑白质的改变在病程的早期可不出现。髓鞘化延迟。随着病程的进展，基底节出现萎缩和脑沟扩大

重点推荐文献

[1] Barkovich AJ. Pediatric neuroimaging. 4th ed. Philadelphia：Lippincott Williams &Wilkins，2005.

[2] Hoffman GF，Athanassopoulos S，Bmlina AB，et al. Clinical course，early diagnosis，treatment，and prevention of disease in glutaryl-CoA dehydrogenase deficiency. Neumpediatrics，1996，27：115-123.

[3] 齐朝月，宋金青，肖江喜，等. 戊二酸血症 I 型患者的临床与脑磁共振成像特点. 中国医刊，2006，41：26-29.

第 31 节　脊髓病变，终丝纤维脂肪瘤 / 终丝紧绷综合征（脊髓栓系）

【概念与概述】

- 终丝纤维脂肪瘤可能因神经管化和退变分化过程中微小异常所引起，也许因终末脊髓退化（凋亡）不良所致，还可能因构成终丝的神经纤维延长不良所致
- 当终丝过短时，出现终丝紧绷，栓系效应被传递到脊髓
- 由于齿状韧带对 T12 附近脊髓的固定作用，栓系效应被局限于脊髓圆锥，故相关症状也局限于下肢、膀胱和肠管

【病因与病理】

一般特征

- 一般发病机制：临床症状是因神经纤维牵拉导致脊髓圆锥和神经根异常氧化代谢而引起的；纤维脂肪瘤可出现于终丝硬膜内，硬膜外或同时受累
- 相关异常：终丝纤维脂肪瘤不是正常变异，患儿应进行仔细的神经科检查和尿动力学检测，一旦发现异常，应进行外科治疗

大体病理及手术所见

- 文献报道，55% 患儿出现明显增粗的纤维化终丝，23% 病例可见增粗终丝中存在小纤维脂肪瘤，3% 患儿出现微小终丝囊肿，13% 患儿看不到明显的终丝，而脊髓明显变长，向下延伸至硬膜囊底部并在脊膜囊尾端终止于小脂肪瘤

【临床表现】

表现

- 最常见症状：不典型脊柱侧弯、泌尿系异常、下肢功能障碍

人口统计学

- 年龄：终丝脂肪瘤患儿可在任何年龄出现症状，但随年龄增长，更多患者出现症状

【影像表现】

X 线表现

- 虽然在典型病例中，平片检查可见微小脊柱裂，但通常表现正常
- 约 20% 患儿出现脊柱侧弯

CT 表现

- 终丝纤维性脂肪瘤在 CT 上表现为椎管内局部极低密度病灶

MRI 表现

- 终丝脂肪瘤在磁共振 T1 加权像表现为增粗终丝内的高信号影
- 正常终丝直径等于或小于 1mm。脂肪瘤常位于终丝尾端

- 脊髓圆锥常（并非总是）因紧绷的终丝牵拉而处于低位（图 5-31-1）。重要的是应该记住，出现症状的患儿中，圆锥可位于正常位置（L2 ~ L3 或以上）
- 20% ~ 25% 病例在磁共振 T1 加权像中可见脊髓中央出现长 T1/T2 区域
- 终丝上方层面内含有少量脂肪者很少有症状，而有大量终丝脂肪聚集，特别是在 L5 到 S1 水平，若细致询问病史或体格检查会发现某种程度的神经缺陷
- 硬膜囊常常扩张，背侧硬膜紧张被终丝向后牵拉成帐篷状。终丝与硬膜很贴近而不易被脊髓造影显示

推荐影像学检查

- MRI 检查

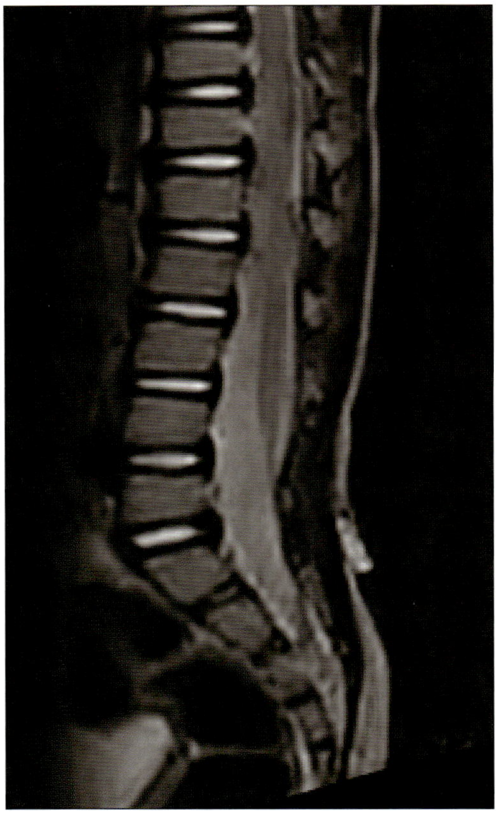

图 5-31-1 脊髓栓系综合征
腰骶 MRI 平扫可见脊髓圆锥下移，终丝增粗

诊断与鉴别诊断精要

- 最常见症状包括不典型脊柱侧弯、泌尿系异常、下肢功能障碍
- 影像学检查发现：脊髓圆锥低位；终丝脂肪瘤

重点推荐文献

[1] Emery JL，Lendon RG. Lipomas of the cauda equine and other fatty tumors related to neurospinal dysraphism. Dev Med Child Neurol，1969，11：62-70.

[2] Schroeder S，Lackner K，Weiand G. Lumbosacral intradural lipoma，J Comput Assist Tomogr，1981，5：274.

[3] Coleman L，Zimmerman R，Rorke L. Ventriculus terminalis of the conus medullaris：MR findings in children. AJNR，1995，16：1421-1426.

第 32 节 脊髓纵裂

【概念与概述】

- 脊髓纵裂（split cord malformation）指脊髓纵向分裂为两个对称或不对称的半脊髓，每个半脊髓含有一个中央管、一个背侧角（发出一个背侧神经根）和一个腹侧角（发出一个腹侧神经根）；半脊髓外包绕一层软脑膜
- 不完全型脊髓纵裂可累及脊髓全层，也可只涉及脊髓前半或后半部分（部分脊髓纵裂或“马蹄脊髓”）。部分分裂常见于完全脊髓纵裂区上、下方的移行带
- 同义名：脊髓分裂畸形

【病因与病理】

一般特征

- 一般发病机制：脊髓纵裂最可能的病因是脊索分裂。形成脊索的细胞在从 Hensen 氏节移行的过程中遇到障碍（如原始外胚层和内胚层粘连）时，从一侧移行绕过障碍，或分裂后同时向两侧移行。这样，脊索就产生外侧沟或者中央裂隙。由于脊索影响椎体的发育，故任何脊索变化都可导致椎体畸形，如半椎体（脊索沟出现）或者蝴蝶椎（脊索裂隙）。同样，分裂的脊索也可形成两个神经板，继而出现两个半脊髓。周围间充质移行至半脊髓之间，形成纤维性、软骨性或骨性棘
- 相关异常
  - 85% 以上患儿伴发脊柱畸形。椎板常增厚并与邻近椎体的同侧或对侧椎板相融合。相邻椎板的对侧椎板融合被称为节段内椎板融合。常存在脊柱裂。节段内椎板融合伴脊柱裂则可发生于 60% 的脊髓纵裂患儿，而且是该畸形的特异性表现。节段内椎板融合常发生于脊髓纵裂水平。大部分病例中还可见椎体畸形，包括半椎体、蝴蝶椎、椎管阻滞及椎间隙狭窄。半数患儿可见骨异常引起的脊柱后侧凸
  - 75% 以上患儿的脊髓圆锥位于 L2 水平以下且终丝增粗
  - 15% ~ 25% 患儿可见未分裂部分的脊髓发生脊髓膨出或脊髓脊膜膨出，15% ~ 20% 患儿中可见分裂的半脊髓发生脊髓膨出（半脊髓中的一个发生脊髓膨出或脊髓脊膜膨出）
  - 有报道显示，20% 患儿还可出现脂肪瘤、上皮窦和粘连（脊膜突出）

大体病理及手术所见

- 纵裂可发生于任何部位，但最常见于腰髓。上胸髓纵裂少见，罕见颈髓纵裂。两条分裂的半脊髓常于纵裂下方再融合。但是，纵裂有时会延伸很长，脊髓则保持明显分裂状态，并各自拥有脊髓圆锥及终丝
- 40% ~ 70% 脊髓纵裂患儿的蛛网膜和硬膜也分裂为两个蛛网膜和硬膜囊，分别包绕两个半脊髓
- 出现两条硬膜鞘的患儿，脊髓纵裂最远段几乎总会存在骨性或软骨性骨棘；骨棘来源于椎板或椎体。如果脊髓造影或其他影像检查显示纵裂头端出现骨棘，约 5% 的脊髓纵裂患儿中还可发现第二个骨棘。骨性骨棘由具有多发骨化中心的软骨构成。通常，骨棘位于椎管中央矢状面并使椎管二等分
- 脊柱侧凸可旋转骨棘，使两个半椎管相应向前或后旋转。偶尔，骨棘会斜穿椎管并嵌入外旋的椎板或椎弓根，形成两个明显不对称的半椎管。这些患儿中，较大的半椎管常位于后部

【临床表现】

表现

- 50% 以上患儿脊柱表面出现皮肤特征，如多毛斑（多毛症）、痣、脂肪瘤、小凹和血管瘤
- 半数以上患儿出现足部矫形异常，尤其是畸形足
- 约半数腰部脊髓纵裂患儿可见一种特殊的“神经矫形综合征”，包括一条腿乏力和废用性肌萎缩伴同侧畸形足
- 脊柱侧凸常见于年长儿和成人，也是该年龄段临床表现的常见原因，合并下背部痛、坐骨神经痛和肛周感觉迟钝
- 无骨棘而仅在纵裂最下段出现纤维带插入硬膜的患儿（30% ~ 60%）除非存在脊髓积水或脊髓栓系，否则很少出现症状

人口统计学

- 年龄：脊髓纵裂的症状和体征可出现于任何

年龄
- 性别：女性患儿比男性更常见

【影像表现】

概述

- 由于患儿常有严重的脊柱侧凸及旋转，脊髓纵裂的影像检查较困难。如果采用三维傅立叶变换容积技术，或取得与每个相应脊椎平行或垂直的斜面图像，MR 则成为最好的检查方法。T1 加权像最适于显示脊髓和发现终丝纤维脂肪瘤。轴位 T2 加权 RARE 序列则最适于显示终丝增粗和髓外神经根。骨性和软骨性骨棘最容易在磁共振轴位 T2 或 T2* 加权图像或 CT 图像上识别。但是，如果患儿难于在 MR 检查中保持不动或脊柱侧突非常严重，CT 脊髓造影多方向重建以及与脊髓平行或垂直的图像重建则成为评价脊髓和确定是否存在终丝纤维脂肪瘤的最佳方法

CT 表现

- 骨棘的 CT 值依据其中存在多少骨质、多少软骨和多少纤维成分而变化；依据不同骨化阶段而表现为软骨 / 骨

MRI 表现

- 轴位或冠状位较矢状位显示得更清晰（图 5-32-1）
- 未骨化骨棘在 MR T1 加权像中呈现与脑脊液等信号或稍高信号，而骨化骨棘则呈现为 T1 高信号，高信号来源于骨棘内骨髓。软骨性、骨性和纤维性骨棘在 T2 加权图像和梯度回波序列中均表现为低信号。必须强调，即使骨棘为骨性结构也可能在 MR 自旋回波 T1 加权图像上被漏掉。因此，出现两个半脊髓的患儿应该采集轴位 T2 或 T2* 加权图像（有助于显示骨）。骨棘切除是解除脊髓受限关键。矢状位 T2 加权 RARE 序列可显示纤维间隔
- MR 检查对旋转型脊柱侧凸患儿特别有帮助。首先做冠状位成像，然后分别采集与脊柱纵轴平行或垂直的斜矢状位或斜轴位图像。也可获取容积图像并进行多方向重建

推荐影像学检查

- 脊柱 MRI 检查和容积 CT 扫描多向重建

诊断与鉴别诊断精要

- 影像检查发现脊髓纵向分裂为两条相互独立的脊髓伴 / 不伴各自独立的硬膜腔，或脊髓存在纵沟和两条中央管

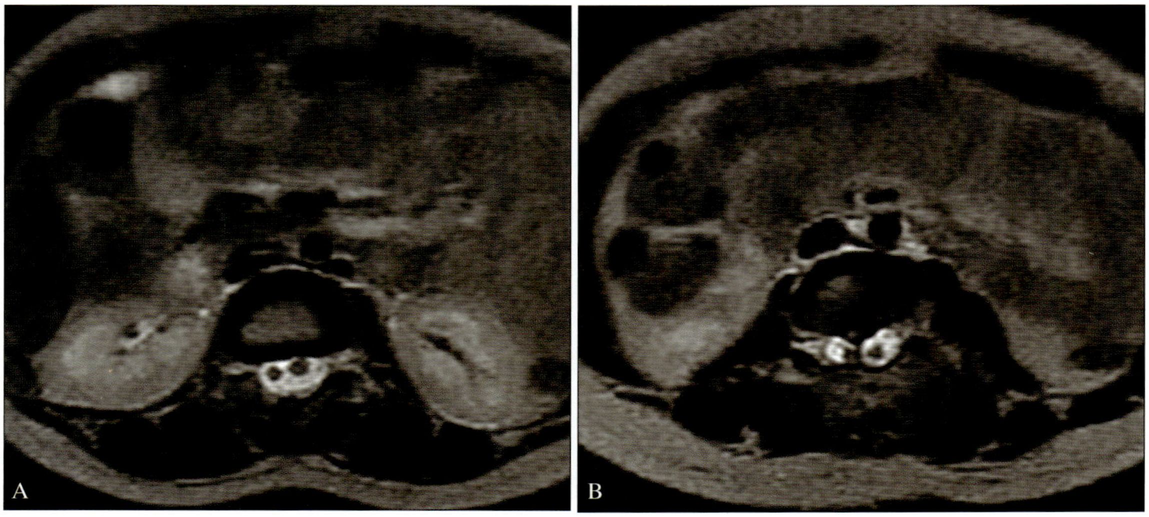

图 5-32-1 脊髓纵裂
腰骶 MRI 平扫可见椎管内出现两条脊髓，中间尚可见分隔

重点推荐文献

[1] Barkovich AJ. Pediatric neuroimaging. 4th ed. Philadelphia：Lippincott Williams &Wilkins，2005.
[2] Schijman E. Split spinal cord malformation：report of 22 cases and review of the literature. Childs Nerv Syst，2003，19：96-103.
[3] Pang D，Dias MS，Ahab-Barmada M. Split cord malformation：part I：a unified theory of embryogenesis for double spinal cord malformation. Neurosurgery，1992，31：451-80.

第 33 节　积水性无脑畸形

【概念与概述】

- 积水性无脑畸形（hydranencephaly）是指大部分脑组织（大脑皮质和白质）被破坏、液化及吸收的情况，这种情况可以被看做全脑性脑穿通畸形

【病因与病理】

一般特征

- 一般发病机制：在脑组织对损伤反应为液化坏死时，对发育中脑组织的任何一种弥漫性损伤，都可能导致积水性无脑畸形
- 遗传学：一些病例可能具有遗传性，因为巨大双侧开唇型脑裂畸形与积水性无脑畸形非常相似；这两种病变很可能是一个疾病的两种发展结局
- 病因学：成这种病变的损伤原因还不是完全清楚，患者之间有很大不同。一些病例很有可能是血管病变产生的，而有些则是由于弓形体病和巨细胞病毒感染造成的，在其他病例中是否有感染性因素还不完全清楚

大体病理及手术所见

- 大脑半球大部分为含有脑脊液（CSF）的薄壁囊腔所替代。囊腔的膜包括两层，外层为软脑膜结缔组织，而内层为残余的皮质和白质

【临床表现】

表现

- 最常见症状
  - 依据受累患者脑积水的出现和程度可能出现小头畸形、头围正常或大头畸形等情况
  - 由于大脑皮层组织几乎完全缺如，这些患儿在年龄很小的时候就出现了发育延迟
- 临床病史：出生后即可显示症状

【影像表现】

概述

- 积水性无脑畸形的影像表现为整个大脑半球几乎完全被脑脊液取代；丘脑通常存在，额叶和颞叶的下内部分通常也存在。脑干通常出现萎缩；小脑则几乎总是正常的

CT 表现

- 有时用 CT 扫描鉴别积水性无脑畸形和严重脑积水是非常困难的。但是，在影像学上，脑积水表现为脑室扩张及其周围白质及皮质变薄，形成薄边样结构。由于颅骨造成的伪影，这些紧贴颅板的薄边样结构在 CT 扫描中无法显示。尤其在儿科检查中，常使用低剂量 CT 扫描，硬化线伪影则更加明显

MRI 表现

- 磁共振成像可有效避免出现硬化线伪影，能够清晰显示这种薄层结构，从而鉴别积水性无脑畸形和重度脑积水

推荐影像学检查

- 颅脑 MRI 检查

【鉴别诊断】

- 积水性无脑畸形和严重脑积水的鉴别具有重要意义，因为某些脑积水患儿即使症状严重，只要早期进行脑脊液引流术，其脑脊液转运即可得到很好恢复，认知和运动功能发育也基本正常。相反，积水性无脑畸形患儿即使进行了脑脊液引流术，其智力水平也不会得到改善。事实上，鉴别这两种病变仅存在纯理论意义，因为两种情况的治疗相同，都需要进行脑脊液引流。虽然脑脊液回流的改善并不会提高积水性无脑畸形患儿的智力水平，但能够防止由于颅内压增加导致的头围的过度增大。保持正常的头围大小有助于患者的治疗。当无头围异常增大时，可除外脑积水的诊断，不需进行脑脊液引流，可证明脑室增大是由破坏或发育障碍造成的，鉴别严重的巨脑室与积水性无脑畸形仅存在语义学的意义

诊断与鉴别诊断精要

- 出生后头围异常
- 影像表现为整个大脑半球几乎完全被脑脊液取代；丘脑通常存在，额叶和颞叶的下内部分通常也存在。脑干通常出现萎缩；小脑则几乎总是正常的

重点推荐文献

[1] Barkovich AJ. Pediatric neuroimaging. 4th ed. Philadelphia：Lippincott Williams &Wilkins，2005.

[2] Yakovlev PI，Wadsworth RC，Schizencephaloes. A study of the congenital clefts in the cerebral mantle. 1. Clefts with fused lips. J Neutopathol Exp Neurol，1946，5：116-130.

[3] Raybaud C. Destructive lesions of the brain. Neuroradiology，1983，25：265-291.

第 34 节 脑穿通畸形

【概念与概述】

- 脑穿通畸形（porencephaly）有许多不同的定义，本病本质上与脑裂畸形意义相同，脑裂畸形是指大脑半球完全形成之前，部分生发层基质和周围脑组织受损所产生的畸形

【病因与病理】

一般特征

- 一般发病机制：妊娠期脑组织破坏引起空腔
- 遗传学：无遗传倾向报道
- 病因学：原因不明

大体病理及手术所见

- 本病为具有光滑囊壁的局限性空腔病灶，周围围绕少量胶质反应改变。这些空腔病灶是妊娠约 26 周前局部脑组织受损的结果，周围可见发育不良的脑灰质构成的边界，并伴有局部皮层的异常，常见如多小脑回

【临床表现】

- 最常见症状：根据畸形发生部位及范围不同而产生不同临床症状

【影像表现】

概述

- 在影像学中，（脑破坏性脑穿通畸形）表现为囊壁光滑的空腔，在所有序列中，囊液信号与脑脊液（CSF）相同。这些空腔病灶没有内在结构，其周围脑组织为正常信号强度。许多病灶与继发于脑组织完全液化、周围白质吸收的侧脑室扩大无法鉴别（图 5-34-1）

推荐影像学检查

- 颅脑 MRI 或 CT

【鉴别诊断】

- 有学者将发生于妊娠第 4 个月以后脑损伤所致的病灶定义为“脑破坏性脑穿通畸形”，以此区别于发育不全性脑穿通畸形（脑裂畸形）和囊性脑软化。囊性脑软化是指由于妊娠后期、围产期或生后损伤导致的空腔壁不规则且有较多胶质反应的特征性改变

诊断与鉴别诊断精要

- 影像学表现为囊壁光滑的空腔，在所有序列中，囊液信号与脑脊液（CSF）相同。这些空腔病灶没有内在结构，其周围脑组织为正常信号强度

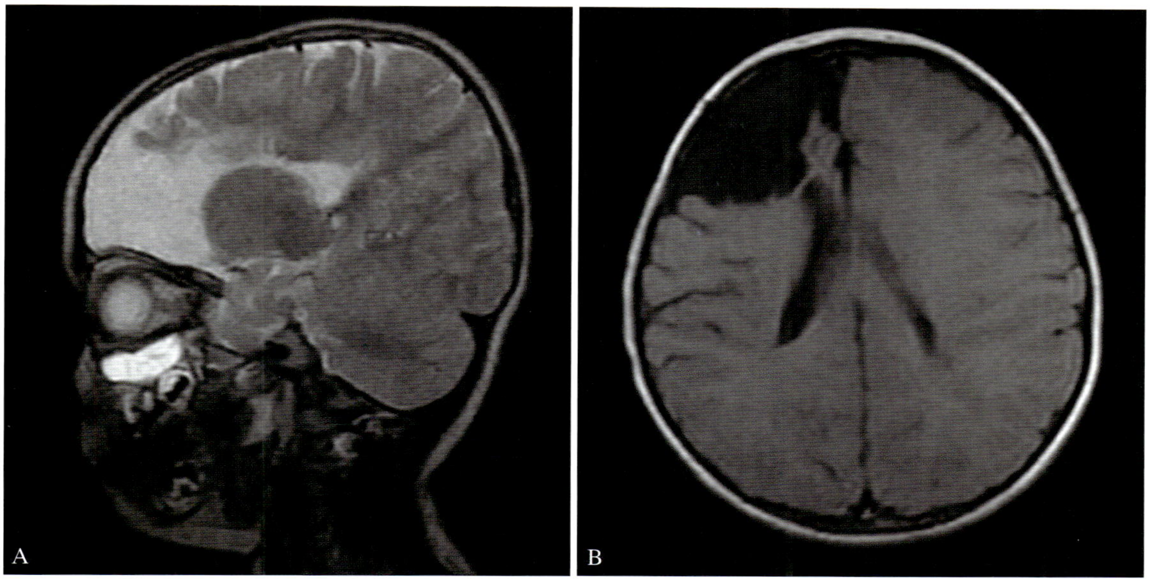

图 5-34-1 脑穿通
右侧额叶可见脑组织破坏，与侧脑室相通

重点推荐文献

[1] Barkovich AJ. Pediatric neuroimaging. 4th ed. Philadelphia：Lippincott Williams &Wilkins，2005.
[2] Raybaud C，Destructive lesions of the brain. Neuroradiology，1983，25：256-291.
[3] Friede RI. Developmental neuropathology. Berlin：Springer-Verlag，1989.

第 35 节 缺血缺氧性脑病

【概念与概述】

- 本病为围产期缺氧缺血造成的一系列脑病综合征

【病因与病理】

一般特征

- 一般发病机制：新生儿缺氧缺血性脑病（hypoxic-ischemic encephalopathy of newborn，HIE）是围产期脑组织缺氧及血流灌注低下引起的脑部损害。由于新生儿脑组织对缺氧具有较强的抵抗能力，故几乎所有的新生儿窒息性脑损伤都是由脑灌注量降低造成的
- 病因学：病因主要为窒息，其他有红细胞增多症、呼吸窘迫综合征、胎粪吸入综合征、败血症、青紫型心脏病、重症肺炎、气胸等

【临床表现】

表现

- 最常见症状：本病临床表现可分为轻、中、重三度。轻度：表现兴奋症状并于 3 ~ 4 天内好转；中度表现抑制症状并于 7 ~ 10 天内消失，约 20% 可有后遗症；重度表现为各种生理反射消失或频发持续惊厥，症状持续 14 天以上，存活者均留有后遗症，如脑瘫、智力低下、癫痫等。严重病例还可出现呼吸不规整、瞳孔不对称、对光反应消失，多在一周内死亡。症状轻重与缺氧时间密切相关。轻者预后良好，重者可致残甚至死亡

【影像表现】

概述

- 影像学表现多种多样，早产儿与足月儿截然不同，其征象主要依赖于三个因素：(1) 缺血引起低血压的程度；(2) 发生病变时脑组织的成熟程度；以及 (3) 缺血持续的时间。其中缺血持续时间是决定脑组织是否出现损害的关键因素，缺氧在损害发生过程中也发挥重要作

用，特别是在未成熟脑组织中，可导致颅内或脑室内出血

- 早产儿 HIE 主要表现为出血及脑室旁深部白质损害，出血主要集中在侧脑室周围区，可破入脑室形成脑室内出血。与之相比，足月儿 HIE 则主要表现为血管分布交界区（分水岭）损伤，包括大脑前中动脉和中后动脉交界区。足月儿 HIE 颅内出血的出现率明显低于早产儿

CT 表现

- CT 检查表现为缺血造成的低密度脑水肿及出血造成的高密度病变。早产儿以颅内出血为主要表现，包括生发基质出血、脑室旁出血性脑梗死以及脑室内出血，显示为相应部位的高密度病变，CT 值 50 ~ 90Hu。脑实质内出血灶周围还可见低密度环；脑白质病变早期（生后 2 ~ 3 天）表现为脑室周围白质低密度，脑室受压变小，2 ~ 3 周后出现白质软化（PVL），则可见脑室扩张，三角区和侧脑室体部外形不规则，周围脑白质容积减少。足月儿则显示为脑实质（白质为主）散在低密度改变，以额叶、顶枕叶边缘最明显，颞叶也常累及。根据低密度分布范围分为轻、中、重度。轻度：脑实质低密度区分布于 1 ~ 2 个脑叶；中度改变超过 2 个脑叶，灰白质界线模糊，部分脑沟消失；重度：脑实质呈弥漫性低密度改变，灰白质界线消失，基底节、丘脑密度正常，因而形成”双圈征”，即外圈为黑色，内圈为白色。脑室受压变窄，脑沟消失，并发脑室内出血的占 80%。正常足月新生儿脑白质 CT 值为 18 ~ 28Hu（平均 22Hu），脑灰质 26 ~ 39Hu。HIE 脑白质 CT 值约在 18Hu 以下，脑灰质在 25Hu 以下。病变愈重，CT 值愈低。但早产儿不能用 CT 值来判断 HIE。如脑组织坏死、软化后 CT 值可达 12Hu 以下。因此仅凭低密度范围评估 HIE 轻、中、重程度是不全面的，必须结合病变的 CT 值高低对病情进行评估。此外丘脑、脑干低密度及 CT 值的高低对重度病例评估亦有帮助。通常新生儿丘脑 CT 值为 20 ~ 32Hu（平均 28Hu），若丘脑密度减低，则表明病情较重、预后差

MRI 表现

- 轻度：皮层及皮层下沿脑回迂曲点条状高信号及 / 或幕上、下蛛网膜下腔少量出血。轻度 HIE 一般不会造成严重的并发症
- 中度：除上述轻度表现外，额叶深部白质两侧对称性点状高信号及 / 或沿侧脑室壁条带状高信号，伴局限性脑水肿（图 5-35-1）
- 重度：除上述表现外，有下列任一表现：基底节区，丘脑高信号伴内囊后支高信号消失；脑室旁白质软化；脑室内出血伴病侧脑室扩大；皮层下囊状坏死；弥漫性脑水肿
- 弥散加权成像、磁敏感加权成像和波谱检查对诊断也很有帮助

超声表现

- 生发基质出血在声像图上表现为局部回声增强。冠状面成像可显示邻近脑室壁边缘清晰的高回声区。最常见的部位是尾状核丘脑切迹，在额角下壁下方。矢状面成像有助于鉴别生发基质出血和脉络丛的高回声信号，因为脉络丛不会延伸至莫氏孔的前方，而尾状核头及相邻神经节隆起的出血正好位于莫氏孔的前方
- 脑室内出血导致部分甚至整个脑室系统内充满了高回声物质。急性脑室内出血表现为强回声信号，但与正常脉络丛回声信号很难鉴别。使用能量多普勒可显示脉络丛血管，而血凝块则没有血流信号，对两者的鉴别有所帮助。急性出血后几周内，脑室内血凝块机化，演变为边界清楚的低回声灶。该时期病变表现为侧脑室内相对无回声的团块，通常出现于体部或前庭部，与丘脑相邻的脉络丛相比，此时的血凝块回声较低
- 脑室周围出血性梗死是指合并出血的缺血性脑损伤，仅发生于侧脑室旁深层白质内。出血灶在声像图中表现为圆形、新月形或扇形高低混杂回声区。单纯依靠超声检查无法判断出血量

推荐影像学检查

- 颅脑超声和 MRI 检查

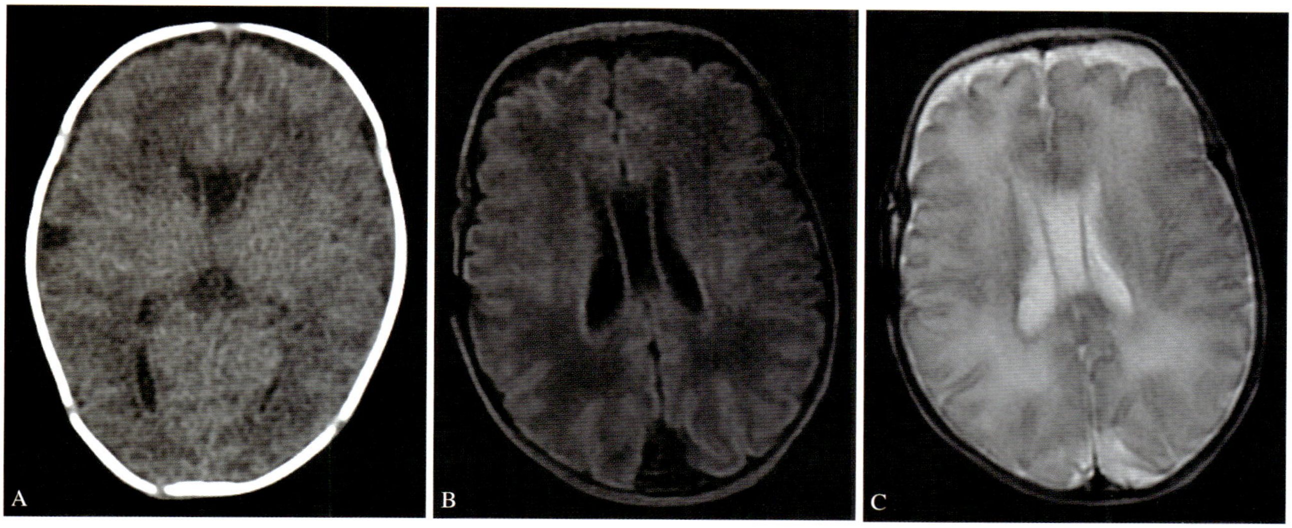

图 5-35-1 缺氧缺血性脑病

图 A. CT 平扫可见双侧额叶和顶枕叶交界部呈现片状低密度；图 B 和图 C. MRI 平扫室管膜下呈现线状短 T1/T2 信号影，提示室管膜下出血。双侧额叶表面短 T1 信号，提示脑膜充血，符合缺氧缺血性损伤

诊断与鉴别诊断精要

- 临床有缺氧 - 缺血病史
- 患儿具有相应神经系统症状
- 影像检查出现特征性表现，MR TIW 高信号和弥散受限，诊断价值高

重点推荐文献

[1] Barkovich AJ. Pediatric neuroimaging. 4th ed. Philadelphia；Lippincott Williams &Wilkins，2005.

[2] 夏正荣，李玉华 . 围产期缺氧缺血性脑病影像学研究进展 . 临床儿科杂志，2009，27：89-91.

[3] 崔风，叶滨宾 . 新生儿缺氧缺血性脑病的 MR 诊断及临床相关因素分析 . 放射学实践，2003，18：162-165.

第 36 节　脑室周围白质软化

【概念与概述】

- 本病为早产儿常见的幼稚脑白质损伤，常称为脑室旁白质软化（periventricular leukomalacia，PVL）。然而，任何部位的白质均可受累，最常受累的部位是大脑半球的深部白质，与脑室壁有一定距离

【病因与病理】

一般特征

- 一般发病机制：本病可能是由少突细胞原体或亚板神经元缺血受损造成的。少突细胞原体对于低氧缺血性损伤尤为敏感，而亚板神经元是皮层深部的暂时结构，是最终连接永久皮层轴索的中继站。另外，少突细胞原体和亚板神经元在脑中出现的时期正好与婴儿脑对于幼稚白质损伤的敏感期相吻合
- 遗传学：未见遗传倾向报道
- 病因学：最主要病因为早产儿缺氧 - 缺血损伤，此外，感染、代谢性疾病、脑积水等均可

引起脑室旁白质损伤

- 流行病学：活检及 MR 检查发现，近 50% 新生儿有脑白质损伤。白质损伤发生率与多种因素相关，包括宫内感染、胎膜早破、母体胎膜炎及低血压引发血液循环自动调节机制受损等

大体病理及手术所见

- 脑室周围损伤表现为特征性的演变过程，即受损局部出现坏死，继而形成空洞，最后空洞萎陷导致相邻脑室扩张。最容易发生脑室旁白质软化症的两个部位是侧脑室后角旁白质及邻近莫氏孔的额叶白质

【临床表现】

表现

- 最常见症状：根据病变范围和严重程度出现智力运动发育障碍和癫痫
- 临床病史：通常从新生儿期始发病

自然病史与预后

- 预后不良

【影像表现】

概述

- 由于患病的早产儿的运送和护理等问题，在大多数医院，CT 和 MR 并未常规用于早产儿白质损伤的早期诊断。然而，如果行 MR 成像，在损伤早期就可以显示脑室旁白质的许多异常信号区，大部分病例在超声检查时未发现与 MR 对应的异常

CT 表现

- 深部脑白质低密度灶，边缘模糊，部分甚至出现囊变

MRI 表现

- 在出生后 3 至 4 天内即可在白质区内出现大片状长 T2 异常信号区，其内可见点状短 T1 异常信号区；出生后 6 天至 7 天后可出现中度短 T2 异常信号。T1 和 T2 异常信号似乎代表活跃的星性胶质细胞增生，可在损伤后数周至数月内出现。一些患者受累组织逐渐坏死，导致白质囊腔形成，表现为短 T1（高信号）病灶内或病灶周围的边缘清晰的长 T1 病灶（低信号）。3 周至 4 周后囊肿最终萎缩，异常信号区域越来越接近脑室壁，直至信号最终消失。最后，大脑半球脑白质体积缩小，表现为所谓的特征性“脑室旁白质软化终末期”。（图 5-36-1）弥散加权成像、磁敏感加权成像和波谱检查对诊断也很有帮助

超声表现

- 幼稚脑白质损伤表现为脑室周围回声增强，虽然水肿也可造成局部回声增强，但是水肿恢复后将不会遗留任何脑实质损伤。此外，由于正常白质镜像放射效应，即使没有脑室旁白质损伤或水肿的情况下，这些区域也可出现局部回声增强。因此，仅依靠声像图中的高回声并不足以作出“脑白质损伤”的诊断。脑室旁白质早期损伤的最佳声像特征为脑室旁“火焰征”，即白质区局部缺乏正常且间隙规则的脑实质回声影；相反，受损组织表现为模糊圆形病灶。除正常组织结构消失外，受损组织还表现为与脉络丛等回声或更高回声的影像特点。如脑室旁火焰征持续存在（> 2 周），则痉挛性双侧瘫或四肢瘫的发生率为 50%。但是，火焰征对脑白质损伤的敏感度和阳性预期值均较低。超声检查对脑室旁白质软化症的最终诊断依赖于空洞或出血的出现
- 根据脑室周围白质的声像图特点可对白质损伤进行分级。Ⅰ级为脑室旁白质回声增强，出现时间达 7 天或更长（脑室旁长期病变）；Ⅱ级为脑室旁白质强回声区演变为额顶叶小囊状病灶；Ⅲ级为脑室旁白质强回声区演变为广泛脑室旁囊性病灶，累及枕叶及额、顶叶白质

推荐影像学检查

- 颅脑超声和 MRI 检查

【鉴别诊断】

- 本病在 MRI 上应与出血鉴别，出血 T2 弛豫时间更短，因此在 T2 加权像上和磁敏感加权像上信号更低

诊断与鉴别诊断精要

- 患儿具有缺氧缺血性脑损伤病史
- 影像检查发现脑室旁白质异常回声或信号，脑室变形、扩大

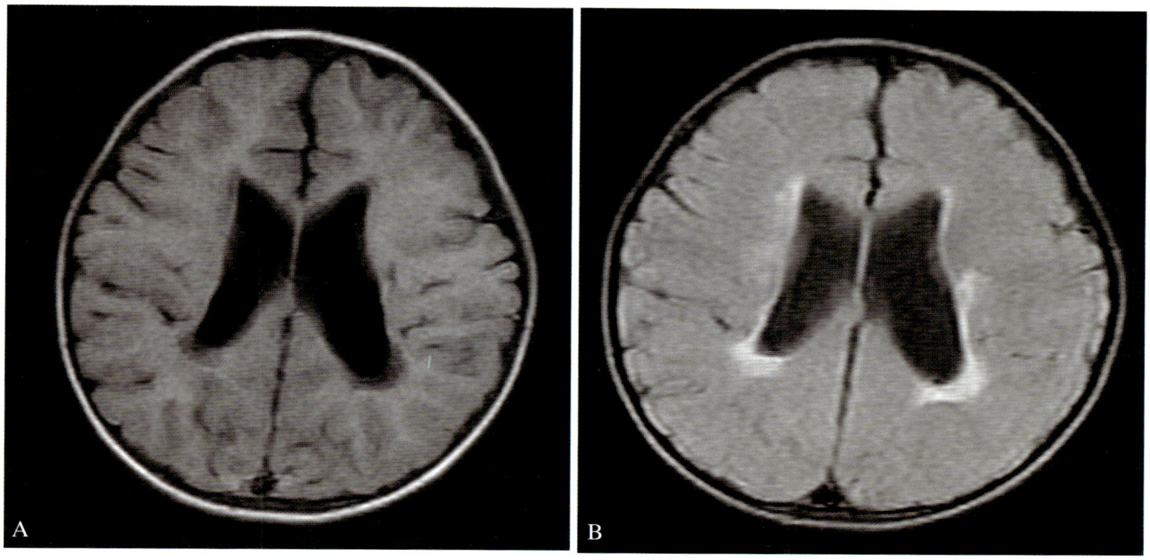

图 5-36-1 脑室旁白质软化症
双侧脑室变形，周边可见与脑室壁紧贴的异常信号（长 T1/T2 信号）带

重点推荐文献

[1] Flodmark O，Roland EH，Hill A，et al. Periventriclar leukomalacia：radiologic diagnosis. Radiology，1987，162：119-124.

[2] Flodmark O，Lupton B，Li D，et al. MR imaging of periventricular leukomalacia in childhood. AJNR，1989，10：111-118.

[3] Skullerud K，Westre B. Frequency and prognostic significance of germinal matrix hemorrhage，periventricular leukomalacia and pontosubicular necrosis in preterm neonates. Acta Neuropathol，1986，70：257-261.

第 37 节 核 黄 疸

【概念与概述】

- "胆红素脑病"（bilirubin encephalopathy）指由于胆红素对基底核及各种脑干神经核的毒性所致中枢神经系统的临床表现。在婴儿使用"急性胆红素脑病"来描述在生后 1 周出现的胆红素毒性的急性期表现。"核黄疸"这个词则用于胆红素毒性所致慢性、永久临床后遗症

【病因与病理】

一般特征

- 一般发病机制：胆红素进入大脑的机制尚不清楚。在高碳酸血症、缺血缺氧或酸中毒导致血脑屏障破坏时，胆红素较易入脑。胆红素一旦进入脑组织（特别是新生儿脑组织），就会引发神经系统损伤。此外，大脑某些特定部位的神经元对胆红素的损伤特别敏感。应该注意，某些酸中毒或新生儿硬肿患儿血浆白蛋白水平低下，即使其血浆胆红素水平在临床正常范围内，也可出现胆红素脑病所致的苍白球损伤和听力丧失。这可能是因血脑屏障不成熟或血浆白蛋白水平低下使游离胆红素浓度增高所致

- 遗传学：无遗传方面报道
- 病因学：许多诱发因素可能导致高胆红素血症。红细胞性溶血（继发于血型不匹配、红细胞膜或血红蛋白自身缺陷、血肿形成后血液分解）是最常见诱因。其他诱因包括，红细胞增多症、遗传性或获得性胆红素结合障碍、胃肠物质运输紊乱和激素水平紊乱

大体病理及手术所见

- 核黄疸选择性黄染基底神经节，特别是苍白球及丘脑下核。脑干神经核如听神经（耳蜗神经核，四叠体下丘，上橄榄复合体）、动眼神经核、前庭神经核特别容易受到损害。其他易感部位为小脑，特别是浦肯野细胞（purkinji cell）及海马 CA2 层。基底神经节病变与临床张力失常及手足徐动症相关。动眼神经核异常伴有斜视及凝视性瘫，特别是不能向上视。脑干听神经核损害伴发耳聋、听力丧失及新近描述的听神经病变

【临床表现】

表现

- 最常见症状：胆红素脑病患儿在出生后最初几天表现为昏迷和肌张力减低；少数患儿会出现抽搐。到了生后第一周中期，肌张力减低进一步发展，出现颈部或背部向后呈弓状弯曲。在出生后一年内发育迟缓逐渐明显。患儿 1 岁后出现的典型症状是锥体外束体征（特别是手足徐动症）、垂直和水平凝视、听力障碍
- 临床病史：出生后即可表现症状

人口统计学

- 年龄：2 岁以内出现神经系统症状
- 性别：男女发病无差别

【影像表现】

CT 表现

- 胆红素脑病在 CT 和超声检查都没有特异性改变的报道

MRI 表现

- MR 成像中，急性胆红素脑病患儿表现为受累部位短 T1 长 T2 信号。磁共振质子波谱显示 NAA 降低，但无乳酸峰。在慢性期，苍白球、下丘脑核团和海马 T2 时间延长及萎缩（图 5-37-1）

超声表现

- 超声检查有时可以显示苍白球的回声增强

推荐影像学检查

- 颅脑 MRI 和超声检查

【鉴别诊断】

- 在 MRI 上有时需与正常内囊后肢髓鞘化鉴别，后者呈线状，边缘清晰可资区别

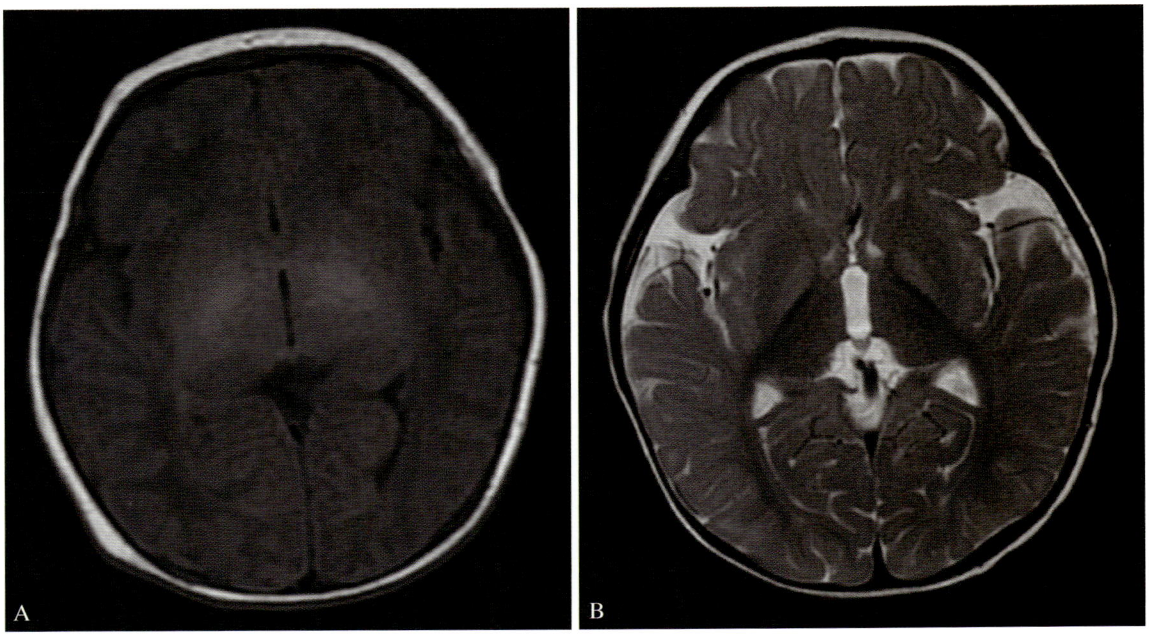

图 5-37-1 核黄疸

图 A. 急性期可见双侧苍白球对称性短 T1 信号；图 B. 慢性期可见双侧苍白球对称性长 T2 信号

诊断与鉴别诊断精要

- 新生儿期出现黄疸，血清总胆红素水平 > 300 ～ 400mg/L。婴儿期出现椎体外系神经系统症状或听力受损
- 新生儿期颅脑磁共振检查发现，双侧苍白球对称性 T1 高信号。婴儿期 MRI 检查可见双侧苍白球呈现 T2 高信号

重点推荐文献

[1] 刘义 . 胆红素脑病的研究进展 . 中国新生儿杂志，2007，22：384-386.
[2] 吴武林，王小宜，张平，等 . 新生儿胆红素脑病 MRI 特征的研究 . 中华放射学杂志，2008，42：945-948.
[3] 牛昊，范国光，刘兆玉，等 . MRI 在新生儿核黄疸诊断及随访中的价值 . 中国医学影像技术，2007，23：1777-1779.
[4] Suad F. AlOtaibi，Susan Blaser，Daune L. MacGregor. Neurological Complications of Kernicterus. Can. J. Neurol. Sci，2005，32：311-315.

第 38 节　颅骨骨膜下血肿

【概念与概述】

- 颅骨骨膜下血肿（subperiosteal hematoma of cranial bone）是指发生于颅骨外板与其相对应的骨膜之间的潜在间隙内的包囊性积血
- 同义词：头血肿

【病因与病理】

一般特征

- 一般发病机制：由于分娩时，胎头受产道挤压造成颅骨骨膜下血管破裂，血液积留在骨膜下所致，常需要数周才能完全吸收，偶有机化者持续数年仍有痕迹
- 遗传学：无遗传报道
- 病因学：外力导致骨膜下血管破裂
- 流行病学：存活新生儿的发病率约 1%；产钳导致本病发生率明显增高

大体病理及手术所见

- 好发于新生儿顶、枕部，血肿范围不跨越颅缝

【临床表现】

表现

- 最常见症状：头血肿通常表现为出生后体积增大，局部出现坚实有张力的肿块；除非合并出现颅内损伤，这种病变很少有临床症状。病灶于数周至数月内消退

【影像表现】

概述

- 骨膜下血肿在 CT 或 MR 图像中表现为与颅骨外板相邻的新月形病灶，血肿不跨越颅缝。少数头血肿最后出现钙化；这些病灶在很多个月后随着颅骨的生长和重塑逐渐消失。当父母或儿科医生发现 3 ～ 4 个月的婴儿头部质硬肿块（钙化的血肿）时，有时会进行影像学检查

X 线表现

- 头颅 X 线检查是最常用的检查方法，随着血肿的机化和骨化，在血肿的不同时期，可出现不同的 X 线表现：新鲜血肿仅表现为新月形、丘状或半球状隆起的软组织密度肿物，血肿机化或液化，出现该表现的血肿期龄主要集中在 3 周之前；以后，机化的血肿可发生骨化而得以在 X 线上显示；血肿骨化充分后可形成完整包壳。X 线表现为不同壁厚骨壳形成，甚至呈密度不均的丘状致密骨化影，此时，病灶在 X 线平片上易于显示，血肿局部密度明显增高，切线位可更好地显示血肿壁和颅骨情况，局部颅骨密度可不均匀，边缘可毛糙。该表现多集中在 7 周之后

CT 表现

- 亚急性期血肿在 CT 上为高密度。慢性期血肿

机化和钙化，CT 可显示钙化灶的内缘（颅盖）和外缘（钙化抬起的骨膜）；这种钙化的“肿块”不会跨越颅缝（图 5-38-1）

MRI 表现

- 急性期血肿显示为等 T1 短 T2 信号；亚急性期血肿为短 T1 和长 T2 信号

推荐影像学检查

- 颅脑 CT 或 MRI 检查

【鉴别诊断】

- 与头皮下血肿或帽状腱膜下血肿鉴别：头皮下血肿可发生于头皮任何部位，可跨越颅缝，可高低不平，血肿张力相对较低，囊性感较强，CT 表现为头皮下高密度出血和低密度水肿影像与颅外板不紧密相连，吸收较快。位于中线两侧的帽状腱膜很坚韧，它与颅顶头皮紧密结合，与颅骨骨膜疏松结合，前连额肌，后连枕肌。常为头皮牵拉滑动损伤所致。血肿较大时呈中线部位的从额到枕的均匀的帽状软组织影像。帽状腱膜下血肿 CT 表现为位于上述解剖部位、且与外板不紧密相连高密度或等密度软组织影
- 与脑膜或脑、脑膜膨出鉴别：脑、脑膜膨出好发于新生儿颅囟部位或胎儿期诸颅囟部位，伴有颅骨缺损，肿块有囊性感和或搏动感。平片能显示边缘光滑的颅骨缺损和软组织块。CT 和 MRI 能显示颅骨缺损和膨出的脑、脑膜和蛛网膜下腔而确诊
- 与颅骨囊肿或脓肿鉴别：颅骨骨膜下或颅外软组织内囊肿较少见，也不一定与颅骨对应，更不可能随时间推移逐渐形成弧状、壳状或丘状钙化骨化影，高分辨率 CT 和 MRI 有助于鉴别诊断
- 与颅骨骨瘤鉴别：颅骨骨膜下血肿，在中后期血肿包膜钙化明显，血肿机化钙化骨化明显，其影像类似骨瘤，结合病史及其影像特征，特别是 CT 和 MRI 能显示正常颅骨、钙化的包膜和血肿机化、囊腔，不难鉴别

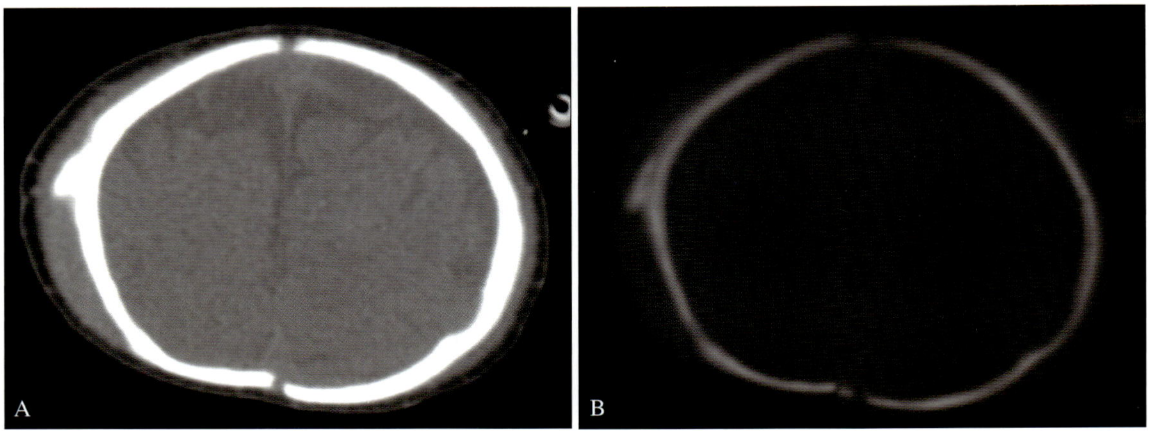

图 5-38-1 **颅骨骨膜下血肿**
右侧顶部颅板外可见新月形软组织密度影，未跨越颅缝。骨窗（图 B）观察可见局部颅骨骨折

诊断与鉴别诊断精要

- 颅骨骨膜下血肿影像结合临床多数能明确诊断。高分辨率 CT 和 MRI 多序列、三维成像技术已成为其诊断和鉴别诊断的重要方法

重点推荐文献

[1] Dobben GD, Philip B, Mafee MF, et a1. Orbital subperiostal hematoma, cholesterol granuloma and infection, evaluation with MR and CT. Radial Clin Noah Am, 1998, 36: 1185-1190.

[2] 杨渭川，傅震．颅骨骨膜下血肿的影像诊断．实用放射学杂志，2000，116：224-226.

[3] 窦文广，韩东明，王清华，等．新生儿颅骨骨膜下血肿的 X 线和 CT 诊断．中国医学影像学杂志，2006，14：271-274.

第 39 节　中枢神经系统感染，先天性颅内感染

【概念与概述】

- 发生于宫内的中枢神经系统感染

【病因与病理】

一般特征

- 一般发病机制：宫内发生感染后，机体对损伤的生物学反应发生变化。幼稚脑组织不会对损伤产生星形胶质反应，而是以免疫反应修复损伤，转移异常细胞，并代偿丢失的组织
- 遗传学：未见遗传倾向
- 病因学：病原菌通常从宫颈上行入羊水传播，而弓形体、梅毒螺旋体、风疹病毒、巨细胞病毒和其他病毒则常经胎盘传播

大体病理及手术所见

- 发生于不同胚胎时期的感染所致病理改变不同，发生于妊娠前 6 个月的感染通常引起发育畸形，发生于妊娠第 7 ～第 9 个月的感染一般导致组织破坏性损伤，而发生于妊娠后 3 个月的感染可不影响神经系统或仅有轻度异常

【临床表现】

表现

- 最常见症状：因感染发生时胎龄不同而出现不同表现。感染发生时胎儿年龄对感染后果的影响远较感染本身更重要。总的来说，发生于妊娠期前 6 个月的感染将导致神经系统发育畸形，而发生于妊娠期 6 ～ 9 个月的感染将引起破坏性病变。无论是神经系统发育畸形，还是破坏性病变，患儿多表现为出生时小头畸形，喂养困难、抽搐、易激惹和精神运动发育迟缓
- 临床病史：可于生后即表现症状

人口统计学

- 年龄：多于新生儿和婴儿期发病
- 性别：无性别差异

自然病史与预后

- 通常预后不良

治疗

- 早期运动训练治疗

【影像表现】

概述

- 发生于不同时期的感染，其影像表现不同

CT 表现

- 除发现脑组织破坏性改变和先天畸形外，CT 检查的优势在于发现钙化

MRI 表现

- MRI 在发现钙化方面不及 CT，但在显示皮层发育畸形和白质髓鞘化障碍方面明显优于其他影像检查

推荐影像学检查

- 颅脑 CT 和 MRI 检查（图 5-39-1）

【鉴别诊断】

- 与中毒或代谢性脑病鉴别主要依赖临床化验检查，另外，先天性感染患儿颅内钙化的发生率高

诊断与鉴别诊断精要

- 出生时显示小头畸形，新生儿期出现中枢神经系统症状
- 神经影像检查发现脑发育落后或畸形伴颅内多发钙化

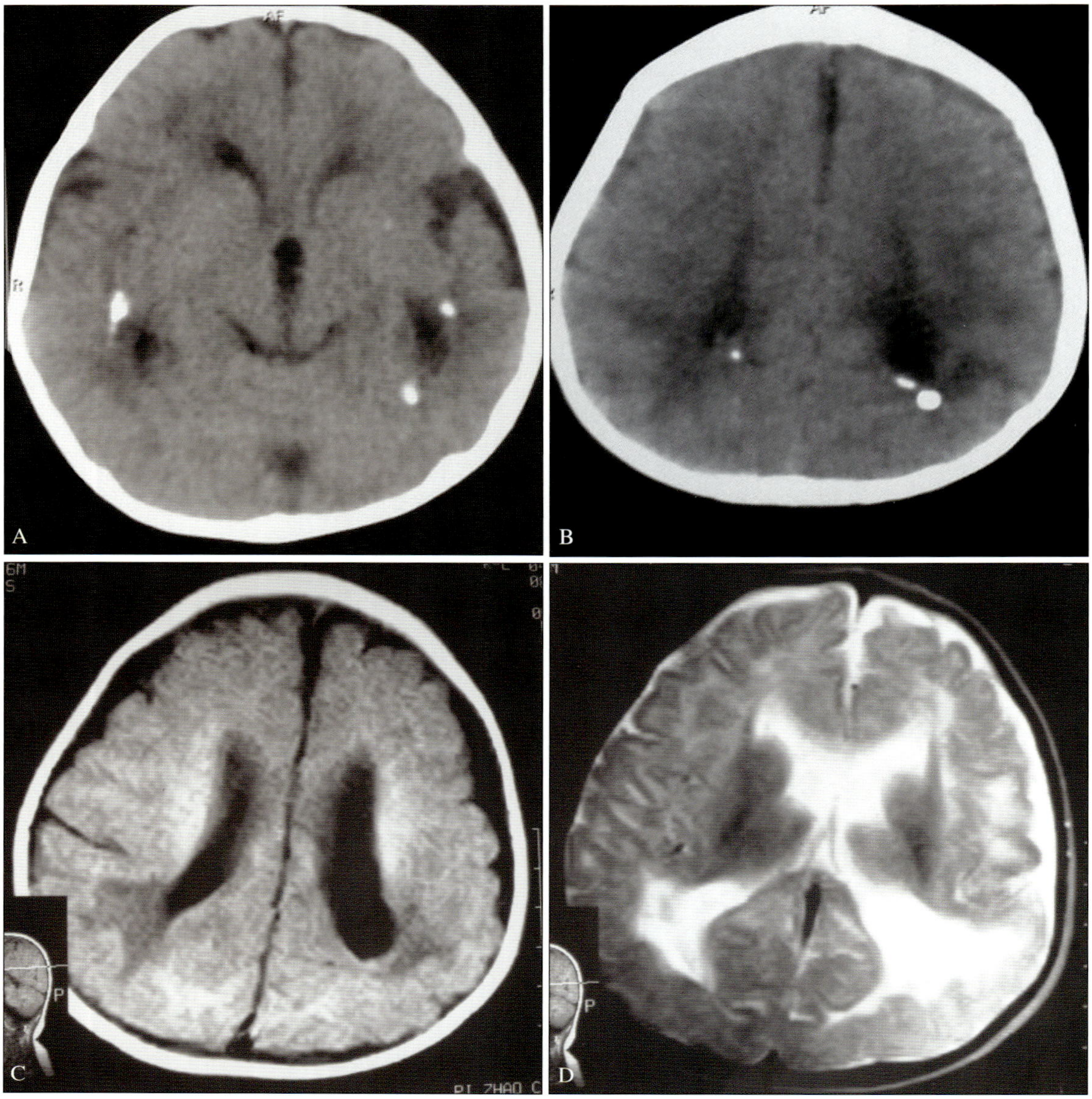

图 5-39-1 先天性感染
图 A 和图 B. CT 平扫可见双侧脑室扩张，脑室旁可见散在点状钙化；图 C 和图 D. MRI 检查显示侧脑室旁白质软化和脑室变形，提示脑组织损伤

重点推荐文献

[1] 董悦 . 对围产期 TORCH 感染筛查的重新评价 . 中华妇产科杂志，2004，39：725-737.
[2] Barkovich AJ，Linden CL. Congenital Cytomegalovirus infection of the brain：imaging analysis and embryologic considerations. AJNR，1994，15：703-715.
[3] Sugita K，Ando M，Makino M，et al. Magnetic resonance imaging of the brain in congenital rubella virus and cutomegalovirus infections. Neuroradiology，1991，33：239-242.

第 40 节 脑膜炎

【概念与概述】

- 脑膜炎（meningitis）是儿童最常见的中枢神经系统感染，其诊断不依赖于影像检查。除非在腰穿前要了解是否存在脑积水或脓肿，不应把影像检查作为常规检查项目。当临床诊断不清，或颅内压增高引起的神经症状加重时，或合并持续性癫痫及出现局限性神经损伤以及脑膜炎恢复缓慢时，才应考虑进行影像检查

【病因与病理】

一般特征

- 一般发病机制：病原体可通过 5 个途径到达脑膜：(1) 血液直接传播；(2) 脉络丛；(3) 皮层表面脓肿破裂；(4) 创伤以及 (5) 相邻器官感染蔓延，最常见者为中耳炎和鼻窦炎。一旦出现感染，不同病原菌感染脑膜后可通过不同机制引起神经后遗症
- 遗传学：无遗传倾向
- 病因学：细菌，主要病原菌为 B 族链球菌和大肠埃希菌
- 相关异常：脑积水、静脉窦栓塞、静脉梗死、动脉梗死、渗出和积脓、脑脓肿和脑室炎

大体病理及手术所见

- 病原菌沿软脑膜鞘到达脑室旁间隙，同时，相邻的皮层动脉内皮细胞肿胀、增殖，并于感染后 48 ~ 72 小时内堵塞血管腔。进而，炎症细胞累及血管壁，出现动脉壁局灶性坏死，以及偶尔可见动脉栓塞。静脉也可见类似病理过程。血管壁局灶性坏死以及附壁血栓可部分或完全堵塞血管腔。静脉栓塞较动脉常见，最常见于脑膜炎合并硬膜下积脓的患儿，硬膜下静脉容易形成血栓。30% 以上的新生儿细菌性脑膜炎病例可出现脑梗死（动脉和静脉）。另外，感染从堵塞的血管进入脑实质还可引发大脑炎和脑脓肿
- 大量脓性纤维蛋白分泌物集聚于脊髓周围，引起脊髓蛛网膜下腔堵塞。分泌物堵塞侧孔和中间孔可引起非交通性脑积水

【临床表现】

表现

- 临床表现依据不同年龄而变化
- 通常有上呼吸道和消化道感染的前驱症状
- 年长儿出现发热、头痛、恶心、呕吐、颈项强直、感觉变化、惊厥、视觉障碍以及偶尔出现的视盘水肿。晚期并发症包括颅神经麻痹、休克、DIC、脑梗死、脑积水，或呼吸衰竭。颅神经受损可能源于神经鞘局限性炎症或供应神经的血管损伤。第 VI、III 和 IV 对颅神经最易受累
- 新生儿和婴幼儿脑膜炎临床表现与年长儿不同，仅表现非特异性抽搐、合并或不合并激惹的昏迷是最常见的神经症状。罕见颈强直，可无发热和前囟饱满。40% 以上的新生儿期患儿出现癫痫；由于新生儿脑梗死发生率高，所以常可见偏瘫

人口统计学

- 年龄：较常见于新生儿和婴幼儿
- 性别：无男女差别

治疗

- 抗生素治疗为主

【影像表现】

概述

- 无并发症的化脓性脑膜炎 CT 和 MR 表现一般正常。增强后有时可见脑膜强化。绝大多数肉芽肿性脑膜炎表现为典型的颅底脑膜强化，而细菌性脑膜炎则表现为大脑表面脑膜强化。无论哪种脑膜炎，增强 MR 都比增强 CT 更容易显示脑膜炎性变化。增强 FLAIR 序列对脑膜强化更具敏感性，特别是薄层 T2 FLAIR 序列

CT 表现

- 显示脑积水
- 静脉窦血栓：急性期血栓在 CT 平扫中表现为矢状窦高密度；亚急性期血栓呈现所谓“空 δ 征”，即在增强 CT 扫描中，病变静脉窦后部也出现三角形密度减低影。该征象仅见于血凝块变得比周围增强的血流密度低之后
- 静脉梗死：CT 检查难于确定静脉梗死，皮层下白质表现为低密度或混杂密度病灶，并对相邻脑室产生轻度占位效。低密度由脑组织水肿造成，而高密度则多代表出血。增强扫描可见

低密度区出现于线样或环状脑回强化中

- 动脉梗死：CT 通过发现动脉梗死确诊脑膜炎的动脉炎，表现为脑实质内低密度灶，梗死病灶边缘清晰，且局限于特殊的动脉分布区域
- 渗出和积脓：在 CT 上显示为颅板下新月形脑脊液样密度影
- 脑脓肿：见本章 41 节
- 脑室炎：增强 CT 扫描可见室管膜极度强化

MRI 表现

- 清晰显示脑脊液循环通路中的梗阻位置
- 静脉窦血栓：MRI 可明确诊断亚急性期血栓，表现为 T1 高信号。正中矢状位易显示矢状窦、直窦和 Galen 静脉丛的栓塞征象，而旁矢状位则容易显示横窦的病变。MR 诊断亚急性期外的栓塞比较困难。MRV 成像极有助于静脉窦栓塞的诊断
- 静脉梗死：MRI 图像中，早期梗死可为特定区域中的长 T1/T2 信号。另一个早期征象为深部髓质静脉中出现围绕空腔的静脉栓子。在 DWI 图像中，病灶表现为弥散不均匀，可出现弥散增加、正常或减弱。约 1/4 静脉栓塞为出血性，表现为皮层下巨大血肿或脑实质水肿区内的淤点状出血。出血通常为皮层下多发性出血灶，边缘不规则。有时出血表现为线样，提示血肿在静脉内或静脉周围，这种现象很具特征性
- 动脉梗死：MRI 通过发现动脉梗死确诊脑膜炎的动脉炎，梗死病灶边缘清晰，且局限于特殊的动脉分布区域
- 渗出和积脓：为颅板下新月形、较脑脊液信号稍高信号影，常出现于额颞部。偶尔，可见大脑表面渗出强化（图 5-40-1，图 5-40-2）
- 脑脓肿：(见本章 41 节)
- 脑室炎：增强 MRI 扫描可见室管膜极度强化，还可发现脑室内分隔

推荐影像学检查

- 颅脑 MRI 增强扫描

诊断与鉴别诊断精要

- 除非特殊情况，脑膜炎的诊断一般依靠临床症状和体征以及腰穿结果作出。影像检查主要用于寻找脑膜炎患儿的临床并发症

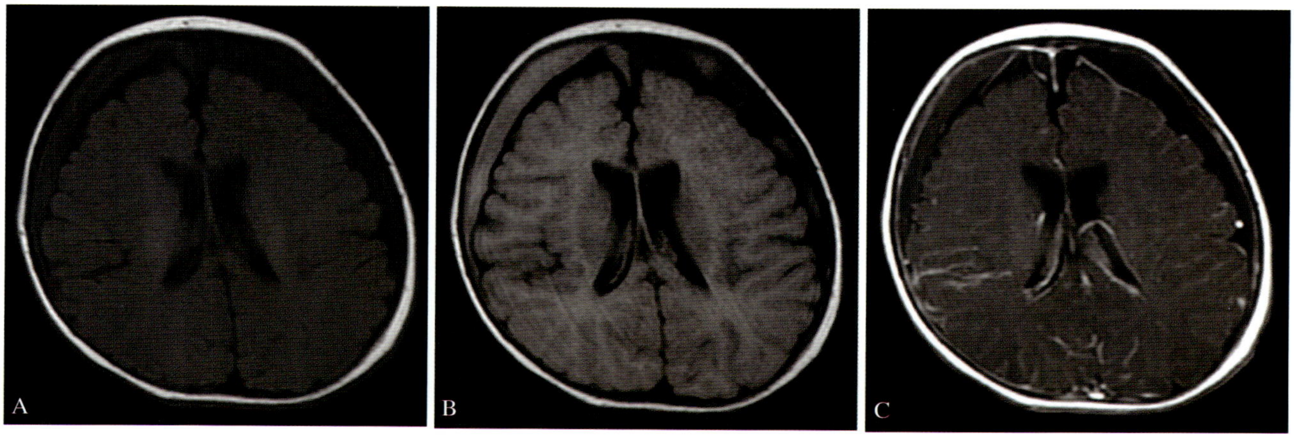

图 5-40-1 **化脓性脑膜炎**
MRI 平扫及增强可见双侧额部硬膜下积液，其中右侧信号较高，提示积脓；左侧信号与脑脊液信号相同，提示为积水。增强后可见脑膜强化，证实为脑膜炎

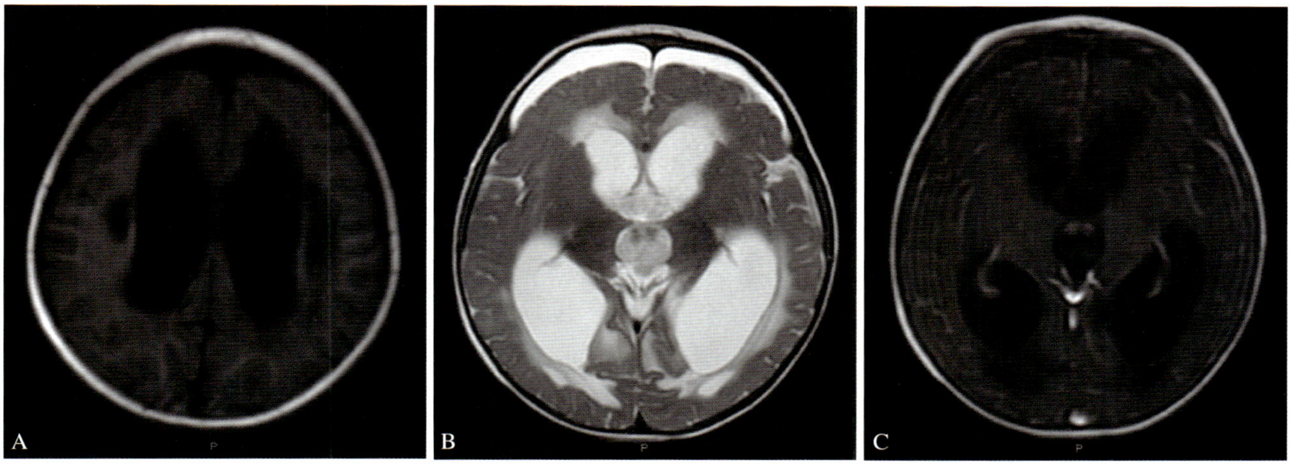

图 5-40-2 化脓性脑膜炎并发症
MRI 平扫及增强可见幕上脑室扩张，脑室周围出现水肿带，脑室旁白质可见软化灶。双侧额部硬膜下积液。增强后可见脑膜强化，证实为脑膜炎

重点推荐文献

[1] Berman PH，Banker BQ. Neonatal meningitis：a clinical and pathological study of 29 cases. Pediatrics，1966，38：6-11.
[2] Chang CJ，Chang WN，Huang LT，et al. Bacterial meningitis in infants：the epidemiology，clinical features，and prognostic factors. Brain Dev，2004，26：168-175.
[3] Mathews VP，Kuharik MA，Edwards MK，et al. Gd-DTPA enhanced MR imaging of experimental bacterial meningitis：evaluation and comparison with CT. AJNR，1988，9：1045-1050.

第 41 节 脑 脓 肿

【概念与概述】

- 化脓性细菌侵入小儿脑组织内形成脓肿是神经系统严重的感染性疾病。11 岁以下脑脓肿（brain abscess）患儿占所有年龄段脑脓肿患者的 11%

【病因与病理】

一般特征

- 一般发病机制：如大脑炎治疗未取得成功，受累脑组织可发生液化并被肉芽组织和胶原结构所构成的包膜包绕，最终导致脓肿形成
- 遗传学：无遗传倾向
- 病因学：细菌性脑炎后遗症

大体病理及手术所见

- 大脑炎早期，病变脑组织局限性缺血，病原体因坏死性血管炎进入脑实质。发生坏死的脑组织中可见炎性细胞浸润；未见包膜形成。周围脑白质可见大量水肿
- 大脑炎晚期，坏死区变得更加清晰。由于坏死灶周围血管增生和更多炎性细胞、网硬蛋白和极少量胶原沉积，包膜开始形成
- 包膜形成早期，脓肿中心坏死，周围胶原和网硬蛋白增多，形成较第二阶段更清晰的壁结构。而且，大脑炎周围区域退化减轻了占位效应和水肿
- 包膜形成晚期，胶原包膜基本完成。脓肿皮质侧包膜较脑室侧厚且完整，也许因为脓肿壁皮质侧血管增多导致产胶原性成纤维细胞增多所致。包膜进一步成熟造成脓肿周围炎性浸润、占位效应和水肿继续减轻

【临床表现】

表现

- 脑脓肿患儿表现为头痛、昏睡、感觉迟钝、呕吐或癫痫。可见发热，但通常为间断性；还可发生局部神经损伤、视盘水肿或颈强直

- 新生儿脑脓肿最常见急性或亚急性颅内压增高症状，包括呕吐、前囟膨隆、颅缝开裂和头颅增大
- 临床病程：大脑炎演变为脓肿通常需 7 ~ 14 天，但在新生儿中可发展迅速

人口统计学

- 年龄：常见于新生儿和婴幼儿
- 性别：无性别差异

治疗

- 保守治疗和外科治疗

【影像表现】

CT 表现

- CT 平扫上，脓肿表现为环以稍高密度薄壁的低密度区。增强后，环状强化组织代表脓肿壁及其周围的炎症组织，在年长儿中包绕低密度区，而在新生儿中该环可不完整。强化的脓肿壁较薄（常为 5mm 左右），最常出现于灰 - 白质交界部或附近，并为低密度水肿带所包绕。多数环形壁内缘平滑而规则（图 5-41-1）
- 约 50% 患儿内侧包膜较薄，因为内侧脑白质血管化较外侧灰质程度减低。所以，CT 通常可发现大脑炎早期阶段病变并可及时使用抗生素治疗。大脑炎晚期的 CT 表现则与第三、四阶段不能区分

MRI 表现

- 大脑炎早期在 T1WI 和 T2WI 均表现为混杂高信号；增强扫描时显示片状不均匀强化。第二阶段大脑炎晚期 / 脓肿早期，脓肿壁在 T1WI 上显示为高信号，而在 T2WI 上显示为稍低信号；脓肿中心在两个序列中均表现为不均匀信号
- 大脑炎晚期的脓肿壁显示更清楚，且较第三、四阶段稍厚。壁结构强化明显，延迟扫描可见脓肿中心强化（图 5-41-2）
- 脓肿亚急性期脓肿壁在 T1WI 上表现为高信号，在 T2WI 上表现为低信号，增强扫描时显著强化。脓肿中心在 T1WI 上表现为均匀低信号，在 T2WI 上表现为均匀高信号（类似脑脊液），增强扫描不强化
- 慢性期脓肿壁在 T1WI 上表现为等信号，在 T2WI 上表现为极低信号；脓肿中心在 T1WI 上表现为等到轻度低信号，在 T2WI 上表现为高信号
- 虽然从第二阶段至第四阶段脓肿在应用顺磁性对比剂后均显示环形强化，但第二阶段强化壁较第三、四阶段更清晰
- 弥散图像是鉴别脓肿与囊肿和坏死性肿瘤的有效方法。多数脓肿显示弥散度减低（在弥散加权像中为低信号，在 ADC 图像中为高信号）；与之相反，绝大多数肿瘤的囊性 / 坏死成分可因细胞坏死和细胞间隙增大，一般显示为弥散度增强
- MR 质子波谱也有助于鉴别脓肿和脑肿瘤，以及鉴别厌氧生物引起的脓肿和嗜氧性及兼性厌氧生物所引起的脓肿。同时，大多数脑肿瘤在 PMRS 上可见胆碱、肌酸和 NAA 峰，脓肿不显示这些正常峰值，而是出现氨基酸脂族峰。几乎所有化脓性脓肿均可见乳酸峰

超声表现

- 在超声中（多数新生儿脑脓肿的首选检查），脑脓肿表现为低回声区，常伴有高回声环。脓腔内可见漂浮的回声碎片（有时为圆形）

推荐影像学检查

- 颅脑 MRI 或超声检查

【鉴别诊断】

- 婴儿和新生儿脑脓肿可通过三个特点来鉴别：（1）通常较大；（2）包膜结构较差，脓肿可迅速增大；（3）与年长儿和成人脑脓肿多位于基底节和皮层下白质不同，它们多数起源于脑室旁白质。这些位于深部的脓肿，特别是那些位于颞 - 枕区的病灶，极易破入相邻的侧脑室；发生脑室内破溃强烈提示预后不良。脓肿腔常累及多个脑叶，额叶最常受累。小脑脓肿较少见，最常来源于耳部感染，但也可与枕部皮肤窦道进入小脑有关

诊断与鉴别诊断精要

- 患儿表现为头痛、昏睡、感觉迟钝、呕吐或癫痫。临床检查显示感染征象
- 影像检查发现脑实质内环形强化病灶

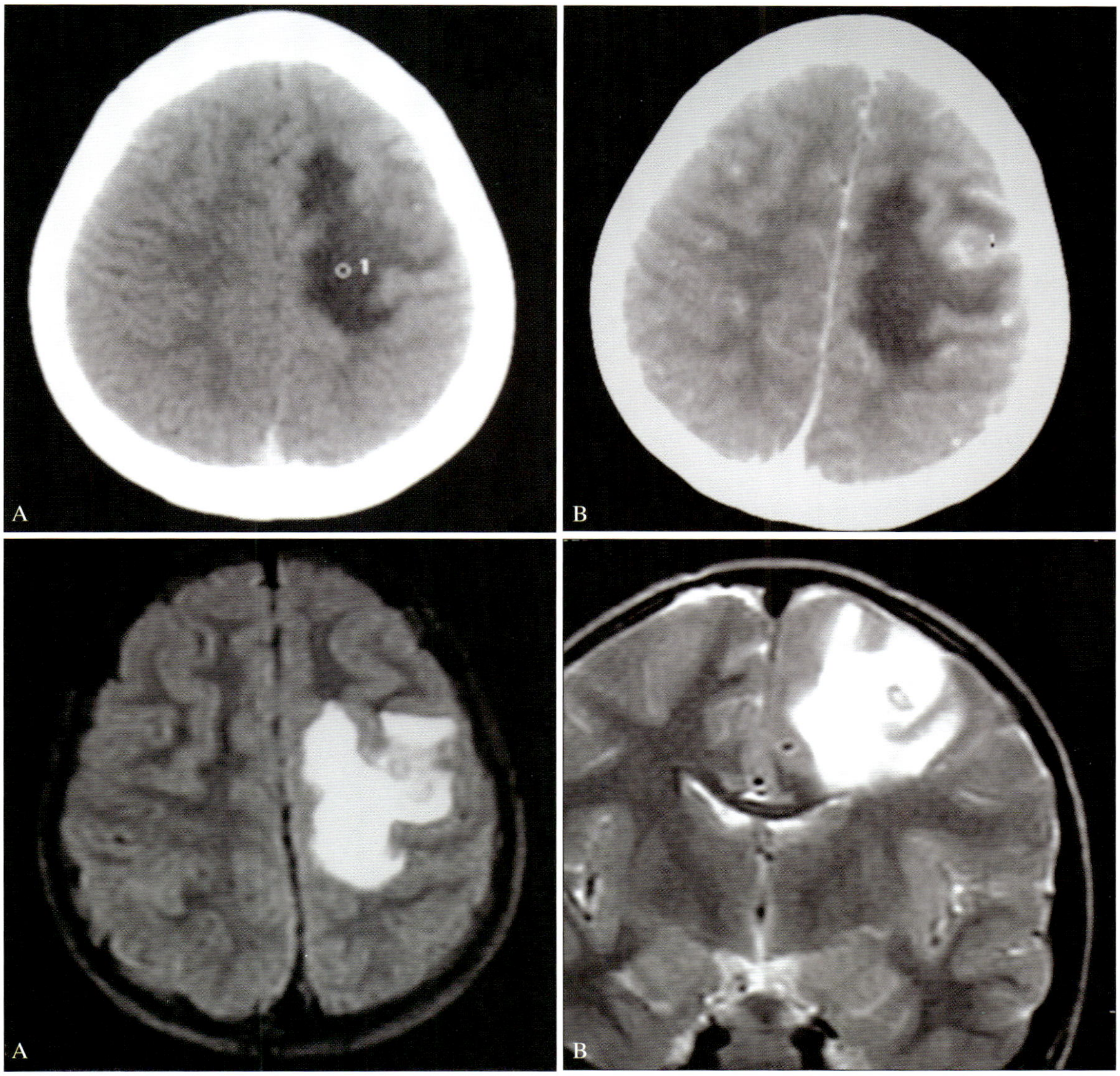

图 5-41-1　脑脓肿

图 A．CT 平扫可见左顶叶片状低密度灶；图 B．CT 增强扫描可见低密度区内环形强化影；图 C 和图 D．MRI 平扫 T2 加权序列可见左侧额叶大面积白质水肿，其中出现低信号环

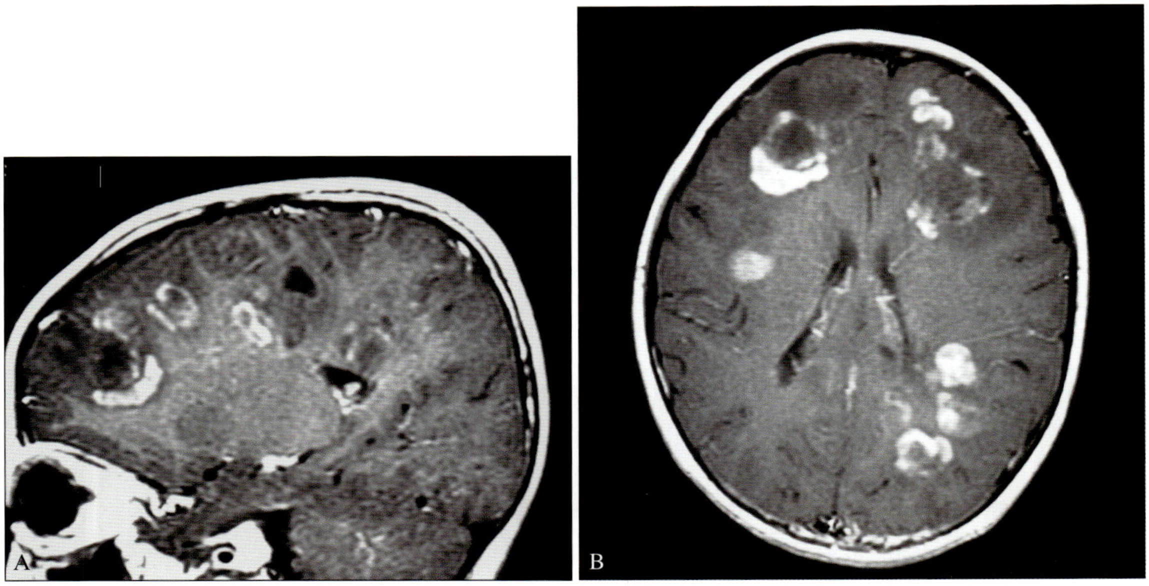

图 5-41-2 脑脓肿
MRI 增强扫描可见多发环状强化影，周边出现水肿

重点推荐文献

[1] 马永德，王君霞．小儿脑脓肿临床特征分析．中国综合临床，2010，26：1215-1217.
[2] Osenbach RK，Loftus CM．Diagnosis and managment of brain abscess．Neurosurg Clin N Am，1992，3；403-420.
[3] Haimes AB，Zimmerman RD，Mrogello S，et al. MR imaging of brain abscesses. AJNR，1989，10：279-291.

第 42 节 脑 炎

【概念与概述】

- 任何病原微生物感染导致的大脑炎症，主要病原为病毒

【病因与病理】

一般特征

- 一般发病机制：多种病毒感染可累及中枢神经系统。病毒首次复制发生于接种部位，如皮肤或皮下组织、胃肠道或鼻咽部淋巴组织。易感宿主发生病毒血症（病毒播散至其他器官），多数病例经血源性途径传播至中枢神经系统。第二次病毒复制则发生于神经组织中，导致中枢神经系统功能丧失。仅有少数病毒（如狂犬病病毒和单纯疱疹病毒 I 型）经周围神经上行至中枢神经系统
- 遗传学：无遗传倾向
- 病因学：病毒感染

大体病理及手术所见

- 所有病毒侵犯中枢神经系统都显示两种主要病理特点：神经元变性和炎症

【临床表现】

表现

- 最常见症状：虽然某些病毒（如乳多空病毒）可产生特殊的临床综合征，但大多数病毒均依据脑组织受累部位不同而表现出许多截然不同的临床综合征。因此，临床症状出现大量重叠，影像表现同样存在大量重叠也就不足为奇了

人口统计学

- 年龄：可见于任何年龄
- 性别：无性别差异

【影像表现】

概述

- 病毒脑炎患儿出现临床症状时的影像学检查异

常具有判断预后的价值。影像是两个可准确提示病毒脑炎患儿短期后果的因素之一（另一个为局部神经体征的出现）。神经影像学还有助于将病毒脑炎与代谢 / 中毒性疾病以及感染后脑炎相区别。所以，影像学为脑炎患儿检查中的一个重要部分

- 少数病毒可累及脑组织特殊部位，在含水结构（如海马、扣带、丘脑、下丘脑、黑质或基底节）中引起对称性改变

CT 表现

- 病毒脑炎病程早期，几乎所有病毒均引起受累区域水含量增高，在 CT 上表现为低密度区

MRI 表现

- 病毒脑炎早期在 MR 上显示为，受累区域的长 T1 稍长 T2 信号（T2 加权像和 FLAIR 序列中）（图 5-42-1，图 5-42-2）
- 病程早期病变区质子弥散度减低，弥散加权图像显示病变较常规 T1/T2 加权序列更清楚。早期进行磁共振检查，应采用弥散加权序列

超声表现

- 病毒脑炎早期脑水肿在超声上显示为片状高回声区

推荐影像学检查

- 颅脑 MRI 增强扫描为首选检查方法，还应该进行 DWI 序列扫描

【鉴别诊断】

- 与中毒 / 代谢性脑病相鉴别，后者常同时累及灰质和白质，而病毒脑炎早期多表现为灰质水肿

诊断与鉴别诊断精要

- 患儿主要临床表现为发热、头痛，甚至出现意识障碍
- 影像检查发现以累及脑灰质为主的弥漫性或多发性炎性病变

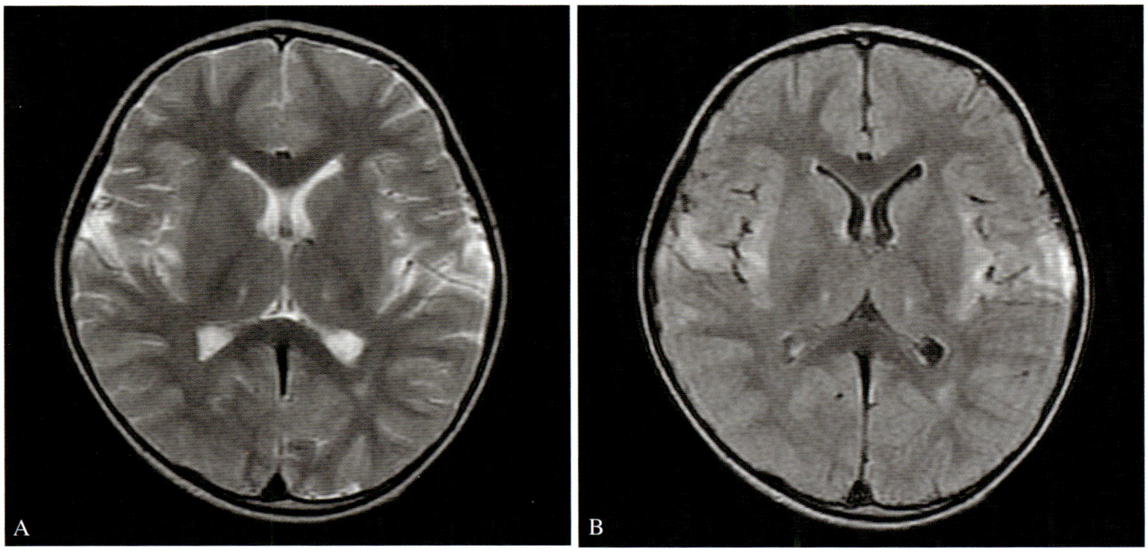

图 5-42-1　脑炎
MRI 平扫可见双侧颞叶对称性异常信号影，证实为单纯疱疹病毒脑炎

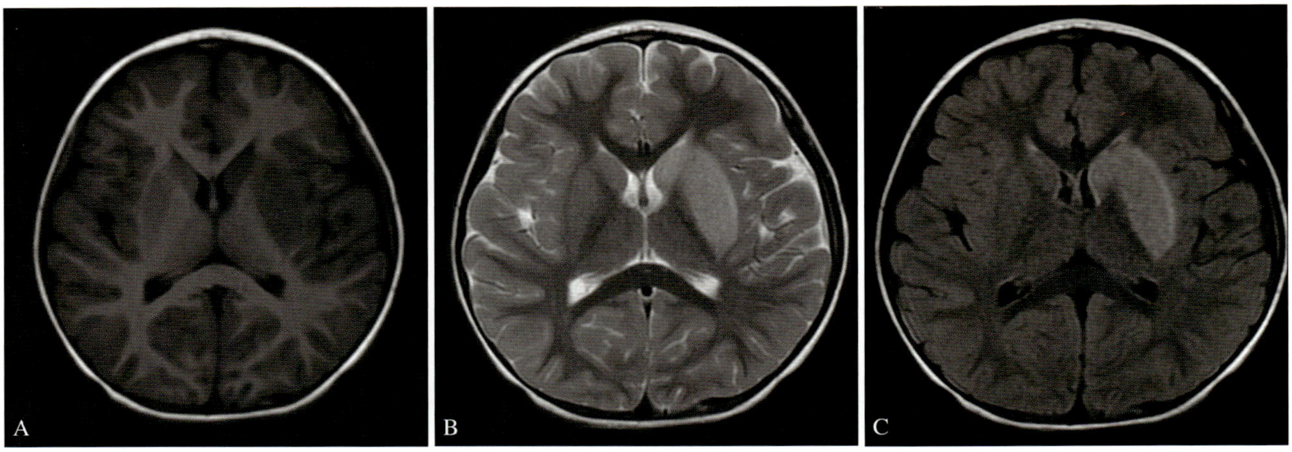

图 5-42-2　脑炎
MRI 平扫可见左侧基底节灰质异常信号影，证实为 EB 病毒脑炎

重点推荐文献

[1] Johnson RT. Viral infections of the nervous system. New York：Raven，1982.
[2] Lee K，Cho W，Kin S，et al. Acute encephalitis associated with measles：MRI feature. Neuroradiology，2003，45：100-106.
[3] Koelfen W，Freund M，Guckel F，et al. MRI of encephalitis in children：comparison of CT and MRI in the acute stage with long-term follow-up. Neuroradiology，1996，38：565-570.

第 43 节　手足口病脑炎

【概念与概述】

- 手足口病（hand-foot-mouth disease）是一组由肠道病毒引起的传染病，以发热、口腔疼痛和疱疹（手、足、口和皮肤）为主要临床特征。少数合并脑炎

【病因与病理】

一般特征

- 一般发病机制：本病分为急性病毒性脑炎和病毒感染后的急性脱髓鞘脑炎。前者通常是病毒直接感染脑组织的神经细胞，后者则是机体免疫功能异常，在病毒感染诱发下产生变态反应所致
- 遗传学：无遗传倾向报道
- 病因学：引发手足口病的肠道病毒有 20 多种，其中柯萨奇病毒 A16（CoxAl6）和肠道病毒 EV71 最常见
- 相关异常：手、足和口腔黏膜还出现血管疹

大体病理及手术所见

- 病理表现为脑实质细胞损害（包括灰质、白质和周围血管），表现为弥漫性或局灶性神经元变性、坏死，白质脱髓鞘改变，淋巴细胞和浆细胞浸润，周围血管炎性反应等

【临床表现】

表现

- 最常见症状：患儿典型表现为非特性咽喉痛、发热和腹痛。50% 以上患儿可见神经系统并发症，表现可为无菌性脑膜炎、延髓脊髓灰质炎、脑炎或血管病变，还有斜视眼阵挛 - 肌阵挛和良性颅内高压
- 临床病史：潜伏期为 1 ～ 3 周

人口统计学

- 年龄：多见于 5 岁以下儿童
- 性别：无性别差异

自然病史与预后

- 绝大多数预后良好，无后遗症

【影像表现】

MRI 表现

- HFMD 脑炎均位于脑桥和延脑交界区或以脑

桥和延脑交界区为中心向两端延伸，病变范围较为局限，其他部位较少受累。平扫显示为斑片状长 T1/T2 信号，DWI 序列可见弥散受限征象。无明显占位效应。静脉注射顺磁性对比剂后，可见强化（图 5-43-1）

推荐影像学检查

- 颅脑 MRI

【鉴别诊断】

- 与其他病毒性脑炎相鉴别依赖于临床病史和化验检查

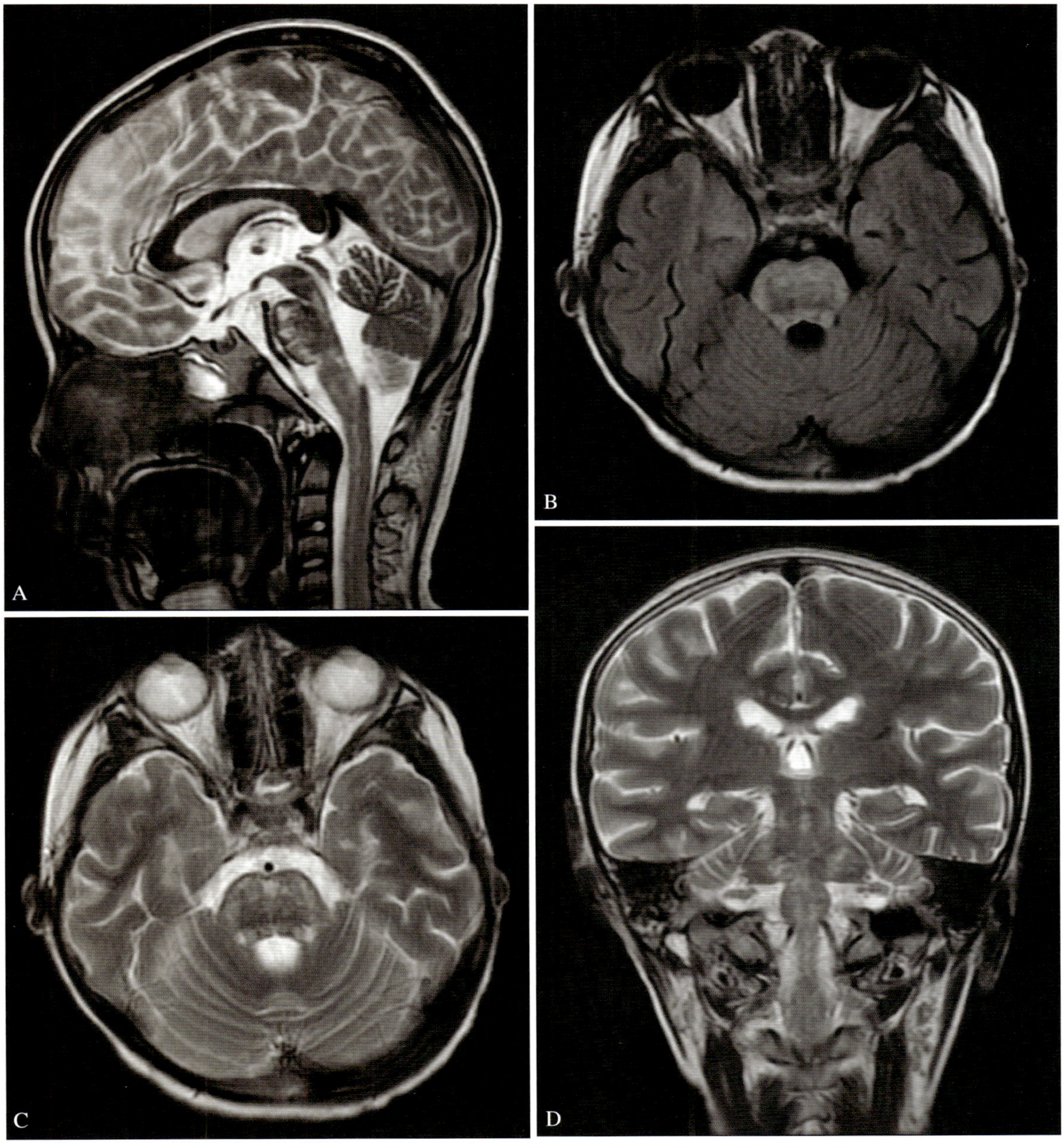

图 5-43-1 手足口病脑干炎
MRI 平扫可见脑干多发异常 T2 高信号，脑干肿胀

诊断与鉴别诊断精要

- 临床出现手足口病表现，患儿突发中枢神经系统症状
- 颅脑 MRI 发现脑干斑片状长 T1/T2 信号病灶

重点推荐文献

[1] Barkovich AJ. Pediatric neuroimaging. 4th ed. Philadelphia: Lippincott Williams &Wilkins, 2005.

[2] 赵顺英，李兴旺，汪载芳. 关注 d，JL 重症肠道病毒 EV71 性感染. 中华儿科杂志，2008，46：401-403.

[3] 李杰，周旭峰. 小儿手足口病脑炎的 MRI 表现特征. 中国医学影像学杂志，2010，18：19-21.

第 44 节 急性播散性脑脊髓炎

【概念与概述】

- 急性播散性脑脊髓炎（acute disseminated encephalomyelitis）是与感染相关的免疫反应性脑脊髓炎

【病因与病理】

一般特征

- 一般发病机制
  - 儿童可在病毒性疾病或接种疫苗后出现急性脑炎，偶尔还在细菌性感染（特别是支原体感染）或吸食药品后出现脑炎，这类疾病称作急性播散性脑脊髓炎或类感染性脑脊髓炎。麻疹、腮腺炎、水痘、风疹和百日咳是本病最常见的致病性病毒
- 遗传学：无遗传倾向报道
- 病因学：本病可能为自体免疫异常所引起，疾病沉淀物诱导产生了一种针对 CNS 抗原的自身抗体。ADEM 与实验性变应性脑炎（实验性地介导针对髓鞘的自身免疫抗体反应）的病理学和组织学改变极其相似
- 流行病学
- 相关异常

大体病理及手术所见

- 在病理上，弥漫性血管周围炎症会导致斑片状脱髓鞘。皮层和深部灰质可受累，但白质受累显著

【临床表现】

表现

- 最常见症状：在病毒感染后几天到几周内出现局部神经症状。少数爆发性病例表现为头痛、发热、易激惹、昏睡或呕吐，常可见颈强直。神经系统症状持续数周后缓解
- 临床病史：病变在数月内有反复，这些病例可能为多相免疫过程，也称为多相播散性脑脊髓炎或复发性播散性脑脊髓炎

人口统计学

- 年龄：初次发病年龄在 10 岁或大于 10 岁的患儿髓鞘再次受累的机会更高
- 性别：无性别差异

自然病史与预后

- 多数患儿可完全好转而不会留任何神经系统后遗症，仅 10% 至 30% 患儿遗留神经系统永久损害

治疗

- 免疫抑制剂治疗为主

【影像表现】

概述

- 影像上表现为一侧或双侧大脑半球 - 通常为不对称性受累，呈中到大片皮层下白质脱髓鞘

CT 表现

- CT 上表现为低密度

MRI 表现

- MRI 图像中显示为长 T1、长 T2 信号，病灶在 T2WI 的信号改变随时间变化
- 约 50% 患儿病变累及侧脑室旁白质；MRI 显示约 50% 病例出现大脑深部核团受累。脑干、脊髓和小脑白质受累 占 30% ～ 50%（图

5-44-1）

- 亚急性期病变可表现为多种多样的强化形式
- 弥散成像显示脱髓鞘病灶的弥散增加

推荐影像学检查

- 颅脑平扫和增强 MRI 检查

【鉴别诊断】

- 与多发性硬化相鉴别，后者脑室旁白质和胼胝体受累见于 90% 的病例，而本病仅 50% 左右
- 与血管炎相鉴别，后者急性期 DWI 显示弥散度下降，而本病则表现为弥散度增强

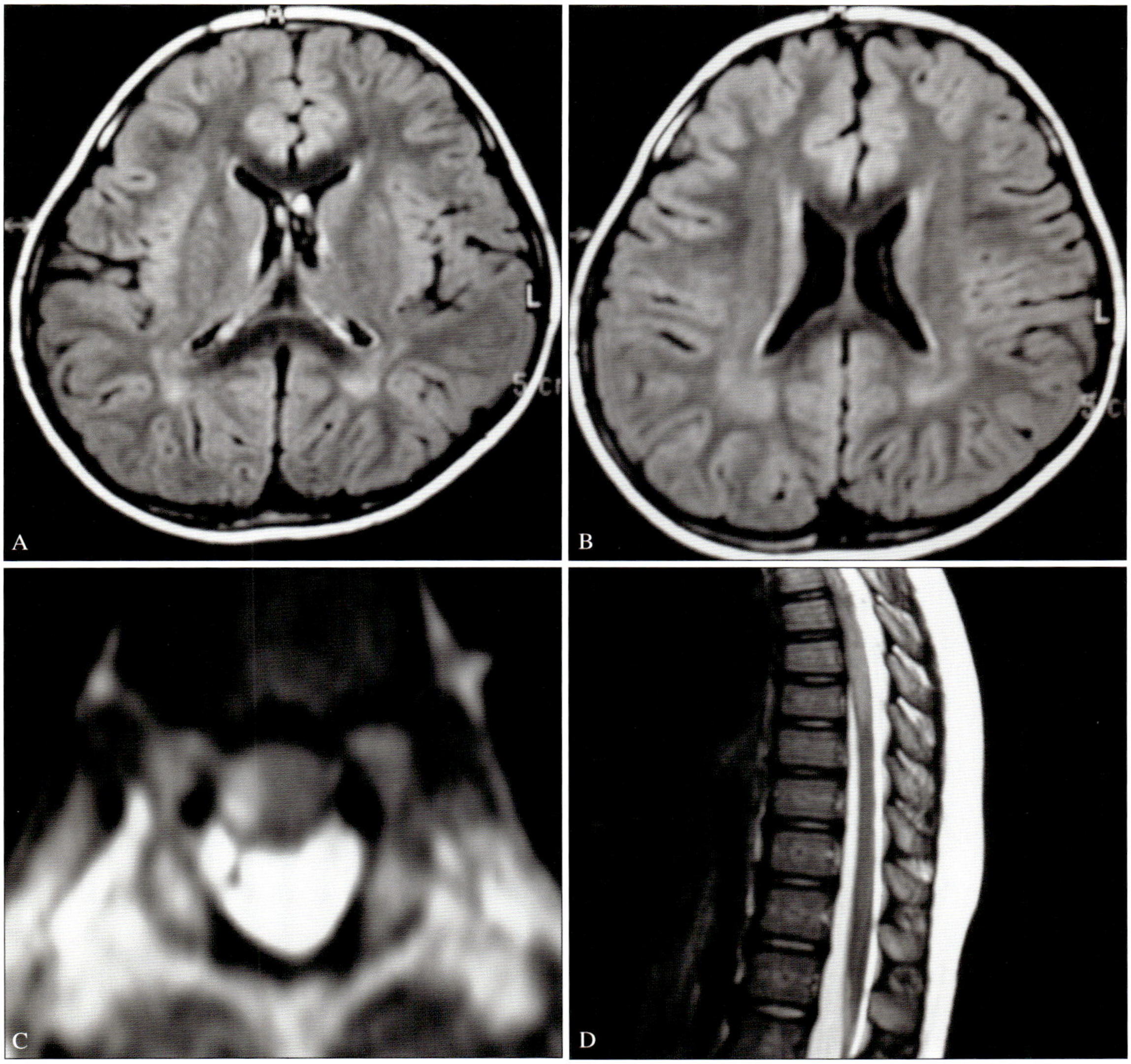

图 5-44-1 播散性脑脊髓炎

MRI 平扫可见脑白质和皮层多发异常 T2 高信号，胸髓肿胀，呈现异常 T2 高信号

诊断与鉴别诊断精要

- 具有前驱感染病史的患儿急性发作中枢神经系统症状
- 颅脑 MRI 发现累及皮层下白质为主的多发长 T1/T2 信号病灶，如果同时累及脊髓，则更支持本病诊断

重点推荐文献

[1] Johnson RT，Griffin DE，Gendelman HE. Postinfectious encephalomyelitis. Semin Neurol，1985，5：180-190.
[2] Etuve O，Zamvil SS. Pathogenesis，diagnosis and treatment of acute disseminated encephalomyelitis. Curr Opin Neurol，1999，12：395-401.

第 45 节 血管畸形——动静脉畸形

【概念与概述】

- 动静脉畸形（arteriovenous malformation）为缺乏毛细血管网连接的、扩张动静脉之间紧密相连的异常、薄壁血管团

【病因与病理】

一般特征

- 一般发病机制：胚胎第四周体节后期，畸形由动静脉间存留的原始连接组成，它们来源于端脑的窦状血管网。缺乏毛细血管造成低阻力分流，导致畸形中出现快速动静脉分流
- 遗传学：无遗传倾向
- 病因学：动静脉间残存原始连接结构
- 流行病学：自发性颅内出血发生率为 38% ~ 70%

大体病理及手术所见

- 动静脉畸形可随着年龄而增大，供血动脉和引流静脉逐渐扩张。低阻力分流使血液从阻力正常的脑实质中流走，造成灌注减低，继而产生星形胶质增生和脑萎缩。这种现象通常被称为窃血
- 供血动脉内的快速血流可导致动脉瘤形成，既可发生在 willis 环，也可发生于畸形附近的供血动脉上
- 高压和湍流产生的剪力可导致引流静脉狭窄和闭塞，特别是在静脉进入硬膜窦处，靠近静脉狭窄处，可形成静脉曲张并发生出血

【临床表现】

表现

- 最常见症状
  - AVM 患儿通常表现为癫痫（70%）、反复发作性头痛、进行性神经功能缺失、脑积水或者出血。大约 20% 病例在 20 岁之前出现症状
  - 因 AVM 破裂引起的死亡率达 10%，发病率在 30% ~ 50% 之间。死亡率和发病率随着每一次出血的发生而增加

人口统计学

- 年龄：任何年龄均可发病
- 性别：无性别差异

治疗

- 治疗方法分为三类：手术切除、放射外科学治疗以及血管腔内栓塞。对于复杂血管畸形经常联合应用这几种技术

【影像表现】

概述

- 血管畸形的诊断性检查通常包括 CT、MR 成像以及血管造影。CT 检查仍被认为是监测可疑急性颅内血肿（< 2 周）患儿的常规手段

CT 表现

- CT 平扫发现异常高密度灶，提示急性出血，或者 AVM 间隙内钙化。另外，CT 还可以显示浅表 AVM 或者相关动脉瘤破裂引起的急性蛛网膜下腔出血
- 亚急性血肿（出血后 1 ~ 2 周）逐渐变为接近脑实质的等密度，静脉注射对比剂后可见边缘环形强化；这种表现无特异性，易与感染灶、海绵状血管瘤或肿瘤相混淆。增强 CT 上血管畸形可表现为高密度急性血肿周围出现强化区
- CT 血管造影作为正在发展中的一项技术，可以显示脑血管细节，它对 AVM 组成的诊断作用还不确定

MRI 表现

- 磁共振成像正发展为观察脑内 AVM 的首选方法。AVM 腔内快速血流在自旋回波序列上表现为信号减低区或者“流空”。扭曲成团的流空信号代表畸形血管巢。有时高流速引流静脉很难与血管巢内或周围的供血动脉相鉴别。MR 的多平面成像有助于显示畸形与周围解剖结构的位置关系，脑实质血肿的进展具有特征性信号变化。畸形周围的残余陈旧性血肿在出

血后几年仍表现为T2或T2*加权像上的极低信号区。对于脑实质血肿的亚急性期和慢性期，MR在探查血液代谢产物方面与CT相比具有更好的敏感性和特异性（图5-45-1）

推荐影像学检查

- 探查颅内急性出血时，采用CT平扫；在努力发现动静脉畸形病灶时，采用颅脑MRI平扫和增强，CEMRA在诊断中作用巨大

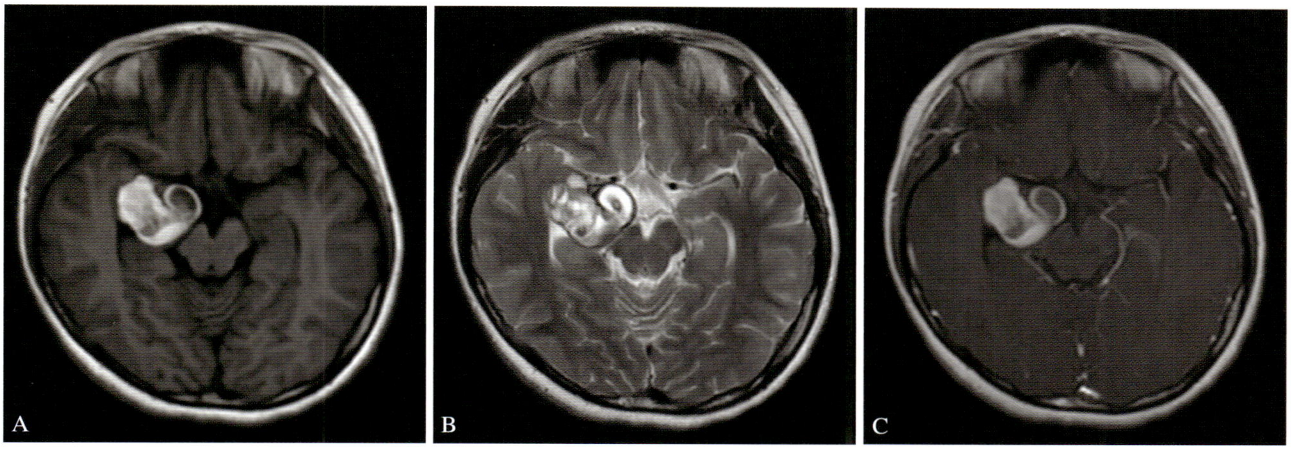

图 5-45-1 动静脉畸形
MRI平扫和增强扫描可见右侧颞叶深部混杂信号病灶周边可见低信号环，提示为出血。结合病史诊断为动静脉畸形

诊断与鉴别诊断精要

- 临床出现反复头痛、癫痫发作
- 影像学检查发现，脑内出现扭曲成团的流空信号

重点推荐文献

[1] Barkovich AJ. Pediatric neuroimaging. 4th ed. Philadelphia：Lippincott Williams &Wilkins，2005.
[2] 韩林，王彩霞，崇梅，等. 磁共振扫描和磁共振血管呈现在儿童脑动静脉急性早期诊断中的应用（附25例报告）. 中国综合临床，2002，18：633.
[3] 张文兰，马晓民，金娟. CT、DSA和MRI诊断脑动静脉畸形. 中国医学影像学杂志，2005，13：310-313.

第46节 颅骨膜血窦

【概念与概述】

- 颅骨膜血窦（sinus pericranii）是一种少见的血管畸形，是一种颅板内外连接静脉在颅板外的集合，或者是一种附着在颅骨外板，并通过板障静脉与颅内静脉窦相连的静脉畸形

【病因与病理】

一般特征

- 一般发病机制：发生机制尚不清楚
- 遗传学：无遗传学报道
- 病因学：可由先天性、自发性、外伤性等因素所引起

【临床表现】

表现

- 本病特征性症状为头部肿块并能随颅内压的变化而变化，平卧头低位时肿块增大，直立或坐

位时肿块缩小甚至消失，压迫颈静脉时肿块可以再次出现

- 颅骨膜血窦患者通常是以头皮肿块就诊，主要表现为头皮上一质地中软的膨隆性肿块，无搏动和明显压痛．局部皮肤可微红或青蓝色。部分肿块不明显者常以头皮静脉曲张就诊
- 颅骨膜血窦内可有血栓形成，伴血栓形成的颅骨膜血窦，临床表现可有肿块短期增大、变硬、疼痛的症状

人口统计学

- 年龄：主要发生于 40 岁以下的年轻人
- 性别：男女发病无明显差异

【影像表现】

CT 表现

- 颅骨膜血窦 CT 表现为颅外头皮下均匀的软组织密度肿块，增强扫描后肿块可均匀或不均匀明显强化，当肿块较大时靠近颅骨的囊腔强化明显，远离颅骨的囊腔强化则较差，少部分肿块密度不均匀

MRI 表现

- 由于 MRI 所显示颅板为极低信号，因此不进行增强扫描也可清楚显示颅板下与颅板外肿块相连接的异常静脉。MRI 的缺点是对病变部位颅骨变薄或破坏的显示不如 CT 清晰。有报道认为磁共振血管成像以及二维时间飞越法对诊断本病的静脉异常有一定的帮助

推荐影像学检查

- 颅脑 CT 和 MRI 检查

【鉴别诊断】

- 与动静脉畸形鉴别：后者在 CT 上可出现点状或团块状高密度灶，有时可见迂曲异常的供血动脉和引流静脉，可见流空血管影
- 与海绵状血管瘤鉴别：后者 CT 平扫即可显示密度较高且多不均匀病灶，可伴有钙化，增强后可轻度或明显强化，但不显示异常血管
- 与皮样 / 表皮样囊肿鉴别：由于内含物的成分使得在 MRIT1/T2 上均为高信号。表皮样囊肿表现为 T1 低 T2 高的水样信号。二者于增强后均无强化

诊断与鉴别诊断精要

- 临床表现有随体位变化的头皮肿块
- 行 CT 检查可进行初步诊断，CT 显示颅外头皮下均匀的软组织密度肿块，肿块边界清晰呈团块状或条索状，并且无钙化者应高度怀疑此病
- 加做增强扫描，可见少许造影剂通过颅骨的缺损而弥散到颅骨内或颅内，形成明显的强化影即可确诊

重点推荐文献

[1] 周莺，李玉华，朱铭．儿童颅骨膜血窦的影像学诊断．临床放射学杂志，2005，24：438-440.
[2] 沈为民，崔杰，陈建兵，等．儿童颅骨膜血窦的诊断与治疗．中华整形外科杂志，2010，26：244-247.
[3] 赵萌，杨小庆，唐文伟，等．多层螺旋 CT 诊断儿童颅骨膜血窦．中国医学影像技术，2010，26：1856-1858.

第 47 节 Galen 静脉畸形

【概念与概述】

- Galen 静脉畸形（venous malformation of the vein of Galen）少见，为颅内动脉（通常是丘脑穿支动脉、脉络膜动脉以及大脑前动脉）与 Galen 静脉或其他位于中线的原始静脉间的先天性交通，这种交通可为巨大的直接瘘管，也可为众多小交通支或二者结合

【病因与病理】

一般特征

- 一般发病机制：大脑大静脉动静脉瘘时异常动脉直接漏人大脑大静脉，引起压力异常增高，刺激血管内皮生长因子及成纤维基质牛长冈子的作用而形成大脑大静脉瘤
- 遗传学：无遗传倾向报道
- 病因学：本病病因尚不明了。有研究者认为，本病与宫内直窦血栓形成及再通有关。此外，有报道认为，Galen 静脉畸形与某些心血管变异有关，最常见者为主动脉狭窄以及继发孔型房间隔缺损

大体病理及手术所见

- 90% 以上的 Galen 静脉曲张而被称为“脉络膜静脉”畸形。脉络膜静脉畸形是发生于前脑静脉前壁的动静脉交通，前脑静脉则由多血管供应（通常是大量脉络膜血管、胼周血管以及丘脑穿支血管）
- 另一种较少见的 Galen 静脉畸形是所谓“壁型”畸形，其特点为参与前脑静脉交通的血管数量少（通常一至四条），但管径大。脉络膜后动脉或者丘脑动脉最常受累

【临床表现】

表现

- 最常见症状：Galen 静脉畸形的临床症状可以分为三组：（1）新生儿期难治性 CHF 以及颅内响亮血管杂音；（2）婴儿期脑积水和（或）癫痫；（3）大龄儿童或青年期脑出血。如前所述，第一组为脉络膜静脉畸形的典型表现，后两组为壁型畸形

人口统计学

- 年龄：多见于成人
- 性别：无性别差异

治疗

- Galen 静脉畸形合并心力衰竭的药物治疗是手术或血管内介入治疗的有力补充，仅依靠药物治疗很难控制心力衰竭

【影像表现】

概述

- 随着宫内超声检查质量的提高以及广泛应用，可实现产前诊断 Galen 静脉畸形。如 Galen 静脉畸形没有在出生前被诊断，生后神经影像学检查对正确诊断至关重要。在影像学检查中，Galen 静脉畸形表现为后囟区巨大肿块，有时可见喙状扩张并向前挤压第三脑室

CT 表现

- 平扫时，瘤体为等或高密度。（图 5-47-1）如部分瘤体内有血栓形成，则可表现为混杂密度。脑实质中常可见低密度区（继发于缺血的脑软化灶）以及高密度区（出血或营养不良性钙化）

MRI 表现

- 瘤体可由于运动质子失相位而表现为低信号，供血血管则为与瘤体相通的细小、曲线状低信号影。急性血栓区域表现为 T1 等信号和 T2 低信号。新生儿脑损伤在 T2WI 和 FLAIR 序列上很难发现。在脑髓鞘化之前，薄层 T1 加权像更适于显示病变

超声表现

- 宫内声像图显示，中线水平的低回声或轻度低回声肿块，多普勒检查可见快速血流
- 产后二维图像中，扩张瘤体表现为轻度低回声，多普勒图像可见血液湍流，多普勒检查有助于定量分析瘤体内的快速血流

推荐影像学检查

- 颅脑超声、MRI 和 CT

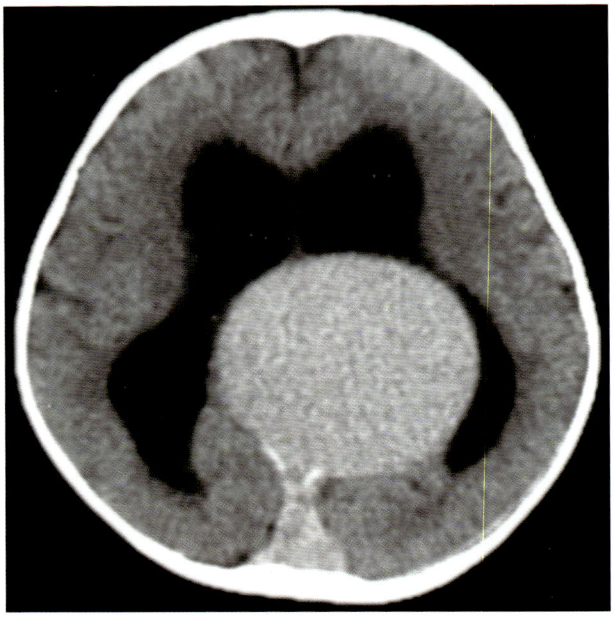

图 5-47-1 Galen 静脉畸形
CT 平扫时，瘤体为高密度

诊断与鉴别诊断精要

- 临床症状结合典型影像学表现，不难做出诊断

（袁新宇 杨 洋 吴朔春）

重点推荐文献

[1] Barkovich AJ. Pediatric neuroimaging. 4th ed. Philadelphia；Lippincott Williams &Wilkins，2005.
[2] 占传家，朱文珍，漆剑频，等．大脑大静脉畸形的影像学诊断．临床放射学杂志，2008，27：1014-1016.
[3] 熊俊平，李冬华，姜建松，等．儿童 Galen 静脉的应用解剖学研究．中国临床解剖学杂志，2009，27：107-108.

主要参考文献

[1] 潘恩源，陈丽英．儿科影像诊断学．北京：人民卫生出版社，2007.
[2] Barkovich AJ. Pediatric neuroimaging. 4th ed. Philadelphia；Lippincott Williams &Wilkins，2005.
[3] 朱杰明．儿童 CT 诊断学．上海：上海科技出版社，2003.
[4] 李欣，邵剑波．儿科影像诊断必读．北京：人民军医出版社，2007.
[5] 胡亚美，江载芳．诸福棠实用儿科学．7 版．北京人民卫生出版社，2002.
[6] 李欣，邵剑波．中华影像医学儿科影像卷．北京：人民卫生出版社，2010.
[7] 叶滨宾．儿科影像诊断与临床．北京：人民军医出版社，2009.
[8] 孙国强．实用儿科放射诊断学．2 版．北京：人民军医出版社，2011.
[9] Hahn JS，Barnes PD. Neuroimaging advances in holoprosencephaly：refining the spectrum of the midline malformation. Am J Med Genet Part C Semin Med Genet，2010，15：120-132.
[10] GalassiW，PhuttharakW，Hesse J，et al. Intracranial meningeal disease：comparison of contrast-enhanced MR imaging with fluid-attenuated inversion recovery and fat-supp ressed T1-weighted sequences. AJNR，2005，26：553-559.
[11] Astrup J. Natural history and clinical management of optic pathway glioma . Br J Neurosurg，2003，17：327-335.
[12] Gilmore JH，Lin W，Corouge I，et al. Early postnatal development of corpus callosum and corticospinal white assessed with quantitative tractography. American Journal of Neuro- radiology，2007，28：1789-1795.
[13] Mulroy MH，Loyd AM，Frush DP，et al. Evaluation of pediatric skull fracture imaging techniques. Forensic Sci Int，2012，214：167-172.

6 五 官

第 1 节 无眼球和小眼球

【概念与概述】

无眼球和小眼球（anophthalmos，microphthalmos）

- 无眼球畸形分为三个亚型即原发性无眼球畸形、继发性无眼球畸形和变性无眼球畸形。前两型罕见，变性型无眼球畸形临床较常见
- 小眼球畸形为较常见的眼球畸形，可为一侧或双侧。它可以分为两个亚型，即原发性和继发性小眼球

【病因与病理】

- 原发性无眼球、继发性无眼球为真正的先天性无眼球，患者眼眶内完全无神经外胚叶组织，前者由于胚胎期视泡未发育所致，后者常由于完全性前脑部发育畸形所致，多为双侧性。变性无眼球畸形是视泡形成后发生退变，此型眼眶中存在神经组织，与先天性小眼球难以区分
- 原发性小眼球畸形常见于染色体疾病如 Lowe 综合征等，也可见于胎内先天性感染。继发性小眼球可由于结核性感染等原因所致

【临床表现】

- 无眼球患者表现为眼窝塌陷、眼球缺如，但结膜存在，眼睑下摸不到眼球或仅扪及蚕豆大小的硬结。小眼球患者也表现为眼窝凹陷，睑裂、眼球和角膜均小，瞳孔发白（白瞳症），视力差或失明等

【影像表现】

- 无眼球者眼眶 X 线平片、CT 和 MRI 均能显示骨性眼眶发育较小，CT 和 MRI 能显示眶内无眼球或仅见小结节状软组织影，视神经缺失或纤细，眼外肌和泪腺等结构常存在。由于该畸形可伴脑部其他畸形，因此检查范围应包括全颅脑
- 小眼球畸形者 CT 和 MRI 显示一侧或双侧眼球较正常小，陷于眼眶内，眼球结构基本正常，但晶体常较小或圆隆，其密度或信号可异常，CT 可见玻璃体密度正常或稍增高（图 6-1-1），如合并颅脑先天性感染，则可见基底节、室管膜或皮层钙化等。MRI 可显示玻璃体信号异常，T1 加权呈低信号，近似于水或略高于水，T2 加权明显高信号，视神经常较细，眼外肌和泪腺等结构基本正常或略细，但信号基本正常（图 6-1-2）。部分病例可伴有眼眶囊肿，常位于球后或球底部。同样，由于该畸形 可伴脑部其他病变，因此检查范围也应包括全颅脑。CT 和 MRI 在显示本病时各有优势

诊断与鉴别诊断要点

- 患儿出生即表现眼窝凹塌陷，CT 或 MRI 显示眼眶内无眼球或眼球小于正常

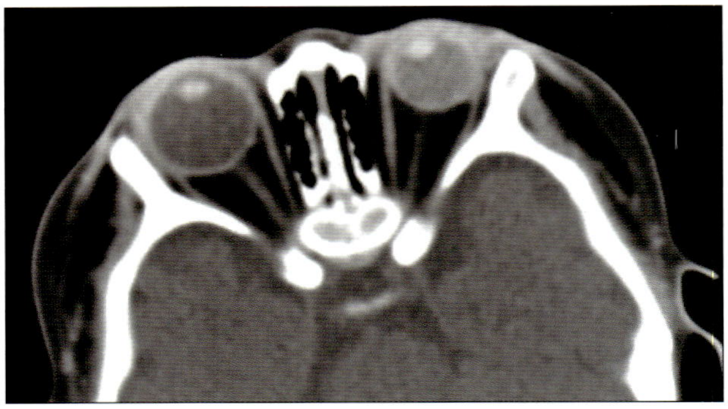

图 6-1-1 左侧小眼球
男，2 岁，左侧眼白瞳症。CT 平扫显示左侧眼球明显小于右侧，玻璃体密度增高，视神经稍细，眼外肌基本正常

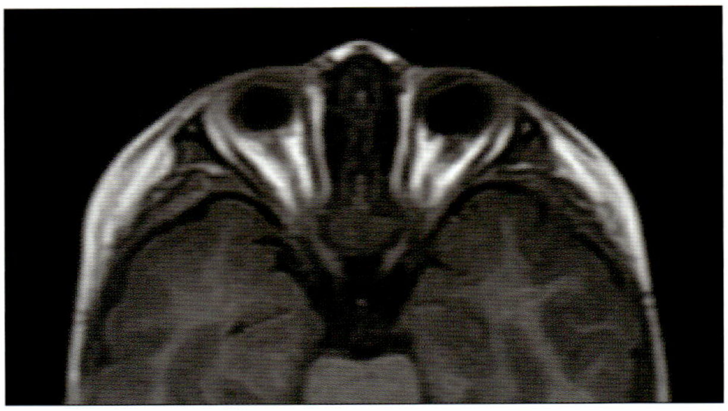

图 6-1-2 双侧小眼球
男，1 岁，MRI T1W 显示两次眼球小，玻璃体信号正常，眼外肌及视神经形态基本正常

重点推荐文献

[1] Weiss AH，Kousseff BG，Ross EA，et al.Complex microphthalmos. Arch Ophthalmol 1989；107：1619-1624.
[2] Wright DC，Yuh WTC，Thompson HS，et al.Bilateral microphthalmos with orbital cysts：MR FINDINGS.J Comput Assist Tomogr 1987；11：727-729.

第 2 节 眼眶囊肿

【概念与概述】

- 眼眶囊肿（orbital cysts）性病变主要有皮样囊肿或表皮样囊肿以及少见的伴先天畸形囊肿等

皮样囊肿和表皮样囊肿
（dermoid and epidermoid cysts）

【病因与病理】

- 表皮样囊肿的囊壁仅含鳞状上皮细胞，如囊内完全由液性脂肪组成，则称真性胆脂瘤表皮样瘤。皮样囊肿则同时具有皮肤附件如毛囊、皮脂腺和汗腺等结构，因而囊内可含毛发、角化物和脂肪等组织，两者有时需病理鉴别
- 胚胎发育时，表皮与硬脑膜接触，以后它们之间被发育的颅骨分开，如果表皮与两者发生粘连，则形成囊肿。该囊肿多发生在骨缝区，眼眶是好发部位之一。少数为后天外伤导致表皮进入深层组织而形成表皮样囊肿

【临床表现】

- 皮样囊肿或表皮样囊肿是眼眶最常见的先天性囊肿，多见于 10 岁以内的儿童，发展缓慢，有时囊肿在成年时增大而出现症状，故临床可见任何年龄段发病。发生在眶缘时可见眼睑肿胀，发生在眼眶深部时可导致眼球突出、运动障碍等表现，囊肿破裂时可引起炎症

【影像表现】

- 囊肿可以发生于眼眶任何部位，泪腺窝及眼眶前缘附近相对好发。囊肿常紧邻眶骨的肌锥外间隙，囊壁薄而均匀，边缘光滑，相邻的泪腺、眼球和眼外肌等结构受压移位，邻近眶骨常见受压变形，缝膨大，眶壁变薄，边缘可见硬化，部分囊肿可通过膨大的骨缝或吸收的骨质突入相邻鼻窦或颅内，骑跨于眶骨壁而呈哑铃状或分叶状，但部分病例眶骨可无异常

CT 表现

- 表皮样囊肿囊内平扫表现为均匀等或稍低密度，部分病例可见囊壁钙化，增强后囊壁可发生轻微强化，囊内容物无强化。皮样囊肿则囊内容物密度不均匀，有时可以测到脂肪密度灶，增强同表皮样囊肿（图 6-2-1）

MRI 表现

- 表皮样囊肿由于囊内有时含有一些少量蛋白或囊内微出血，因此 T1WI 可以表现稍低、中等或稍高信号，T2WI 较均匀高信号，囊内容无强化，仅薄层囊壁轻微强化（图 6-2-2，图

6-2-3）。皮样囊肿的则信号不均匀，其内可见特征性的脂肪成分，T1WI 和 T2WI 呈不均匀高信号，可为高至低混杂信号，抑脂序列脂肪区高信号被抑制，部分囊肿内可见脂 - 液平，囊内容无强化，囊壁可轻度强化

- 囊肿破裂和感染者囊壁增厚，周围有边界不清楚和明显强化的炎性软组织病灶

【鉴别诊断】

- 额筛窦黏液囊肿：当囊肿较大突入眼眶内时需要与眶内皮样囊肿或表皮样囊肿鉴别。前者囊肿中心位于鼻旁窦内，囊内无脂肪成分，相应窦腔膨大，骨壁（眶顶或内侧壁）向眶内膨隆和吸收
- 泪腺肿块：泪腺混合瘤若发生囊变和骨质受压，有时可能与该部位的皮样囊肿混淆，但前者通常或多或少伴有实质性肿瘤成分，且无脂肪成分，增强后囊壁不均匀强化；泪腺囊肿较少见，密度低而均匀，无脂肪成分，不导致骨缝增宽
- 眶内脑膜膨出或脑膜脑膨出：MRI 矢状面或冠状面薄层扫描容易显示眶内容物与脑膜脑相通

诊断与鉴别诊断要点

- 紧邻眶骨的肌锥外间隙的薄壁囊肿，囊壁光滑且增强后轻微强化，囊内容物均匀则为表皮样囊肿，囊内容物不均匀且含脂肪，则为皮样囊肿

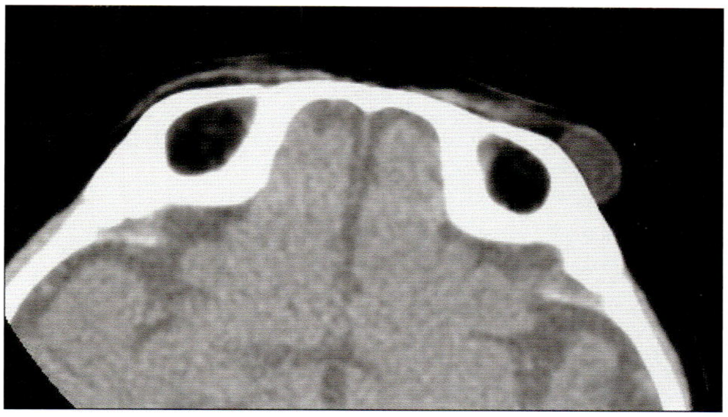

图 6-2-1 眼眶皮样囊肿

男，6 个月。CT 平扫：左侧眼眶外侧壁椭圆形低密度影，CT 值 -20HU

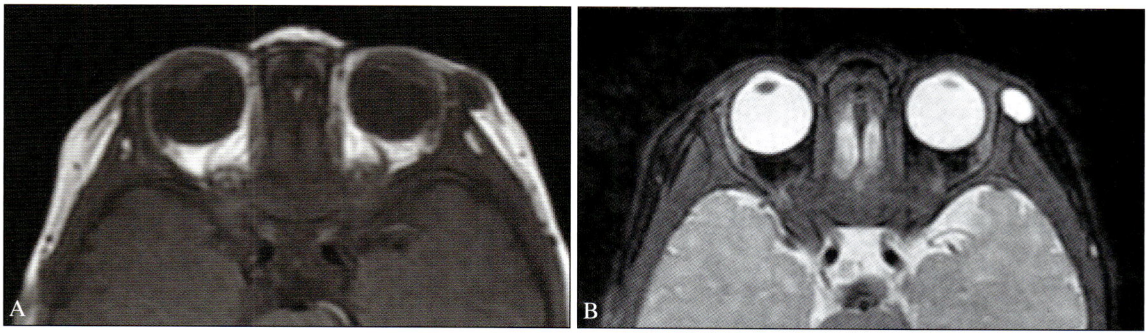

图 6-2-2 眼眶表皮样囊肿

女，10 个月。MRI：图 A．T1WI：眼眶外侧眶缘见椭圆形低信号影；图 B．T2 压脂序列呈明显均匀高信号

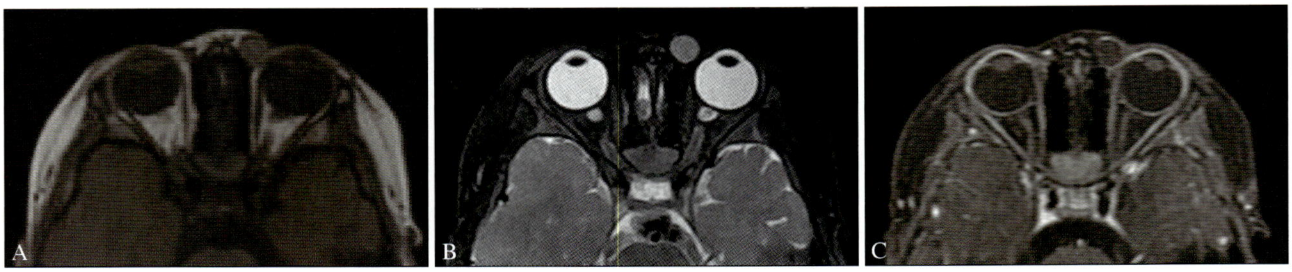

图 6-2-3 眼眶表皮样囊肿
女，5 岁。图 A. T1WI 眼眶内侧稍高信号影；图 B. T2 压脂明显高信号；图 C. T1 压脂增强，囊壁强化

重点推荐文献

[1] 张长河，钟建胜，李兵，等. 眼眶皮样囊肿及表皮样囊肿的 CT 表现. 中国医学影像技术，2003，19：1016-1018.
[2] 倪卓，马小英，郭秉宽，等. 1442 例眼眶肿瘤的病例分析. 中华眼科杂志，1991，27：71.
[3] Shman RP，orbital dermoids：clinical presentation and management. Br J Ophthalmol，1984，68：642.

视网膜囊肿
（retinal cyst or posterior coloboma）

【病因与病理】

- 为胚眼的胚胎裂后部闭合不全而导致神经外胚叶组织突入眼眶形成的先天性囊肿，囊肿位于视神经的起始部下方，常合并脑膜脑膨出，胼胝体缺如等。囊肿可大于或小于眼球，患侧眼球往往较小。囊外有纤维组织包绕，囊内可有原始视网膜或脉络膜成分

【临床表现】

- 半数以上为双侧性，患眼无视力，若囊肿较大可导致眼球突出

【影像表现】

- CT 和 MRI 检查可见眼球后部视神经起始部囊性病变，位于眼眶下内方，眼球向上或向前移位。CT 平扫可见囊液为均匀低密度，MRI T1WI 呈明显低信号，T2WI 明显高信号，囊壁菲薄。MRI 合适的扫描层厚及切面有时可显示囊肿与缺失的眼环后部相通

【鉴别诊断】

- 眶内表皮样囊肿与眶内脑膜膨出需要与视网膜囊肿鉴别

诊断与鉴别诊断要点

- 眼球后部视神经起始部囊性病变，常伴小眼球

重点推荐文献

[1] H. Ric Harnsberger，et al. Diagnostic imaging head and neck. AMIRSYS，2004.
[2] Spencer WH. Ophthalmic Pathology. An Atlas and Textbook.Philadelphia：WB Saunders，1985.
[3] Nugent RA，Lapointe JS，Rootman J，et al. Orbital dermoids：features on CT. Radiology，1987，165：475-478.

第3节 视网膜母细胞瘤

【概念与概述】

- 视网膜母细胞瘤（retinoblastoma）是一种先天性肿瘤，是儿童时期最常见的眼内恶性肿瘤，其发生率为1/18000至1/30000

【病因与病理】

- 视网膜母细胞瘤是一种高度恶性的原始神经外胚层肿瘤，起自于视网膜核层中，以后发展成为光感受器的先期细胞
- 10%视网膜母细胞瘤有遗传性，通常为常染色体显性遗传，与染色体13异常有关，其余因基因发生突变而发病，遗传型往往为双侧性和多发性。多发性病变可高达30%，表现为单侧多灶性，双侧性，双侧视网膜母细胞伴松果体母细胞瘤，称为三边视网膜母细胞瘤
- 视网膜母细胞瘤可以分为内生性和外生性两种类型。内生性倾向发生于视网膜核内层，它以种植的方式扩散，可以侵犯眼内任何部位，例如脉络膜表面或者角膜后面的角区，可以向玻璃体内扩展。外生性倾向发生于视网膜的核外层，向视网膜下生长，可以引起视网膜剥离，它也可以沿视神经周围和血管周围间隙扩展至球后，经视神经周围脑脊液间隙种植于中枢神经系统中，以及通过血行播散达骨髓、肝和肺
- 随着疾病的早期发现和治疗方案改善，五年生存率为92%，并可以使患眼保持良好的视力，而有眼外扩展的患儿预后较差

【临床表现】

- 由于早期肿瘤较小，患儿不能自述而很难被发现，除非有家族史的患儿，通过定期随访肿瘤被发现，得到诊断时的平均年龄为13～18个月。白瞳也见许多其他眼内病变中，但视网膜母细胞瘤占儿童时期白瞳病例的一半
- 其他临床症状包括斜视、疼痛性红眼伴或不伴青光眼，视网膜剥离，较少见的临床表现有眼球震颤、眼前房出血、葡萄膜炎、虹膜异色、散瞳和眼眶蜂窝织炎。眼球增大见于肿瘤眼球外扩展之晚期病例中
- 遗传性双侧视网膜母细胞瘤患儿对放疗诱发肿瘤具有敏感性，通常放疗后10年内发生眼球以外第二个肿瘤，可以是肉瘤或癌，如骨肉瘤、横纹肌肉瘤、纤维肉瘤或黑色素瘤等

【影像表现】

- 超声检查能发现眼球内肿瘤及其中的钙化，在3岁以下儿童中发现伴钙化的眼球团块高度提示为视网膜母细胞瘤，不过，超声的诊断正确率为80%

CT表现

- CT对钙化的显示有极高的敏感性。视网膜母细胞瘤钙化的发生率高达90%以上，钙化的发现对3岁以下幼儿之视网膜母细胞瘤极具价值，尤其是在双侧性病灶的患儿中（图6-3-1A，B），其中一侧病灶可以仅仅表现为细小的钙化灶而存在（图6-3-2）。CT应该是视网膜母细胞瘤首选的影像学检查方法
- CT平扫：内生性视网膜母细胞瘤在眼球内形成基底附着于眼球内侧壁的欠清、形态欠规则的团块，根据肿块的大小，不同程度地突入玻璃体内，大的肿瘤可以充满整个眼球，并以眼球增大，肿块呈稍高密度，其中伴有大小、多少不等的斑块状钙化灶，分散或部分聚集。肿瘤的外生性部分突破眼球壁，在球后可以看到软组织肿块，沿视神经侵犯，使视神经增粗、扭曲，视神经管增宽向颅内扩展
- CT增强：肿瘤实质性部分强化较明显，眼内病变球内扩展及视神经侵犯的轮廓更为清晰，肿瘤向颅内扩展侵犯颅内段视神经和视交叉时在鞍上池或鞍旁可见强化斑块

MRI表现

- MR钙化显示的敏感性不如CT，但它在显示病变范围以及视网膜母细胞瘤与其他病变鉴别方面优于CT。视网膜母细胞瘤在病理上它是高细胞性的，胞浆稀少，核浆比例高，游离水少，这一类肿瘤有共同的MR信号特征，视网膜母细胞瘤在T1加权像上与玻璃体相比表现为略高信号，在T2加权像上为相对低信号（图6-3-3A、B、D）

【鉴别诊断】

- 永存性原始玻璃体增生症（PHPV）：它占所有白瞳病例的10%，往往是单侧性的。它是由胚胎性玻璃体血管结构退化障碍所致。在CT

上玻璃体密度增高，玻璃体物质可以强化。但在典型情况下眼球是小的，病变侧眼球较正常为小可以除外视网膜母细胞瘤。由于玻璃体内出血可以形成液-液平面，在MR所有序列上玻璃体均为高信号，MR信号特征与视网膜母细胞瘤不同，以上几点可与视网膜母细胞瘤鉴别

- 早产儿视网膜病（ROP）：由于早产儿长期暴露于供氧状态中，在透亮的晶体之后形成纤维血管团块，形成白瞳。ROP在CT和MR上所显示的特点与PHPV等同，没有病史，两者很难区分，ROP通常是双侧性的，但常不对称，小眼球是常见的，钙化极为少见，可以与视网膜母细胞瘤鉴别
- COATS病：以视网膜毛细血管扩张和渗出性视网膜剥离为其特征，几乎总是单侧性的，眼底镜检查不能与视网膜母细胞瘤区别。COATS病发生于4～8岁男孩中，在CT上钙化不是COATS病的特点。视网膜母细胞瘤在T2加权像上为一个低信号肿块，而COATS病中视网膜下的渗出为高信号，增强扫描上伴毛细血管扩大之剥离的视网膜呈片状强化，不同于视网膜母细胞瘤
- 眼黑色素瘤：眼黑色素瘤起自于葡萄膜（虹膜，脉络膜，睫状体），由眼色素痣恶变而来，是成人中最通常的眼部新生物，很少发生于儿童中，通常是年长儿童。它在CT和MR上眼部软组织肿块的密度和信号以及形态均与视网膜母细胞瘤相同，肿瘤内无钙化。根据发病年龄的不同以及瘤内有无钙化，眼黑色素瘤不难与视网膜母细胞瘤鉴别

诊断与鉴别诊断要点

- 婴幼儿单侧或双侧白瞳，CT或超声检查提示眼环增厚尤其钙化诊断基本可以确立

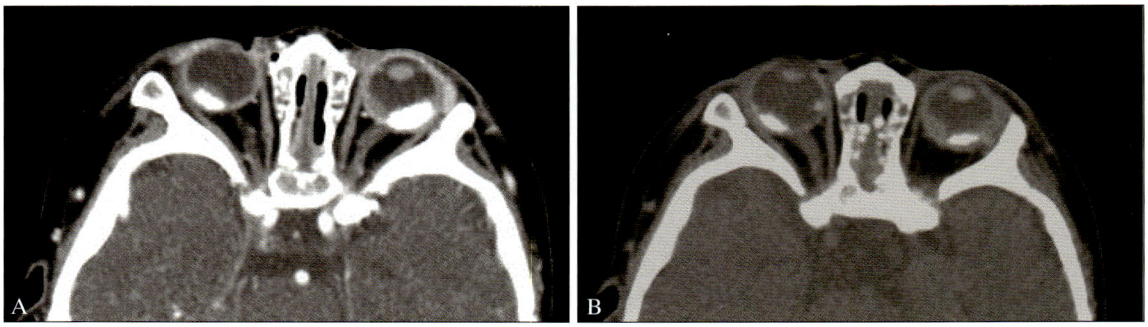

图 6-3-1 双侧视网膜母细胞瘤
男，11个月。CT平扫示双侧眼环后部钙化影、眼环增厚，左侧视网膜剥离

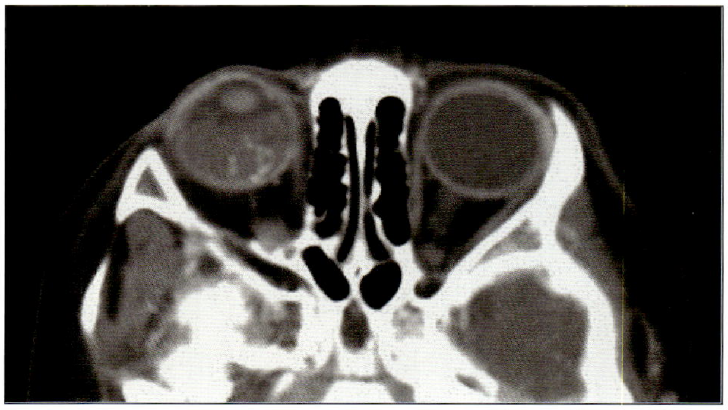

图 6-3-2 单侧视网膜母细胞瘤
男，2岁。CT平扫：右侧眼球后方团块影伴多发斑点状钙化灶，左眼正常

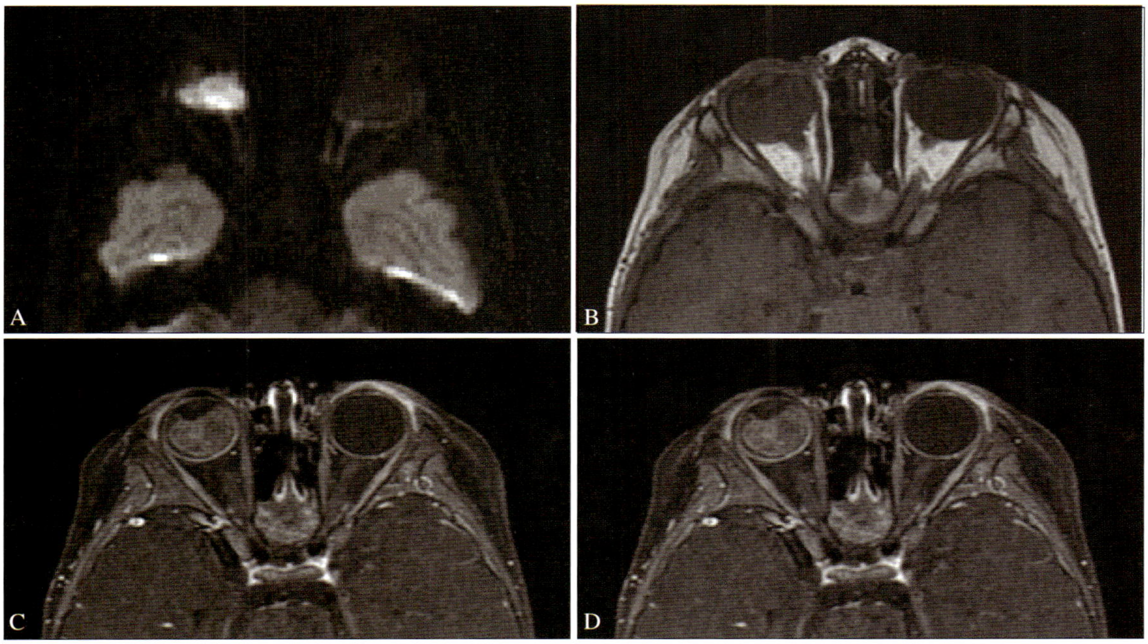

图 6-3-3 单侧视网膜母细胞瘤

男，2 岁。MRI：图 A．DWI 显示右眼团块状高信号；图 B．T1WI 低信号；图 C．T2 压脂序列略高信号；图 D．压脂增强后，病灶明显强化

重点推荐文献

[1] Atlas SW，Kemp SS，Grossman RI，et al.Hemorrhagic intracerebral retinoblastoma metastases：MR-pathology correlation.J Comput Assist Tomogr，1988，12：286-289.

[2] Johnson DL，Chandra R，Fisher WS，et al.Trilateral retinoblastomas：J Neurosurg，1985，63：367-370.

[3] Mafee MF，Mafee RF，Malik M，et al. Medical Imaging in pediatric ophthalmology. Pediatr Clin North Am，2003，50：259-286.

第 4 节 视胶质瘤

【概念与概述】

- 视神经与周围神经结构不同，其周围有从颅内向眼眶内伸展的脑膜和蛛网膜鞘的包裹，其间含有脑脊液间隙。它更相似于脑的通路，眼球和视神经相似于大脑向颅外部分的延伸，因此，视神经所产生的肿瘤相似于脑肿瘤
- 视路包括视神经、视交叉、视束、外侧膝状体、视放射和枕部视皮质。视路胶质瘤（optic pathway gliomas）可以来自于视神经和（或）视交叉，并向后扩展甚至侵犯整个视路。因此，它可以单独发生于眼眶中，也可以发生于颅内，或两者同时存在

【病因与病理】

- 视胶质瘤（optic gliomas）是相对少见的肿瘤，其发生率为有眼部主诉患者的 1/175 000
- 视胶质瘤约占所有颅内肿瘤的 1.5%，占胶质瘤的 4%，占眼眶肿瘤的 3%
- 视胶质瘤与神经纤维瘤病Ⅰ型（NF-Ⅰ型）有相当密切的关系，它是在 NF-Ⅰ型患者中最常见的颅内肿瘤，15%NF-Ⅰ型患者中发生视胶质瘤，有 12% ～ 38% 视胶质瘤与 NF-Ⅰ型相伴随，他们可以累及视神经、视交叉、视束和其传导结构。双侧性视神经胶质瘤是 NF-Ⅰ型的特征性表现
- 大多数视胶质瘤是良性的先天性病损，伴有限的生长潜能，一般早期生长快，以后逐渐停止生长，他们在病理上往往为良性的毛细胞型星形细胞瘤，肿瘤内缺乏有丝分裂，其良性的特

征和非侵袭性过程曾导致某些学者强调肿瘤的生长不是由于细胞的有丝分裂和肿瘤向周围侵犯所致，其生长同肿瘤周围胶质和结缔组织增生，产生细胞内和细胞外黏液，形成微间隙有关。NF-Ⅰ型患者的视胶质瘤甚至可以发生自发性退缩。传统的观念认为患此肿瘤的患者有一个非常良性的病程，但近来研究表明其长期预后并不好。肿瘤的病理改变往往同视胶质瘤发生的部位有关。约5%视神经胶质瘤和50%的视交叉胶质瘤更具侵袭性

- 视交叉胶质瘤往往侵犯下丘脑，与下丘脑分界不清，因此又可称为视交叉下丘脑胶质瘤，进一步侵犯第三脑室、引起脑积水。在5岁以下的儿童中，视交叉和下丘脑胶质瘤具有更多的复发性和死亡率，其40%为弥漫性纤维性星形细胞瘤，在很少情况下，可以是神经节胶质瘤。伴NF-Ⅰ型患者的视胶质瘤比不伴NF-Ⅰ型的预后更好。视交叉胶质瘤可以经蛛网膜下腔中的脑脊液播散，这种播散甚至可见于低级别的肿瘤中

【临床表现】

- 视胶质瘤发病高峰年龄为2～7岁，75%的病例发生于10岁之下，90%以上的病例在20岁以下，很少发生于中老年个体中。成人视神经胶质瘤的病理类型与儿童不同，常为间变性星形细胞瘤。视胶质瘤无明显性别差异，不过视神经胶质瘤女性发病率稍高于男性
- 最初的症状包括进行性非搏动性突眼伴眼球活动受限和视神经萎缩。最常见的视力受损通常发生于详细的眼科检查中，早期症状是视敏度下降，根据病变发生的部位，可以发现各种不同的视野缺损。眶内胶质瘤相对早期出现的突眼往往是轻度的
- 视交叉胶质瘤对下丘脑的侵犯可以引起下丘脑和垂体的功能紊乱。由于生长激素减少引起身材矮小，20% 3岁以下患儿可出现消瘦、苍白、惊厥和反应过度等间脑综合征表现。肿瘤向上侵犯阻塞室间孔产生脑积水，在婴幼儿中表现为头大、严重脑积水、眼球呈落日征表现。眼底检查可见视盘水肿或视神经萎缩

【影像表现】

概述

- 视神经胶质瘤在眶内表现为视神经增粗。正常儿童视神经的宽度不超过5mm，成人不超过7mm，超过此标准称为视神经增粗。增粗的视神经呈管状或梭形，也可以见到偏心性增粗或结节状改变，偶然，NF-Ⅰ型患者增粗的视神经周围可见由于硬膜发育不良所致的积液（图6-4-1，图6-4-2）。较大的肿瘤在球后肌锥内形成圆形或椭圆形肿块，肿块与视神经相连续，肿瘤段视神经形态消失；当它占据眶内较大空间时可以压迫眶壁形成弧形压迹

CT表现

- 平扫为等密度肿块，未进行放射治疗的肿瘤中一般不发生钙化。在增强扫描上有不同程度的强化，大的肿瘤常呈不均匀强化。视神经胶质瘤可沿视路扩展，大的视神经胶质瘤向视管内扩展时往往首先累及眶尖部脂肪间隙使其部分或完全消失，在骨窗观察下可见病侧视神经管扩大，扩大的视神经管边缘光滑整齐
- 所有视路胶质瘤中50%～85%有视交叉和下丘脑的侵犯，在CT上表现为视交叉的增厚增大，在鞍上池内形成团块，受侵犯的颅内段视神经和视束增粗，呈H形或X形的形状。较大的视交叉肿块伴双侧颅内段视神经呈结节状扩展，在鞍上池形成三叶草样改变（图6-4-3）。视胶质瘤也可沿视束向后扩展至外侧膝状体，视放射和视皮质，形成两侧对称性病变
- 较小的视交叉肿块在CT平扫上为等密度，较大的视交叉肿块呈不均匀低密度，其中囊变后密度更低。在增强扫描上有不同程度的强化，强化均匀或不均匀，囊变区不强化

MRI表现

- 视神经胶质瘤的信号特征随肿瘤在视路上所侵犯的部位而变化，眶内的视神经胶质瘤在T1加权上与白质相比为等低信号，在T2加权上与白质相比为等信号。当肿瘤侵犯视交叉，在T2加权上具有特征性的高信号
- 通过视神经管扩散的肿瘤在MRI上可以呈哑铃状改变，尤其是视神经管轻度扩大时，在CT上视神经管内的肿瘤往往由于骨性伪影不能清楚显示，在MRI上可以清楚的显示视神经管内的肿瘤，把眶内壁和颅内段病变连接起来
- 视胶质瘤可以引起脑脊液播散，在鞍上池、侧

裂和脑沟等部位的播散性病灶（图 6-4-4），CT 和 MR 增强扫描均能清楚显示，但靠近颅板脑表面的播散性病灶，由于骨性伪影，CT 难以显示，MR 检查有明显优势

【鉴别诊断】

- 视神经脑膜瘤：肿瘤多见于成年人，单侧发病，肿瘤呈偏心性生长，CT 可能看到钙化。脑膜瘤 MRI T1W 及 T2W 均为等信号，而胶质瘤呈 T1W 低信号，T2W 呈明显高信号，两者鉴别不难
- 视神经炎：青年女性多见，双侧发病为主，临床症状重，疼痛、视力下降明显，多为多发性硬化的部分表现。影像学上表现为视神经增粗，但不形成肿块。如果颅内或脊髓存在斑块则诊断明确

诊断与鉴别诊断要点

- 儿童、尤其是 NF-I 患者，临床仅表现为视力下降，影像表现为一侧或两侧视神经增粗，或视神经、视交叉同时增粗，视胶质瘤诊断即确立

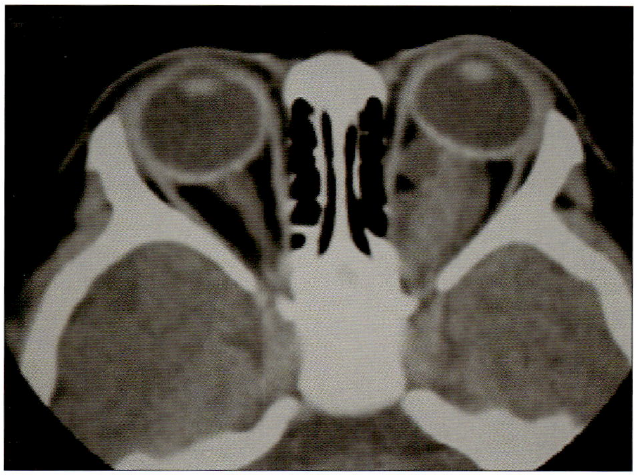

图 6-4-1 NF-I
女，5 岁。CT 平扫：左侧视神经明显增粗，周围见积液

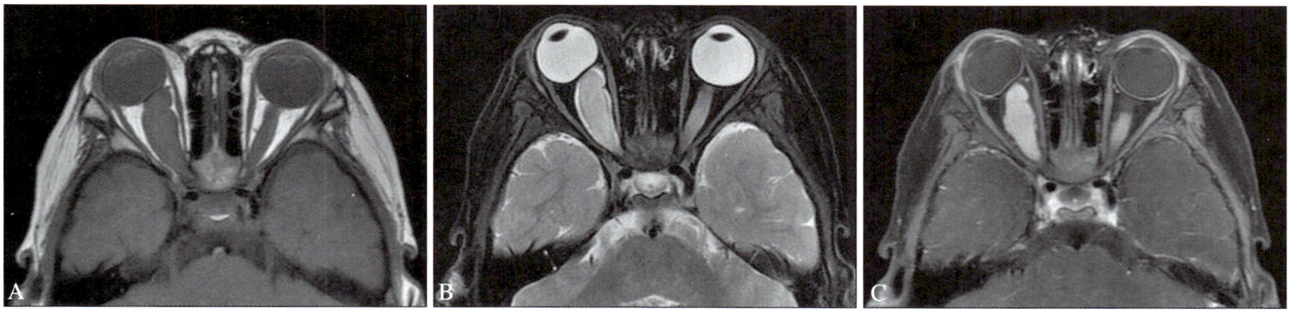

图 6-4-2 NF-I
女，3 岁。图 A．T1W 双侧视神经增粗，右侧明显，呈等信号；图 B．T2 压脂序列：视神经呈稍高信号；图 C．T1W 压脂增强：视神经明显强化，为毛细胞星形细胞瘤

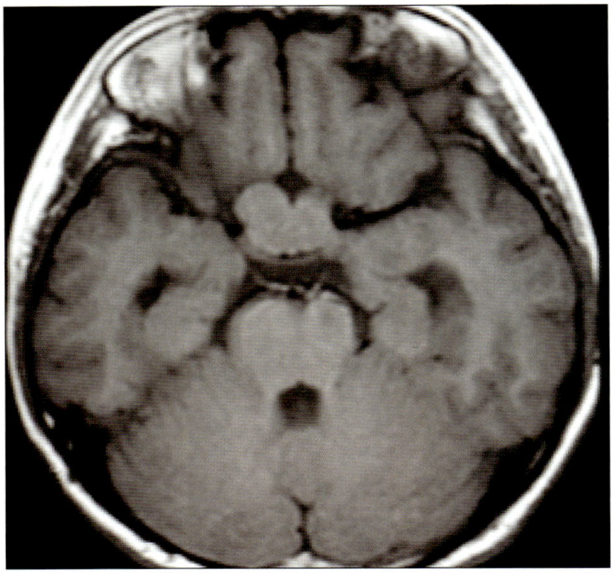

图 6-4-3 NF-I 患者
MRI T1 加权像见鞍上池视胶质瘤呈三叶草样改变

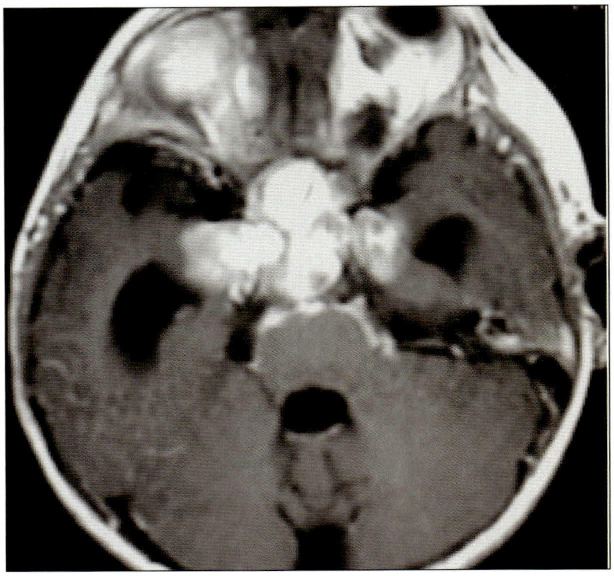

图 6-4-4 视交叉毛细胞星形细胞瘤
MRI Gd-DTPA 增强，肿块显著强化并伴脑脊液播散

重点推荐文献

[1] Bognanno JR, Edwards MK, Lee TA, et al. Cranial MR imaging in neurofibromatosis. AJNR, 1988, 9: 2933.
[2] Houspian EM, Marquardt MD, Behrens M. Optic gliomas. In: Wilkins RH, Rengachary SS, eds. Neurosurgery. New York: McGraw-Hill, 1985, 916-920.
[3] Mafee MF. The eye, orbit: embryology, anatomy, and pathology. In: Som PM, Curtin HHD, EDS. Head and Neck Imaging. St. Louis: Mosby, 2003, 441-654.

第 5 节 神经母细胞瘤眼眶转移

【概念与概述】

- 神经母细胞瘤眼眶转移（orbital involment by neuroblastoma）
- 眼眶转移性肿瘤可发生于眼球、球后软组织和眼眶骨壁
- 眼眶转移在儿童中不如在成人中常见，眼球内转移在儿童中也是非常少见的
- 在婴儿及年幼儿童中转移至眼眶最常见的肿瘤是神经母细胞瘤

【病因与病理】

神经母细胞瘤通常经血源性扩展达硬膜外间隙和颅骨，侵犯最通常的部位是与脑膜表面相邻的骨结构区域。蝶骨大翼是神经母细胞瘤转移至眼眶最通常的部位，该处得转移性病变可以同时向中颅窝前部的硬膜外以及眼眶肌锥外间隙扩展

【临床表现】

在神经母细胞瘤的患儿中有 8% 病例出现的眼眶症状。突眼是球后软组织转移最常见的表现，还可以伴有疼痛、视力下降、眶周水肿、眼肌麻痹和复视。眼眶转移是颅面部骨转移的一部分。在颅部常有多发向外隆起的转移性肿块，眼球周围常常出现淤斑，呈现熊猫眼表现

【影像表现】

- 神经母细胞瘤眼眶转移中的 40% 病例为双侧性转移，可以侵犯眼眶壁的任何部位，但最常侵犯的部位为蝶骨大翼、中颅窝前壁
- 当转移扩展超过骨皮质范围时，它侵占眶外侧肌锥间隙和中颅窝这两者；眶顶也是好发部位，在眶顶下和前颅窝分别形成肌锥外和脑外肿块。在骨质破坏所形成的软组织肿块中有时

可伴有放射状骨针（图 6-5-1）

- 肿块在 CT 平扫上呈稍高密度伴均匀或不均匀强化，在 MR 的 T1 加权上肿块与肌肉相比为等信号。其中所伴随的高信号影，往往代表肿瘤内出血。在 T2 加权上往往呈等信号

【鉴别诊断】

- 郎格汉斯细胞组织细胞增生症：此病也好发于 1 ~ 4 岁儿童，一般眼眶前外侧受累为主，表现为溶骨性破坏并形成软组织肿块，当合并尿崩、突眼时称韩雪柯病。所形成的软组织肿块触诊常较柔软，而神经母细胞瘤软组织肿瘤质硬

诊断与鉴别诊断要点

- 有神经母细胞瘤病史的患儿，当眼眶发生溶骨破坏伴软组织质硬肿块，应考虑转移

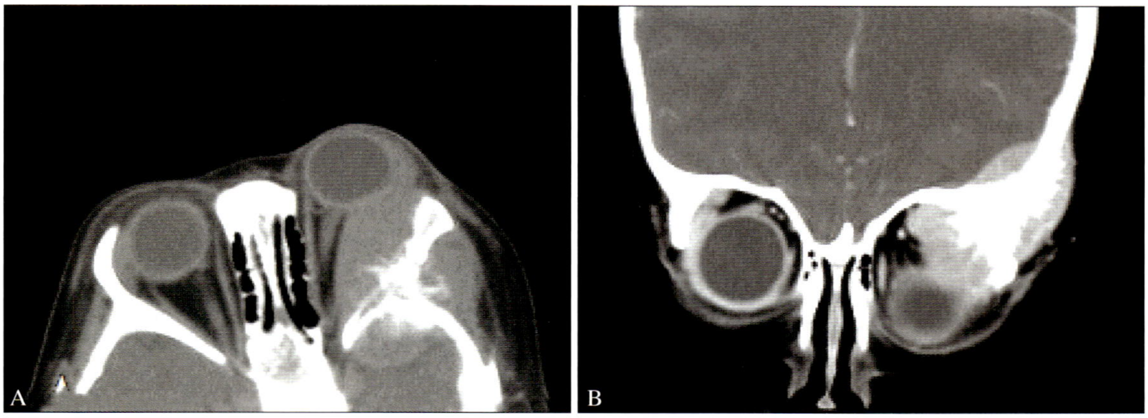

图 6–5–1 神经母细胞瘤眼眶转移

女，7 岁。图 A. CT 平扫左眼眶外侧壁及颞骨破坏，见放射样骨针。肿块呈等密度；图 B. 冠状面增强：肿块显著强化，并侵犯颅内硬膜外间隙

重点推荐文献

[1] 边昕，王振常，鲜军舫，等. 儿童神经母细胞瘤颅面骨转移的影像学表现. 中华放射学杂志，2009，43：258-261.

[2] Chung EM，Murphey MD，Specht CS，et al. Pediatric orbit tumors and tumorlike lesions：osseous lesion of the orbit. Radiographics，2008，28：1193-1214.

[3] Ahmed S，Goel S，Khandwala M，et al. Neuroblastoma with orbital metastasis：ophthalmic presentation and role of ophthalmologists. Eye（Lond），2006，20：466-470.

第6节 早产儿视网膜病

【概念与概述】

- 早产儿视网膜病（retinopathy of prematurity），又名晶状体后纤维增生（retrolental fibroplasia）

【病因与病理】

- 早产儿视网膜血管尚未成熟，对氧特别敏感，新生儿因呼吸窘迫症接受长时间吸氧治疗后，高浓度的氧对视网膜有一定的毒性作用，可以引起血管收缩、闭塞
- 可分为活动期、退缩期和疤痕期，通常为双眼受累。视网膜损伤后，新增生的血管深入玻璃体内，新生血管可出血、发生瘢痕、视网膜剥离和视网膜下渗出等。随后发生退变，形成慢性视网膜剥离以及眼后形成成纤维细胞瘤。最后瘢痕形成使眼球缩小，晶状体后纤维增生

【临床表现】

- 主要发生在早产儿或低体重儿，出生后有接受高浓度氧气治疗的病史
- 常见症状和体征为双侧白瞳症、小眼球、玻璃体混浊和视网膜剥离等，晶体多正常
- 眼底检查急性期可见视网膜血管闭塞和扩张，视网膜和玻璃体内出血和渗出，慢性期和疤痕期分别可见新生血管和纤维组织增生，晶体后白色机化膜等表现

【影像表现】

- 典型表现为双侧小眼球（图 6-6-1）
- CT 可见晶体形态及密度正常，前房浅，玻璃体密度略增高，钙化很少见
- MRI 可见晶体信号正常，玻璃体 T1W 呈等或稍高信号，T2WI 也呈高信号，晶体后方与视盘之间可见条索状软组织影在 T2W 呈低信号，增强后无明显强化，眼球后部常见视网膜剥离和出血，有时玻璃体受压变形呈新月形改变（图 6-6-2）

【鉴别诊断】

- 本病需与永存原始玻璃体增生症、渗出性视网膜病变、视网膜母细胞瘤等导致小儿白瞳症的疾病鉴别
- 永存原始玻璃体增生症：本病在晶体与视神经之间条状影以及伴发的视网膜剥离出血等，需要与永存原始玻璃体增生症鉴别。后者患儿一般无早产和吸氧史，晶体可见形态变小，密度增高以及移位等，增强扫描条索状影可见轻度强化
- 视网膜母细胞瘤：本病形成的成成纤维细胞瘤性瘢痕需要与视网膜母细胞瘤鉴别。后者多数病例眼球大小正常或增大，一侧性多见，眼球后部可见实质性肿块，伴多发钙化灶，T1WI 和 T2WI 均为中等信号，增强后明显强化
- Coats 病：本病形成的视网膜剥离需要与 Coats 病鉴别，后者一般发生于儿童，单侧为主，眼球大小基本正常，晶体后无条索影

诊断与鉴别诊断要点

- 早产儿有吸高氧病史，双侧小眼球伴视网膜剥离

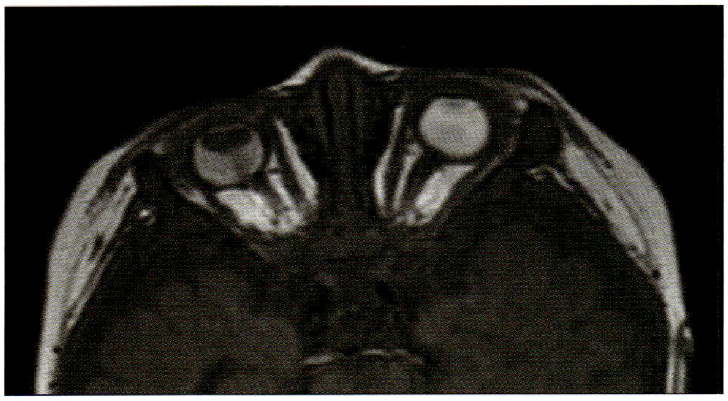

图 6-6-1 早产儿视网膜病
男，1 岁，早产儿，有吸高氧史。MRI T1W 显示双侧小眼球，伴视网膜剥离伴出血，玻璃体明显受压变形

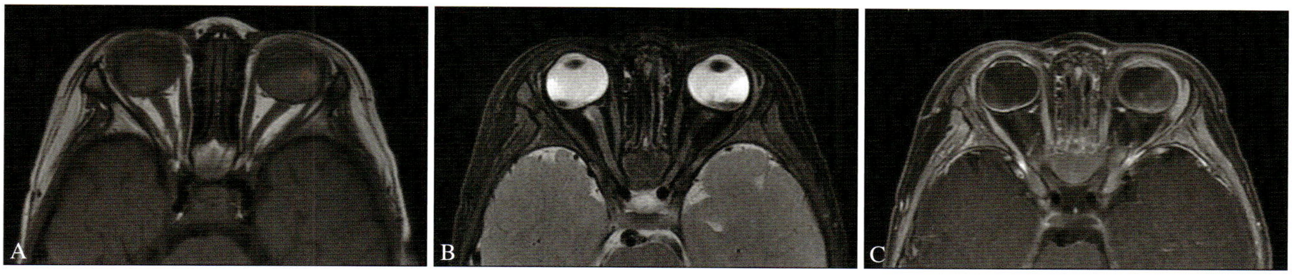

图 6-6-2 早产儿视网膜病

男，10 个月，早产儿，有吸高氧史。MRI：图 A．T1W；图 B．T2W；图 C．增强。 双侧眼球略小，双侧视网膜剥离伴出血

重点推荐文献

[1] H. Ric Harnsberger，et al. Diagnostic imaging head and neck. AMIRSYS，2004.

[2] Mafee MF，Karimi A，Shah J，et al. Anatomy and Pathology of the Eye：Role of MR Imaging and CT. Radiol Clin N Am，2006，44：135-157.

第 7 节 眼眶白血病浸润

【概念与概述】

- 眼眶白血病浸润（leukemia involvement of orbital）。儿童白血病经常发生眼眶的侵犯，白血病可以侵犯眶隔前后间隙的内容物，使隔前软组织增厚，也可以侵犯眶隔后间隔内任何结构。常致骨膜下间隙增宽伴眶壁毛躁或骨质破坏，眼外肌和视神经增粗，上述改变常由急性淋巴细胞性白血病和急性单核细胞性白血病引起

【病因与病理】

- 绿色瘤是由粒细胞系列未成熟细胞所组成的一种局限性肿块，因此又称为粒细胞肉瘤，经常观察到肿瘤为绿色，这与肿瘤细胞内有绿色的过氧化物酶的存在有关。眼眶绿色瘤常见于儿童和青少年，病灶可单发或多发。颅面部侵袭是其特征性表现。瘤块附着于骨壁向眶内骨膜下和颅内硬膜外间隙生长，甚至充满整个眼眶，它还可以侵及鼻窦和乳突。

【临床表现】

- 白血病眶内侵犯可引起眼眶疼痛、肿块、突眼、结合膜外翻、失明及眼肌麻痹等。病变可以表现为单侧和双侧性，就就诊时一半患者的病变是双侧性的，表明它是全身侵犯性病的局部表现，应该考虑白血病侵犯的可能性
- 绿色瘤可以与急性白血病的血象和骨髓象同时出现或先后出现，也可以始终没有白血病的征象，后者称为非白血病性绿色瘤。一旦绿色瘤扩展或出现白血病征象时，治疗相当困难，非白血病性绿色瘤如果早期切除或局部放疗可获得较长的缓解期

【影像表现】

- 白血病隔前侵犯可以看见眶前软组织增厚呈新月形。增厚软组织的后缘常与眼球前缘相贴。隔后侵犯常使骨膜下软组织增厚，局部骨质毛糙或骨质破坏，但骨质改变不是儿童白血病的特点，骨膜下软组织增厚可单独存在或与增厚的眼外肌融合成梭性改变，向前伸展可与隔前侵犯相连，严重者可使眼眶间隙的大部分为病变所充填伴眼眶扩大
- 眼眶绿色瘤往往在球后形成圆形、椭圆形的软组织肿块，或附着于眼眶壁呈大小不等的半圆形肿块，可以单发或多发，单侧或双侧较大的肿块可以眼球向前突出
- 眶缘增厚的软组织和眶内肿块在 CT 上常呈均匀的稍高密度影，在 MRI 的 T1 加权上为等信号，在 T2 加权上为等或稍高信号。CT 或 MR 增强扫描上均呈轻中度均匀强化（图 6-7-1）

【鉴别诊断】

- 小儿眼眶白血病浸润需与神经母细胞瘤、朗格汉斯细胞组织细胞增生症、横纹肌肉瘤鉴别

诊断与鉴别诊断要点

- 当小儿临床有白血病病史，眼眶一侧或两侧出现软组织肿瘤首先应该考虑白血病眼眶浸润。如果临床没有相关病史，则定性诊断较困难

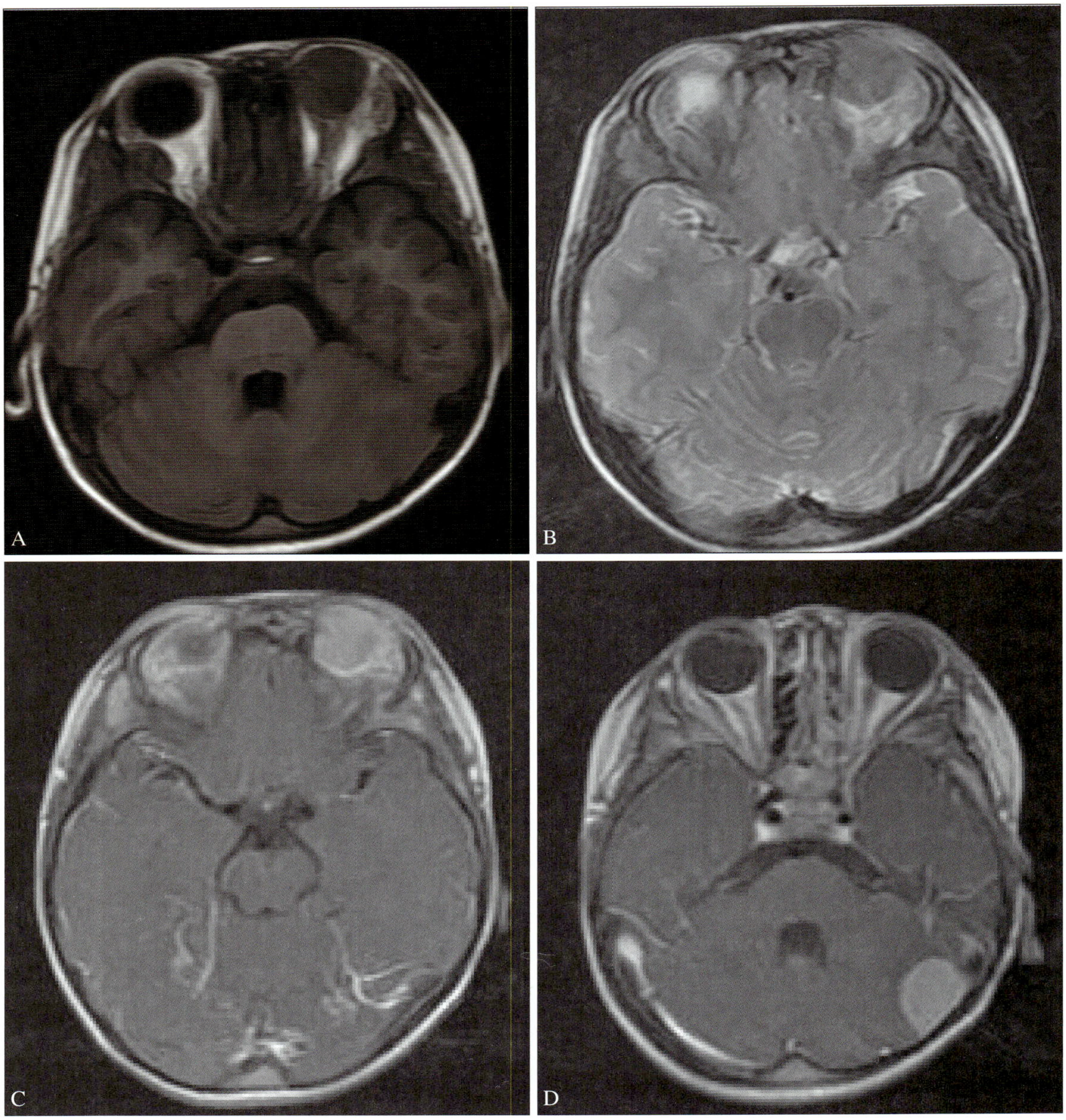

图 6–7–1 急性淋巴细胞性白血病
男，10 岁，左侧眼眶顶部肿瘤，右侧眼眶外侧壁破坏伴骨膜下肿瘤，左枕部硬膜外肿瘤。图 A．MRI T1W 病灶呈等信号；图 B．T2W 病灶呈稍高信号；图 C 和图 D．增强：病灶显著强化

重点推荐文献

[1] Porto L, Kieslich M, Schkaemia. Central nervous system imaging in childhood leukemia. Emerg Med J, 2004, 21: 426-428.

[2] Chung EM, Murphey MD, Specht CS, et al. Pediatric orbit tumors and tumorlike lesions: osseous lesion of the orbit. Radiographics, 2008, 28: 1193-1214.

第八节 眼眶蜂窝组织炎

【概念与概述】

- 眼眶蜂窝组织炎（orbital cellulitis），本病是眼眶内软组织的急性化脓性炎症，常常继发于筛窦或上颌窦炎，因筛窦纸板（眼眶内侧壁）很薄，故筛窦炎症最易侵入眼眶

【病因与病理】

- 面部疖肿或睑腺炎、穿透伤、异物残留以及菌血症是其病因
- 从解剖部位可分眶隔前和眶隔后的眶蜂窝织炎。由于面眶部、鼻旁窦引流静脉没有瓣膜，因此它们之间的感染较容易互相蔓延，从而形成眼眶的蜂窝组织炎
- 致病菌通常为葡萄球菌、链球菌等
- 鼻旁窦炎常侵犯球后引起眼眶骨膜下脓肿
- 眼眶蜂窝织炎是儿童眼球突出的常见病因之一

【临床表现】

- 当炎症和感染局限在眶隔之前眼睑和眶周的结构，而隔后结构未受感染时，主要表现为眼睑水肿，眼球未受累，瞳孔光反射与视力良好，无眼球运动障碍，眼球运动时无疼痛，无球结膜水肿
- 当发生眶隔后感染时，常较严重，伴有明显的全身中毒症状，包括发热，急性重病面容，白细胞增高。眼球明显前突，眼睑红肿，球结膜高度充血水肿。眼球运动明显受限，转动时疼痛。触诊时眼睑紧张且压痛明显。炎症蔓延至眼内，可引起葡萄膜炎，导致视力下降甚至失明。感染向颅内扩展，可造成海绵窦血栓、脑膜炎、脑脓肿或败血症等而危及生命

【影像表现】

CT 表现

- 眼睑软组织肿胀，周界不清楚，患侧球后脂肪模糊，密度增高，视神经、眼外肌界限不清，可伴有眼球突出。眶骨骨膜下脓肿：眶骨内侧隆起，边缘为分离的骨膜，增强后脓肿壁强化，其下为积脓无强化。若鼻旁窦炎所致，则可见鼻旁窦密度增高（图 6-8-1）

MRI 表现

- T1 加权像上，在球后高信号的脂肪衬托下，炎症显示为稍低信号
- 脂肪抑制 T2 加权像显示球后稍高信号
- 增强扫描最好选择脂肪抑制 T1 加权像，此时病变区域显示明显强化
- 若眶骨骨膜下脓肿形成，则 DWI 显示高信号，增强后脓肿壁显著强化，这些表现具有特异性（图 6-8-2）
- 眼眶蜂窝组织炎并发症也不少见，如上眼静脉、海绵窦栓塞或颅内浸润，MRI 在显示这些病变中优势非常明显

【鉴别诊断】

- 眼眶炎性假瘤：一般起病急，短时变化快，表现为眼睑结膜充血、水肿，眼球运动障碍，临床没有鼻旁窦炎或外伤病史，激素治疗有效。影像学上病变可单侧或双侧，表现为眶内边界不清的肿块样或斑片样病灶，增强后往往轻度强化，少数病例无强化

诊断与鉴别诊断要点

- 临床上有鼻旁窦炎病史、外伤或菌血症病史，临床症状重，影像学上表现为眶周或眶内界限不清病灶，增强后显著强化

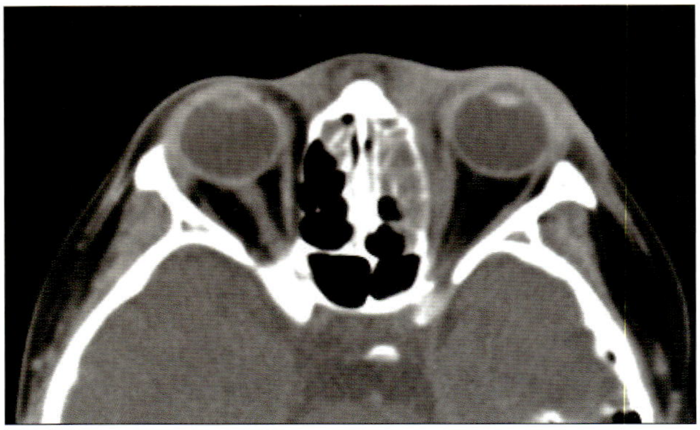

图 6-8-1 左侧眼眶蜂窝织炎
女，12 岁，鼻旁窦炎病史多年。CT：左侧筛窦炎，内直肌内移，眶内侧软组织增厚

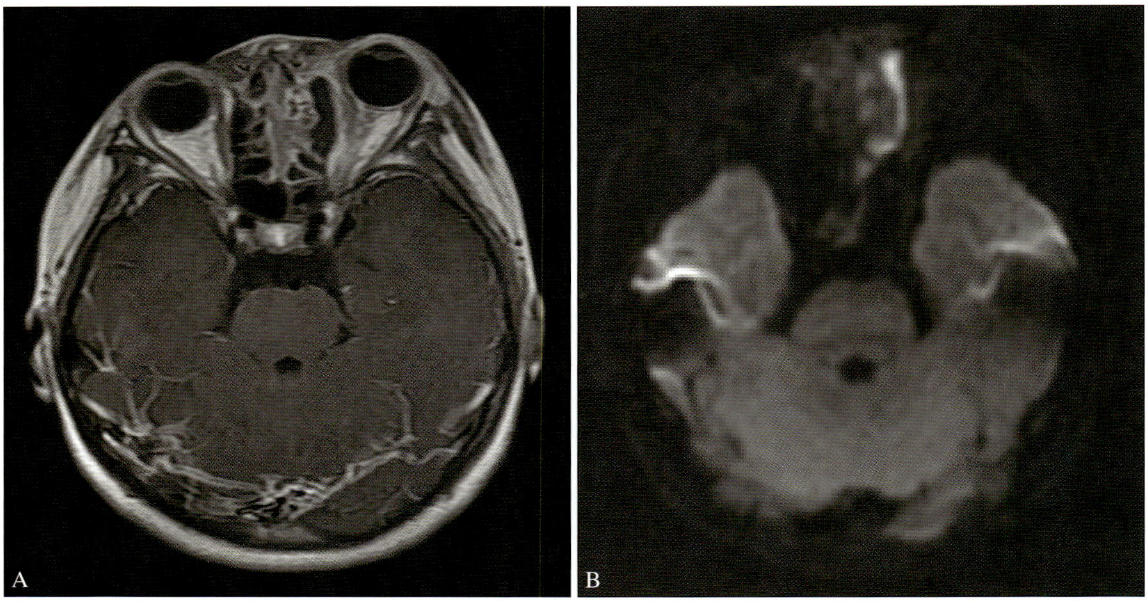

图 6-8-2 左侧眼眶蜂窝组织（与图 6-8-1 为同一患者）
MRI：图 A．增强见筛窦骨膜下囊肿形成，脓肿壁显著强化，眼眶内侧软组织明显强化；图 B．DWI 病灶呈高信号

重点推荐文献

[1] Leone CR，lioyd WC. Treatment protocol for orbital inflammatory disease. Ophthalmology，1985，92：1325-1331.

[2] Denniston AKO，Murray PI. Oxford Handbook of Ophthalmology，OUP（2008）.

第 9 节 外耳道闭锁

【概念与概述】

- 外耳道闭锁（external auditory canal atresia，EAC atresia），外耳道狭窄或闭锁时，伴有耳郭畸形。轻度表现外耳道狭窄、管道弯曲，外耳道狭窄指外耳道直径等于或低于 4mm。外耳道狭窄包括膜性、骨性外耳道狭窄。重者为外耳道闭锁（膜部或和骨部闭锁）
- 外耳道闭锁常合并中耳畸形，最常见表现为鼓室狭小，锤砧关节融合畸形

【病因与病理】

- 先天性外耳道闭锁的形成有两种。一是在胚胎早期，第 1 鳃沟以及第 1、2 鳃弓发育障碍，

可导致外耳、中耳畸形，临床表现为外耳道闭锁伴耳郭和中耳畸形

- 第二种是在胚胎 8 ~ 28 周，原始外耳道内实心的外耳道栓充填，28 周以后，外耳道栓退化吸收，形成盲管状外耳道，如上皮栓吸收不全，可以形成外耳道闭锁或狭窄，但耳郭和中耳结构正常

【影像学表现】

CT 表现

- 颞骨高分辨率 CT 平扫显示外耳道缺如（骨性或膜性闭锁）是最重要的影像学表现，通常合并耳郭畸形
- 膜性外耳道闭锁（图 6-9-1）通常有骨性外耳道狭窄，鼓膜存在，合并中耳畸形情况较骨性闭锁少
- 骨性外耳道闭锁（图 6-9-2）是形成中耳外侧壁的骨发育异常，通常缺乏鼓膜，向下突出的颞骨鳞部可形成闭锁板的上份，闭锁板也可气化
- CT 扫描还可显示伴随的各种中耳畸形（图 6-9-3），如小中耳腔、锤骨、砧骨关节融合、圆窗闭锁等。内耳和内听道多正常
- MRI 并非必要的检查，通常用来显示正常的内耳膜迷路和内听道

【鉴别诊断】

- 继发性外耳道狭窄：通常为出生以后的生活中发生，耳郭形态正常。各种局限于外耳道的外伤病史可以导致继发性外耳道闭锁或狭窄。继发性外耳道狭窄还可见于冲浪耳，即外耳道外生性骨疣，冲浪耳有冷水游泳史，外耳道被冷空气及水慢性刺激导致新生骨成长，并且形成外生性骨疣
- 外耳道胆脂瘤：外耳道内软组织肿块，位于骨性外耳道下，肿块内可见骨性碎片，耳郭形态正常

诊断与鉴别诊断要点

- 外耳道闭锁临床即可诊断，为先天性疾病，轴位 & 冠状位的高分辨率 CT 是最佳影像学检查方法，鉴别诊断需排除各种后天性导致外耳道狭窄的疾病

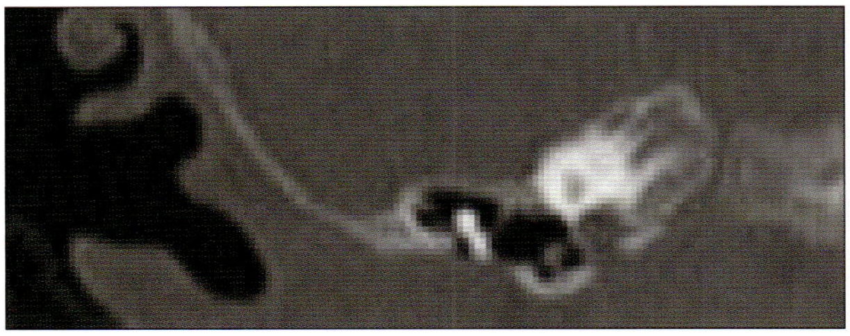

图 6-9-1 右侧外耳道膜性闭锁

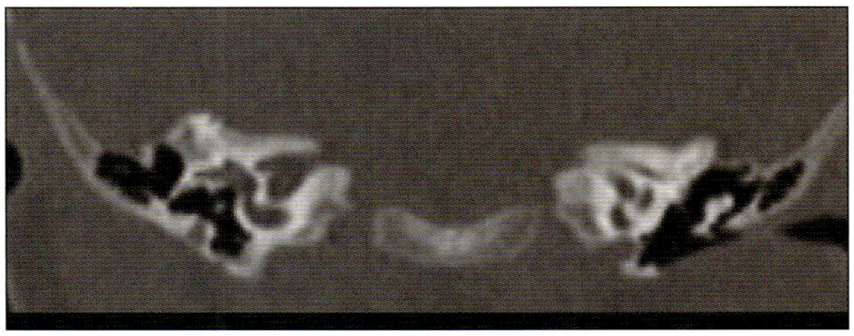

图 6-9-2 右侧外耳道骨性闭锁

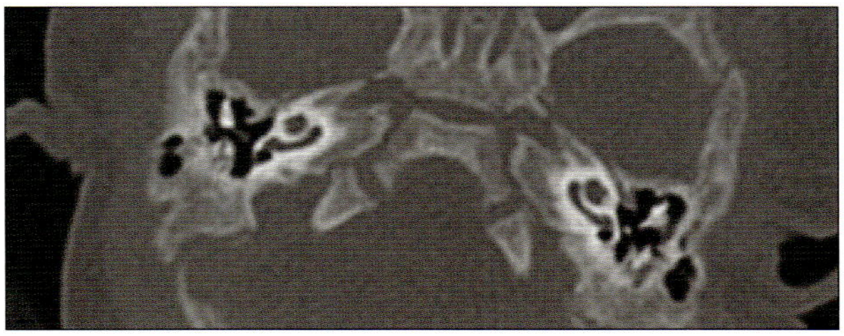

图 6-9-3 右侧外耳道骨性闭锁，伴听小骨畸形

重点推荐文献

[1] Harnsberger.Temporal Bone Top 100 Diagnoses.1.Salt Lake City，Utah：Amirsys Inc，2003，35：3762-3770.
[2] Turetsky DB，Vines FS，Clayman DA. Surfer's ear：exostoses of the external auditory canal. AJNR Am J Neuroradiol，1990，11：1217-1218.

第 10 节 先天性胆脂瘤

【概念与概述】

- 先天性胆脂瘤（congenital cholesteatoma），又称表皮样瘤，由层状鳞状上皮细胞聚集形成肿块样改变，即中耳先天性胆脂瘤。完整的鼓膜后局限性软组织肿块，伴有轻度听小骨破坏
- 该病变见于婴儿及幼童，占所有颞骨胆脂瘤的5%

【病因与病理】

- 大多数先天性胆脂瘤源于胚胎期中鼓室前方没有退化的表皮样结构。还有人认为羊水中的有活力上皮细胞可能是先天性胆脂瘤的来源之一。应用分子生物学技术检测端粒长度和端粒酶活性，以此区别先天性还是后天性，发现先天性胆脂瘤的端粒酶长度比正常外耳道皮肤的短，而后天性胆脂瘤的端粒酶长度和正常外耳道皮肤的端粒酶长度没有什么区别，从而提示先天性胆脂瘤可能源于胚胎期组织遗留或迷行组织
- 当外耳道外胚层移行异常超过鼓环时，可发生先天性上皮残留异位。鼓室与咽鼓管移行处形成的表皮样囊肿是分层的鳞状上皮细胞残留，是很多先天性胆脂瘤的起源处。鼓室峡处的鼓室后部是中耳腔与鼓室上隐窝之间移行的区域，亦是先天性胆脂瘤好发部位

【影像学表现】

CT 表现

- 先天性胆脂瘤多发于中耳腔。中耳腔前上部，毗邻咽鼓管和前鼓室环，听小骨中部（图6-10-1A ～ B），中耳腔下部邻近鼓膜长肌，镫骨附近，中耳腔后部。骨质破坏较继发性胆脂瘤少见。可发生在疾病晚期，听小骨破坏通常伴随累及中鼓室前部，疾病晚期可向迷路蔓延

MR 表现

- T1 增强序列显示边缘强化的中耳肿块，T2 序列信号与炎性组织相比呈等信号。T1 增强序列可作为辅助检查帮助鉴别鼓室肉芽肿或面神经鞘瘤

【鉴别诊断】

- 中耳积液（middle ear effusion）中耳乳突完全受累不伴有听小骨骨质破坏。如果中耳腔皆受累且无听小骨骨质破坏，则可能无法区别先天性胆脂瘤和积液。临床检查可见鼓膜后积液
- 中耳胆脂瘤性肉芽肿（cholesterol granuloma of middle ear），CT 扫描显示中耳肿块常伴有听小骨破坏，MRI 检查 T1 增强序列肿块呈高信号。临床检查见蓝鼓膜
- 鼓室球瘤（glomus tympanicum paraganghoma），位于蜗岬，CT 显示无骨质破坏，MRI 检查 T1 增强序列肿块有强化。临床检查见鼓膜后血管肿块（红色），伴或不伴搏动耳鸣
- 面神经鞘瘤（facial nerve schwannome），影像：神经管鼓室段生长的管样肿块，CT 显示面神经管扩大，MR T1 增强显示肿块强化，临床表现：鼓膜后白色肿块，与先天性胆脂瘤相似

诊断与鉴别诊断要点

- 完整的鼓膜后白色局限性软组织肿块，可伴有轻度听小骨破坏
- CT 扫描显示中耳内边缘锐利的肿块，较大时可伴有骨壁或听小骨骨质破坏
- 病灶局限于中耳或乳突，且中耳发生率最高
- 乳突气化良好，不伴有慢性炎症

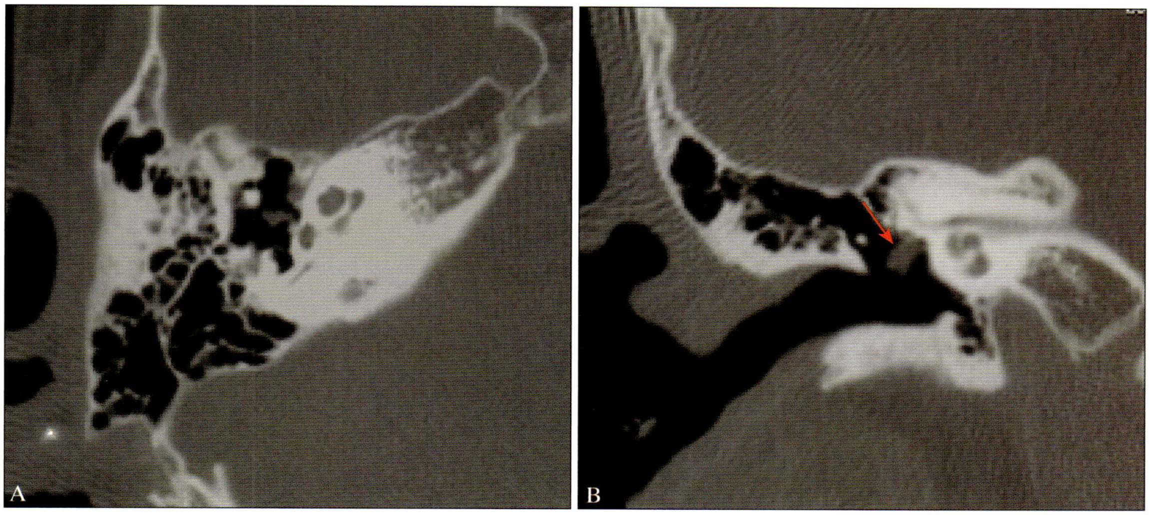

图 6-10-1 右侧中耳鼓室先天性胆脂瘤
病灶位于镫骨附着处（红箭） 图 A．CT 横断面；图 B．CT 冠状面

重点推荐文献

[1] Harnsberger.Temporal Bone Top 100 Diagnoses.1.Salt Lake City，Utah：Amirsys Inc，2003，35：3762-3770.

[2] Nevoux J，Lenoir M，Roqer G，etc. Childhood cholesteatoma[J]. Eur Ann Otorhinolarynqol Head Neck Dis，2010，9；127：143-150.

第 11 节　中耳畸形

【概念与概述】

- 中耳畸形（middle ear malformation）包括听小骨畸形、咽鼓管畸形、鼓窦乳突腔畸形、面神经颞骨段畸形等。可表现为单一畸形，也可表现为多种畸形，可单侧，也可双侧畸形
- 先天性中耳畸形经常与先天性外耳畸形同时存在，约 10% 可合并内耳畸形。主要症状为传导性耳聋，单侧或双侧发病，伴或不伴外耳道畸形。耳聋为非进行性

【病因与病理】

- 鼓室和咽鼓管分别由第一咽囊、第二咽囊及第二腮弓发育而成；听骨由第一腮弓的 Meckel 软骨与第二腮弓的 Reichert 软骨发育而成。乳突气房由鼓窦发展而成，而鼓窦则由上鼓室气化扩展而来。面神经源自第二腮弓的听面神经节。因此，这些胚胎原基发育异常，可引起相应部位的畸形。遗传因素，某些药物的影响，代谢障碍等都可导致这些胚胎原基发育异常而

产生畸形

【影像学表现】

先天性中耳畸形主要以高分辨率 CT 检查为主

CT 表现

- 听小骨畸形多种多样（图 6-11-1，图 6-11-2），如锤骨，砧骨融合，砧骨长脚缺如或发育不全，砧骨镫骨同时缺如，镫骨发育不全或缺如，砧镫关节分离，砧镫关节骨性融合，先天性镫骨固定，听小骨与鼓室壁固定等。听小骨先天畸形的显示取决于扫描层厚、窗技术和重组技术的合理应用。但尽管如此，仍会有一些西为病变不能显示，如镫骨底板正常仅有 0.2 ~ 0.4mm，目前的影像技术还很难显示该部位的畸形。高分辨率 CT 可以比较清晰的显示鼓室各个壁的骨性结构和发育畸形，如前庭窗或圆窗缺如
- CT 还可间接显示中耳内血管的变异和畸形引起的相应颞骨结构的变化，如颈动脉突入鼓室内以及永存镫骨动脉，颈静脉球高位（high jugular bulb）（图 6-11-3），颈静脉憩室等。颈静脉球高位是最常见的变异，颈静脉球高位是指颈静脉球顶部升至下鼓室底以上或超过内耳道底平面。颈静脉球高位是双侧性，通常无害，CT 表现很具有特征性，无需进一步检查
- 颞骨段面神经的畸形：颞骨段面神经发育不良或全部缺失者极少见，常伴有头面部、耳部较明显的先天性畸形。面神经骨管部分全部缺损，面神经直接位于鼓室粘骨膜下。骨管部分缺损者，多见于面神经的水平部，患者易受中耳病变的影响而发生面瘫。另外，中耳乳突手术时也易损伤面神经而出现面瘫。面神经行径异常者可表现为：(1) 面神经出自膝状神经节后直接行走于鼓岬的表面；(2) 也可从前庭窗下面经过；(3) 或行走于镫骨前后弓间。有极少病例面神经分成数支，在茎乳孔处再会合成一支

诊断与鉴别诊断要点

- 颞骨高分辨率 CT 可作出诊断

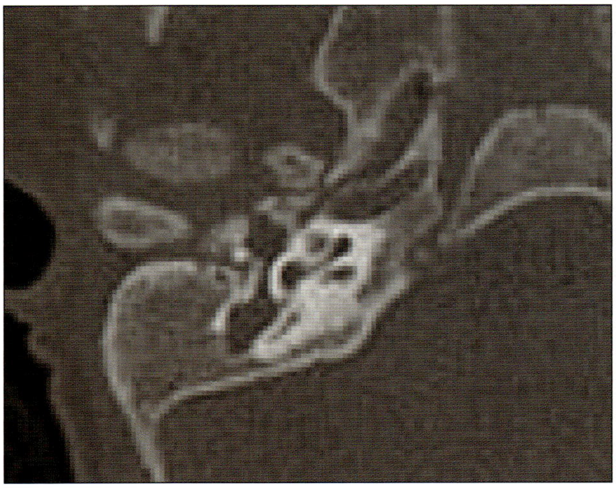

图 6-11-1 右侧听小骨畸形
CT 轴位示右侧中耳腔小，伴听小骨畸形

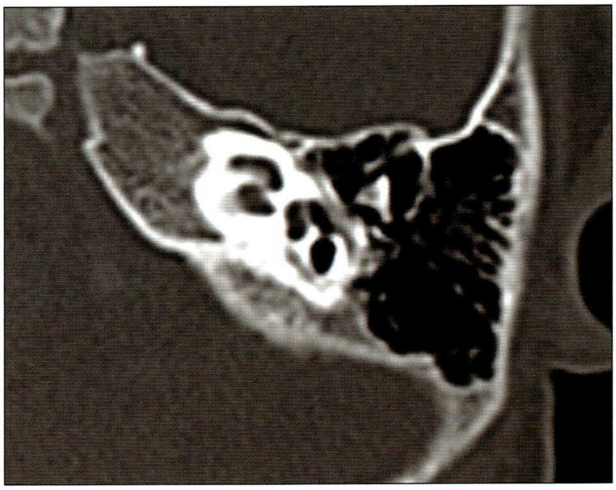

图 6-11-2 左侧听小骨畸形
CT 轴位示锤骨头小，砧骨形态基本正常

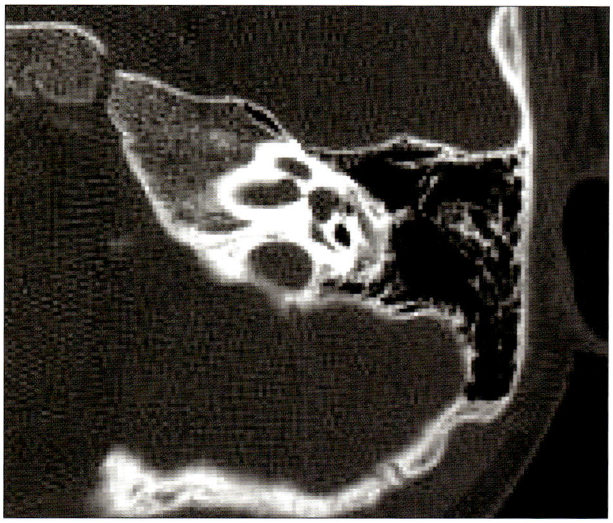

图 6-11-3 左侧颈静脉球窝高位
CT 轴位示左侧颈静脉球窝达内听道水平

重点推荐文献

[1] Serhan Atillaa, Sergin Akpeka, Sabri Uslu, etc. Computed tomographic evaluation of surgically significant vascular variations related with the temporal bone.European Journal of Radiology, 1995 May, 20: 52-56.
[2] Sataloff RT. Embryology of the facial nerve and its clinical applications.Laryngoscope, 1900, 100: 696.

第 12 节 内耳畸形

- 内耳畸形（inner ear malformation）包括膜迷路异常和骨迷路异常，膜迷路异常影像学很难发现，高分辨 CT 通常能发现骨迷路异常。高分辨 MRI 能显示包括膜迷路在内的内外淋巴液
- 内耳畸形按 Sennaroglu 等在 2002 年提出的意见可分型为：①耳蜗前庭畸形；②前庭畸形；③半规管畸形；④内听道畸形；⑤前庭导水管畸形
- 耳蜗前庭畸形又可分为：迷路未发育、耳蜗未发育、共同腔畸形、耳蜗不完全分隔Ⅰ型（IP-Ⅰ型）和Ⅱ型（IP-Ⅱ型）等

迷路未发育

【概念与概述】

- 迷路未发育：耳蜗及前庭完全缺如。CT 示无耳蜗、前庭及半规管，严重畸形病例可有内耳道及岩尖缺如
- 同义词：迷路完全未发育、Michel 未发育、Michel 畸形

【病因与病理】

- 迷路未发育非常罕见，占所有先天性内耳畸形不到 1%，是胚胎第 3 周时听板发育停止导致。病因及发病机制不明确

【影像学表现】

- 一般影像特征：CT 在相当于耳蜗的位置显示密度较高的不规则骨质结构，MRI 示未见迷路信号影

CT 表现

- 轻度迷路未发育：岩骨缺乏耳蜗、前庭及半规管，内耳道正常或发育不良，岩尖存在，中耳正常；重度迷路未发育（图 6-12-1）：内耳道发育不良或缺如，岩尖缺如，中耳异常，听小骨缺如或融合，内耳外侧壁扁平，面神经管清楚可见，膝状神经节较正常位置偏后

MRI 表现

- T1WI：无特异影像学表现
- T2WI：膜迷路没有正常的高信号液体。因缺乏正常的膜迷路液体，T2WI 不能显示正常膜迷路结构，颞骨的气体及骨质形成无定形的黑色内耳区，内耳结构未能显示

【鉴别诊断】

- 耳蜗未发育，临床表现为先天性感音神经性耳聋。CT 平扫示耳蜗缺如，而前庭及半规管结构可见
- 闭塞性骨化性迷路炎，常见于儿童脑膜炎后，临床表现为获得性感音神经性耳聋。CT 平扫示耳蜗、前庭及半规管为致密骨组织充填，膜迷路间隙闭塞，骨迷路的外壁有向外凸的轮廓

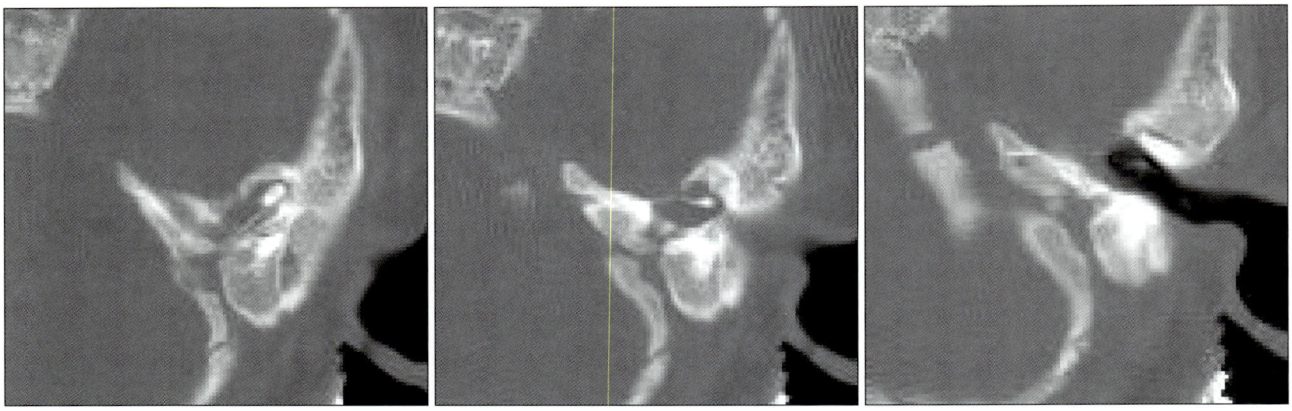

图 6-12-1 左侧迷路未发育
左颞骨岩部未见耳蜗、前庭及半规管结构，内听道狭窄

耳蜗未发育

【概念与概述】

- 耳蜗未发育（cochlear aplasia）：耳蜗结构缺如，但有前庭、半规管及内耳道。CT 或高分辨率 T2WI 示内耳道远端前外侧应当为耳蜗的区域为致密骨组织取代
- 同义词：耳蜗缺如

【病因与病理】

- 耳蜗未发育罕见，占耳蜗畸形的 3%，是听板在胚胎第 3 周末时发育停止所致。病因及发病机制不明确

【影像学表现】

- 一般影像特征：CT 示耳蜗缺如，但可见残存的前庭和半规管

CT 表现

- 耳蜗完全缺如（图 6-12-2）。前庭可表现为正常、发育不良或扩大（囊状）。内听道可扩大、正常或发育不良，内耳道大小由内耳其他畸形的严重程度决定。面神经迷路段、膝状神经节及鼓室段前部占据正常耳蜗位置。耳蜗岬扁平，没有耳蜗正常的外凸表现。半规管可表现为正常、扩大或发育不良。骨性前庭导水管及内淋巴囊大小正常。外耳道、中耳及听小骨正常

MRI 表现

- T2WI：耳蜗缺如（图 6-12-3）。耳蜗位置为骨髓或骨皮质信号取代。前庭、半规管及内耳道不同程度受累，可表现为正常、扩大或发育不良

【鉴别诊断】

- 迷路未发育（michel 畸形）
  - 影像：耳蜗和前庭结构缺如
  - 临床表现：先天性感音神经性耳聋
- 共同腔畸形
  - 影像：囊状耳蜗和前庭结构融合形成一个共同的腔
  - 临床表现：先天性感音神经性耳聋
- 耳蜗不完全分隔Ⅰ型（IP-Ⅰ型）
  - 影像：耳蜗及前庭已分化，呈囊状，没有内部结构
  - 临床表现：先天性感音神经性耳聋
- 内淋巴囊扩大
  - 影像：双侧内淋巴管及内淋巴囊扩大，伴或不伴有轻度耳蜗形态异常
  - 临床表现：在出生后出现波动性双侧感音神经性耳聋
- 骨化性迷路炎

- 影像：致密骨质充填包括耳蜗的膜迷路；耳蜗岬正常外凸存在
- 临床表现：继发性感音神经性耳聋，通常继发于脑膜炎

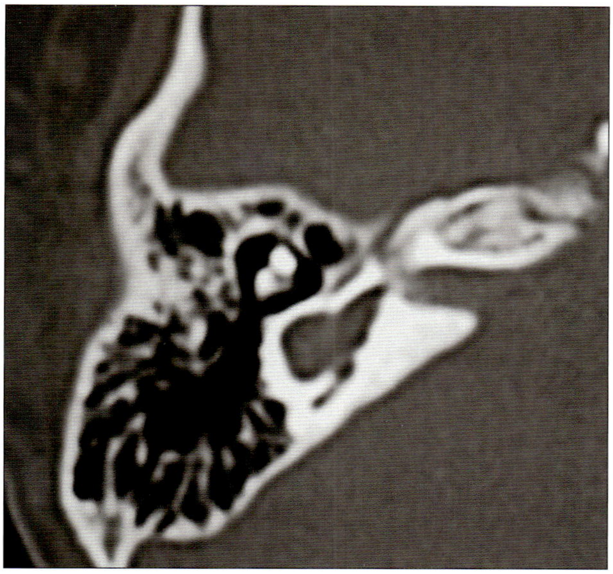

图 6-12-2　右侧耳蜗未发育
CT 示耳蜗缺如，但可见扩大融合的前庭和水平半规管，右内听道狭窄

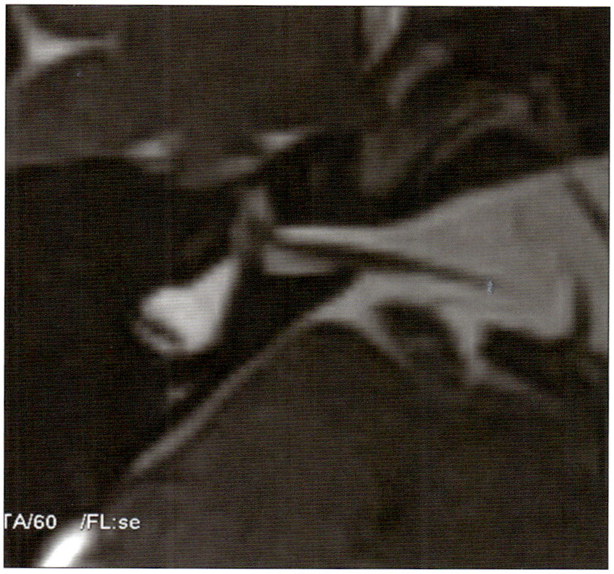

图 6-12-3　右侧耳蜗未发育
MRI 示耳蜗缺如，前庭与水平半规管发育不全，内听道狭窄，前庭蜗神经缺如

共同腔畸形

【概念与概述】

- 共同腔畸形（common cavity）：耳蜗与前庭未分化，融合呈单一囊腔
- 同义词：囊性共腔

【病因与病理】

- 系胚胎第 4 ～ 5 周时内耳发育停止所致。占先天性内耳畸形的 26%。听板分化为听泡后，听泡分化为耳蜗、前庭及半规管原基之前。形成大的椭圆形囊性间隙，无内部结构

【影像学表现】

- 一般影像特征：CT 示耳蜗缺如，但可见残存的前庭和半规管

CT 表现

- 未发育的耳蜗前庭和半规管融合成一卵形囊状腔隙。共同腔可大可小（图 6-12-4）。半规管可缺如或正常。内耳道常有异常：大内耳道见于共同腔较大的患者，当共同腔较小时，内耳道较小，内耳道常在中心部进入共同腔，内耳道底缺损。包括听小骨的中耳结构正常。前庭导水管正常

MRI 表现

- T1WI 平扫 / 增强：无特殊影像表现。因充满液体的正常膜迷路缺如，T1WI 未能显示膜迷路。颞骨的气体和骨形成不定形的黑色内耳区，不能显示这些结构
- T2WI：在没有分化的囊性耳蜗及前庭内为高信号液体（图 6-12-5）。半规管可以正常或缺如。内耳道可表现为正常、扩大或发育不良。建议行垂直于内听道的斜矢状面重建确定是否有蜗神经

【鉴别诊断】

- 迷路未发育（Michel 畸形）
  - 影像：耳蜗和前庭结构缺如
  - 临床表现：先天性感音神经性耳聋
- 耳蜗未发育
  - 影像：耳蜗缺如，前庭正常或发育不良
  - 临床表现：先天性感音神经性耳聋
- 耳蜗不完全分隔Ⅰ型（IP-Ⅰ型）
  - 影像：耳蜗及前庭已分化，呈囊状，没有内部结构

- 临床表现：先天性感音神经性耳聋

- 内淋巴囊扩大
  - 影像：双侧内淋巴管及内淋巴囊扩大，伴或不伴有轻度耳蜗形态异常
  - 临床表现：在出生后出现波动性双侧感音神经性耳聋

- 骨化性迷路炎
  - 影像：致密骨质充填包括耳蜗的膜迷路；耳蜗岬正常外凸存在
  - 临床表现：继发性感音神经性耳聋，通常继发于脑膜炎

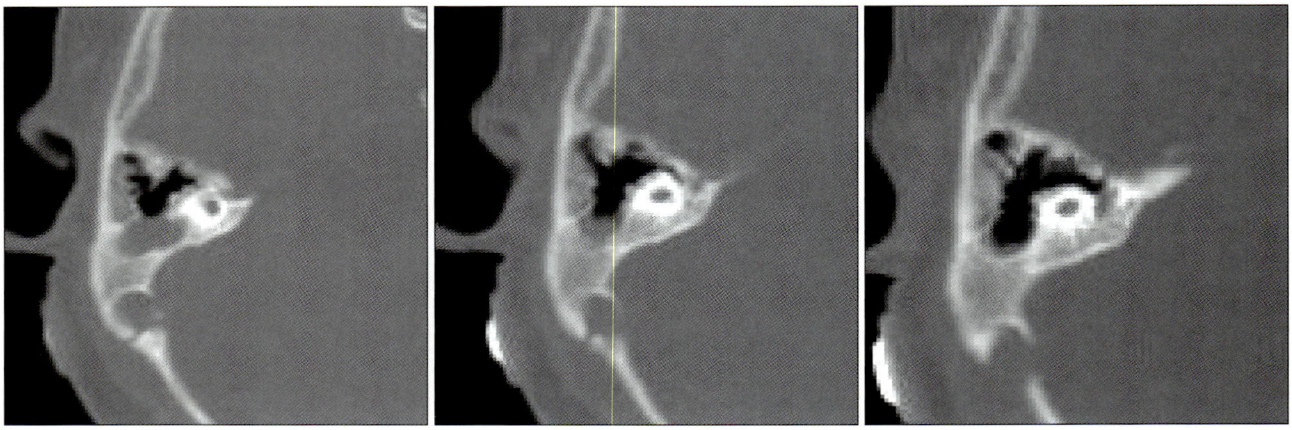

图 6-12-4　**右侧共同腔畸形**
右颞骨岩部一类圆形囊样影，未见正常耳蜗、前庭及半规管结构

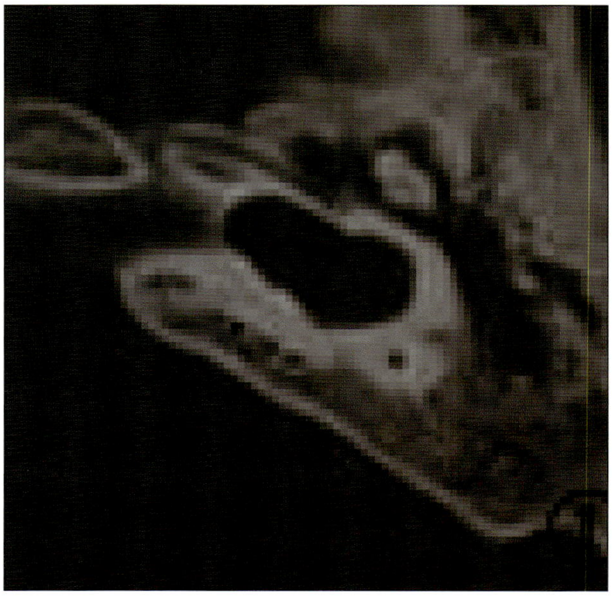

图 6-12-5　**左侧共同腔畸形**
左颞骨岩部一椭圆形囊样影，未见正常耳蜗、前庭及半规管结构，左侧内听道显示

耳蜗不完全分隔 I 型和耳蜗不完全分隔 II 型

【概念与概述】

- 耳蜗不完全分隔 Ⅰ 型（IP-I cochlear dysplasia，耳蜗 IP-Ⅰ），是指耳蜗缺乏全部的蜗轴和筛区，呈现为一囊状，同时伴有扩大的囊状的前庭
- 同义词：囊性耳蜗前庭畸形
- 耳蜗不完全分隔 Ⅱ 型（IP-II cochlear dysplasia，耳蜗 IP-Ⅱ），耳蜗呈 1.5 回，耳蜗底回发育正

- 常，顶回和中回融合，无正常的蜗轴和骨螺旋板
- 同义词：Mondini 畸形

【病因与病理】

- 系妊娠第 7 周耳蜗发育停止所致，占耳蜗畸形的 55%

【影像学表现】

耳蜗不完全分隔 I 型

CT 表现

- 囊性耳蜗，无蜗轴。前庭扩大，呈囊性（图 6-12-6）。内听道可扩大。骨性前庭导水管及内淋巴囊大小正常。外耳道、中耳及听小骨正常

MRI 表现

- 高分辨率 T2WI 示耳蜗呈单一囊性，其内无蜗圈及蜗轴，前庭可呈囊性并扩大，伴或不伴水平半规管畸形（图 6-12-7）

耳蜗不完全分隔 Ⅱ 型

CT 和 MRI 表现

- 耳蜗为 1.5 回，耳蜗底回发育正常，顶回和中回融合成一囊状，无正常的蜗轴和骨螺旋板（图 6-12-8），常伴有前庭和前庭导水管扩大。内耳道一般正常。包括听小骨的中耳结构通常正常

【鉴别诊断】

- 迷路未发育（Michel 畸形）
  - 影像：耳蜗和前庭结构缺如
  - 临床表现：先天性感音神经性耳聋
- 耳蜗未发育
  - 影像：耳蜗缺如，前庭正常或发育不良
  - 临床表现：先天性感音神经性耳聋
- 共同腔畸形
  - 影像：囊状耳蜗和前庭结构融合形成一个共同的腔
  - 临床表现：先天性感音神经性耳聋
- 内淋巴囊扩大
  - 影像：双侧内淋巴管及内淋巴囊扩大，伴或不伴有轻度耳蜗形态异常
  - 临床表现：在出生后出现波动性双侧感音神经性耳聋
- 骨化性迷路炎
  - 影像：致密骨质充填包括耳蜗的膜迷路；耳蜗岬正常外凸存在
  - 临床表现：继发性感音神经性耳聋，通常继发于脑膜炎

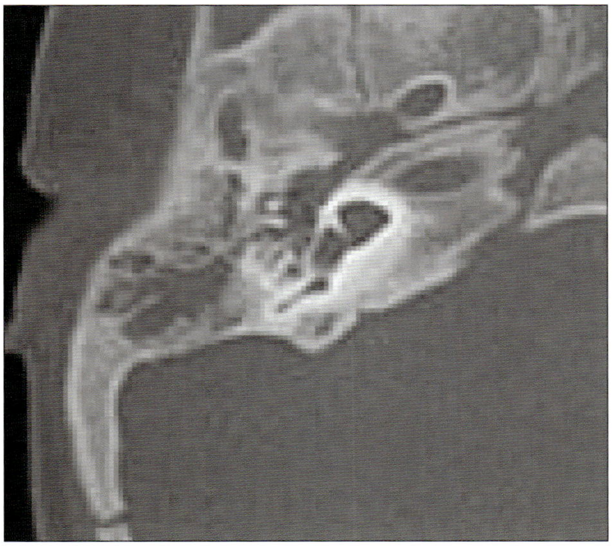

图 6-12-6　右侧耳蜗 IP- Ⅰ型
CT 示右耳蜗呈单一囊样结构，其内未见骨性分隔

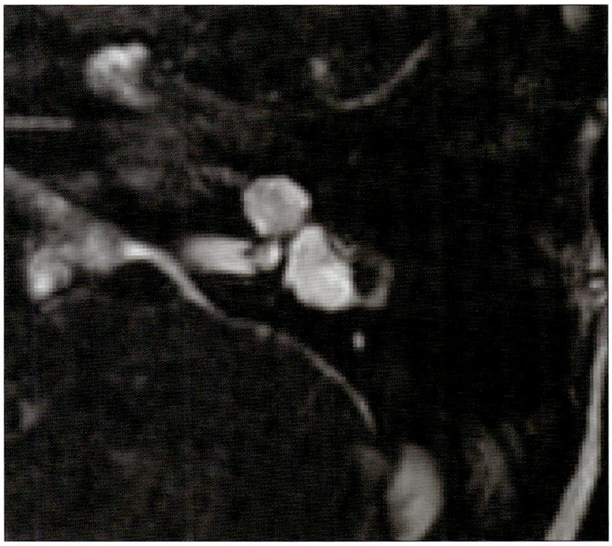

图 6-12-7　左侧耳蜗 IP- Ⅰ型
MRI 示左耳蜗内未见骨性分隔，前庭扩大

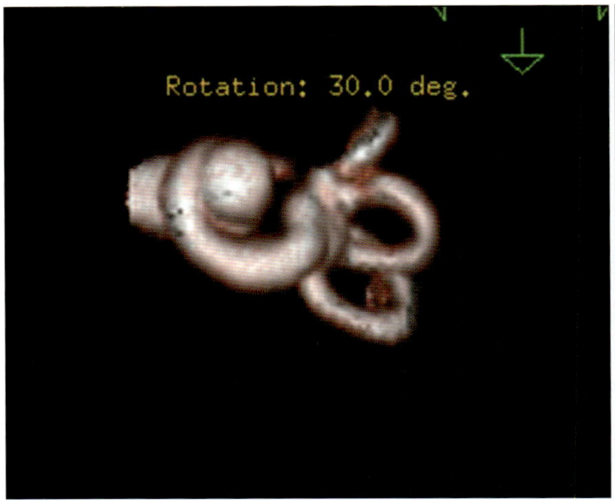

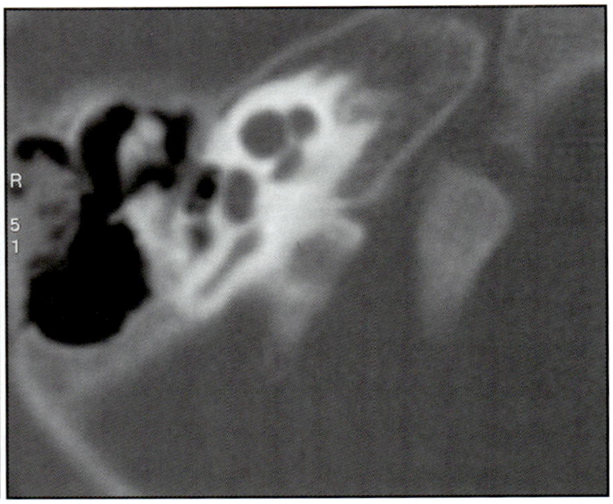

图 6-12-8 耳蜗 IP-Ⅱ型
CT 示右耳蜗尖圈与中间圈融合，其内未见骨性分割

半规管发育不良

【概念与概述】

- 半规管发育不良（semicircular canal dysplasia）：一个或所有半规管部分或完全未发育。最常见的表现为水平半规管短而粗，或水平半规管与前庭融合呈囊样
- 同义词：半规管畸形

【病因与病理】

- 在妊娠前 3 个月，膜迷路分化为上部和下部，上部发育比下部早，上部发育为半规管、椭圆囊及内淋巴管，下部发育为耳蜗及球囊。在妊娠第 6 ~ 8 周左右形成半规管。最常见的是水平半规管畸形。水平半规管完全未发育较少见，常伴有耳蜗及前庭畸形

【影像学表现】

- 半规管发育不良由于程度不同，CT 和 MRI 表现各异，可表现为半规管未发育，即内耳未见半规管结构；或三个半规管均畸形，可伴部分半规管未发育；或轴位显示前庭与水平半规管“融合成腔”，而前半规管及后半规管正常（图 6-12-9）；或前庭正常或扩大，伴同侧水平半规管发育短小，而前半规管及后半规管正常

【鉴别诊断】

- 迷路未发育（Michel 畸形）
  - 影像：耳蜗和前庭结构缺如
  - 临床表现：先天性感音神经性耳聋
- 耳蜗未发育
  - 影像：耳蜗缺如，前庭正常或发育不良
  - 临床表现：先天性感音神经性耳聋
- 共同腔畸形
  - 影像：囊状耳蜗和前庭结构融合形成一个共同的腔
  - 临床表现：先天性感音神经性耳聋
- 耳蜗不完全分隔Ⅰ型（IP-Ⅰ型）
  - 影像：耳蜗及前庭已分化，呈囊状，没有内部结构
  - 临床表现：先天性感音神经性耳聋

诊断与鉴别诊断要点

- 内耳畸形为一组病变，了解其定义，做好高分辨率 CT 和 MR 对诊断很重要

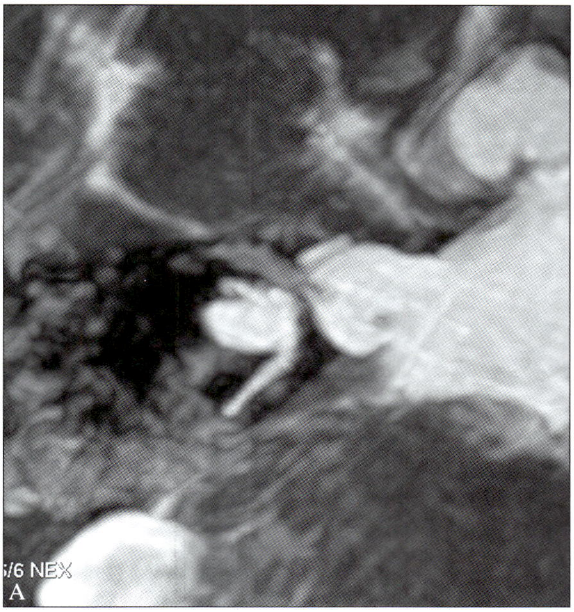

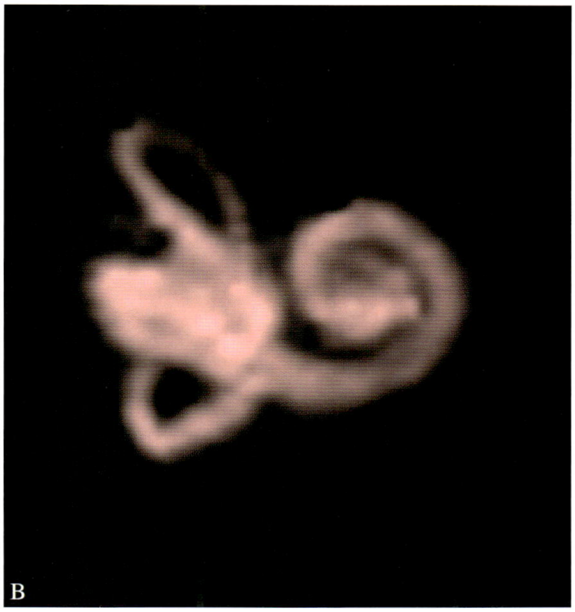

图 6-12-9 右侧前庭半规管畸形

图 A．MRI FIASTA 序列：前庭扩大，右侧水平半规管与前庭融合；图 B．3D 重建显示前半规管及后半规管形态正常，水平半规管无法辨认

重点推荐文献

［1］ Harnsberger.Temporal Bone Top 100 Diagnoses.1.Salt Lake City，Utah：Amirsys Inc，2003：35-3762-70.

［2］ Sennaroglu L，Saatci I.A new classification for cochleovestibula malformations. Laryngscope，2002，112：2230-2241.

第 13 节 内淋巴囊扩大

【概念与概述】

- 内淋巴囊扩大（large endolymphatic sac anomaly，LESA）：内耳扩大的内淋巴囊伴或不伴有轻度耳蜗发育不良。一般定义为总脚至导管外口之间的中点处宽度大于 1.5mm，或大于后半规管直径。在先天性感音神经性耳聋中最为常见
- 同义词：大前庭导水管综合征（Large vestibular aqueduct syndrome，LVAS）；大内淋巴囊

【病因与病理】

- 系听板于胚胎第 7 周发育停止所致
- 临床表现为出生数年后出现波动性进展的感音神经性耳聋，可发生在头颅外伤后

【影像学表现】

- 畸形通常为双侧性；可合并耳蜗发育不良；亦可合并前庭和（或）半规管畸形

CT 表现

- 骨性的前庭导水管扩大，伴或不伴有耳蜗不完全分隔Ⅱ型（IP-Ⅱ）。内听道、外耳道、中耳及听小骨通常正常（图 6-13-1）

MRI 表现

- 不仅可验证 CT 所见，同时还能见到不同程度的异常扩大的内淋巴囊（图 6-13-2，图 6-13-4），部分患者内淋巴囊信号混杂图（6-13-3）。可能由于内淋巴囊可呈多房性改变，内部含有无数滤泡和孔洞所致

【鉴别诊断】

- 根据 CT 和 MRI 表现无需鉴别

【诊断要点】

- 颞骨高分辨率 CT 骨性的前庭导水管扩大，前庭导管中点直径大于 1.5mm，或大于后半规管直径。MRI 重 T2 加权序列显示扩大的内淋巴囊和前庭导水管

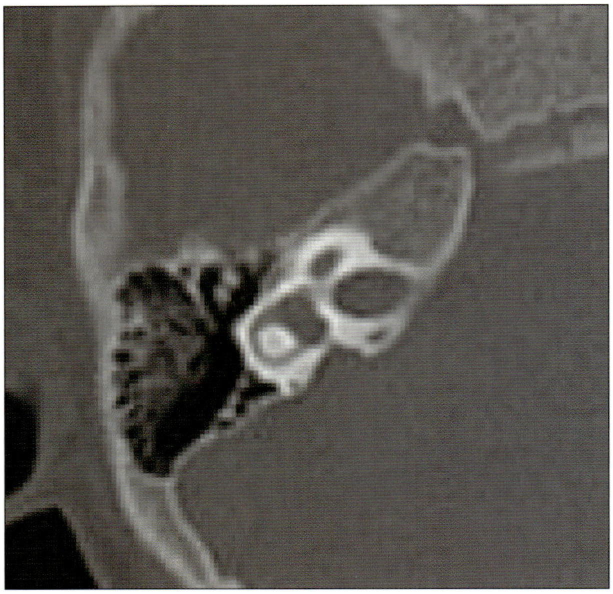

图 6-13-1 前庭导水管扩大
CT 轴位扫描示右侧前庭导水管扩大

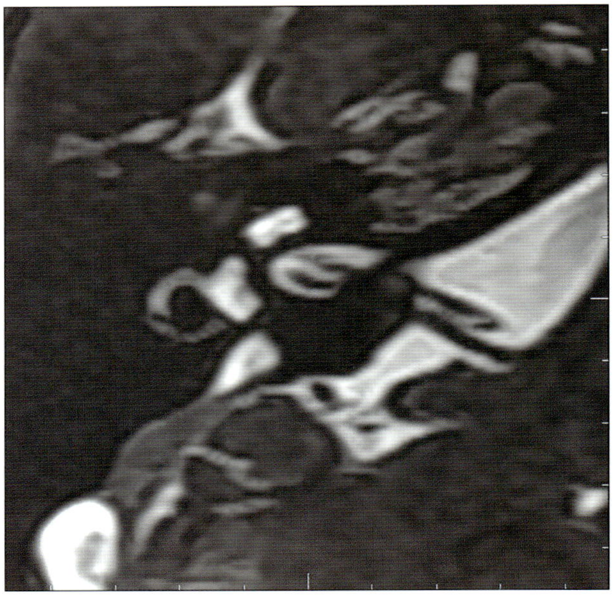

图 6-13-3 内淋巴囊扩大
MRI 轴位扫描示右侧前庭导水管及内淋巴囊扩大，内淋巴囊信号欠均匀

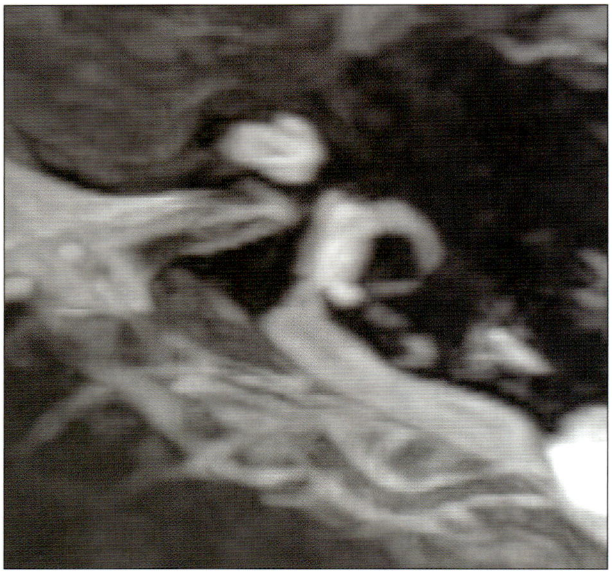

图 6-13-2 内淋巴囊扩大
MRI 轴位扫描示右侧前庭导水管及内淋巴囊扩大

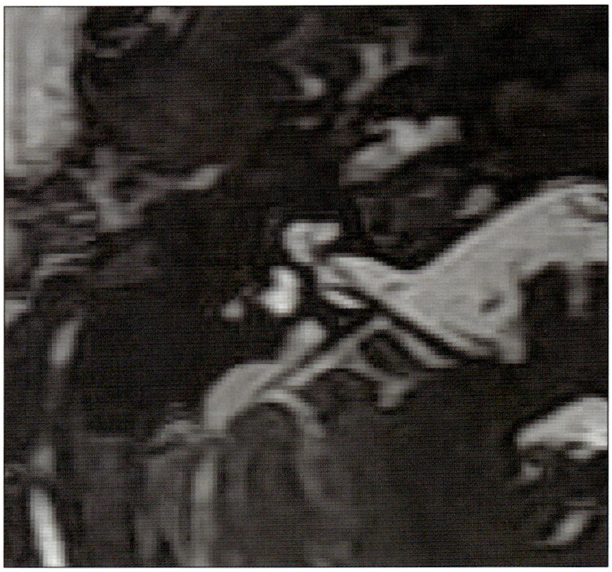

图 6-13-4 内淋巴囊扩大
MRI MIP 重建清晰显示扩大的前庭导水管及内淋巴囊，耳蜗、前庭及水平半规管结构正常，内听道正常

重点推荐文献

[1] Harnsberger.Temporal Bone Top 100 Diagnoses.1.Salt Lake City，Utah：Amirsys Inc，2003，35：3762-3770.
[2] Vijayasekaran S，Halsted MJ，Boston M，et al. When is the vestibular aqueduct enlarged? A statistical analysis of the normative distribution of vestibular aqueduct size. AJNR，2007，28：1133-1138.

第 14 节 先天性后鼻孔闭锁

【病因与病理】

- 后鼻孔闭锁大多为先天性发育畸形所致，病因不明，部分合并其他畸形，以先天性心脏病最常见
- 它的发生可能与胚胎早期颊鼻膜吸收不全或鼻道周围组织增生有关，如梨骨、颚骨、蝶骨和上颌骨增生等。闭锁可为膜性、骨性和混合性，可单侧或双侧发病

【临床表现】

- 本病女性略多于男性，单侧闭锁症状较轻，可至童年或成人才被发现，表现为患侧鼻塞、打鼾等。双侧闭锁者出生后即出现呼吸困难和张口呼吸，当张口啼哭时症状可以缓解，睡眠时呼吸困难重现，重者可因窒息致死

【影像表现】

- CT 可清楚显示有无后鼻孔闭锁，了解闭锁类型、部位及深度以及邻近结构有无发育异常。膜性闭锁表现为后鼻孔区软组织影（图 6-14-1），骨性闭锁表现为后鼻腔骨质异常，如蝶骨翼内板向中线突出、鼻中隔重度偏曲、上颌骨在中线融合等

【鉴别诊断】

- 鼻腔分泌物：鼻腔分泌物造成鼻腔阻塞时需与后鼻孔膜性闭锁鉴别，增强扫描有助于两者鉴别，前者无强化。最简便的方法可以用鼻饲管插入鼻腔，若能通过则为分泌物，反之，则为膜性闭锁
- 获得性后鼻孔狭窄或闭锁：患者多有外伤、手术、放疗、肿瘤或特殊炎症病史，多为膜性狭窄或闭锁

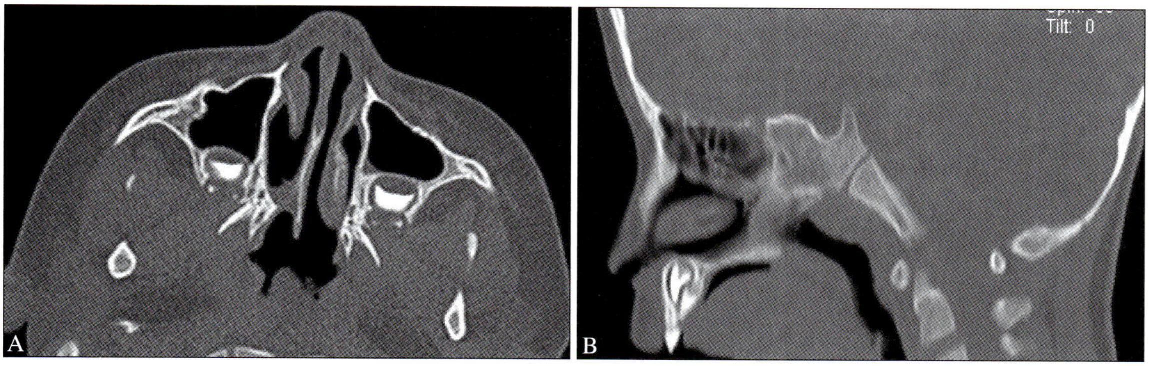

图 6-14-1　右侧后鼻孔膜性闭锁
男，6 岁。图 A．CT 横断面；图 B．矢状面重建

重点推荐文献

[1] Gilani S，Norbash AM，Ring H，et al.Virtual endoscopy of the paranasal sinuses using perspective volume renderd helical sinus computed tomography. Laryngoscope，1997，107：25-29.
[2] 潘恩源，陈丽英．儿科影像诊断学．北京：人民卫生出版社，2007，227-231.

第 15 节 鼻腔脑膜或脑膜脑膨出

【概念与概述】

- 鼻腔脑膜或脑膜脑膨出（nasal meningocele or encephalocele）
- 脑膜膨出或脑膜脑膨出是指脑膜或脑组织通过颅骨和硬膜的先天性缺损向颅外延伸

【病因与病理】

- 脑膜膨出或脑膜脑膨出与神经管闭合异常有关。按膨出部位，传统分为四大类：额筛型、顶部、枕部以及经蝶骨膨出。额筛型进一步分为鼻额、鼻筛和鼻眶三型。额筛型和经蝶骨的脑膨出可以形成鼻腔肿块

【临床表现】

- 额筛型患者可在出生时表现为鼻根部或内眦部质软的肿块，患儿哭闹时肿块变大。鼻内型患者临床表现比较隐匿，多表现为自由鼻腔流清水即脑脊液鼻漏或脑膜炎反复发作，临床可查见鼻腔肿块，易误诊为鼻息肉而手术

【影像表现】

CT 表现

- 冠状位 CT 能直观显示颅骨缺损的部位及大小，也可清晰显示疝出物的大小、范围以及与颅内沟通情况（图 6-15-1）。主要表现为鼻腔或鼻窦壁骨缺损，边缘光滑，有硬化边，邻近骨质受压改变，可见盲孔消失，鸡冠变形等改变；脑组织和脑脊液及脑膜疝出至鼻腔和鼻窦内，脑膜膨出表现为脑脊液密度，脑膜脑膨出表现为脑脊液的低密度和脑组织的等密度影，伴有感染时可见膨出的脑膜及周围脑膜增厚并强化

MRI 表现

- MRI 成像可根据疝出物信号特点，明确疝出类型。若疝出物在 T1WI 表现为低信号，T2WI 为高信号，增强后无强化，即为脑脊液信号表现，不含脑组织，可判断为脑膜膨出；若疝出物在各序列与脑组织信号相同，增强扫描没有强化程度则为脑膜脑膨出。MRI 还可多方位观察疝出物与颅内沟通情况（图 6-15-2）

【鉴别诊断】

- 鼻腔脑膜脑膨出有时需与鼻息肉、黏液囊肿、血管瘤鉴别。鼻息肉多为中鼻道周围软组织肿块，一般与颅内无沟通，CT 或 MRI 增强后仅见边缘黏膜强化。额筛窦黏液囊肿，多见成年人，病变中心位于窦腔，窦壁骨质膨胀、变薄，与颅内无沟通，囊肿有完整包膜，内容物密度较低，MRI 上信号多变，但增强 CT 或 MRI 病变均无强化。鼻腔血管瘤外观呈红色，增强扫描显著强化，CT 未见骨质缺损

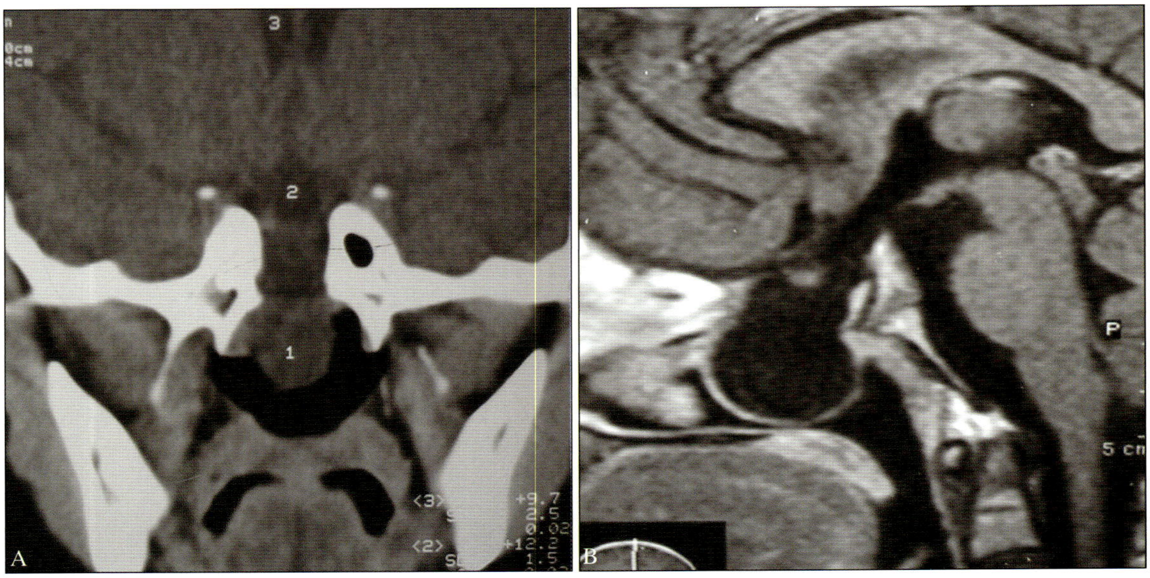

图 6-15-1 经蝶窦脑膜脑膨出

男，7 岁，经常鼻塞。图 A．CT 冠状面扫描显示蝶骨缺损，颅内容物通过缺损向下达后鼻孔；图 B．同一患者 MRI 矢状面增强扫描：鞍区颅底骨质缺损，颅内容物向下疝入后鼻孔

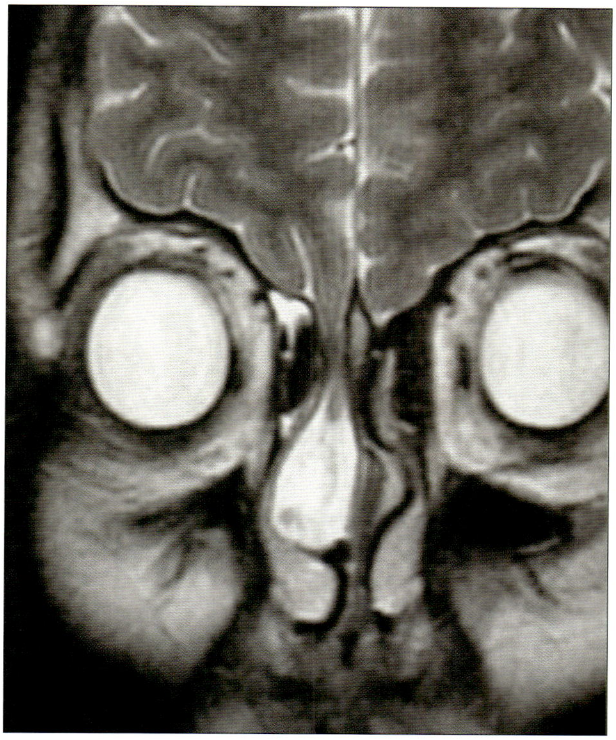

图 6-15-2 **鼻额脑膜脑膨出**
女，15 岁，反复脑膜炎。MRI 冠状面 T2W 显示鼻腔肿块（脑膜脑组织）通过颅底骨质缺损与额叶相连

重点推荐文献

[1] Barkovich AJ. Pediatric neuroimaging. 4th ed. Philadelphia; Lippincott Williams &Wilkins, 2005.

第 16 节 青少年纤维血管瘤

【概念与概述】

- 青少年纤维血管瘤（juvenile angiofibroma）顾名思义好发于青少年，发病年龄 10 ~ 25 岁，男性为主，是鼻咽部最常见的良性肿瘤

【病因与病理】

- 目前病因尚不明确，病理上肿瘤主要成分是纤维组织和血管组织，血管壁薄容易出血，肿瘤无包膜

【临床表现】

- 患者几乎都有反复鼻出血病史，出血量多少不一，重者可以导致贫血。肿瘤延伸至鼻腔和后鼻孔常引起鼻塞，它是纤维血管瘤最常见的临床症状。当肿瘤向前向下发展可以阻塞咽鼓管咽口引起分泌性中耳炎和听力下降。肿瘤可以侵犯眶内引起眼球突出和视力减退。当临床怀疑纤维血管瘤时，一般不主张进行活组织检查，以免引起大出血

【影像表现】

概述

- 肿瘤以蝶腭孔区为中心向周围生长，常累及鼻咽部、后鼻孔甚至鼻腔，翼突板外移或翼腭窝扩大吸收。肿瘤向前压迫或侵犯后组筛窦、上颌窦，可以经眶下裂或眶尖部进入眼眶。肿瘤向上发展侵犯蝶窦以及中颅凹底部、然后达海绵窦

CT 表现

- 平扫肿瘤与周围肌肉密度相仿，界限不清，增强后肿瘤显著强化，与周围组织界限清楚，肿瘤可呈圆形、椭圆形、或分叶状。CT 显示骨质破坏优于 MRI

MRI 表现

- 肿瘤表现具有一定特征性，通常翼腭窝脂肪信号消失，肿瘤在 T1 加权像上呈等低信号，T2 加权像呈稍高信号，肿瘤内可见流空的血管，

增强后肿瘤明显强化，常不均匀（图 6-16-1）

【鉴别诊断】

青少年纤维血管瘤具有一定特征性临床表现以及影像学表现，一般诊断不难。有时需要与横纹肌肉瘤、淋巴瘤、鼻咽癌及鼻腔或后鼻孔息肉相鉴别

- 横纹肌肉瘤、淋巴瘤：这两种肿瘤也好发于鼻腔或鼻咽部，儿童相对多见，横纹肌肉瘤是非常恶性的肿瘤，通常其 CT 密度明显不均匀，MRI 信号混杂，增强后强化明显不均匀，强化程度没有纤维血管瘤显著。淋巴瘤呈中等度强化，MRI T2 加权信号中等度，增强后轻中度强化，可伴周围淋巴结肿大
- 鼻咽癌：当纤维血管瘤仅表现为鼻咽部肿块尤其引起中耳炎时，需与鼻咽癌鉴别。后者典型临床表现为回缩性血涕，发病年龄成年为主，增强后肿瘤强化呈轻中度
- 鼻腔或后鼻孔息肉：当纤维血管瘤表现为鼻腔或后鼻孔肿块以及鼻塞为主要临床症状时需与鼻息肉鉴别。后者平扫 CT 略低于肌肉，增强后呈轻度强化，MRI T1 加权像呈低信号，T2 加权像呈明显高信号，同样强化程度低于纤维血管瘤，两者鉴别不难

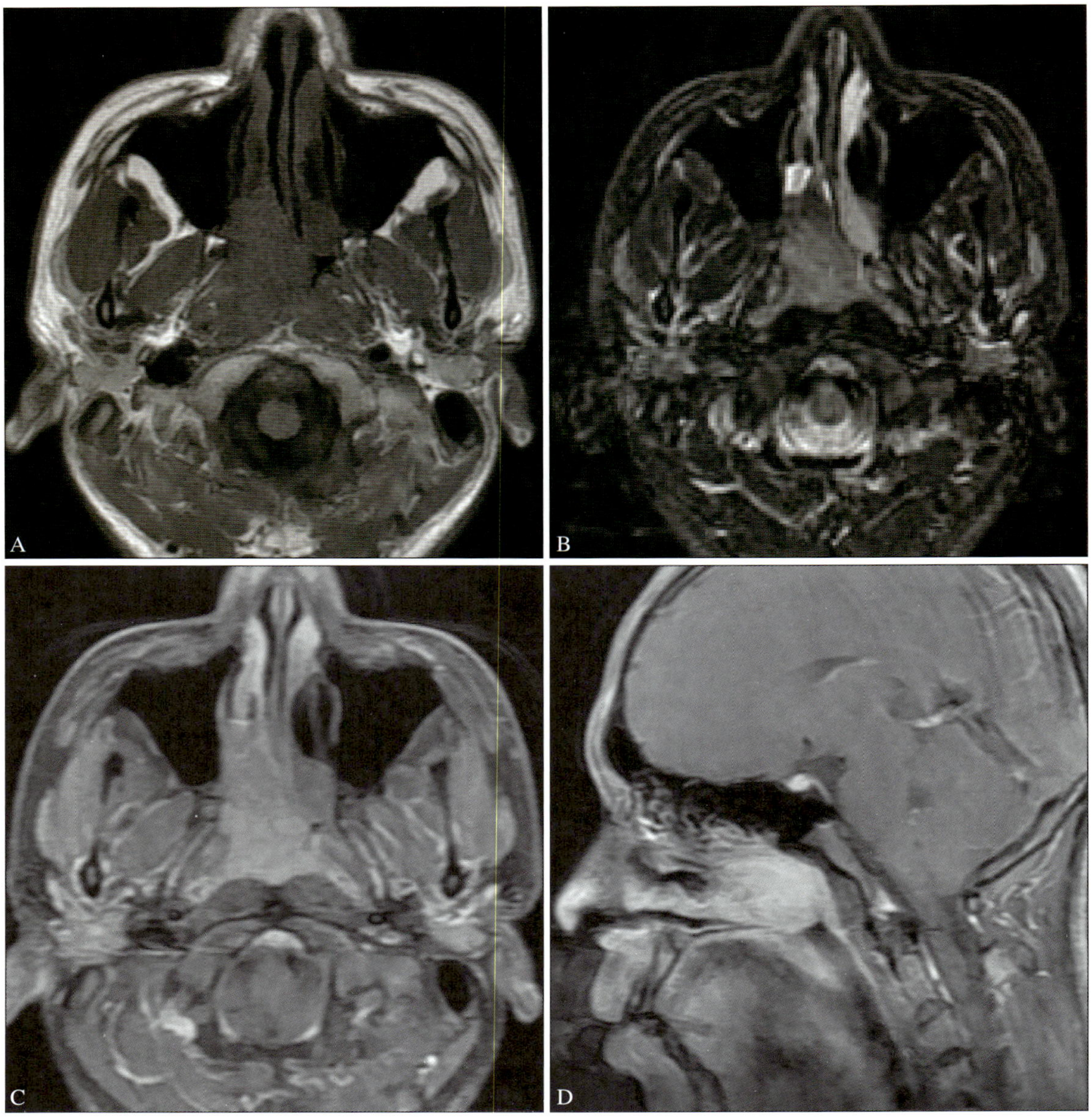

图 6-16-1 青少年鼻咽纤维血管瘤

男，17 岁，反复鼻腔流血一年。MRI：图 A．横断面 T1W 示右侧后鼻孔及鼻咽部团块状软组织影呈低信号；图 B．T2W 肿块呈高信号；图 C．横断面增强示肿块显著均匀强化；图 D．矢状面增强

诊断与鉴别诊断要点

- 青少年反复发生鼻出血，CT 或 MRI 见鼻咽部富血供肿瘤，应该考虑纤维血供瘤的诊断

重点推荐文献

[1] Lloyd GAS，Phelps PD. Juvenile angiofibroma：imaging by magnetic resonance，CT and conventional techniques. Clin Otolaryngol，1986，11：247-259.

[2] 吴学愚．耳鼻喉科全书，喉科学．上海：上海科学技术出版社，1981.

第 17 节　腺样体肥大

【概念和病理病因】

- 腺样体肥大（adenoidalhypertrophy）腺样体也称咽扁桃体或增殖体，位于鼻咽部顶部与咽后壁处，为淋巴组织，出生后随着年龄的增长而逐渐长大，12 岁以后逐渐萎缩退化。腺样体因炎症的反复刺激而发生病理性增生，称腺样体肥大。本病主要见于儿童

【临床表现】

- 当腺样体异常增生肥大堵塞了上呼吸道，会出现呼吸不畅或气急，尤以夜间为重，出现睡眠打鼾、严重者用口呼吸，甚至出现呼吸暂停，变换睡姿后再入睡，导致睡眠不足。同时因气道狭窄，大脑处于慢性持续缺氧状态，患儿白天精神不佳，记忆力减退。如果合并上呼吸道感染则腺样体急剧增大，压迫咽鼓管咽口而引起渗出性中耳乳突炎，患者造成耳痛及听力下降

【影像表现】

X 线表现

- 鼻咽侧位片：可以了解腺样体是否引起气道阻塞，测量鼻咽气道的阻塞程度（图 6-17-1）

CT 表现

- 横断面 CT 平扫可见鼻咽顶后壁软组织弥漫性对称性增厚，其密度均匀，前缘光滑或呈波浪状，向气腔突入，咽隐窝及咽鼓管咽口隐约可见或显示不清，邻近解剖结构清晰，颅底骨质无破坏。当合并感染时，增厚的鼻咽部表面有较多的低密度分泌物，增强扫描均匀强化

MRI 表现

- 矢状面最能反映肥厚的增殖体与气道的关系（图 6-17-2）

【鉴别诊断】

- 鼻咽癌：发病年龄较大，多有回缩性血涕史，CT 检查显示咽后壁增厚的软组织影常不对称，一侧咽隐窝狭窄或消失，可伴颅底骨质破坏
- 淋巴瘤：鼻咽部软组织增厚常不对称，MRI T2 加权信号中等度，增强后轻中度强化，可伴周围淋巴结肿大

诊断与鉴别诊断要点

- 儿童夜间睡眠时常打鼾，X 线检查鼻咽部顶后壁软组织明显增厚致气道狭窄诊断基本确定

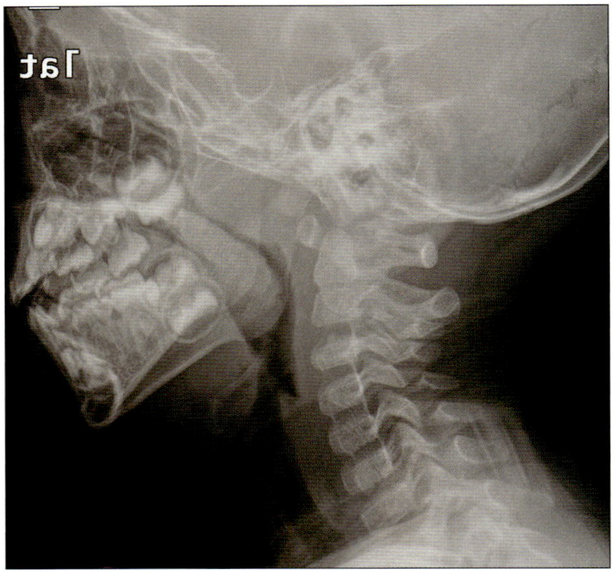

图 6-17-1 腺样体肥大
男 2 岁，经常睡眠时打鼾。颈部侧位片见肥厚的腺样体压迫气道

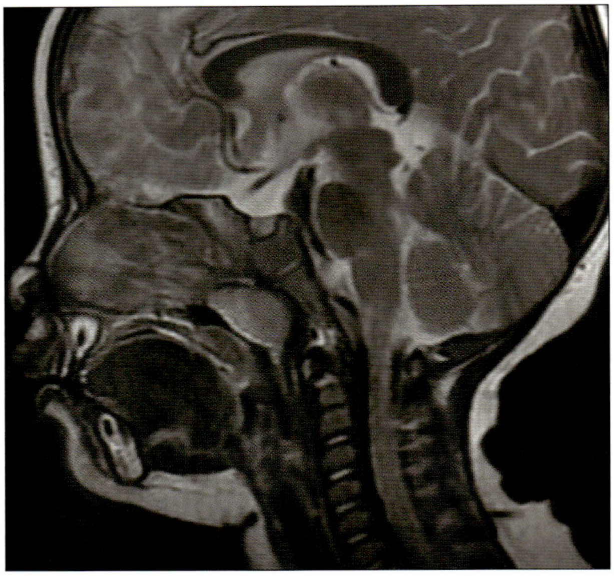

图 6-17-2 腺样体肥大
女，1 岁，睡眠时经常打鼾。MRI 矢状面 T2W 见肥厚的腺样体呈稍高信号，气道明显受压

重点推荐文献

[1] Gates G. "Sizing up the adenoid." Arch Otolaryngol Head Neck Surg，1996，122：239-240.

[2] Kenna，Margaret A.；Bluestone，Charles D.；Stool，Sylvan E. "Chapters 58-59". Pediatric otolaryngology，1996，Philadelphia：Saunders.

第 18 节 甲状舌管囊肿

【概念与概述】

- 甲状舌管囊肿（thyroglossal cyst）是指在胚胎早期甲状腺发育过程中甲状舌管退化不全而在颈部遗留形成的先天性囊肿，是最常见的颈部先天性疾病

【病因与病理】

- 胚胎早期在原始咽底壁正中线上的上皮细胞增生，形成甲状腺正中原基，胚胎第 3 周，此甲状腺正中原基向尾侧移行，与外侧甲状腺原基融合形成甲状腺。在此移形过程中，沿途经舌底、舌骨、甲状腺内侧叶，同时它的延长形成了甲状舌管
- 在正常情况下，到胚胎第 6 周，甲状舌管开始萎缩退化。其起始段的开口仍残留一浅凹，称盲孔
- 如果第 10 周后甲状舌管没有消失或退化不全，残留部分因上皮分泌物积聚，可在颈前正中舌根至甲状腺的行程内形成囊肿，是为甲状舌管囊肿
- 该囊肿囊壁薄，外为纤维组织包绕内衬有假复层纤毛柱状上皮、扁平上皮复层鳞状上皮等上皮细胞，囊壁内可有甲状腺组织。囊内容物多为黏液样或胶冻样物质，其内含有蛋白质、胆固醇等
- 本病也可发生癌变，大部分为乳头状癌。若囊肿继发感染并形成瘘，则为甲状舌管瘘。

【临床表现】

- 本病好发于儿童和青少年，约半数病例发生于 20 岁之前
- 绝大多数患者可见颈前正中部肿物，偶尔可偏向一侧
- 以舌骨上、下部位为最常见。肿块之间可触及坚韧的索条与舌骨体粘连可随伸舌运动上下移动
- 患者可有颈部胀痛吞咽不适、咽部异物感等局

部症状。合并感染者可表现为痛性包块或脓肿，若破溃形成瘘者，可有黏液或脓性分泌物流出，重者可伴有发热等

【影像表现】

CT 表现

- 甲状舌管囊肿表现为颈前部正中自舌盲孔至胸骨颈静脉切迹之间任何部位，囊肿边界清楚，囊壁较薄、囊内容物密度通常较低，如果囊内容物蛋白成分较高，则密度可稍高，增强后囊壁轻度强化（图 6-18-1）。若合并感染时囊壁可毛糙增厚，囊内容物密度增高，增强后囊壁明显强化。部分患者囊壁内可见到甲状腺组织的特征性密度影

MRI 表现

- 典型病例表现为 T1 加权均匀低信号，T2 加权明显高信号，如果囊内物蛋白成分高时，则 T1 加权呈等信号或稍高信号，T2 加权为高信号（图 6-18-2），增强同 CT

【鉴别诊断】

- 腮裂囊肿：多位于颈动脉三角区或胸锁乳突肌前缘，肿物多偏离中线，不随吞咽运动。
- 皮样囊肿：常表现为颏下肿物，也可位于胸骨上凹处。一般囊肿包膜较厚，CT 密度不均匀，肿物不随吞咽运动

诊断与鉴别诊断要点

- 在儿童或青年中发现从口底到甲状腺平面中线处囊性肿块，甲状舌管囊肿可能最大

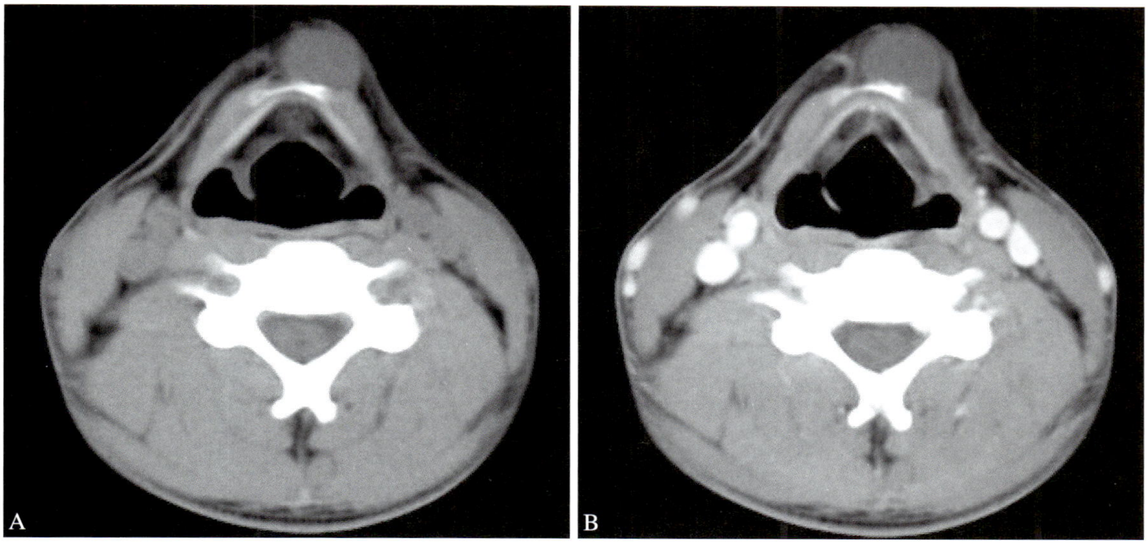

图 6-18-1 甲状舌骨囊肿

男，10 岁。图 A．CT 平扫见舌骨前方近中线类圆形稍低密度影；图 B．CT 增强见病灶周边轻度强化，中央不强化

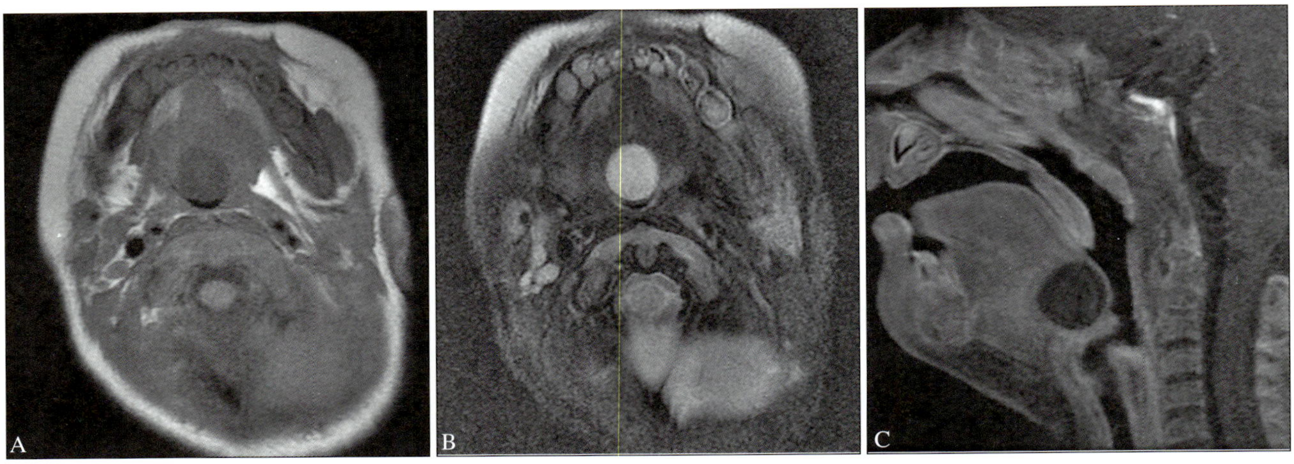

图 6-18-2 甲状舌骨囊肿
男，9 月。图 A. MRIT1W：舌根中线类圆形稍低信号影；图 B. T2 压脂序列病灶呈均匀高信号；图 C. 矢状面增强：病灶周边轻度强化，中央不强化

重点推荐文献

[1] Ahuja AT，Wong KT，King AD，Yuen E.H. Imaging for thyroglossal duct cyst：the bare essentials. Clin Radiol，2005，60：141-148.

[2] Moorthy SN，Arcot R. Thyroglossal duct cyst - more than just an embryological remnant. Indian J Surg，2011，73：28-31.

第 19 节 淋巴管瘤

【概念与概述】

- 淋巴管瘤是儿童期常见的良性肿瘤之一，属于先天性发育异常性疾病

【病因与病理】

- 淋巴管瘤是由淋巴内皮作为内衬，具有分隔和不相交通的淋巴组织所组成。它的发病机制还不十分明确
- 在病理上可分为毛细淋巴管瘤、海绵状淋巴管瘤和囊性淋巴管瘤，前两为微囊性的，后者为大囊性的
- 囊内含有透明或棕黄色液体，出血后形成“出血性囊肿”或“巧克力囊肿”，后者伴有陈旧性出血性产物
- 75% 囊性淋巴管瘤发生于颈部，其中 10% 可扩展到纵隔

【临床表现】

- 颈部淋巴管瘤往往在出生时即被发现，质地柔软，生长缓慢，巨大的淋巴管瘤会压迫气道引起小儿气急。囊内出血或感染可引起肿块突然增大

【影像表现】

CT 表现

- 平扫肿块形态不规则，病变范围一般较大，甚至可以上至颅底，下达纵隔。肿块一般呈均匀低密度，增强后可见囊内间隔及囊壁轻度强化，如果伴出血，则可见液液面，伴发感染则囊液密度增高，囊壁明显增厚及强化

MR 表现

- 肿块在 T1 加权像上呈低信号，在 T2 加权像上呈明显高信号，增强同 CT（图 6-19-1）

【鉴别诊断】

- 鳃裂囊肿：当颈部淋巴管瘤位于腮腺或胸锁乳突肌周围时需与鳃裂囊肿鉴别，淋巴管瘤通常形态不规则且呈分房样改变，而鳃裂囊肿一般不大，单房圆形为主，两者鉴别不难

诊断与鉴别诊断要点

- 儿童颈部早期出现无痛性肿块，边界不清，CT 或 MRI 显示为多房性囊性肿块，诊断基本确立

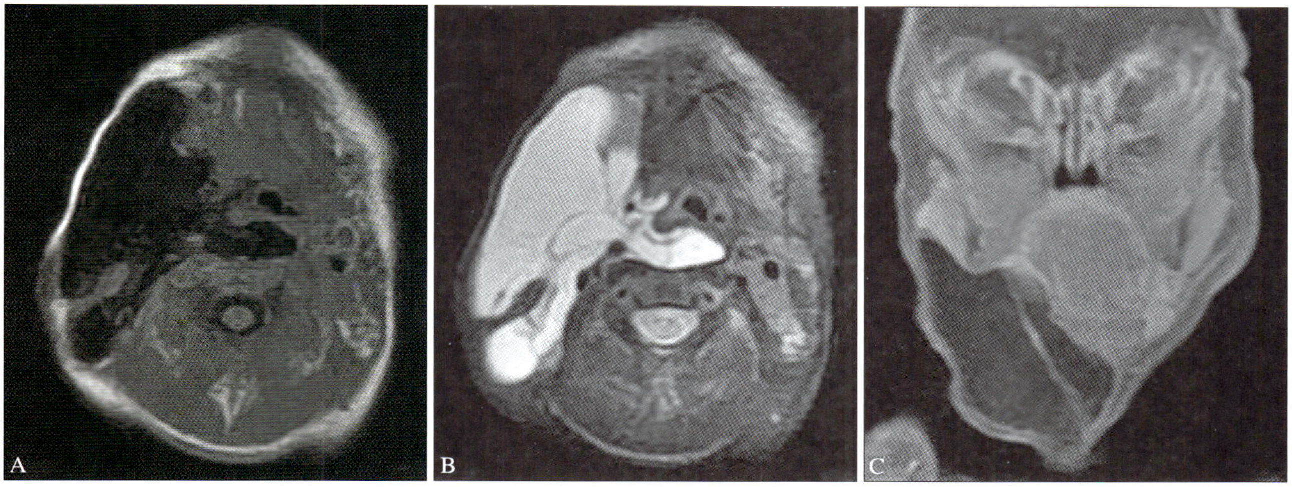

图 6–19–1 右颈部巨大淋巴管瘤

女，2 周。MRI：图 A．T1W 横断面；图 B．T2 压脂序列；图 C．冠状面增强：右侧颈部、咽旁以及椎前巨大囊性多房病灶，增强后囊壁及间隔轻度强化

重点推荐文献

[1] Harnsberger HR. Handbook of head and neck imaging，2nd，ed. St.Louis：Mosby，1995，556.

[2] Sidell D.R.，Shapiro N.L. Diagnostic accuracy of ultrasonography for midline neck masses in children. Otolaryngol Head Neck Surg，2011，144：431-434.

[3] Ibrahim M，Hammoud K，Maheshwari M，et al. Congenital cystic lesions of the head and neck. Neuroimaging Clin N Am，2011，21：621-639.

第 20 节 血 管 瘤

【概念与概述】

- 颈部血管瘤属于良性的先天性肿瘤，一般分为三类，即毛细血管瘤、海绵状血管瘤和蔓状血管瘤

【病因与病理】

- 毛细血管瘤是由内皮细胞增殖而形成的毛细血管间隙所组成，又称为良性血管内皮细胞瘤或婴儿期血管母细胞性血管瘤。海绵状血管瘤是由衬有内皮细胞间隙较宽的血管所组成之错构瘤性畸形，其间夹杂有不同数量的纤维组织，肿瘤外被纤维包膜，供血动脉口径较小，瘤内有丰富的血管，它们的血流缓慢，甚至停滞的，因此可伴有血栓形成，偶尔发生钙化，形成静脉石

【临床表现】

- 毛细血管瘤常见于婴幼儿，在出生后几周内被发现，早期迅速增大，但在生后第一或第二年内处于平稳时期，经常发生明显的退缩，肿瘤常侵犯眼睑和面部皮肤，并可向眼眶内扩展。海绵状血管瘤主要发生于成年女性中，儿童中

少见。蔓状血管瘤儿童更少见

【影像表现】

CT 平扫

- 肿瘤一般呈均匀低密度，肿块内偶尔可显示钙化的静脉石，它对海绵状血管瘤来说是一种特征性的征象。增强扫描肿瘤早期强化不均匀，延迟期呈明显均匀的强化，或强化的肿瘤间见不强化的纤维间隔。毛细血管瘤一般弥漫性生长，边界欠清

MRI

- 肿瘤在 T1 加权像上呈等低信号（与肌肉信号相比），其间可夹杂高信号的脂肪组织，在 T2 加权像上呈中等至明显高信号（图 6-20-1），增强后强化方式同 CT

【鉴别诊断】

- 头颈部血管瘤如果表浅，诊断非常容易，无需鉴别诊断，影像学检查只是为了了解病变范围以及血供情况。深部血管瘤需要影像学来鉴别，主要是其他脉管性肿瘤淋巴管瘤。淋巴血管瘤，鉴别要点是增强后强化表现，他们之间的鉴别不难

诊断与鉴别诊断要点

- 头颈部软组织肿块质地软，界限不清，若部位表浅，诊断容易，如果位于深部，CT 表现为富血供肿瘤伴静脉石、或 MRI 含纤维脂肪间隔的富血供肿瘤诊断基本可以确立

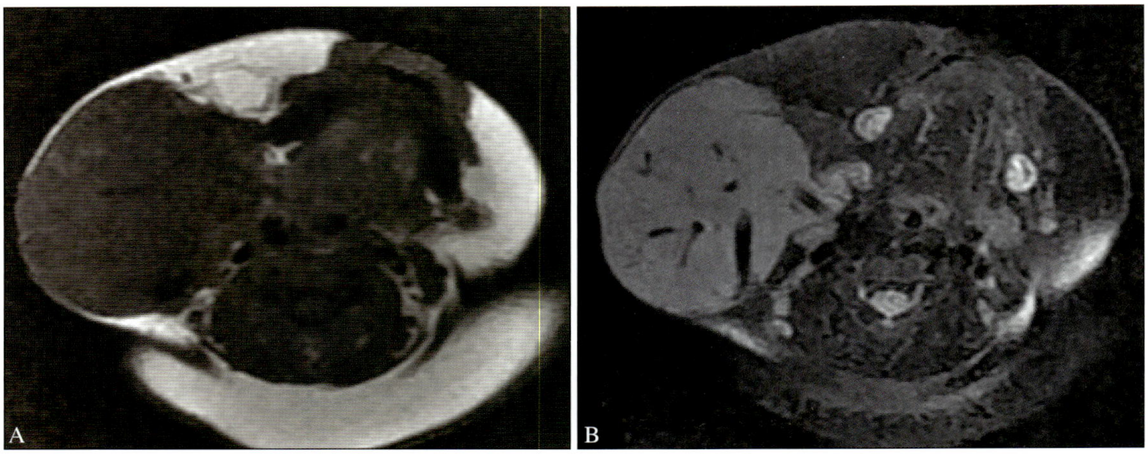

图 6-20-1 右颈部血管瘤

男，6 月。MRI：图 A．T1W 呈低信号；图 B．T2W 呈明显均匀高信号，内见明显流空血管

重点推荐文献

[1] Bilaniuk LT，Zimmerman RA，Newton TH.Magnetic resonance imaging：orbital pathology.In：Newton TH，Bilaniuk LT，des.Radiology of the eye and ortit.Kentfield，CA：Clavedel，1990，5.1-5.84.

[2] Mulliken JB，Enjolras O. Congenital hemangiomas and infantile hemangioma：missing links. J Am Acad Dermatol，2004，50：875-882.

[3] North PE，Waner M，Mizeracki A et al.GLUT1：a newly discovered immunohistochemical marker for juvenile hemangiomas. Hum Pathol，2000，31：11-22.

第 21 节 眼眶淋巴瘤

【概念与概述】

- 眼眶淋巴瘤大多数是非霍奇金淋巴瘤（NHL），霍奇金淋巴瘤（HL）很少侵犯眼眶，NHL 淋巴结外表现是常见的，约 10% 发生于头颈部。眼眶淋巴瘤占眼眶肿瘤的 10% ~ 15%。原发性眼眶内淋巴瘤非常罕见，绝大多数患者有系统性淋巴瘤，恶性度越高的眼眶淋巴瘤，更可能伴有系统性淋巴瘤。系统性淋巴瘤侵犯眼眶的发生率为 3.3%

【病因与病理】

- 正常情况下，在结合膜和泪腺内仅发现少量淋巴细胞的聚集，在眼眶其余部分极少有淋巴组织。淋巴瘤在眼眶内通常发生于肌锥外部位，所侵犯的部位包括泪腺、眶前部、眼球后及眶上部，结合膜的侵犯是眼眶其他部位的三倍。当活检确定患者眼眶中存在淋巴瘤时，需要对患者进行系统性疾病的检查
- 眼眶及其附件的淋巴结肿块，根据其组织学及侵袭性分类为淋巴增生、非典型性淋巴增生和恶性淋巴瘤，它们之间的鉴别有一定困难。在病理上淋巴瘤明显缺乏纤维胶原基质，是同淋巴增生鉴别的一个要点

【临床表现】

- 淋巴瘤可以侵犯泪腺，使其增大，在泪腺窝可以摸到一个非特异性的无痛性肿块，若为双侧性泪腺肿大，提示淋巴瘤的可能性较大。发生于眼眶前上部的淋巴瘤常引起上眼睑胀变硬。上直肌受侵犯可引起眼睑下垂，遮盖眼球，眼球活动受限并向下移位。淋巴瘤的球后侵犯往往引起突眼、复视、视力受损、眼球活动障碍

【影像表现】

- 眼眶前上部淋巴瘤使眼睑软组织增厚，形成形态不规则、边界尚清的软组织肿块、常使上直肌的轮廓模糊，泪腺受侵，腺体增大，并可侵蚀泪腺窝的前壁。眼球后病变可以单独存在，也可由眶前病变向球后扩展所致。球后肿块较小时，常部分包绕眼球呈围堤状改变，也可部分包绕视神经。肿块较大时，完全填充于球后间隙成铸状改变，常使眼球突出并向下移位。眼眶淋巴瘤也可经眶上下裂向颅内和（或）颞下窝扩展
- 肿块在 CT 平扫上呈稍高密度，密度均匀，无明显坏死或钙化。在 MRI 的 T1 加权上肿块呈低信号，在 T2 加权上呈低信号至等信号，取决于病变中的细胞结构（图 6-21-1）。CT 和 MR 的增强扫描上肿块呈轻中度均匀强化

【鉴别诊断】

- 横纹肌肉瘤：横纹肌肉瘤进展迅速，常破坏骨质向眶外扩展，眼眶淋巴瘤很少引起眶壁破坏，仅泪腺淋巴瘤可以引起泪腺窝骨质的轻度侵蚀。横纹肌肉瘤的肿块内常有坏死发生。上述改变可以与淋巴瘤区别
- 炎性假瘤：在临床上炎性假瘤常有疼痛压痛存在，但部分炎性假瘤缺乏疼痛病史，单纯根据影像学表现很难区别，尚需病理检查，有时甚至在病理上鉴别也会有一定困难
- 其他疾病：双侧性眼眶病变应考虑淋巴瘤的可能性，但有许多疾病都可以产生双侧眼眶病变，如结节病、Sjogren’s 综合征、Mikulicz 综合征以及 Weggner 肉芽肿均可引起双侧泪腺肿大，需密切结合临床才能加以鉴别

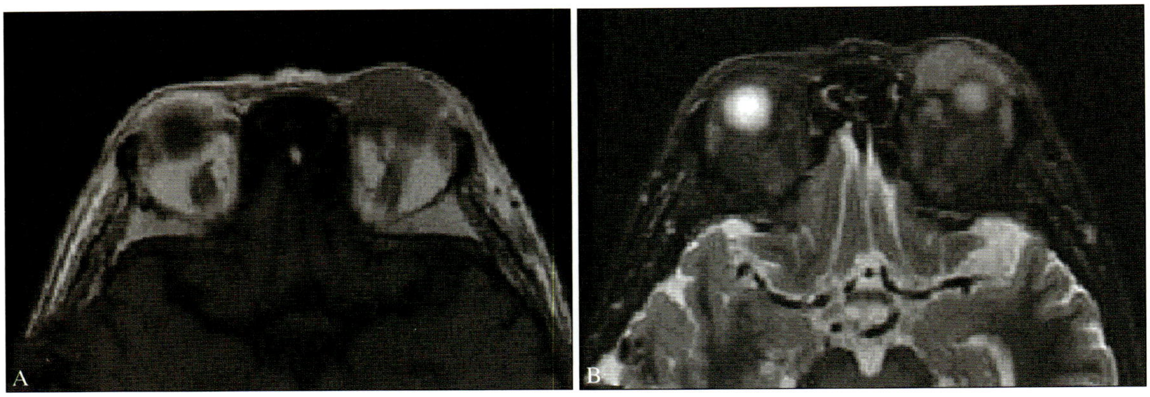

图 6-21-1 NHL
男，3 岁。图 A．横断面 T1 眼眶上部团块状稍低信号；图 B．T2 压脂肿块信号稍高

重点推荐文献

[1] Spencer WH，Ophthalmic Pathology.An Atlas and Textbook.Philadelphia：WB Saunders，1985.

[2] Knowles DMI，Jakobiec FA.Orbital lymphoid neoplasms：a clinicopathologic study of 60 cases.Cancer，1980，46：576-589.

[3] Forbes GS，Sheedy PF，Waller RR.Orbital tumors evaluated by comuted tomography.Radiology，1983，136：101-111.

第 22 节 横纹肌肉瘤

【概念与概述】

- 横纹肌肉瘤是儿童时期最常见的恶性肿瘤，除了神经系统和骨骼之外，横纹肌肉瘤可以侵犯任何器官和组织

【病因与病理】

- 横纹肌肉瘤也是儿童时期最为常见的原发恶性眼眶肿瘤
- 在组织学上横纹肌肉瘤有四种类型：胚胎型（伴葡萄簇状和梭形细胞两种亚型）占横纹肌肉瘤的 60%，腺泡状型占 20%；另外还有 20% 的病理为多形型和未分化型
- 35% ～ 45% 的横纹肌肉瘤发生于头颈部，胚胎型横纹肌肉瘤好发于头颈部腔道器官，例如眼眶、鼻咽、耳道、腭、悬雍垂、咽喉部、气管等。绝大多数发生于婴幼儿，多数发生于 6 岁以下，男性略多见。腺泡状型多见于肢体，其次为头颈部和躯干，位于眼眶的病例常侵犯骨组织。由于肿瘤高度恶性，初诊时常见局部或全身淋巴结肿大，此型主要发生于青少年，男女之比为 3 ∶ 2。多形型少见，主要发生于中老年人
- 眼眶内横纹肌肉瘤是起自于眼外肌之外眼眶软组织中胚胎性间充质的恶性肿瘤，早期多位于肌锥外，往往呈侵袭性，生长迅速，填满眼眶，侵犯视神经和眼外肌，包绕眼球。若不及时治疗，肿瘤破坏骨性眶壁向眶外扩展

【临床表现】

- 眼眶内横纹肌肉瘤可发生于任何年龄，但绝大多数为儿童和青少年，根据不同病理类型，发病年龄有所不同，胚胎型多数发生于学龄前儿童，腺泡状型见于年长儿童。男孩发病率高于女孩
- 横纹肌肉瘤病程短、进展快，往往发生迅速进行性的无痛性单侧突眼。严重者甚至眼球脱出于眼裂之外，眼外肌侵犯出现不同程度的眼球固定伴眼睑下垂，结合膜充血水肿。视神经侵犯出现视力下降

【影像表现】

概述

- 肿瘤在眼眶内可发生于任何部位，但以眶上部最为多见

CT 表现

- 病变早期肿块较小时边界清楚，密度均匀，与肌肉密度相等。肿块增大后，由于肿瘤的浸润性生长，形态不规则，边界模糊，由于出血坏死密度不均。视神经和眼外肌受侵犯轮廓模糊，眶内结构显示不清，肿块包绕并压迫眼球使眼球突出。增强扫描时肿瘤呈轻中度强化。后期肿瘤破坏眶壁骨质，肿块向眶内扩展（图6-22-1）。向上扩展至前颅窝，向下至上颌窦，通过眶上裂至中颅窝，通过眶下裂延伸至颞下窝或翼腭窝

MR 表现

- T1 加权上肿块与肌肉等信号，在 T2 加权上呈等或稍高信号，增强扫描肿块呈轻中度强化
- 眶壁骨质破坏 CT 显示由于 MRI。而眶壁骨质破坏所引起的肿瘤向眶外扩展或通过眶上下裂的扩展 MRI 显示更优，因此两者结合观察更为全面

【鉴别诊断】

- 眼眶横纹肌肉瘤需与白血病、淋巴瘤、神经母细胞瘤转移以及朗格汉斯细胞组织细胞增生症鉴别

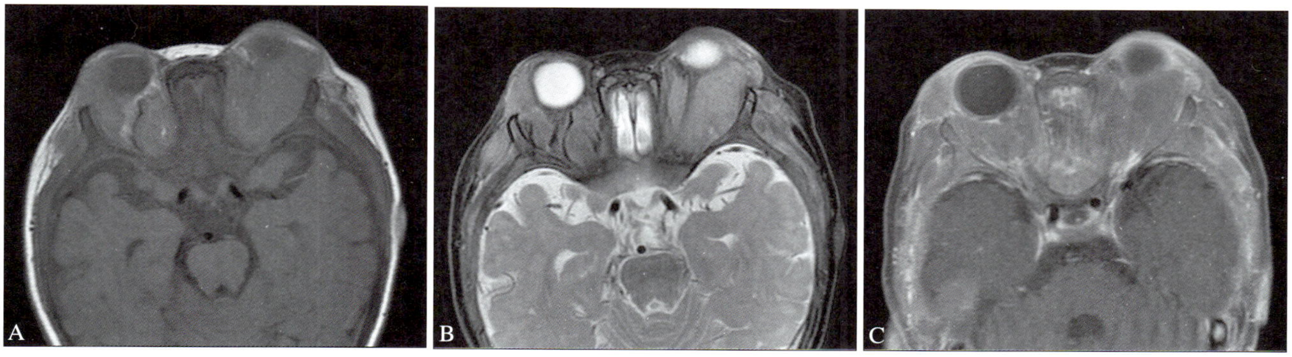

图 6-22-1 眼眶胚胎型横纹肌肉瘤

男，11 个月，双侧眼球突出 20 天。图 A．MRI T1W：双侧眼眶球后、眼睑以及两侧颞部软组织肿块，呈等信号；图 B．T2W 压脂序列：肿块呈稍高信号；图 C．增强扫描：肿块轻度强化

重点推荐文献

[1] Yousem DM，Lexa FJ，Bilaniuk LT，Zimmerman RA.Rhabdomyosarcomas in the head and neck.Radiology，1990，177：683-686.

[2] Latack JT，Hutchinson RJ，Heyn RM.Imaging of rhabdomyosarcomas of the head and neck.AJNR Am J Neuroradiol，1987，8：353-359.

第 23 节 儿童甲状腺癌

【概念与概述】

- 儿童甲状腺癌（thyroid carcinoma in children）甲状腺癌占全身恶性肿瘤的 1% ～ 1.5%，见于任何年龄，女性多见。儿童时期甲状腺癌多见于 10 ～ 14 岁，近年有增多趋势

【病因与病理】

- 甲状腺癌发生的真正原因尚不清楚，大多数学者认为可能与早年接受放射性物质有关
- 儿童甲状腺对放射线非常敏感，婴儿期接受颈部放疗者，5％～ 20% 在放疗后 3 ～ 8 年出现甲状腺癌
- 长期过量的 TSH 刺激、内分泌紊乱、遗传因素碘以及碘的异常摄入也可能与甲状腺癌发生有关
- 甲状腺癌病理分类有乳头状癌、滤泡状癌、髓样癌及未分化癌。乳头状癌发生率最高，低度恶性，常伴钙化，生长慢，也是儿童甲状腺癌最常见的类型。滤泡细胞癌发生率仅次于乳头状癌，多见于中、老年者，其恶性程度低。未分化癌和髓样癌很少见，前者儿童罕见，恶性程度高，生长快，转移早，髓样癌见于各种年龄，也常见钙化

【临床表现】

- 儿童甲状腺癌的发展相对缓慢，起病较隐匿，临床多以颈前结节或甲状腺肿就诊，少数因颈部触及较大淋巴结而就诊。触诊：甲状腺呈局部性肿大或触及结节，无触痛，在肿块未与周围组织产生粘连时，可随吞咽而上下移动，若肿瘤组织与周围组织粘连，结节变得固定，质地较硬，如发生淋巴结转移，则在颈部一侧或双侧触及质地较硬的淋巴结。髓样癌可有家族史，可伴有腹泻、心悸、阵发性面部潮红等类癌症状

【影像表现】

CT 表现

- 甲状腺内见低密度结节，单发为主，少数双侧或多发。病变可以累及一侧或两侧甲状腺，其边界清楚或欠清，密度可以均匀，部分病灶内可见沙砾样钙化，较大的肿瘤则通常存在更低密度的坏死区。也可表现为整个甲状腺弥漫性增大，密度低且不均匀。增强后，病灶强化程度低于正常甲状腺，病灶显示更为清楚（图 6-23-1）。晚期表现为邻近组织受侵，淋巴结转移多见于颈动脉间隙区域

MRI 表现

- 肿瘤在 T1 加权像上为等或稍低信号、T2 加权像呈稍高信号，信号欠均匀。增强表现同 CT

儿童甲状腺癌的影像学表现缺乏特征性，当肿瘤侵犯周围组织或伴颈部淋巴结转移时，诊断比较明确。所以诊断时需结合临床病史、必要时需要结合活检或其他检查明确诊断

【鉴别诊断】

需与结节性甲状腺肿，甲状腺腺瘤以及桥本甲状腺炎鉴别

- 结节性甲状腺肿：病史长，肿块大，增大的甲状腺可以延伸到胸骨后，甲状腺质地相对较软，随吞咽运动，影像学检查甲状腺密度均匀或见大小不一多个结节，不少结节可伴形态各异的钙化
- 甲状腺腺瘤：癌肿结节较小时也表现为边界清楚密度均匀、但其质地较硬、活动度较差，而腺瘤一般表面光滑、质韧、有一定活动度，单从 CT 和 MRI 鉴别有时会有一定困难，必要时需其他影像学进一步检查
- 桥本甲状腺炎：青壮年女性多见，表现为甲状腺弥漫性大，以峡部更为显著，平扫整个甲状腺密度明显降低，增强后密度不均匀，常伴有甲状腺功能减退

诊断与鉴别诊断要点

- 头颈部接受过放射照射的儿童，如在甲状腺内发现结节，且较坚硬，或近期增长迅速，应考虑有甲状腺癌的可能。如同时伴颈淋巴结肿大者更应考虑此病

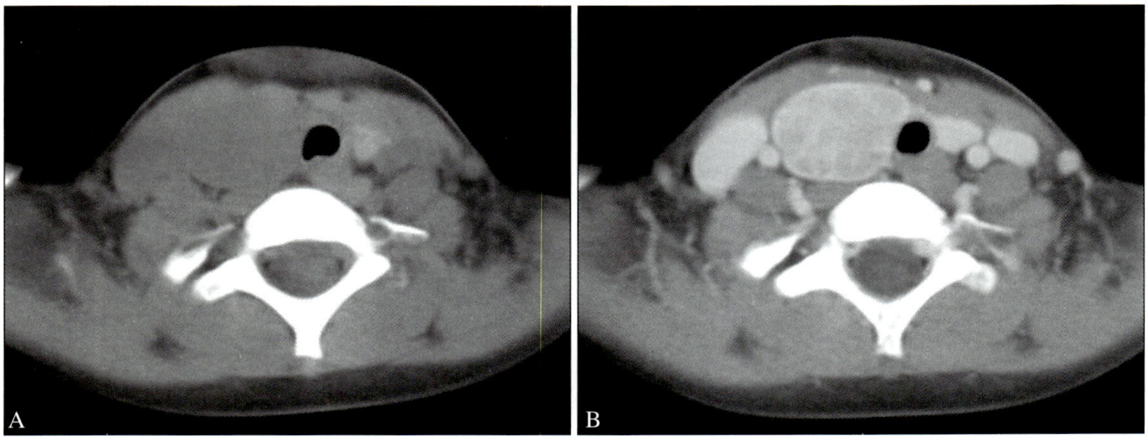

图 6-23-1 甲状腺乳头状癌

男，6 岁。图 A．CT 平扫：右侧甲状腺区见一等密度类圆形病灶；图 B．CT 增强：肿块位于右侧甲状腺，呈不均匀强化

重点推荐文献

[1] 杨传盛，张诠，郭朱明等．儿童甲状腺癌 77 例临床分析．癌症，2008，27：311-314.

[2] Landau D，Vini L，A'Hern R，et al. Thyroid cancer in children：the Royal Marsden Hospital experience. Eur j Cancer，2000，36：214-220.

[3] 张广超，阎杰，赵强，等．儿童甲状腺癌．中华小儿外科杂志，1998，19：36-38.

第 24 节 咽后脓肿

【概念与概述】

- 咽后脓肿（retropharyngeal abscess）发生于咽后间隙中，分急慢性两类。急性咽后脓肿多因咽后淋巴结感染化脓引起，多见于 3 个月至 3 岁儿童。慢性者少见，多系颈椎结核等形成脓肿，多见于青少年

【病因与病理】

- 咽后隙位于咽后壁，为一含疏松结缔组织的潜在筋膜间隙，分为前面的咽旁间隙以及后面的椎前间隙。前者上达颅底下至纵隔，与两侧咽旁间隙相邻，并由咽缝分为左右两部
- 婴幼儿咽后隙中富于淋巴结，接受鼻腔后部、鼻咽部、咽鼓管等淋巴引流，故上述部位的急性炎症可经过淋巴途径感染，引起化脓性淋巴结炎及脓肿
- 由于咽淋巴结于 3 ～ 8 岁时逐渐消失，故本病多发生于 3 岁以下幼儿。部分病例可因咽后壁外伤、或异物导致感染。早期为蜂窝织炎，经 2 ～ 3 天发展为脓肿。慢性咽后脓肿主要是因颈椎结核引起椎前脓肿所致

【临床表现】

- 急性咽后脓肿病儿多先有上呼吸道感染病史，起病急，有发热达 38℃以上、哭闹、烦躁不安，因咽痛拒食、可有不同程度的呼吸不畅。病情严重者，有吸气性喘鸣及吸气性呼吸困难，并可出现发绀表现。如脓肿压迫喉入口或并发喉炎，会突然发生窒息。可伴颈部淋巴结肿大、压痛
- 慢性咽后脓肿则起病缓慢，早期多有结核症状，如低热、盗汗、消瘦等，直至脓肿较大渐有咽部阻塞感及吞咽困难

【影像表现】

X 线表现

- 颈部侧位摄片，能显示颈前软组织增厚，气道受压变窄，若脓肿向下延伸至纵隔，则可见纵隔增宽。慢性者有时可见颈椎病变的椎间隙变窄，椎体破坏，椎前软组织内见钙化影

CT 表现

- 颈部 CT 平扫在咽后壁见等或低密度的脓腔，增强见脓肿壁较厚明显强化，有时脓腔内可见气体。矢状面重建可以很好显示气道受压程度。椎前结核性脓肿表现与咽后壁脓肿相似，同时可见钙化及椎体椎间隙改变

MRI 表现

- 当疑急性咽后脓肿时，由于患儿病情重，年龄小，CT 检查快捷安全，一般无需 MRI。当疑慢性脓肿时，MRI 不但能显示脓肿范围，而且矢状面还能很好显示病变的颈椎，比 CT 检查更有优势。通常脓肿在 T1 加权像上表现稍低信号，T2 加权像高信号，脓肿壁相对低信号，周围组织也因水肿而信号增高（图 6-24-1）。DWI 脓肿显示高信号，对定性诊断有一定帮助

【鉴别诊断】

- 凡是引起咽后壁软组织增厚的疾病如腺样体肥大、淋巴瘤等需与咽后壁脓肿鉴别，根据患者病史以及影像学表现鉴别诊断不难

诊断与鉴别诊断要点

- 根据病史、症状、体征及 CT 检查，咽后脓肿诊断可以确定

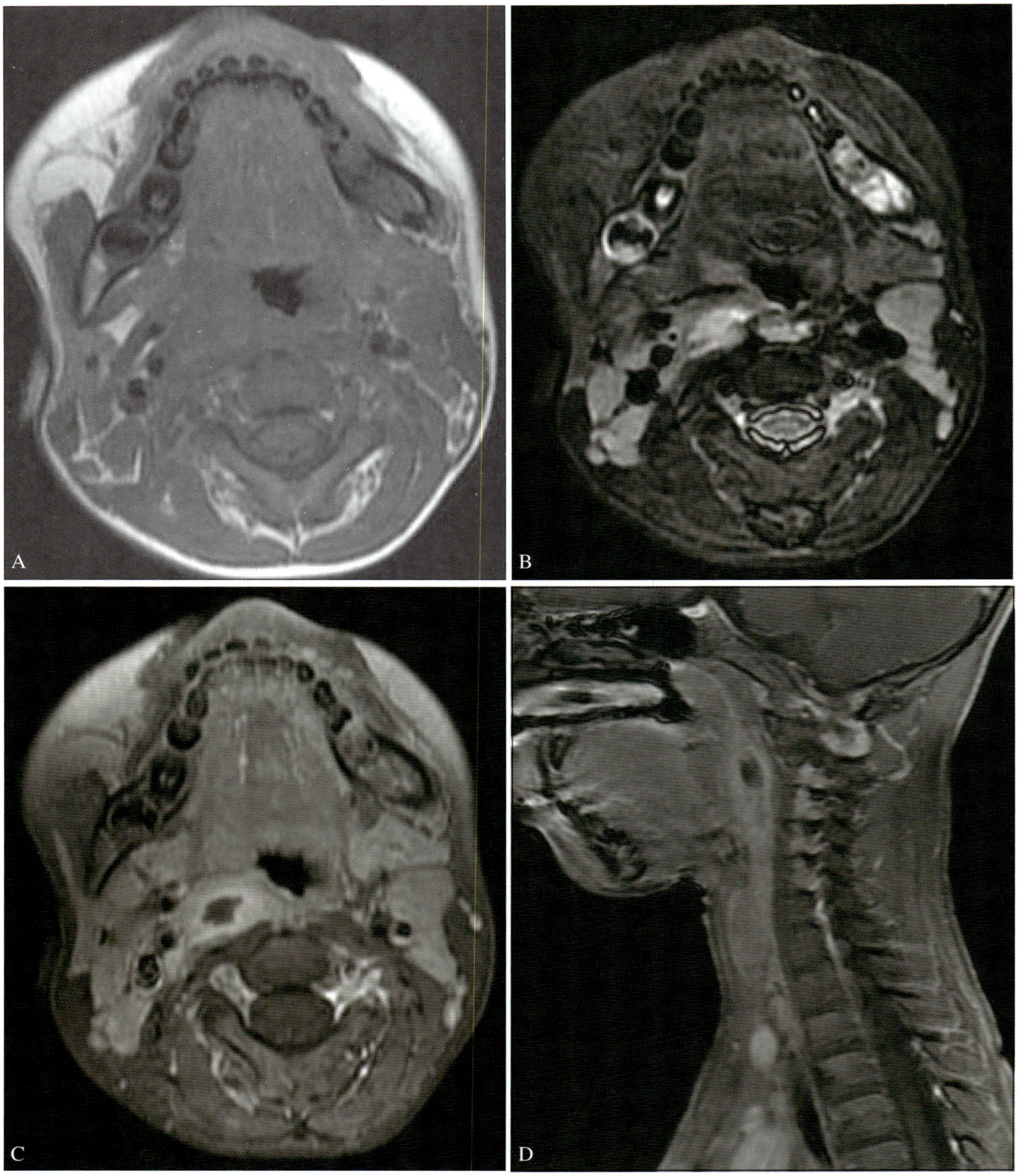

图 6-24-1 右侧咽壁脓肿

男，7 岁。MRI：图 A．T1W 见右侧咽壁明显增厚，呈等信号，双侧淋巴结大；图 B．T2W 病灶明显不均匀高信号，双侧淋巴结信号高；图 C．横断面增强：咽后壁内见环形增强，中央不强化脓腔形成。淋巴结中度强化；图 D．旁矢状面：咽后壁增厚且强化范围较大，上方见一脓腔

重点推荐文献

[1] 柯朝阳，周敬淳，周舟，等．小儿急性咽后脓肿的诊断与治疗．山东大学耳鼻喉眼学报，2008，22（1）：94-95.

[2] Lee SS，Schwartz RH，Bahadori RS. Retropharyngeal abscess：epiglottitis of the new millennium. J Pediatr，2001；138：435-437.

[3] Ameh EA. Acute retropharyngeal abscess in children. Ann Trop Paediatr，1999，19：109-112.

第 25 节 咽旁脓肿

【概念与概述】

- 咽旁脓肿（parapharyngeal abscess）系咽旁间隙化脓性炎症所形成的脓肿，咽旁间隙内充满疏松结缔组织及少数淋巴结，前与腭扁桃体相邻，内与咽后间隙相隔，外以腮腺为界

【病因与病理】

- 咽旁脓肿主要由邻近组织化脓性炎症扩展而发生，如扁桃体周围炎、咽后脓肿、腮腺脓肿等；也可因外伤引起如鱼刺刺伤，细菌直接进入致感染化脓而成脓肿；或经淋巴、血行感染而发生

【临床表现】

- 多见于儿童，由鼻咽部或扁桃体炎症以及其他周围组织炎症发展而来，患者可有全身症状如发热、寒战、出汗、头痛及食欲缺乏等，局部可有咽旁及颈侧剧烈疼痛，吞咽障碍等。严重者可有呼吸困难，并发纵隔脓肿等
- 由于感染位于颈深部，故表面皮肤无充血，也触不到波动感。咽侧壁隆起并稍充血

【影像表现】

概述

- CT 和 MRI 对显示病变性质以及病变范围对临床帮助很大

CT 表现

- 平扫显示咽旁脂肪间隙模糊，内见等或低密度的肿块，增强后病灶周围明显环状强化，中央脓腔不强化（图 6-25-1）

MRI 表现

- 脓肿在 T1 加权像上表现低信号或稍低信号，T2 加权像高信号，脓肿壁相对低信号，周围组织也因水肿而信号增高

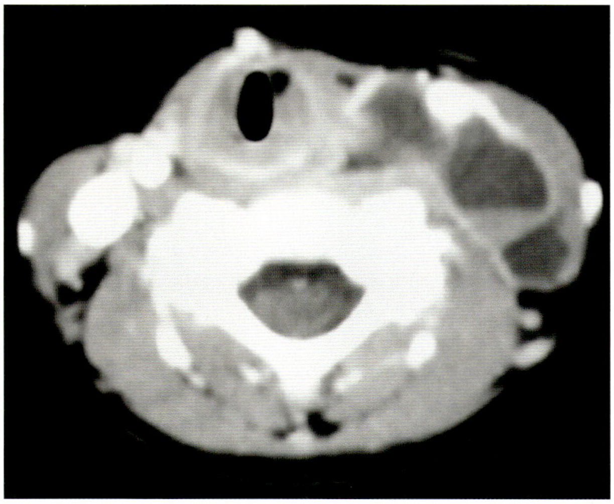

图 6-25-1 左侧咽旁间隙脓肿

CT 增强见左侧咽旁间隙多房性囊肿，囊壁明显强化

诊断与鉴别诊断要点

- 儿童急性起病，有鼻咽部或头颈部急性炎症史，CT 或 MRI 显示咽旁间隙囊性病灶伴环状强化，强烈提示本病

重点推荐文献

[1] J.Y. Sichel，J.M. Gomori，D. Saah，J. Elidan，Parapharyngeal abacus in children：the role of CT for diagnosis and treatment，Int. J. Pediatr. Otolaryngol，1996，35：213-222.

[2] K. Ungkanont，R.F. Yellon，J.L. Weissman，M.L. Casselbrant，H. Gonzalez-Valdepena，C.D. Bluestone，Head and neck space infections in infants and children，Otolaryngol. Head Neck Surg，1995，112：375-382.

[3] Fleisher GR. Retropharyngeal and lateral pharyngeal abscess. In：Fleisher GR，Ludwig S，eds. Textbook of Pediatric Emergency Medicine. 4thed. Philadelphia，PA：Lippincott Williams & Wilkins，2000，744.

第 26 节 扁桃体增大

【概念与概述】

- 扁桃体增大（tonsillar hypertrophy）见于急性和慢性扁桃体炎，也可见于正常发育中的儿童，少数情况下扁桃体肿瘤也是引起扁桃体肿大的原因之一

【病因与病理】

- 正常小儿在 1 岁以后，扁桃体会逐渐发育而增大，青春期后，增大的扁桃体会逐渐萎缩而变小
- 急性扁桃体炎是引起儿童扁桃体增大的最主要原因，大多由溶血性链球菌感染引起，少数可由病毒引起。扁桃体不仅肿大而且充血，表面可有黄白色点片状分泌物
- 慢性扁桃体炎常常是急性扁桃体炎反复发作未及时根治所致，也可表现扁桃体明显肿大，表面有瘢痕、凹凸不平，呈慢性充血，有时隐窝中可见小脓肿
- 儿童扁桃体肿瘤尤其是非霍奇金淋巴瘤也可以引起一侧或两侧性扁桃体肿大，扁桃体质地硬

【临床表现】

- 急性扁桃体炎时，患儿表现咽喉疼痛，发热、白细胞升高。由于扁桃体肥大及鼻咽部炎性分泌物积聚，使咽鼓管咽口受阻，可并发中耳炎，导致听力减退和耳鸣、耳闷；扁桃体肥大常并发鼻炎、鼻窦炎，患儿有鼻塞、睡眠打鼾等症状；由于炎症下行，可引起气管及支气管炎，出现咳嗽咳痰、低热等症状

【影像表现】

概述

- 一般小儿扁桃体增大，如果没有特殊临床症状，可以视为正常，如果扁桃体增大伴发热咽痛等，则考虑扁桃体炎，一般无需影像学检查。若要了解扁桃体增大是否合并脓肿形成或其他并发症，则需做 CT 和 MRI

CT 表现

- 急性扁桃体炎：扁桃体增大，密度均匀或不均匀，增强后明显异常强化，并发脓肿时可见片状不强化区，周围环形强化。并发淋巴结炎时。肿大的淋巴结明显强化，甚至可见淋巴结液化坏死

MRI 表现

- 急性扁桃体炎时，扁桃体 T1 加权像稍低信号，T2 加权像明显高信号，边界不清。慢性扁桃体炎时，扁桃体 T1 等信号，T2 等低信号，边界清楚。淋巴瘤则 T1 及 T2 均为等信号，增强后轻中度强化（图 6-26-1）

诊断与鉴别诊断要点

- 淋巴瘤：扁桃体增大，密度均匀，增强后轻中度强化

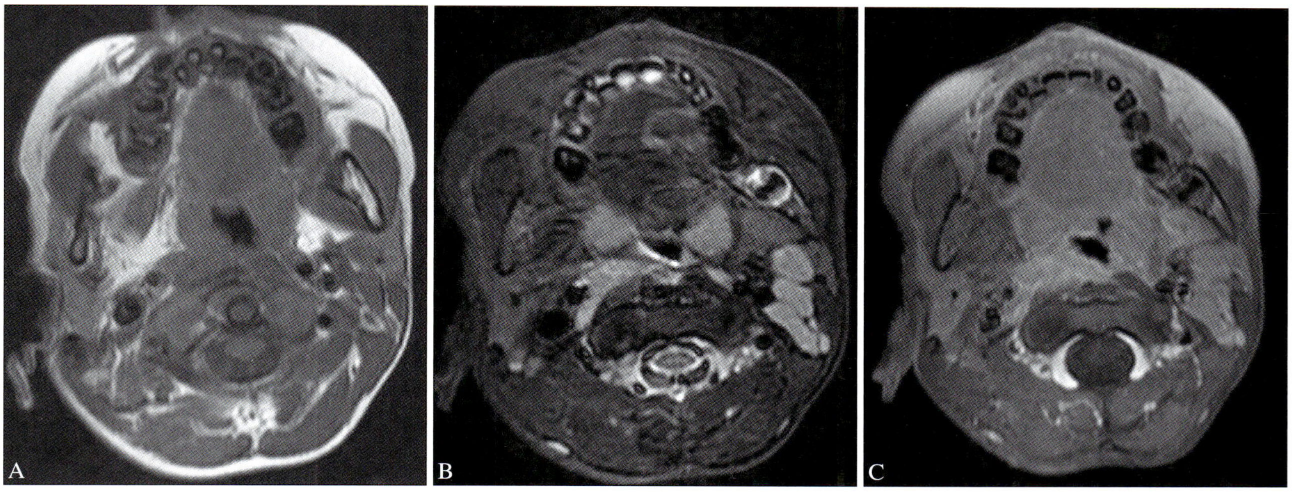

图 6-26-1 右侧咽后壁感染合并两侧扁桃体肿大

男，7 岁。MRI：图 A．T1W 见两侧扁桃体大，呈等信号，气道不对称狭窄；图 B．T2W 扁桃体呈稍高信号，右侧咽后壁软组织增厚且信号增高，左侧颈部淋巴结明显肿大；图 C．增强扫描两侧扁桃体中度强化，右侧咽后壁明显强化

重点推荐文献

[1] Ahlqvist-Rastad J，Hultcrantz E，Svanholm H. Children with tonsillar obstruction：indications for and efficacy of tonsillectomy. Acta Paediatrica Scandinavica，1988，77：831-835.

[2] Anand A，Vilela RJ，Guarisco. JL. Intracapsular versus standard tonsillectomy：review of literature. Journal of the Louisiana State Medical Society，2005，157：259-261.

第 27 节　朗格汉斯细胞组织细胞增生症——在五官中的表现

【概念与概述】

- 朗格汉斯细胞组织细胞增生症（Langerhans cell histiocytosis，LCH）以前曾称为组织细胞增生症 X
- 近年来经各种免疫组织化学方法证实增生的细胞非常接近于组织细胞中的朗格汉斯细胞，因此定义为 LCH
- 它是一种病因未明的组织细胞异常增生性疾病

【病因与病理】

- 在初期或急性阶段主要为分化良好的组织细胞增生、浸润，数月后又可见到成堆的嗜酸性细胞区域伴有坏死、出血以及组织细胞吞噬类脂质形成的充脂性泡沫细胞；慢性阶段以泡沫细胞为主，形成黄脂瘤区；最后以纤维愈合方式修复
- LCH 在不同年龄、不同时期、不同部位的病理和临床表现形式各不相同，可分类为勒 - 雪病（Letterer-Siwe disease，LS），约占 LCH 的 10%；韩 - 薛 - 柯 病（Hand-Schüller-Christian disease），约占 20%；病灶切面为黄色，一因此又称为黄色瘤；以及嗜酸性肉芽肿，约占 70%。特别是前两种类型常出现皮疹，病理学诊断以皮疹压片法取得，较为简单方便

【临床表现】

- 勒-雪病发病早、进展快、病变凶险、常见于3岁以下儿童，以急性全身性疾病标表现为特点，出现婴儿发热、皮疹，肝脾、淋巴结肿大，不及时治疗大多数患者在一年内死亡。韩-薛-柯病是一种亚急性弥漫浸润性疾病，常见于5岁以下儿童，特征为眼球突出和尿崩，跖骨缺损在临床上表现为病变区的肿胀疼痛和压痛。嗜酸性肉芽肿主要发生在儿童和年轻人中，病变主要集中在骨骼，孤立性病灶多见，其中10%最终发展为多发病灶

【影像表现】

- LCH可以侵犯，产生单发或多发软组织肿块，该肿块可以同眼眶、鼻旁窦、颅底和跖骨之边缘光滑的骨缺损区相伴随，或在眼眶内的肿块与骨缺损区不相连接，该肿块可以是韩-薛-柯病引起的一个眼球突出的一个原因，肿块在CT上呈等密度或稍高密度，在MRI的T1加权上呈低信号或呈等信号，在T2加权上为等信号，增强扫描上强化程度不等，从轻度至明显强化（图6-27-1，图6-27-2），这可能与病变的进展期或进入修复期有关
- 伴尿崩的患者应注意垂体、垂体柄和下丘脑有否侵犯，伴尿崩的LCH常有垂体柄的侵犯，垂体柄增粗伴异常强化。垂体柄宽度没有一个明确的正常标准，可以强化的基底动脉宽度作为参考。若垂体柄较基底动脉宽，可以考虑LCH对垂体柄的侵犯，增粗的垂体柄边缘欠光整，在MRI上垂体后部正常高信号消失

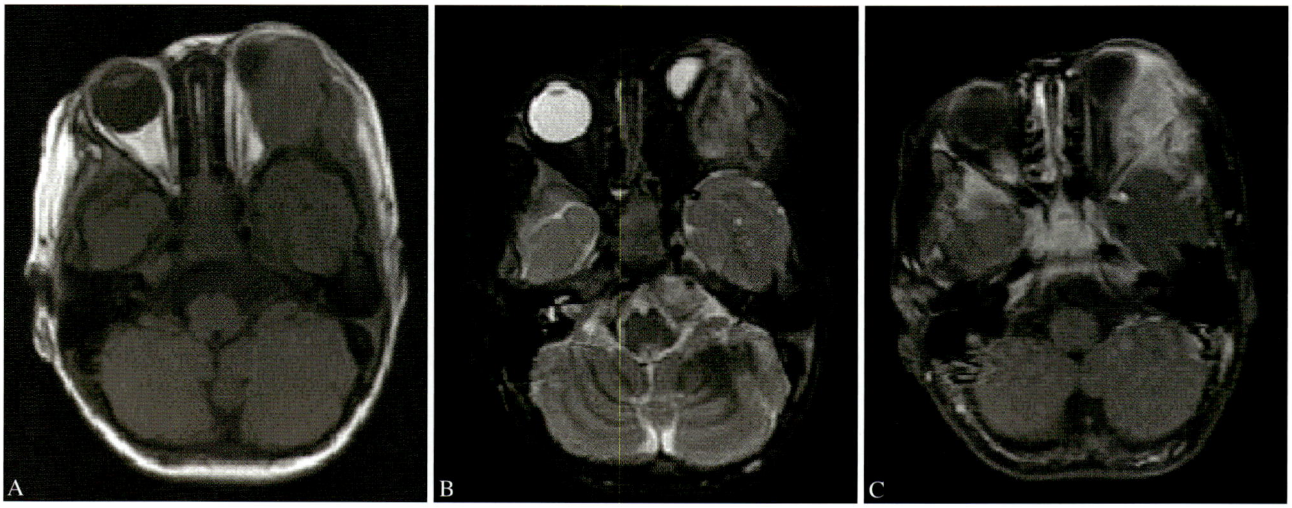

图6-27-1 LCH

MRI：图A．T1W左侧眼眶及颞部软组织肿块等信号；图B．T2WI稍高信号；图C．增强后肿块明显强化，眼球受压前凸

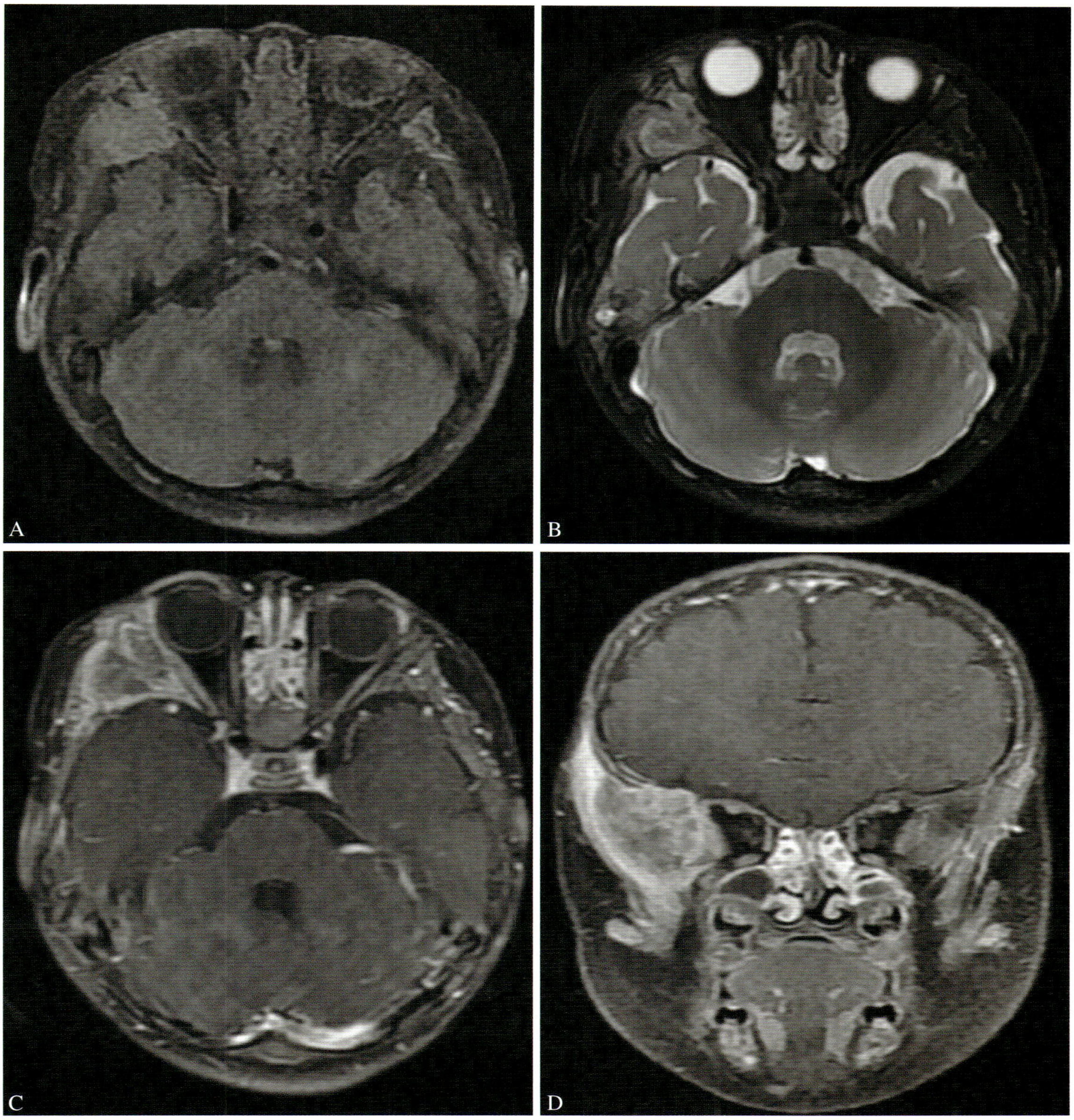

图 6-27-2 LCH

男，2岁。MRI：图A．T1W压脂序列见右侧眼眶外侧壁破坏见团块状稍高信号；图B．T2压脂序列呈不均匀高信号；图C及图D增强，病灶显著不均匀强化

重点推荐文献

[1] Kilborn TN，Teh J，Goodman TR. Paediatric manifestations of Langerhans cell histiocytosis：a review of the clinical and radiological findings. Clin Radiol，2003，58：269-278.

[2] Schmidt S，Eich G，Hanquinet S，et al .Extra-osseous involvement of Langerhans' cell histiocytosis in children. Pediatr Radiol，2004，34：313-321.

[3] Moore JB，Kulkarn R，Crutcher DC，et al.MRI in multifocal eosinophilic granulomatosis：staging disease and monitoring response to therapy.Am J Pediatr Hematol Oncol，1989，11：174-177.

第 28 节 鳃裂囊肿

【概念与概述】

- 鳃裂囊肿（branchial cleft cyst）属先天性疾病，是四对鳃裂之一退化不全所致。分为第一、第二、第三和第四鳃裂囊肿
- 其中，最常见是第二鳃裂囊肿，占 90% ~ 95%，第一鳃裂囊肿占 8% 左右
- 如囊肿有一个开口则为鳃窦，它可以开口于皮肤或深部组织，如有两个开口则鳃瘘，即同时有皮肤和深部组织开口

【病因与病理】

病理学上囊肿壁内衬有复层鳞状上皮或假复层纤毛柱状上皮，外层有薄层纤维包膜，囊壁含有淋巴样组织

- 第一鳃裂囊肿，为第一鳃裂残留胚胎痕迹，即从外耳道至颌下三角的囊性肿块，多位于外耳道周围、腮腺区以及下颌骨后下间隙
- 第二鳃裂囊肿最为常见，其典型部位是位于胸锁乳突肌浅面或前缘、颈动脉间隙外侧和颌下腺后方，也可以位于颈阔肌深面、颈内外动脉之间、咽外侧壁
- 第二鳃裂瘘少见，其内口通向咽侧壁的扁桃体窝，外口一般位于胸锁乳突肌前缘处
- 第三、第四鳃裂囊肿极为少见，相对鳃窦、鳃瘘更为多见。第三鳃裂窦道起自梨状窝顶、沿着颈动脉鞘和胸锁乳突肌后方延伸至颈下部后外侧
- 第四鳃裂窦道也起自该处，沿着颈动脉前行，达甲状腺上部或颈根部，左侧更多见

【临床表现】

- 鳃裂囊肿可发生于任何年龄，儿童或青少年多见。在颈部胸锁乳突肌前缘或腮腺区可触及无痛性肿物，质韧，活动性差，大小不一，生长缓慢。如发生上呼吸道感染时，囊肿可以突然增大。囊肿继发感染时也可以突然增大，伴有疼痛、发热等，如囊肿破溃则形成继发性瘘管，可见脓性分泌物流出。约有 5% 患者可以双侧发病

【影像表现】

CT 表现

- 颈部一侧圆形或类圆形囊状低密度影，周围组织受压移位。病变大多位于胸锁乳突肌前缘（图 6-28-1），少数位于胸锁乳突肌后方、咽旁间隙或腮腺区。下颈部后外侧或甲状腺上部更为少见。囊肿壁薄，增强后轻度强化。若囊肿感染则囊内容物密度增高，壁增厚，边缘不光滑，强化扫描可见囊壁明显强化，与周围组织结构分界不清晰，周围脂肪密度增高

MRI 表现

- 单纯囊肿 T1 加权为均匀低信号，T2 加权明显高信号，边界清楚（图 6-28-2）。如果囊肿继发感染则 T1 加权呈等信号或稍高信号，T2 加权为高信号，囊肿周围脂肪信号增高，增强同 CT

【鉴别诊断】

鳃裂囊肿应与甲状舌管囊肿、淋巴管瘤、腮腺囊肿相鉴别

- 甲状舌管囊肿：多发生在从口底到甲状腺平面中线处，而鳃裂囊肿往往偏颈部一侧生长
- 淋巴管瘤：多位于颈后三角区，多房为主，形态往往不规则，有向周围结构间隙生长特点，而鳃裂囊肿多位于颈前，局限性生长，且为圆形或椭圆形
- 腮腺囊肿：位于腮腺内，与长在腮腺实质内的第一鳃裂囊肿鉴别存在一定困难

诊断与鉴别诊断要点

- 儿童或青少年发现在胸锁乳突肌前或外耳道附近有无痛性囊肿，且随着上呼吸道感染囊肿发生突然增大应考虑鳃裂囊肿

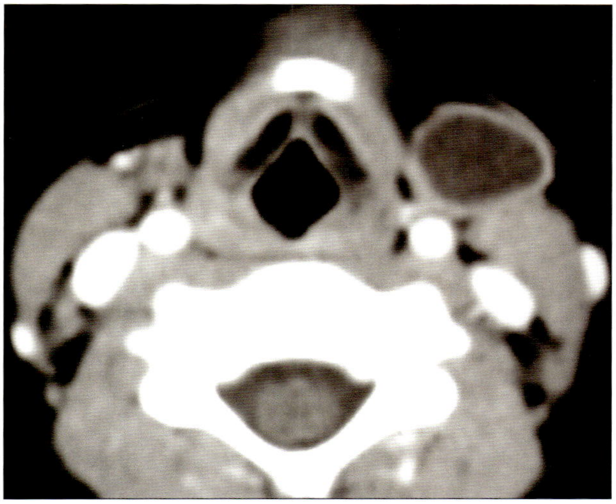

图 6-28-1 第二鳃裂囊肿
CT 增强见左侧胸锁乳突肌前囊性占位

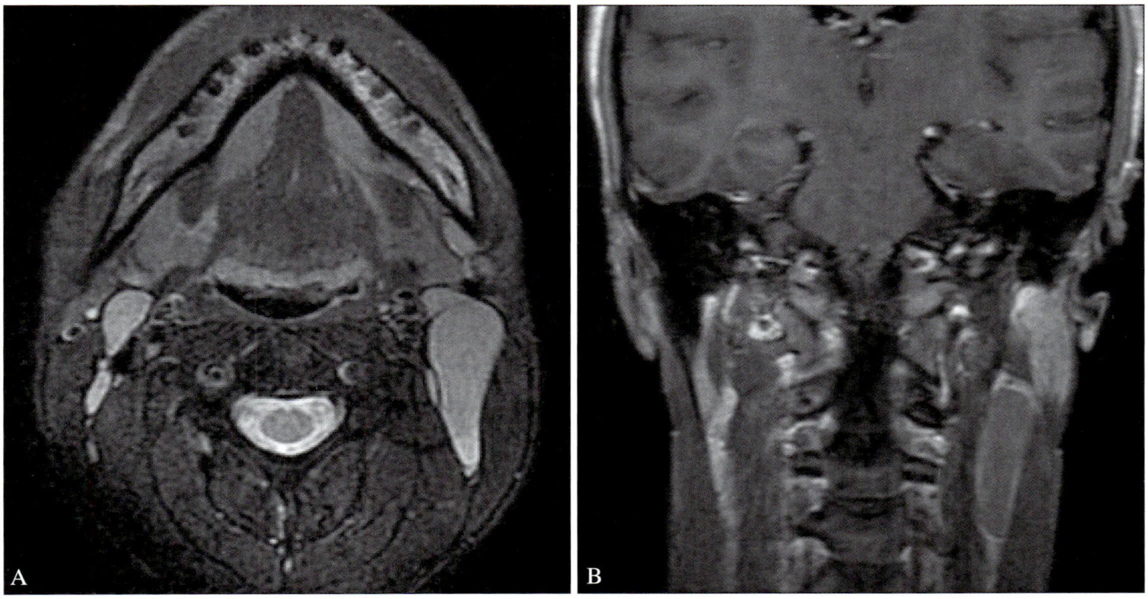

图 6-28-2 第三鳃裂囊肿
MRI：图 A、图 B 左侧胸锁乳突肌内上方囊性占位，无强化

重点推荐文献

[1] Papadogeorgakis N，Petsinis V，Parara E，et al. Branchial cleft cysts in adults. Diagnostic procedures and treatment in a series of 18 cases. Oral Maxillofac Surg，2009，13：79-85.

[2] Ibrahim M，Hammoud K，Maheshwari M，et al. Congenital cystic lesions of the head and neck. Neuroimaging Clin N Am，2011，21：621-639.

第 29 节 颈椎钙化性椎间盘炎

【概念与概述】

- 颈椎钙化性椎间盘炎（calcifying discopathy）虽可发生于脊柱任何节段，但临床最常见于颈椎，多为单发，偶可多发。钙化主要位于髓核，也可累及软骨板和纤维环，钙化的髓核可穿破纤维环向前或后方及侧方脱出或移位，相邻椎体上下缘略凹陷，椎体前下缘唇样增生。钙化髓核向后、侧方可突入椎管内压迫脊髓或神经根，而这些突出的髓核钙化组织可逐渐吸收而致症状消失

【病因与病理】

- 病因不明，有人认为本病可能与感染和外伤有关。由于小儿椎间盘由邻近椎体终板穿通血管提供营养，细菌可经血流进入椎间盘引起感染；另外，小儿颈椎活动范围较大，易损伤，当椎间盘受损后局部出现血肿，继而钙化。然而，由于在新生儿中也可见到椎间盘钙化，因此，这两种病因之说受到质疑

【临床表现】

- 椎间盘钙化好发于颈胸椎，年长儿多见，男孩多于女孩。患者可无任何症状，部分患者有发热、白细胞升高、红细胞沉降率增快、C 反应蛋白阳性等炎性反应表现；部分患者有外伤史。覃氏报告 57 例，其中有轻微外伤史 13 例，上感 17 例，约半数不明原因。患者可有颈部疼痛和活动受限症状，临床上经对症治疗，多数患者能在数周或数月后症状完全消失，预后良好

【影像表现】

X 线表现

- 颈椎椎间盘钙化多见于中央髓核钙化，钙化可呈梭状、盘状、团块状或半环状，也可呈碎裂状钙化；椎间隙正常或增宽；相邻椎体可变扁，局部凹陷变形，椎体前下缘增生

CT 表现

- CT 在显示钙化的椎间盘对椎管有无压迫有一定帮助（图 6-29-1）

MRI 表现

- 显示脊髓是否受压以及受压的脊髓有无水肿很有意义

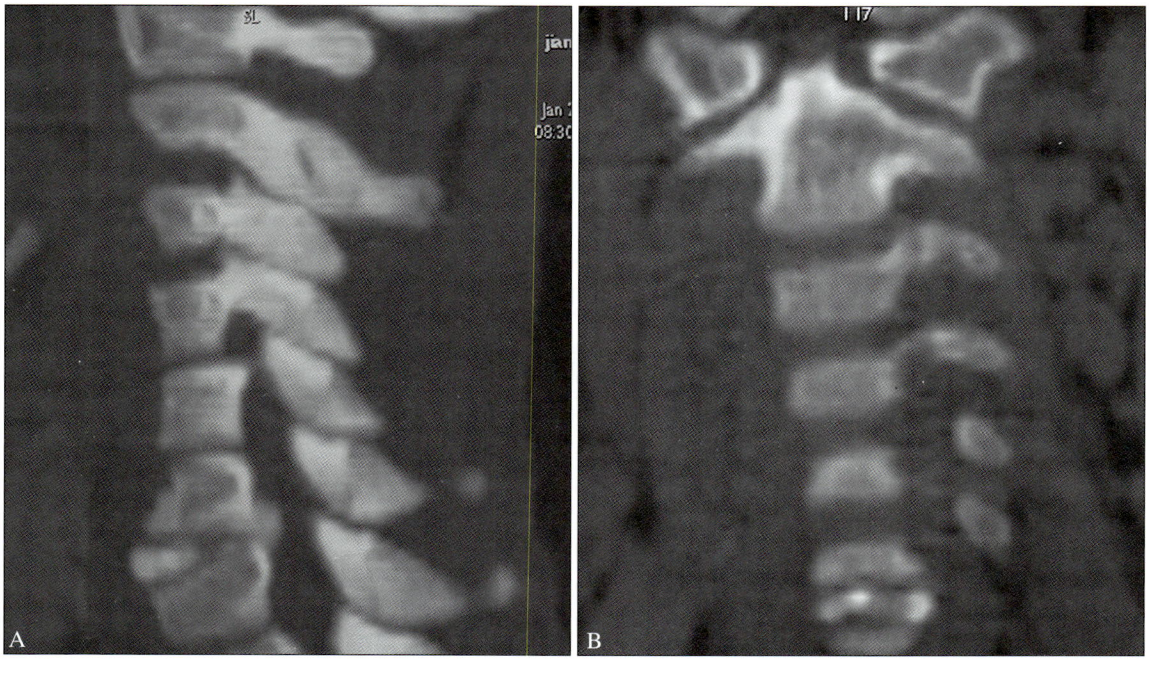

图 6-29-1 钙化性椎间盘炎

女，8 岁。图 A．CT 矢状面重建；图 B．冠状面重建：颈 6 ～ 7 椎间盘钙化，碎裂状，部分椎间盘突入椎管内

诊断与鉴别诊断要点

- 男性儿童，诉颈部痛或颈部活动受限，颈椎 X 线显示椎间盘钙化诊断基本即可确立

（李玉华　刘　明）

重点推荐文献

[1] Wong CC，Pereira B，Pho RW. Cervical disc calcifications in children. A long-term review. Spine，1992，17：134-144.

[2] Heinrich SD，Zembo MM，King AG，Zerkle AJ，Mac Ewen GD. Calcific cervical intervertebral disc。herniation in children. Spine，1991，16：228-231.

[3] Hoeffel JC，Bernard C，Schmit P，Denardaud L Herniation of calcifying discopathy in chilhood：report of three cases. Eur J Pediatrics，1990，149：695-697.

本章参考文献

[1] 潘恩源，陈丽英. 儿科影像诊断学. 北京：人民卫生出版社，2007.

[2] 徐赛英. 实用儿科放射诊断学. 北京：北京出版社，1998.

[3] 朱杰明. 儿童 CT 诊断学. 上海：上海科技出版社，2003.

[4] 李欣，邵剑波. 儿科影像诊断必读. 北京：人民军医出版社，2007.

[5] 胡亚美，江载芳. 诸福棠实用儿科学. 7 版. 北京：人民卫生出版社，2002.

[6] 李欣，邵剑波. 中华影像医学儿科影像卷. 北京：人民卫生出版社，2010.

[7] 叶滨宾. 儿科影像诊断与临床. 北京：人民军医出版社，2009.

[8] 孙国强. 实用儿科放射诊断学. 2 版. 北京：人民军医出版社，2011.

[9] Siegel MJ，ed. Pediatric body CT. Lippincoff Williams & Wilkins Philadelphia，1999.

[10] Branstetter IV BF，Weissman JL. Normal anatomy of the neck with CT and MR imaging correlation. Radiol Clin North Am，2000，38：925-940.

[11] Dietrich RB，Lufkin RB，Kangarloo H，et al. Head and neck MR imaging in the pediatric patient. Radiology，1986，159：769-776.

[12] 马绪臣. 口腔颌面医学影像学. 北京：北京大学医学出版社，2006.

[13] Mafee MF，Valvassori GE，Becker M. Imaging of the head and neck. 2nd ed. Stuttart：Thieme，2005.

[14] Gerald M. Legiehn，Manraj K.S. Heran，et al. Classification，Diagnosis，and Interventional Radiologic Management of Vascular Malformations. Orthop Clin N Am，2006，37：435-474.

[15] Cappabianca S，Del Vecchio W，Giudice A，et al. Vascular malformations of the tongue：MRI findings on three cases. Dentomaxillofac Radiol，2006，35：205-208.

[16] Chooi WK，Woodhouse N，Coley SC，et al. Pediatric head and neck lesions：assessment of vascularity by MR digital subtraction angiography. AJNR Am J Neuroradiol，2004，25：1251-1255.

7 骨骼与肌肉系统

第 1 节　不完全骨折

【概念与概述】

- 不完全骨折（incomplete fracture），儿童骨骼柔韧性较大，在发生完全断裂前有很强的可塑性，仅有部分骨皮质、骨小梁断裂时称为不完全骨折
- 同义词：青枝骨折、弯曲骨折
- 青枝骨折（greenstick fracture），由于儿童骨内钙盐沉积较少而柔韧性较大，类似嫩枝折曲后的表现，常见于四肢长骨骨干
- 弯曲骨折：骨质变形，但无断裂

【病因与病理】

- 儿童骨骼的骨孔较多，可塑性强，所以更容易变形而不是断裂
- 当沿骨骼长轴的外力在不足以引起完全骨折的情况下，会使骨骼弯曲变形

【临床表现】

- 外伤史
- 骨折局部疼痛、肿胀，保护性姿势，功能障碍

自然病史与预后

- 可完全愈合

治疗

- 外固定制动

【影像表现】

概述

- 常见于四肢长骨，以尺、桡骨中远段多见
- 判断骨折是否累及骺板很重要

X 线表现

- 青枝骨折：骨皮质皱褶、凹陷或隆起，而无骨折线，弯曲骨折：骨骼弯曲，双侧对照有助于诊断（图 7-1-1，图 7-1-2）

推荐影像学检查

- 常规 X 线平片检查即可，必要时可加照对侧以供对比

诊断与鉴别诊断要点

- 生理性改变：熟悉不同年龄段儿童骨骼正常的影像改变，不难与不完全骨折相鉴别

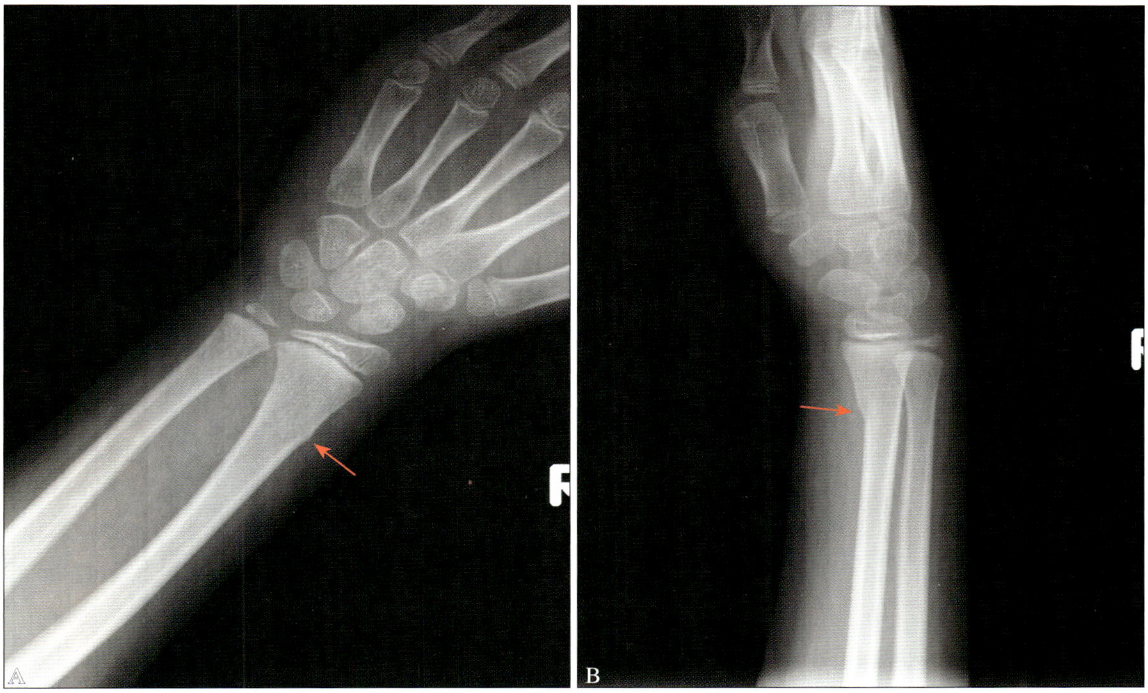

图 7-1-1 青枝骨折

图 A 和图 B．腕关节正侧位片示桡骨远端外侧和前缘局部骨皮质皱褶，周围软组织肿胀（红箭）

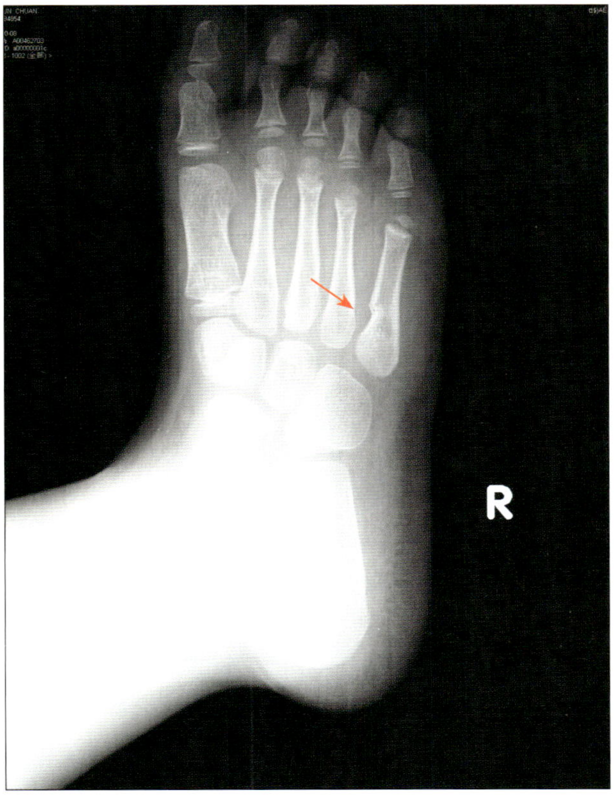

图 7-1-2 青枝骨折

足斜位 X 线片示第五跖骨内侧缘局部骨皮质皱褶（红箭）

重点推荐文献

[1] Laurent Audigé, James Hunter, Annelie M, et al. Development and Evaluation Process of a Pediatric Long-Bone Fracture Classification Proposal. European Journal of Trauma Volume 30, Number, 4248-4254.
[2] Mercer Rang, Maya E. Pring, et al. Rang' s Children' s fracture. 3rd ed. Philadelphia, 2006.

第 2 节 Salter 骨折

【概念与概述】

- Salter 骨折，指骨干、骺愈合之前骨骺部发生的创伤。可以是单纯软骨的损伤，也可同时累及软骨、干骺端和骨骺
- 同义词：骨骺损伤、Salter-Harris 骨折、骨骺分离
- 分型
  - Ⅰ型：骨折仅累及骺板，骺板完全断裂
  - Ⅱ型：骨折累及骺板和干骺端，骺板部分断裂
  - Ⅲ型：骨折累及骺板和骨骺，波及关节面
  - Ⅳ型：骨折累及骺板、干骺端和骨骺
  - Ⅴ型：骺板压缩性损伤，一般无骨损伤

【病因与病理】

- 儿童的骺板处于发育期，容易损伤
- 累及干骺端的骨折可合并骺板供血血管的损伤，伤及骨膜时可干扰骨膜的成骨机制，导致生长障碍

【临床表现】

- 外伤史
- 骨折局部疼痛、肿胀，保护性姿势，功能障碍
- 最常见于尺骨和指骨
- 各型的发生率，由多至少依次为：Ⅱ型、Ⅳ型、Ⅲ型、Ⅰ型和Ⅴ型

自然病史与预后

- Salter 骨折对骨骼发育影响大，年龄越小影响越大
- 可导致生长障碍、两侧肢体不对称
- Ⅰ～Ⅱ型预后好，Ⅲ～Ⅴ型出现生长障碍可能性大
- Ⅳ型 Salter 骨折内血肿机化形成较大的纤维桥，可使关节形成外翻畸形或杯口状干骺端，伴肢体短缩

治疗

- Ⅰ～Ⅱ型：外固定制动
- Ⅲ～Ⅴ型：多需要切开复位、内固定

【影像表现】

X 线表现

- Ⅰ型：骨骺与骨干完全分离，骨骺未骨化前只表现为周围软组织肿胀
- Ⅱ型：最常见，可见干骺端小骨片与骨骺相连，干骺端大部分与骨骺分离
- Ⅲ型：骨骺骨折片与骨干分离
- Ⅳ型：骨折线穿过干骺端、骺板和骨骺
- Ⅴ型：X 线无明显异常（图 7-2-1）

CT 表现

- CT 可比 X 线平片更清晰地显示骺板的骨桥，但不作为常规检查方法

MRI 表现

- 直接显示骨骺软骨的损伤，用于临床高度怀疑但 X 线平片无异常的病例
- 骨折线表现为 T1WI 线形低信号、T2WI 高信号
- 骺板的纤维桥和骨桥表现为连接干骺端和骨骺的低信号
- 骨髓和软组织的水肿在 T2WI 表现为高信号

推荐影像学检查

首选 X 线平片，CT 和 MRI 可以发挥辅助作用

诊断与鉴别诊断要点

- 观察是否累及骨骺

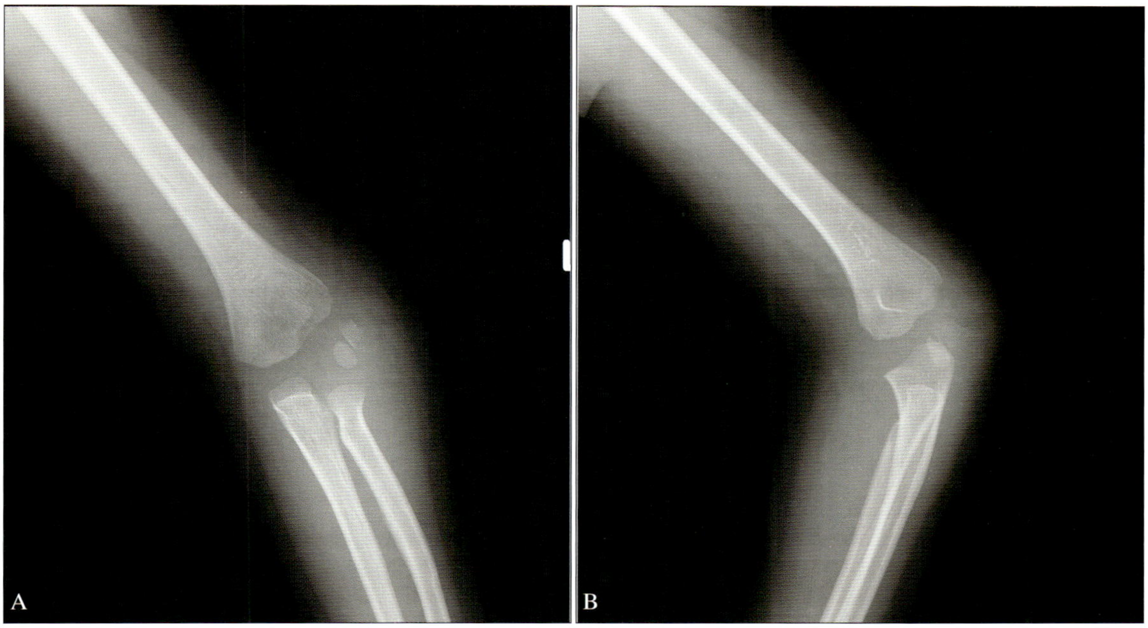

图 7-2-1 Salter 骨折
图 A 和图 B．肘关节正侧位片示肱骨外侧髁骨骺连同邻近干骺端向外侧旋转、移位，周围软组织肿胀明显

重点推荐文献

[1] Rogers LF，Poznanski AK. Imaging of epiphyseal injuries. Radiology，1994，191：297-308.
[2] Brown JH，DeLuca SA. Growth plate injuries：Salter-Harris classification.Am Fam Physician，1992，46：1180-1184.
[3] Jadhav SP，Swischuk LE. Commonly missed subtle skeletal injuries in children. Emerg Radiol，2008，15：391-398.

第 3 节 软骨发育不全

【概念与概述】

- 软骨发育不全（achondroplasia），是迄今为止最常见的非致死性骨骼发育异常。四肢长骨的软骨内骨化障碍，表现为短肢型侏儒，智力正常

【病因与病理】

一般发病机制

- 发病起于宫内，软骨内化骨形成障碍，影响软骨的生长和发育，骨长轴增长受限。膜内化骨正常，骨骼横径生长无异常

遗传学

- 本病为常染色体显性遗传，自然突变率约 80%
- 致病基因为位于 4P16.3 的成纤维细胞生长因子受体 3（FGFR3）

流行病学

- 发病率约 1/25 000。无明显性别及种族差异

大体病理及手术所见

- 长骨粗细正常，但由于长度变短而显得相对较粗
- 骨骺软骨细胞增殖，但骨化障碍，致使骨端膨大

显微镜下特征

- 软骨细胞排列不规则，正常骨化层次结构紊乱，可见软骨黏液样变性、细胞肿胀，核增大。软骨骨化明显延迟，散在分布

【临床表现】

- 短肢、肢根型侏儒，躯体不成比例

- 四肢短、以近侧为著，躯干相对较长
- 手指 / 脚趾短粗，第 3、4 指分离呈“三叉戟”样外观
- 头大，额部隆起，塌鼻梁，面部凹陷
- 腹膨隆、翘臀，鸭行步态
- 智力正常

自然病史与预后

- 寿命通常正常

治疗

- 对症治疗，尚无治疗骨骼发育障碍的有效方法

【影像表现】

概述

- 肢根型侏儒的典型表现

X 线表现

- 颅骨：增大，中面部发育不良；颅底小伴枕骨大孔狭窄。
- 四肢：管状骨短粗，以近侧的股骨和肱骨为著
  - 胫骨结节和肱骨三角肌附着处骨突明显
  - 膝关节（胫骨 / 股骨）干骺端呈 V 形或倒 V 形畸形
  - 婴儿股骨近端模糊；股骨头骨骺呈半球状，股骨颈短
  - 手指 / 足趾短粗，掌骨干骺端呈杯口状，指骨干骺端增宽
- 脊柱：椎体轻度变扁、短，前缘稍圆，但从儿童后期开始正常
  - 椎弓根变短，椎弓根间距由上至下逐渐变窄，以腰椎为著
  - 椎体后缘呈扇贝状，持续存在
- 骨盆：髂骨翼呈象耳状（外展、横向扁平），坐骨切迹小，髋臼缘水平状。（图 7-3-1，图 7-3-2）

CT 和 MRI 表现

- 颅脑检查可见脑积水（图 7-3-3）
- 明确椎管狭窄程度和是否合并髓核疝

推荐影像学检查

- 常规多部位 X 线平片即可明确诊断

诊断与鉴别诊断要点

- 假性软骨发育不全：亦为短肢型侏儒，2 岁后儿童出现症状，头颅正常，椎体后缘无凹陷，无椎管变窄，髋臼角增大、边缘变尖
- 软骨 - 外胚层发育不全，即 Ellis Van-Creveld 综合征，为短肢型侏儒，伴有胸部畸形和心脏病变，并指、指甲牙齿发育不良。肢体缩短的部位常发生在远段骨骼
- 脊柱 - 骨骺发育不全，亦为短肢型侏儒，常有近端大关节的破坏，颅骨正常，脊椎椎体变扁。胸廓发育不良如铃形

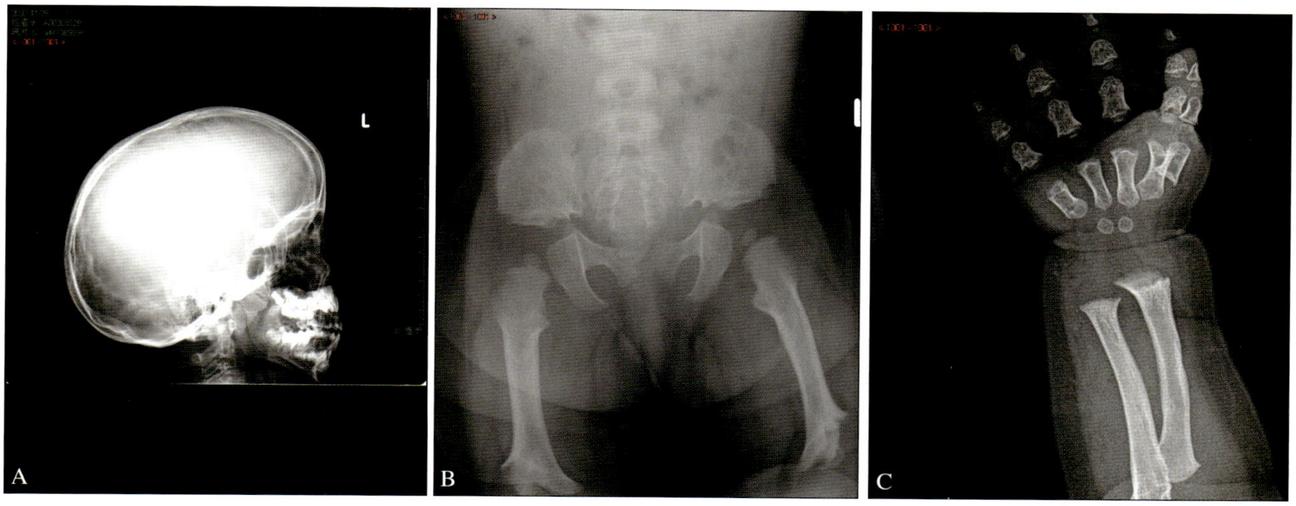

图 7–3–1　软骨发育不全

图 A．头颅 X 线侧位片示颅盖骨增大，面部小；图 B．髂骨翼呈象耳状，坐骨切迹小，髋臼缘水平走行。股骨颈短，股骨远侧干骺端呈倒 V 形；图 C．手指短粗，指骨干骺端增宽

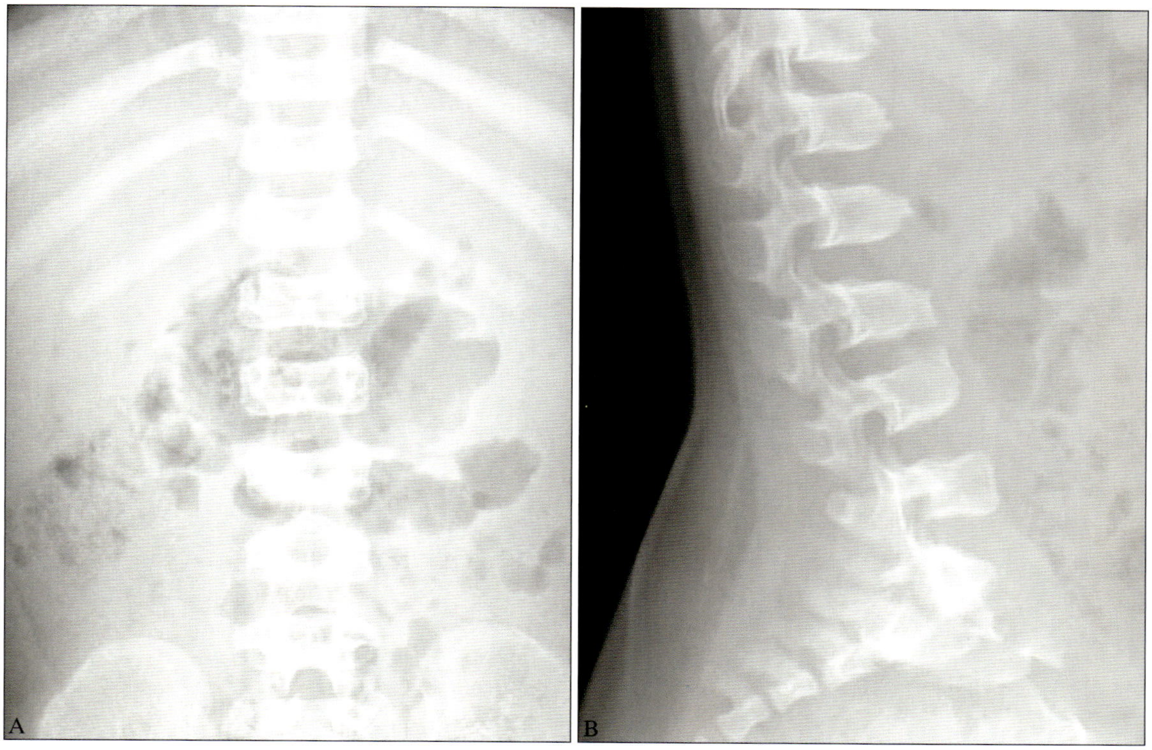

图 7–3–2　软骨发育不全

图 A．脊柱正位 X 线片示椎弓根间距由上至下逐渐变窄；图 B．侧位 X 线片示椎弓根变短，椎体后缘呈扇贝状

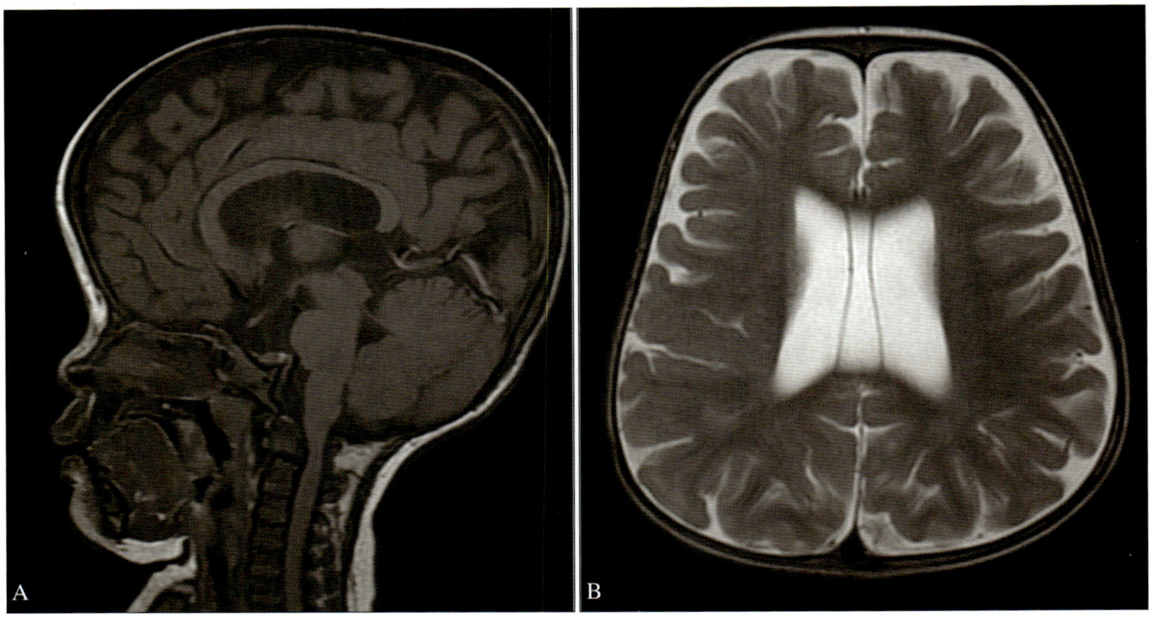

图 7-3-3 软骨发育不全
图 A．颅脑 MRI T1WI 矢状位示枕骨大孔窄，脊髓受压；图 B．颅脑 MRI T2WI 轴位示脑室积水扩张

重点推荐文献

[1] Baujat G，Legeai-Mallet L，Finidori G，et al. Achondroplasia. Best Pract Res Clin Rheumatol，2008，22：3-18.
[2] Lemyre E，Azouz EM，Teebi AS，et al. Bone dysplasia series. Achondroplasia，hypochondroplasia and thanatophoric dysplasia：review and update. Can Assoc Radiol J，1999，50：185-197.
[3] Tanaka H. Achondroplasia：recent advances in diagnosis and treatment. Acta Paediatr Jpn，1997 Aug，39：514-520.

第 4 节 成骨不全

【概念与概述】

- 成骨不全（osteogenesis imperfecta），是一种遗传性骨病，由于 I 型胶原纤维缺陷，使骨骼脆性增加，因而本病患儿被称作“玻璃娃娃”或“瓷娃娃”
- 同义词：脆骨病（brittle bone disease）

【病因与病理】

一般发病机制

- 基因缺陷导致 I 型胶原纤维合成数量不足或质量异常，导致骨骼强度和耐受力降低

遗传学

- 大多由于组成 I 型胶原的 α_1 或 α_2 前胶原（Pro-α_1 或 Pro-α_2）链的基因（即 COL_1A_1 和 COL_1A_2）的突变，85% 基因型为杂合子型

流行病学

- 约占存活婴儿的 1/20 000

病理特征

- 软骨化骨过程中，干骺端成骨细胞及骨样组织稀少，骨小梁纤细、稀疏，纵向排列，无交叉的骨小梁。膜内化骨过程中，骨皮质菲薄，骨髓腔内脂肪及纤维组织增多，骨骼短、两端膨大。骨骼明显变薄，散在不规则钙化灶

【临床表现】

主要临床特征

- 骨质疏松伴脆性增加，畸形，容易骨折
- 巩膜蓝染，约占 90%，由于 I 型胶原形成障碍，导致巩膜变薄透亮度增加，脉络膜静脉显露所致
- 牙本质生成障碍
- 早发听力损害

分型

- I 型：最常见，病变相对较轻，常染色体显性

遗传
- 胶原质量正常但数量缺少
- 广泛的骨质疏松，容易骨折，关节松弛，肌张力低，巩膜蓝染，部分患儿早期听力障碍为主要特征。两个亚型的区别在于牙本质正常（ⅠA 型）和牙本质异常（Ⅰ型）

- Ⅱ型：重型，通常围产期死亡
  - 胶原的质量和数量都缺失
  - 大多数患儿生后 1 年内死于呼吸衰竭或颅内出血
  - 严重的骨骼畸形和身材矮小
  - 依据长骨和肋骨的影像改变进一步分为三个亚型，ⅡA 型表现为长骨宽而短，肋骨呈串珠状；ⅡB 型表现为长骨宽而短，肋骨细小但没有或仅有轻度串珠状改变；ⅡC 型表现为长骨细长，肋骨细小呈串珠状
- Ⅲ型：严重进展型。伴新突变的常染色体遗传性疾病
  - 胶原形成障碍，胶原数量正常但质量缺陷
  - 骨质疏松，容易骨折，胎儿期即可出现
  - 重度的骨骼畸形
  - 身材矮小，脊柱弯曲，有时合并桶状胸
  - 面部呈三角形
  - 关节松弛，上下肢肌张力低
  - 巩膜蓝染，听力丧失
- Ⅳ型：骨骼异常，但巩膜正常
  - 胶原数量正常但质量缺陷
  - 好发骨折，尤其是青春期前
  - 身材矮小，脊柱弯曲、桶状胸
  - 轻到中度的骨骼畸形
  - 早期听力障碍
- Ⅴ型：临床特征与Ⅳ型相同，但有特殊的“网眼状”组织学改变
- Ⅵ型：临床特征与Ⅳ型相同，但有特殊“鱼鳞状”组织学改变
- Ⅶ型：常染色体隐性遗传，与软骨相关蛋白相关
- Ⅷ型：严重甚至致死性，常染色体隐性遗传，与皮屑蛋白相关

人口统计学
- 无明显性别差异

自然病史与预后
- 不同类型临床及预后差异大
- 青春期本病有自行改善的趋势，骨折停止或发生减少，巩膜蓝染可减轻或消失

治疗
- 成骨不全尚无治愈方法。治疗多采用支持性疗法，降低患者发生骨折的机会

  患者多需长期服用增加骨质的药物

【影像表现】

概述
- 骨质密度普遍减低，骨皮质变薄，畸形，伴多发骨折
- 长骨和肋骨改变明显

X 线表现
- 长管状骨改变
  - 短粗型：发病灶，主要见于胎儿和婴儿。长管状骨短粗，弯曲伴多发骨折
  - 细长型：发病晚，病变轻。骨干变细、弯曲，骨皮质菲薄，干骺端膨大，可见到由于钙化软骨骨折形成的直线或波浪形致密线
  - 囊肿型：少见，干骺端或骨骺内可见多发扇贝形透亮区伴硬化缘。其中软骨可发生“爆米花样钙化”
- 颅骨：异常改变主要见于婴幼儿，骨质密度减低，颅板变薄，囟门和颅缝闭合延迟，常见缝间骨。两侧颞部突出，常合并扁平颅底
- 椎体：骨质密度减低，呈双凹状或楔形。常合并脊柱侧弯
- 肋骨：变细，皮质变薄，常合并多发骨折（图 7-4-1，图 7-4-2）

CT 表现
- CT 可清晰显示耳硬化患者的耳部结构改变

超声表现
- 妊娠期约 15 周时可发现患病胎儿长骨扭曲，伴多发骨折
- 颅骨成骨不全致颅内结构显示清晰

推荐影像学检查
- 一般 X 线平片结合临床特征即可作出诊断

诊断与鉴别诊断要点

- 严重的佝偻病：表现为骨骺软骨增宽、模糊、干骺端到钙化软骨区不规则，分界不清。干骺端本身呈杯状增宽。骨质疏松程度不及成骨不全显著

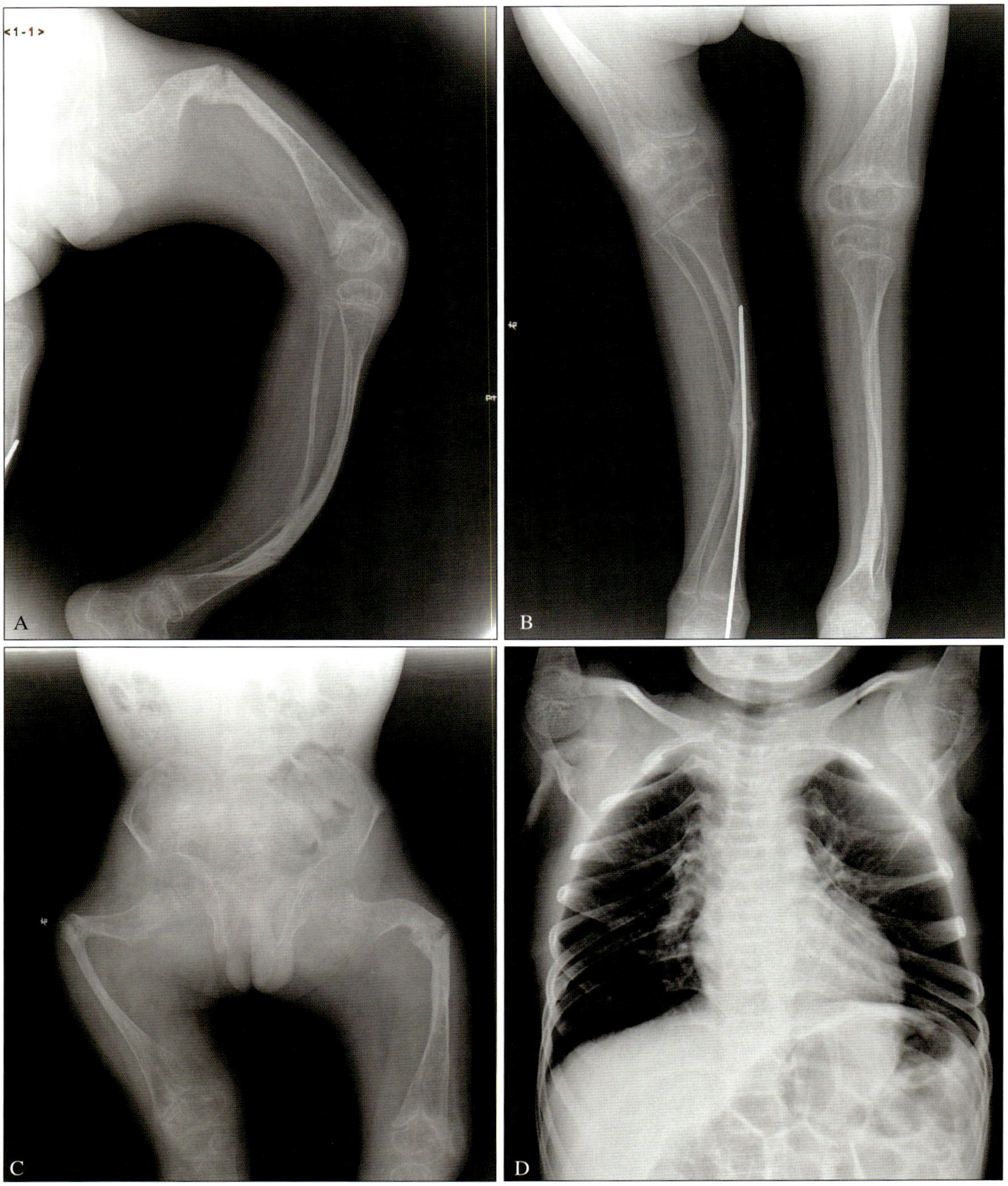

图 7–4–1 细长型成骨不全

图 A ~ C 示双侧股骨、胫骨和腓骨骨干明显变细、弯曲，骨皮质菲薄，干骺端膨大，右侧胫骨骨折内固定术后；图 C 示双股骨病理性骨折、假关节形成；图 D．胸部正位片示肋骨变细，皮质变薄

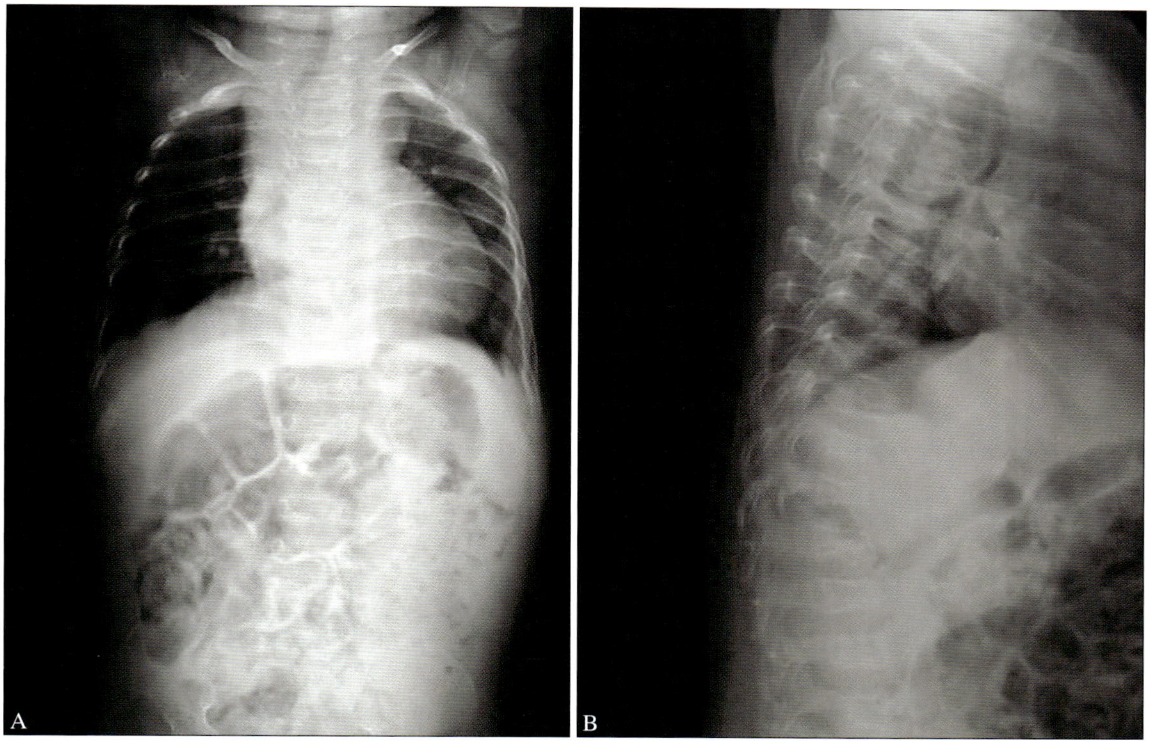

图 7-4-2 成骨不全
图 A 和图 B. 脊柱正侧位 X 线片示脊柱骨质密度减低，中部凹陷或呈楔形

重点推荐文献

[1] Plotkin H. Syndromes with congenital brittle bones. BioMed Central Pediatrics，2004，4（16）.

[2] Plotkin H，Primorac D，Rowe D. Osteogenesis imperfecta. In：Glorieux F，Pettifor J，Juppner J，eds. Pediatric Bone：Biology and Disease，2003，443-471.

[3] Rauch F，Glorieux FH（2004）."Osteogenesis imperfecta". Lancet 363（9418）：1377-1385.

第 5 节 黏多糖病

【概念与概述】

- 黏多糖病（mucopolysaccharidosis，MPS）是一组遗传代谢性疾病，由于降解酶缺乏导致黏多糖在体内过度沉积，累及骨骼、神经、心血管等多个系统，临床表现差异大

【病因与病理】

一般发病机制

- 黏多糖，又称糖胺多糖，是骨基质和结缔组织的重要组成部分。正常情况下，黏多糖在糖苷酶、硫酸酯酶和乙酰转移酶等多种酶作用下降解，其中任何酶的缺乏或缺陷均可导致黏多糖分解障碍而积聚体内，经尿排出

遗传学

- 除 MPS Ⅱ以外，均为常染色体隐性遗传，只有父母双方都携带缺陷基因时下一代才发病
- MPS Ⅱ为 X 连锁染色体隐性遗传，仅发生于男性

显微镜下特征

- 黏多糖广泛沉积于纤维细胞、网状细胞、软骨细胞、成骨细胞、中枢神经系统和周围神经节、视网膜细胞和角膜细胞中
- 纤维细胞内黏多糖沉积时染色呈气球样，称 Hurler 细胞心内膜增厚，血管壁内黏多糖沉积

表 7-5-1 各型 MPS 的临床表现及发病率

类型		命名	症状	发病率
MPS Ⅰ	MPS I-H	Hurler 综合征	面容粗陋，角膜混浊，智力发育落后，肝脾大，心肌病，巨舌、小颌	1/100 000 MPS-H 为常见类型
	MPS I-S	Scheie 综合征	5 ~ 8 岁发病。角膜混浊，智力正常，骨骼接近正常	
	MPS I-H/S	Hurler-Scheie 复合征	介于 H 和 S 型之间	
MPS Ⅱ		Hunter 综合征（轻型和重型）	智力发育落后，与 Hurler 综合征相似但症状较轻	~ 1/250 000
MPS Ⅲ		Sanfilippo 综合征（A-D 四型）	发育落后，多动症，20 多岁死亡	1/280 000 至 1/50 000
MPS Ⅳ		Morquio-Brailsford 综合征（A 型和 B 型）	多于 1 ~ 3 岁发病	约 1/75 000
MPS Ⅵ		Maroteaux-Lamy 综合征	严重的骨骼发育不良，身材矮小，驼背，心脏损伤，智力正常	
MPS Ⅶ		Sly 综合征	肝脾大，骨骼发育不良，身材矮小，角膜混浊，发育迟缓	少于 1/250 000
MPS IX		Natowicz 综合征	关节周围结节状软组织肿块，伴间歇疼痛，身材矮小	

【临床表现】

自然病史与预后

- MPS Ⅰ-H 型：多于 6 ~ 18 个月出现症状，智力落后，多 10 岁前死于呼吸道感染和心力衰竭
- MPS Ⅰ-S 型：多于 5 ~ 8 岁出现症状，智力及寿命多正常
- MPS Ⅱ型：轻型 10 岁左右起病，智力正常或轻度降低，寿命可达 30 ~ 60 岁不等。重型 1 ~ 4 岁发病，智力降低，多于青春期前死亡
- MPS Ⅲ型：3 岁后出现症状，智力发育落后，寿命较长
- MPS Ⅳ型：1 ~ 3 岁发病，不同类型临床差异大
- MPS Ⅵ型：1 ~ 3 岁出现症状，智力正常，易于 20 岁前死于心力衰竭
- 各型 MPS 的临床表现及发病率见表 7-5-1

治疗

- 目前仍无有效治愈方法，药物治疗主要用于改善患儿生活质量
- 物理疗法和日常锻炼可以延迟关节问题的出现
- 外科手术可以解除骨骼或其他病变对神经和神经根的压迫
- 酶替代疗法目前处于试验期，已经证明对非神经系统的症状有疗效
- 骨髓移植和脐带血移植风险大，疗效有限

【影像表现】

MPS Ⅰ（H 型）

X 线表现

- 颅骨：颅板致密，舟状头。蝶鞍前后径增大。眶距增宽。下颌骨短而宽
- 椎体：胸腰段椎体前上缘骨质缺损，下缘呈鸟嘴状，脊柱后突，椎体前缘圆隆，可伴后缘凹陷
- 肋骨：增宽，后端细小，呈桨征或飘带征
- 骨盆：髂骨翼外展，髋臼发育不良，髋臼窝浅平。股骨头发育不全，伴髋内 / 外翻畸形
- 长骨：骨干短，骨干增宽，骨皮质变薄，上肢骨较下肢骨改变明显骨端弯曲，关节面倾斜，尺桡骨远端呈 V 形
- 手：短管状骨增粗、变短，掌骨近端和指骨远端变细（图 7-5-1，图 7-5-2）

CT 表现

- 颅骨增厚，乳突、鼻窦气化不良

- 脑实质内多发低密度影，伴不同程度脑室扩张
- MPS I-S 和 MPS I-S/H 骨骼改变轻微，典型表现为牙齿间距增宽伴含牙囊肿。颅板致密，舟状头。蝶鞍前后径增大。眶距增宽。下颌骨短而宽
- 椎体：胸腰段椎体前上缘骨质缺损，下缘呈鸟

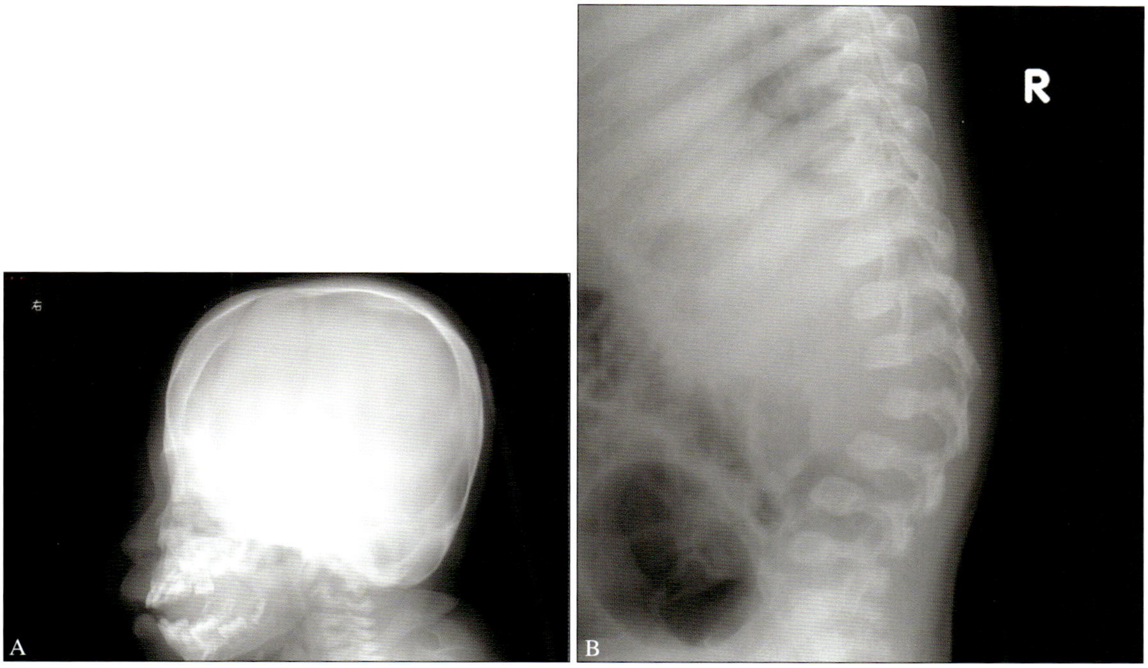

图 7-5-1　MPS I 型

图 A．颅骨侧位 X 线片示颅板致密，舟状头。蝶鞍前后径增大；图 B．脊柱侧位片示：胸腰段椎体前上缘骨质缺损，下缘呈鸟嘴状，脊柱后突

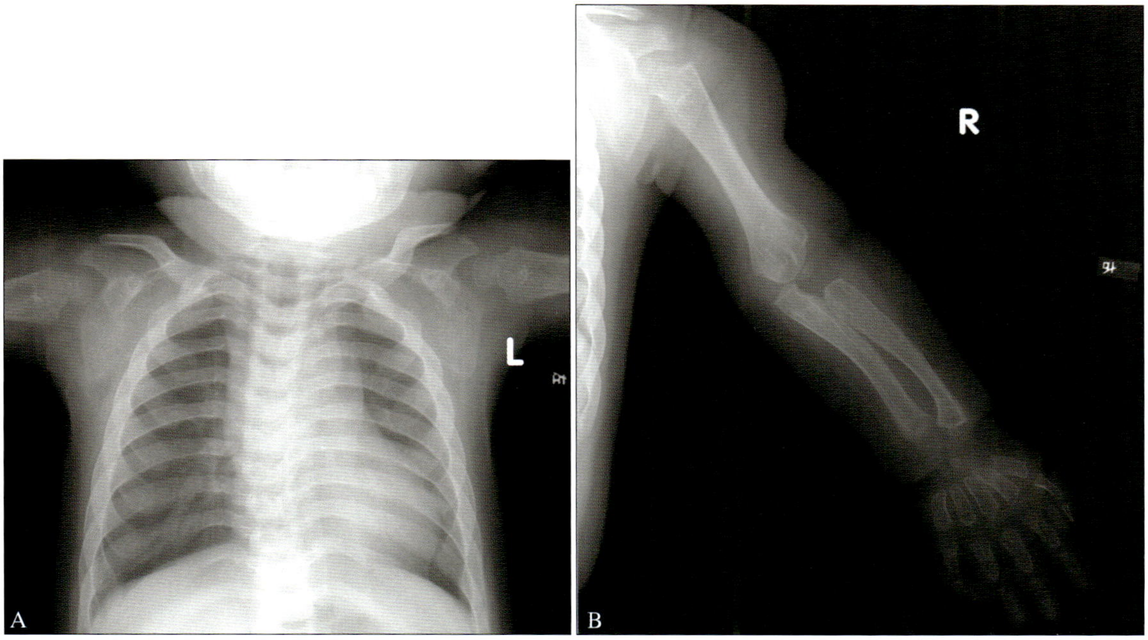

图 7-5-2　MPS I 型

图 A．胸部正位片示肋骨增宽、后端细小，呈桨征；图 B．左上肢正位片示长管状骨骨干短而粗，骨皮质变薄，手部短管状骨增粗、变短，掌骨近端和指骨远端变细

嘴状，脊柱后突椎体前缘圆隆，可伴后缘凹陷

MPS-Ⅱ型

- 与 MPS Ⅰ型相似，发病迟，影像改变程度轻
- 第 2、5 中节指骨短小，掌骨近端不变尖
- 椎体改变不明显

MPS Ⅲ型

- X 线表现与 MPS Ⅰ型相似，但程度轻

MPS Ⅳ型

- 椎体：变扁，轴位径线增宽，前上、下缘骨质缺损，以胸椎改变明显。椎间隙相对增宽。脊柱后突成角，椎弓根变长
- 胸廓：肋骨增宽，后端细小，走形平直，呈桨征。胸骨前突明显（图 7-5-3）
- 骨盆：髂骨翼外展，髋臼浅平，髋外翻。骶骨窄，骨盆腔狭窄
- 长骨：与 MPS Ⅰ型相似，骨干短粗，干骺端形态不规则，骨骺骨化延迟
- 手：短管状骨短粗，掌骨近端和指骨远端变尖，腕骨骨化延迟（图 7-5-4）

MPS Ⅵ型

- X 线骨骼表现类似 MPS Ⅰ型
- MRI 可显示后纵韧带增厚导致的颈椎椎管狭窄和脊髓受压

MPS Ⅶ型

- X 线表现：椎体小而扁，椎间隙相对增宽
  - 桨状肋；上肢短，肱骨远端增宽
  - 髋臼发育不良，髋关节脱位

推荐影像学检查

- X 线平片可以显示骨骼病变，并协助分型
- 可疑神经系统症状时进行 CT 或 MRI 检查

诊断与鉴别诊断要点

- 黏脂沉积症：属常染色体隐性遗传，临床表现和 X 线表现与 MPS Ⅰ型类似，准确鉴别需要依靠实验室检查
- 软骨发育不全：短肢型侏儒，智力正常

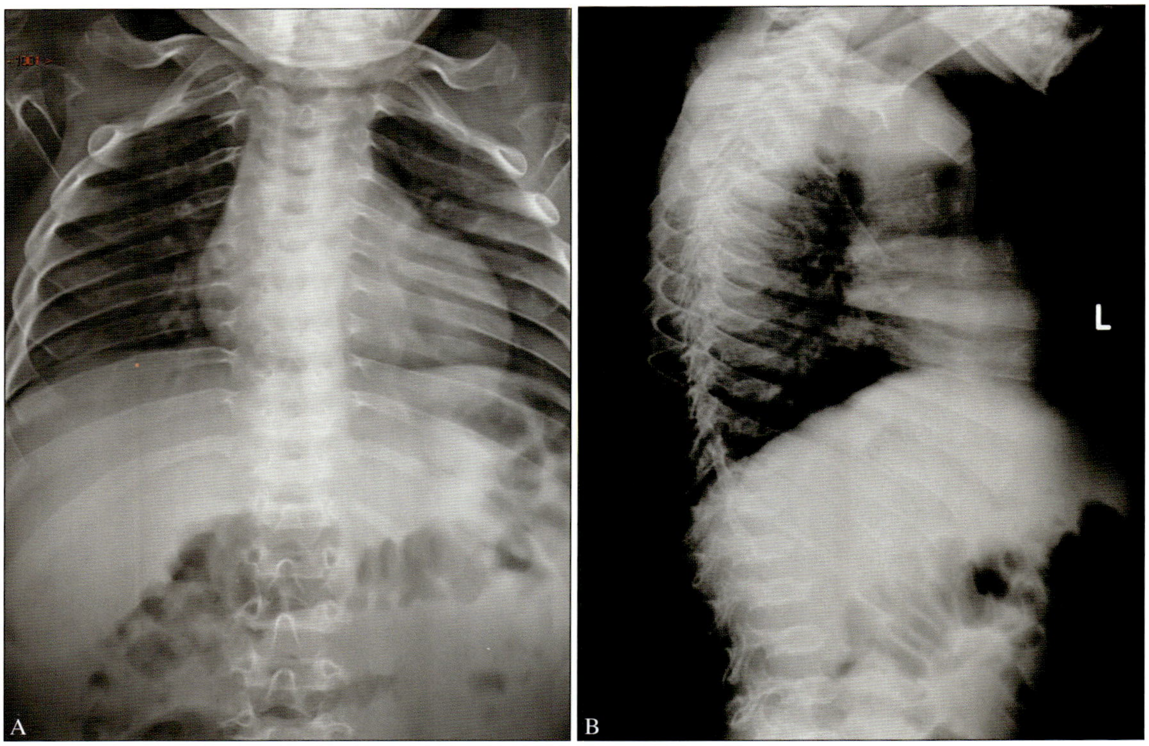

图 7-5-3 MPS Ⅳ型

胸腰椎正位片。图 A 和侧位片图 B 示椎体变扁，前上、下缘骨质缺损，椎间隙相对增宽。同时可见肋骨增宽，后端细小，走形平直，呈桨征

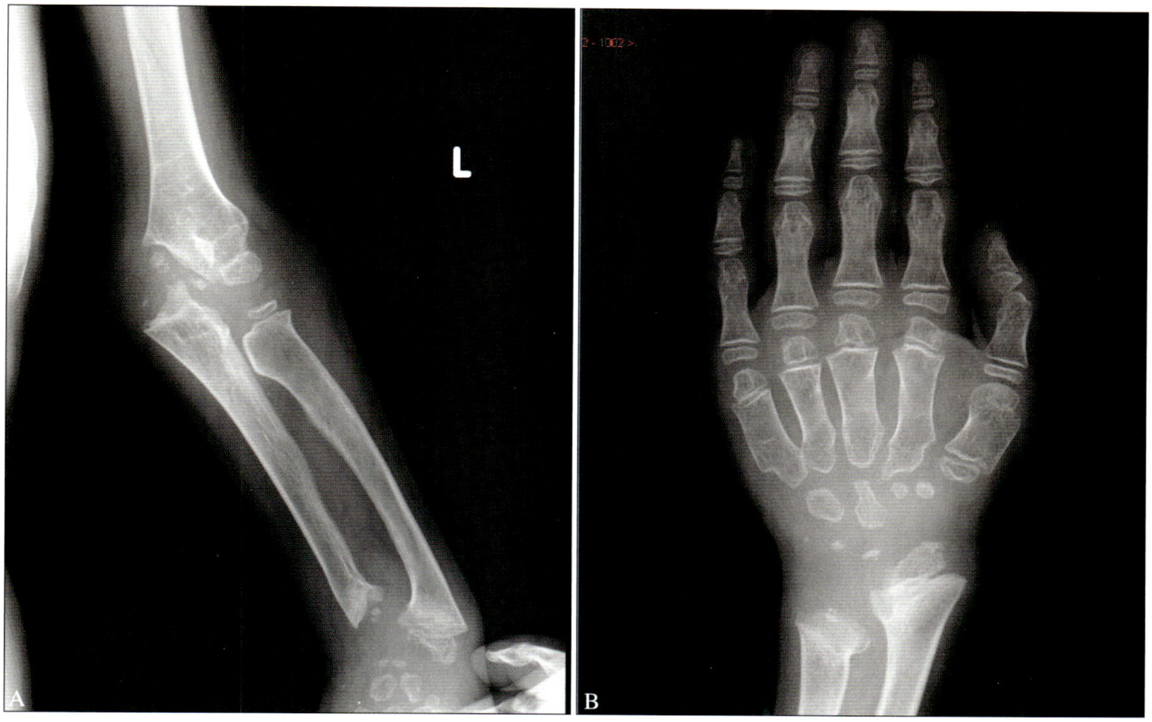

图 7-5-4 MPS Ⅳ 型

图 A. 左前臂正位片示尺、桡骨骨干短粗，干骺端形态不规则，骨骺骨化延迟；图 B. 手正位片示短管状骨短粗，掌骨近端和指骨远端变尖，腕骨骨化延迟

重点推荐文献

[1] Muenzer J. Mucopolysaccharidoses. Adv Pediatr，1986，33：269-302.

[2] Kachur E.，Del Maestro R. Mucopolysacharidoses and spinal cord compression：case report and review of the literature with implications of bone marrow transplantation. Neurosurgery，2000，47：223-228.

[3] Bassyouni HT，Afifi HH，el-Awadi MK. Mucopolysaccharidosis type I：clinical and biochemical study. East Mediterr Health J，2000，6：359-366.

[4] Martin R，Beck M，Eng C，et al. Recognition and diagnosis of mucopolysaccharidosis II（Hunter syndrome）. Pediatrics，Feb 2008，121：e377-386.

第 6 节　窒息性胸廓发育不良

【概念与概述】

- 窒息性胸廓发育不良（asphyxiating thoracic dysplasia，ATD），又称 Jeune 综合征。是一种少见的常染色体隐性遗传性骨软骨发育不良性疾病

【病因与病理】

遗传学

- 常染色体隐性遗传病

【临床表现】

表现

- 胸廓狭小、肋骨短，呼吸困难
- 骨盆畸形，肢体短缩、少数伴多指/趾畸形
- 新生儿期及婴儿期出现呼吸困难和反复呼吸道感染，患儿多因重症肺炎死亡；儿童期可因肾纤维化导致慢性肾衰竭，最终死亡

自然病史与预后

- 预后差异大
- 多数患儿围产期死于呼吸系统并发症
- 存活下来的患儿晚些时候可能死于肾脏并发症（进展性肾病）

治疗

- 缺乏有效治疗方法

【影像表现】

X 线表现

- 胸廓：长桶状，锁骨呈车把状，肋骨短平，肋骨前缘呈球形（图 7-6-1）
- 脊柱：正常
- 骨盆：小；短，髂骨翼外展；髋臼顶端呈三叉戟状；坐骨切迹变窄
- 四肢：普遍短小，股骨近端骨骺提前骨化，手部锥形骨骺

诊断与鉴别诊断要点

- 本病影像表现与软骨外胚层发育不良（Ellis-van Creveld 综合征）相似，后者可能是一种基因病
- 一些病例的影像改变与 ATD 和 Ellis-van Creveld 综合征非常类似，被称作 ATD/Ellis-van Creveld 复杂综合征

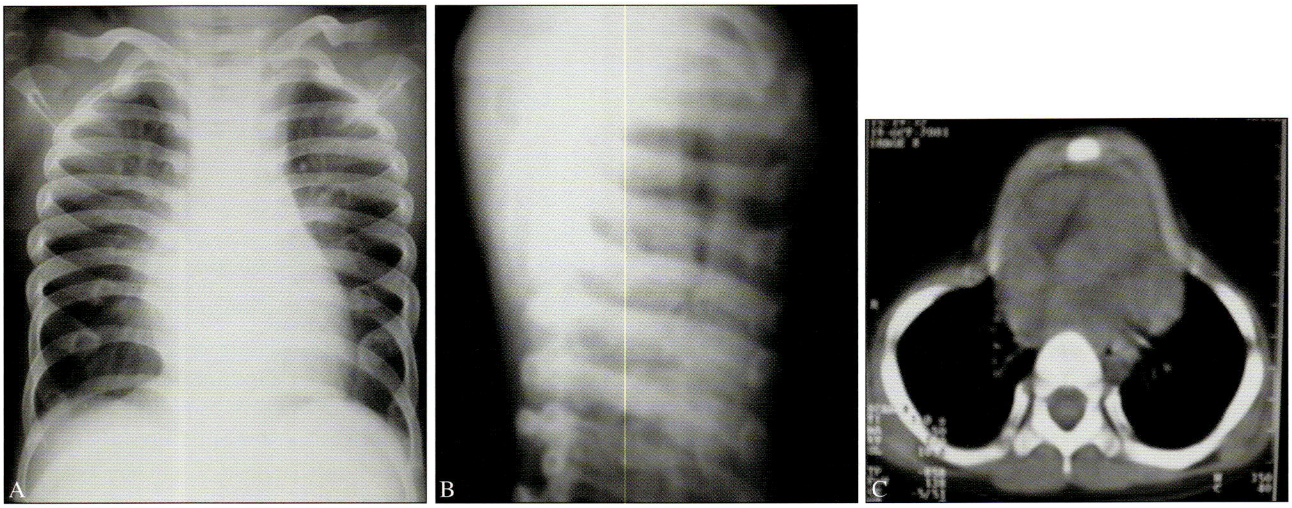

图 7-6-1 窒息性胸廓发育不良

图 A 和图 B．胸部正侧位片示胸廓狭窄，呈长桶状，锁骨高位呈车把状，肋骨短平，肋骨前缘膨大呈球形；图 C．胸部 CT 轴位示胸廓狭窄、肋骨短

重点推荐文献

[1] Vanhoenacker FM，Van de Perre S，de Jongh K，et al. Asphyxiating thoracic dysplasia.JBR-BTR，2004，87：50.

[2] de Vries J，Yntema JL，van Die CE，et al. Jeune syndrome：description of 13 cases and a proposal for follow-up protocol.Eur J Pediatr，2010，169：77-88.

[3] Kajantie E，Andersson S，Kaitila I. Familial asphyxiating thoracic dysplasia：clinical variability and impact of improved neonatal intensive care. J Pediatr，2001，139：130-133.

第7节 石骨症

【概念与概述】

- 石骨症（osteopetrosis），为少见的骨发育障碍性疾病
- 同义词：大理石骨、Albers-schonberg 病

【病因与病理】

一般发病机制

- 尚不明确，大部分学者认为是由于正常破骨细胞功能缺陷，致使软骨基质大量沉积，骨皮质增厚、骨松质致密，骨髓腔缩小甚至闭塞。骨髓减小造成进行性贫血。原始骨小梁重吸收障碍易引起自发性骨折。骨内钙质运送障碍易发生婴幼儿期佝偻病。颅骨硬化可使颅孔变窄

遗传学

- 早发型（重型）：为常染色体隐性遗传，致病基因位于染色体 11q、16p 和 6q，受累的三个基因包括 TCIRG1、CLCN 和 GL（OSTM1）
- 晚发型（轻型）：为常染色体显性遗传，致病基因同时位于染色体 11q 和 16p，累及 LRP5 或 CLCN7

【临床表现】

自然病史与预后

- 早发型，症状重，可在出生时或儿童早期明确诊断，如不及时治疗，患儿常死于骨髓腔狭窄或闭塞导致的严重贫血
- 晚发型，症状轻，寿命可不受影响

治疗

- 早发型多需要骨髓移植治疗

【影像表现】

概述

- 骨质密度普遍增高
- 骨皮质与骨髓腔分界不清

X 线表现

- 颅骨：增厚、致密，板障消失，颅底显著
- 脊柱：椎体呈“三明治样”，“相框样”
- 髂骨：髂骨翼多条与髂骨嵴平行致密线
- 四肢：干骺端塑型障碍，骨中骨改变，干骺端横行致密带（图 7-7-1）
- 并发症：病理性骨折，佝偻病和骨髓炎（图 7-7-2）
- 碳酸酐酶Ⅱ减低时可出现弥漫的脑内钙化

CT 表现

- 清晰显示骨皮质增厚及骨髓腔狭窄程度

推荐影像学检查

- X 线平片即可做出诊断

诊断与鉴别诊断要点

- 其他骨硬化性发育不良组疾病：影像表现均类似，但病理机制不同

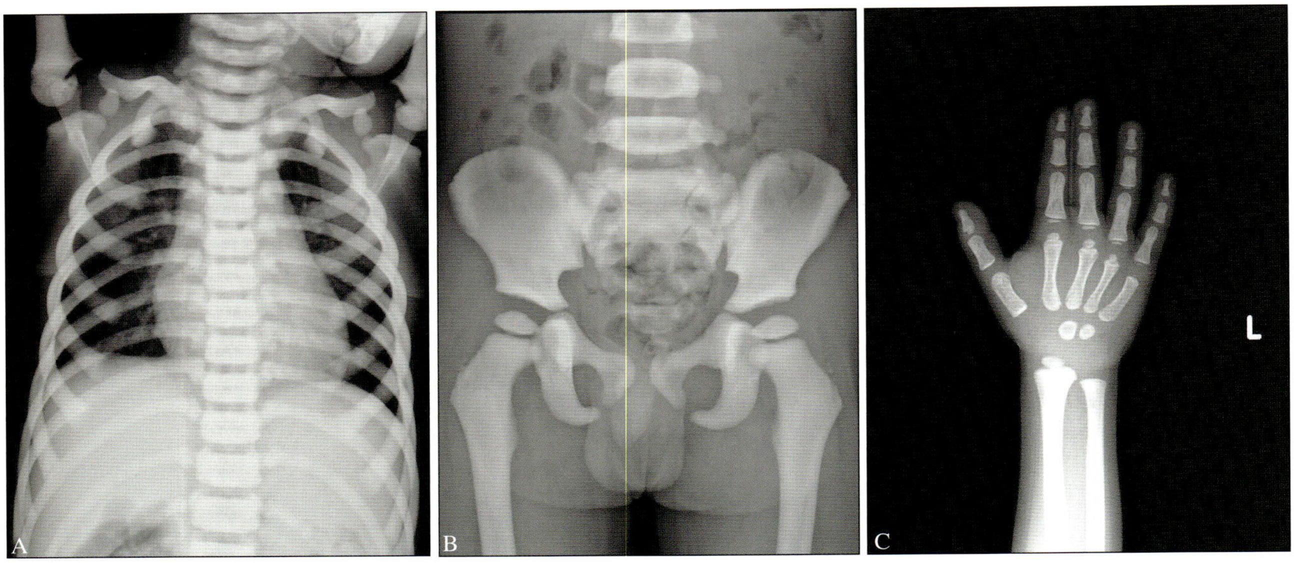

图 7-7-1 石骨症
图 A. 胸部正位片；图 B. 骨盆正位片；图 C. 手正位片示骨质密度普遍增高，骨皮质与骨髓腔分界不清，椎体呈“三明治”样改变

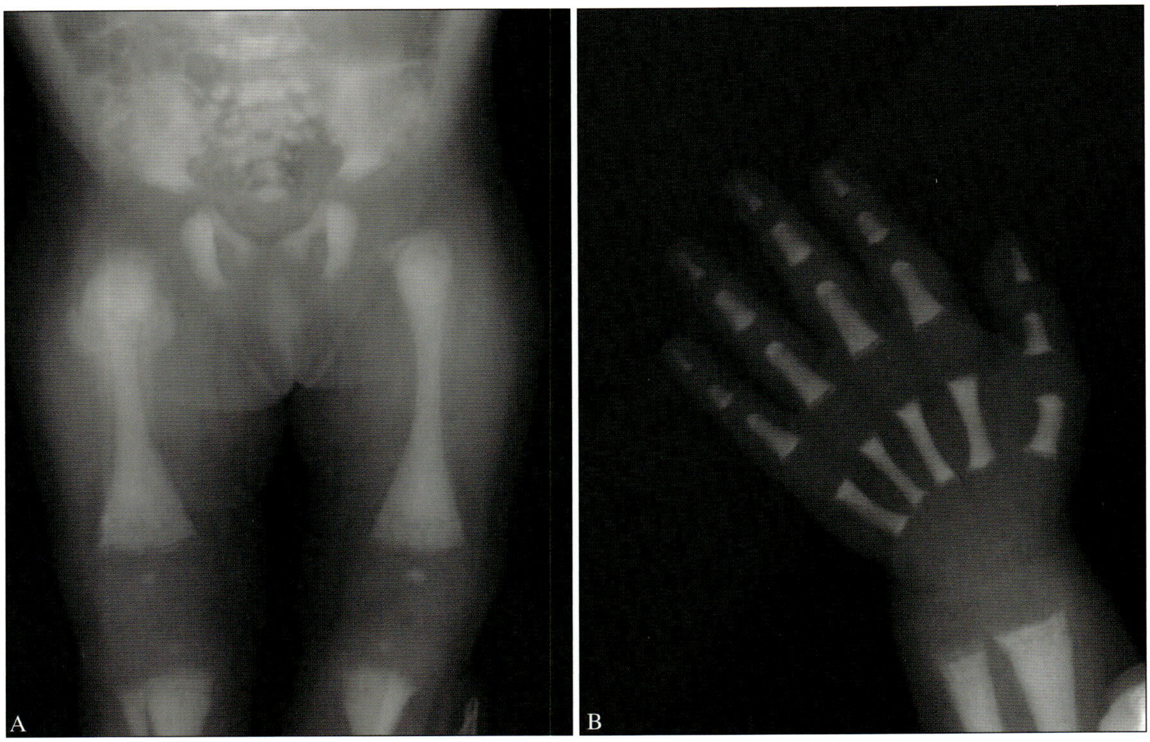

图 7-7-2 石骨症合并佝偻病
图 A. 双股骨正位片示骨质密度普遍增高，骨皮质与骨髓腔分界不清，股骨干骺端膨大、边缘模糊，右股骨近端合并病理性骨折，骨痂形成；图 B. 手正位片示骨质密度普遍增高，各掌骨、近节指骨和尺、桡骨远侧干骺端呈毛刷样改变

重点推荐文献

[1] de Vernejoul MC. Sclerosing bone disorders. Best Pract Res Clin Rheumatol，2008，22：71-83.
[2] Tolar J，Teitelbaum SL，Orchard PJ. Osteopetrosis. N Engl J Med，2004，351：2839-2849.
[3] Kamboj MK. Metabolic bone disease in adolescents：recognition，evaluation，treatment，and prevention. Adolesc Med State Art Rev，2007，18：24-46 viii.

第 8 节 婴儿骨皮质增生症

【概念与概述】

- 婴儿骨皮质增生症（infantile cortical hyperostosis）是一种发生在婴儿、具有自限性的炎性疾病，由 Caffey 和 Silverman 于 1945 年首次报道
- 同义词：Caffey 病

【病因与病理】

遗传学

- 属常染色体的显性遗传，与 COL1A1 基因突变相关

流行病学

- 广泛见于世界各地，美国本病发病率约占 6 个月以下婴儿的 0.3%

显微镜下特征

- 早期，主要是骨膜和邻近软组织的炎症。而后，骨膜增厚，骨膜下可见到不成熟的板状骨，骨髓腔内出现血管纤维组织。恢复期，炎症和骨膜下改变逐渐消失，增厚的骨皮质由内向外逐渐变薄

【临床表现】

- 通常发生在出生后 5 个月以内
- 典型症状和体征：发热、软组织肿胀、骨质病变和烦躁不安
- 肿胀出现突然、位置深、质硬
- 病变通常为不对称性，累及多处骨骼
- 最常见受累部位为下颌骨，约占 75%，表现为拒绝进食，进而出现发育迟缓

人口统计学

- 大部分于生后 5 个月内发病，平均发病年龄为第 6 ～ 8 周，有家族遗传史患儿发病更早，约 24% 出生时即发病
- 无明显种族、性别差异

自然病史与预后、治疗

- 婴儿骨皮质增生症为自限性疾病，通常不需要治疗，6 ～ 9 个月内可自愈
- 预后受累骨质的长期畸形罕见，可表现为骨性融合，肢体不等长等

【影像表现】

概述

- 病变可累及单骨或多骨。最易发病的部位依次为下颌骨、锁骨、肋骨、头盖骨等。最易受累的长管状骨是尺骨
- 脊柱和指 / 趾骨几乎不受累

X 线表现

- 早期：局部软组织肿胀，骨膜旁层状新生骨形成，皮质增厚，病变累及骨干使其宽度增高，干骺端和骨骺不受累。发生在颅骨时可见骨质破坏区
- 而后：骨膜旁新骨密度逐渐增高，与骨皮质密度一致并融合
- 最后：大部分受累骨可恢复正常形态，偶尔可残留骨骼畸形

推荐影像学检查

- X 线平片表现结合典型的临床症状和体征可明确诊断
- CT 能更好地显示骨改变（图 7-8-1）

诊断与鉴别诊断要点

- 骨髓炎：比婴儿骨皮质增生症常见，有急性感染临床过程，局部软组织红、肿、热、痛炎症表现，需要及时治疗
- 维生素 A 过量：骨骼改变与婴儿骨皮质增生症相似，结合长期服用过量维生素 A 的病史不难诊断
- 年龄对鉴别很重要

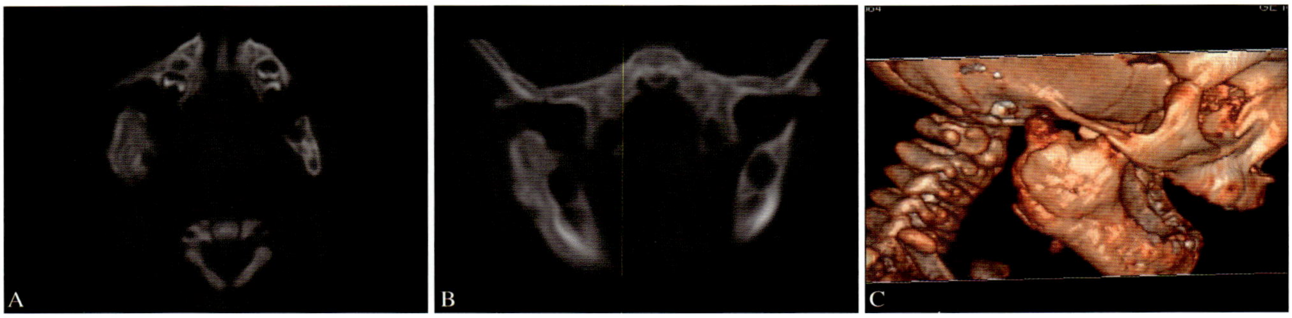

图 7-8-1 婴儿骨皮质增生症右侧颌面部

CT 平扫轴位图 A 和冠状位图 B 示右侧下颌骨旁见新生骨形成，骨质增厚，边缘不光整，周围软组织肿胀；图 C. CT 三维重建示右侧下颌骨局限性骨质增厚

重点推荐文献

[1] Caffey J: Infantile Cortical Hyperostoses. J Pediatr, 1946, 29: 541-559.

[2] Kamoun-Goldrat A, Martinovic J, Saada J, et al. Prenatal cortical hyperostosis with COL1A1 gene mutation. Am. J. Med. Genet, 2008, 146: 1820-1824.

[3] Suri D, Dayal D, Singh M. Infantile cortical hyperostosis. Arch Dis Child, 2005, 90: 711.

第 9 节 颅锁骨发育不良

【概念与概述】

- 颅锁骨发育不良（cleidocranial dysplasia，CCD），为全身性骨发育障碍，属常染色体显性遗传

【病因与病理】

- 遗传学：为常染色体显性遗传病，致病基因是位于 6p21 的 CBFA-1 基因（核心结合因子 a1），和 RUNX2 基因

【临床表现】

- 临床表现差异显著，多于出生时即可诊断
- 主要体征：颅骨增大伴前囟大、闭合延迟
- 其他：牙齿萌出延迟、形成差；肩部下垂、活动度增大；身材轻度矮小；胸廓窄
- 智力发育正常

【影像表现】

概述

- 本病为全身性骨发育障碍，软骨内化骨和膜内化骨的骨骼均受累

X 线表现

- 颅骨：大，短头型；缝间骨；颅缝宽；前囟闭合延迟或不闭合
- 胸廓：锁骨缺失 / 发育不全，肋骨轻度变短、向下倾斜，11 根肋骨
- 脊柱：胸椎后缘呈明显的楔形（图 7-9-1）
- 骨盆：髂骨翼高而窄，耻骨缺失 / 发育不全
- 四肢：手部掌骨很多假性骨骺，远节指骨呈锥形

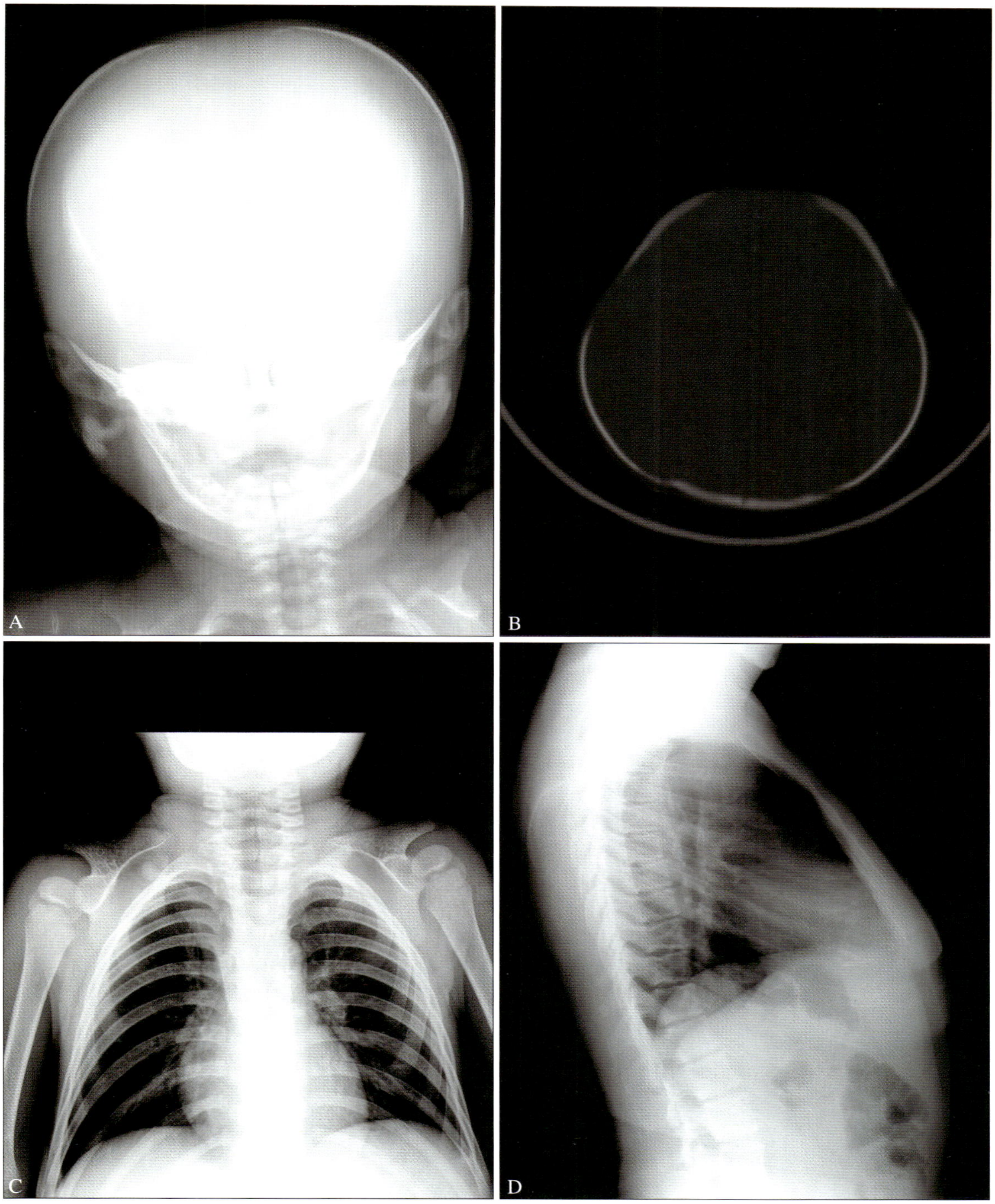

图 7-9-1 颅锁骨发育不良

图 A．头颅正位片示头大，前囟闭合延迟；图 B．头颅 CT 平扫轴位骨窗示颅缝增宽；图 C．胸部正位片示双侧锁骨缺失，肋骨轻度变短、向下倾斜；图 D．胸部侧位片示胸椎后缘变扁，椎体呈楔形

重点推荐文献

[1] Chacon GE，Ugalde CM，Jabero MF. Genetic disorders and bone affecting the craniofacial skeleton. Oral Maxillofac Surg Clin North Am，2007，19：467-474.

[2] Mundlos S. Cleidocranial dysplasia：clinical and molecular genetics. J Med Genet，1999，36：177-182.

第 10 节　神经纤维瘤病

【概念与概述】

- 神经纤维瘤病（neurofibromatosis，NF）是一种神经组织肿瘤形成的遗传性疾病，病变可以累及皮肤，内脏器官、神经和骨骼
- 分类
  - 神经纤维瘤病Ⅰ型（NF-1）：又称 von Recklinghausen 病，是最常见的神经纤维瘤病类型（约占 90%），由于 17 号染色体基因突变引起。患儿出生后短期内出现多发的色素沉着。至儿童晚期，皮肤表面和皮下出现大量肿瘤病灶，这些病灶可以癌变
  - 神经纤维瘤病 2 型（NF-2）：22 号染色体基因突变产生。神经系统肿瘤形成，通常表现为颅内肿瘤和椎管内肿瘤，前庭窝神经受累最常见。患儿 20 多岁时可出现失聪，平衡感丧失。病灶也可能癌变
  - 神经鞘瘤病：是罕见的 NF 类型，发生于外周神经元细胞的良性肿瘤。不会引起神经障碍或癌变。临床特征性表现为外周神经受累部位的慢性疼痛

【病因与病理】

一般发病机制

- NF 基因（NF-1 和 NF-2）具有抑癌作用，NF 基因缺陷或缺失即可导致本病发生

遗传学

- NF 为常染色体显性遗传，大约一半的病例为染色体突变所致
- 父母双方中有一方患有 NF-1 或 NF-2 时，子女患病率为 50% ~ 100%，取决于父母携带致病基因是杂合子还是纯合子
- NF-1 致病基因位于 17q11.2，NF-2 致病基因位于 22q12

流行病学

- NF 为最常见的由单基因引起的遗传性神经障碍，世界各地均可发病。在美国，NF-1 发病率约 1/4000，通常在儿童期确诊，NF-2 发病率约 1/5000，通常在成人早期确诊。神经鞘瘤病罕见

【临床表现】

表现

- NF-1：早期表现为婴儿期多发皮肤牛奶咖啡斑，病变可以发生在身体的任何部位，到儿童期数目逐渐增多。青春期时皮肤、皮下或神经结缔组织内出现神经纤维瘤。2% ~ 5% 病例出现疼痛、恶变
- 其他：脊柱侧弯，头晕，骨骼畸形，听力丧失，学习困难，视神经肿瘤等
- NF-2：肿瘤通常累及第八对颅神经（前庭窝神经），引起头晕，耳鸣，平衡感丧失，显著的听力缺陷。多于青春期或成人早期出现症状。皮肤病变不常见

自然病史与预后

- 大部分的 NF-1 症状较轻，患儿可以正常生活。少数 NF-1 病例身体衰弱
- NF-2 患儿病程差异大，病变邻近重要结构（如其他颅内神经、脑干）时，可能危及生命

治疗

- 对症治疗，肿瘤压迫邻近组织或结构出现症状时需要手术切除。肿瘤癌变时进行化疗效果好

【影像表现】

概述

- NF 的影像表现主要为骨骼发育不良性改变和神经肿瘤征象

X 线和 CT 表现

- 颅骨：单侧蝶骨翼发育不良性骨缺损，同侧中颅窝扩大，同侧乳突、鼻窦发育不良
- 脊柱：脊柱侧弯是 NF-1 最常见的骨骼畸形，可以合并椎体即附件畸形。脊膜发育不良时，脑脊液搏动可使发育不良的椎体后缘弧形凹陷，硬膜囊增宽，偶可通过扩大的椎间孔形成

脊膜膨出

- 其他：长骨弯曲，以胫骨向前弓形弯曲多见，可合并腓骨发育不全

MRI 表现

- NF-1 常见胶质瘤和神经纤维瘤；NF-2 常见颅神经鞘瘤、脑膜瘤和脊髓室管膜瘤
- 视神经胶质瘤：视神经呈梭形，T1WI 呈低信号，T2WI 呈高信号，增强扫描可见强化。肿瘤可向视交叉、下丘脑浸润生长（图 7-10-1）
- 小脑、脑桥等脑白质内多发 T2WI 高信号灶，无明显占位效应，增强扫描强化不明显。病灶可自行减少、体积减小（图 7-10-2）
- T1WI 双侧苍白球区对称高信号，无明显占位效应，增强扫描无强化

推荐影像学检查

- X 线平片和 CT 可明确 NF 骨骼发育不良情况
- MRI 对显示神经系统肿瘤具有明显优势

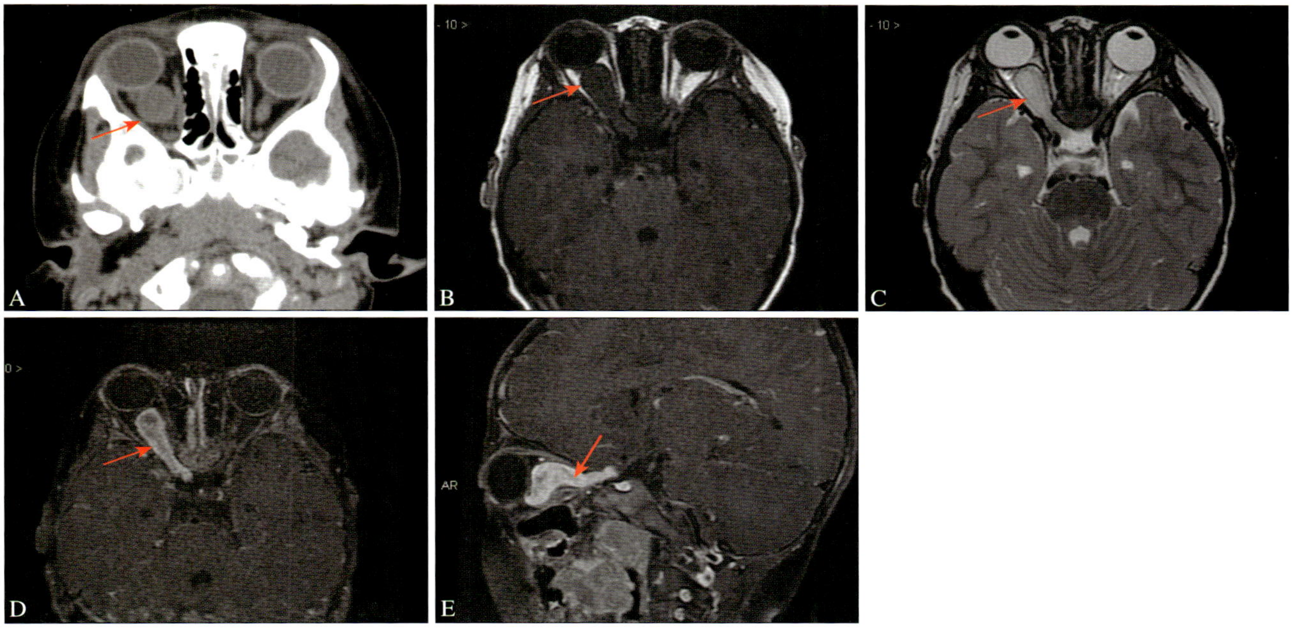

图 7-10-1　神经纤维瘤病 I 型（NF-I）

图 A 眼眶 CT 平扫示右侧视神经梭形增宽，内部密度均匀；图 B ~ E. MRI（图 B. 平扫 TIWI 轴位；图 C. 平扫 T2WI 轴位；图 D. 增强扫描 T1WI 轴位；图 E. 增强扫描 T1WI 矢状位）示右侧视神经呈梭形，T1WI 呈低信号，T2WI 呈高信号，增强扫描可见强化（红箭）

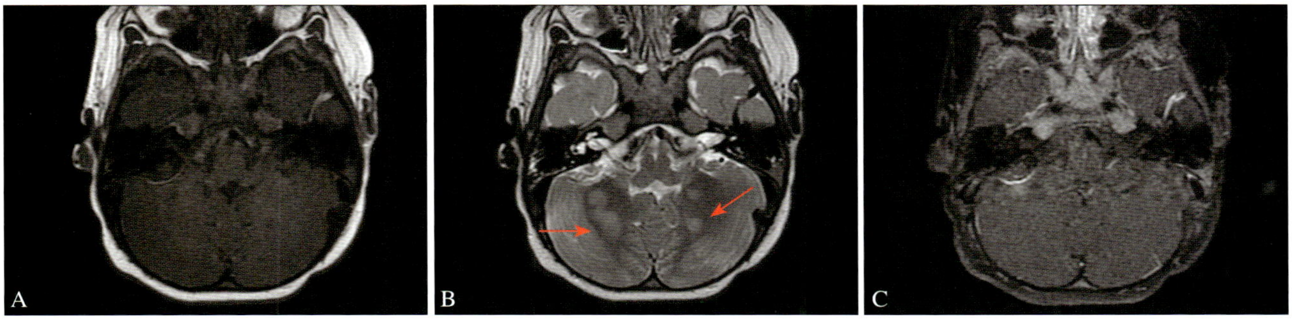

图 7-10-2　神经纤维瘤病 I 型（NF-I）（与图 7-10-1 为同一病例）

颅脑 MRI。图 A. 平扫 T1WI；图 B. 平扫 T2WI；图 C. 增强扫描 TIWI 示小脑白质内多发 T2WI 高信号灶，无明显占位效应，（红箭）增强扫描强化不明显

诊断与鉴别诊断要点

- 儿童的 NF 以 I 型多见，骨骼改变，神经肿瘤和牛奶咖啡斑是诊断关键

重点推荐文献

[1] Janet M. Torpy，Alison E. et al. JAMA patient page：Neurofibromatosis. JAMA，2008，300：352-352.

[2] MR Wallace，DA Marchuk，LB Andersen et al. Type 1 neurofibromatosis gene：identification of a large transcript disrupted in three NF1 patients. Science，1990，249：181-186.

[3] Korf，Bruce E. and Allan E. Rubenstein. Neurofibromatosis：A Handbook for Patients，Families，and Health Care Professionals. 2005.

[4] David H. Gutmann，MD，Arthur Aylsworth，et al. The Diagnostic Evaluation and Multidisciplinary Management of Neurofibromatosis 1 and Neurofibromatosis 2. JAMA，1997，278：51-57.

第 11 节 先天性高肩胛症

【概念与概述】

- 先天性高肩胛症（sprengel deformity），是与肩胛骨发育不良，位置异常相关的一组疾病。还包括局部肌肉发育不全或萎缩，继而出现肩关节外形异常和活动受限

【病因与病理】

一般发病机制

- 本病是胚胎期间肩胛带下降不全的结果
- 妊娠期第 5 周时肩胛带是位于颈 4 ～ 6 椎体旁的一个肢芽，正常情况下，妊娠第 3 个月底的时候，肩胛带会逐渐下降至胸部水平。任何原因导致肩胛带的正常下降过程受阻，就会形成高肩胛症。可发生在一侧或者双侧

遗传学

- 大多为散发，极少数存在家族遗传性（为常染色体显性遗传）

病因学

- 真正病因尚不明确，相关学说包括：与遗传因素有关，与羊水量过多引起宫内压力过高有关，与肌肉组织缺损或肩胛骨和椎体间的异常关节有关

流行病学

- 本病是最常见的肩胛带先天性发育畸形

大体病理及手术所见

- 肩胛骨发育小、位置高，可与枕骨相接触，上部向前弯曲超过胸廓顶部呈钩状，内缘及下角向脊柱内移
- 肩椎骨（omovertebralbone），约 1/3 先天性高肩胛症患者可见，为一菱形或梯形的软骨或骨性结构，连接肩胛骨内上角与颈椎棘突与横突之间
- 其他，可合并脊柱侧凸、脊椎体缺如、肋骨融合及肋间隙变窄等畸形
- 肩胛骨肌肉群部分或完全缺损，肩胛提肌和菱形肌变得纤细并有不同程度的挛缩或纤维化

【临床表现】

表现

- 特征性的表现是：肩关节不对称，外展受限。通常患侧要比健侧高 2 ～ 10cm，位置内收，下角旋转。患儿多在 1 岁之后即能发现患肩增高
- 肩胛骨发育小，下角升高，上下径变短，横径变宽
- 患肢肩胛带肌肉不发达、甚至萎缩，可合并脊柱及胸廓畸形

人口统计学

- 男：女约 3∶1

治疗

- 保守治疗：适用于畸形不严重、功能障碍不显著者。增加患侧上体活动，伸展牵引短缩的肌

肉，改善关节活动功能

- 手术治疗：适用于畸形严重，功能障碍明显的患儿。患儿年龄以 3 ~ 7 岁时手术效果最好。手术原则是松解肩胛骨周围软组织，使肩胛骨下降至正常位置，切除阻碍肩胛骨下降的骨性、肌性连接，注意避免血管、神经损伤
- 双侧畸形：如畸形对称可不考虑手术治疗

【影像表现】

概述

- 可为单侧或双侧

X 线表现

- 肩胛骨位置升高，上角居第 1 胸椎至第 4 颈椎，甚至达颅底水平
- 肩胛骨发育较小，正位近似方形或三角形，其内上角变尖且弯曲，内下角内收且逆时针旋转。肩胛骨的腋缘与脊柱缘之间（横径）宽度增加，下角转向腋部，内上缘转向脊柱。肩椎骨呈骨桥连接肩胛骨与颈椎。同时可合并其他的胸颈椎及肋骨畸形

推荐影像学检查

- X 线平片为本病首选检查方法
- CT 对肩椎骨的显示具有优势（图 7-11-1）

诊断与鉴别诊断要点

- 肩胛骨位置高，可有肩椎骨

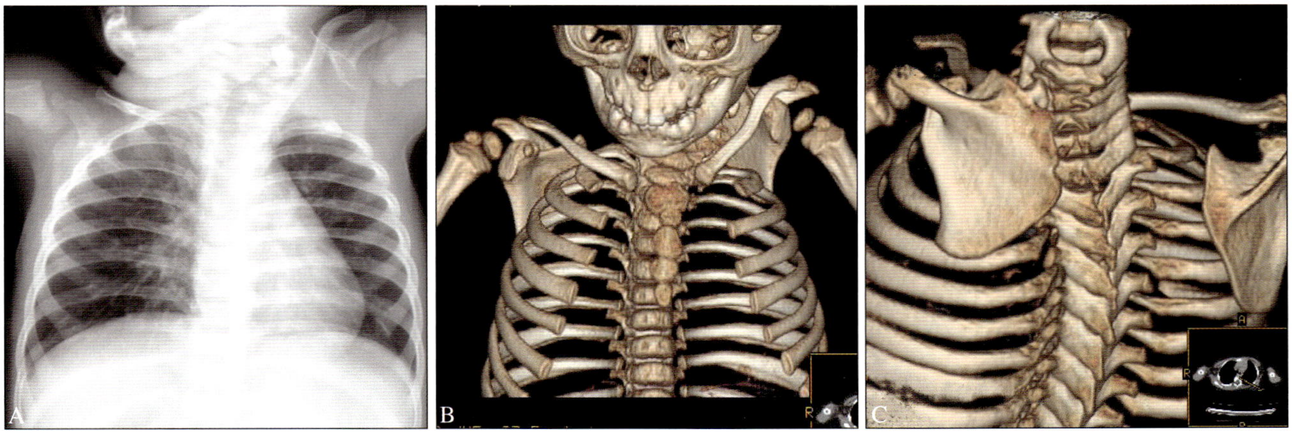

图 7-11-1 先天性高肩胛症

图 A．胸部正位片和图 B ~ C 胸部 CT 扫描三维重建示左侧肩胛骨位置升高，上角达第 3 颈椎水平，其内上角形态不规则，内下角内收

重点推荐文献

[1] Leibovic SJ，Ehrlich MG，Zaleske DJ. Sprengel deformity. J Bone Joint Surg Am，Feb 1990，72：192-197.

[2] Ogden JA，Conlogue GJ，Phillips MS，et al. Sprengel's deformity. Radiology of the pathologic deformation. Skeletal Radiol，1979，4：204-211.

[3] Boon JM，Potgieter D，Van Jaarsveld Z，et al. Congenital undescended scapula（Sprengel deformity）：a case study. Clin Anat，Mar 2002，15：139-142.

第 12 节 脊柱侧弯

【概念与概述】

- 脊柱侧弯（scoliosis）指冠状面上脊柱偏离中线向侧方弯曲，呈“S”或“C”形。常伴有矢状面上的弯曲或 / 和旋转
- 分型：先天性脊柱侧弯、特发性脊柱侧弯和神经肌肉性脊柱侧弯
- 同义词：脊柱侧凸

【病因与病理】

一般发病机制

- 脊柱侧弯中约 65% 为特发性，约 15% 为先天性，约 10% 继发于神经肌肉疾病
- 特发性脊柱侧弯，尚无明确病因，通常认为是多因素共同作用的结果，其中包括遗传因素
- 先天性脊柱侧弯是由于先天性椎体畸形导致的
- 继发于神经肌肉疾病的脊柱侧弯，多于青春期时出现症状，如继发于脊髓栓系综合征，常在生长发育快速期出现

遗传学

- CHD7 基因与特发性脊柱侧弯具有明显相关性

流行病学

- ≤ 10° 的脊柱侧弯发病率 1.5% ～ 3%
- ≤ 20° 的脊柱侧弯发病率无明显性别差异
- 儿童后期最常见，尤其是女孩

【临床表现】

表现

- 体征
    - 身体向一侧弯曲
    - 脊柱一侧肌肉组织不均匀
    - 胸椎侧弯导致的胸廓旋转，肋骨或肩胛骨突出
    - 双腿不等长
    - 部分病例中可见神经反应速度减慢
- 症状
    - 脊柱侧弯严重者可导致肺活量降低，压迫心脏，体力活动受限

人口统计学

- 女性多于男性

自然病史与预后

- 脊柱侧弯的预后取决于病情的进展情况
- 一般情况下，弯曲幅度大者预后较弯曲度小者容易进展。胸椎和腰椎的双重侧弯预后较单纯腰椎或胸腰段的侧弯容易进展，预后差。骨骼发育未完成者较发育完成者更易进展。女性较男性容易进展

治疗

- 按摩：剥离韧带粘连，改善肌肉营养，加强肌肉中的新陈代谢，增强肌肉弹力
- 牵引：可加大椎体间隙，使已发生粘连的组织剥离，达到复位的目的
- 支架固定：经牵引后使用必要的支具迫使已复位的脊椎稳定不变，不发生回缩变化，也有扩大椎体间隙的作用
- 电疗：利用电磁疗法，增加对病变部位的吸收功能，改善气血循环，可剥离组织粘连和防止发生再粘连
- 药物：根据不同病情及患者体质，采用不同药物、药量予以辅助配合治疗
- 手术：如果侧弯旋转过大，出现明显压迫脊髓的症状，应采取手术治疗

【影像表现】

概述

- 影像学检查对检查有无椎体畸形，判断脊柱侧弯类型非常重要

X 线表现

- X 线平片包括站立位、全脊柱的前后位和侧位，必要时加照仰卧位前后位片有助于显示脊柱的弯曲和旋转情况（图 7-12-1）
- 先天性脊柱侧弯：可见多发椎体和椎弓根的形态异常，如楔形椎或半椎体，单侧性椎体融合等
- 特发性和神经肌肉性脊柱侧弯：无椎体和椎弓的先天性畸形

CT 表现

- CT 薄层扫描及三位重建可以清晰显示平片中难以显示的复杂椎体畸形，以及其与邻近脊柱的关系（图 7-12-2）

MRI 表现

- 可显示脊柱侧弯合并的神经管闭合不全，脊髓空洞、脊髓栓系、脊髓脂肪瘤等神经异常。对临床指导手术意义重大

推荐影像学检查

- X 线平片和 CT 可以全面了解脊柱骨骼情况，MRI 可以显示伴随的神经异常

【鉴别诊断】

- 不同类型的脊柱侧弯之间需要进行鉴别

诊断与鉴别诊断要点

- 平片全面观察
- CT 发现椎体畸形
- MR 排除脊髓异常

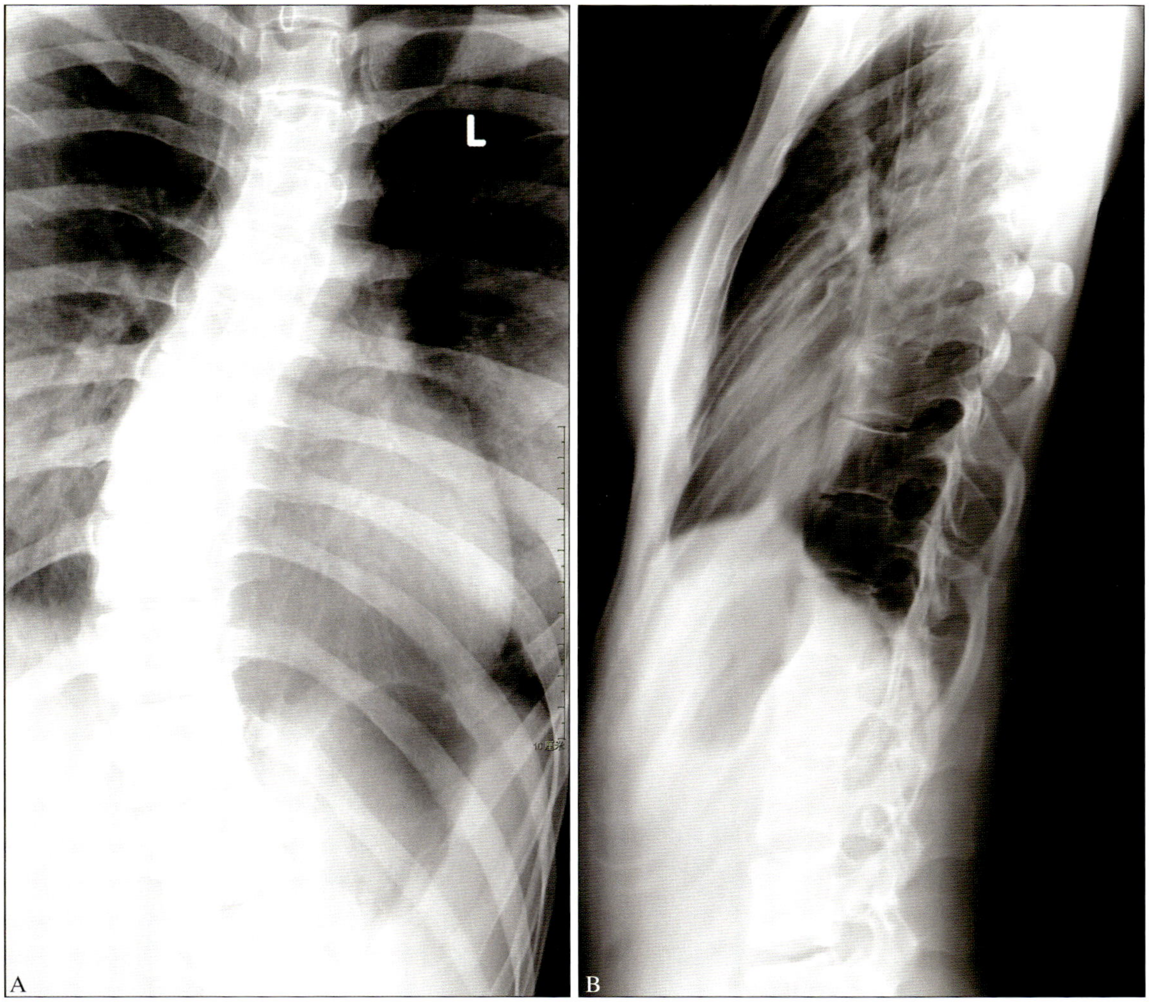

图 7-12-1　特发性脊柱侧弯

图 A 和图 B．胸腰椎正侧位片示脊柱侧弯，但无椎体及附件骨质异常

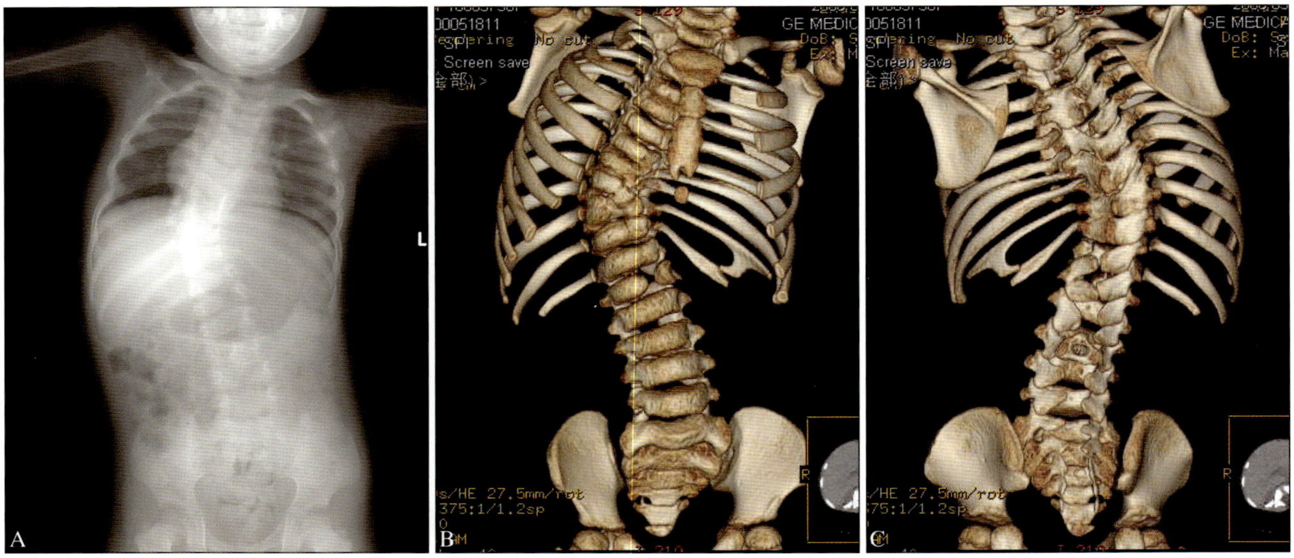

图 7-12-2 先天性脊柱侧弯

图 A. 脊柱正位片；图 B ~ C. CT 三维重建示脊柱侧弯畸形，胸腰椎多发半椎体、融合椎、椎板裂等畸形，同时合并左侧肋骨畸形

重点推荐文献

[1] Ogilvie JW, Braun J, Argyle V, et al. The search for idiopathic scoliosis genes, Spine 2006, 31: 679-681.

[2] Weiss HR, Scoliosis-related pain in adults: Treatment influences, European Journal of Physical Medicine and Rehabilitation, 1993, 91-94.

第 13 节 先天性假关节

【概念与概述】

- 先天性假关节（congenital pseudarthrosis）指出生时即已形成，或由于局部骨骼形成障碍生后出现的、不易愈合的病理性骨折，为少见的先天畸形

【病因与病理】

一般发病机制

- 由于节段性的骨发育障碍，造成局部成角或病理性骨折

病因学

- 病因不明，有研究显示 40% ~ 50% 的先天性假关节患者合并多发性神经纤维瘤，大约 10% 的神经纤维瘤患者出现胫骨假关节，故认为本病与神经纤维瘤病有关。亦有观点认为本病与神经纤维瘤病都是由于局部神经通路异常引起的

【临床表现】

表现

- 肢体向前外侧成角，由于骨质弯曲和骨骺发育异常表现为患肢变短
- 多于生后 1 年内表现出肢体形态异常，但文献报道有患者直至 12 岁才出现症状
- 大部分单侧发病，双侧受累罕见

人口统计学

- 在新生儿中的发病率为 1/(14 万 ~ 25 万)

治疗

- 不同类型采用不同的治疗方法，包括植骨、电刺激、截肢等
- 发生骨折后，治疗包括切开复位，内固定和植骨

【影像表现】

X 线表现

- 胫骨：X 线表现及分型（Crawford 分型法）：共同征象：胫骨干向前外侧弯曲。Ⅰ型：骨髓腔存在，骨皮质可增厚。Ⅱ型：骨髓腔变窄，骨皮质明显增厚，骨形成异常。Ⅲ型：可见到

囊变区，骨折可能性增大。Ⅳ型：合并骨折、囊性变，假关节形成

- 发生骨折后断端骨质硬化，骨髓腔闭塞，但多无骨痂形成。常见近侧断端杯口状增生
- 腓骨：多与同侧胫骨假关节伴随，二者多见于同一水平。常伴骨皮质增生，骨髓腔变窄、甚至闭塞，骨折端变尖（图 7-13-1）
- 其他，如锁骨、尺桡骨、肱骨等改变与胫、腓骨改变大致相同

MRI 表现

- 胫骨
  - T1WI 中Ⅰ、Ⅱ和Ⅳ型表现为低信号，Ⅲ型表现为高信号
  - T1WI 增强序列病变明显强化，病变范围显示清晰。可以为手术治疗范围提供有力依据
  - STIR 序列可以显示周围软组织弥漫的水肿改变，同时显示合并的神经纤维瘤

推荐影像学检查

- X 线为主要检查 方法，显示骨骼改变明确
- MRI 有助于全面显示合并的神经纤维瘤

诊断与鉴别诊断要点

- 外伤性骨折：骨干多无弯曲，无囊性改变，骨折端形态正常、无变细，恢复期可见骨痂形成
- 佝偻病：广泛的骨质疏松，无皮质硬化和骨髓腔变窄

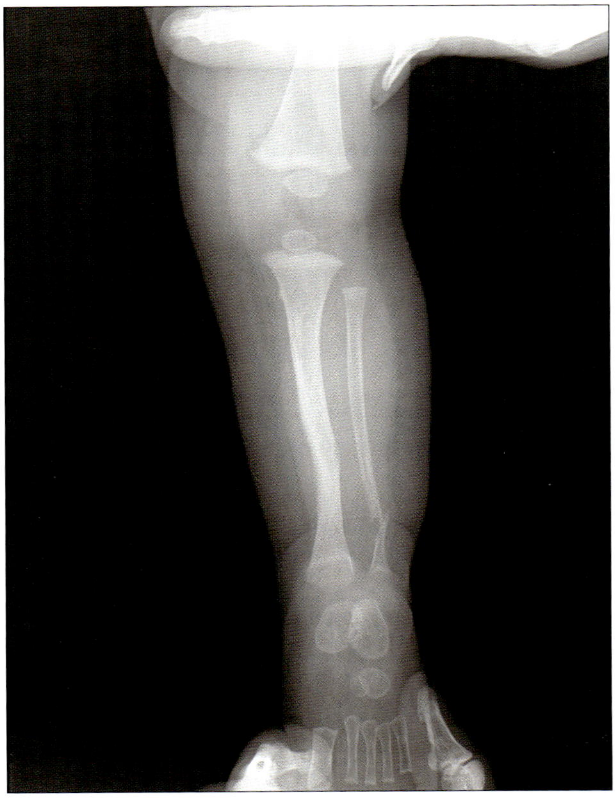

图 7-13-1 先天性假关节
小腿正位 X 线片示胫骨干弯曲，骨皮质增厚，骨髓腔存在。腓骨中下段骨质不连续，断端变尖

重点推荐文献

[1] Hefti F, Bollini G, Dungl P, et al. Congenital pseudarthrosis of the tibia: history, etiology, classification, and epidemiologic data. J Pediatr Orthop B, 2000, 9: 11-15.

[2] Delgado-Martinez AD, Rodriguez-Merchan EC, Olsen B. Congenital pseudarthrosis of the tibia. Int Orthop, 1996, 20: 192-199.

[3] Brian TC. A Retrospective Review of Congenital Pseudoarthrosis of the Tibia, Iowa Orthop J, 2002, 22: 57-60.

第 14 节 先天性髋关节发育不良

【概念与概述】

- 先天性髋关节发育不良（developmental dysplasia of hip）：髋臼发育不良，髋关节不稳定、对位不良
- 同义词：先天性髋关节脱位（congenital dislocation of hip）、髋关节发育异常（development dysplasia of hip）

【病因与病理】

一般发病机制

- 机械因素：妊娠后期，羊水过少和臀位使髋关节受力异常
- 功能因素：患儿雌激素水平较高

流行病学

- 女孩发病率高于男孩
- 白人发病率高于黑人
- 单侧脱位时，左侧多于右侧
- 双侧脱位占总病例的 25% 以上

【临床表现】

表现

- 能行走前：大腿内侧皮纹不对称，下肢不等长；髋关节外展受限；Ortolani“反跳”征，Barlow 试验阳性
- 能行走后：会阴部增宽，“鸭步”；Galeazzi 和 Allis 征阳性，Trendelenburg 试验阳性

自然病史与预后

- 早期诊断、及时治疗，预后良好
- 治疗不及时会导致髋关节不可逆性畸形，患侧肢体短缩，关节活动受限，退行性改变和缺血坏死等

治疗

- 早期可采用保守治疗减少股骨头异位程度
- 晚期造成不可逆性畸形后，需手术治疗

【影像表现】

概述

- 髋臼发育异常，股骨头位置或形态异常

X 线表现

- 髋臼浅而不规则，股骨头骨化延迟、发育小
- 髋臼角增大（髋臼角正常范围 30° ~ 12°，随年龄增长逐渐减小）
- Shenton 线不连续（Shenton 线为上耻骨支下缘与股骨颈内侧缘的连线）
- Perkin 方格：连接两侧 Y 型软骨中心的连线，称为 Hilgenreiner 线；经髋臼外缘划其垂线，称 Perkin 线；两者构成的象限称 Perkin 方格。正常股骨头骨骺位于 Perkin 方格内下象限（图 7-14-1）

CT 表现

- 可用于固定术后复查

MRI 表现

- 对股骨头骨骺软骨显示清晰，可早期发现股骨头骨骺的缺血坏死性改变

超声表现

- 可显示软骨情况，判断股骨头与髋臼的形态和位置关系，可动态观察髋关节不稳

推荐影像学检查

- 4 个月以下患儿，由于股骨头骨骺未骨化，建议选用超声检查
- 4 个月以上患儿首选 X 线平片检查

诊断与鉴别诊断要点

- 脑瘫、髋外翻、神经肌源性疾病：由于肌张力异常引起髋关节对位不良，但骨骼形态结构无异常
- 婴儿化脓性关节炎所致脱位：可见局部与全身感染症状，髋臼发育无异常

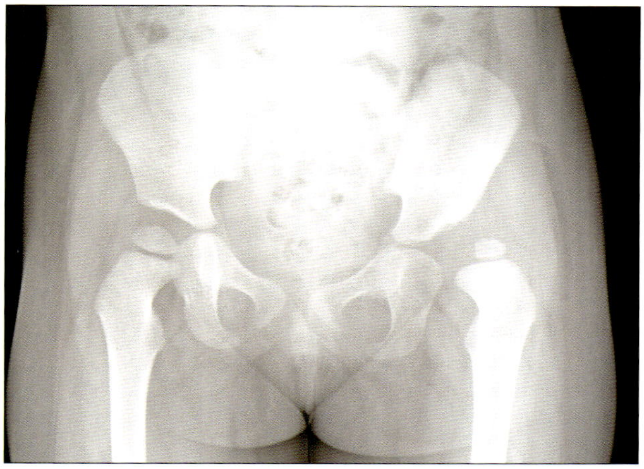

图 7-14-1 先天性髋关节发育不良
髋关节正位片示左侧髋臼浅且不规则，髋臼角增大，股骨头骨骺发育小，位于 Perkin 方格外上象限

重点推荐文献

[1] Keller MS，Nijs EL. The role of radiographs and US in developmental dysplasia of the hip：how good are they? Pediatr Radiol，2009，39 Suppl 2：S211-215.
[2] Sewell MD，Rosendahl K，Eastwood DM. Developmental dysplasia of the hip.BMJ，2009，24：339：b4454.
[3] urley A. DDH：causes and examination. Community Pract，2009，82：36-37.

第 15 节 先天性髌骨脱位

【概念与概述】

- 先天性髌骨脱位（congenital patella dislocation，CPD），是一种少见的先天性畸形，通常出生时即出现膝外翻、屈曲痉挛、胫骨外旋和足畸形，多为双侧发病

【病因与病理】

一般发病机制

- 由于附着于髌骨外侧缘的髂胫束挛缩，股四头肌变短，股内侧肌缺如，髌骨发育小，导致髋关节和膝关节的屈曲畸形、膝外翻、胫骨外旋等。股骨髁间窝发育不良

遗传学

- 部分病例与引起关节或结缔组织紧张的遗传综合征相关，如 Down 综合征和 Larsen 综合征等

大体病理及手术所见

- 股四头肌旋转不良，髌韧带附着在胫骨前外侧
- 股四头肌和髂胫束挛缩
- 髌骨发育不全，关节面变平，位于关节外侧
- 髁间窝发育不良、变浅
- 外侧关节囊挛缩，内侧关节囊增厚
- 膝外翻，胫骨外旋、半脱位

【临床表现】

表现

- 临床表现差异大。出现膝关节屈曲挛缩、膝外翻，胫骨外旋、足畸形和走路延迟的孩子都要考虑到本病的可能
- 先天性的髌骨脱位通常出生后即出现症状，一侧或双侧的膝关节屈曲挛缩，髌骨位置外移、不可复，伸膝功能受限
- 部分患儿由于进行性的股四头肌挛缩，膝关节屈曲受限，屈膝时髌骨脱位

自然病史与预后

- 不经治疗的先天性髌骨脱位将逐渐形成发育不良性畸形，如股骨外侧髁变平，膝外翻越来越明显，胫骨外旋。髌骨发育不全、髁间窝变浅

治疗

- 明确诊断后应尽早手术治疗，最好 1 岁内进行，重建伸膝装置
- 早期诊断及治疗，膝关节功能多有恢复，伴随的畸形随生长发育而得以逐渐矫正

【影像表现】

X 线表现

- 在较大儿童和青少年，膝关节前后位片可以显示髌骨的大小和位置，侧位和髌骨轴位显示更为清楚
- 婴幼儿和小儿童，髌骨尚未骨化或仅少部分骨化，软组织的改变也很难被发现
- 膝关节前后位片可以显示股骨外侧髁发育不良，关节间隙变窄和胫骨相对股骨的位置关系
- 膝关节侧位片中，尚未完全骨化的髌骨偏离正常位置，合并伸膝装置软组织密度的缺如时可以明确诊断
- 髌骨轴位可显示髌骨的位置、形状和大小；髁间窝变浅和股骨外侧髁发育不良的程度
- 大部分的先天性髌骨脱位病例的髌骨骨化延迟，平片诊断困难

CT 表现

- 清晰显示骨骼改变，主要用于大儿童和青少年
- 增强扫描可以将关节软骨和骺软骨结构与软组织区分开

MRI 表现

- 清晰显示软骨结构，明确区分软骨和邻近的关节结构，对术前评估意义重大
- 薄层扫描，沿股四头肌肌腱仔细寻找，有助于发现发育不良的髌骨
- 可以显示股四头肌的形状和位置，明确肌腱附着点、髌韧带和内外侧支持带的位置

超声表现

- 随着高频转换器的发展，超声检查越来越多地应用于骨和关节病变的评价
- 显示婴幼儿和小儿童髌骨、胫骨和股骨已经骨化的部分和尚未骨化的软骨部分
- 显示膝关节韧带以及它们的附着点情况，为评价膝关节的整体结构提供帮助
- 多角度、动态观察

推荐影像学检查

- 超声检查由于其高分辨率、操作简便，适用于婴幼儿膝外翻、屈曲挛缩的早期评价
- 髌骨开始骨化后，可选择 X 线平片作为早期诊断和随访的方法，必要时选择 CT 辅助显示骨质情况
- MRI 可以全面显示髌骨、关节软骨、骨骼和软组织，是术前评估的重要组成部分

重点推荐文献

[1] Benjamin Z, Koplewitz, Paul S, et al, Congenital Dislocation of the Patella, AJR 2005, 184: 1640-1646.

[2] Eilert RE. Congenital dislocation of the patella. Clin Orthop, 2001, 389: 22-29.

[3] Ghanem I, Wattincourt L, Seringe R. Congenital dislocation of the patella. Pathologic anatomy. J Pediatr Orthop, 2000, 20: 812-816.

第 16 节　扁平足

【概念与概述】

- 扁平足（flat feet）由于某些原因造成足弓塌陷或完全消失
- 同义词：平足症

【病因与病理】

- 扁平足主要是由于足骨形态异常，肌肉萎缩、韧带挛缩或慢性劳损造成
- 儿童扁平足主要是因韧带松弛所致，具有遗传倾向

【临床表现】

表现

- 婴儿期由于足弓尚未发育形成，表现正常。幼儿期和儿童早期，随着足部肌肉、肌腱、韧带和骨骼的发育，足弓逐渐形成，至 4 ～ 6 岁时完成
- 临床上分为姿势性扁平足和痉挛性扁平足
  - 姿势性：为初发期，足弓外观无异常，但行走和劳累后感足疲劳和疼痛，小腿外侧踝部时感疼痛，足底中心和脚背可有肿胀，舟骨结节处肿胀及压痛明显，局部皮肤可发红，足活动内翻轻度受限。站立时，足扁平，足外翻。经休息后，症状、体征可消失
  - 痉挛性：好发于青壮年，部分由姿势性平足处理不当发展而来。主要为站立或行走时疼痛严重，可呈八字脚步态。腓骨长肌呈强直性痉挛，足内、外翻和外展活动受限。足跟变宽，足底外翻，跟腱向外偏斜，前足外展，舟骨结节完全塌陷，向内突出。严重者，足部僵硬。固定于外翻、外展和背伸位，活动明显受限。即使经较长时间休息，症状也难改善。部分患者可继发腰背痛及髋、膝关节疼痛

自然病史与预后

- 儿童期扁平足患儿至青春期后期时大部分可以恢复正常

治疗

- 多不需要治疗，光脚走路可以锻炼足部肌肉，对改善扁平足有一定帮助
- 症状重且持续存在时可选择手术治疗

【影像表现】

X 线表现

- 负重条件下摄足正侧位 X 线片
  - 沿距、舟、第一楔骨及跖骨长轴中心画一条直线，再于舟骨中央画一条与其前后关节面相平等的直线，并与每一条线相交叉。通常足弓两条线呈直角相交。若病变或韧带松弛发生在距舟关节，舟骨、第一楔骨及跖骨中轴线与距骨中轴线相互不连续，并在足跖侧形成角度，距骨中轴经过舟骨跖侧 1/4 处。如果韧带松弛出现在舟楔关节，距骨中轴线则位于第一楔骨的跖侧，而与舟骨中心的垂线直角相交。当通过舟骨中心的直线向前后延长，均位于距骨和第一跖骨的跖侧时，表明距舟和舟楔关节均有韧带松弛
  - 距骨跖屈角：沿足跖侧画一条水平线与距骨中轴线相交。正常值为 26.5°±3.5°。当距骨有跖屈畸形时，此角度增大
  - 距舟背跖角：在负重的正位片上，沿舟骨远端关节画画一平行线，再画一条距骨中轴线，两线相交所形成的内侧角称距舟背跖角。正常值为 60° ～ 80°。此角 > 60° 表明有距骨移位

重点推荐文献

[1] Sharma K.N. et al. "Flat Feet：A Study of 397 School Children". APOCON 2005.

[2] Rao，Udaya Bhaskara；Joseph，et al. "The Influence of Footwear on the Prevalence of Flat Foot". The Journal of Bone and Joint Surgery，1992，74B：525-527.

第 17 节 股骨头骨骺滑脱

【概念与概述】

- 股骨头骨骺滑脱（slipped capital femoral epiphysis，SCFE），指发生在发育期的青少年，特发性的股骨近端骨骺 Salter Ⅰ型骨折引起股骨头骨骺滑脱

【病因与病理】

一般发病机制

- 青少年骨骺尚未闭合，骺板较周围组织薄弱，受到剪切应力时容易发生损伤，Salter Ⅰ型骨折时可引起股骨头骨骺滑脱
- 部分与炎症因子、内分泌失调等有关
- 肥胖患儿受到应力更大，更容易发生本病

流行病学

- 男性发病率高于女性
- 黑人发病率高于白人

【临床表现】

- 分型
  - 稳定型：可不扶拐行走，90% 属于此型
  - 不稳定型：需要扶拐行走甚至不能行走，多见于外伤后

表现

- 早期：髋关节僵硬，休息后可缓解
- 中期：跛行，活动时髋关节、腹股沟部疼痛，可向大腿和膝关节放射
- 晚期：关节活动受限，屈曲、短缩畸形
- 好发于 12 ～ 15 岁青少年
- 可双侧发病

自然病史与预后

- 滑脱程度轻者预后相对好
- 可合并股骨头缺血坏死和关节软骨溶解

治疗

- 原则：预防和避免滑脱的继续发展，减少并发症的发生

【影像表现】

X 线表现

- 股骨头骨骺相对于骺端向后、向下滑脱，蛙式位有助于诊断
- 前后位片上，表现可不明显，滑脱的骨骺与干骺端部分重叠、密度增高
- Shenton 线可不连续
- 晚期关节周围骨质疏松，骨骺高度降低
- 根据 X 线表现分型
  - Ⅰ型（轻度）：骨骺移位小于干骺端宽度的 1/3
  - Ⅱ型（中度）：介于 1/3 ～ 1/2
  - Ⅲ型（重度）：大于 1/2

核医学表现

- 病变区域放射性浓聚

推荐影像学检查

- X 线平片为主要检查方法

诊断与鉴别诊断要点

- 需与髋关节疼痛性疾病鉴别
- 化脓性关节炎：感染性症状，可见于任何年龄
- 滑膜炎：10 岁以下儿童多见
- 骨髓炎：常见于 5 对以下幼儿

重点推荐文献

[1] Peck D. Slipped capital femoral epiphysis：diagnosis and management. Am Fam Physician，2010，82：258-262.
[2] Aronsson DD，Loder RT，Breur GJ，et al. Slipped capital femoral epiphysis：current concepts. J Am Acad Orthop Surg，2006，14：666-679.

第 18 节　盘状半月板

【概念与概述】

- 盘状半月板（discoid meniscus）是一种少见的解剖学变异，指膝关节正常的半月板被纤维软骨组织的盘状半月板所替代，外侧半月板受累多见

【病因与病理】

一般发病机制

- 发病机制尚不明确。比较认可的是 Kaplan 等提出的理论，即胎儿时期，外侧半发病机制尚不明确。较公认的观点是 Kaplan 等提出的观点，即胎儿发育时期，外侧半月板后角没有附着点，通过板股韧带连接股骨内髁和外侧半月板的后侧部分，从而使机体在伸直膝关节时，半月板由于受韧带的牵引向后内侧移位，到达股骨髁间，而伸直时又回复到外侧，如此反复摩擦、受压，使半月板增生、肥厚，形成了纤维软骨的盘状半月板

遗传学

- 以前认为本病无家族遗传性，但近年有文献报道，部分病例存在家族遗传性，有待进一步研究

流行病学

- 外侧半月板的发病率 1.5% ～ 3%，内侧半月板的发病率 0.1% ～ 0.3% 亚洲发病率稍高
- 20% 双侧发病

大体病理及手术所见

- 盘状半月板多位于外侧，为圆形的纤维软骨团块，表面凹凸不平，正常的 C 形结构消失

显微镜下特征

- 盘状半月板为变性的纤维组织和纤维样软骨构成，部分病例有多核细胞浸润

【临床表现】

表现

- 婴幼儿时期，无明显的临床症状
- 随着年龄的增大、运动量增多，可以出现患侧膝关节弹响、关节稳定性差，剧烈运动时可出现疼痛。严重者，关节活动受限
- 合并盘状半月板撕裂时，表现为明显的肿胀、Mc Murry 试验阳性等

人口统计学

- 无明显性别差异

自然病史与预后

- 盘状半月板由于组织结构及形状的异常，容易发生损伤、撕裂

治疗

- 对于没有症状的盘状半月板，临床观察处理，同时行健康教育，主要膝关节保护，避免外伤性盘状半月板撕裂
- 对于症状明显或者外伤性的半月板撕裂，出现了关节功能受限，多采取手术治疗。随着微创技术的进步，目前对于盘状半月板多行半月板成形术。手术前后，为保关节的稳定性，患者宜加强股四头肌锻练

【影像表现】

概述

- 外侧半月板多见，20% 双侧发病

X 线表现

- 多无明显异常，部分病例可见外侧膝关节间隙增宽，股骨外侧髁呈方形

MRI 表现

- 矢状面上以 4 ～ 5mm 层厚扫描，有 3 个或 3 个以上层面半月板前后角相连形成“领结”样改变
- 冠状面上半月板体部最窄处的宽度大于 14mm 或者超过胫骨内（外）侧平台关节面的一半以上

超声表现

- 盘状半月板边缘与中央均匀增厚，无凹陷，呈圆形，厚度大于 5mm

推荐影像学检查

- MRI 和超声检查基本可以清晰显示盘状半月板

诊断与鉴别诊断要点

- 盘状半月板合并板股韧带变异时，MRI 矢状位图像可能产生假阴性表现，需结合冠状位图像综合分析

重点推荐文献

[1] Hart ES，Kalra KP，Grottkau BE，et al. Discoid lateral meniscus in children. Orthop Nurs，2008，27：174-179.

[2] Connolly B，Babyn PS，Wright JG，et al. Discoid meniscus in children：magnetic resonance imaging characteristics. Can Assoc Radiol J，1996，47：347-354.

[3] Lee BI，Min KD. Abnormal band of the lateral meniscus of the knee. Arthroscopy，2000，16：11.

第 19 节　胫骨结节缺血坏死

【概念与概述】

- 胫骨结节缺血坏死，由 Osgood（1903）首先描述，而后由 Schlatter 报道，又称为 Osgood-Schlatter 病。是青少年常见的骨骺疾病
- 同义词：胫骨结节骨软骨炎、Osgood-Schlatter 病

【病因与病理】

一般发病机制

- 生长发育快速期，膝关节剧烈运动或反复的过量运动时，股四头肌的收缩力作用于发育尚不成熟的胫骨结节处，产生重复的亚急性撕脱骨折和韧带炎症反应，局部骨骺血供障碍，影响骨骺正常生长。由于成纤维细胞的分化和成骨细胞的活动，髌韧带及其附近的软组织又出现新的成骨现象，导致异位骨化的产生，胫骨结节过度增大

病因

- 胫骨结节处局部骨骺血供障碍，导致骨骺部分坏死同时伴有新生骨形成

【临床表现】

表现

- 可没有明确外伤史，约 50% 在剧烈运动后产生局部不适
- 20% ～ 30% 患者双侧同时出现症状
- 主要症状：(1) 胫骨结节处疼痛：多在运动过程中出现，尤其是上下台阶时或下跪时。轻者轻度疼痛，间歇性发作，剧烈运动时出现，休息后或局部止动后马上缓解，再次运动后又加重。重者疼痛剧烈，持续存在。(2) 胫骨结节处局部肿胀：软组织隆起，轻者局部肿胀可不明显

人口统计学

- 见于生长发育快速期的青少年，9 ～ 16 岁
- 多见于参加剧烈运动、大量活动的男孩
- 男：女约 3：1 ～ 7：1

自然病史与预后

- 通常为自限性疾病，预后良好

治疗

- 一般采用保守治疗，远期疗效良好，极少数需要手术治疗
- 保守治疗：大多数患者只要减少活动 2 ～ 3 周即可，部分病例局部肿胀、疼痛等症状明显，可配合使用外用药、局部理疗等处理
- 手术治疗：骨骼发育成熟后，仍存在胫骨前结节反复疼痛或膝关节功能明显受限时，需要进行手术治疗

【影像表现】

X 线表现

- 胫骨结节骨骺隆起，密度不均匀，可见大小不等、形态不规则的碎骨块。邻近局部软组织增厚、肿胀（图 7-19-1）
- 治疗后，大多可恢复正常。部分撕脱的软骨块骨化后与胫骨结节愈合，使其明显增大隆起，或长期游离于髌韧带发生异位钙化

MRI 表现

- T1WI 中正常高信号的髌下脂肪囊内，髌韧带附着区域信号减低
- T2WI 中髌韧带附着部位局限性信号增高

推荐影像学检查

- X 线平片结合临床症状即可对本病做出诊断

诊断与鉴别诊断要点

- 骨骺发育变异：正常胫骨结节发育过程中，可以出现多个骨化中心，但局部无任何的不适症状，不伴软组织肿胀，多可鉴别

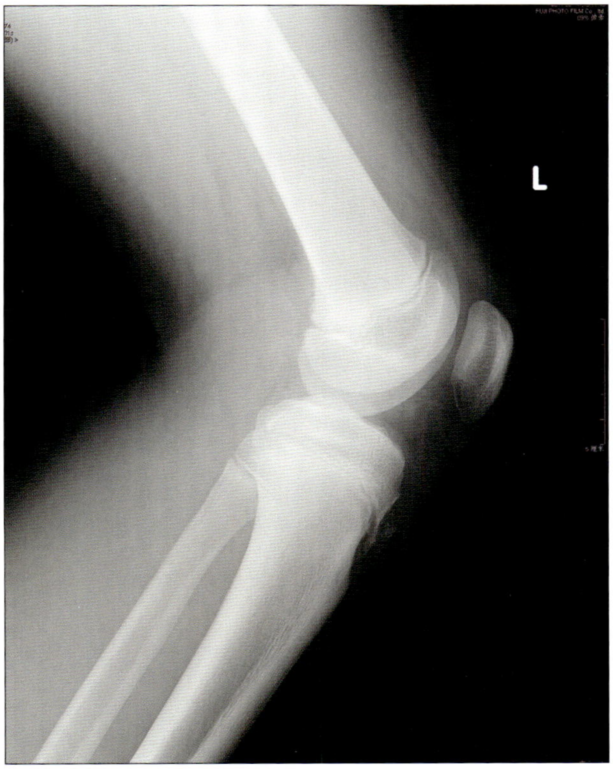

图 7-19-1　胫骨结节缺血坏死
膝关节侧位片示胫骨结节骨骺隆起，可见不规则的碎骨块影，邻近局部软组织增厚、肿胀

重点推荐文献

[1] Yashar A，Loder RT，Hensinger RN．“Determination of skeletal age in children with Osgood-Schlatter disease by using radiographs of the knee，”．J Pediatr Orthop，1995，15：298-301.

[2] Gholve PA，Scher DM，Khakharia S，et al. “Osgood Schlatter syndrome”. Curr. Opin. Pediatr，2007，19：44-50.

[3] Cassas KJ，Cassettari-Wayhs A. “Childhood and adolescent sports-related overuse injuries”. Am Fam Physician，2006，73：1014-1022.

第 20 节 股骨头缺血坏死

【概念与概述】

- 定义：特发性的股骨头骨骺缺血坏死
- 同义词：股骨头骨软骨病（osteochondrosis of femoral head），扁平髋，Legg-Calve-Perthes 病（LCP）

【病因与病理】

一般发病机制

- 股骨头骨骺血供障碍，继发缺血坏死
- 多于外伤有关
- 骨骺小梁骨折，股骨头变扁

【临床表现】

表现

- 多单侧受累，双侧受累约占 10%
- 双侧受累时先后发病，而非同时发病
- 髋部疼痛、跛行，运动受限，常伴同侧膝关节疼痛
- 进展缓慢

人口统计学

好发于 3 ～ 14 岁，5 ～ 9 岁最多见

男：女 = 5 ∶ 1

自然病史与预后

- 为自限性疾病，大部分患儿可自行好转
- 发病年龄越小预后越好
- 股骨头与股骨颈形态发生改变后会导致早发性骨关节炎

治疗

- 晚期畸形需要支架治疗或股骨截骨术

【影像表现】

概述

- 股骨头骨骺碎裂
- 双侧受累时两侧改变不对称

X 线表现

- 初期：髋关节周围骨质疏松，软组织肿胀
- 早期
  - 骨骺体积小而扁，骨质硬化，骨化延迟
  - 关节囊肿胀、滑膜增厚致使关节间隙增宽
  - 边缘可见新月形透亮区（新月征）——蛙式位有助于显示
- 进展期
  - 股骨头骨骺扁平，密度不均匀增高，碎裂
  - 骨骺内大小不等囊样透亮区
  - 骺板不规则增宽
  - 关节间隙增宽或正常
  - 股骨颈短粗、骨质疏松
- 晚期
  - 股骨头蕈样或帽状畸形
  - 股骨颈短粗，大粗隆升高
  - 颈干角缩小形成髋内翻
  - 继发退行性关节病：骨质增生，关节间隙变窄

MRI 表现

- 双侧股骨头骨骺不对称，患侧股骨头形态不规则、不同程度外移
- 骨化的股骨头骨骺内不规则坏死灶，增强扫描无强化
- 关节积液，滑膜增生

核医学表现

- 早期：因血供不足导致的放射性核素摄取减少
- 晚期：病变进入修复阶段，核素摄取增加

推荐影像学检查

- X 线平片为常规检查方法，用于对本病进行诊断和随访
- 临床高度怀疑，但 X 线表现阴性时，MRI 和核医学检查有助于早期诊断

诊断与鉴别诊断要点

- 髋关节结核：关节骨质广泛的骨质疏松，关节间隙变窄出现早，无干骺端短粗

重点推荐文献

[1] Kim HK. Legg-Calvé-Perthes disease. J Am Acad Orthop Surg，2010，18：676-686.

[2] Nelitz M，Lippacher S，Krauspe R，et al.Perthes disease：current principles of diagnosis and treatment. Dtsch Arztebl Int，2009，106：517-523.

[3] Lee MC，Eberson CP. Growth and development of the child' s hip. Orthop Clin North Am，2006 Apr，37：119-132.

第 21 节　纤维骨皮质缺损

【概念与概述】

- 纤维骨皮质缺损（fibrous cortical defect），为最常见的非肿瘤性骨纤维性病变，主要见于儿童

【病因与病理】

病因学

- 骨骼局部骨化障碍，纤维组织增生或纤维组织侵入骨皮质形成

流行病学

- 少数有家族史

显微镜下特征

- 由纺锤形细胞与有透明泡沫状胞浆的组织细胞构成
- 细胞以层状形式排列

【临床表现】

表现

- 多无症状，偶然发现
- 部分伴间歇性钝痛

人口统计学

- 好发于 6 ～ 15 岁
- 男性发病率高于女性

自然病史与预后

- 多数病变可自行消失
- 少数病变可持续增大，累及局部骨髓时，成为非骨化性纤维瘤

治疗

- 多不需要治疗

【影像表现】

概述

- 病灶小，非对称性
- 可单发或多发
- 常见于股骨远侧和胫骨近侧干骺端的骨皮质内

X 线表现

- 长骨骨皮质内卵圆形或不规则透亮区
- 边界清晰，伴窄硬化边
- 直径多小于 2cm
- 无骨膜反应（图 7-21-1）

CT 表现

- 皮质内骨缺损区，无膨胀性，边缘清晰

MRI 表现

- T1WI 和 T2WI 均呈中 - 低信号
- 硬化边显示为线样低信号
- 增强扫描病灶边缘强化

核医学表现

- 轻 - 中度的放射性核素浓聚

推荐影像学检查

- 一般常规 X 线平片即可诊断

诊断与鉴别诊断要点

- 非骨化性纤维瘤：病理改变与纤维性骨皮质缺损相同，病变体积较大，范围累及骨皮质和骨髓腔
- 干骺端结核：好发于干骺端松质骨内，可跨越骺板。密度不均匀，周围硬化不规则

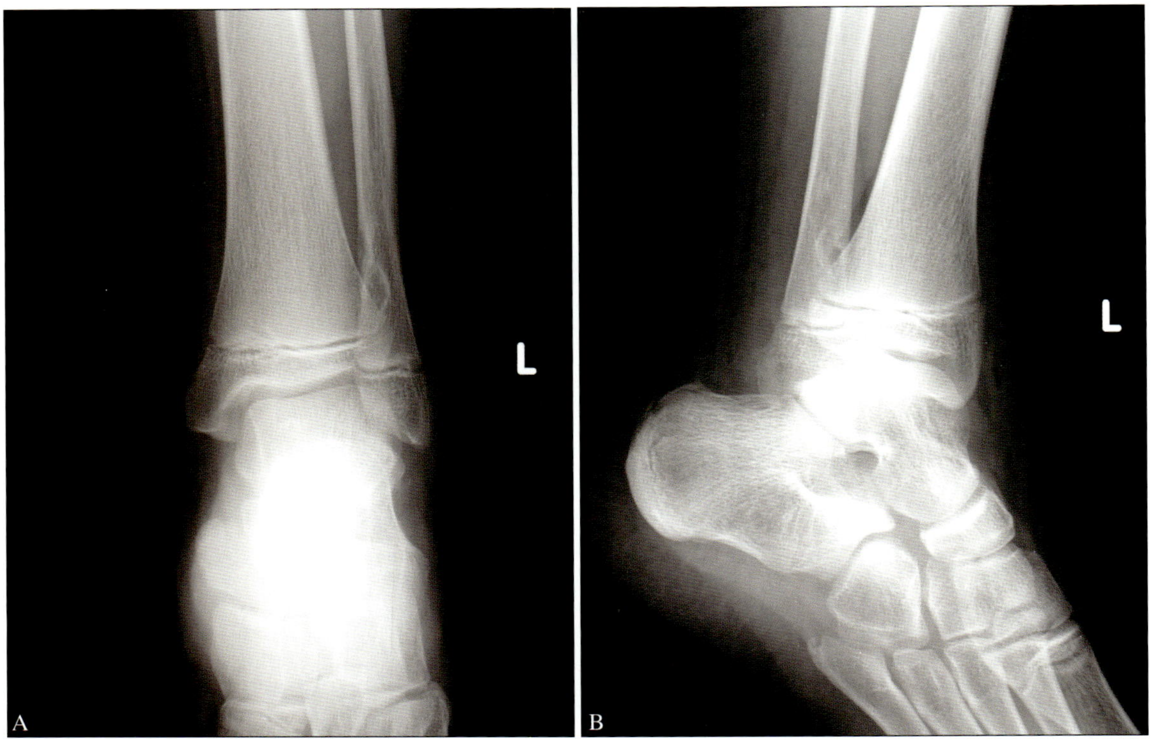

图 7-21-1 纤维骨皮质缺损
图 A 和图 B．左踝关节正侧位片示左腓骨远侧干骺端不规则透亮区，周围伴窄硬化边

重点推荐文献

[1] Mankin HJ，Trahan CA，Fondren G，et al. Non-ossifying fibroma，fibrous cortical defect and Jaffe-Campanacci syndrome：a biologic and clinical review. Chir Organi Mov，2009，93：1-7.

[2] Michael Betsy，MD，Lee M. Kupersmith，MD et al. Metaphyseal Fibrous Defects J Am Acad Orthop Surg，2004，12：89-95.

第 22 节 朗格汉斯细胞组织细胞增生症——在骨骼与肌肉系统的表现

【概念与概述】

- 朗格汉斯细胞组织细胞增生症（Langerhans cell histiocytosis，LCH），指以朗格汉斯细胞增生为特征的一组疾病，包括韩-薛-柯病（Hand-Schüller-Christian disease）即黄色瘤病、莱特勒-西韦病（Letterer-Siwe disease）和嗜酸性粒细胞肉芽肿（eosinophilic granuloma）。三种疾病实际上是同一病理改变的不同临床表现
- 同义词：组织细胞增生症 X

【病因与病理】

一般发病机制

- 病因尚不明确，目前有免疫功能异常和肿瘤样增生两种理论，更倾向于前者

大体病理及手术所见

- 黄色或灰棕色，常伴有出血、坏死和囊变

显微镜下特征

- 大量朗格汉斯细胞增生，伴嗜酸性粒细胞，组织细胞内类脂质蓄积
- 莱特勒-西韦病无类脂质沉积，又称“非脂性组织细胞增生症”

【临床表现】

表现

- 嗜酸性粒细胞肉芽肿
  - 局部肿块、疼痛，可合并病理性骨折
  - 全身症状轻
  - 伴肺间质改变

- 韩 - 薛 - 柯病
  - 颅骨缺损、尿崩症和突眼
  - 可伴皮疹和贫血
- 莱特勒 - 西韦病
  - 全身多脏器受累，骨骼改变轻
  - 肝、脾、淋巴结肿大，皮疹
- 男性发病率高于女性
- 发病年龄
  - 嗜酸性粒细胞肉芽肿：儿童及青年；韩 - 薛 - 柯病：5 岁以下；莱特勒 - 西韦病：2 岁以内
  - 高峰发病年龄：5 ～ 10 岁

自然病史与预后

- 嗜酸性粒细胞肉芽肿：可自愈或复发
- 汉 - 许 - 克病：慢性病变
- 莱特勒 - 西韦病：起病急骤，病情重，预后差，常为致死性

治疗

- 部分嗜酸性粒细胞肉芽肿可自愈
- 激素类药物注射
- 放疗

【影像表现】

概述

- 单骨病变多见
- 常见受累部位由高到低依次为：颅骨、肋骨、骨盆、脊柱和长骨
- 受累骨骼表现各异

X 线表现

- 颅骨
  - 边界清晰的溶骨性破坏区，“穿凿样”
  - 病灶融合形成“地图样”外观，其内见“纽扣样”死骨，破坏区周围可见硬化缘
  - 邻近伴软组织肿块
  - 上 / 下颌骨的病变可见“浮牙征”
- 骨盆和脊柱
  - 椎体楔状或扁平状，扁平椎为特征性改变
  - 邻近椎间隙正常
- 长骨
  - 多累及干骺端和骨干
  - 位于骨髓腔的膨胀性骨质破坏区
  - 常伴层状骨膜反应

CT 表现

- 在脊柱和骨盆受累时，可有效显示平片不能显示的骨膜反应和反应性硬化等（图 7-22-1）
- 胸部 CT 可见肺间质改变：纹理增多、紊乱，夹杂小结节灶（图 7-22-2）

MRI 表现

- T1WI 低信号，T2WI 高信号，增强扫描可见强化

核医学表现

- 表现多样，缺乏特异性

推荐影像学检查

- X 线平片为常规检查方法
- X 线胸片和胸部 CT 有助于肺间质病变的诊断
- CT 和 MRI 有助于发现小病灶、判断病变范围及特点

诊断与鉴别诊断要点

- 急性白血病：发病年龄较大，多发溶骨性改变，但少见穿透性破坏
- 尤因肉瘤：穿凿样骨质破坏伴层状骨膜反应，恶性度高，进展快

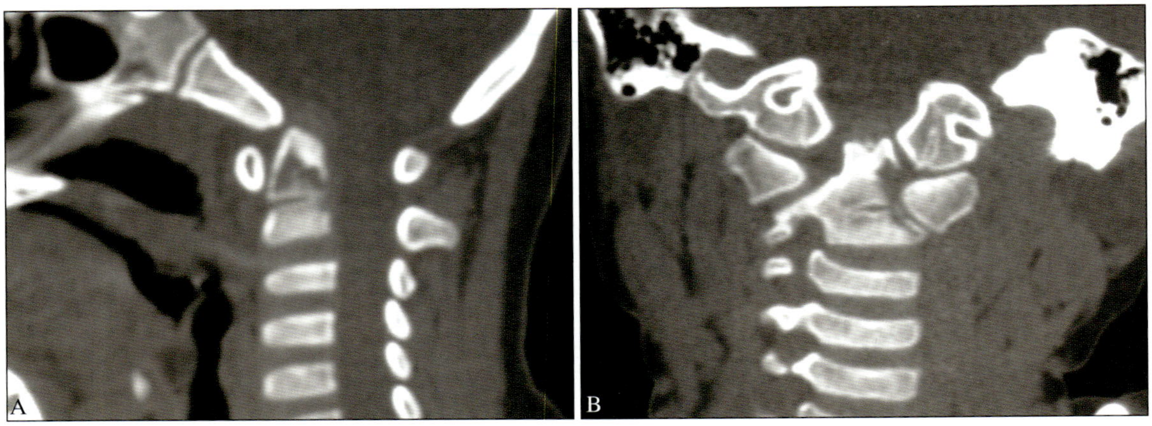

图 7-22-1 朗格汉斯细胞组织细胞增生症
颈椎 CT 三维重建矢状位。图 A 和冠状位图 B 示枢椎齿突骨质破坏区，边界清晰，局部见硬化缘，寰枢椎关节半脱位

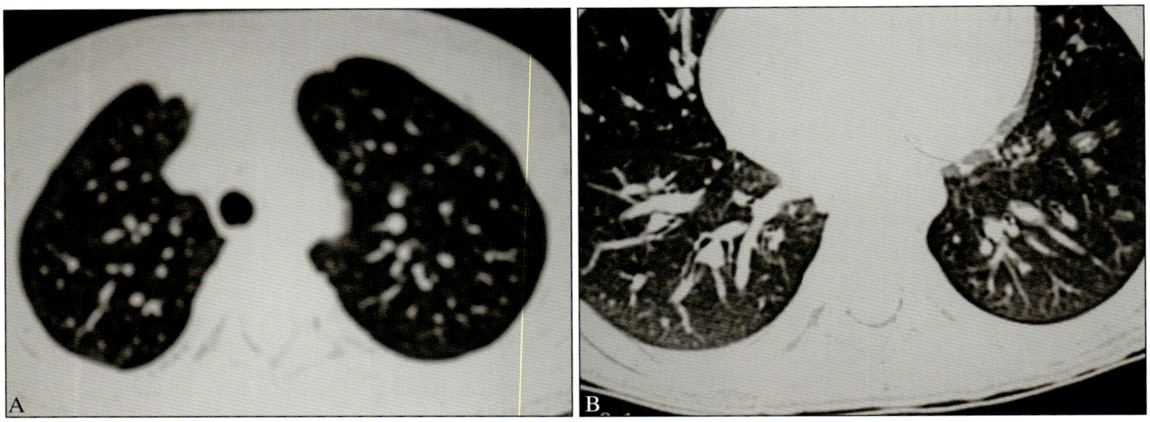

图 7-22-2 朗格汉斯细胞组织细胞增生症
胸部 CT 肺窗图 A（层厚 6mm）和图 B（层厚 1.5mm）示双肺纹理增多、紊乱，散在小结节影；图 B 可见小叶间隔增厚

重点推荐文献

[1] Windebank K，Nanduri V. Langerhans cell histiocytosis. Arch Dis Child，2009，94：904-908.

[2] Satter EK，High WA. Langerhans cell histiocytosis：a review of the current recommendations of the Histiocyte Society. Pediatr Dermatol，2008，25：291-295.

[3] Weitzman S，Egeler RM. Langerhans cell histiocytosis：update for the pediatrician. Curr Opin Pediatr，2008，20：23-29.

第 23 节 尤因肉瘤

【概念与概述】

- 尤因肉瘤（Ewing sarcoma），高度恶性肿瘤，与神经外胚层肿瘤类似
- 骨外尤因肉瘤，指发生在骨外软组织的尤因肉瘤

【病因与病理】

流行病学

- 约占恶性骨肿瘤的 5%，在儿童原发恶性骨肿瘤中居第 2 位
- 黑人罕见

大体病理及手术所见

- 主体位于髓腔内，可穿透骨皮质侵袭性生长
- 无薄膜、质地柔软的灰白色肿块
- 瘤内可见出血、坏死或囊变

显微镜下特征

- 均匀排列小圆细胞
- 胞核圆而浓染，胞浆少，有丝分裂率高
- 不含神经分泌颗粒（区别于神经外胚层肿瘤）

【临床表现】

表现

- 局部疼痛、肿块形成
- 系统性症状，与骨感染类似：发热、不适、体重下降、红细胞沉降率增加等
- 早期可发现骨骼、肺和其他脏器的转移

疾病人群分布

- 好发于 10 ~ 20 岁，90% 发生于 25 岁以前
- 5 岁以下及 30 岁以上病例罕见

自然病史与预后

- 5 年存活率与初诊时是否转移有关：无转移，约 70%；有转移，约 30% 肢体骨病变的预后较中轴骨病变好

治疗

- 术前化疗，或结合放疗
- 广泛切除
- 患肢重建

【影像表现】

概述

- 好发于扁骨和长骨的骨干和干骺端
- 发病率由高到低依次为：骨盆、股骨、胫骨、肱骨、肋骨等
- 约 1/3 病例累及骨盆或股骨
- 较其他恶性肿瘤更易侵犯扁骨（骨盆、肩胛骨等）
- 位于骨干的病灶多呈中心型，位于干骺端的病灶多呈偏心性
- 早期可发生骨骼、肺或其他脏器的转移

X 线表现

- 虫蚀状骨质破坏，边界不清，偶可见融合的大片骨质破坏
- 邻近骨皮质筛孔样缺损
- 葱皮样骨膜反应，可形成骨膜三角或细小放射状骨针
- 穿破骨皮质形成软组织肿块，体积较大，与骨质破坏不成比例
- 部分病例伴有反应性骨质增生

CT 表现

- 显示骨质破坏、软组织肿块较平片更为清晰，增强扫描可见不同程度强化（图 7-23-1）
- 有助于发现器官内的转移灶

MRI 表现

- 清晰显示病灶范围：腔内浸润、骨质破坏和软组织受累情况
- 病灶呈不均匀长 T1 长 T2 信号
- 骨皮质信号中断（图 7-23-2）

核医学表现

- 病灶区域放射性核素浓聚
- 全身骨扫描有助于发现骨转移

诊断与鉴别诊断要点

- 骨髓炎：5 岁以下儿童常见，病史短，弥漫的软组织肿胀
- 转移性神经母细胞瘤：常见于 3 岁以下儿童，生后半年内发病有助于诊断
- 骨肉瘤：位于干骺端者更多见，骨针粗、长且不规则，常见肿瘤骨形成

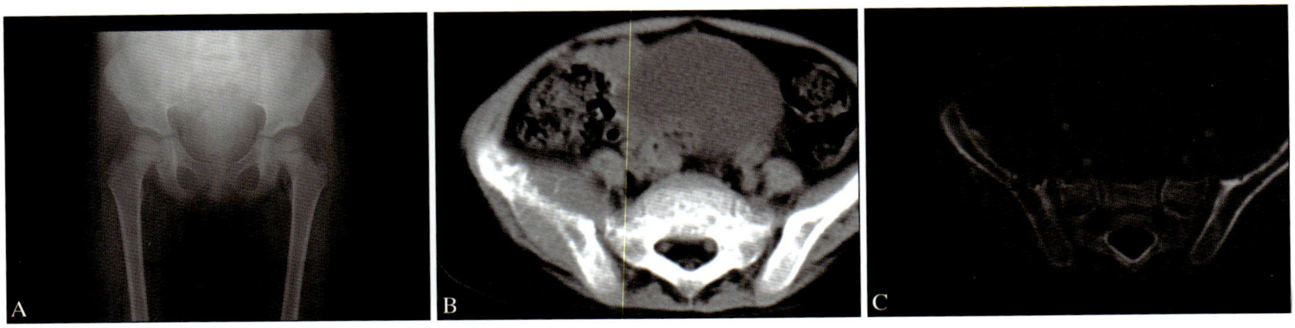

图 7-23-1 尤因肉瘤
图 A. 髋关节正位片未见明显骨质异常；图 B 和图 C. 骨盆 CT 平扫软组织窗和骨窗示右侧髂骨虫蚀样骨质破坏，边界不清，可见骨膜反应，周围见巨大软组织肿块，与骨质破坏不成比例

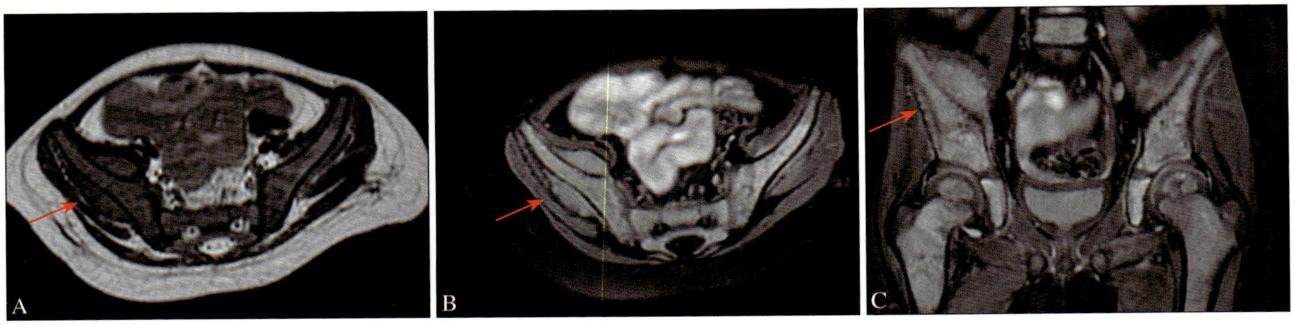

图 7-23-2 尤因肉瘤
MRI：图 A. T1WI 轴位；图 B. FS T2WI 轴位；图 C. FS T2WI 冠状位，示右侧髂骨内及周围软组织肿块呈长 T1 长 T2 信号，局部骨皮质信号不连续，示右侧股骨近端骨髓腔内异常信号（与图 7-23-1 为同一病例）

重点推荐文献

[1] Lessnick SL，Dei Tos AP，Sorensen PH，et al. Small round cell sarcomas. Semin Oncol，2009，36：338-346.
[2] Paulussen M，Bielack S，Jürgens H，et al. Ewing's sarcoma of the bone：ESMO clinical recommendations for diagnosis，treatment and follow-up. Ann Oncol，2009，20 Suppl 4：140-142.
[3] Heare T，Hensley MA，Dell'Orfano S. Bone tumors：osteosarcoma and Ewing's sarcoma. Curr Opin Pediatr，2009，21：365-372.

第 24 节 婴儿骨髓炎

【概念与概述】

- 婴儿骨髓炎（infantile osteomyelitis），指发生在婴儿期，尤其是 2 个月以下婴儿的骨髓炎

【病因与病理】

一般发病机制

- 干骺端内营养血管走形迂曲，血管内的细菌容易停留、聚积，形成干骺端炎
- 由于婴儿干骺端和骨骺之间存在贯穿骨骺板的血管，干骺端感染灶容易累及骨骺、关节腔
- 新生儿期骨膜与骨皮质表面间的附着松弛，感染灶可以在骨膜下间隙内上行，甚至包绕骨干全程，或者破溃入周围软组织内

病因学

- 婴儿骨髓炎多继发于其他感染性病变

【临床表现】

表现

- 好发于早产儿和低体重儿，多继发于其他感染性疾病

- 低热，易激惹
- 好发于长管状骨的干骺端，以胫骨和肱骨多见
- 局部红肿，关节屈曲，活动受限

自然病史与预后

- 病情进展快，恢复亦快，多可完全恢复正常，转变为慢性骨髓炎者少见
- 骺板损伤者易遗留骨骼畸形，如患肢长度异常、关节对位不良等

治疗

- 全身支持疗法
- 抗生素治疗
- 脓肿形成后切开引流

【影像表现】

概述

- 婴儿骨髓炎的影像表现与儿童期骨髓炎大致相同。但由于特殊的解剖基础，较儿童期骨髓炎更容易累及邻近骨骺和关节腔

X 线表现

- 早期表现为软组织肿胀，继而出现骨质破坏，骨膜反应和软组织脓肿
- 随着干骺端病变进展，邻近骨骺出现骨质疏松、破坏，继而出现关节积液
- 骨膜反应显著，呈包壳样（图 7-24-1）

MRI 表现

- 骨髓和软组织广泛水肿信号

超声表现

- 骨膜增厚，回声增强
- 软组织肿胀，脓肿形成可探及低回声

推荐影像学检查

- 骨质破坏出现前 MRI 可以早期提示感染存在
- 骨质破坏出现后优选 X 线平片用于病变监测和疗效评估

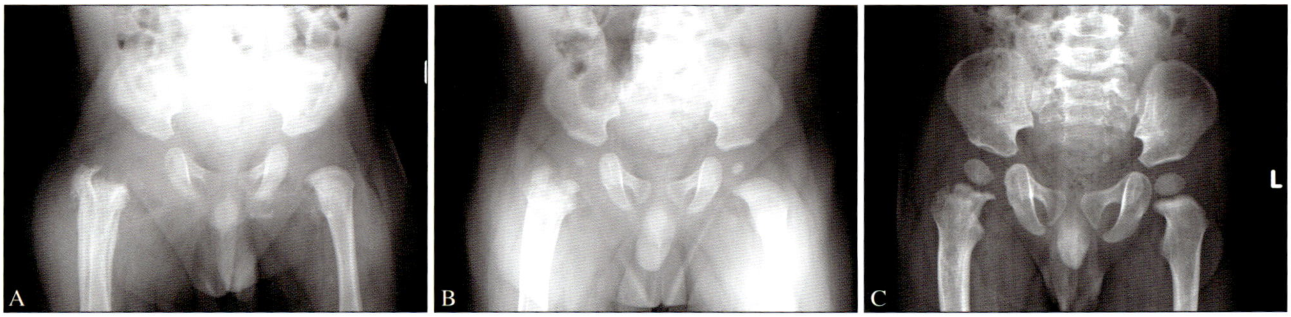

图 7-24-1 婴儿骨髓炎发展过程

骨盆正位片。图 A. 右髋关节间隙增宽，股骨干骺端骨质破坏、形态不规则，股骨干旁见骨膜反应，周围软组织肿胀；图 B. 右侧股骨骨膜反应及软组织肿胀减轻，股骨干骺端增宽、不规则，右侧股骨头骨骺较对侧小；图 C. 右股骨颈不规则增宽，股骨头骨骺边缘不光整

重点推荐文献

[1] 潘恩源，陈丽英 . 儿科影像诊断学 . 北京：人民卫生出版社，2007，985-986.

[2] Graswinckel JD，Marti RK，Besselaar PP. Acute infantile osteomyelitis. ijdschr Kindergeneeskd，1988，56：253-258.

[3] Osteomyelitis in the neonate. Asmar BL：Infect Dis Clin North Am 6：117，1992.

第 25 节 先天性梅毒

【概念与概述】

- 先天性骨梅毒（congenital syphilis）是一种发生于婴幼儿，严重的、致残的甚至危及生命的感染性疾病。患有梅毒的孕妇通过胎盘将病原体传给婴儿
- 先天性梅毒可发生于新生儿、婴幼儿和儿童早期
- 早期先天性梅毒：指 0 ~ 2 岁发病者

- 晚期先天性梅毒：2 岁时或以后发病者

【病因与病理】

一般发病机制

- 梅毒是由梅毒螺旋体引起的疾病，病原体在胎儿发育阶段或分娩时由母体进入胎儿体内。宫内感染梅毒的胎儿大约一半于出生前后死亡

大体病理及手术所见

- 骨软骨炎、骨髓炎和骨膜炎
- 骨质破坏区的骨组织被梅毒性肉芽组织替代

显微镜下特征

- 骨母细胞内见梅毒螺旋体

【临床表现】

表现

- 新生儿表现
  - 存活下来的新生儿多为早产，可以没有任何症状，常于常规产前筛查时被发现。如未能及时诊断并治疗，将出现症状，包括：发热，喂养困难、体重不增，肝脾大，鼻梁塌陷，骨骼异常，肺炎和大疱性皮肤病
  - 早期皮疹表现为：手掌和脚底出现小水泡
  - 晚期皮疹：面部、手掌和脚底褐色的扁平或粗糙的湿疹
- 晚期先天性梅毒表现
  - 上门齿不规则凹陷，称作“Hutchinson's teeth”，听神经损伤导致的耳聋和间质性角膜炎统称为 Hutchinson's triad）出现的概率约为 63% 其他：肛门及外阴部灰色的黏液样斑，关节积液，四肢拒绝活动（疼痛所致），军刀胫，口周、外生殖器及肛门周围皮肤结痂

自然病史与预后

- 妊娠早期感染梅毒的胎儿多可以存活
- 对感染梅毒的孕妇给予治疗可降低婴幼儿患先天性梅毒的可能性
- 分娩时通过产道感染梅毒的婴儿预后良好

治疗

- 青霉素用于治疗各种类型的梅毒

【影像表现】

概述

- 早期骨骼改变为干骺端端炎，骨髓炎和骨膜炎
- 任何骨骼均可受累，以胫骨、肱骨、股骨和腓骨常见
- 干骺端受累为著

X 线表现

- 骨软骨炎
  - 发生于干骺端
  - 早期：先期钙化带增宽、致密
  - 进展期：干骺端透亮区，双侧对称分布。可合并病理性骨折（图 7-25-1）
  - 6 个月后可愈合
- 骨髓炎：广泛不规则的骨质破坏和增生改变，发生于颅骨时可表现为地图样骨破坏
- 骨膜炎：比骨髓炎少见。长骨周围见层状骨膜反应，范围广泛，多双侧对称
- 军刀胫：双侧胫骨前缘骨膜下骨质增厚，突向前弯曲，骨髓腔变小（图 7-25-2）

诊断与鉴别诊断要点

- 佝偻病：胫骨弯曲出现时间晚，且不是向前弯曲
- 其他：产伤，严重营养不良等

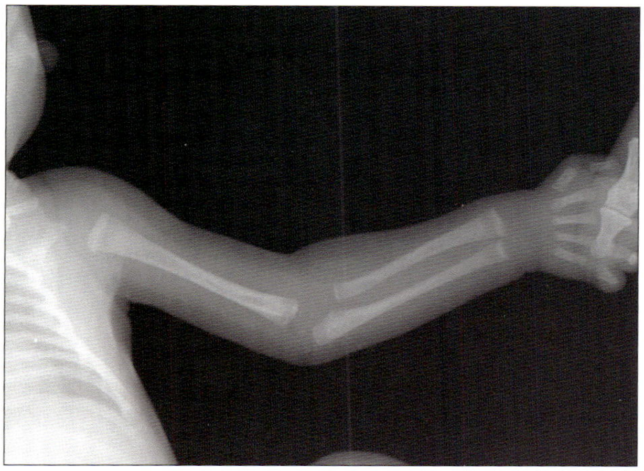

图 7-25-1 **先天性梅毒**
左上肢 X 线片示诸骨先期钙化带致密，干骺端见带状透亮区

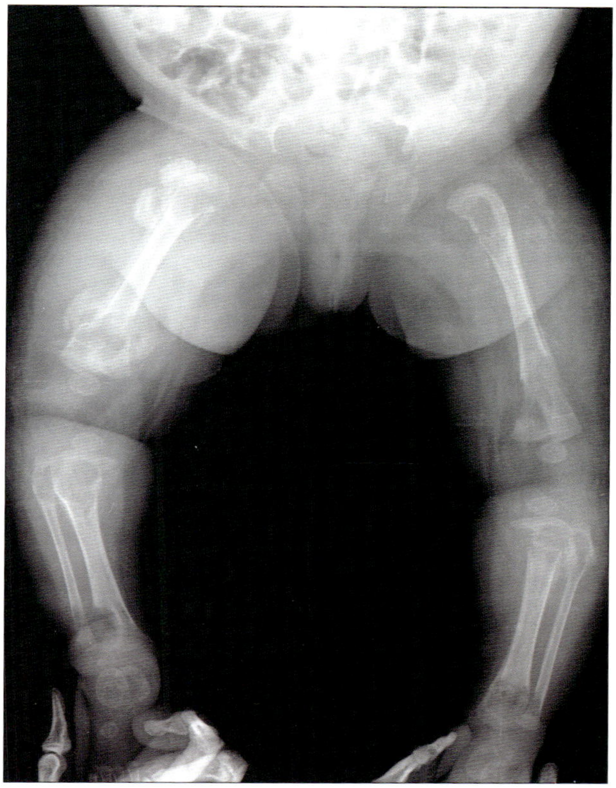

图 7-25-2 **先天性梅毒**
双下肢 X 线正位片示双下肢诸骨干骺端见对称性不规则骨质破坏区，局部骨皮质不连续，双侧股骨干旁见骨膜反应，右侧股骨干骺端骨质破坏区合并病理性骨折，周围骨痂形成

重点推荐文献

[1] Workowski KA，Berman SM. Centers for Disease Control and Prevention. Congenital syphilis.Sexually transmitted diseases treatment guidelines 2006. MMWR Morb Mortal Wkly Rep，2006，55：30-33.

[2] Azimi P. Syphilis（Treponema pallidum）. In：Kliegman RM，Behrman RE，Jenson HB，et al. Nelson Textbook of Pediatrics. 18th ed. Philadelphia，Pa：Saunders Elsevier，2007，chap 215.

[3] Singh，Ameeta E.；Barbara Romanowski. "Syphilis：Review with Emphasis on Clinical，Epidemiologic and Some Biologic Features". Clinical Microbiology Reviews，2008，12：187-209.

第 26 节 急性骨髓炎

【概念与概述】

- 急性骨髓炎（acute osteomyelitis），指骨骼的急性感染性病变

【病因与病理】

一般发病机制

- 葡萄球菌是最常见致病菌
- 细菌栓子经血行停留在血运丰富、血流缓慢的干骺端
- 炎症在骨髓腔内蔓延，进而形成脓性瘘管、死骨

病因学

- 多于发病前有呼吸道感染、疖、疮、痈或中耳炎病史

流行病学

- 婴幼儿常见，以 5 岁以前最为常见

【临床表现】

表现

- 全身中毒症状，高热、寒战、白细胞增多
- 患肢局部疼痛，活动受限，可见红肿、压痛
- 部分起病隐匿，可延误诊断

治疗

- 全身支持疗法
- 抗生素治疗
- 脓肿形成后切开引流

【影像表现】

概述

- 多见于 5 岁以下儿童的长骨干骺端
- 好发部位依次为：胫骨、股骨、肱骨和桡骨
- 少数可发生于扁骨

X 线表现

- 发病 10 天内，主要表现软组织肿胀，可无骨质破坏
- 骨质破坏进程：干骺端骨质疏松→散在骨质破坏区、边缘模糊→破坏向骨干蔓延、融合（骨皮质可受累）→破坏同时合并骨质增生
- 骨质破坏少跨越骺板累及骨骺
- 可见骨膜反应
- 死骨形成，多于发病 6 ～ 8 周出现（图 7-26-1）

CT 表现

- 可发现 X 线不易显示的细小骨质破坏、死骨和软组织肿胀

MRI 表现

- 可于骨质破坏前提示感染
- T1WI 呈中 - 低信号，T2WI 呈高信号
- 周围骨髓和软组织广泛水肿信号
- 增强扫描炎性病灶信号增强，坏死区无强化（图 7-26-2）

超声表现

- 骨膜增厚，回声增强
- 软组织肿胀，脓肿形成可探及低回声
- 核医学表现
- 发病 7 ～ 10 天时，放射性核素扫描即出现异常浓聚

推荐影像学检查

- 首选 X 线平片检查，结合临床病史及症状仍不能确诊时行 MRI 检查

诊断与鉴别诊断要点

- 恶性骨肿瘤（尤因肉瘤、骨肉瘤等）：发病年龄多大于 5 岁，无骨质破坏与修复共存的表现

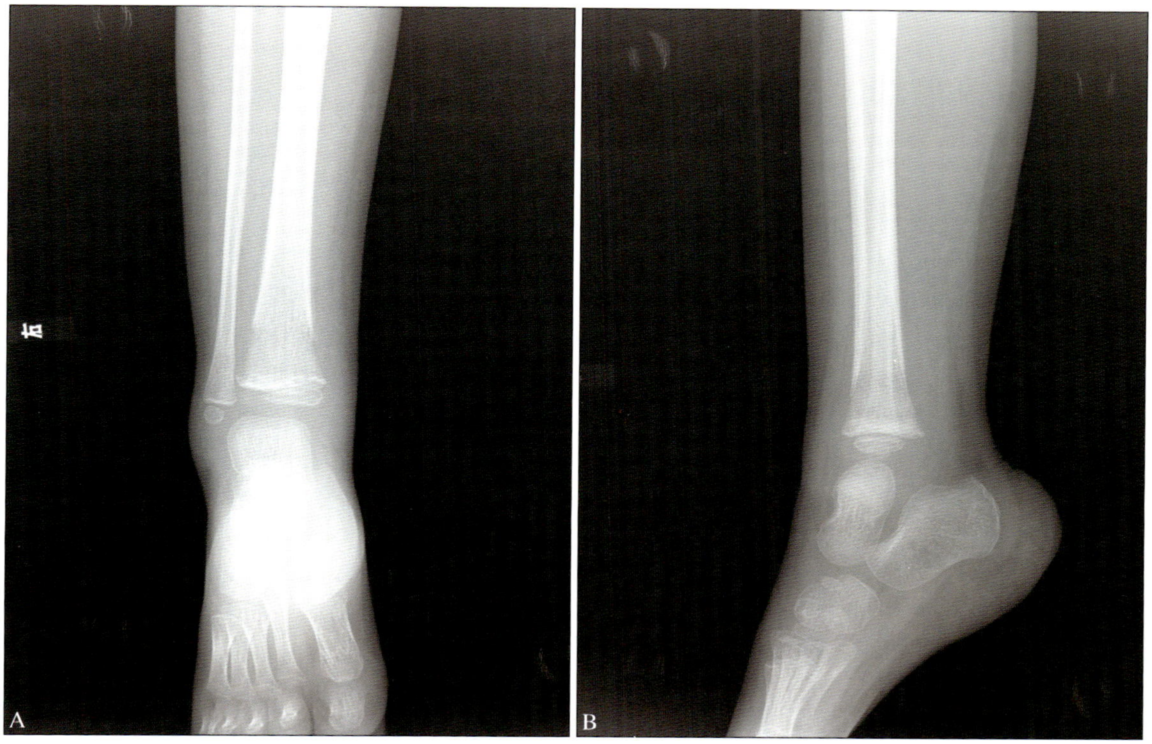

图 7-26-1 急性骨髓炎
踝关节正侧位 X 线片。图 A 和图 B 示胫骨远侧干骺端局部骨质密度减低，邻近骨皮质变薄，周围软组织肿胀

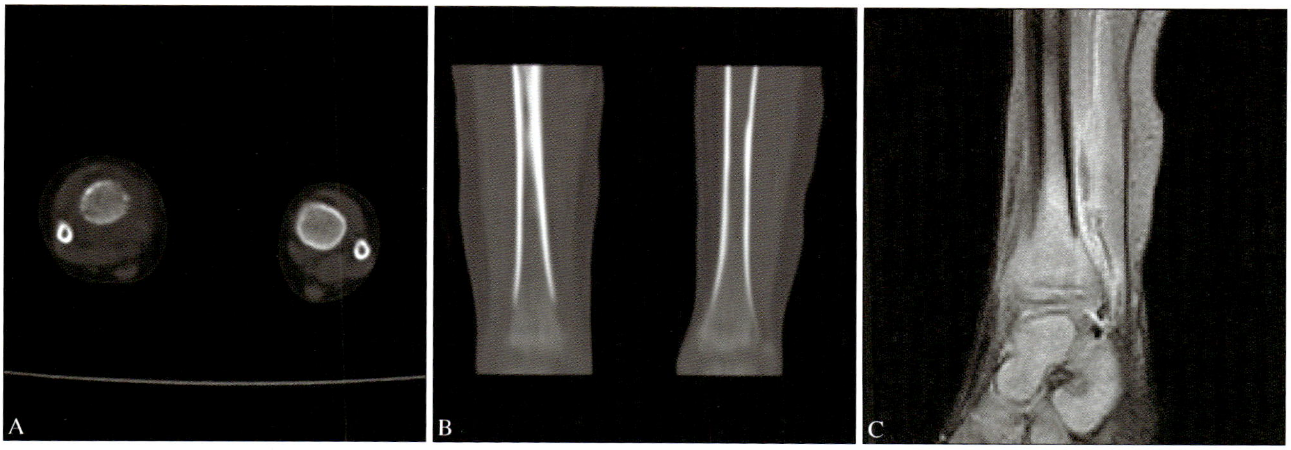

图 7-26-2 急性骨髓炎
图 A 和图 B．小腿 CT 平扫轴位和冠状位示右侧胫骨远侧干骺端骨质密度减低，可见细小骨质破坏区，骨皮质毛糙，周围软组织肿胀；图 C．MRI T2WI 示病变区骨质级周围软组织内广泛高信号。周围骨髓和软组织广泛水肿信号

重点推荐文献

[1] Stumpe KD，Strobel K. Osteomyelitis and arthritis. Semin Nucl Med，2009，39：27-35.
[2] Burnei G，Georgescu I，Gavriliu S，et al. Acute osteomyelitis-special cases with particularities related to specific locations. Rom J Intern Med，2007，45：321-325.
[3] Shetty AK，Kumar A. Osteomyelitis in adolescents. Adolesc Med State Art Rev，2007，18：79-94.

第 27 节 慢性骨髓炎

【概念与概述】

- 慢性骨髓炎，指相对静止的骨骼感染性病灶
- 同义词：慢性硬化性骨髓炎、慢性骨脓肿（Brodie 脓肿）

【病因与病理】

病因学

- 急性骨髓炎治疗不及时或不彻底，迁延形成
- 感染低毒力致病菌或身体抵抗力强，慢性病程

大体病理及手术所见

- 骨质广泛增生硬化，外缘不规则，
- 可见脓腔和死骨

【临床表现】

表现

- 一般无全身症状
- 局部阵发性疼痛，夜间较重
- 周围软组织肿胀、疼痛

自然病史与预后

- 症状反复发作

治疗

- 手术和药物综合疗法

【影像表现】

概述

- 广泛的骨质增生硬化，死骨、脓腔存在

X 线表现

- 慢性硬化性骨髓炎
  - 骨膜增生、皮质不规则增厚，骨髓腔狭窄
  - 骨质硬化区内可见小而不规则的骨质破坏（图 7-27-1）
- Brodie 脓肿
  - 位于干骺端的类圆形骨质破坏
  - 破坏区周围可见光滑的硬化缘
  - 邻近骨质硬化，与正常骨分界不清（图 7-27-2）

CT 表现

- 易于显示死骨和脓腔

MRI 表现

- 清晰显示炎症范围
- 明确脓肿、窦道

超声表现

- 骨皮质回声凹凸不清
- 死骨表现为不规则形状的强回声，伴声影

推荐影像学检查

- X 线平片结合 CT 多可明确诊断

诊断与鉴别诊断要点

- 本病多有明确的急性骨髓炎病史
- 骨样骨瘤：MRI 中 T2WI 病灶呈中等信号，区别于骨髓炎的高信号
- 硬化型骨肉瘤：伴软组织肿块

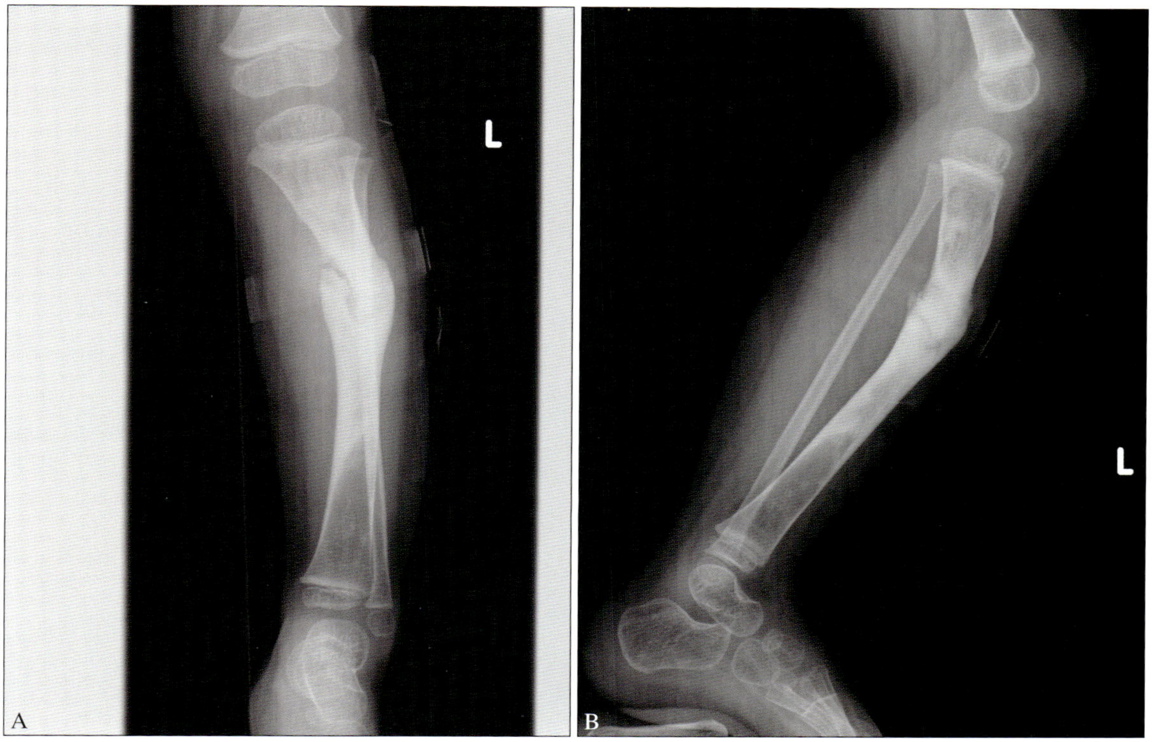

图 7-27-1 慢性骨髓炎
图 A 和图 B．小腿正侧位 X 线片示胫骨中段骨质增生、硬化，骨皮质不连续，骨髓腔消失，假关节形成

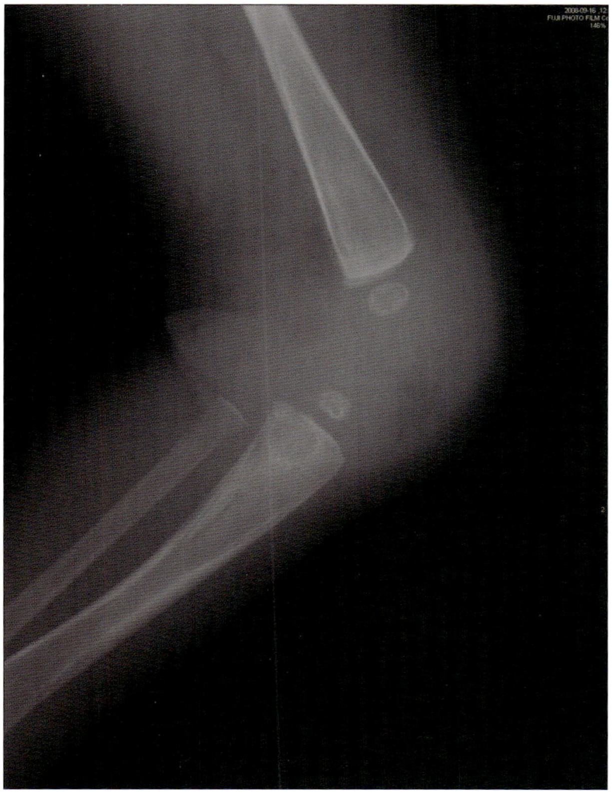

图 7-27-2 Brodie 脓肿
左膝关节侧位 X 线片示左胫骨近侧干骺端类圆形透亮区，周围可见光滑硬化缘

重点推荐文献

[1] Stumpe KD，Strobel K. Osteomyelitis and arthritis. Semin Nucl Med，2009，39：27-35.

[2] Shetty AK，Kumar A. Osteomyelitis in adolescents. Adolesc Med State Art Rev，2007，18：79-94.

第 28 节 幼年型特发性关节炎

【概念与概述】

- 幼年型特发性关节炎（juvenile idiopathic arthritis，JIA）是指儿童期发生的，以慢性关节滑膜炎为主要特征的全身系统免疫性疾病。国际风湿病学联盟儿科常委会专家组经多次讨论，于 2001 年将儿童时期（发病年龄 <16 岁）不明原因、持续 6 周以上的关节肿胀统一命名为 JIA，取代了原有的幼年类风湿关节炎（juvenile rheumatoid arthritis，JRA）和幼年慢性关节炎（juvenile chronic arthritis，JCA）
- 分类

1. 全身型幼年特发性关节炎（systemic JIA）
2. 少关节型幼年特发性关节炎（oligoarticular JIA）
3. （类风湿因子阴性）多关节型幼年特发性关节炎（polyarticular JIA）
4. （类风湿因子阳性）多关节型幼年特发性关节炎（polyarticular JIA）
5. 银屑病性幼年特发性关节炎（psoriatic JIA）
6. 与附着点炎症相关的幼年特发性关节炎（enthesitis related JIA，ERA）
7. 未分类的幼年特发性关节炎（undifined JIA）

【病因与病理】

一般发病机制

- 病因不明。属于自身免疫性疾病，与多因素诱发的炎症反应相关，具体包括遗传、感染和影响免疫系统的环境因素等

流行病学

- JIA 是儿童期最常见的慢性关节炎症。美国发病率（4 ～ 14)/100 000 以少关节型最常见，其次是多关节型

大体病理及手术所见

- 骨质疏松，关节内滑膜增生，关节积液，关节软骨破坏，可合并肌腱炎、肌炎和骨膜炎

显微镜下特征

- 早期关节病变呈非特异性水肿、充血、纤维蛋白渗出淋巴细胞和浆细胞浸润。反复发作后滑膜组织增厚呈绒毛状向关节腔突起，并沿软骨延伸，形成血管翳。血管翳中大量淋巴细胞和其他单个细胞聚集，侵蚀关节软骨。关节面由纤维性和骨性结缔组织所代替，发生粘连融合，导致关节僵直和变形
- 皮疹部位毛细血管有炎症细胞浸润，虹膜睫状体肉芽肿样浸润
- 类风湿结节的病理所见为均匀无结构的纤维素样坏死，外周有类上皮细胞围绕

【临床表现】

表现

- 关节炎起病隐匿或突然，常见症状为早晨或长时间不活动后关节僵硬，持续的关节痛，但由于幼儿不能恰当的表述疼痛感，可只表现为晨起走路跛行，关节活动异常
  - 全身性 JIA：特征性的表现是弛张热，常常伴有粉红色皮疹，皮疹出现在高热时。常常伴多关节炎，可以在起病时或在以后出现。这种类型见于任何年龄的儿童
  - 多关节型 JIA：在疾病的开始 6 个月，受累关节为 5 个或 5 个以上，无全身型的表现。根据血液中是否存在类风湿因子（RF），分为 RF 阴性和 RF 阳性两型
  - 少关节型 JIA：在疾病的开始 6 个月，受累关节少于 5 个，无全身型的表现。常累及大关节（如膝关节和踝关节），非对称性。有时仅为一个关节受累。一些患者关节受累的数目在患病 6 个月后增加到 5 个或 5 个以上，这种类型叫做扩展性少关节炎。少关节型发病年龄常常小于 6 岁，女孩多见
  - 银屑病性 JIA：其特征是关节炎伴发于银屑病，表现为片状鳞屑。皮肤改变可能出现在关节炎之前或者关节炎之后
  - 与附着点炎相关的 JIA：主要影响下肢大关节的肌腱附着点，表现为夜间或活动后疼

痛，活动时腰背痛。大部分患者实验室检查 HLA-B27 阳性
- 其他：部分患者可能并发前色素膜炎，又称虹膜睫状体炎

人口统计学
- 与附着点炎症相关的幼年特发性关节炎发病率男性多于女性，其他类型发病率均为女性多于男性

自然病史与预后
- JIA 的预后取决于诊治的情况
- 经过及时恰当的治疗后，部分患儿症状改善，生活不受影响。未经有效治疗的重度病例会出现发育不良，关节功能损伤

治疗
- 无治愈方法，治疗的主要目的是减轻疼痛，缓解关节肿胀，增强关节活动性和强度，预防关节破坏和其他并发症的发生
- 治疗内容包括药物和锻炼。常用药物包括：非甾体抗炎药（NSAIDs），皮质激素（关节注射），生物制剂等

【影像表现】

X 线和 CT 表现
- 四肢关节
  - 早期
    - 关节囊和周围软组织肿胀
    - 骨质改变不明显，或干骺端轻度骨质疏松，关节积液可致关节间隙增宽
  - 中晚期
    - 骨质疏松广泛，关节间隙变窄，骨质破坏、边缘毛糙
    - 骨骼发育异常：骨骺提前骨化，骨干变细，干骺端相对膨大
    - 晚期可出现关节对位异常：脱位、半脱位
- 骶髂关节
  - 早期：双侧关节面中下段边缘模糊
  - 进展期：关节面出现虫蚀样骨质破坏、软骨下骨质硬化、关节间隙增宽
  - 晚期：关节间隙狭窄，关节强直
- 颞下颌关节
  - 关节脱位和下颌骨发育不良
- 骨突
  - 坐骨结节、股骨粗隆、跟骨结节等骨突处由于附着点炎可表现为边缘粗糙、虫蚀样或小囊状骨质破坏

MRI 表现
- 主要用于 JIA 的早期诊断，可以全面评价关节滑膜、关节积液、软骨、骨、韧带、肌腱及腱鞘等改变
  - 滑膜增生、关节积液
    - 快速自选回波序列和重 T2 序列有助于区分关节渗出和滑膜，增强扫描是区分以上两者的最佳方法。炎症滑膜表现为 T1 等～低信号，T2 高信号改变。增强后表现为包绕关节的强化信号。关节腔内见大量液体信号
  - 骨髓水肿
    - STIR 和脂肪饱和 T2 序列对显示骨髓和软组织水肿具有明显优势。病变在图像中显示为高信号
  - 软骨侵蚀
    - T1 序列中显示为低信号的缺损区域，在 T2 序列中则为高信号。结合增强扫描，有助于对侵蚀病灶程度和大小的判断
  - 附着点炎
    - 肌腱、韧带附着点处长 T1/ 长 T2 信号（图 7-28-1，图 7-28-2）

超声表现
- 超声为一种安全无创检查，能够准确显示渗出液、滑膜增厚、软骨浸润和变薄。超声检查可以明确判断出渗出和滑液增多
  - 滑膜增生：表现为滑膜表面低回声、不规则增厚像
  - 软骨侵蚀：软骨表面模糊、毛糙，变薄甚至消失
  - 多普勒超声能够更加清楚地显示软骨血管翳的数量和活动性

推荐影像学检查
- X 线对 JIA 中、晚期改变具有特异性
- CT 有助于显示深部和解剖结构复杂的关节骨质改变
- MRI 和超声对软组织改变显示敏感，对 JIA 早期诊断具有重要意义，尤其是增强 MRI 检查对早期诊断滑膜增生具有明显优势。MRI 已成为 JIA 早期诊断和进行疗效评价的重要检查方法

诊断与鉴别诊断要点

- 白血病：急性淋巴细胞白血病可以表现为关节疼痛和关节炎症状。由于干骺端淋巴细胞聚积导致的疼痛通常更为剧烈。白血病患儿血小板减少，但 JIA 患儿罕见
- 化脓性关节炎：与 JIA 的临床症状和体征相似，关节积液穿刺活检有助于鉴别。且 JIA 通常为多关节起病

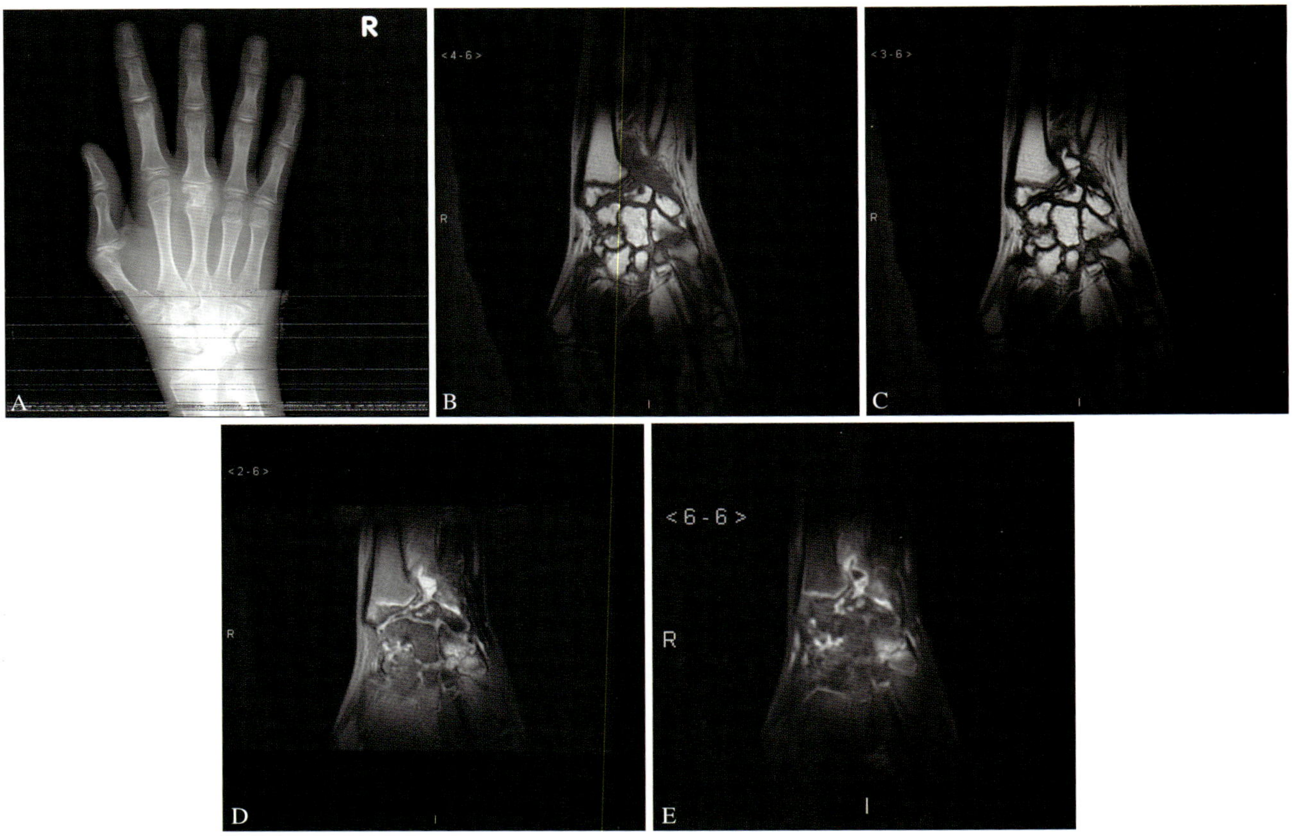

图 7-28-1 幼年型特发性关节炎

图 A．腕关节正位片示腕骨形态不规则，关节间隙狭窄，第一掌指关节脱位。腕关节 MRI 冠状位；图 B．T1WI；图 C．T2WI；图 D．FS PD；图 E．T1 增强，示腕骨多发骨质破坏、囊变，关节腔积液，增强扫描滑膜强化

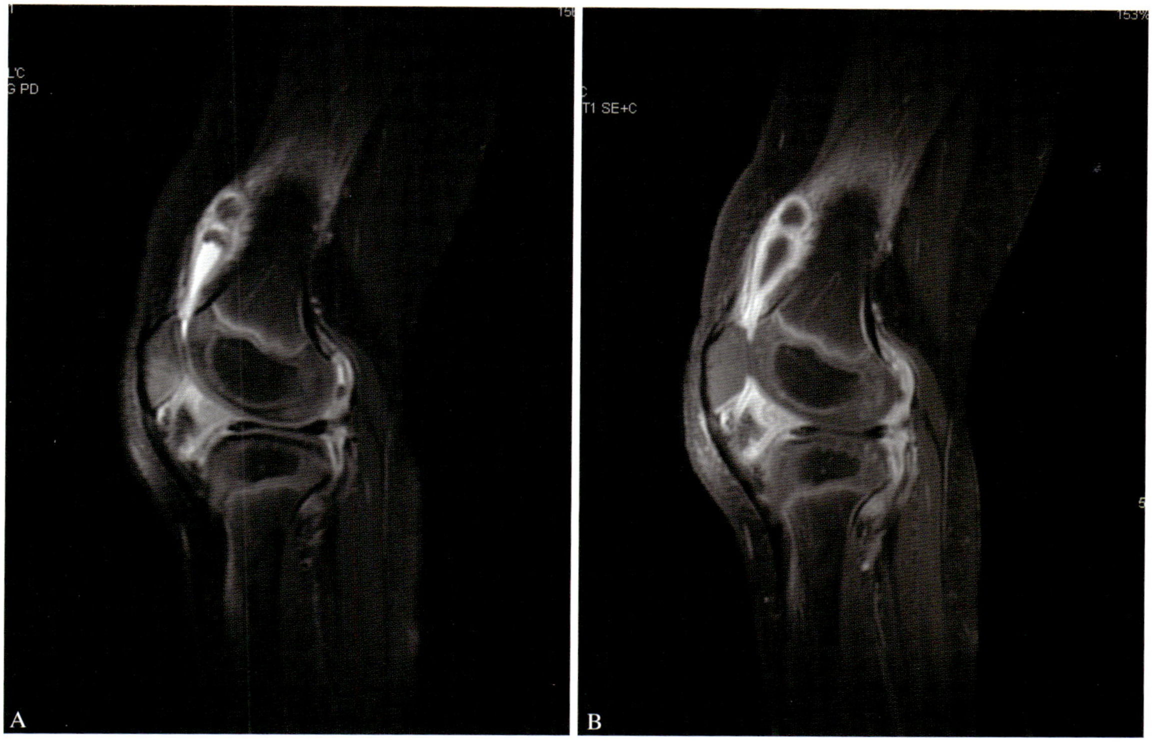

图 7-28-2　幼年型特发性关节炎
膝关节 MRI 矢状位。图 A．FS PD；图 B．T1 增强示关节腔积液，滑膜增生，增强扫描滑膜强化

重点推荐文献

[1] Lamer S，Sebag GH. MRI and ultrasound in children with juvenile chronic arthritis. Eur J Radiol，2000，33：85-93.
[2] Cassidy J，Kivlin J，Lindsley C，et al. Ophthalmologic examinations in children with juvenile rheumatoid arthritis. Pediatrics，2006，117：1843-1845.
[3] Lovell DJ. Juvenile Idiopathic Arthritis：Clinical Features. In：Kippel JH，Stone JH，Crofford LJ，White PH，Eds. Primer on the Rheumatic Diseases. 13th Ed. Springer Science，New York：2008.

第 29 节　佝偻病

【概念与概述】

- 佝偻病（rickets）是指发生在儿童或青少年，由于维生素 D、钙或磷缺乏引起的疾病，导致骨质变软、变脆
- 分类：营养性佝偻病，维生素 D 抵抗型佝偻病，维生素 D 依赖型佝偻病和先天性佝偻病

【病因与病理】

一般发病机制

- 维生素 D 可以帮助身体维持钙磷水平，如果血液中的钙磷含量过度减少，机体就将产生相应的激素使骨骼中的钙磷释放入血，最终导致骨质软化
- 阳光中的紫外线能够让皮肤细胞将维生素 D 从非活化状态转变为活化状态，日照量不足可引起佝偻病

遗传学

- 维生素 D 抵抗型佝偻病为 X 染色体显性遗传

病因学

- 最主要的原因是维生素 D 缺乏，维生素 D 可以促进肠道内钙吸收，缺乏时钙不能被充分吸收，导致低钙血症，继而出现骨骼和牙齿的变形，和神经肌肉症状
- 食物中钙不足也可以导致佝偻病的发生

流行病学

- 佝偻病是很多发展中国家最常见的儿童疾病，而发达国家罕见

大体病理及手术所见

- 管状骨干骺端骨化障碍，增宽、膨大，先期钙化带毛糙
- 骨内外膜下成骨障碍，骨髓腔变窄
- 下肢、脊柱弯曲畸形
- 肋骨前端与肋软骨交界部增粗，呈“串珠状”

【临床表现】

表现

- 起病慢，早期多表现为神经症状：多汗，易激惹，夜惊
- 骨痛或压痛：常见于四肢骨、骨盆和脊柱
- 牙齿发育不良
- 肌张力降低
- 容易骨折，尤其是青枝骨折
- 骨骼畸形
  - 幼儿期：弓形腿、膝内翻
  - 较大儿童：膝外翻
- 颅骨、胸廓、脊柱和骨盆畸形：囟门增宽，颅骨软化呈“乒乓”头或方头；“鸡胸”或漏斗胸，肋骨头呈“串珠”样
- 生长障碍，身高体育正常同龄儿
- 低钙血症，手足抽搐
- 由于干骺端软骨异常增生，发病早期腕关节增宽

人口统计学

- 多见于6个月～2岁儿童（骨骼生长迅速阶段）

自然病史与预后

- 早期补充维生素D和矿物质可以纠正佝偻病
- 如果至儿童期佝偻病仍未被纠正，容易出现持续的骨质畸形和身材矮小

治疗

- 治疗目的是缓解症状，纠正病因
- 补充机体缺乏的钙、磷、维生素D可以明显缓解佝偻病的症状
- 饮食疗法：食用富含维生素D的鱼、肝脏和经过加工的奶
- 日照疗法：鼓励多暴露于温和的日光下
- 由于代谢原因引起的佝偻病需要补充维生素D药物

【影像表现】

概述

- 广泛的骨质疏松、形态异常，好发骨折

X线表现

- 活动早期：腕关节尺骨干骺端受累，表现为膨大增宽，边缘模糊或毛糙
- 活动期
  - 骨质密度普遍减低，骨小梁稀疏，骨皮质变薄
  - 干骺端增宽显著，中央凹陷呈“杯口”征
  - 长骨先期钙化带密度减低甚至消失，边缘毛糙，呈“毛刷”状
  - 骨骺边缘毛糙甚至出现后再次消失
  - 干骺端与邻近骨骺之间距离增宽
  - 合并肢体和脊柱骨质弯曲畸形和（或）多发骨折
  - 钟形胸廓，肋骨前端膨大呈“串珠”状，侧位片可见漏斗胸
- 愈合期
  - 经及时有效的治疗后，骨骼改变逐渐恢复正常
  - 干骺端先期钙化带逐渐致密，边缘变光整、平坦
  - 干骺端与邻近骨骺间距恢复正常
- 后遗改变
  - 部分骨骼改变不能完全得到纠正，如下肢畸形（图7-29-1）

推荐影像学检查

- X线平片为本病首选检查方法，腕关节正位片有助于发现早期病变

诊断与鉴别诊断要点

- 成骨不全：广泛的骨质疏松伴长骨弯曲，临床多合并巩膜蓝染
- 先天性梅毒：主要特征为双侧对称的干骺端炎，干骺端致密，骨骺不受累

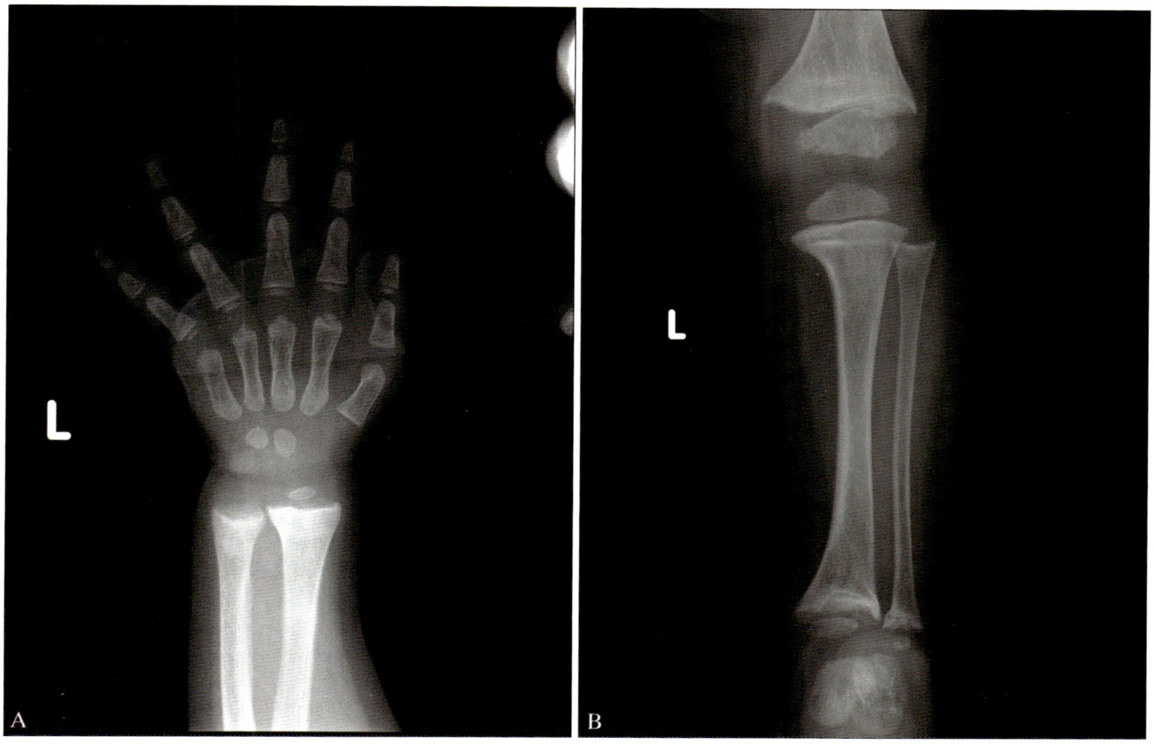

图 7-29-1 佝偻病

图 A．腕关节正位片示尺桡骨远侧干骺端增宽，中央凹陷，先期钙化带密度减低，边缘毛糙；图 B．小腿正位片示下肢长骨干骺端增宽，胫骨远侧干骺端中部凹陷，先期钙化带密度减低，干骺端与邻近骨骺之间距离增宽

重点推荐文献

[1] Lowdon J. Rickets：concerns over the worldwide increase. J Fam Health Care，2011，21：25-29.
[2] 潘恩源，陈丽英．儿科影像诊断学．北京：人民卫生出版社，2007，997-1000.
[3] Chapman T，Sugar N，Done S，et al. Fractures in infants and toddlers with rickets. Pediatr Radiol. 2010，40：1184-1189.

第 30 节 骨囊肿

【概念与概述】

- 骨囊肿（bone cyst），为骨骼良性病变
- 同义词：单纯性骨囊肿，孤立性骨囊肿

【病因与病理】

一般发病机制

- 发病机制尚不清楚。一种理论认为是由于生长板发育不良引起的，另一种理论认为是骨骼局部静脉回流障碍，导致压力升高，造成局部反应性的骨吸收。外伤在发病过程中的作用尚不明确

大体病理及手术所见

- 多为单发（偶见多发）骨骼内孤立、单房囊性的溶骨性缺损，囊壁菲薄，内壁覆盖光滑的纤维薄膜，内容物为黄色或褐色液体。合并骨折时内容物可含有血性液体、血凝块和肉芽组织。可见纤维性分隔

显微镜下特征

- 囊肿壁内衬富含血管的结缔组织，常伴陈旧出血性组织反应
- 含有血黄素吞噬细胞、泡沫细胞、胆固醇结晶和多核巨细胞

【临床表现】

表现

- 常见症状 / 体征
  - 多无明显症状，大多数患者以病理性骨折引起的疼痛、局部肿胀就诊，或为行 X 线

检查时偶然发现
  - 偶可见由于病灶邻近的生长板受累导致的肢体变短
- 临床病史：多有外伤史

人口统计学
- 年龄
  - 主要见于 5 ~ 15 岁儿童，但各个年龄均可发病
  - 发育期儿童好发于长骨，而成人更多见于扁骨（如骨盆骨、下颌骨、颅骨）或跟骨和距骨
- 性别：男性较女性更常见

自然病史与预后
- 合并病理性骨折者，有时骨囊肿可自行愈合
- 若骨折愈合后，仍残留囊肿，则应手术干预治疗

治疗
- 骨囊肿以手术治疗为主：彻底刮除病灶，植入松质骨的碎片，但复发率较高
- 对于儿童患者，可试用醋酸甲泼尼龙注入骨囊肿腔内，治疗效果优于成人

【影像表现】

概述
- 好发于儿童及青少年的长骨干骺端，肱骨上段（50% ~ 60%），股骨上段（25% ~ 30%）。随年龄增大，囊肿大部分向骨干方向移动，但偶可见囊肿向骨端发展，累及生长板。累及生长板者为活跃性，可以引起肢体变短。远离生长板者为静止性，预后好
- 常合并病理骨折
- 多为单发，偶见多发

X 线表现
- 位于长骨干骺端，呈圆形或卵圆形，其长径与骨干长骨一致，位于骨中心
- 轻度膨胀性生长，局部骨皮质变薄，边缘光整并可见硬化缘，无骨膜反应
- 囊内多无明显骨山嵴，少数呈多房样
- 合并病理骨折时，骨折碎片向囊内插入，称“骨片陷落征”（fallen fragment sign）
- 呈圆形或卵圆形，其长径与骨干长骨一致，位于骨中心
- 轻度膨胀性生长，局部骨皮质变薄，边缘光整并可见硬化缘，无骨膜反应（图 7-30-1）

CT 表现
- 骨囊肿一般多呈圆形、卵圆形低密度骨质缺损，边缘清晰
- 局部骨皮质变薄呈囊性膨胀
- 少数囊肿内可见骨性间隔，呈多房改变
- 病灶内多为均匀液性低密度，合并出血时密度可升高
- 增强扫描囊肿不强化

MRI 表现
- 病灶于 T1WI 上多呈低或中等均匀信号，T2WI 呈明显均匀高信号，若囊液内有出血或含胶样物质则 T1WI 和 T2WI 上均呈高信号，少数呈多房改变时 T2WI 上可见低信号纤维间隔
- 病灶周边骨壳完整低信号，边缘清晰。局部骨皮质变薄，无骨膜反应
- 骨片陷落征在 T2WI 上显示较清晰，即在高信号的囊液中见低信号的骨折片影
- 增强扫描病灶不强化

推荐影像学检查
- 常规 X 线平片通产可满足诊断要求，仅在诊断不清时进一步行 CT、MRI 检查

诊断与鉴别诊断要点

- 骨巨细胞瘤：多见于骨骺闭合后的骨端，偏心性生长，病变区膨胀更明显，膨胀方向呈横行，内部呈皂泡状，肿瘤内实性部分有强化
- 动脉瘤样骨囊肿：膨胀明显，病变偏心发展，病灶内有骨嵴形成，呈多房状，液—液平面较常见，囊变区之间实质部分可钙化或骨化

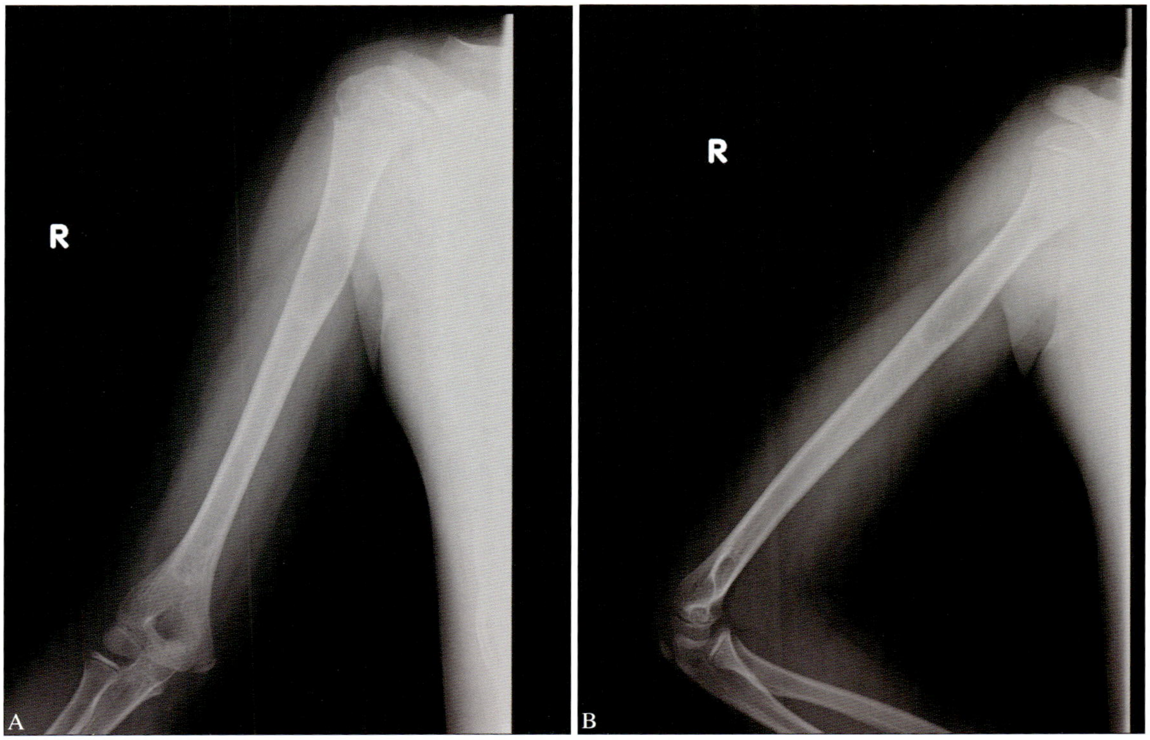

图 7-30-1　骨囊肿

图 A 和图 B．肱骨正侧位片示右肱骨近段卵圆形低密度区，长轴与骨干长骨一致，位于骨中心，呈轻度膨胀性，局部骨皮质变薄，无骨膜反应

重点推荐文献

[1] Wilkins RM. Unicameral bone cysts. J Am Acad Orthop Surg，2000，8：217-224.

[2] Lokiec F，Wientroub S. Simple bone cyst：etiology，classification，pathology，and treatment modalities. J Pediatr Orthop B，1998，7：262-273.

[3] Maurer F，Ambacher T，Weller S. Cystic bone changes. Etiology，diagnosis，therapeutic principles and personal results of treatment. Langenbecks Arch Chir，1996，381：165-174.

第 31 节　动脉瘤样骨囊肿

【概念与概述】

- 动脉瘤样骨囊肿（aneurysmal bone cyst，ABC），分为原发性和继发性两种

【病因与病理】

一般发病机制

- 原因不明，大多认为与静脉的梗阻或动静脉瘘相关的局部血流动力学改变有关。可以继发于先前存在的病变，如外伤或肿瘤，如软骨母细胞瘤、骨母细胞瘤、巨细胞瘤或纤维发育不良等

遗传学

- 有家族性动脉瘤样骨囊肿的报道，但尚不明确

流行病学

- 约占原发性骨肿瘤的 6%

大体病理及手术所见

- 动脉瘤样骨囊肿由大小不等的血池构成，内部充满可流动的血液，血池壁为纤维间隔，大体类似海绵状。其内可见纤维构成的固体区域，即动脉瘤样骨囊肿的实性成分

显微镜下特征

- 血池内衬纤维细胞和多核破骨细胞型巨细胞

- 散在有含有含铁血黄素的 I 型巨噬细胞，成纤维细胞，毛细血管和巨细胞
- 继发性病灶可见原发病变组织

【临床表现】

表现

- 症状较轻，局部疼痛和肿胀，病程可由数周至数年。合并病理性骨折时症状加剧
- 位于脊柱的病变可引起神经压迫症状
- 偶见邻近关节活动受限

人口统计学

- 主要见于儿童，约 80% 发生于 20 岁以下，但 5 岁以下罕见
- 女性发病率稍高于男性

自然病史与预后

- 少数经长期观察生长缓慢无痛的动脉瘤样骨囊肿有自行消退的趋势

治疗

- 大部分需要手术完整切除病灶，必要时需植骨修复骨缺损
- 术后易复发

【影像表现】

概述

- 可发生于任何骨骼，但以长骨干骺端和脊柱最常见，好发部位依次为胫骨、股骨、椎体及附件等。发生在脊柱时多累及附件，单独累及椎体者罕见
- 病变以溶骨性和膨胀性改变为主

X 线表现

- 位于长骨干骺端：显著膨胀性的多囊状透亮区，多为偏心性，边界清楚，外侧伴层状骨膜反应。骨皮质膨胀变薄，呈“气球状”。病变长轴可与骨干平行或垂直（图 7-31-1）
- 位于脊柱：发生于附件，或同时累及附件和椎体的溶骨性骨破坏，呈膨胀性生长。可合并病理性骨折
- 动脉瘤样骨囊肿可通过椎间盘侵犯相邻椎体

CT 表现

- 有助于显示解剖结构复杂区域的病灶
- 有助于显示骨皮质的完整性，病变内部的骨小梁或分隔
- 患者扫描前静止 10 分钟以上，扫描时病变内可见液 - 液平面

MRI 表现

- 表现具有特征性：边界清晰、呈分叶状，内见多发低信号的分隔，含有液 - 液平面的囊腔，囊腔内信号差异大（图 7-31-2）

推荐影像学检查

- 通常常规 X 线平片可满足对本病的诊断需要
- CT 和 MRI 可辅助诊断解剖结构复杂区域的病变

诊断与鉴别诊断要点

- 单纯性骨囊肿：常见于骨中心，膨胀性改变少见，仅合并病理性骨折时才出现骨膜反应。单纯性骨囊肿内缺乏实性组织，“骨片陷落征”有助于诊断
- 骨巨细胞瘤：发生于干骺端愈合后的骨端，与正常骨交界处无骨质增生或骨化

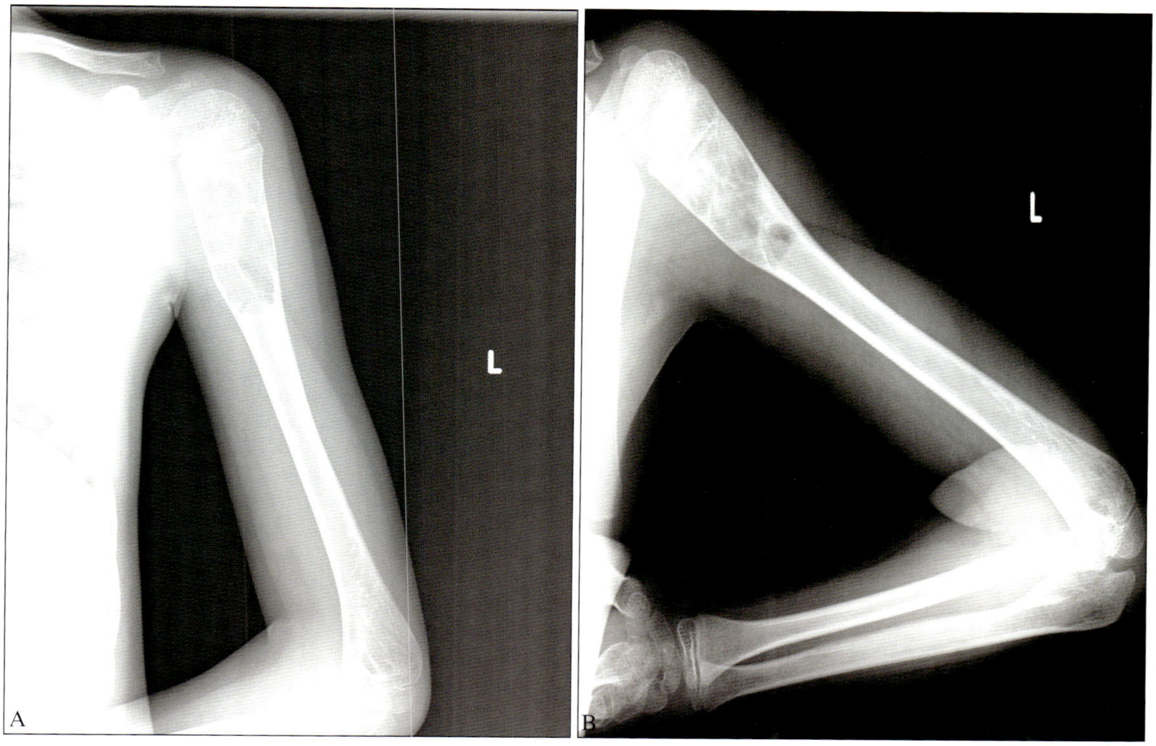

图 7-31-1　动脉瘤样骨囊肿

图 A 和图 B．肱骨正侧位 X 线片示近侧干骺端膨胀性透亮区，边界清楚，内呈多囊状，无明显骨膜反应，病变长轴与骨干平行

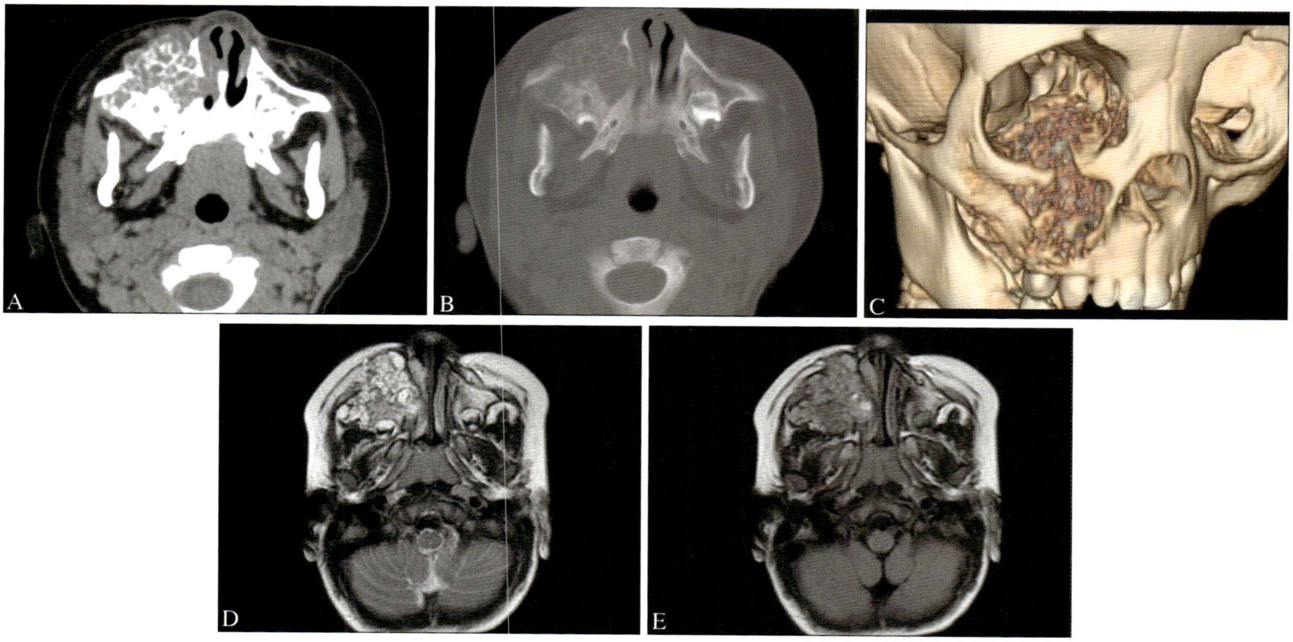

图 7-31-2　动脉瘤样骨囊肿

图 A ~ C．（图 A 和图 B 为颌面部 CT 平扫轴位，图 C 为三维重建）示右侧上颌骨明显膨胀的多囊状透亮区，骨皮质膨胀变薄但完整，病变内部见多发分隔；图 D．MRI T2PROP 示右侧上颌骨病灶呈高信号，边界清晰，内见多发低信号分隔；图 E．T2 FLAIR 病灶呈等信号

重点推荐文献

[1] Ozaki T, Hillmann A, Lindner N, et al: Aneurysmal bone cysts in children. J Cancer Res Clin Oncol, 1996, 122: 767-769.
[2] Kransdorf MJ, Sweet DE: Aneurysmal bone cyst: Concept, controversy, clinical presentation and imaging. AJR Am J Roentgenol, 1995, 164: 573-580.
[3] Freiberg AA, Loder RT, Heidelburger KP, et al: Aneurysmal bone cysts in young children. J Pediatr Orthop, 1994, 14: 86-91.

第 32 节 骨母细胞瘤

【概念与概述】

- 骨母细胞瘤（osteoblastoma）是一种少见的成骨性肿瘤，具有侵袭性
- 同义词：巨大骨样骨瘤，成骨细胞瘤

【病因与病理】

遗传学

- 尚不明确

流行病学

- 骨母细胞瘤少见，占所有原发骨肿瘤的 0.5% ～ 2%，约占良性肿瘤的 3%

大体病理及手术所见

- 大体上呈红色或棕红色，因含有瘤骨、质地较硬而呈砂沙感
- 肿瘤通常为圆形或卵圆形，骨皮质破坏时可见薄层骨膜反应
- 肿瘤与髓腔界限清楚，通常可见反应性硬化骨

显微镜下特征

- 骨母细胞瘤与骨样骨瘤有相似的组织学特点
- 肿瘤由编织骨针或小梁构成。这些骨针随意地或混乱地排列，衬覆单层骨母细胞。血管丰富并常见血管外红细胞
- 骨母细胞可有核分裂象，但没有不典型核分裂

【临床表现】

表现

- 主要为局部疼痛，可不明显，病程多大数月
- 与骨样骨瘤的区别在于症状较轻，无明显夜间痛，水杨酸类药物治疗效果不明显
- 表浅病变可出现局部肿胀和压痛
- 脊椎病变可引起脊柱侧弯以及神经根受压的相应症状和体征

人口统计学

- 男性 : 女性 = (2 ～ 3) : 1
- 各个年龄均可发病，最常发生在小于 30 岁的人群（约占 80%）没有种族差异

自然病史与预后

- 骨母细胞瘤具有侵袭性，呈进行性增大，甚至可发生恶变

治疗

- 骨母细胞瘤应行病灶刮除，较大的需要切除
- 预后良好，很少复发

【影像表现】

概述

- 骨母细胞瘤是好发于脊柱和长骨，约 40% 发生于脊柱，尤其是后侧的附件和骶骨。其次是长骨，尤其是下肢长骨（股骨近端、股骨远端和胫骨近端），再次是跗骨（距骨和跟骨）、下颌骨
- 发生于长骨骨母细胞瘤通常位于骨干，少数位于干骺端，骨骺受累罕见
- 大部分骨母细胞瘤位于骨髓内，小部分病变位于骨皮质内

X 线表现

- 长骨
  - 骨母细胞瘤表现为圆形或椭圆形的骨缺损区，膨胀性生长，边界清楚，周围伴有薄层反应骨。骨皮质可不连续，伴周围软组织肿胀随病程延长，骨母细胞瘤的基质中钙化逐渐增多。放疗后钙化更加明显
  - 病灶直径 > 2cm，大小差异大，常见为 3 ～ 10cm。病变可迅速增大，发生病理性骨折
- 脊椎
  - 好发于椎弓，单独累及椎体者少见
  - 膨胀性骨破坏，边界多清楚，其内可见不规则钙化

CT 表现

- 对解剖结构复杂区域病灶显示清楚，如位于脊椎的病变，可明确病变的部位、大小，对有无基质骨化和骨包壳显示具有优势

- 初步判断有无周围软组织肿块

MRI 表现

- 病变一般为 T1WI 低信号，T2WI 混杂信号，增强扫描明显强化
- 各序列中的无信号区反映肿瘤内的钙化
- 可显示周围软组织受侵和骨髓、软组织的反应性水肿改变

核医学表现

- 病灶区表现为放射性浓聚，有助于病灶定位，但缺乏特异性

推荐影像学检查

- X 线平片可初步提示诊断，需要 CT、MRI 进一步显示病灶全貌和邻近组织改变

诊断与鉴别诊断要点

- 骨样骨瘤：夜间疼痛，服用水杨酸类药物可缓解，多发生在长骨，病灶直径多< 1cm。临床症状稳定，有自限性
- 动脉瘤样骨囊肿：多发生于长骨，发生在肱骨近端和椎弓的动脉瘤样骨囊肿和骨母细胞瘤相似，但缺乏骨母细胞瘤的内部钙化和骨化
- 骨巨细胞瘤：发生于骺干愈合后的骨骺，一般无钙化和骨化
- 骨肉瘤：与侵袭性骨母细胞瘤鉴别困难

重点推荐文献

[1] RA McLeod，KK Unni and FH Sim，Osteoblastoma，Orthopedics，1996，19：621-624.

[2] Horvai A，Unni KK. Premalignant conditions of bone. J Orthop Sci，2006，11：412-423.

第 33 节　软骨类肿瘤

骨软骨瘤

【概念与概述】

- 骨软骨瘤（osteochondroma），指骨表面覆以良性软骨帽的骨赘疣，是最常见的骨肿瘤，可以是单发或多发，单发多见
- 同义词：骨软骨性外生骨疣
- 多发性骨软骨瘤又称为遗传性多发骨软骨瘤病

【病理与病因】

一般发病机制

- 发育缺陷致使软骨内化骨垂直骨干长轴生长
- 肌肉的牵拉使肿瘤组织中的软骨帽背向关节面生长，骨骼发育停止后肿瘤停止生长

遗传学

- 多发性骨软骨瘤为常染色体显性遗传病
- 流行病学
- 骨软骨瘤是最常见的骨肿瘤

大体病理及手术所见

- 肿瘤有骨性基底、软骨帽和纤维包膜组成，骨性基底可直接或以细蒂与母体骨相连接。直径多为 3 ～ 4cm，大者可达 10cm，形态各异

显微镜下特征

- 纤维包膜即软骨膜和相邻骨膜相连
- 软骨帽由透明软骨组成，与骺板相似，其内可见钙化和骨化
- 骨性基底占瘤体的大部分，由海面状松质骨组

成，下方与正常骨相连

【临床表现】

表现

- 骨软骨瘤好发于股骨远段和胫骨近侧干骺端，大多数单发型见于四肢长骨
- 早期一般无症状，或仅局部可触及硬结
- 肿瘤体积增大后可伴有轻压痛和局部畸形，少数可引起邻近关节活动受限和神经压迫症状
- 肿瘤突然增大或生长迅速时提示恶变可能

人口统计学

- 单发骨软骨瘤多发生于10～30岁，男性多于女性
- 遗传性多发骨软骨瘤常见于2～10岁儿童，男性：女性为2∶1

自然病史与预后

- 多发性骨软骨瘤容易恶变，发生率10%～20%，而单发性恶变罕见

治疗

- 通常利用X线平片进行定期监测即可
- 当肿瘤增大压迫轴位肌肉、韧带或神经时需要手术切除

【影像表现】

概述

- 骨软骨瘤可以发生在任何软骨内化骨的骨，以长骨干骺端（股骨下端和胫骨上端）常见
- 遗传性多发性骨软骨瘤数目差异大，通常为双侧对称性生长

X线表现

- 可显示肿瘤的骨性基底和钙化的软骨帽
- 骨性基底为起自母体骨向外突出的骨性赘生物，发生于长管状骨者多背向关节面生长，骨性基底的骨皮质和骨松质与母体骨相连续，连接处可以是宽基底或细蒂。骨性基底的顶端略膨大，可呈菜花状
- 软骨帽内钙化时表现为点状或环状致密影（图7-33-1，图7-33-2，图7-33-3）

CT表现

- 肿瘤的骨性基底与母体骨相连续，软骨帽边缘光整，其内见点状或环状钙化

MRI表现

- 骨性基底信号与母体骨相同
- 软骨帽：与关节透明软骨信号相似，T1WI呈低信号，T2WI呈高信号
- 软骨帽厚度大于2cm时提示恶变可能

推荐影像学检查

- 首选X线平片检查
- CT对解剖结构复杂部位的病变显示具有优势
- MRI能够清晰显示软骨帽结构，对提示病灶恶变有帮助

诊断与鉴别诊断要点

- 骨软骨瘤的骨皮质和骨松质与母体骨相连，可以与骨旁骨瘤、骨旁骨肉瘤、骨化性肌炎等相鉴别

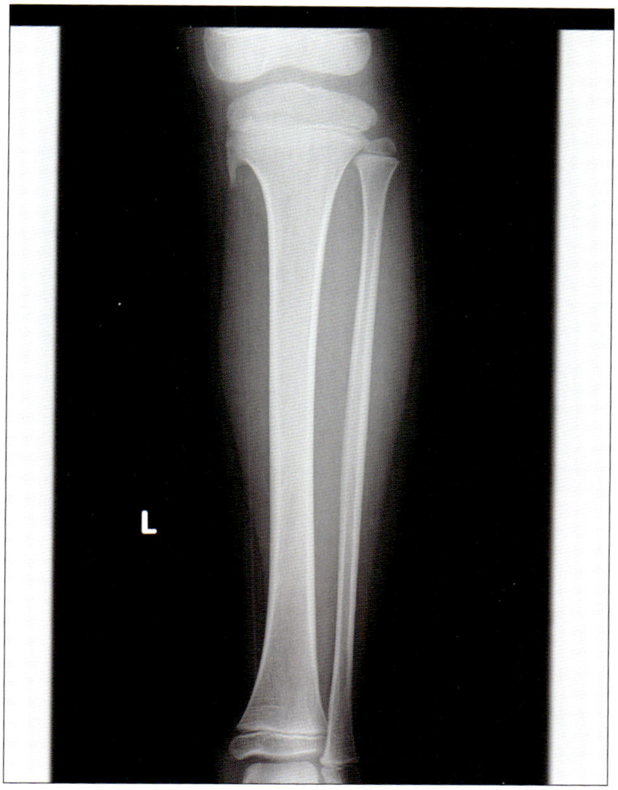

图 7-33-1 骨软骨瘤

小腿正位 X 线片示左胫骨近侧干骺端内侧骨性突起，背向关节面，骨皮质与骨干相连续

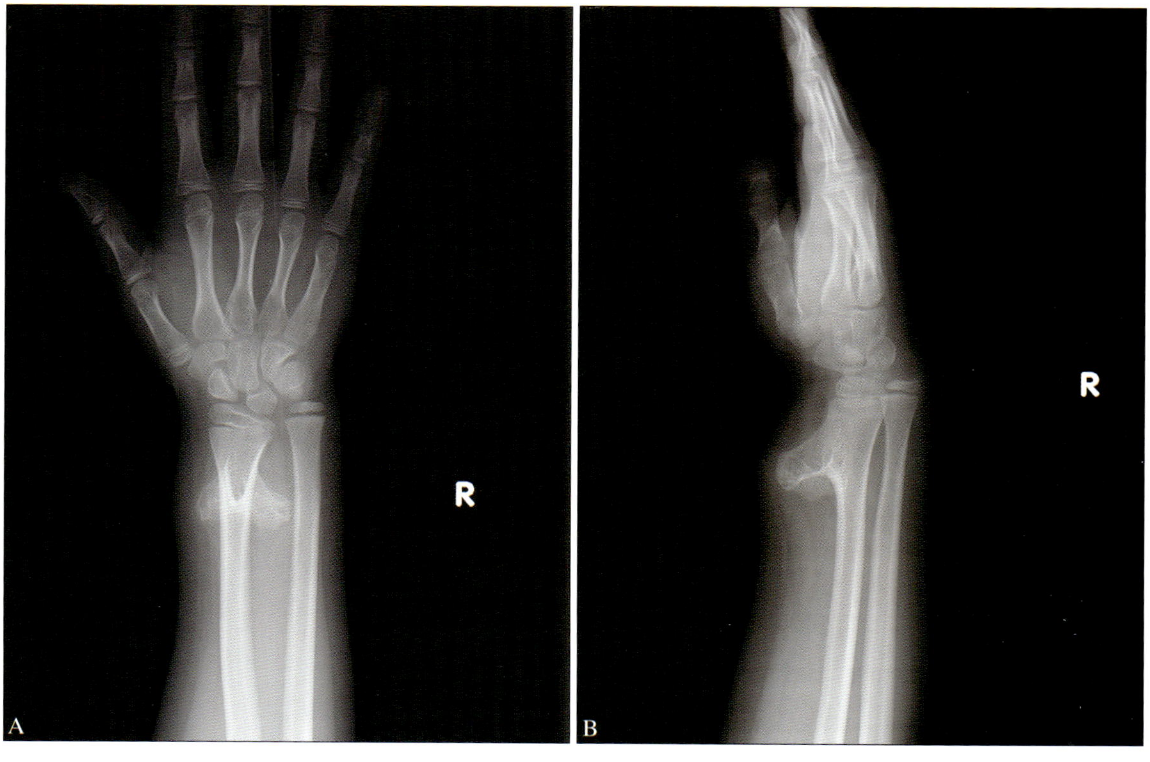

图 7-33-2 骨软骨瘤

图 A 和图 B．腕关节正侧位片示桡骨远侧干骺端骨性突起，顶端膨大，以宽基底与骨干相连，骨质与母体骨相连续

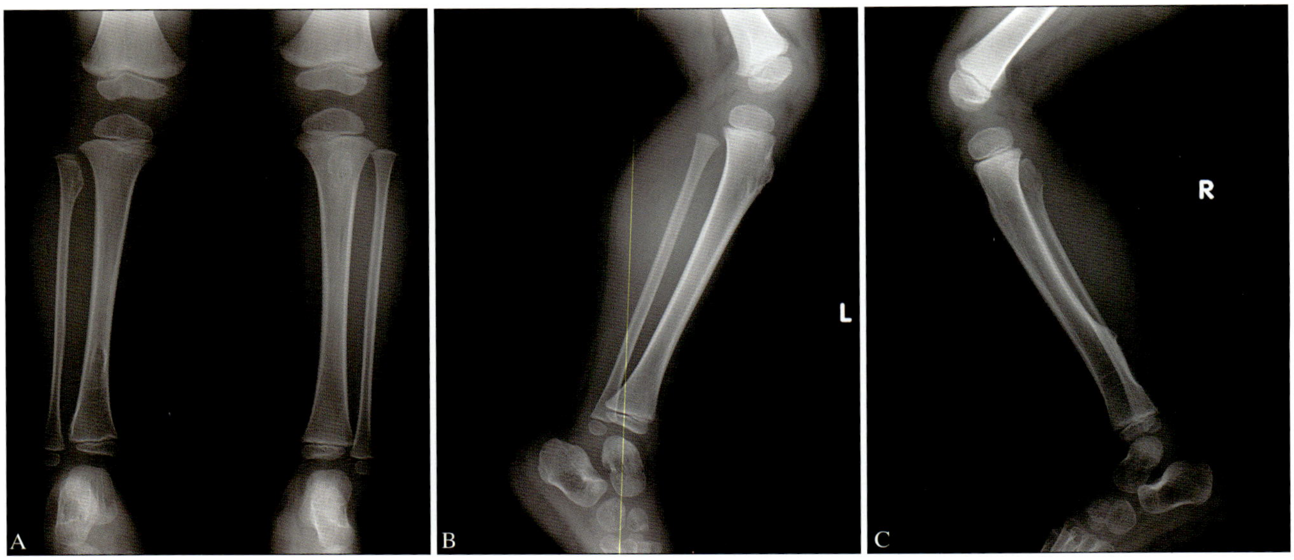

图 7-33-3 骨软骨瘤病
双小腿正侧位片示左侧胫骨近侧、右胫骨远侧、右腓骨近侧干骺端多发不规则骨性突起，以宽基底与骨干相连续

重点推荐文献

[1] Murphey MD，Choi JJ，Kransdorf MJ，et al. Imaging of osteochondroma：variants and complications with radiologic-pathologic correlation. Radiographics. 2000；20：1407-1434.
[2] 潘恩源、陈丽英. 儿科影像诊断学. 北京：人民卫生出版社，2007：989-990.

软骨瘤

【概念与概述】

- 软骨瘤（chondroma）是最常见的良性骨肿瘤
- 分类：依据病灶数目可分为单发性和多发性，依据发病部位可分为内生性（髓腔性）和外生性（皮质旁）
- 伴有软骨发育障碍和肢体畸形的多发性软骨瘤称为 Ollier 病
- 多发性软骨瘤伴软组织血管瘤称 Maffucci 综合征

【病因与病理】

病因学

- 与遗传、损伤、发育异常、慢性感染等多因素相关

流行病学

- 约占良性骨肿瘤的 13%
- 单发较多发常见，内生性较外生性常见

大体病理及手术所见

- 切面呈淡蓝色或银白色，半透明，可伴钙化或囊变

显微镜下特征

- 由软骨组织和软骨基质组成，成熟透明软骨呈不规则分叶状，软骨细胞少且体积小，多为单核，直接分裂

【临床表现】

表现

- 发病缓慢，病变部位多无明显症状，或仅有轻度疼痛，可见局部质硬肿块、活动受限，部分病例以病理性骨折就诊
- 多发性病灶有单侧发病倾向，或两侧发病一侧为著

人口统计学

- 内生软骨瘤见于 10 ～ 50 岁，以 10 ～ 30 岁更为多见，男性稍多于女性

自然病史与预后

- 多发性软骨瘤恶变率高于单发性

治疗

- 短管状骨的软骨瘤，可行彻底刮除，并用松质骨碎片填充植骨
- 位于躯干和四肢长骨的软骨瘤，常采用局部整

块切除和植骨术

【影像表现】

概述

- 软骨瘤常位于干骺端，随骨干生长逐渐移向骨干
- 位于干骺端时多为偏心性，位于骨干时多为中心性

X 线表现

- 内生软骨瘤表现为骨质破坏区，边界清楚，周围可见硬化缘。邻近骨皮质受压变薄、膨出，内缘凹凸不平或呈弧形。肿瘤内部由于骨嵴投影可呈多房性改变，并可见点状、环状或大片状不规则钙化（图 7-33-4）
- 骨骺闭合前病变不累及骨骺，闭合后病变可累及整个骨

CT 表现

- 髓腔内软组织密度影，内部可见点状、环状和不规则钙化，邻近皮质变薄、边缘光整，内缘见弧形压迹

MRI 表现

- 病变主体呈长 T1、长 T2 信号，其内钙化部分在各序列中均表现为低信号

核医学表现

- 通常无异常，病灶恶变或合并病理性骨折时可见放射性核素浓聚

推荐影像学检查

- 首选 X 线检查
- CT 检查对发现病灶内的细小钙化有帮助

诊断与鉴别诊断要点

- 低度恶性软骨肉瘤：影像表现相似，鉴别困难
- 骨囊肿：手、足少见，骨质破坏区内无钙化
- 骨巨细胞瘤：手、足少见，多见于干骺愈合后的骨端，膨胀明显，内部无钙化

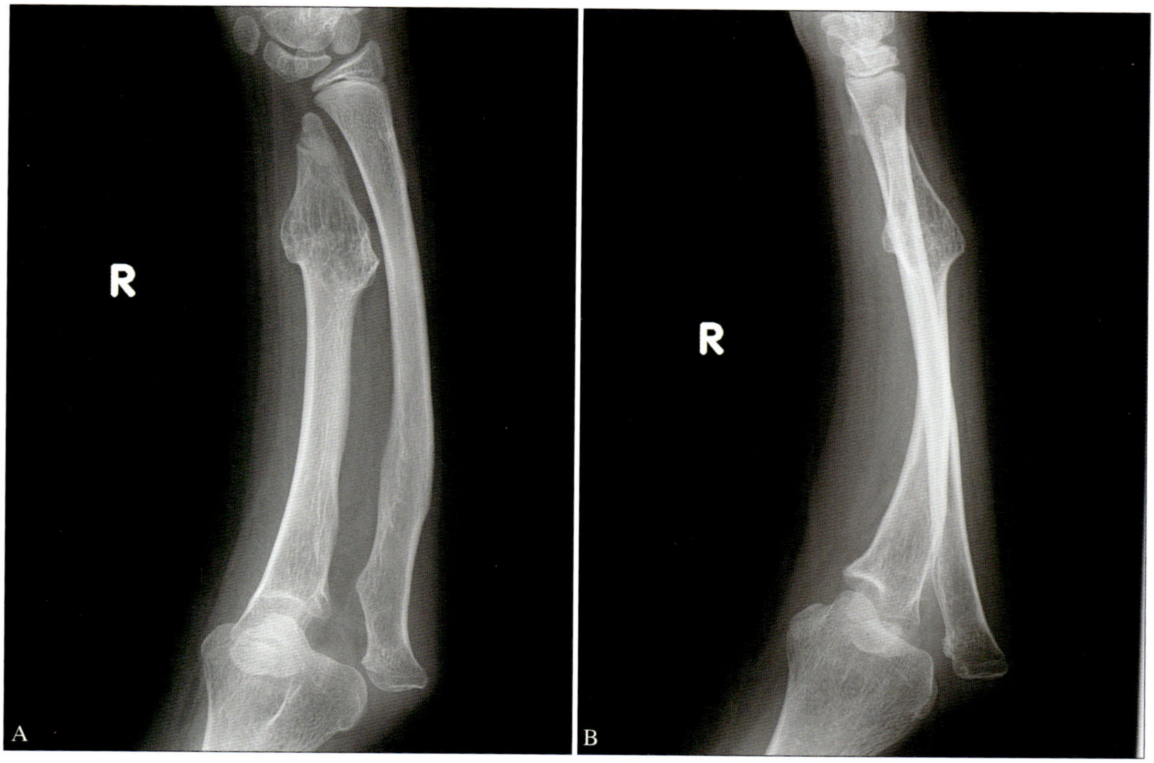

图 7-33-4　内生软骨瘤

前臂 X 线正侧位片示右侧尺骨远侧干骺端膨胀性骨质破坏，局部可见硬化缘，邻近骨皮质变薄、膨出，肿瘤内部可见骨嵴，远端骨骺未受累。桡骨受压移位，肘关节对位不良

重点推荐文献

[1] Healey JH, Lane JM. Chondrosarcoma. Clin Orthop Relat Res, 1986, 119-129.
[2] Semenova LA, Bulycheva IV. Chondromas (enchondroma, periosteal chondroma, enchondromatosis). Arkh Patol, 2007, 69: 45-48.
[3] Flemming DJ, Murphey MD. Enchondroma and chondrosarcoma. Semin Musculoskelet Radiol, 2000, 4: 59-71.

第 34 节 骨肉瘤

【概念与概述】

- 骨肉瘤（osteosarcoma），指肿瘤细胞能直接形成骨样组织的恶性肿瘤，是儿童和青少年期最常见的原发恶性骨肿瘤
- 同义词：成骨肉瘤
- 分型：髓内型、皮质内型、皮质旁型
  - 原发性和继发性
  - 软组织骨肉瘤

【病因与病理】

一般发病机制

- 肿瘤细胞具有分化为骨样组织、骨质以及纤维组织的潜能

大体病理及手术所见

- 病变切面呈多彩性
- 邻近骨皮质破坏
- 软组织肿块

显微镜下特征

- 可见肿瘤性成骨细胞、骨样组织、肿瘤骨、软骨组织和纤维组织
- 依据成分不同，可分为成骨型、成软骨型和成纤维型

【临床表现】

表现

- 好发于膝关节（股骨远端和胫骨近端），其次为肱骨近端
- 局部疼痛、肿胀、运动障碍
- 多早期发生肺转移
- 可合并病理性骨折

人口统计学

- 好发年龄：10 ~ 20 岁，其次为 21 ~ 30 岁
- 男性发病率略高于女性

自然病史与预后

- 恶性程度高，进展快
- 容易合并肺转移和骨转移
- 及时治疗后的 5 年生存率约 70%

治疗

- 多药物联合化疗后手术切除，内假肢植入

【影像表现】

概述

- 好发于长骨干骺端，以股骨远端和胫骨近端最多见
- 特征性影像表现：骨髓与骨皮质破坏，恶性骨膜反应，软组织肿块，骨质破坏区和软组织肿块内瘤骨形成
- 可分为溶骨性病变和成骨性病变，多同时出现两种表现

X 线表现

- 典型骨肉瘤
  - 起源于骨髓腔
  - 虫蚀状骨质破坏，地图状破坏罕见
  - 病变边界不清，移行带宽
  - 放射状骨膜反应和 Codman 三角
  - 软组织肿块，边界不清，内见瘤骨
- 皮质旁骨肉瘤
  - 低 - 中度恶性
  - 基底附着于骨皮质
  - 髓腔多不受累
  - 一般无明显软组织包块
- 继发性骨肉瘤
  - 继发于 Paget 病（畸形性骨炎）、纤维发育不良等基础病

CT 表现

- 对肿瘤内细小瘤骨的显示具有优势（图 7-34-1）

MRI 表现

- 评价肿瘤在骨内的范围以及软组织受累范围
- 肿瘤非骨化部分 T1WI 呈中 - 低信号，T2WI 呈高信号

- 瘤骨在各序列均呈低信号

核医学表现

- 有助于发现放射性核素异常浓聚的转移灶

推荐影像学检查

- X 线平片作为首选检查方法
- MRI 辅助明确病变范围，并用于随访评价疗效

诊断与鉴别诊断要点

- 化脓性骨髓炎：急性起病，慢性期发展缓慢。早期可见广泛的软组织肿胀，骨破坏出现后肿胀消退
- 尤因肉瘤：好发长骨骨干

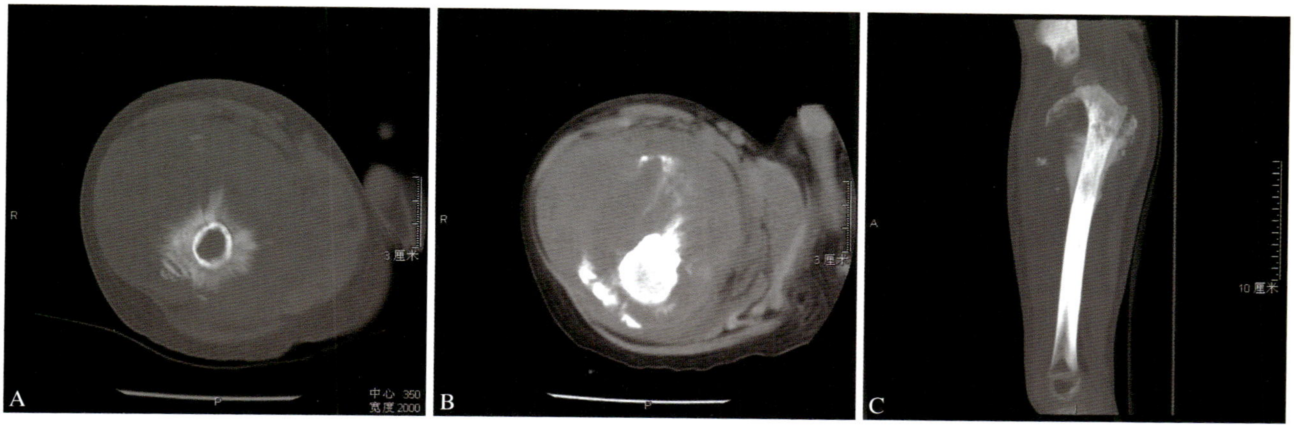

图 7-34-1 股骨 CT 平扫轴位

图 A（骨窗）示左股骨干虫蚀状骨质破坏，周围伴放射状骨膜反应；图 B（软组织窗）股骨旁巨大软组织肿块，边界不清，其内见不规则瘤骨；图 C．CT 三维重建显示骨质破坏、骨膜反应和瘤骨全貌

重点推荐文献

[1] Heare T，Hensley MA，Dell'Orfano S. Bone tumors：osteosarcoma and Ewing's sarcoma. Curr Opin Pediatr，2009，21：365-372.

[1] Hahn M，Dormans JP. Primary bone malignancies in children. Curr Opin Pediatr，1996，8：71-74.

第 35 节 其他骨肿瘤

骨巨细胞瘤

【概念与概述】

- 骨巨细胞瘤（giant cell tumor of bone）是局部侵袭性肿瘤

【病因与病理】

流行病学

- 是常见的骨肿瘤之一，在良性骨肿瘤中仅次于骨软骨瘤

显微镜下特征

- 肿瘤由基底组织基质细胞和多核巨细胞组成，根据组织学特点分为三级：Ⅰ级为良性，Ⅲ级为恶性，Ⅱ级介于二者中间，为过度型，其中Ⅰ、Ⅱ级可转化为Ⅲ级

【临床表现】

表现

- 早期局部疼痛，疼痛多不剧烈，休息可缓解。随病情进展，出现软组织肿胀，质硬且有压痛，皮温增高，浅静脉显示，关节活动受限。可合并病理性骨折突然发病

人口统计学

- 好发年龄：20 ～ 40 岁，儿童级青少年少见
- 男：女 = 2 ：3

治疗

- 良性骨巨细胞瘤主要行肿瘤完整切除术，然后行关节融合或成形术对于手术部位困难的良性骨巨细胞瘤，可采用放射治疗
- 恶性骨巨细胞瘤治疗以截肢为主

【影像表现】

概述

- 骨巨细胞瘤好发于骺干愈合后的长管状骨端，以股骨、桡骨远端和胫骨近端最为常见

X 线表现

- 长骨骨端膨胀性、偏心性的骨质破坏区，少数可累及整个骨端，包壳完整，内部呈多房样改变，其内见骨嵴形成的分隔，呈多房性，病变边缘清楚，但无硬化边，周围通常无骨膜反应
- 恶性骨巨细胞瘤特点：病变边界模糊不清，可见细小骨质破坏，骨包壳不完整；骨膜反应明显；软组织肿块明显增大；肿瘤生长迅速，疼痛加重

CT 表现

- 位于骨端的骨质破坏区，与正常骨分界清楚，无硬化边，骨性包壳完整

MRI 表现

- 软组织分辨率高，清楚显示周围软组织情况
- 肿瘤本身信号无特异性，T1WI 呈等、低信号，T2WI 呈混杂信号，肿瘤内部合并出血时信号更为复杂
- 增强扫描不同程度强化

推荐影像学检查

- X 线平片为首选检查方法
- CT 对解剖结构复杂部位病变显示具有优势

诊断与鉴别诊断要点

- 动脉瘤样骨囊肿：好发于长骨干骺端，周围可见硬化边
- 骨囊肿：好发于干骺愈合前的干骺端，膨胀不明显，沿骨干长轴生长

重点推荐文献

[1] Balke M，Schremper L，Gebert C，et al. “Giant cell tumor of bone：treatment and outcome of 214 cases”. J. Cancer Res. Clin. Oncol，2008，134：969.

[2] Mendenhall W，Zlotecki R，Scarborough M，et al. “Giant cell tumor of bone”. Am J Clin Oncol. 2006，29：96-99.

[3] Thomas，D. M.，& Skubitz，T. Giant-cell tumour of bone. Current Opinion in Oncology，2009，21，338-344.

第 36 节 进行性骨化性肌炎

【概念与概述】

- 进行性骨化性肌炎（myositis ossificans progressiva，MOP）是一种罕见的常染色体显性遗传病，以对称性拇指（趾）先天性畸形，以及筋膜、肌腱、韧带、肌膜与骨骼肌间隙组织中的结缔组织的进行性骨化为特点
- 相关知识：骨化性肌炎分为三类，即外伤性、限局性和进行性。外伤性骨化性肌炎指一定部位的肌肉反复受外力损伤所致骨化。限局性者通常于肌肉的瘢痕内形成骨质

- 同义词：进行性骨化性纤维发育不良（fibrodysplasia ossificans progressive，FOP）

【病因与病理】

一般发病机制

- 尚不清楚，公认的基本因素是结缔组织某些成分遗传方面的缺陷引起的继发性钙化与骨化

遗传学

- 本病为常染色体显性遗传病
- BMP-4的异常表达与本病的发病关系密切。致病候选基因已定位于2q23-24的ACVR1基因

流行病学

- 世界范围均有发病，发病率约1/200万

大体病理及手术所见

- 肌肉的结缔组织的异位骨化和钙化，患者肌肉本身多无异常

显微镜下特征

- 早期表现为间质内水肿和结缔组织内增殖，肌纤维发生继发性萎缩和变性，后期有中胚层组织钙化和骨化

【临床表现】

表现

- 出生时拇指（趾）畸形，为该病最早的特征表现，几乎所有的患者都会发生
- 病变起初表现为肿痛的软组织包块，经过数天或数周后，局部肿胀消退，遗留坚实的结节，2～8个月后逐渐出现骨化，局部组织挛缩，关节僵硬，最终肢体运动功能丧失
- 异位骨化多发生于肌腱、韧带、筋膜和骨骼肌等处，受累部位一般为从头向尾、从背侧向腹侧、从躯干向四肢发展，小腿和前臂多不受累。外伤、感染和手术等可促使骨化加速

人口统计学

- 年龄：大部分10岁以内发病，平均发病年龄为3岁
- 性别：无明显性别差异

自然病史与预后

- 大部分患者到30岁左右都需要依靠轮椅完成日常活动，并需要终身的护理

治疗

- 多采用保守治疗，一些患者的钙化可以自行吸收
- 治疗原则是：(1) 受累部位完全制动休息；(2) 应用消炎药；(3) 物理疗法
- 一般不建议手术方法治疗，如果在病变成熟前切除，复发的概率很高。因此如果考虑切除病变，需等到病程达6～12个月肌炎病变成熟后进行。通常只有在关节活动受限、刺激神经或生活质量降低的情况下才行手术干预

【影像表现】

X线表现

- 局限性软组织肿块，体积逐渐变小，继而出现软组织内异位骨化，伴颈椎、胸椎、胸部及肢体的骨桥样肿块
- 韧带与肌腱附着部位受累可产生骨性赘疣，类似外生骨软骨瘤，但其骨质结构与邻近骨干缺乏连续性
- 关节周围软组织的骨化容易引起关节强直，并可见真性关节内的融合
- 拇指（趾）畸形：对称性，出生及即存在。拇趾外翻最常见，拇趾过小，伴趾骨发育不全或骨性融合（图7-36-1）

CT表现

- 可清晰显示异位骨化的位置和范围

推荐影像学检查

- X线平片显示的广泛的异位骨化结合拇指（趾）畸形可明确诊断

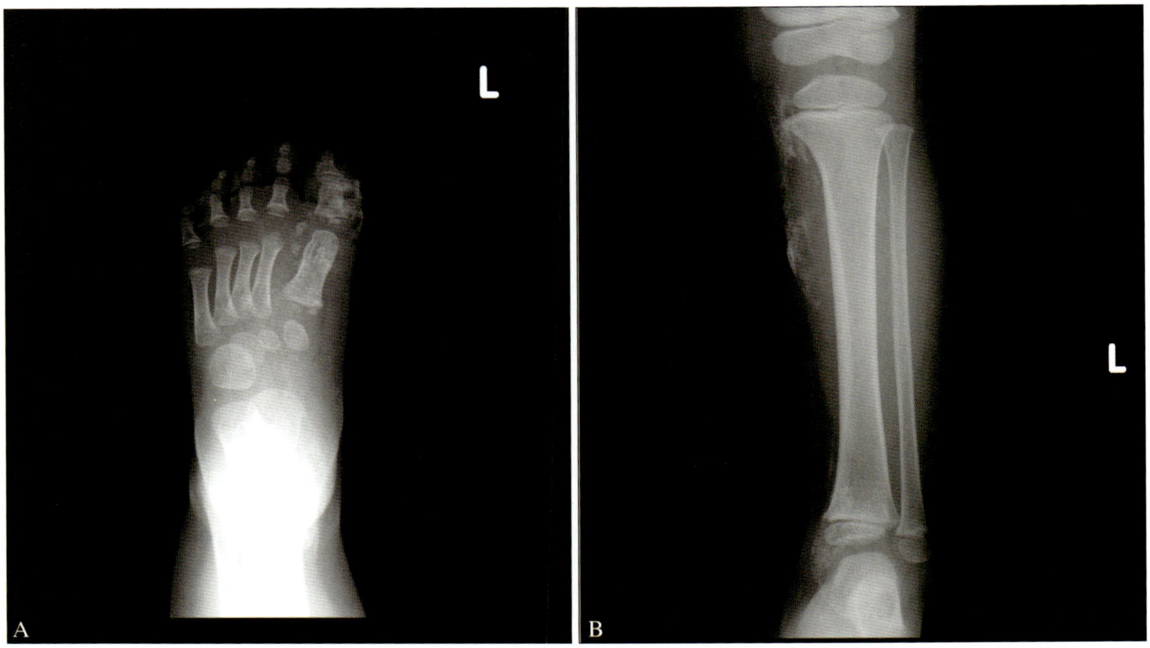

图 7-36-1 进行性骨化性肌炎
图 A. 足正位 X 线片示拇趾小、外翻，拇趾周围软组织增厚，其内不规则骨化；图 B. 左小腿正位 X 线片示内侧软组织内见散在斑片状异位骨化

重点推荐文献

[1] Kaplan FS, Le Merrer M, Glaser DL, et al. Fibrodysplasia ossificans progressiva. Best Pract Res Clin Rheumatol, 2008, 22: 191-205.

[1] Pignolo RJ, Suda RK, Kaplan FS. The fibrodysplasia ossificans progressiva lesion. Clin Rev Bone Miner Metabol, 2005, 3: 195-200.

[1] Kaplan FS, Xu M, Glaser DL, et al. Early diagnosis of fibrodysplasia ossificans progressiva. Pediatrics, 2008, 121: e1295-300.

第 37 节 静脉畸形

【概念与概述】

- 静脉畸形（venous malformations, VM），为大、小静脉的发育不良性疾病

【病因与病理】

一般发病机制

- 由于小静脉或大静脉发育不良形成
- 尽管出生时可无临床症状，但全部的静脉畸形出生时即已存在

遗传学

- 有报道称多发静脉畸形为常染色体显性遗传

流行病学

- 静脉畸形是最常见的血管畸形，发病率占总人口的 1% ~ 4%

大体病理及手术所见

- 静脉畸形代表脉管发育异常，可以发生在任何部位
- 可累及神经和肌肉组织

显微镜下特征

- 异常的静脉表现为由扁平内皮细胞组成的管状结构，内部血流缓慢
- 可伴有淋巴管组织，但无动脉

【临床表现】

表现

- 临床表现差异大，可以是模糊的蓝色斑点或是蓝色的软组织肿块。通常局部体表隆起，触诊具有可压缩性
- 病变范围可局限或相当广泛
- 最常累及面部皮肤、四肢和躯干，但也可见于内脏、骨骼和骨骼肌病变与儿童发育同步生长
- 可有局部疼痛，活动受限

人口统计学

- 通常见于儿童期或成人早期
- 无明显性别差异

自然病史与预后

- 与病灶的范围相关
- 病程长，难以完全治愈

治疗

- 穿弹力衣是治疗四肢静脉畸形的主要方法，尤其是下肢病变
- 经皮硬化术，超声引导下注射无水酒精或其他硬化剂
- 手术切除，用于局限性、有症状的静脉畸形，病变累及深部重要神经肌肉组织时需慎重，尤其是位于头颈部的病变

【影像表现】

概述

- 病变由血流缓慢的静脉混乱排列而成
- 病变可累及皮下、肌层等多种组织
- 邻近肌肉可有萎缩
- 骨骼多不受累

X 线表现

- 多无明显阳性征象，偶可见特征性的钙化静脉石

CT 表现

- 平扫可见静脉石
- 增强扫描不均匀强化

MRI 表现

- T2WI 高信号的迂曲脉管影，T1WI 呈中等信号
- 梯度回波序列中无流空信号血管影
- 增强扫描不均匀强化

超声表现

- 混乱排列的管状结构
- 超声多普勒检查无动脉血流

推荐影像学检查

- MR 是本病诊断和了解病变范围的首选检查方法
- MR 检查序列应包括：T1WI，脂肪抑制 T2WI，增强 T1WI，梯度回波序列（用于了解病变内有无动脉血流）

诊断与鉴别诊断要点

- 血管瘤：出生时病灶小或无，婴儿期迅速增大。MRI 中 T2WI 弥漫高信号，广泛强化的肿块，可见流空信号
- 淋巴管畸形：MRI 中 T2WI 呈大小不等囊性高信号，增强扫描可见周边强化

重点推荐文献

[1] Breugem CC，van Der Horst CM，Hennekam RC. Progress toward understanding vascular malformations. Plast Reconstr Surg，2001，107：1509-1523.

[2] Dubois J，Garel L. Imaging and therapeutic approach of hemangiomas and vascular malformations in the pediatric age group. Pediatr Radiol，1999，29：879-893.

[3] Hein KD，Mulliken JB，Kozakewich HP，et al. Venous malformations of skeletal muscle. Plast Reconstr Surg，2002，110：1625-1635.

第38节 淋巴管畸形

【概念与概述】

- 淋巴管畸形（lymphangioma），为淋巴系统畸形，是内衬淋巴细胞内皮，内含淋巴液的囊性病变
- 同义词：淋巴管瘤，囊性水瘤
- 分型
  - 毛细血管性淋巴管瘤：由细小的毛细血管大小的淋巴管结构组成，特征性的部位为表皮
  - 海绵状淋巴管瘤：由扩张的淋巴管构成，可以侵袭邻近组织
  - 囊性淋巴管瘤：即囊性水瘤，巨大的囊状瘤体，内含淡黄色、蛋白质丰富的液体

【病因与病理】

一般发病机制

- 直接原因为淋巴系统堵塞

遗传学

- 原发性淋巴管畸形大多与染色体畸形有关

病因学

- 本病可以是原发性或继发性
- 原发性淋巴管畸形大多与染色体畸形有关
- 继发性淋巴管畸形多见于外伤、感染或淋巴管梗阻

流行病学

- 相对罕见，约占儿童脉管肿瘤的4%

大体病理及手术所见

- 大小不等囊状结构，可伴有实性成分

显微镜下特征

- 内衬淋巴内皮细胞，囊内含有淋巴液
- 病变内可含有淋巴管和静脉结构

【临床表现】

表现

- 依据淋巴管畸形的深度和大小分为三种类型，症状各异
  - 局限性淋巴管畸形：小囊状肿块，颜色可以是粉红至深红。通常为良性，不需要治疗，部分患者为寻求美观将其切除
  - 海绵状淋巴管畸形：多出生时即可见，也可以到儿童期才出现。肿块位于皮下深部，尤其是颈部，舌和唇部，范围差异大，直径可以为1cm至数厘米。部分病变发生于四肢，患儿可无痛或轻压痛
  - 囊性水瘤：和海绵状淋巴管畸形类似，但触诊柔软度比后者更为均一。多于胎儿期即已形成。75%见于颈部

人口统计学

- 可以发生在任何年龄的任何部位，但50%出生时即可发现，90%发生于2岁以内儿童
- 受累部位主要为颈部和腋窝

自然病史与预后

- 治疗后可复发
- 局限性淋巴管畸形和囊性水瘤预后好
- 具有侵袭性病变预后不良

治疗

- 局限性淋巴管畸形可用电干燥、冷冻或激光治疗
- 囊性及海绵状淋巴管畸形对放射线不敏感，应进行手术切除，海绵状者常易复发，需要根治性手术

【影像表现】

概述

- 颈部或腋下的囊性肿块
- 病变可累及肌层等多种组织
- 邻近肌肉可有萎缩
- 肿块随年龄逐渐增大，合并出血或感染时可迅速增大

X线表现

- 无特异性改变，局部软组织增厚

CT表现

- 具有分隔的大小不等的囊性肿块，偶为单房性
- 囊间隔薄厚不等，平扫可显示不清，增强扫描可见轻度强化，囊腔内无强化（图7-38-1）
- 合并血管瘤时可见明显强化的灶性区域

MRI表现

- T1WI信号差异大，T2WI呈高信号
- 合并出血或感染时可见液-液平面
- 梯度回波序列无流空血管信号
- 增强后囊间隔强化，囊腔内无强化

超声表现

- 含有不同厚度间隔的多囊性肿块

- 产前超声检查时常即可发现病变

推荐影像学检查

- MR 是本病的首选检查方法
- 推荐 MRI 检查序列：T1WI，脂肪抑制 T2WI，增强 T1WI 和梯度回波序列

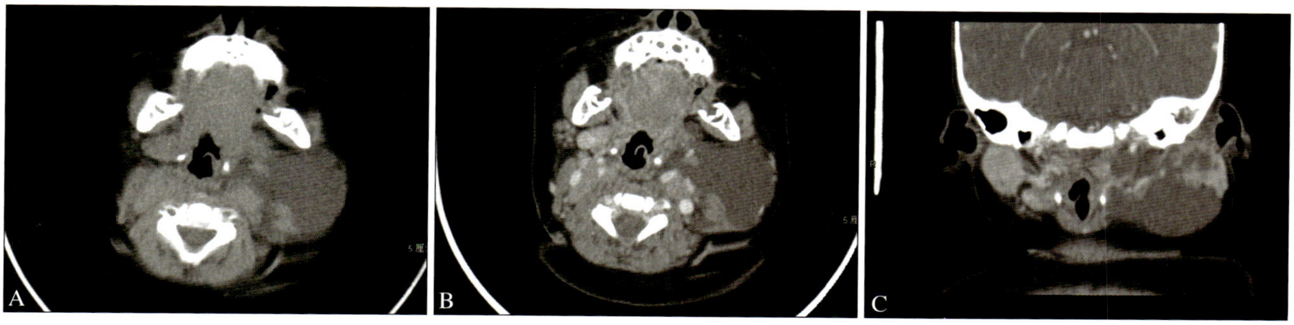

图 7-38-1 淋巴管瘤

颈部 CT 扫描：图 A．平扫轴位示左侧颈部不规则囊性肿块；图 B．增强扫描病变主体无强化，内部可见纤细分隔影；图 C．增强扫描冠状位示左侧甲状腺受累

重点推荐文献

[1] Cystic hygroma and lymphangioma：associated findings，perinatal outcome and prognostic factors in live-born infants，Archives of Gynecology and Obstetrics，2007，276：491-498.

[2] Blum EJ. Lymphangioma circumscriptum. J Dermatol Surg Oncol，1988，14：1033.

[3] Mordehai J，Kurzbart E，Shinhar D，Sagi A，Finaly R，Mares AJ. Lymphangioma circumscriptum. Pediatr Surg Int，1998，13：208-210.

第 39 节 血管瘤

【概念与概述】

- 血管瘤（hemangioma），血管内皮细胞沿血管壁瘤样增殖而成，是一种自限性的良性肿瘤
- 同义词：毛细血管瘤

【病因与病理】

一般发病机制

- 血管瘤病因尚不清楚，有学者认为雌激素在血管瘤的增殖过程中发挥了重要作用

流行病学

- 血管瘤是婴儿和儿童期最常见的肿瘤

大体病理及手术所见

- 出生时病变小，随后快速增大，持续数月
- 50% 病变可在 5 岁前完全消失，大部分在 10 岁已经消退

显微镜下特征

- 血管内皮细胞瘤样增生
- 可见明显的增生和退化过程

【临床表现】

表现

- 大多数血管瘤无明显症状
- 位于皮肤时，突出体表呈草莓样，因此又称“草莓状血管瘤”；位于皮下时表现为浅蓝色的色斑，常被误诊为外伤所致的淤青
- 位于内脏时，如肝脏或喉部，可于体检时偶然发现
- 大部分病变可随时间延长自行消退
- 80% 的病变位于面部和颈部，其次是肝脏
- 并发症
  - 绝大部分血管瘤没有并发症
  - 最常见的并发症是社会心理性的压力
  - 位于皮肤的病变破溃可形成溃疡，甚至出血
  - 病灶生长压迫眼睛可引起闭塞性弱视
  - 邻近骨骼的病灶可侵蚀骨骼

人口统计学

- 多于生后 1 周内出现
- 女性：男性：(3 ~ 5) ∶ 1
- 双胞胎的发病率稍高

自然病史与预后

- 50% 病变可在 5 岁前完全消失，大部分病变到 10 岁时已经消退
- 严重的血管瘤如果不经治疗可终身存在

治疗

- 大多数血管瘤不需要治疗，只留下很小甚至看不到痕迹
- 当病灶对视力、呼吸等产生影响时需要进行治疗
- 最主要的治疗方法是口服激素疗法
- 其他治疗方法包括：局部激素注射，干扰素，外科手术切除，栓塞等

【影像表现】

概述

- 典型的特征为增强扫描后弥漫性强化的不规则肿块

X 线表现

- 软组织肿块，内部可见静脉石，邻近骨骼受累可见骨缺损

CT 表现

- 不规则的软组织肿块，可见静脉石
- 增强扫描明显强化，邻近血管增粗
- 合并血栓形成时表现为局限性不强化（图 7-39-1）

MRI 表现

- 不规则肿块，T1WI 呈等 / 低信号，T2WI 呈高信号
- 其内可见流空血管信号
- 增强扫描弥漫性强化
- 退化的血管瘤内可见脂肪信号

超声表现

- 多普勒检查可见血流急速的软组织肿块
- 对浅表的小血管瘤显示清晰

推荐影像学检查

- 大多数血管瘤不需要进行影像学检查
- MRI，尤其是增强扫描对显示病灶特征和范围具有优势

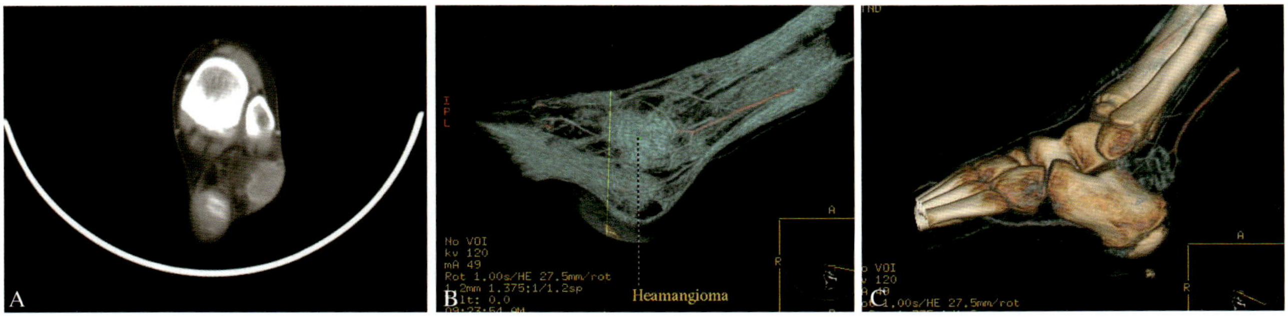

图 7-39-1 血管瘤

图 A．踝关节 CT 增强扫描示外踝椭圆形软组织肿块，增强扫描明显强化；图 B 和图 C．CT 三维重建示外踝软组织肿块旁见明显增粗血管影，邻近骨质结构无明显骨质异常

重点推荐文献

[1] Haggstrom AN，Drolet BA，Baselga E，et al.“Prospective study of infantile hemangiomas：clinical characteristics predicting complications and treatment”.Pediatrics，2006，118：882-887.

[2] Mulliken JB，Glowacki J.“Hemangiomas and vascular malformations in infants and children：a classification based on endothelial characteristics”. Plast. Reconstr，1982，69：412-422.

[3] North PE，Waner M，Brodsky MC.“Are infantile hemangiomas of placental origin?”. Ophthalmology，2002，109：633-634.

第 40 节　横纹肌肉瘤

【概念与概述】

- 横纹肌肉瘤（rhabdomyosarcoma，RMS）是儿童期最常见的恶性肿瘤

【病因与病理】

一般发病机制

- 横纹肌肉瘤认为是源于向横纹肌分化的原始间叶细胞，但可以发生于身体的任何部位。最常见受累部位是头部和颈部（28%），四肢（24%），泌尿生殖道（18%）。还可见于躯干、眼眶和腹膜后等
- 肿瘤具有侵袭性，可经血行和淋巴转移，常见的转移部位是肺、骨髓、骨骼、淋巴结、乳腺和脑
- WHO 1969 年将横纹肌肉瘤分为：胚胎型（包括葡萄状肉瘤约占 60%），腺泡型（20%）、多形型和未分化型（20%）

遗传学

- 近年来分子生物学研究显示胚胎型横纹肌肉瘤存在染色体 11p15.5 的异常，该区域有抑癌基因的丢失。大部分腺泡型横纹肌肉瘤存在 2 号与 13 号染色体的相互易位。2 号染色体上的 PAX3 基因与 13 号染色体上的 FKHR 基因发生重排，PAX3 是早期神经肌肉分化的重要转录调节因子

病因学

- 和大部分的儿童肿瘤一样，本病病因不明

流行病学

- 美国小于 15 岁儿童中，每年发病率约 6/100 万

大体病理及手术所见

- 位于深部肌肉或肌肉附近，常局限在相关肌肉中
- 多数肿瘤边界清楚，圆形或分叶状，瘤体大小不一，一般直径在 5 ~ 20cm。大部分肿瘤有假包膜，可浸润和破坏周围组织
- 肿瘤质软，切面灰白或灰红，鱼肉样，常有出血坏死和囊性改变
- 当肿瘤向黏膜腔生长时呈现葡萄簇样，有光泽

显微镜下特征

- 胚胎型：在黏液基质中存在圆形或梭形细胞。染色质疏松核仁不清，胞质丰富而红染当核偏于细胞一侧。有时在梭形细胞内可看到纵纹或横纹
- 腺泡型：窄的结缔组织小梁将肿瘤细胞分隔成腺泡样
- 多形型：基本上是梭形肿瘤细胞，具有多形性
- 葡萄状型：在黏膜下有细胞浸润带，细胞为短梭形胞质少，与黏膜呈平行排列
- 横纹肌肉瘤为低分化性，常需借助于免疫染色示肌动纤维结合蛋白、肌球蛋白阳性为特征进行诊断超微结构可显示 Z 带肌纤维的存在

【临床表现】

表现

- 持续增大的痛性或无痛性软组织肿块，压迫神经时可出现疼痛。
- 肿瘤大小不等，质硬、固定
- 头颈部肿块可有眼球突出，血性分泌物，鼻出血，吞咽和呼吸障碍。泌尿生殖系统肿瘤表现为阴道血性分泌物、血尿和尿潴留，肛指检查可触及盆腔肿块。四肢肿瘤表现为无痛性肿块
- 出现转移时可伴骨痛、呼吸困难、贫血等

人口统计学

- 年龄：15 岁以下约占 87%，15 ~ 21 岁约占 13%。成人发病罕见
- 头颈部和泌尿生殖道病变多见于 2 ~ 6 岁
- 约 2% 的眼眶病变出现在 5 ~ 9 岁
- 四肢和躯干病变多见于 14 ~ 18 岁
- 男 : 女 = (1.2 ~ 1.4) : 1
- 位于泌尿生殖道的病变男性发病率明显高于女性，位于四肢和眼眶的男性发病率则低于女性

自然病史与预后

- 恶性程度高，由高到低依次为腺泡型、胚胎型和多形型
- 易发生区域淋巴结转移和血道转移，常见的转移部位是肺、骨髓、骨骼、淋巴结、乳腺和脑。葡萄状肉瘤多局部广泛浸润，转移较少横纹肌肉瘤的发生部位也影响预后，发生于头颈部和泌尿生殖区者预后较好，发生于四肢及躯干者较差
- 无转移的局限性病灶经手术、放疗、化疗联合治疗后 5 年生存率可达 80% 以上

治疗

- 化疗：化疗在横纹肌肉瘤中极其重要，是提高生存率的重要方法，尤其是儿童胚胎型横纹肌肉瘤疗效最为显著
- 手术切除：尽可能广泛切除，最好同时切除区域淋巴结。手术范围应括肿瘤所在区域的全部肌肉，即行肿瘤起止点切除。较大的肿瘤及位于深部组织如鼻腔、咽喉、盆腔等处的肿瘤，最好先行放疗或化疗后再考虑手术
- 放射治疗：放疗对于横纹肌肉瘤也是一种非常有效的手段，可作为手术治疗的辅助治疗

【影像表现】

概述

- 缺乏特异性影像表现

X 线表现

- 肿瘤表现为局限性软组织肿块，边界不清，可伴邻近骨质破坏和骨膜反应

CT 表现

- 肿瘤呈略低于肌肉密度的软组织肿块，多合并出血、坏死致使密度不均匀，边界可清楚或模糊
- 增强扫描中等程度强化，坏死区无强化
- 骨侵蚀少见，预后差
- 肿瘤周围可见转移性淋巴结增大（图 7-40-1）

MRI 表现

- 肿瘤呈不均匀等 T1，中长 T2 信号，伴出血的混杂信号。增强扫描可见强化

推荐影像学检查

- CT 和 MRI 可以清晰显示肿瘤范围，与周围组织关系及转移情况
- 增强扫描有助于诊断

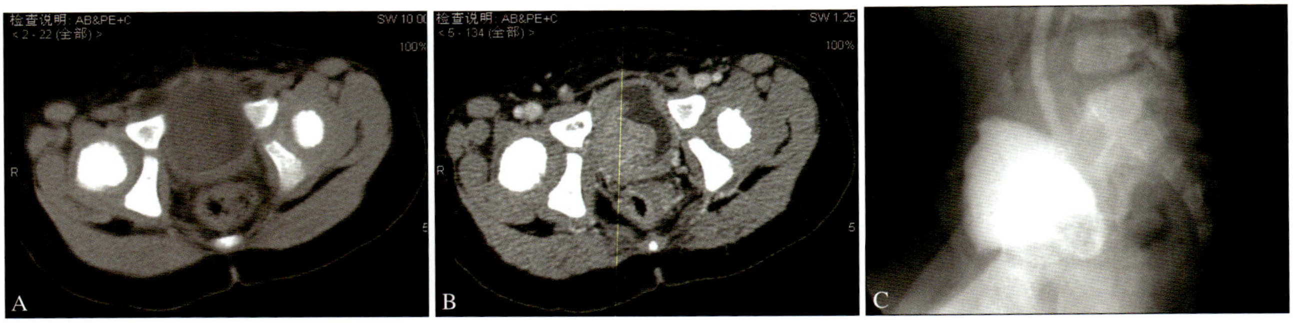

图 7-40-1 膀胱横纹肌肉瘤
图 A 和图 B．盆腔 CT 平扫和增强扫描示膀胱内不规则软组织肿块，与膀胱壁分界不清，平扫（图 A）密度稍低于肌肉组织，增强扫描（图 B）均匀强化；图 C．逆行膀胱造影示膀胱底部不规则充盈缺损区

（袁新宇 吴朔春 杨 洋）

重点推荐文献

[1] Arndt CA，Crist WM. Common musculoskeletal tumors of childhood and adolescence. N Engl J Med，1999，341：342-352.
[2] Punyko JA，Mertens AC，Gurney JG，et al. Long-term medical effects of childhood and adolescent rhabdomyosarcoma：a report from the childhood cancer survivor study. Pediatr Blood Cancer，2005，44：643-653.
[3] Pappo AS，Shapiro DN，Crist WM，Maurer HM. Biology and therapy of pediatric rhabdomyosarcoma. J Clin Oncol，1995，13：2123-2139.

本章推荐参考文献

[1] 潘恩源，陈丽英．儿科影像诊断学．北京：人民卫生出版社，2007.
[2] 徐赛英．实用儿科放射诊断学．北京：北京出版社，1998.
[3] 朱杰明．儿童 CT 诊断学．上海：上海科技出版社，2003.
[4] 李欣，邵剑波．儿科影像诊断必读．北京：人民军医出版社，2007.

[5] 李欣，邵剑波．中华影像医学儿科影像卷．北京：人民卫生出版社，2010.
[6] 叶滨宾．儿科影像诊断与临床．北京：人民军医出版社，2009.
[7] 孙国强．实用儿科放射诊断学．第2版．北京：人民军医出版社，2011.
[8] 梁碧玲．骨与关节疾病影像诊断学．北京：人民卫生出版社，2006.
[9] Kricun ME. Imaging of bone tumors. Philadelphia：WB Saunders，1993，121-125.
[10] Paterson A，Frush DP，Donnelly LF. Helical CT of the body：are settings adjusted for pediatric patients? AJR，2001，176：297-301.
[11] Arndt CAS，Crist WM. Common musculoskeletal tumors of childhood and adolescence. N Engl J Med，341：342-352.
[12] Grier HE. The Ewing family of tumors. Pediatr Clin North Am 44：991-1004.
[13] Hoffer FA. Primary skeletal neoplasms：osteosarcoma and Ewing sarcoma. Topics Magn Reson Imag，2002，13：231-240.
[14] Hoffer FA，Nikanorov AY，Reddick WE，et al. Accuracy of MR imaging for detecting epiphyseal extension of osteosarcoma. Pediatr Radiol，2000，30：289-298.
[15] Panuel M，Gentet JC，Scheiner C，et al；Physeal and epiphyseal extent of primary malignant bone tumors in childhood correlation of preoperative MRI and the pathologic examination. Pediatr Radiol，1993，23：421-424.
[16] Schima W，Amann G，Stiglbauer R，et al. Preoperative staging of osteosarcoma：efficacy of MR imaging in detecting joint involvement. AJR，1994，163：1171-1175.
[17] Refaat Y，Gunnoe J，Hornicek FJ，et al. Comparison of quality of life after amputation or limb salvage. Clin Orthop，2002，397：298-305.

中英文专业词汇索引

F

G

H

J

K

L

M

N

T

W

X

Y

Z

附　录

图目录

表目录